新编临床医学检验技术

（上）

巨爱宁等◎主编

吉林科学技术出版社

图书在版编目（CIP）数据

新编临床医学检验技术 / 巨爱宁等主编. -- 长春：
吉林科学技术出版社，2017.9
ISBN 978-7-5578-3304-6

Ⅰ．①新… Ⅱ．①巨… Ⅲ．①临床医学—医学检验
Ⅳ．①R446.1

中国版本图书馆CIP数据核字(2017)第234096号

新编临床医学检验技术
FUCHANKE JIBING LINCHUANGZHENLIAO

主　　编	巨爱宁等	
出 版 人	李　梁	
责任编辑	许晶刚　陈绘新	
封面设计	长春创意广告图文制作有限责任公司	
制　　版	长春创意广告图文制作有限责任公司	
开　　本	787mm×1092mm　1/16	
字　　数	570千字	
印　　张	39.5	
印　　数	1—1000册	
版　　次	2017年9月第1版	
印　　次	2018年3月第1版第2次印刷	

出　　版　吉林科学技术出版社
发　　行　吉林科学技术出版社
地　　址　长春市人民大街4646号
邮　　编　130021
发行部电话/传真　0431-85635177　85651759　85651628
　　　　　　　　　　　　　　85652585　85635176
储运部电话　0431-86059116
编辑部电话　0431-86037565
网　　址　www.jlstp.net
印　　刷　永清县晔盛亚胶印有限公司

书　　号　ISBN 978-7-5578-3304-6
定　　价　158.00元（全二册）

编委会

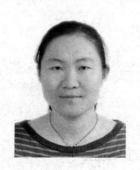

巨爱宁，女，1979.08 出生，现就职于滨州医学院烟台附属医院，检验科，2008 年 5 月取得主管技师资格。1997 年 7 月毕业于山东省莱阳卫生学校医学检验专业，本科 2005 年 6 月毕业于青岛大学医学院医学检验系。2006.2—2007.2 在山东大学齐鲁医院进修细胞、微生物、免疫检验专业。曾多次参加国家、省、市医学检验培训班和研讨会，发表国家级论文数篇。临床一线工作十余年，有较丰富的临床经验，特别是在临床血液学、细胞形态学、临床微生物检验、临床生物化学及临床基础检验等方面具有较深造诣。

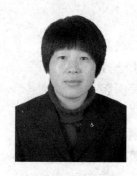

刘红玉，女，1979 年生，东营市中心血站，主管技师，毕业于山东省莱阳卫生学校，毕业 20 年，从事血液病毒核酸检验，发表论文 2 篇，副主编著作 1 部。

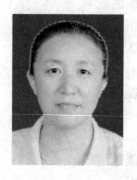

燕丕宏，女，1971 年出生，主管技师。1990 年毕业于山东省莱阳卫生学校，在滨州医学院烟台附属医院检验科从事临床医学检验专业二十多年，具有本专业较高的理论水平和丰富的实践工作经验，发表论文多篇，在《现代医学检验学》一书中任副主编，烟台市核医学专业委员会委员，滨州医学院兼职教师。

前　言

医学检验是运用现代物理化学方法、手段进行医学诊断的一门学科，主要研究如何通过实验室技术、医疗仪器设备为临床诊断、治疗提供依据。伴随着现代科学技术的发展迅速，一大批新技术、新设备、新方法逐渐被引入到临床实验室，增加了更多更准确的检验项目及方法，将其应用于临床当中，并将现有方法进行完善提高，促进了临床实验室诊断的准确性和高质量，同时也实现了临床检验工作的标准化、规范化、准确化程度。

作为检验科的医务人员，在掌握基础医学、临床医学、医学检验、实验诊断等方面的基本理论知识和实验操作能力的基础之上，还需不断学习，吸取最先进的技术与理念，并合理地运用于临床。为了更好地了解医学检验技术的发展，并且更好地将其应用于临床，提高临床诊断率，本编委会组织了在临床检验医学方面具有丰富经验的医务人员认真编写了此书。

本书共分为八章：包括：临床输血检验技术、血液学检验、体液、内分泌及排泄物检验、微生物检验、生物化学检验、临床免疫学检验、重组 DNA 技术、健康体检操作。

内容详细介绍了相关检验技术、操作方法、结果参考、检验的临床意义，以及部分疾病相关检验的临床诊断等，以强调本书的临床实用性，为广大医学检验人员起到一定的参考借鉴用途。

为了进一步提高临床检验人员的水平，本编委会人员在多年临床检验的经验基础上，参考诸多书籍资料，认真编写了此书，望谨以此书为广大临床检验人员提供微薄帮助。

本书在编写过程中，借鉴了诸多医学检验相关临床书籍与资料文献，在此表示衷心的感谢。由于本编委会人员均身负繁重的临床检验工作，故编写时间仓促，难免有错误及不足之处，恳请广大读者见谅，并给予批评指正，以更好地总结经验，以起到共同进步、提高临床医学检验与诊断水平的目的。

《新编临床医学检验技术》编委会

2017 年 9 月

目 录

第一章　临床输血检验技术

第一节　红细胞血型检测

输血治疗是临床上非常重要的一项治疗手段,特别是对大量出血和严重贫血患者,输血是一种不可替代的治疗方法。输血同其他临床治疗一样,除了需要达到预期的治疗效果外,必须确保输血安全。血液输注应遵循同型或配合性原则,不配合性血液输注可导致急性溶血性输血反应,严重时危及患者生命。

一、输血前免疫血液学检查

(一)标本采集与要求

用于输血前检查的血液标本通常使用静脉血,必须有受血者或献血者信息的唯一性标识,标记不清的血液标本不能用于试验。进行血型鉴定和交叉配血试验时最好采用乙二胺四乙酸(ethylenediaminetetraacetic acid,EDTA)抗凝血,血液离心后成无溶血及明显乳糜。用于交叉配血的受血者标本应为 72 小时内的血标本,以反映其当前的免疫状态。

(二)ABO 血型和 RhD 血型鉴定

人类血型系统纷繁复杂,血型不合所导致的同种免疫反应,轻则使输血无效,重则导致患者死亡。ABO 血型系统是第一个被发现的血型系统,其抗原性最强,Rh 血型系统 D 抗原性次之。当受血者接受了所缺少的 A/B 抗原后,几乎均产生特异性同种免疫反应;大约 2/3 的 D 抗原阴性者,接受了 D 抗原阳性血液后产生抗—D。因此受血者除了做 ABO 血型鉴定外,还应该做 RhD 血型鉴定,以选择合适血型的供血者血液。

1. ABO 血型鉴定及影响因素

(1)原理:根据红细胞上有无 A 抗原和(或)B 抗原,血清中存在针对缺失抗原的天然抗体,将血型分为 A、B、O 及 AB 型 4 种。A 型人红细胞上具有 A 抗原,血清中含有抗—B;B 型人红细胞上具有 B 抗原,血清中含有抗—A;O 型人红细胞上无 A、B 抗原,血清中同时含有抗—A、抗—B 和抗—A,B;AB 型人红细胞上同时存在 A、B 抗原,血清中不含抗—A 和抗—B。

ABO 血型鉴定主要是利用抗原与抗体特异性结合的凝集反应来完成,包括正定型和反定型。用抗—A、抗—B 血型定型试剂与被检细胞反应,检测红细胞表面是否存在 A 抗原和(或)B 抗原,称之为正定型;用标准 A_1 细胞及 B 细胞与被检血清反应,检测血清中是否存在抗—A/抗—B(凝集素),称之为反定型。在检测受血者或献血者的 ABO 血型时,常规试验操作是同时进行红细胞表面抗原和血清(浆)中抗体测定。只有正反定型相符,ABO 血型鉴定的结果才可靠。

(2)抗—A、抗—B 和抗—A,B 血型定型试剂标准:应符合下述条件:①特异性:只与相应红细胞抗原发生凝集反应,无非特异性凝集。②效价:抗—A 和抗—B 血清效价均在 128 以上。③亲和力:抗—A 标准血清与 A_1、A_2 及 A_2B 红细胞发生反应开始出现凝集的时间分别是 15 秒、30 秒和 45 秒,抗—B 标准血清与 B 型红细胞开始出现凝集的时间为 15 秒,凝集强度为 3 分钟时凝块不小于 $1mm^2$。④冷凝集效价在 4 以下。⑤无菌。⑥灭活补体。

（3）ABO血型鉴定方法：ABO血型系统抗体多为IgM类，室温下在盐水介质中即可出现明显的凝集反应，临床检测中常用的方法主要有玻片法、试管法、微柱凝胶法及基因检测技术等。玻片法操作简单，但无离心的促凝过程，易造成弱凝集的漏检。试管法通过离心可增强凝集反应的效果，不易漏检弱凝集。微柱凝胶法是红细胞抗原与相应抗体在凝胶介质中发生凝集反应的免疫学方法，离心后可直接用肉眼观察结果或使用专用血型仪自动分析结果；该方法操作标准化，定量加样，结果清晰、准确、易于判断，是目前临床经常使用的方法之一。利用分子生物学技术检测ABO血型基因是血型研究中常用的方法之一，但对人员、设备及操作的要求较高，目前不作为临床常规检测方法。

ABO血型鉴定时，正反定型结果应一致，不一致时需以辅助实验确定ABO血型。出生6个月之内的婴儿由于血液中无ABO抗体或抗体很弱，一般只进行正定型。新生儿血清中可能存在来自母体的抗体，应注意鉴别。

（4）ABO正反定型的临床应用及意义：血型鉴定是实施输血治疗的首要步骤，交叉配血前必须检测受血者和供血者的血型。ABO正反定型还应用于组织器官移植和新生儿溶血病的相关血型血清学检测。

ABO血型鉴定时需要进行反定型，其意义在于：能够复检正定型结果的准确性，纠正漏检、误报；可以发现亚型，能够排除获得性抗原（如类B抗原）和冷凝集现象对红细胞正定型的干扰；可以发现一些ABO亚型中的意外抗体。

（5）ABO正反定型不符的处理原则：ABO血型鉴定出现正反定型不符时，应首先重复试验，排除人为差错。如果重复试验仍然正反定型不符，则继续下列操作：重新采集血液标本，避免标本采集错误或污染引起的差错；询问受检者的诊断、既往病史、输血史、骨髓移植史及用药史等；应用新开启的生理盐水洗涤标本红细胞或试剂红细胞后进行试验；应用抗－A，B、抗－A_1或抗－H标准血清检测红细胞；根据筛选红细胞检测结果，确定是否有同种抗体或冷自身抗体干扰。

（6）ABO亚型鉴定：ABO亚型也称变异型，该类型红细胞上A或B抗原呈弱抗原性，正反定型不符合ABO血型系统特点。常见的A亚型有A_2、A_3、A_x、A_m、A_{end}、A_y、A_{el}等，B亚型有B_3、B_x、B_m、B_{el}等，AB亚型有A_2B、A_3B、A_xB、AB_3、cisAB等。ABO亚型的鉴定常用的试剂有抗－A、抗－A_1、抗－B、抗－H、抗－A，B血清，A_1、A_2、B型和O型红细胞。其特点为：

1）ABO亚型大多H抗原的抗原性增强，H抗原强弱的次序为：O＞A_2＞B＞A_2B＞A_1＞A_1B。

2）A_3、A_m抗原与抗－A及抗－A，B的反应强度基本相似，A_x抗原与抗－A，B的反应强度明显高于抗－A。

3）A_2、A_3、A_x人体内偶可出现不规则抗－A（抗－A_1），A_m则没有抗－A_1。

4）A_3、A_m分泌型人的唾液内可检出A及H物质，分泌型A_x人体内只可检出H物质。

5）A_3型鉴定时在肉眼和光镜下观察可见混合视野凝集。

2. RhD血型鉴定及影响因素

（1）原理：Rh血型系统是人类最为复杂的一个红细胞血型系统，在临床输血实践中其重要意义仅次于ABO血型系统。目前已发现的Rh血型系统抗原有50余种，涉及临床的主要有C、c、D、E、e五个抗原，其中D抗原的免疫原性最强，是引起临床输血不良反应的主要因素。因此，在临床输血中，常规需要做D抗原鉴定，当受检者红细胞上存在D抗原时，与抗－

D血清产生特异性的抗原抗体反应,出现红细胞凝集为RhD阳性,不凝集者为RhD阴性。

(2)RhD血型鉴定方法

1)RhD血型鉴定方法:临床常用的方法有玻片法、试管法、微量板法、微柱凝胶法等。目前大多数医院都使用微柱凝胶法,该方法简便快捷、准确度高。

2)RhD阴性确认试验:在进行RhD血型鉴定时,IgM抗-D检测为阴性时需进一步确认,即采用IgG抗-D试剂进行间接抗人球蛋白试验。如果抗人球蛋白结果为阴性,即可判断该个体为RhD阴性;如果抗人球蛋白结果为阳性,那么该个体为弱D表型。

(3)RhD血型鉴定的临床应用及意义

1)RhD血型与临床输血的关系:正常人体内一般不存在Rh血型系统天然抗体,第一次输血时往往不会发现Rh血型不合。RhD阴性受血者输注了RhD阳性血液后,可产生免疫性的抗-D,当患者再次输注RhD阳性血液时,会发生溶血性输血反应,严重者可危及生命。

2)与妊娠及新生儿溶血病的关系:RhD阴性妇女如孕育RhD阳性的胎儿,胎儿红细胞可通过胎盘进入母体,刺激母体产生抗-D。再次妊娠时该抗体可通过胎盘进入胎儿血液循环,破坏胎儿RhD阳性红细胞,造成新生儿溶血。

3)弱D人群供血和受血的原则:作为供血者按照RhD阳性对待,其血液只能给RhD阳性受血者;作为受血者按照RhD阴性对待,只能接受RhD阴性血液。

(三)抗体筛查和鉴定

受血者有输血史、妊娠史或短期内需要大量输血时应按相关规定进行意外抗体的筛查和鉴定,以便及时发现有临床意义的意外抗体,从而避免输血反应的发生。

1.概念　红细胞血型抗体分为规则抗体和不规则抗体,不规则抗体也称为意外抗体。规则抗体指ABO血型抗体,其产生符合Landsteiner法则,即红细胞表面有A或B抗原,血清中就会存在相应的抗-B或抗-A;意外抗体是指不符合ABO血型系统Landsteiner法则的血型抗体,即抗-A、抗-B之外的血型抗体,但部分ABO亚型出现的抗-A₁等抗体,也称为意外抗体。它包括同种抗体和自身抗体,同种抗体是可与具有相应抗原的同种异基因红细胞发生凝集反应;自身抗体是指受血者免疫系统针对自身红细胞抗原产生的抗体,这类抗体不仅与自身红细胞凝集,也与多数异体红细胞发生凝集反应。

2.意外抗体筛查方法　输血前对受血者血清/血浆进行抗体筛查,以发现具有临床意义的意外抗体。意外抗体可以是IgM类,也可以是IgG类。IgG类抗体主要是经输血或妊娠等免疫刺激产生,在盐水介质中不能凝集而只能致敏表达相应抗原的红细胞,必须通过特殊介质才能使致敏红细胞出现凝集反应。因此意外抗体检测的方法必须包括盐水介质法和特殊介质检测法:如白蛋白介质法、低离子强度介质法、酶技术、抗人球蛋白试验、聚凝胺促凝技术和微柱凝胶试验等。除盐水介质法以外,其他方法可按抗体的血清学特性和实验的具体条件选择其中一种。

(1)盐水介质法:主要用于IgM类抗体筛查,该方法操作简单、成本低廉,但其灵敏度低,不易检测到弱凝集。

(2)聚凝胺法:是一种非特异性促凝手段,在使用时应注意以下几点:

1)聚凝胺试验阳性时,应设抗人球蛋白试验对照。

2)多特异型抗球蛋白抗原阳性会引起聚凝胺试验假阳性。

3)聚凝胺会增强温自身抗体反应,可用盐水试验或间接抗人球蛋白试验做对照。

(3)抗人球蛋白试验:此法通过抗人球蛋白的桥联作用,能够使抗体致敏的红细胞发生凝集反应。抗人球蛋白试剂含有抗-IgG和抗-C3d。一些意外抗体,如Kidd系统血型特异性抗体能够激活补体,抗-C3d能与之结合。由于传统的抗人球蛋白试验操作繁琐、耗时长,且所需器材试剂复杂,很难在常规工作中普及。

(4)酶介质法:蛋白水解酶能使红细胞表面某些隐蔽抗原暴露,增强其对某些抗体的检出率。但不足是对一些抗原起破坏作用,如M、N、S、Fy^a、Fy^b等,影响对这些抗体的检出。此法目前在临床已不常使用。

(5)微柱凝胶法:该方法是凝胶层析分子排阻技术和免疫学抗原抗体特异性反应技术相结合的产物,通过调节凝胶的浓度来控制凝胶间隙的大小,其间隙只允许游离红细胞通过,从而使游离红细胞与凝集红细胞分离。该方法具有敏感性高、特异性强、结果准确、易于观察和影响因素少等特点,是目前临床最常用的抗体筛查方法之一。

(6)意外抗体筛查注意事项

1)抗体筛查结果全部阳性时,应进行"自身对照",排除自身抗体干扰。

2)抗体筛查可以在交叉配血试验之前或与交叉配血试验同时进行,以便尽早发现具有临床意义的抗体,避免输血反应的发生。

3)抗体筛查试验结果阴性并不意味着血液中无意外抗体。某些抗体有剂量效应,因实验条件和所用谱细胞不足而造成漏检。

3.抗体鉴定 抗体筛查试验结果阳性,应做抗体鉴定试验,以确定其特异性。

(1)自身细胞检查:观察受血者血清与受血者自身细胞的反应情况,确定血清内是否有自身抗体或自身抗体和同种抗体两者同时存在。

(2)谱细胞:抗体鉴定中使用的谱细胞在试验中占有十分重要的位置。谱细胞是通过严格筛选确定,已知血型表现型的8~12人份O型红细胞,对这些细胞的要求比抗体筛选细胞更严格。谱细胞的功能必须具备能够检出常见抗体(如抗-D、抗-Jk^a、抗-E等)及某些罕见抗体,所以不仅要求涵盖常见且具有临床意义的抗原,还要保证这些抗原在一组谱细胞的分布特点,以便在检测相应抗体时会出现不同的反应格局,另外,为了能从统计学上保证对抗体特异性的确认,每一种血型抗原最好在谱细胞上保持一定的阴性和阳性比例,使血清学检查的结果表现出客观规律性,而不是偶然的结果。一般用Fisher的正确估计概率的方法来计算各种阴性和阳性结合的可能性,1/20的P(可能性)值被认为是统计学上有效的、可以接受的值。

与谱细胞反应有明确结果,并且从反应格局可确定为单一抗体或无法确定为单一抗体时,可用排除法限定抗体特异性范围,并用吸收放散方法分离各种特异性抗体。当使用吸收放散法不能将抗体分离时,可考虑是联合抗体或类特异性抗体。

4.抗体筛查和鉴定的影响因素

(1)抗体筛查和鉴定细胞的质量:用于抗体筛查的试剂红细胞称筛查细胞。筛查细胞大多不包括低频率抗原,不能检出低频率抗原抗体。用于抗体鉴定的试剂红细胞称谱细胞,能鉴定大多数单一抗体和多种混合抗体,能区分复合抗体和混合抗体。细胞储存时,某些抗原变性,不能保证所有抗原阳性的细胞都与含有相应抗体的被检血清反应。由于人种的差异,对输血产生影响的意外抗体也有所不同,临床上很难找到完全覆盖所有抗原的筛查/鉴定细胞。因此在选择意外抗体筛查/鉴定细胞时,应符合本地区意外抗体分布的特点。

(2)实验方法:凝集试验的反应条件、检测凝集的方法、增强剂(低离子介质、白蛋白、聚乙二醇)的使用,都会影响到凝集反应的强度。

IgM抗体在4℃时凝集强度明显大于室温,37℃会有减弱。抗人球蛋白试验的敏感性大于聚凝胺试验,酶技术对Rh、Kidd血型系统的检出效果最好,但对某些抗原的破坏性比较大,如M、N、S、Fy^a、Fy^b等,要考虑到可能造成的漏检。

(3)抗体的特异性

1)抗体筛查试验为阴性,并不意味着被检血清中一定没有意外抗体,要结合临床资料进行分析,防止低亲和力和低效价抗体的漏检。如怀疑为弱抗体引起的溶血性输血反应或新生儿溶血病时,需增加血清与红细胞的比例重复进行试验。

2)筛查细胞漏检ABO亚型抗体(如抗-A_1),若被检血清中存在抗-A_1,可以通过正反定型不符提示。

3)有些抗体(如抗-Le^a、抗-Jk^a)在盐水介质中可溶解抗原不配合的红细胞,出现溶血现象。

4)应在标本采集48小时内完成试验,放置时间过久,可能造成抗体减弱导致漏检。对补体依赖性抗体的检测不适于用血浆标本。

(四)交叉配血试验

1.原理　除非极为紧急的情况,输血前患者(受血者)必须与献血者(供血者)进行交叉配血,即血液配合性试验。其目的主要是检查受血者血清中有无破坏供血者红细胞的抗体,保证受血者与供血者的血液间无可检出的不相配合的抗原、抗体成分。

完整的交叉配血试验包括:①复查受血者ABO、RhD血型。②查阅受血者既往血型记录,如与复查结果不符,立即分析原因。③复查献血者血型。④作交叉配血试验。

2.方法

(1)主侧交叉配血:受血者血清(浆)与供者红细胞反应,检测受血者体内是否存在针对供者红细胞的抗体。

(2)次侧交叉配血:受血者红细胞与供者血清(浆)反应,检测供者血液中是否存在针对受血者红细胞的抗体。

(3)自身对照:受血者红细胞与自身血清(浆)反应,以排除自身抗体、直接抗人球蛋白试验阳性及红细胞缗钱状假凝集等干扰试验结果的因素。

用于交叉配血的受血者血液标本应该是抽取后不超过3天的血标本,且试验前最好用生理盐水洗涤红细胞,以去除血清(浆)中的影响因素。此外,交叉配血反应体系均应在37℃孵育,以去除冷凝集素的影响。除了使用盐水介质法外,还应使用能检出意外抗体的方法,例如:抗人球蛋白试验、酶技术、聚凝胺法、低离子强度介质或其他合适的方法。

3.结果判读

(1)抗体筛查阴性,交叉配血相容:即试验结果均为阴性,可以发放血液。

(2)抗体筛查阴性,主侧交叉配血不相容:多考虑受血者或供血者的血型定型不正确,应复检血型,必要时需做ABO亚型鉴定;受血者血清中含有同种抗体,但筛选红细胞上无此抗原存在。

(3)抗体筛查阳性,交叉配血不相容

1)自身对照阴性:受血者体内含有同种抗体,可进一步做抗体鉴定,同时对供血者血液做抗原鉴定,选择相应抗原阴性的血液重做交叉配血试验;如果抗体特异性无法确定,应选择交叉配血试验阴性的血液发出。

2)自身对照阳性:受血者血清中可能含有自身抗体或同时存在意外抗体。

4.影响因素

(1)缗钱状形成:被检血清在室温和37℃,使红细胞出现了缗钱状假凝集,造成配血结果误判。常见于巨球蛋白血症、多发性骨髓瘤、霍奇金病及其他表现为血沉加速的疾病。

(2)出现抗体筛查试验阴性和交叉配血结果阳性的现象,提示受血者血清中可能存在未检明的抗体。

(3)直接抗人球蛋白试验阳性,显示受血者或供血者血清中存在自身抗体。

(4)在被检血清中如含有溶血性抗体,则具有相应抗原的红细胞被溶解而不是凝集,此种情况下交叉配血结果应为阳性。如果血清中存在补体而导致溶血反应,血清应灭活后再做试验。

(5)红细胞不正确的洗涤和悬浮,使抗人球蛋白试验出现假阴性。

输血前检查试验是一项具有高度科学性和责任性的工作,输血科人员需要熟练掌握并灵活应用血型血清学试验的原理和技术,对于试验结果能够全面、细致地观察和分析,准确出具报告,才能使输血前检查工作成为受血者安全输血治疗的保障。

二、盐水介质试验技术

(一)原理

在盐水介质中,IgM类天然抗体分子链较长可直接与含有相应抗原的红细胞结合,并呈现肉眼可见的凝集,但IgG类抗体则不具备这一特点。所以盐水介质试验仅能检出IgM类抗体,而无法检出IgG类抗体。

盐水介质试验常用于血型鉴定、血清中IgM类抗体的筛查和鉴定、盐水介质交叉配血等。该方法操作简洁快速,可在很短时间内对供、受者间血液是否相容得出初步结论,可为紧急抢救患者及时提供血液。

(二)方法

根据试验载体不同,主要有三种方法:①平板法。②试管法。③微孔板法。

1.平板法 多应用于常规ABO血型和RhD抗原定型。此方法易于掌握,操作简便、快速,但工作环境和工作人员易被污染。如果未采用一次性耗材,清洗不彻底,会出现假阳性或假阴性结果。

2.试管法 为定性方法,也可用于半定量试验,如测定抗体效价。试管法是输血前检查最常用的方法。可以根据试验设计加入不同的试剂量或被检标本量;也可根据温度设置,将试管放在不同的温度环境中进行抗原抗体反应;也可将试验过程中的标本进行洗涤操作等。其特点是操作简便、快速,方法易于掌握,结果准确、可靠。

3.微孔板法 为定性方法。加样与观察结果参考试管法。

(三)结果判读

1.阳性结果 红细胞出现凝集反应或溶血是阳性结果。

2.阴性结果 红细胞呈游离的混悬状态是阴性结果。

3.溶血 为阳性结果,与血液凝集具有同样重要的临床意义。有些血型抗体与红细胞表面相应抗原反应后,能够激活补体,引起红细胞溶解。具有这种性质的抗体称为溶血素。当补体不存在时,这些抗体往往凝集或致敏具有特异性抗原的红细胞。血型抗体中具有溶血作用的有抗－A、抗－B、抗－A,B、抗－I、抗－i 等。

4. 凝集强度判定 见表1－1。

表1－1 凝集反应判定标准

反应强度	现象
＋＋＋＋	一个大凝集块,背景清晰,无游离红细胞
＋＋＋	数个较大凝集块,背景清晰,几乎无游离红细胞
＋＋	凝集块较小,背景稍浑浊,游离红细胞较少
＋	细小凝集块,背景浑浊,游离红细胞较多
±(weak＋)	肉眼观察呈"粗颗粒"样,镜下可见细小凝集团
－	肉眼及光镜下红细胞呈游离状态,无凝集

(四)注意事项

1. 观察结果后应立即做好试验记录。

2. 如果做 ABO 血型鉴定,试验温度不要高于室温;如做交叉配血试验时,应注意室温控制在(22±2)℃以上,防止冷抗体引起凝集反应。

3. 要在光线良好的背景下观察凝集反应。

4. 因溶血和血液凝集都是阳性结果,所以观察结果首先看有无溶血,再看红细胞是否凝集;进行交叉配血实验时试管中发生溶血现象是配血不合,表明有抗原抗体反应,同时还可能有补体参与,必须高度重视。

5. 严格按照试剂说明书进行试验操作。

三、酶介质试验技术

(一)原理

红细胞膜表面的唾液酸带负电荷,使红细胞相互排斥,保持悬浮状态。某些蛋白水解酶可作用于红细胞表面的多糖链上,切断带有负电荷羧基基团的唾液酸,从而减少红细胞表面负电荷,缩短红细胞之间的距离,增强 IgG 抗体与红细胞表面抗原的凝集反应;酶还可以部分地改变红细胞表面结构,暴露出某些隐蔽抗原,使 IgG 类不完全抗体可以与酶处理的红细胞在盐水介质中发生凝集反应。

酶介质(enzyme medium)试验常用的酶有:木瓜蛋白酶、菠萝蛋白酶、无花果蛋白酶、胰蛋白酶、胰凝乳蛋白酶、链霉蛋白酶等,临床工作以木瓜蛋白酶和菠萝蛋白酶使用最多。酶介质试验对 Rh、Kidd 血型系统的检出效果最好,但对 M、N、S、Fy^a、Fy^b 等抗原的破坏较为显著。

(二)方法

酶处理试验技术分为一步法和二步法。

在血清和红细胞反应体系中直接加入酶液促进血清中抗体与相应红细胞反应,引起特异性凝集,称之为一步法。该方法操作简便,但敏感性较差。

先用酶液消化红细胞后,洗涤去除酶液,增强红细胞抗原性,使不完全抗体与之发生反应,出现特异性凝集,称之为二步法。该方法操作步骤多,较为复杂,但敏感性强。

（三）结果判读

1. 阳性对照管凝集，阴性对照管不凝集，被检管出现凝集为阳性，不出现凝集判定为阴性。

2. 阳性对照管不凝集或（和）阴性对照管出现凝集，试验失败。分析原因，重新试验。

（四）注意事项

1. 每批酶试剂的条件要标化，否则会影响检测结果。

2. 酶试剂易失效，每批试剂要分装冻存，融化后一次使用。

3. 酶试剂的量应按照实验要求加入。量过少可能导致假阴性，量过多会导致红细胞自发凝集而产生假阳性。

4. 在酶的消化作用下，红细胞表面唾液酸发生变化，负电荷减少，使红细胞间的距离缩短，加强了某些血型系统的凝集强度；对一些抗原系统破坏较轻，不会影响凝集强度；对某些抗原的破坏性较大，如 M、N、S、Fy^a、Fy^b 等，不宜使用酶法检测。

四、聚凝胺介质试验技术

（一）原理

聚凝胺（polybrene）是一种高价阳离子季铵盐多聚物，在溶液中有多个阳离子基团，溶解后能产生很多正电荷，可以中和红细胞表面的负电荷，使红细胞之间距离减少，能引起正常红细胞可逆性的非特异性聚集。在加入柠檬酸重悬液后，仅由聚凝胺引起的非特异性聚集会因电荷中和而消失。当红细胞上结合 IgM 或 IgG 类血型抗体时，在上述条件下，与红细胞紧密结合，出现特异性的凝集，此时加入柠檬酸重悬液则产生的凝集不会散开，呈现出肉眼可见的凝集现象。

聚凝胺法灵敏度高，可检出 IgM 和 IgG 类抗体，而且可以加快凝集反应的速度，操作时间较短，现已广泛应用于血型鉴定、抗体筛查和交叉配血试验。

（二）方法

聚凝胺介质试验是临床输血科最常应用的方法。主要试剂有低离子介质、聚凝胺溶液及柠檬酸重悬液等。聚凝胺法抗体筛查是在加入待检血清/血浆和抗体筛查试剂红细胞后，再加入低离子介质，待室温混匀 1 分钟后加入聚凝胺溶液，离心后细胞会在试管底部形成凝块，然后加入柠檬酸重悬液恢复红细胞表面电荷，若为非特异性聚集，红细胞凝块在 1 分钟内散开，试验结果为阴性；反之，如依然为不同强度的凝块，试验结果判为阳性。

（三）结果判读

1. 阳性对照管凝集不消失，阴性对照管凝集消失，被检管出现凝集不消失判定为阳性，凝集消失则为阴性。

2. 阳性对照管凝集消失和（或）阴性对照管凝集不消失，试验失败。分析原因，重新试验。

（四）注意事项

1. 不能使用含柠檬酸钠和肝素的抗凝血液标本，因其对聚凝胺有拮抗作用，可能会产生假阴性。

2. 严格按照比例加样，观察非特异性凝集，60 秒内观察结果。

3. 聚凝胺对冷凝集有加强作用，有冷凝集的配血不宜选择此法。

4. 聚凝胺只能使正常红细胞发生凝集，对缺乏唾液酸的细胞（如 T 及 Tn 细胞）无作用。

5. 应用聚凝胺法交叉配血出现不相合时,要用抗人球蛋白试验重复。结果不一致时,以抗人球蛋白试验结果为准。

6. 本方法对 Kell 系统检测不理想。

五、抗人球蛋白试验技术

抗人球蛋白试验是由 Coombs 等于 1945 年发明的经典的血清学方法,又称为 Coombs 试验,主要用于检测 IgG、IgA 等抗体参与的抗原抗体反应,也可测定补体组分 C3、C4 片段参与的免疫反应,包括直接抗人球蛋白试验(direct antiglobulin test,DAT)和间接抗人球蛋白试验(indirect antiglobulin test,IAT)。DAT 用于检测在患者体内致敏红细胞的不完全抗体和(或)补体。IAT 用于检测血清中的不完全抗体,即在体外致敏人红细胞,再与抗人球蛋白试剂反应。

(一)原理

抗人球蛋白试验主要用于检测血清中的不完全抗体和(或)补体。大部分 IgG 抗体与具有相应抗原的红细胞在盐水介质中能够特异性结合,但不发生肉眼可见的凝集反应,该类抗体称为不完全抗体。不完全抗体主要是 IgG 类,IgG 为 7S 的单体结构,分子量小,在盐水介质中只能致敏红细胞,不能出现可见的凝集反应;加入抗人球蛋白试剂后,后者的 Fab 片段与包被在红细胞上 IgG 的 Fc 片段结合,从而通过抗人球蛋白分子的搭桥作用而产生红细胞凝集,未被抗体致敏的红细胞不会发生凝集,因此采用此种方法能够检测出血清中是否存在不完全抗体。

有些不完全抗体只有在补体同时存在时,才能出现抗人球蛋白试验阳性反应,例如一些 Duffy 抗体不需要补体存在就能出现凝集反应,而另一些 Duffy 抗体只有在补体存在时才能出现凝集反应。

(二)临床应用

DAT 在临床上主要用于胎母血型不合新生儿溶血病的诊断、免疫溶血性输血反应的调查、自身免疫性溶血性贫血(autoimmune hemolytic anemia,AIHA)的诊断及药物诱发型溶血病的诊断。

IAT 主要应用于血型鉴定、交叉配血、器官移植、妊娠所致免疫性血型抗体以及自身免疫性血型抗体的检出和鉴定。

(三)抗人球蛋白试剂

抗人球蛋白试剂主要有多特异性和单特异性的区分,多特异性抗人球蛋白试剂主要含有抗-IgG 和抗-C3d,也可能含有抗-C3b、抗-C4b 和抗-C4d,以及抗-IgA 和抗-IgM 分子重链的成分。单特异性抗人球蛋白试剂主要含有某一种抗人球蛋白成分,例如抗-IgG、抗-IgA、抗-IgM、抗-C3d 等试剂。进行试验时应仔细阅读试剂使用说明书。

(四)直接抗人球蛋白试验

患者体内若有与自身红细胞抗原不相合的不完全抗体存在,可使红细胞处于致敏状态,通过加入抗人球蛋白试剂,与红细胞上吸附的不完全抗体结合,在致敏红细胞之间搭桥,出现肉眼可见的凝集。

1. 结果判读

(1)阳性对照管凝集,阴性对照管不凝集,被检管凝集,判定为阳性。

（2）阳性对照管凝集，阴性对照管不凝集，被检管不凝集，需要做阴性确认后判定结果（无凝集的被检管中加入 IgG 抗－D 致敏红细胞后离心，出现凝集，判定阴性结果正确；否则可能是红细胞洗涤不充分而呈假阴性，必须重新试验）。

（3）阳性对照管不凝集和（或）阴性对照管凝集，结果不可信不能发出报告，分析原因后重新试验。

2.注意事项

（1）抗人球蛋白血清应按说明书使用最适稀释度，避免出现前带现象而误判为阴性。

（2）结果判读时应转动拖拉，细胞扣摇散后，如肉眼未见凝集，应将反应物涂于玻片上，再在显微镜下观察确认阴性。

（3）如需进一步分析体内致敏红细胞的免疫球蛋白类型，可分别以抗－IgG、抗－C3d 单价抗人球蛋白血清进行试验。

（4）被检标本需用 EDTA 抗凝，避免出现假阳性；标本不宜久置，防止红细胞上已致敏的抗体游离到血浆中，造成假阴性或阳性程度降低。

（5）红细胞上抗体吸附太少可使直接抗人球蛋白试验呈现假阴性，如自身免疫性溶血性贫血和 ABO 新生儿溶血的标本。

（6）DAT 前红细胞需进行充分洗涤，以去除游离的球蛋白和补体，防止其中和抗人球蛋白试剂导致假阴性。洗涤后应立即检测。应使用室温生理盐水进行洗涤，如果采用更高温度的盐水如 37℃进行洗涤，可能使致敏在红细胞上的低亲和力 IgG 被洗脱下来。

3.意义　DAT 阳性可以是在体外形成的，也可以是在体内形成的，以体内形成为主。DAT 阳性的红细胞在体外偶尔会发生溶血，在体内则多半会受到免疫系统攻击而被破坏，其具体意义需要结合临床病情加以判断。

（1）单抗－C3d 阳性的意义：补体可在体内或体外致敏红细胞，可以是伴随抗－IgG 阳性一起出现，也可以单独出现，以下分析常见的几种情况下抗－C3d 阳性的意义。

1）IgM 抗体在体内激活补体：患血液冷凝集素疾病的患者，冷反应自身抗体在 32℃时也能够与红细胞抗原反应，因此红细胞可被自身冷抗体致敏，然后补体吸附到红细胞上，是否溶血决定于患者的免疫状态。未溶血的红细胞返回体内 37℃环境，冷抗体被释放到血液中，呈游离状态。但补体成分仍然牢固地吸附在红细胞上，存在于红细胞上的补体成分主要为 C3d 和 C4d。

2）IgM 抗体在体外激活补体：在体外检测红细胞时，单纯的抗－C3d 阳性常由具有冷抗体性质的 IgM 抗体造成的。1 个 IgM 抗体分子可使成百的补体结合在红细胞上，当 IgM 性质的冷抗体在体外较冷的环境下与红细胞结合，并激活补体，在较高的温度或反复洗涤中 IgM 抗体会从红细胞上脱落，但补体仍保留在红细胞上。

3）温抗体型自身免疫性溶血性贫血：DAT 阳性大约 10%～20%是由 C3 单独引起的。此时在常规检测方法中检测不出 IgG、IgA 及 IgM 抗体，虽然部分标本红细胞有 IgG 包被，但数量有可能低于抗－IgG 试剂能够检出的最小量。

4）血浆内形成的免疫复合物能够很弱并非特异性地结合到红细胞上，引起补体包被。在免疫复合物解离后，只留下激活的补体继续附着于红细胞膜上，此时只有 C3d 能被特异性地检出。

（2）单抗－IgG 阳性的意义：单抗－IgG 阳性，说明红细胞表面致敏了 IgG 免疫球蛋白。

确认致敏在红细胞上的 IgG 抗体的特性,常用的方法是选择合适的放散方法,将 IgG 抗体从红细胞上放散下来,然后进行抗体鉴定。以下是按照放散液中 IgG 抗体特性的不同,分别说明 IgG 阳性的意义。

1)自身抗体:如果从患者红细胞上放散下来的抗体与谱红细胞出现阳性反应,同时患者不是新生儿,在 4 个月内也无输血史,则该抗体可以确认为自身抗体,患者很可能患有自身免疫性疾病。该自身抗体与一组谱红细胞反应,会出现较为一致的凝集强度,此种情况下一般难以确认抗体特异性。

2)类同种特异性自身抗体:偶尔某些自身抗体在与谱红细胞反应时,与某些细胞反应较强,与另外一些细胞反应较弱。对照谱红细胞抗原列表(细胞谱)分析,可见该抗体似乎包含了某种类似同种抗体的特异性。用吸收放散试验可以证明,该抗体不是自身抗体和同种抗体的混合物,它仍然是一种自身抗体,只是该自身抗体具有某些特异性,类似同种抗体的特点。

3)同种特异性抗体:在新生儿溶血病、免疫性溶血性输血反应的病例中,往往能从红细胞放散液中检测到同种特异性抗体。当我们明确了这些抗体的特异性后,就会选择合适的血液对患者进行输血治疗。

4)药物抗体:有时直接抗人球蛋白(IgG)试验明显阳性的红细胞,其放散液与谱红细胞不发生反应。这种情况提示抗-IgG 阳性很可能是药物抗体引起的,应结合临床用药情况,作出判断。

(五)间接抗人球蛋白试验

用已知抗原的红细胞检测受检者血清中相应的不完全抗体,或用已知的不完全抗体检测受检者红细胞上相应的抗原。在 37℃条件下孵育,若被检血清或红细胞有对应的不完全抗体或抗原,抗原抗体作用使红细胞致敏,再加入抗人球蛋白试剂,与红细胞上不完全抗体结合,出现肉眼可见凝集。

1.结果判读

(1)阳性对照管应呈现凝集反应,阴性对照管未呈现凝集反应,被检管呈现凝集反应为阳性结果,表示被检者血清内含有抗体。如果自身对照管无凝集反应(阴性结果),则检出的抗体可能为同种抗体;如果自身对照管有凝集反应(阳性结果),则该抗体可能为自身抗体,或同时存在红细胞同种抗体。如果被检管结果阴性,表示被检者血清中未被查出意外抗体。

(2)阳性对照管不凝集或(和)阴性对照管出现凝集,试验失败。分析原因后重新试验。

2.注意事项

(1)如果被检抗体弱,有时需要用低离子液配制红细胞悬液,增强抗原抗体反应;如果被检抗体为补体依赖性抗体,则必须加入新鲜正常 AB 型血清,使用多特异性抗人球蛋白试剂血清。

(2)红细胞应充分洗涤,避免残留抗体部分中和抗人球蛋白试剂而产生假阴性,洗涤过程防止交叉污染。

(3)应根据试验目的选择单特异性或广谱的抗人球蛋白试剂。不同厂家的抗人球蛋白试剂差异较大,使用前应先进行标化,选择最适稀释度,稀释后用于试验。

(4)致敏时间:30～60 分钟,不超过 90 分钟。

(六)抗人球蛋白试验的影响因素

1.抗体亲和力　亲和力常数越高,抗原抗体反应致敏阶段的抗体水平越高。对实验室的具体实验来说,其条件设计是在平衡状态下,要求和细胞结合的抗体量最大,以利于抗原或抗体的检测。

2.孵育时间和温度 IgG 抗体最适反应温度是 37℃,补体致敏的最适温度也是 37℃。温度如果较低,抗体与抗原结合量将减少;温度过高时,抗原抗体变性。红细胞悬浮于生理盐水中,37℃孵育 30~60 分钟,能检出多数临床上的重要抗体。

3.离子强度 悬浮红细胞的溶液可以是生理盐水、低离子强度溶液、白蛋白或血清。如果红细胞悬浮在单纯的低离子强度溶液中,将增强抗体的结合作用,孵育时间将缩短到 15~30 分钟。

4.抗原、抗体比例 通常情况下,增加抗体量可增强反应体系的敏感性。在红细胞血清学试验中,常用的比例是 2 滴血清对 1 滴 2%~5% 的红细胞悬液。如果加大血清量到原血清量的 10 倍,可以发现在标准实验条件下未检测出的抗体,特别是调查溶血性输血反应时,可以试用此方法。

5.洗涤 为使结合到红细胞上的抗体不因洗涤而损失,要尽可能缩短洗涤时间。每次洗涤要尽可能完全倒掉盐水,每次加盐水要充分悬起红细胞,最好用急流方式加盐水。洗完红细胞后,应立即加入抗人球蛋白试剂血清。因为结合在红细胞上的 IgG 可以脱落,游离在液体介质中,一方面会降低红细胞的凝集强度,另一方面游离 IgG 会抑制抗人球蛋白试剂血清的活性。

6.体外补体致敏 在 DAT 试验的判读中,C3 阳性往往并不代表患者体内的情况,C3 成分可以因血样采集和保存因素的影响而致敏在红细胞上。常见的过程是血液采集后置于较冷的环境中,血液中的冷抗体结合在红细胞上,导致补体系统激活,使红细胞表面存在 C3 成分。要尽量避免这种情况发生,最有效的方法是将血液标本直接采集到 EDTA 抗凝管中,足量的 EDTA 可以完全地螯合血液中的 Ca^{2+},从而阻断补体系统活化过程。

7.红细胞自身凝集 少部分患者红细胞有自身凝集倾向,例如患者体内存在常温下具有活性的冷抗体时,红细胞经过洗涤后仍可能在离心后出现凝集。为避免自身凝集造成抗人球蛋白试验出现假阳性结果,需要在试验中加入盐水对照试验,即将患者红细胞经充分洗涤后直接离心观察结果,如果盐水对照出现阳性,则直接抗人球蛋白试验不可能得出可靠的结果。

六、微柱凝胶介质试验技术

(一)原理

微柱凝胶介质试验技术是分子筛技术和免疫学技术相结合的产物,其实质是一种红细胞膜抗原与相应抗体在微柱管中利用凝胶介质的凝集反应。该技术基于游离红细胞和凝集红细胞是否能通过特殊结构的凝胶介质,从而使不同状态的红细胞得以分离这一原理进行。

特定配比的葡聚糖凝胶分装于特制的微柱中,其上层为"反应池"(红细胞抗原与相应抗体结合区),下层为"分离池"。在一定的离心力作用下,未与抗体结合的游离红细胞因体积小而能够通过凝胶层,沉淀于底部,形成"细胞扣",即是阴性反应;与特异性抗体结合或凝集的红细胞因体积大被凝胶阻滞不能通过凝胶层,留于凝胶介质的顶部或悬浮于凝胶中,即是阳性反应。

(二)适用范围

根据试验目的不同,微柱凝胶介质试验分为中性胶(不含抗体,相当于试管的作用)、特异性胶(含特异性抗体,如抗－A、抗－B,可进行 A、B 抗原检测)和抗人球蛋白胶(含抗人球蛋白,可进行 IgG 类抗体的检测),分别用于不同的血型血清学试验。临床多应用于抗人球蛋白试验、ABO 血型正/反定型、交叉配血及其他血型系统抗原检测。

(三)结果判读

1.若红细胞沉淀在凝胶柱管底,判读为阴性。

2.若红细胞沉淀在凝胶柱中部或凝胶之上,判读为阳性。

(四)结果分析

1.假阳性反应　①未完全去除纤维蛋白原的血清标本在凝胶中形成纤维蛋白,阻碍红细胞沉降而悬浮于凝胶中或凝胶表面,造成假阳性。②抗凝剂不足或不含抗凝剂的血浆标本常常易出现假阳性。③标本被细菌污染致使红细胞浮于胶中或胶表面。④实验室温度较低时,因凝胶颗粒活动减少,单个红细胞穿过时困难,易出现假阳性结果。

2.假阴性反应　①抗原或抗体过少、过弱。②抗原或抗体比例不当。③离心力过大时,容易使弱阳性成为阴性格局。④未加入抗体等人为试验错误。

3.溶血反应

(1)试验操作错误或标本本身存在问题:①反应液是低渗透压溶液。②温度过低或过高。③红细胞或抗体被细菌等污染。④其他可能使红细胞破坏的理化因素。

(2)红细胞抗原抗体反应:①红细胞抗原与特异性抗体结合,激活补体,作用于红细胞膜使之破裂溶血。②红细胞抗原与特异性抗体结合,未激活补体,但受到血清中其他因子作用而溶血。

(五)注意事项

1.微柱凝胶卡必须室温保存,试验前应离心,避免卡中的凝胶在运输途中导致胶质不均匀、胶面不整齐或产生气泡。

2.试验中一定设阴性对照。

3.操作中应先向反应腔内先加入红细胞,再加入被检血清或试剂血清。

4.微柱凝胶介质试验如果抗原抗体反应时间较短,有可能难于鉴别或漏检某些 ABO 亚型抗原。微柱凝集试验技术不适合于 DAT 阳性的红细胞样本和酶处理的红细胞样本的检测。

5.微柱凝胶介质中出现溶血现象,提示为红细胞抗原抗体阳性反应,也不排除其他因素造成的溶血,因此对标本一定要认真分析,重新试验。

七、吸收放散试验

红细胞上的抗原可吸收血清中的相应抗体,在适当条件下可发生凝集或致敏,观察吸收前后抗体的效价可证明红细胞上有无相应抗原及其强度。这种抗原抗体的结合具有可逆性,如改变某些物理条件,抗体可以从红细胞上放散出来,通过检测放散出来的抗体,以诊断抗体的种类与性质。这种方法称为吸收放散试验。

根据试验目的不同可采取不同的方法,有时吸收放散是一个试验,有时是独立的两个试验。需要注意的是,检测 IgM 抗体时应使用冷吸收、热放散,检测 IgG 抗体时应在 37℃吸收、乙醚放散。

(一)吸收试验

1.原理　待检血清抗体加入已知抗原的红细胞,或待检抗原红细胞加入已知效价的特异性抗血清,产生抗原抗体反应,离心后分离经过抗原吸收的血清。将吸收前与吸收后的血清用生理盐水作倍比稀释并测定其效价差异,若吸收后的血清效价低于吸收前,证明待检血清中含有与已知红细胞抗原对应的抗体,或待检红细胞与加入的已知抗原的红细胞血型相同。

冷抗体在4℃反应最强,即自身抗体用自身红细胞吸收,同种抗体用对应红细胞吸收。温抗体的吸收通常采用酶处理后的红细胞在37℃孵育。IgM抗体通常在4℃条件下比22℃或37℃更容易被吸收,且容易被完全吸收。IgG类抗体通常在37℃的吸收效果最好,但难以完全吸收;某些酶增强的抗体如Rh抗体,可用酶处理红细胞后进行吸收。

2.临床意义

(1)应用于ABO亚型鉴定,全凝集或多凝集红细胞的定型以及某种原因引起的红细胞血型抗体减弱时的定型。

(2)可结合放散试验鉴定抗体特异性,探明是单一抗体、混合抗体或复合抗体,是何种免疫球蛋白,是否为冷凝集素。

(3)可在多种抗体中通过吸收试验去除某种不需要的抗体,保留某种需要的抗体的特异性,达到获取单一特异性抗体的目的。

3.注意事项

(1)抗-A、抗-B血清要标化,效价不宜过高,否则抗血清被亚型红细胞吸收后,效价下降不明显,难以判断结果。

(2)洗涤红细胞制成压积红细胞时应尽量除尽盐水,以免抗血清被稀释。

(3)根据抗原抗体反应的最适温度来决定吸收试验的温度。ABO系统以4℃或室温为宜,Rh系统以37℃为宜。

(4)冷自身抗体吸收时需采集两份样本,一份为抗凝样本,应置于37℃水浴箱备用,避免冷抗体吸附于红细胞表面;另一份为不抗凝标本,分离血清后备用。

(5)自身抗体如果用O型红细胞进行吸收试验,吸收后的血清可用于ABO血型鉴定,但不宜用于抗体筛查和交叉配血。因为随机O型红细胞有可能会吸收同种抗体,必须用自身细胞吸收后才能用于抗体筛查和交叉配血。

(二)放散试验

1.原理 放散试验是把结合到红细胞膜上的抗体解离下来,用于其他目的。通过放散试验获得的含有或不含有抗体的溶液称为放散液。放散试验的目的是需要得到红细胞上致敏的抗体或没有抗体吸附的红细胞,前者是得到抗体,用于进一步鉴定;后者是得到红细胞,用于血型鉴定和交叉配血。基于目的不同,放散试验的方法有很多种,主要有热放散技术、乙醚放散技术、磷酸氯喹放散技术、冻融放散技术、柠檬酸放散技术、氯仿/三氯乙烯放散技术、二甲苯放散技术等。下面介绍两种主要方法。

2.热放散技术 抗原抗体反应必须在合适的温度中进行,一般以15~40℃为宜,将反应温度提高到56℃,抗体就会从红细胞膜解离到放散液中。热放散技术操作简便、实用,临床具有广泛的应用范围。热放散既可以获取放散液,也可以用于获取没有抗体附着的红细胞;既可以针对盐水反应性抗体(IgM类),也可以针对IgG类抗体;既可针对冷抗体,也可针对温抗体。

(1)适用范围:常用于ABO抗体的放散,例如新生儿溶血病试验。

(2)方法:试验细胞(吸收后的红细胞或已致敏的红细胞)用生理盐水洗涤3次制成压积

红细胞,与等体积生理盐水或3％牛血清白蛋白缓冲液混匀,56℃水浴不断振摇10分钟,最短时间内分离上清液,检测放散液中抗体。

(3)注意事项

1)放散时应严格注意温度和时间,温度过高,抗原抗体变性;温度过低,抗体从红细胞上解离不完全。特别注意的是离心过程中容易因温度低使已被放散出的抗体再次结合到红细胞上,因此要使用经过预热的离心杯。

2)检测末次洗涤液中是否有残存抗体,判定洗涤是否充分。如果末次洗涤液中检出了残存抗体,应继续洗涤。

3)放散液中抗体易变性,故应立即进行鉴定。如果需保存,应在放散液中加入AB型血清或牛血清白蛋白。

4)如需要检测放散后的细胞血型,最好用45℃代替56℃,孵育时间延长至15分钟,可预防细胞溶血。

3.乙醚放散技术　乙醚为有机溶剂,可以破坏红细胞膜,解离IgG抗体,该方法制备的放散液,抗体回收率较高。但是,由于乙醚的可燃性、毒性和致癌性使其在临床中的应用受到了限制。

(1)适用范围:主要用于红细胞上各种IgG类抗体的检测。适用于解离红细胞上致敏的Rh抗体;放散液可用于特殊情况下的配血。

(2)方法:试验细胞(吸收后的红细胞或已致敏的红细胞)用生理盐水洗涤3次制成压积红细胞,与生理盐水、乙醚按照1：1：2的比例混匀,上下颠倒混匀10分钟,高速离心3分钟。离心后可见溶液分为三层:最上层是乙醚,中层是红细胞基质,下层是含有抗体的放散液。将下层深红色放散液移入另一试管中,置37℃孵育30分钟除尽乙醚。再次高速离心,最短时间内分离上清液,检测放散液中存在的抗体。

(3)注意事项

1)乙醚蒸发时应防止放散液溢出。

2)乙醚放散液中抗体的检测最好使用抗人球蛋白技术,因为其放散液呈深红色,会影响其他检测技术对红细胞凝集的观察。

(三)临床意义

1.鉴定存在于红细胞上的弱抗原　例如在ABO亚型鉴定中,红细胞上的ABH抗原有时很弱,可能与相应试剂血清反应后未出现明显凝集反应。经过吸收放散后,测定放散液中的抗体,可以确定红细胞上带有的抗原。

2.分离、鉴定混合抗体　当血清中存在多种血型抗体,并要求鉴定抗体特异性时,可以利用吸收放散试验将抗体分离开来,并分别加以鉴定。

3.除去血清中不需要的抗体　当存在冷抗体、自身抗体或抗血清试剂中混有其他特异性抗体时,可以利用吸收试验除去这些不必要或干扰试验的抗体。

4.浓缩低效价抗体　当血清抗体效价很低,可以利用吸收放散试验浓缩抗体。如利用红细胞膜做吸收放散试验可以浓缩低效价的抗血清,使之成为可利用的试剂。

5.鉴定血清中特异抗体　用已知抗原红细胞吸收抗体,有助于鉴定、核实该抗体的特异性。

6.利用吸收放散技术鉴定新生儿溶血病和免疫性输血反应的抗体。

7.研究鉴别免疫性溶血性贫血的抗体。

八、凝集抑制试验

人类血型抗原除存在于红细胞膜上,部分还以游离形式存在于血浆、唾液等体液中,称为可溶性血型物质,如 ABH、Lewis、I、P1、Chido、Rodger 等。这些可溶性的血型物质与对应的血型抗体结合,可中和该抗体,使该抗体凝集对应红细胞的能力受到抑制,称为凝集抑制试验。

凝集抑制试验主要应用于鉴定存在于体液中的可溶性血型物质,利用这些血型物质可以结合相应抗体的性质,再用红细胞检测抗体是否被中和,以显示相应血型物质的存在。将被检标本与已知效价的试剂血清(抗体)一起孵育,如果存在相应可溶性抗原,就会与抗体结合,结合程度因被检标本中抗原活性强度的不同而异,即根据抗原活性不同,孵育后的血清抗体效价可能明显降低,亦可能轻度减少。

(一)唾液中可溶性 ABH 血型物质的检测

1.原理 大约78%的个体具有 Se 基因,其控制产生可溶性 ABH 抗原的分泌腺体,这些分泌的 ABH 抗原能够进入除脑脊液以外的所有体液中。因此,近80%的人体液中可检出 ABH 抗原物质,称为分泌型;20%的人体液中不存在 ABH 抗原物质,称为非分泌型。A 型分泌型人唾液中含有 A 型物质,B 型分泌型人唾液中含有 B 型物质,O 型分泌型人唾液中含有 H 型物质,AB 型分泌型人唾液中含有 A 及 B 型物质,H 物质在 A、B、O、AB 四型分泌型唾液中均存在,O 型人含量最多。

2.适用范围 最常用的是鉴定唾液中的 ABH 和 Lewis 抗原。常用于 ABO 血型鉴定的辅助试验。

3.方法 该试验需特别注意抑制物处理及抗体标化步骤,这是试验结果准确的先决条件。抑制物处理一般收集被检者漱口后自然流出的唾液 5~10mL,煮沸 10 分钟除去其中的蛋白酶。抗体标化是将抗体通过倍比稀释,找出可凝集红细胞至(+++)的最高稀释度,并按该稀释度进行稀释这一稀释度可明确显示抗体是否被中和,又能最大限度地显示从完全中和到完全不能中和的过程。例如血型物质被倍量稀释后,加入标化的抗体与之反应,就可以看到红细胞的凝集从(+++)~0 的明显变化过程。

如果试验要在几小时内完成,可将样品于 4℃冷藏。若试验不能在一天完成,需将标本保存于 -20℃。冻存标本的活性可保持数年。

4.结果分析

(1)阴性对照管的凝集强度一般应为(+++)~(++++),阳性对照管凝集强度应为(-),盐水对照管凝集强度应大于相应的唾液测定管。

(2)在三排试管中任何一管红细胞不凝集,均表明被检唾液中存在相应的血型物质。

(3)确定唾液中有分泌型血型物质后,如果第一管中含有较高浓度的血型物质,能够完全中和加入的标化抗血清,致使加入的相应红细胞呈阴性反应,那么稀释后的效价管可导致红细胞出现凝集,出现血凝第一管的前一管唾液稀释倍数的倒数为该唾液中血型物质的凝集抑制效价。

(4)指示细胞与抗体发生凝集反应,说明唾液中不含相应抗原;指示细胞与抗体不发生凝集反应,说明唾液中含相应抗原;盐水对照管加入指示细胞,应与抗体结合出现凝集反应,若无凝集,则本次结果无效,需按上述步骤重新做试验。

5.注意事项

(1)用已知分泌型或非分泌型者的唾液做对照。检测 ABH 抗原时可使用鉴定为 Se 和 sese 人的唾液;检测 Lewis 抗原时,使用 Le(a+b-)或 Le(a-b+)人的唾液作为阳性对照,用 Le(a-b-)人的唾液作为阴性对照。

(2)若唾液在加热前没有先离心去除沉淀,则可以从任何可能存在的细胞释放 H 物质,导致非分泌型出现假阳性。

(3)应同时做盐水对照试验避免弱分泌型漏检,比较两者的凝集强度。

(4)抗血清应标准化校正后使用,否则易出现假阳性或假阴性。

(二)P1、I 等血型抗原凝集抑制试验

1.原理 当需要确定某些被检血清的抗体特异性时,可用已知血型物质辅助鉴定。如怀疑血清中含有抗-P1 时,可用商品化的 P1 血型物质来确认。

2.适用范围 用已知血型物质测定未知抗体的特异性。

3.实验方法

(1)抑制物制备

1)P1 物质可从包虫囊液体和鸽或斑鸠的卵类黏蛋白中提取。首先冷冻包虫囊液体 72 小时,灭活包虫头节,再用缓冲液滴定确定优选效价,-20℃储存备用。

2)I 物质可从人乳汁中获得。人乳汁煮沸 10 分钟后离心,尽可能去掉脂肪,-20℃储存备用。

3)Sd[a] 物质来源于脉鼠尿液。豚鼠尿液经缓冲盐溶液透析后,-20℃储存。

(2)方法:在 2 只标记好的试管各加 50μl 待检血清,其中一管加等体积的血型物质,另外一管加等体积的生理盐水作为对照管,轻轻振摇试管,室温孵育 15 分钟。在两支试管中分别加入 50μl 标化的试剂红细胞,静置 15 分钟,离心 15 秒,观察结果。试验同时设盐水对照(用盐水代替待检物质)、阳性对照(不加待检物质)和阴性对照(用已知阴性分泌型或非分泌型唾液)。

4.结果分析

(1)若对照管凝集而试验管无凝集,说明被检血清中含有该特异性抗体。

(2)若对照管和试验管都发生凝集,说明被检血清中无该特异性抗体或其浓度过高,血型物质仅部分中和其活性,或由于血清中存在其他抗体与试剂红细胞发生反应。

(3)若对照管和试验管均不发生凝集,说明被检血清中该特异性抗体浓度很低,加入相应血型物质或生理盐水使其稀释,导致凝集活性消失。

5.注意事项

(1)血清体积要足够进行抗体鉴定或相容性试验。

(2)若使用商品化试剂,抑制物和血清的比例严格按照说明书要求。

(三)其他组织中血型物质的检测

人体体液中的血型物质仅见于分泌型个体,而人体的血管内皮细胞、消化道组织切片均含有 ABH 抗原,与分泌状态无关。在人的毛发、骨骼、血管内皮、食管上皮、胃、空肠、阑尾、胆囊的黏膜上皮细胞、黏膜腺上皮及黏液腺体、肾小球血管及肾远曲小管上皮细胞、膀胱、输尿管、肾盂黏膜的移行上皮中均含有与红细胞相同的血型物质,因此可利用它们进行凝集抑制试验以鉴定 ABO、MN 等血型,此方法常见于司法鉴定及考古鉴定。

九、红细胞血型分子生物学检测

红细胞血型抗原的表达受基因调控,红细胞血型抗原表型的多样性是基因多态性的具体表现,通过对遗传物质的分析而间接推断出红细胞血型抗原表型的方法称为红细胞血型基因检测。随着分子生物学技术的发展,检测基因结构和突变的方法不断涌现,尤其是聚合酶链反应(polymerase chain reaction,PCR)技术问世后,各种与 PCR 相结合的检测技术进一步推动了基因研究的发展。分子生物学技术应用于红细胞血型的检测,使红细胞血型分析的技术飞跃到了一个崭新的阶段。

(一)红细胞血型分子生物学检测技术

利用 DNA 序列的特异性来间接区分等位基因这一基本方法,红细胞血型分子生物学检测的方法有多种,包括 PCR－序列特异性引物(PCR－sequence specific primer,PCR－SSP)、PCR－限制性片段长度多态性(PCR－restriction fragment length polymorphism,PCR－RFLP)、PCR－序列特异性寡核苷酸探针(PCR－sequence specific oligonucleotide probes,PCR－SSOP)、PCR－单链构象多态性(PCR－single strand conformation polymorphism,PCR－SSCP)、PCR－反向点杂交(PCR－reverse dot blot,PCR－RDB)、PCR－DNA 测序、基因芯片及 PCR 指纹图等。

1. PCR－SSP　即序列特异引物引导的 PCR 反应。根据不同类型核心序列关键几处碱基的差异设计一系列具有等位基因序列特异性的引物,从对应类型的核心序列起始扩增,直接扩增具有各种序列差异的等位基因特异性片段。由于该型核心序列是串联重复形式,引物可以与每一个核心序列结合,串联重复数不同的同一种核心序列距公共引物的距离不同,由此可以产生出大小不同的阶梯状扩增片段。这些 PCR 产物经电泳分离,银染显示,呈现为不同的阶梯状扩增片段图谱。如果目的基因多态性的序列清楚,对 PCR－SSP 产物进行分析便可判定样本的基因型。该方法具有操作简便、结果直观等优点。

2. PCR－SSOP　即序列特异性寡核苷酸探针引导的 PCR 反应。根据目的基因的突变或多态性设计、合成与等位基因互补的寡核苷酸探针,以放射性核素或者异羟基洋地黄毒苷元、辣根过氧化物酶等非放射性核素标记,与 PCR 产物即目的 DNA 片段杂交。如果目的DNA 与已知核苷酸序列并标记放射性核素或非放射性核素的探针互补(A－T、G－C),则两者结合,通过放射显影或酶底物显色,便可分析被检标本的突变或多态性该方法操作简便,结果容易观察。

3. PCR－SSCP　即单链构象多态性 PCR。根据不同构象的等长 DNA 单链在中性聚丙烯酰胺凝胶中的电泳速度变化来检测基因变异。PCR 产物经热变性和甲酰胺处理后保持单链状态并自身折叠形成具有一定空间结构的构象,相同长度的 DNA 单链基因其碱基序列不同,甚至单个碱基不同,会形成不同构象,在不含变性剂的中性聚丙烯酰胺凝胶中的电泳速度也不同。比较不同样本的 PCR－SSCP,可以分析基因的碱基缺失或碱基替换,也可以检测已知的点突变及未知点突变或新的点突变。如果将被检标本的 PCR－SSCP 图谱与一组已知DNA 序列的等位基因标准品 SSCP 图谱比较,便可判定其基因型。该方法简便、快速、灵敏,不需要特殊的仪器。

4. PCR－RFLP　即限制性片段长度多态性 PCR。用 PCR 扩增目的 DNA,扩增产物再用特异性内切酶消化切割成不同大小的片段,直接在凝胶电泳上分辨。不同等位基因的限制性酶切位点分布不同,产生不同长度的 DNA 片段条带,从而分析被检标本的多态性。此项技术大大提高了目的 DNA 的含量和相对特异性,而且分型明确,重复性好。

5. PCR－RDB　即反向点杂交 PCR。其原理与 PCR－SSOP 基本相同,即通过寡核苷酸探针与 PCR 产物的杂交结果分析等位基因的多态性。与 PCR－SSOP 操作过程不同的是,先将一组等位基因探针固定在尼龙膜上,然后再将 PCR 产物与其杂交(即"反向"的含义)。PCR－RDB 的实验操作比 PCR－SSOP 简易。

6. PCR－DNA 测序　其原理简单来说就是 DNA 合成分为 4 组体系,每一组体系中除了4 种普通的脱氧核糖核苷酸 dNTP 外,还分别加入少量某一种双脱氧核糖核苷酸 ddNTP,DNA 链不断合成和偶然终止,产生了一系列的 4 种长短不一的核苷酸链。由于在 4 组合成体系中,都有不同的一种 dNTP 被放射性核素标记过,4 组体系同时做聚丙烯酰胺电泳,放射自显影技术可分辨出合成的 DNA 序列中哪怕仅一个碱基的变异。用 4 种不同颜色的荧光标记,一个体系中就可以完成系列反应,最后以 4 种不同颜色的波峰表现出来。用荧光染料作为标记物安全、便于检测,具有操作简单、个体识别能力强、结果准确和直观的优点。

7. 液相芯片法　又称悬浮点阵技术、xMAP(即灵活的多元分析平台)、多元流式荧光微球检测技术。液相芯片的反应体系主要由荧光微球、固定在荧光微球上的捕获分子、与捕获分子特异性结合的待检分子以及最后的报告分子组成。包被于微球上的捕获分子若为抗原或抗体,便可检测蛋白质;若包被核酸探针,便可检测核酸。液相芯片在生物检测及分析领域具有显著优势,具有通量大、敏感性高、特异性强、重复性好、灵活性大、应用范围广、方便、省时、经济的优点。

(二)分子生物学技术在红细胞血型检测中的应用

目前,血型分子生物学技术尚无法取代血型血清学方法,但是该技术已开辟了人类血型检测的新纪元,并将越来越多地应用于血型鉴定工作中。

1. 疑难血型鉴定　红细胞血型鉴定正确是安全、有效输血的前提。由于血清学方法是通过检测血型抗原和抗体来确定,常规采用单克隆或多克隆抗体与红细胞凝集试验进行测定,疑难者再进行吸收放散试验、唾液定型等来判断,因而红细胞凝集强度的判断会因实验室条件不同和判断标准的掌握不一致而导致漏检或误判。同时由于血型血清学技术的局限性,致使一些疑难标本难以及时、准确的判定。在特殊情况下,如 ABO 亚型、RhD 变异体、红细胞被抗体致敏或多凝集、疾病干扰、血型特异性物质过高等血型不易鉴定时,基因分型是正确鉴定血型不可缺少的辅助手段。

2. 发现 ABO 血型新等位基因　如 ABO 血型等位基因 O61,ABO 血型新等位基因(B112,CisAB06)。

3. 对于 ABO 基因突变的研究　已有不少报道发现一些新的单核苷酸点突变,初步揭示出中国人群等位基因有着自己的特点。如汉族人群 A 型以 A102 占优势,未发现 O03 仍等位基因,而 O02(01)基因较为常见以及类孟买血型个体 FUT1 基因突变的发现。

4. 新生儿溶血病(HDFN)的辅助诊断　以母亲外周血细胞或血浆 DNA 预测胎儿血型,鉴定父亲 RhD 或 ABO 基因是纯合子或杂合子等能够预测新生儿溶血病的发生概率。

5. 某些疾病的病理研究　如探寻 Duffy 血型基因与间日疟原虫侵袭红细胞或 HLA－B27 与强直性脊椎炎关联的分子机制。

6.法医个体识别　如血样表型同为 A 型时,一基因型为 AA,另一为 AO,则显示为非同一个体。

应用分子生物学技术,使血型分析更加精细,并发现了更多的血型多态性。分子生物学技术与传统的血清学技术比较,优点是试剂由化学合成、易于获得和标准化、取材容易、无须新鲜血样而仅需微量样品等,现已成为血清学方法的竞争者和互补者。对小量含 DNA 的任何组织样品,用分子生物学分型技术对红细胞抗原的基因型作鉴定,不受血清中自身抗体、意外抗体以及疾病影响,对保证安全输血有着重要意义。

(黄胜男)

第二节　白细胞抗原系统检测

人类白细胞抗原(HLA)具有重要的生物学作用和临床意义,进行 HLA 分型有助于了解其功能和临床应用。目前 HLA 分型技术已广泛应用于多个领域,如 HLA 群体遗传多态性、HLA 生物学功能、实体器官和造血干细胞移植供受者组织相容性配型、与某些疾病的关联、人类遗传进化、药物个性化选择、造血干细胞捐献者库等方面。随着研究的深入,经过多年的不断演变和发展,HLA 分型技术主要有血清学分型方法、细胞学分型方法、基因分型方法等。20 世纪 50 年代,HLA 研究初期主要采用血清学方法检测抗原,通过一系列的特异性抗体来指定 HLA 的多态性;随后在 1975 年第六届组织相容性协作会议上开始采用细胞学分型技术检测 HLA－D 抗原;20 世纪 90 年代,随着分子生物学技术的发展,逐步采用 HLA 基因分型方法。基因分型方法、血清学方法侧重点不同,血清学方法可检测抗原或抗体,而基因分型方法是检测其基因碱基核苷酸多态性的不同。实际应用中往往根据检测目的选择不同的方法,当侧重交叉配合和抗体筛选、确认(如实体器官移植等)时,则采用血清学技术;当侧重抗原的指定(如干细胞移植等)时,大多使用基因分型方法。

一、HLA 血清学检测

(一)HLA 抗原检测

检测 HLA 抗原的血清学分型方法是指用一系列已知的抗 HLA 标准分型血清来检测未知淋巴细胞表面的 HLA 抗原型别。HLA－Ⅰ类和Ⅱ类抗原均可以采用血清学方法检测,最常用和经典的血清学分型方法是 Terasaki 等建立的微量淋巴细胞毒试验,本节将重点介绍其原理以及影响因素。

1.微量淋巴细胞毒试验　补体依赖的微量淋巴细胞毒试验(complement dependent microlymphocytotoxic technique)最早由美国加利福尼亚大学洛杉矶分校(University of California,Los Angeles,UCLA)的 Terasaki 等引入人类 HLA 的分型研究,是国际通用的标准方法。微量淋巴细胞毒试验方法基于抗原抗体反应,在抗原抗体免疫复合物的基础上,利用补体的作用破坏细胞膜,再利用染料或其他方法鉴定和区分死活细胞。

微量淋巴细胞毒试验的原理是个体的淋巴细胞膜表面可表达特有的 HLA 抗原,试验过程中将分离的淋巴细胞加入到 72 孔微孔反应板中,然后在不同的反应孔内加入不同特性的 HLA 分型血清,当淋巴细胞表面 HLA 抗原与分型血清特性相对应时,淋巴细胞膜上抗原与该抗体结合后形成抗原抗体复合物,在补体参与下可损伤淋巴细胞膜,导致膜通透性改变或细胞死亡;然后添加适当的染料(如曙红)染色后,通过观察细胞是否被染色来判断待测细胞是否损伤或死亡,进而可判断淋巴细胞表面是否存在相应的抗原,从而进行 HLA 抗原指定。当淋巴细胞表面 HLA 抗原与抗血清特性相对应时,则发生抗原抗体反应,在补体参与下该淋巴细胞膜被破坏,细胞染色后在显微镜下呈灰黑色,无折光性,细胞肿胀,体积变大,死亡细胞数与抗原抗体反应强度成正比;当淋巴细胞表面 HLA 抗原与抗血清特性不相对应时,则无抗原抗体反应,染料不能进入淋巴细胞,细胞基本保持原有的大小,在显微镜下因不被着色而明亮,折光性强。

微量淋巴细胞毒试验的准确性很大程度取决于抗血清的质量、淋巴细胞活性和操作者细胞观察判定经验。开展微量淋巴细胞毒实验应进行质量控制,每次须设置阴性和阳性对照;阳性对照死细胞应大于 80%,阴性对照死亡细胞应小于 2%,否则实验结果不可靠。一般在相差显微镜下可清楚区分死细胞和活细胞,而死细胞占全部细胞的百分比可以较准确反映出抗原抗体反应强度,常采用记分方法表示。通用的判断记分方法为 NIH 计分法,其判定标准为:未实验或无法读数时,记分为 0;死细胞百分比≤10% 时,记分为 1,表示阴性反应;死细胞百分比 11%~20% 时,记分为 2,表示阴性反应;死细胞百分比 21%~50% 时,记分为 4,表示可疑或弱阳性反应;死细胞百分比 51%~80% 时,记分为 6,表示阳性反应;死细胞百分比＞80% 时,记分为 8,表示强阳性反应。

2.HLA 抗血清的来源 开展微量淋巴细胞毒试验,首先应具备相应的 HLA 抗体血清。产生 HLA 抗体的途径主要有:①同种免疫刺激产生 HLA 同种抗体,常见免疫方式为多次妊娠、反复输血和同种器官移植等,为多克隆抗体。②HLA 抗原免疫刺激动物产生 HLA 异种抗体,该方法获取的抗体为多克隆抗体。③杂交瘤技术获得单克隆抗体,目前大多数分型血清为单克隆抗体。④人群存在的天然抗体。

3.微量淋巴细胞毒试验的影响因素 微量淋巴细胞毒试验易受抗血清特性、淋巴细胞、反应温度和时间、补体特性和判定等方面的影响,从而影响其分型指定结果的准确性。

(1)HLA 抗血清

1)抗血清的来源和抗体种类:早期大多通过人群筛选获取,为多克隆抗体,其存在明显的交叉反应。目前大多为单克隆抗体,其特异性有所提高。

2)抗血清效价:抗血清需要有合适的效价,一般通过滴定方法选择最佳使用效价。抗体效价较低,其反应结果难以判断,容易导致抗原指定错误;而抗体效价过高容易产生假阳性。造成抗血清效价降低的主要原因有多次冻融、运输过程温度不当、冻干过程活力受损和冻存时间偏长等。

3)HLA 抗血清特性:HLA 抗血清存在剂量效应、协同效应和交叉反应,会干扰实验结果,影响实验结果重复性。

4)HLA 抗血清质量:纤维蛋白和其他杂质颗粒可以干扰试验结果判读,一般在制备血清反应板前通过高速离心方法去除。此外,抗血清应避免细菌污染。

(2)淋巴细胞

1)淋巴细胞活性:分离出的淋巴细胞必须具有高活性,因此应尽量采用新鲜标本,活性下降易发生假阳性反应。常见活性下降的原因为保存和运输过程细胞悬液 pH 改变、剧烈摇动、标本处理不及时、标本不新鲜、人为损伤等。

2)分离淋巴细胞纯度:分离出的淋巴细胞应具有高纯度,避免红细胞的污染。白血病患者分离淋巴细胞过程中可发生红细胞污染,红细胞污染严重时将造成判读的困难,常用 8.3g/L 氯化铵溶液处理破坏红细胞。

3)淋巴细胞数量问题:抗原抗体反应有一定的最适比例,比例不当可引起抗原抗体反应的改变。淋巴细胞数量太少时,易造成假阳性;细胞数过多时,易造成假阴性。

4)淋巴细胞上抗原表达异常:部分白血病或肿瘤患者 HLA 抗原可出现减弱甚至缺失,少数患者则可能出现抗原增多现象,这将引起 HLA 分型错误。此外个体携带无效等位基因时,虽然拥有相应的基因序列,但并不表达抗原。

(3)孵育时间和温度:孵育时间和温度对微量淋巴细胞毒试验有明显影响。孵育时间过长,可能使某些 HLA 抗血清表现出弱交叉反应、某些抗体的反应强度增加,从而产生假阳性反应。孵育时间不足,将使抗原抗体结合不足,部分抗体反应得不到显示,特别是弱抗体反应,将产生假阴性结果。研究证实,25℃时淋巴细胞和 HLA 抗体的相互作用比 37℃更为敏感,因此孵育温度的范围以 20~25℃最为适宜。

(4)补体活性:补体对淋巴细胞毒试验存在影响,试验前应先对补体进行预实验,确认最适补体方案,包括补体量和反应时间。其影响主要体现在:①补体具有天然细胞毒性或活性偏高,可能导致部分淋巴细胞在未形成相应的抗原抗体结合物情况下被误杀死,造成假阳性。②补体活性偏低,不能有效杀死发生抗原抗体结合反应的淋巴细胞,HLA 抗原和抗体的结合反应未被充分显示,导致假阴性。

(5)染色和固定:试验前应先对曙红染料进行预试验,观察其对死细胞的染色效果。曙红溶液采用蒸馏水配制,为非等渗溶液,长时间染色将使活细胞死亡而着色,染色时间一般控制在 2~10 分钟。由于甲醛能使活细胞有更大的折光性,因此使用曙红染色时,一般配合使用甲醛固定反应结果。此外,部分实验室已采用新的染料(荧光染料等)替代曙红。

4.血清学抗原分型方法评价 血清学方法可以检测 HLA-Ⅰ类和Ⅱ类抗原。检测 HLA-Ⅰ类抗原相对容易,而检测 HLA-Ⅱ类抗原需要分离和纯化 B 淋巴细胞;此外,HLA-DPB1、DQA1 的抗原表达弱,很难采用血清学确定抗原型别,目前在实际工作中常用于检测 HLA-A、B 抗原。

血清学方法指定抗原易受多种因素影响。由于 HLA 抗血清具有交叉反应、弱反应以及额外反应等特性,单一特异性的 HLA 分型血清难以获取,具有活性淋巴细胞的分离和保存也需要一定的技术保障,因此 HLA 血清学分型相比分子诊断技术而言,其错误率相对较高。由于活性淋巴细胞的保存相对困难、高质量的单价 HLA 分型血清来源有限以及基因诊断技术的不断发展和完善,导致血清学方法已被基因诊断技术逐步取代。但应注意到血清学方法检测的是抗原,而基因分型检测的是碱基多态性,两者间存在区别。

此外,在人群中部分服等位基因存在不表达的现象,即个体拥有该等位基因序列但在相应的细胞表面并不表达其抗原,在 HLA 血清学分型过程中会出现某一座位上只能检测到一个抗原的情况,而基因分型存在两个不同等位基因,因此在检测过程中当出现血清学方法和基因分型不一致时,应考虑到可能存在无效等位基因。

(二)HLA 抗体检测

用于 HLA 抗体检测的方法有多种,可分为两大类:淋巴细胞毒方法和非淋巴细胞毒方法。常见的方法为淋巴细胞毒方法、流式细胞仪方法、ELISA 方法、Luminex 检测技术。以下主要介绍各种方法的基本原理和特性。

1. 补体依赖的淋巴细胞毒方法　补体依赖的淋巴细胞毒方法（complement dependent cytotoxicity,CDC）有多种,主要有微量淋巴细胞毒交叉配合试验和细胞板方法。补体依赖的淋巴细胞毒方法的原理是患者血清与供者淋巴细胞反应,当待检血清中无 HLA 抗体或抗体不能识别供者淋巴细胞表面相应 HLA 抗原时,则不发生抗原抗体反应,此时供者淋巴细胞为活细胞,染色后在显微镜下因不被着色而明亮,折光性强。当血清中存在的抗体能识别供者淋巴细胞相应 HLA 抗原时,则形成抗原抗体复合物,在补体参与下进而损伤细胞膜,导致细胞膜破损或细胞死亡,从而细胞膜通透性增加;细胞经染料染色后在显微镜下呈灰黑色,无折光性,细胞肿胀,体积变大。因此根据活细胞、死细胞数目比例,可以估计淋巴细胞毒的反应强度,依此可以判定受检者血清中是否存在 HLA 抗体以及抗体的强度。

微量淋巴细胞毒交叉配合试验属于经典的方法,可以检测血清中存在的 HLA－Ⅰ类、Ⅱ类抗体,包括 IgG 和 IgM 抗体,但敏感性较低。由于该方法利用补体特性来破坏细胞膜,只能检测补体结合的抗体,不能检测非补体依赖的抗体。此外该方法检测结果的准确性易受实验过程中的多种因素影响。

2. ELISA 方法　ELISA 方法（enzyme linked immunosorbent assay,ELISA）检测 HLA 抗体根据包被物和反应情况有两种情形,ELISA 技术可测定补体依赖的 HLA 抗体和非补体依赖的 HLA 抗体,根据包被的抗原不同可鉴定出 HLA－Ⅰ类或Ⅱ类抗体。

ELISA 方法第一种方式的基本原理是首先将抗 HLA－Ⅰ类（或Ⅱ类）单克隆抗体直接包被在酶联检测板孔上,并捕获可溶性 HLA 抗原后制成 ELISA 反应板,然后在反应孔内加入待检标本。当待检标本中存在 HLA 抗体时,则形成单克隆抗体－可溶性 HLA 抗原－HLA 抗体复合物,洗涤后再加入抗人 IgG 酶标记抗体,可形成单克隆抗体－抗原－待检抗体－酶标记抗体复合物,洗涤后加入酶显色反应体系,根据显色程度判定结果。当待检标本中无 HLA 抗体时,则不发生抗原抗体反应及后续反应,标本反应孔不显色;当待检标本中存在 HLA 抗体时,则发生抗原抗体反应和后续显色反应,标本反应孔呈现颜色,显色程度与抗体强度呈现一定的关系;因此根据反应孔最后显色的程度来判定标本是否存在 HLA 抗体以及强度情况。

ELISA 方法第二种方式的基本原理是首先将纯化的可溶性 HLA 抗原直接包被在 ELISA 板上,然后在反应孔内加入待测血清标本,如果待测血清中存在 HLA 抗体,则在相应的孔内发生抗原抗体反应,形成可溶性 HLA 抗原－HLA 抗体复合物,洗涤后加入酶标记的第二抗体,形成可溶性 HLA 抗原－HLA 抗体－酶标记抗体复合物,洗涤后加入酶显色反应体系,根据显色程度来判定结果。当待检标本中无 HLA 抗体时,标本反应孔不显色;当待检标本中存在 HLA 抗体时,标本反应孔呈现颜色,显色程度与抗体强度呈现一定的关系。由于其直接包被纯化的可溶性 HLA 抗原,因此可根据抗原包被的情况对抗体的特性进行分析。

3. 流式细胞术　流式细胞术（flow cytometry,FCM）可区分 IgG、IgM 类 HLA 抗体以及检测非补体依赖性抗体。其基本原理是以淋巴细胞作为靶细胞抗原,加入待测血后进行反应。如果待测血清中存在 HLA 抗体,可在淋巴细胞表面形成相应的抗原抗体复合物,洗涤后再加入荧光标记的第二抗体,则形成抗原－抗体－荧光标记抗体复合物,洗涤后经流式细胞仪测定淋巴细胞上的荧光值,依据淋巴细胞上荧光值大小判定是否存在 HLA 抗体。当待检标本中无 HLA 抗体时,淋巴细胞上不显示荧光;当待检标本中存在 HLA 抗体时,淋巴细胞上显示荧光,荧光值大小与抗体强度呈现一定的关系。该方法采用整个淋巴细胞作为靶细胞抗原,可能产生 5%～10% 的假阳性反应。根据荧光标记第二抗体的特性,可以检测所有的免疫球蛋白类型(IgG、IgM、IgA 等)。

4. Luminex 检测技术　Luminex 检测技术基本原理是以包被抗原的微球磁珠作为靶细胞,每种磁珠上包被一种抗原,多种磁珠可以在同一体系内反应,因此反应系统中可包含数种特异性抗原。当加入待测血清与磁珠孵育时,如果待测血清中存在 HLA 抗体,则包被不同 HLA 抗原的磁珠可以与相应的抗体结合,形成抗原－抗体复合物,洗涤后再加入荧光标记的抗人 IgG 抗体孵育,可形成抗原－抗体－荧光标记抗体复合物,洗涤后经 Luminex 仪测定微球磁珠上的荧光值并通过识别颜色区分磁珠种类,依据微球磁珠荧光值大小和每种磁珠的反应特性可判定 HLA 抗体的强度和特异性,该方法可区分 HLA－Ⅰ 和 HLA－Ⅱ 抗体,并可鉴定抗体的属性和强度。

5. 抗体检测方法的比较　上述四种方法中最早建立并应用于临床的是补体依赖的淋巴细胞毒方法,该方法采用淋巴细胞作为靶细胞抗原,检测敏感性最低,而且易受多种因素影响,操作费时而且人为判定,实验间的变异较大。

ELISA 方法有多种检测试剂,该方法采用抗原包被技术,操作上较为简便,实验结果变异较小,为实验室常见的一种方法。ELISA 方法能检测 HLA－Ⅰ 和 HLA－Ⅱ 抗体,可区分免疫球蛋白类型和较为准确的定量分析,目前大多为筛选试剂。

流式细胞术采用淋巴细胞作为靶细胞抗原,结合了荧光检测技术特点,敏感性较高,能进行较为准确的定量,但需要特殊设备,操作较繁琐。该方法检测所有的免疫球蛋白类型(IgG、IgM、IgA 等),能区分 HLA－Ⅰ 和 HLA－Ⅱ 抗体。

Luminex 检测技术结合了荧光流式细胞仪和免疫标记技术,该技术敏感性高、特异性好,可区分 HLA－Ⅰ 和 HLA－Ⅱ 抗体,并进行抗体强度的计算,而且可以指定 HLA 抗体的抗原特性,目前大多数实验室采用该方法检测 HLA 抗体,但该技术需要特殊的设备、价格贵。

二、HLA 细胞学检测

通过血清学方法可以检测 HLA－A、B、C、DR 座位上的抗原,它们也称为 SD 抗原;而利用细胞学分型方法可指定 HLA－D 座位上的抗原,它们也称为 LD 抗原。在 HLA 研究发展过程中,曾利用细胞分型技术指定了多个 HLA－D、HLA－DP 抗原,但是由于分型细胞来源困难以及操作手续繁琐,而且指定偏差较大,目前采用细胞学分型方法指定 HLA 抗原应用不多。以下仅介绍混合细胞培养方法(mixed lymphocyte culture,MLC)、纯合分型细胞(homozygote typing cell,HTC)和预致敏淋巴细胞试验(primed lymphocyte test,PLT)的基本原理及其应用。

(一)混合淋巴细胞培养

混合淋巴细胞培养(MLC)或称混合淋巴细胞反应(MLR)是将两个无关个体功能正常的淋巴细胞在体外混合一起培养,由于两者的淋巴细胞膜上的组织相容性抗原不同,可互相刺激对方的 T 细胞发生增殖,导致对方的淋巴细胞分裂增殖和转化,其增殖反应强度与双方组织相容性抗原的差异程度成正比,两者相容性差异愈大,反应愈强烈。转化的淋巴母细胞表现为细胞体积增大,核内 DNA 和 RNA 合成增加等,可通过形态学方法计数转化的淋巴细胞百分数,也可通过测定激活的淋巴细胞摄取 DNA 合成前体物质的多少来判定。MLC 不仅用于 HLA－D 抗原分型,而且应用于实体器官移植前的快速相容性检测,它可以分为双向

MLC 和单向 MLC。

在双向 MLC 中,双方的淋巴细胞互相刺激而增生、转化,即双方的淋巴细胞既是刺激细胞,又是反应细胞;如果它们的抗原相同或相容,则刺激作用很小,细胞无变化;反之,如双方抗原不相容,则刺激作用就大,细胞被活化并产生增殖。在单向 MLC 中,将一方的淋巴细胞用 X 线照射或用丝裂霉素 C 处理,使其丧失增殖反应能力而仍保留其抗原刺激效应,此时的 MLC 只有一方淋巴细胞发生增殖反应,故可了解单一个体淋巴细胞的刺激强度和应答程度。

(二)纯合细胞分型方法

HTC 的基本原理是用已知 HLA—Dw 型别的经灭活的纯合子细胞作为刺激细胞,而待检细胞作为反应细胞,这两种细胞进行单向混合淋巴细胞培养。若不发生或仅发生弱的增殖反应,表明受检细胞具有与纯合子分型细胞相同的 HLA—Dw 型别,它可能为特定 HLA—Dw 型的纯合子或杂合子;而发生增殖反应,表明受检细胞不具有与纯合子细胞拥有的 HLA—Dw 型别。因此该方法也称为阴性分型。

(三)预致敏淋巴细胞试验

预致敏淋巴细胞(primed lymphocyte,PL)是一种仅对一种单体型具有识别增殖能力,而处于静止状态的小淋巴细胞。它作为应答细胞参与了初次 MLC 反应,经过增殖后又回到小淋巴细胞;当这种细胞遇到相应抗原刺激后,可迅速发生淋巴细胞转化和增殖。PIT 试验是将此种细胞作为已知的分型细胞,试验时将待检淋巴细胞处理作为刺激细胞,分别与一系列的预致敏淋巴细胞进行单向 MLC,如果待检细胞与预致敏淋巴细胞预先识别的抗原相同,预致敏淋巴细胞会迅速增殖。因预致敏淋巴细胞分型试验是用阳性反应作为判定标准,故 PLT 试验又称为阳性分型法。

三、HLA 分子生物学检测

HLA 基因分型技术已得到广泛的应用,目前主要方法为 PCR 序列特异性引物(PCR—SSP)、PCR 序列特异性寡核苷酸探针(PCR—SSOP)、Luminex 检测技术、基因芯片、PCR—核苷酸序列测定(PCR—sequence—based typing,PCR—SBT)等。早期 HLA 基因分型曾采用 PCR—限制性片段长度多态性(PCR—RFLP)和参比链介导的构象分析(reference strand mediated conformation analysis,RSCA)方法,现基本已淘汰。需要注意的是,HLA 基因分型检测的是个体 HLA 座位上等位基因的核苷酸序列情况,其指定的是核苷酸序列的差异;而 HLA 血清学技术和细胞分型技术检测的是 HLA 座位上的抗原情况。

(一)HLA 的分子生物学检测方法

1.PCR 序列特异性引物 PCR 序列特异性引物方法的原理是根据编等位基因核苷酸碱基序列的差异性,设计出一系列特异性引物,引物 3′端最后一个碱基是否与其等位基因 DNA 模板配对起决定作用。若引物的 3′端最后一个碱基设计在各等位基因特异性有差异的碱基序列上,则可直接扩增出有序列差异的等位基因特异性片段,通过琼脂糖电泳直接判断有无扩增产物来确认基因的多态性,根据多对引物扩增的结果可以指定 HLA 基因型。

该方法操作简单、快速、耗时较短,结果判断简便,适合小批量标本,一般在 3 小时内可取得分型结果。但是由于特异性引物有限以及实验条件的影响,特别是为了操作的方便将所有反应体系设置在同一扩增条件下进行,将可能出现假阳性带或漏带现象;同时某些罕见的 HLA 等位基因难以用此方法检出,导致错误结果。该方法被大多数实验室选择接受,有低分辨和高分辨分型试剂,为实验室常用的方法之一。

2.PCR 序列特异性寡核苷酸探针　PCR 序列特异性寡核苷酸探针的原理是利用核酸互补的杂交技术。它首先采用特异性引物对目的 DNA 片段进行扩增,然后将 PCR 扩增产物与已知序列特异性探针进行杂交,洗涤后在反应体系中(扩增引物或探针上已进行适当标记)加入酶促反应体系或显色(影)溶液进行显色,当扩增片段与探针不互补时,在该探针位置无颜色显示;当基因片段与探针互补时,可形成特异性互补链,因此在该探针位置可显示颜色;根据显色可以判定待测片段是否与探针互补,从而推测其碱基特性,进而根据多个探针杂交信号结果进行 HLA 分型。目前 PCR－SSOP 方法大多被 Luminex 技术替代。

3.Luminex 检测技术　Luminex 检测技术的原理是利用核酸互补的杂交技术,采用的结合载体为特定微球磁珠。首先在微球磁珠上固定已知序列特异性探针,每一种微球磁珠上只有一种探针,由于每一种微球磁珠上标记的颜色比例不同,在 Luminex 检测仪红色激光束下可识别每一种微球磁珠,从而有效识别探针种类。然后利用标记的特异性引物对目的 DNA 片段进行扩增,将标记的 PCR 扩增产物与多种微球磁珠在同一孔内进行特异性杂交,洗涤后再加入荧光显色剂,利用 Luminex 检测仪绿色激光束检测杂交信号,红色激光束区分探针的种类。当扩增基因片段与探针不互补时,在微球磁珠上无荧光显示;当扩增基因片段与探针互补时,该微球磁珠上有荧光显示;根据荧光值强度大小可以判定待测片段是否与探针互补,从而推测其碱基特性,进而根据多个探针杂交信号结果进行 HLA 分型指定。

Luminex 检测技术灵敏度非常高,在 96 孔微板上检测,实现了所有探针的杂交于液相条件下在同一个孔内进行,而且采用微球磁珠作为载体,具有高通量、快速、简便、可靠的优点,是目前实验室中最常见的方法之一。

4.基因芯片技术　基因芯片(gene chip)技术原理是根据核酸互补的杂交技术,并结合激光共聚焦荧光检测系统特性。首先在特定载体(玻璃、硅等)上高密度有序地排列特定寡核苷酸片段作为探针,然后对待检标本 HLA 基因片段进行扩增并荧光标记,再将待测的标记过的 HLA 基因片段与特定探针进行特异性杂交。当基因片段与探针不互补时,在该探针位置无荧光显示;当基因片段与探针互补时,可形成特异性互补链,因此在该探针位置可显示荧光;通过激光共聚焦荧光检测系统对芯片进行扫描,并配以计算机系统对每一个探针上的荧光信号进行检测,根据荧光值强度大小可以判定待测片段是否与探针互补,从而推测其碱基特性,进而根据多个探针杂交信号结果进行 HLA 分型指定。HLA 基因芯片能够一次进行大量靶基因的杂交检测,具有快速、高效、高通量、性能稳定、重复性好等特点,但是 HLA 基因芯片分型技术存在信号检测区分能力不足、方法有待标准化等问题。

5.核苷酸序列测定法　核苷酸序列测定法(PCR－SBT)的原理是通过扩增目的 DNA 片段,采用双向测序引物利用经典双脱氧测序方法对扩增片段进行测序分析,根据测序序列中 HLA 等位基因核苷酸多态性位点碱基情况,结合软件分析与已知可能的等位基因的序列进行比较,从而指定 HLA 等位基因型别。该方法是直接检测基因的核苷酸序列,属于高分辨方法,结果准确性最高,但是需要特殊的仪器设备,耗时较长,价格较贵,而且直接双链测序过程中存在模棱两可基因型结果,这在实际分型中应引起重视,避免指定错误。值得注意的是,PCR－SBT 技术正在引进新一代测序平台,它们与双脱氧测序方法明显不同,可得到单链等位基因序列。

6.新一代测序技术　新一代测序(next generation sequencing,NGS)技术具有超高速、高通量、低成本和高效益等优点,目前市场上有多种技术平台,其测序原理上存在差异。近年NGS已应用于HLA分型,其关键在于如何系统建立好HLA位点的DNA文库,而后续的片段扩增和测序步骤则取决于所用的技术平台,不同平台原理和操作过程存在差异。NGS技术可用于HLA-Ⅰ和HLA-Ⅱ位点分型,为单链测序结果,可有效解决经典双链测序存在的模糊指定问题。由于HLA的高度多态性以及NGS技术本身的特性,目前NGS进行HLA分型可存在一定的偏差,但其显示了良好的应用前景。

（二）HLA常见基因分型方法比较

HLA基因分型准确率高,其分型错误率远低于血清学方法和细胞学分型方法。它具有如下优点:所需血样少、不需要新鲜标本,标本可长期保存和远程运输;分型试剂来源基本不受限制,可大量制备;实验重复性好。有关HLA基因分型的方法很多,但是在日常HLA分型工作中常见的方法主要为PCR-SSP、PCR-SSOP、Luminex检测技术、PCR-SBT、基因芯片等。常见方法的比较见表1-2。不同的实验室可根据自身实际情况选择相应的分型方法,但是不论何种方法都需要进行质量控制,以保证分型结果的准确可靠。

表1-2 基因分型方法比较

参数	PCR-SSP	PCR-SSOP	Luminex检测技术	PCR-SBT	基因芯片
分辨能力	低、高分辨	中、低分辨	中、高分辨	高分辨	中、低分辨
检测时间	试验时间最短	试验时间较长	试验时间较长	试验时间最长	试验时间较长
检测操作	操作最简单	操作较复杂	操作较复杂	操作复杂	操作较复杂
检测过程	PCR扩增+电泳	PCR扩增+杂交反应+检测	PCR扩增+杂交反应+检测	PCR扩增+测序反应+测序	PCR扩增+杂交反应+检测
检测通量	低通量	中通量	高通量	中通量	高通量
检测成本	较低	较低	较低	较高	较低
结果判定	容易判断	较复杂	较复杂,需要特殊分析软件	较复杂,需要特殊分析软件	较复杂,需要特殊分析软件
结果准确性	较准确,可能出现漏带或假阳性条带现象	较准确,部分探针易出现干扰	较准确,受探针数量的影响	最准确,用于新等位基因确认	较准确,可能受信号干扰
常用设备	PCR仪	PCR仪+杂交设备	PCR仪+Luminex	PCR仪+测序仪	PCR仪+杂交设备+读数设备

（三）HLA高分辨分型中模棱两可结果的原因及其对策

模棱两可的基因型结果是指在基因分型过程中,标本指定结果形式中存在一种以上的HLA等位基因组合方式,如采用测序方法检测某标本HLA-B位点可得到HLA-B*46:01:01+B*58:02或B*46:09+B*58:06组合,因此无法进行唯一的指定。

1.模棱两可结果产生的原因

（1）PCR-SSP中的模棱两可结果:HLA基因分型中,一般针对同一座位上不同等位基因碱基多态性位点设计PCR-SSP引物,但设计的引物特异性可针对单一或多个等位基因。前者只扩增某特定的单一等位基因,而后者可扩增数个等位基因,尽管PCR-SSP常采用不同引物进行组合方式来指定或排除某个等位基因,但是由于等位基因数量较多而且引物大多针对多个等位基因,因此PCR-SSP方法可产生一定的模棱两可分型结果。

（2）PCR-SSOP中的模棱两可结果:PCR-SSOP方法中探针的互补序列是否是单一等

位基因特有或多个等位基因所共有将决定其特异性。部分探针只与某一等位基因序列互补杂交,当标本与该探针杂交时呈现阳性反应,即可明确无误地指定相应特定等位基因。但是绝大多数探针能够与多种等位基因序列互补杂交,因此无法单纯依靠这种探针进行等位基因指定。PCR-SSOP 中常采用探针反应格局表通过数理逻辑关系进行指定,但是由于大量探针往往针对多个等位基因,因此将产生错综复杂的杂交格局,导致产生模棱两可的分型结果。

(3)PCR-SBT 中的模棱两可结果:PCR-SBT 直接测序反应得到的序列是两个等位基因序列的组合,某些情况下并不能完全区分等位基因而存在模棱两可的结果,主要表现为测序分析获得的序列与多种等位基因的组合序列完全匹配。有 3 种情况可能引起模棱两可的结果:①不能指定单一等位基因,测序区域未包括这些等位基因核苷酸的区分点,因此可以通过扩增其他区域的序列进行解决。目前 HLA-Ⅰ类基因 PCR-SBT 分型大多测定为第 2、3 和 4 外显子,当等位基因序列区分区域在其他外显子时,则难以区分,如 4*74:01 和 4*74:02 在第 2~4 外显子序列完全相同,但在第 1 号外显子存在差别(第 67 位)。②大多数等位基因未测定全部外显子序列,如 HLA-A*02:08、HLA-A*03:06 缺乏第 4 外显子序列,解决方法是完善这些等位基因相应的未测定区域。③多种等位基因组合在测序区域内具有相同的杂合序列,如 DRB1*03:01:01G+DRB1*13:32、DRB1*03:06+DRB1*13:93 和 DRB1*03:12+DRB1*13:40 的组合在 2 号外显子表现为完全相同的杂合序列。

2.模棱两可结果区分的策略　HLA 分型方法产生模棱两可结果后不能得到明确的 HLA 分型结果,对于模棱两可的结果可以通过以下方法加以区分和指定:①常见及确认等位基因原则(common alleles and well documented alleles,CWD)。②结合多种方法结果进行综合判断,利用不同方法的互补作用,从而指定 HLA 基因型。③改用其他厂家的试剂,由于每一个厂家探针或引物的组合不同,改用其他厂家试剂也许可以区分。④增加测序的范围或杂交的探针数。⑤采用单链 DNA 抽提技术。⑥采用单链扩增技术,首先采用型或组特异性引物扩增某些特定等位基因,然后再将不同等位基因进行区分。⑦采用组特异性测序引物技术。⑧克隆转染后形成单链后检测。以下介绍 4 种常见的解决模棱两可结果的方法。

(1)CWD 原则:2007 年美国组织相容和免疫遗传协会(American Society for Histocompatibility and Immunogenetics,ASHI)成立了一个专门委员会,提出常见及确认等位基因原则(CWD 表)。目前将 HLA 等位基因定义为三大类:常见等位基因(common alleles)、确认等位基因(well-documented alleles)、罕见等位基因(rare alleles)。常见等位基因是指那些在任何参考群体中频率大于 0.001 的等位基因。确认等位基因是那些至少在五个独立非亲缘个体中或者三个独立非亲缘个体中并伴有特定的单体型被检测到的等位基因,而在人群中尚无准确的频率。罕见等位基因是除常见等位基因和确认等位基因以外的所有等位基因,它们的频率很低,可能不会在一个显著大的由非亲缘个体组成的群体中被再次发现,常仅被提交的实验室发现。CWD 原则分型中将常见等位基因和确认等位基因合并为 CWD,当模棱两可的等位基因组合中出现 CWD 等位基因可能需要进一步区分,而出现罕见等位基因组合其临床分型中实际意义有限可予以排除。

CWD 原则依据数理统计分析,对于解决 HLA 高分辨分型中模棱两可的等位基因组合具有指导意义。该方法操作简单,主要依据现有分型结果和原则进行选择判定,从而可节约分型时间和减少工作量,为目前实验室较常用的一种 HLA 高分辨指定方法,但由于采用统计学原则估算,存在较少概率指定错误的可能。

(2)单链DNA抽提技术:该技术原理是首先根据等位基因序列设计生物素标记的特异性探针,然后探针与标本基因组DNA进行杂交反应,杂交后将形成单一等位基因DNA/特异性探针复合物,然后加入链亲和素标记磁珠,将形成单一等位基因DNA/特异性探针/磁珠复合物,洗涤后溶液中只含有单一等位基因DNA/特异性探针/磁珠复合物,从而有效将个体两个等位基因进行分离。单链DNA抽提技术将得到单一等位基因DNA,因此通过该技术抽提DNA后再进行HLA基因分型将可直接检测个体特定的某个等位基因,从而解决HLA直接测序中模棱两可结果,提高组织配型的能力和准确性。如HLA-B*46:01:01G+B*58:02和B*46:09+B*58:06组合,可选择针对HLA-B*46或HLA-B*58的探针进行抽提,将分别得到只含有或等位基因的DNA,然后再进行基因分型。该技术操作较为简单,但针对不同等位基因需要选择特定的探针,未得到广泛应用,可用于确认新等位基因或特定的鉴别试验。

(3)单链扩增技术:该技术原理类似于PCR-SSP。通过选择合适的引物对扩增后,可有效将个体两个等位基因分别进行扩增而不干扰,从而达到单一等位基因的分离效果。如HLA-B*46:01:01G+02和B*46:09+B*58:06组合,可选择针对HLA-B*46和HLA-B*58的引物分别进行扩增,扩增后将得到HLA-B*46和HLA-B*58的扩增片段,再进行序列分析从而指定等位基因。该技术相对简单,常用于新位点的确认,但由于HLA高度复杂性,其设计的引物对较多,部分等位基因需要采用两次扩增技术才能有效区分。

(4)组特异性测序引物技术:该技术原理是利用特异性引物进行测序反应,在基因组DNA双链扩增后的测序过程中,利用HLA等位基因的核苷酸碱基序列的差异性,选择和设计一系列特异性的测序引物,该引物3′端在测序反应中只能与某一个等位基因的序列互补,因此采用该引物进行测序反应将得到与引物序列互补的某个特定等位基因的序列,从而实现对单一等位基因的测序分析。如HLA-B*46:01:01G+B*58:02和B*46:09+B*58:06组合,可选择针对HLA-B*6和HLA-B*58的测序引物分别进行测序反应,测序反应后将分别得到针对HLA-B*6和HLA-B*58的测序片段,再进行序列分析从而指定等位基因。

四、粒细胞抗原抗体检测

(一)粒细胞抗原、抗体检测血清学诊断方法

血清学鉴定粒细胞抗原或抗体的方法主要有粒细胞凝集试验(granulocyte agglutination test,GAT)、粒细胞免疫荧光试验(granulocyte immunofluorescence test,GIFT)、流式细胞技术、单克隆抗体粒细胞抗原捕获试验(monoclonal antibody immobilization of granulocyte antigen,MAIGA)和ELISA等方法。

1.粒细胞凝集试验 GAT方法利用密度梯度分离出新鲜的粒细胞,然后在Terasaki微量板上进行实验。待测粒细胞与标准抗血清反应后或标准粒细胞与待检血清反应后在显微镜下观察粒细胞凝集情况,依据细胞凝集情况来判定抗原或抗体的特性。该方法为早期建立的方法,操作简单,但该方法灵敏度、特异性都不高,HLA抗体和某些高滴度的免疫复合物可导致假阳性结果,引起实验结果的偏差,现实验室已较少使用。

2.粒细胞免疫荧光试验 GIFT可分为直接法和间接法。直接法一般用于检测粒细胞抗

原,其原理为荧光标记的粒细胞抗体与待检粒细胞反应,当有相应的抗原存在时可形成抗原抗体反应,通过荧光显微镜检测荧光的情况,从而判定是否存在相应的粒细胞抗原。

间接法可用于检测粒细胞抗体或抗原,下面以检测抗体为例阐述其原理。首先分离出新鲜的粒细胞,经多聚甲醛固定后与待检血清反应,若存在相应抗体时可形成抗原抗体结合物,洗涤后再加入荧光标记的抗人 IgG 反应。若待检血清中存在相应抗体,可继续形成抗原-抗体-荧光标记抗人 IgG 结合物,再次洗涤后通过荧光显微镜检测荧光的情况,从而判定是否存在相应的粒细胞抗体。该方法为早期实验方法之一,其敏感性、特异性均优于 GAT 法,但需要荧光显微镜,实验干扰因素较多,该方法现一般采用流式细胞计数仪取代荧光显微镜。

3.流式细胞术　流式细胞术可用于检测粒细胞抗原或抗体,下面以抗体检测为例阐述其原理。首先通过密度梯度离心获取随机供者粒细胞(应尽可能覆盖全部 HNA 抗原),然后将粒细胞与待检血清进行反应,若存在相应抗体时可形成抗原抗体结合物,洗涤后再加入荧光标记的抗人 IgG-Fc、IgM-Fc 反应。若待检测血清中存在相应抗体时,可继续形成抗原-待检抗体-荧光标记抗人 Ig 结合物,洗涤后经多聚甲醛固定通过流式细胞计数仪检测荧光的情况,从而判定是否存在相应的粒细胞抗体。该方法敏感性、特异性较好,为大多数实验室常用的方法。

4.单克隆抗体粒细胞抗原捕获试验　MAIGA 方法的基本原理是分离获取的粒细胞,经多聚甲醛固定后与待检血清反应,若存在相应抗体时可形成抗原-抗体复合物,然后再加入特定的单克隆抗体,形成单克隆抗体-抗原-抗体三联复合物。然后将细胞裂解离心后获取上清液(含三联复合物),将其加入到包被特定抗体(针对单克隆抗体特性)的 ELISA 板微孔内反应,使特定的三联复合物结合到孔内形成包被抗体-单克隆抗体-粒细胞抗原-待测抗体复合物,洗涤后再加入酶标记的抗人 IgG 抗体形成包被抗体-单克隆抗体-粒细胞抗原-待测抗体-酶标抗体复合物,加显色剂进行比色分析,根据显色程度判定是否存在抗体。MAIGA 方法灵敏度和特异性较好,由于采用单克隆抗体,可以有效区分 HNA 抗体种类,为目前 HNA 抗体特性鉴定常用的方法。

5.ELISA 方法　ELISA 方法原理为首先在特异性单克隆抗体包被的微板上,然后加入粒细胞抗原和待检血清反应,当存在相应的抗体后可形成包被抗体-抗原-待测抗体复合物,再加入酶标记的抗人 IgG 形成包被抗体-抗原-待测抗体-酶标抗体复合物,加显色剂进行比色分析,根据显色程度判断抗体的有无和强度。ELISA 方法敏感性和特异性较好。

6.血清学方法评价　血清学方法检测粒细胞抗原的准确性与采用抗血清的质量密切相关,抗血清应具有较高效价、特异性好、覆盖相应的全部 HNA 抗原系统。而检测粒细胞抗体时,其制备的粒细胞应尽可能覆盖 HNA 系统不同抗原谱,同时应考虑该方法能检测 HNA-1、HNA-3、HNA-4 和 HNA-5 系统的免疫抗体,可以鉴定和区分 HNA 和 HLA 抗体,能区分多种 HNA 抗体并存的情况,并可以检测和区分细胞毒和非细胞毒性的抗体。

目前血清学方法大多操作过程相对繁琐、耗时,而且要求标本新鲜,一般控制在 24 小时内,以便粒细胞具有一定的生物活性。整个实验过程需要分离粒细胞,而且要求分离的粒细胞有较高的纯度,无红细胞污染。GAT 是最早应用的方法,由于灵敏度、特异性都不高,一般不再使用。GIFT 现大多采用流式细胞计数仪检测最后的荧光强度,该方法敏感性、特异性较好,是目前实验室常用的一种方法。MAIGA 方法灵敏度和特异性较好,常用于 HNA 抗体特性鉴定。ELISA 方法灵敏度和特异性较好,其特异性取决于包被情况。

（二）HNA 系统基因分型技术

HNA－1、HNA－2、HNA－3、HNA－4 和 HNA－5 系统的分子机制已经阐明，HNA 系统抗原的差异为单核苷酸多态性（SNP）引起，因此理论上能够区分 SNP 的方法均可应用 HNA 基因分型。根据目前 HNA 研究进展情况，基因分型方法主要有 PCR－RFLP、PCR－SSP、PCR－SBT 和多重 SNaPshot 等。

1. PCR－限制性片段长度多态性（PCR－RFLP） PCR－RFLP 的基本原理是用 PCR 扩增 HNA 系统基因的目的 DNA 片段，扩增产物采用合适的特异性限制性内切酶消化切割成不同大小片段，直接电泳后进行分辨。由于 HNA 不同等位基因的限制性酶切位点分布不同，将产生不同长度、不同数目的 DNA 片段，经电泳紫外照射成像或染色后可出现不同的 DNA 条带型，从而进行 HNA 的分型。

该方法为较早应用的 HNA 分子诊断技术，PCR－RFLP 方法简便，分型时间较短，已成功用于 HNA－4a 和 HNA－5a 的分型。但是该方法需要特异性的内切酶，存在消化不完全引起实验失败或错误的可能，而且由于部分 HNA 系统的多态性位点周围碱基序列无法选择到合适的限制性内切酶进行实验，因此并非所有 HNA 系统多态性均可利用 PCR－RFLP 进行基因分型。

2. PCR－序列特异性引物（PCR－SSP） PCR－SSP 为实验室最常用的分子诊断方法，具有方法简便、快速的优点，其成本较低。早期建立的方法主要针对 HNA－1、HNA－4、HNA－5 系统，并采用该方法获取了大量不同人群 HNA 多态性分布的数据。近年来随着 HNA－2 和 HNA－3 系统分子机制的阐明，已有文献报道 HNA－1、HNA－3、HNA－4 和 HNA－5 系统基因分型的 PCR－SSP 方法。但是应注意到 PCR－SSP 方法中，扩增引物 3′端最后一个碱基决定扩增特异性，而其扩增特异性与 PCR 扩增参数和反应条件有关，因此 PCR－SSP 方法中可能会出现假阳性或假阴性扩增，特别是自行设计引物开展 HNA 实验中，应优化有关的扩增参数和反应条件，采取相应的标准品进行验证。

3. PCR－核苷酸序列测定（PCR－SBT） PCR－SBT 方法直接检测 HNA 基因的核苷酸序列，分型结果最准确，由于其对特定区域的碱基进行序列测定，因此可以发现测定区域内碱基突变的情况，可以识别新的突变点，但是 PCR－SBT 需要特殊的 DNA 测序设备，实验耗时较长，而且费用相对较高。由于编码 HNA－1 系统的基因为而编码 FcγRⅢa 的 FCGR3A 基因与 FCGR3B 高度同源，因此实验设计引物中应考虑到 FCGR3A 的干扰，选择合适的碱基点进行设计。目前 PCR－SBT 测序方法已应用于 HNA－1、HNA－3、HNA－4 和 HNA－5 系统基因分型。

4. 多重 SNaPshot 技术 SNaPshot SNP 分型是一种以单碱基延伸原理为基础，同时利用多重 PCR 对多个已知 SNP 位点进行遗传分型的方法。其首先通过多重 PCR 反应体系获得多个 SNP 位点的 PCR 产物模板，然后在含有测序酶、四种荧光标记的 ddNTP、紧挨多态位点 5′端的不同长度延伸引物和 PCR 产物模板的反应体系中，引物延伸一个碱基即终止，经测序仪电泳后，根据峰的颜色可知掺入的碱基种类，从而确定该样本的基因型，根据峰移动的胶位置确定该延伸产物对应的 SNP 位点。

SNaPshot 为中等通量 SNP 分型技术，可以在同一体系中实现多个 SNP 位点检测，其分型结果准确，准确度仅亚于 PCR－SBT 方法，但检测费用较 PCR－SBT 明显降低，也需要特殊的 DNA 测序设备。由于该系统可同步实现多个 SNP 位点检测，因此可以在同一体系中检测 HNA－1、HNA－3、HNA－4 和 HNA－5 系统等位基因,从而减少基因检测工作量,实现中等通量基因分型。该方法目前已成功应用于多个红细胞血型系统的基因分型,对于 HNA 系统基因正处于研究阶段。

5.方法学比较分析　目前 HNA 似基因分型方法可有效区分 HNA－1、HNA－3、HNA－4 和 HNA－5 系统,而且采用基因诊断技术获得了部分人群 HNA 遗传分布数据,但是每种 HNA 基因分型方法的特点和应用价值不同,其方法特点比较见表 1－3,目前大多数实验室最常用的方法是 PCR－SSP。

表 1－3　HNA 基因分型方法特性比较

参数	PGR－RFLP	PCR－SSP	PCR－SBT	多重 SNaPshot 技术
操作难易程度	操作简单	操作最简便	操作较复杂	操作较复杂
检测过程	PCR 扩增＋酶切＋电泳	PCR 扩增＋电泳	PCR 扩增＋测序反应＋测序电泳	多重 PCR 扩增＋测序反应＋测序电泳
检测时间	实验时间较长	实验时间最短	实验时间较长	实验时间较长
结果判定难易程度	容易判断	容易判断	较复杂,需要特殊分析软件	较复杂,需要特殊分析软件
结果准确性	较准确,易受酶切效果影响	较准确,易受扩增条件的影响	最准确,可发现新的突变点	较准确,仅次于 PCR－SBT 方法
标本检测能力	适合于单个标本检测,低通量标本检测	适合于单个标本检测,低通量标本检测	适合于单个标本检测,低通量标本检测	适合于单个标本检测,中通量标本检测
设备要求	PCR 仪	PCR 仪	PCR 仪＋测序仪	PCR 仪＋测序仪

(刘红玉)

第三节　血小板血型检测技术

血小板抗体的实验室检测为协助临床诊断血小板血型抗原引起的同种免疫反应提供了重要依据。国际输血协会血小板免疫学工作组推荐使用多种方法进行血小板抗体的检测,包括使用糖蛋白特异性检测方法、使用完整血小板的检测方法以及 HPA 基因分型的方法,以便建立一套完善的体系进行血小板血型抗原和抗体的鉴定。

一、血清学检测

血小板血型血清学检测包括血小板抗原鉴定、抗体筛查和鉴定以及交叉配血,但是血小板血型血清学检测发展缓慢,主要是由于缺乏能推广使用的单克隆抗体以及行之有效的抗原抗体反应检测技术。以下介绍目前国内外常用的血小板血清学检测方法。

（一）固相红细胞吸附技术

固相红细胞吸附技术(solid phase red blood cell adherence assay,SPRCA)是使用未裂解的完整血小板,广泛用于血小板抗体(HLA 和 HPA)检测和交叉配合试验,也可用于血小板抗原鉴定以及血小板自身和药物依赖性抗体检测。简易致敏红细胞血小板血清学技术(simplified sensitized erythrocyte platelet serology assay,SEPSA)和单克隆抗体固相血小板抗体试验(monoclonal antibody solid phase platelet antibody test,MASPAT)均属于这一技术,现以 SEPSA 为例进行介绍。

1. 血小板抗体检测 将血小板固相包被在微孔中,再与患者血清孵育洗涤后加入抗人 IgG 多抗和人 IgG 致敏的指示红细胞,静置或离心,肉眼判读结果(图 1-1)。如果患者血清中存在抗体,那么红细胞将在微孔底形成单层,判为阳性;否则指示红细胞将在微孔中央形成紧密的细胞扣,判为阴性。由于氯喹或酸可以破坏血小板表面的 HLA 抗原,故血小板经氯喹或酸预处理,则可区分抗-HPA 和抗-HLA;同时结合已知抗原特异性的血小板谱,可判断患者血清抗体特异性;若血小板未经预处理,则无法区分抗-HPA 和抗-HLA,仅能判断患者血清中有无血小板相关抗体。

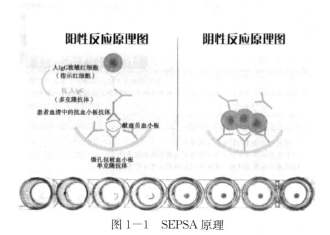

图 1-1 SEPSA 原理

2. 血小板交叉试验 献血者血小板包被在微孔内,再加入患者血清,反应后经指示红细胞观察结果,取阴性献血者血小板(配合型血小板)进行输注。

3. 血小板抗原鉴定 患者血小板被固定在微孔中后,加入已知特异性抗体反应,经过指示红细胞观察反应结果,并根据已知抗体判断血小板特异性抗原。

使用低离子强度介质(low ionic strength solution,LISS)可以提高血小板抗原抗体反应的敏感性。SEPSA 技术可以同时检出 HPA 抗体和 HLA 抗体,操作简便、快速、微量、敏感、不需要特殊仪器。而且固相化的血小板及抗 IgG 指示细胞能长期保存,使用方便该技术可大样本批量操作,适宜于免疫性血小板减少症的诊断、发病机制的研究,以及开展配合型血小板输注治疗等工作。

(二)单克隆抗体特异的血小板抗原固定试验

单克隆抗体特异的血小板抗原固定试验(monoclonal antibody-specific-immobilization of platelet antigens assay,MAIPA)是1987年 Kiefel 等报道的一项应用较为广泛的免疫学技术血小板先结合人的同种抗体,然后与不同的抗血小板膜糖蛋白的(抗 GP Ⅰ b、GP Ⅱ b、GP Ⅲ a、GP Ⅸ、HLA 等)鼠抗人血小板单克隆抗体孵育。经洗涤后裂解血小板,将产物移至包被的羊抗鼠 IgG 微孔板内,通过加入辣根过氧化物酶标记羊抗人 IgG,经酶底物显色可以检测血小板膜糖蛋白特异的同种抗体(图1-2)。

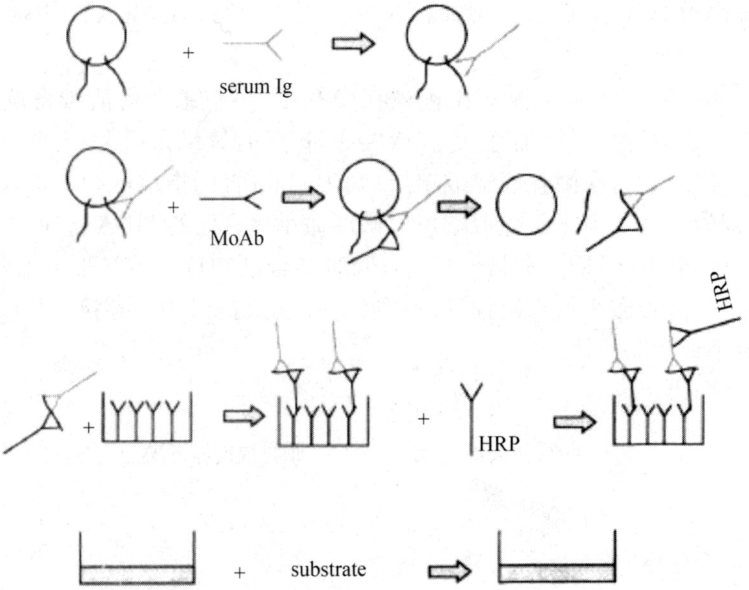

图 1-2 MAIPA 原理

该项技术的特点是敏感性强,如血小板膜上表达很少的 HPA-5 抗原,也能很好地检测出来。该技术可以仅固定 GPs,因此可以去除血小板非特异性抗体,尤其是 HLA 抗体的干扰,单独检测 HPA 抗体。在疑为 FNAIT 时,采用本法可以对双亲进行配型,以检出许多低频的同种异体抗原。但是未知抗体检测必须使用一组单克隆抗体,后者不能对所有糖蛋白具有活性。患者体内的同种抗体与单克隆抗体和同一抗原决定簇反应,可以引起假阴性结果。

(三)改进的抗原捕获酶联免疫吸附试验

改进的抗原捕获酶联免疫吸附试验(modified antigen capture ELISA,MACE)是将献血者或随机混合血小板与患者血清混匀反应。血小板与抗体致敏,洗涤后加入血小板细胞裂解液,将裂解后的抗原抗体复合物分别加入包被有抗 GP Ⅰ b、GP Ⅱ b、GP Ⅲ a、GP Ⅸ、HLA 等小鼠抗人单克隆抗体的微孔内,复合物中的血小板膜蛋白与相应的抗体结合而被固定在微孔中。再加入酶标羊抗人-IgG(该二抗仅与原复合物中的抗体结合,而不与包被在微孔中的抗体结合),经底物显色,终止反应后测 405nm 处吸光度 A,待测样本 A 值大于或等于 2 倍阴性对照 A 值为阳性(图 1-3)。此法特异性较高,血小板无须氯喹或酸预处理就能区分血清中的 HLA 和 HPA 抗体。

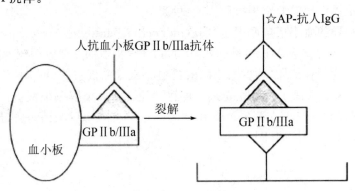

图 1-3 MACE 原理

（四）流式细胞术

1.血小板抗原鉴定 应用流式细胞术(flow cytometry,FCM)鉴定血小板抗原,是取患者血小板与已知特异性的血小板抗体反应,再加入荧光素(如 PE)标记的抗人－IgG,避光反应后加入 PBS 悬浮,上机分析。根据细胞在流式细胞仪上的前向角和侧向角确定血小板区域,排除红细胞、白细胞和碎片的干扰,并分析血小板区的荧光强度。阴性对照管内以血小板抗体阴性血清代替待检血清,根据阴性血清确定 Cutoff 值,判断反应结果。可以根据已知血小板抗体的特异性来鉴定血小板抗原特异性。

2.血小板抗体检测和交叉试验 若检测已致敏在血小板上的血小板相关抗体,则血小板经洗涤后直接加入荧光标记抗人－IgG 作为二抗,并上机检测,若检测血清中游离的血小板抗体,则需增加随机混合血小板与患者血清致敏步骤,其余步骤类似,该试验尚不能确定抗体特异性(图 1－4)。

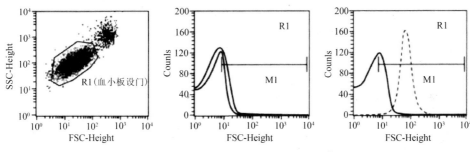

图 1－4　FCM 法检测血小板相关抗体

R1 为血小板设门;中图为血小板抗体阴性;右图为血小板抗体阳性(实线为二抗的 IgG_1, κ 同型对照管,虚线为测定管)

FCM 法检测血小板抗体敏感性非常高,该法使用完整血小板,可以检测针对 MAIPA 和 MACE 法不易检测的裂解后不稳定 GP 表位的同种抗体。此法缺点是需要特殊仪器和专业操作人员,成本较高。

（五）微柱凝胶血小板定型试验

微柱凝胶血小板定型试验(microcolumn gel test for platelet typing)是建立在传统血小板检测和免疫微柱凝胶基础上的一项新技术。将血小板、待检血清和指示红细胞加到微柱反应腔中,经孵育和离心后,观察结果。如果血小板被抗体致敏,则形成血小板－血小板抗体－抗 IgG－指示红细胞四位一体的凝集网络,离心后被滞留在微柱上面或中间,结果显示阳性;如指示红细胞离心后沉淀到柱底,则为阴性结果。该法操作简便、快速、敏感性强,结果易于观察。图 1－5 显示 HPA－1a 抗体阳性。

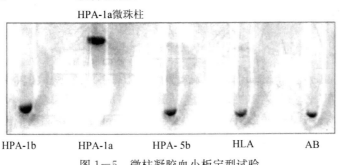

图 1－5　微柱凝胶血小板定型试验

（六）检测血小板自身抗体的试验

很多血小板抗体检测试验被用于 ITP 患者血小板自身抗体检测,虽然这些方法都较为敏感,但缺乏特异性。一些针对血小板 GPⅡb/Ⅲa、Ⅰa/Ⅱa 和(或)Ⅰb/Ⅸ复合物上的特异性表位的抗体检测方法可以提高区分 ITP 和非免疫性血小板减少症的特异性,但其敏感性较低。近年报道了使用洗涤血小板的放散液进行血小板谱检测的方法。在 ITP 患者自身血小板上,可检出与之结合的自身抗体,但约 17% 的案例在血清中未检出类似反应性的血小板自身抗体。

（七）检测药物依赖性血小板抗体的试验

各项检测血小板结合 Ig 抗体的血清学试验均可改良后用于检测药物依赖性血小板抗体。患者血清/浆与正常血小板同时在药物存在或不存在两种情况下进行检测。FCM 法是最敏感和最常用的检测 IgG 和 IgM 型药物抗体的方法。然而,其他因素如药物抗体可能针对药物代谢物而非药物本身,很多药物的最适检测浓度尚未确定,疏水性药物较难溶解等,故药物抗体检测方法还存在较大局限性。

二、分子生物学检测

HPA 血清学分型受人源抗血清稀少及 FNAIT、PTP 或 PTR 患者较难获取足够的血小板用于血清学检测的限制,故一直希望有一种更实用的方法取代血清学方法。20 世纪 90 年代后,随着血小板同种抗原系统的相应基因序列被阐明,分子生物学技术的不断发展和对血小板抗原、基因结构研究的突破性进展,使血小板血型的基因分型成为可能。由于目前所知的大部分 HPA 等位基因多态性皆为单核苷酸多态性(single nucleotide polymorphism, SNP),故 HPA 的基因分型方法与 SNP 检测方法类似,目前主要有以下方法用于血小板抗原基因分型。

（一）PCR－限制性片段长度多态

PCR－限制性片段长度多态性(PCR－RFLP)是扩增针对血小板目的等位基因的 DNA 片段,用特异性的核酸内切酶消化和电泳分析鉴定各等位基因。PCR－RFLP 法比较简单, DNA 纯度要求不高,实验重复性好,可进行大批量检测,如人群基因频率调查。缺点是酶切条件不易掌握,特别是双酶切时的反应体系和温度;而且 PCR－RFLP 法需要一定的限制性酶切图谱,故并非每一个等位基因都可以直接使用此法进行分型。通过引物修饰产生"人为的酶切位点",使 PCR 产物能直接用于 RFLP,已能成功地用于大部分 HPA 等位基因分型。

（二）PCR－等位基因特异性寡核苷酸探针

PCR－等位基因特异性寡核苷酸探针(PCR－allele specific oligonucleotide probes, PCR－ASO)用一对特异性引物扩增包含 HPA 等位基因多态性的一段 DNA,然后将 PCR 扩增产物点样固定于杂交膜上,分别与 2 个 5端标记有地高辛的特异性寡核苷酸探针进行杂交。这 2 个探针仅有一个碱基的差别,如在 HPA－1 系统中,分别针对 HPA－1a 和 HPA－1b。可根据杂交结果判断 HPA 特异性。PCR－ASO 具有特异性强的优点,但杂交过程,比较费时、繁琐,杂交背景较强或杂交信号较弱时,结果难以判断。

（三）PCR－序列特异性引物

PCR－序列特异性引物(PCR－SSP)是最简单常用的血小板 HPA 分型方法。将多态性核苷酸设计为引物的 3端,就可以分别扩增不同的 HPA 等位基因,再进行电泳成像分析(图 1

—6）。该技术具有快速、简便和可靠之优点。在分型过程中，除引物设计必须合理、特异外，在反应中要仔细调节 Mg^{2+} 浓度，严格控制退火温度。

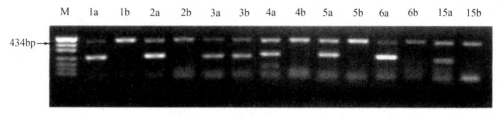

图1—6　HPA基因分型

（四）DNA序列分析

DNA序列分析（DNA sequencing）是利用PCR或克隆纯化制备DNA或cDNA模板，用DNA序列分析仪对HPA多态性位点进行序列分析。该法能直接检测赠的未知多态性位点，但耗时较长，常用于新突变位点的检测。

血清学方法简单、快速、成本低，血型抗原的血清学定型是基因分型的前提。目前还没有合适的分子生物学方法进行血小板抗体检测和血小板交叉试验。分子生物学方法结果准确、可靠，样本要求低（不需要血小板）。两者各有所长，应相互参考，相互补充目前，血小板血型抗原分型主要运用分子生物学技术，而血小板抗体检测和交叉试验主要运用血清学技术。针对不同实验检测目的，各实验室可以根据各种检测方法的特点，选择适合自己的实验方法。

（黄胜男）

第四节　临床输血治疗技术

输血作为一种常见的治疗手段，在临床广泛应用。现代临床输血已不仅仅是血液及其成分的简单输注，已发展到了血液病理成分的去除治疗以及特殊免疫细胞和干细胞的输注治疗，是21世纪重要的医学发展方向，为多种恶性肿瘤和临床疑难疾病的治疗带来了希望。

一、治疗性血液成分去除及置换术

治疗性血液成分去除及置换术（therapeutic blood components exchange，TBCE）是一种减除患者血液中病理性成分的治疗技术。该技术已成为一种临床常用治疗方式，临床上应在病理性血液成分去除及置换的基础上积极治疗原发病因。

（一）概述

TBCE是将血液中的某一种病理性成分去除，再将其余成分还回去，或同时补充一定量的置换液，可分为治疗性置换术和治疗性单采术。治疗性置换术主要有治疗性血浆置换术（therapeutic plasma exchange，TPE）和治疗性红细胞置换术（therapeutic red blood cell exchange，TRCE）。常用的方法有手工法和自动化仪器法。治疗性单采术，主要指治疗性血细胞单采术（therapeutic hemocytes apheresis，TCA），又分为治疗性红细胞单采术、治疗性白细胞单采术、治疗性血小板单采术和治疗性外周血造血干细胞单采术等四种。

（二）治疗性血液成分置换术的生理学基础和作用机制

血液是机体循环系统中由液态血浆和自由悬浮于血浆中的血细胞组成的一种红色、不透明的黏性液体。TBCE 是建立在血液生理学基础上的一种治疗技术。

1.病理性成分　病理性成分是指患者血液内所含有的能引起临床病症的含量或功能异常的血液成分和内、外源性有害物质。主要有三类：①造血系统异常增殖（如白血病、血小板增多症、真性红细胞增多症等）产生的过量或功能异常的血细胞。②体内、外原因（如遗传、免疫等）直接或间接引起的含量或功能异常的血浆成分（如低密度脂蛋白、异常免疫球蛋白、同种或自身抗体、免疫复合物等）。③内、外源性毒性物质（如代谢性毒物质、药物等）。

(1)病理性成分的去除效率：TBCE 过程中病理性成分的去除率与还输的置换液量有一定关系。一般按如下参数估计患者血浆中病理性成分的变化。理论上预计个血浆容量的置换，可去除病理性成分约 63.2％；2 个血浆容量的置换，可去除约 86.5％；3 个血浆容量的置换，可去除约 95％。相对应的，血液成分剩余率估计：1 个血浆容量置换后，血浆中病理性成分的剩余率为 36.8％；2 个血浆容量置换后，剩余率为 13.5％；3 个血浆容量置换后，剩余率为 5％。

血液容量估计，一般为 75mL/kg 体重。血浆容量估计，一般为 40mL/kg 体重，或 75mL/kg×(1－血细胞比容)。

(2)病理性血液成分去除治疗的原则：需遵循 4 个原则：①血液中含有能被 TBCE 去除的、明确的病理性成分。②病理性成分能充分去除，并能有效地消除或减轻对靶组织的致病作用。③病理性成分所致的基本病症能得到治疗，或经过一段时间或药物治疗后有明显改善。④能恢复受累器官的功能。

(3)病理性血液成分去除的方法：主要有手工法和全自动仪器法。

1)手工法：是指采用多联塑料袋进行血液采集、分离、还输等过程的方法。将患者血液采集到一个含有抗凝剂的血袋中，然后根据制备血液成分的要求，设定温度和离心机转速、离心时间，用大容量离心机离心分离；各种血液成分因比重不同而分层，去除病理性成分，再将正常成分回输给患者，即完成一轮操作。根据临床需要，可进行若干循环。在进行成分分离和去除的同时，给患者输注与去除成分等量的置换液，以维持患者的血容量及体液平衡。该法的优点是不需要特殊设备，只要有大容量低温离心机即可开展此项技术，费用低，易在基层医院开展；缺点是操作时间长，易造成污染，且一次去除病理性成分量不大，不适合病情重而需尽快去除大量病理成分的患者。手工法多用于血浆置换。

2)血液成分分离机法：应用自动化的血液成分分离机，在无菌密闭塑料管道系统内完成采血、离心、成分去除和回输整个工作程序。按工作原理，可分为三类。

①离心式血液成分分离机：这是目前应用最为广泛的一种，又称为血细胞分离机。这种分离机既能进行血细胞单采也能进行血浆置换。基本原理是根据血液的各种成分密度不同，将血液引入特制的离心泵内，经离心后将血浆和各种血细胞成分分层并分离，去除所设定的病理性成分，将其余成分回输患者体内。离心式血液成分分离机又分为间断流动离心式和连续流动离心式两种，前者只需一条静脉通路，后者则要求两条静脉通路。

②膜滤式血液成分分离机：应用通透性和生物膜相容性都较好的高分子材料制成的膜滤器(孔径 0.5nm)，能用于血浆置换而不能用于血细胞单采。

③吸附柱式血液成分分离机：属于血浆分离机的一种类型，只能用于血浆置换术。

2.抗凝剂　在单采和置换术中为防止血液凝固，流到体外的血液必须进行抗凝。最常用的抗凝剂是柠檬酸葡萄糖溶液(acid citrate dextrose solution，ACD)，有 ACD－A 和 ACD－B

两种配方,也可采用肝素作为抗凝剂。

(1)ACD-A:柠檬酸盐与血中游离钙结合,形成柠檬酸钙复合物阻断凝血通路而起抗凝作用。在单采和置换术中,全血以 30～80mL/min 的流速泵入分离机,输入 ACD-A 与全血的比例是 1:8～1:12(血细胞比容高者用 1:12,低者用 1:8)。治疗前服用钙片或饮用一杯牛奶(200mL)可有效地预防低血钙的发生。柠檬酸盐在体内代谢较快,在肝功能正常情况下清除迅速,术后 90 分钟就可被肝细胞所代谢,钙离子恢复正常。

(2)肝素:是一种高分子酸性黏多糖,其主要作用是增强抗凝血酶Ⅲ的生物活性,阻止凝血酶的生成以达到抗凝目的。对于有高凝状态、柠檬酸盐过敏以及施行大量白细胞单采术的患者可使用肝素抗凝。肝素的剂量根据活化的凝血时间(activated coagulation time,ACT)或试管法凝血时间(coagulation time,CT)确定。成人首次静脉注射肝素 2000～5000U,并持续静脉滴注肝素 300～1200U/h;儿童首次静脉注射肝素 40U/kg,再以小剂量肝素静脉滴注维持。在操作期间,ACT 每 30 分钟测定 1 次,以求达到 ACT 为 150～300 秒(正常值 90～120秒)。如不能测定 ACT,则应测定 CT,CT 维持在 20～30 分钟(正常值 4～12 分钟)为宜。ACT 或 CT 缩短,适当添加肝素,ACT 或 CT 延长,应减少肝素剂量。

(3)ACD-A 和肝素混合使用:ACD-A 与全血的比例应维持在 1:20～1:30,多数采用 1:24 或 1:26。肝素的剂量为术前静脉注射 50mg/(kg·h),术中用 20～30mg/(kg·h)维持(肝素 1mg 为 125U)。联合应用 ACD-A 和肝素抗凝有时也用于大剂量白细胞单采术。这些单采术平均要处理血浆 27L(24～33L)。ACD-A 与全血的比例为 1:24,每 50mL ACD-A 溶液中加入肝素 3000U。

3.置换液　在 TBCE 尤其是血浆置换术中,为维持患者血容量的动态平衡,需补充一定量溶液替代已被去除的血浆,该溶液称为置换液。常用的有以下几种:

(1)晶体溶液:包括生理盐水、林格液、平衡盐液。该类溶液的优点是价格低、过敏反应少、无传播疾病的危险;缺点是不含凝血因子和免疫球蛋白,扩张血容量效果差、输入过多可引起组织水肿。

(2)血浆代用品:包括右旋糖酐、明胶等。其优点是扩容效果好,价格低,无传播疾病的危险;缺点是不含凝血因子,用量大时会有出血倾向,偶有皮肤瘙痒等过敏反应。右旋糖酐可对交叉配血产生干扰(出现假凝集)。

(3)蛋白质溶液:包括白蛋白、新鲜冰冻血浆、冷沉淀和静脉注射用的免疫球蛋白等。白蛋白的优点是扩容效果好,但价格贵、不含凝血因子和免疫球蛋白;新鲜冰冻血浆,含有免疫球蛋白、各种凝血因子,缺点是异体蛋白输注可产生过敏反应及有传播疾病的危险;冷沉淀含有丰富的纤维蛋白原和Ⅷ因子,亦有因异体蛋白输注可产生过敏反应及传播血源性疾病的危险。

置换液的选择原则主要为:①维持正常血浆容量:特别是胶体溶液,通常晶体与胶体液的比例为 1.5:1～2:1。②补充患者需要成分:如缺乏某种正常血浆成分所致的疾病,需要补充相应的成分;大量、频繁、长期的血浆置换,常易导致医源性低蛋白血症,宜用蛋白液作为置换液。③有凝血异常或免疫球蛋白低下的患者,宜用新鲜冰冻血浆,或静脉用丙种球蛋白等。④抑制病理性成分产生:为防止血浆置换后"反跳",可选含有免疫球蛋白的置换液,反馈地抑制病理性成分的产生。⑤能大量结合病理性成分:去除内源性或外源性毒性物质,通常选用白蛋白作置换液。⑥患者临床情况:置换液的组成与某些药物的使用,应与患者的病情相结合,按上述原则进行调整。

(三)治疗性血液成分置换术的临床应用

1. TPE　TPE 的目的是去除患者血浆中存在的病理性成分,主要包括:①体内、外病因(遗传、免疫等)直接或间接引起含量或功能异常的血浆成分,如:低密度脂蛋白、异常免疫球蛋白、同种或自身抗体和免疫复合物等。②内、外毒素物质,如:代谢性毒性物质、药物和毒物等。

(1)适应证:TPE 适用于多种疾病时血液中病理成分的去除和置换。美国血库协会(American Association of Blood Banks,AABB)将 TPE 治疗的疾病分为四类:第一类为标准的可接受治疗的疾病;第二类为可接受辅助治疗的疾病;第三类为疗效不确定的疾病(利益/风险比例不定);第四类为研究缺乏效果的疾病。

(2)临床应用:临床常见的 TPE 适应证如下:

1)中毒性疾病:①药物性中毒:如麻醉药、洋地黄、地西泮类药物中毒。②有机磷中毒:农药、灭鼠药等。③代谢性中毒:代谢性酸中毒、急性肝衰竭、高胆红素血症、细菌内毒素血症等。TPE 可迅速清除体内与蛋白质结合的这些大分子病理性物质,迅速有效地降低血浆毒物或药物的浓度,是这类患者最有效的治疗措施之一。

2)血液高黏滞综合征:主要见于巨球蛋白血症、多发性骨髓瘤、轻链病等浆细胞克隆性疾病以及异常冷球蛋白血症患者。TPE 治疗可取得显著疗效。因这类患者常有血浆纤维蛋白原增高,而新鲜冰冻血浆和冷沉淀含纤维蛋白原,故不宜用做置换液,可选用晶体液、低分子右旋糖苷及白蛋白作为置换液较好。

3)血栓性血小板减少性紫癜:这是一种少见的、病因不明的危急综合征。血浆输注和TPE 治疗血栓性血小板减少性紫癜具有较好的疗效。由于本病的发病机制与血浆中缺少某种因子可能有关,故用新鲜冰冻血浆作为置换液较好。

4)溶血性尿毒综合征:病因不明,目前认为可能与病毒感染有关,尚无特殊疗法。TPE 需每天进行,每次置换 1.5～2.0 个血浆容量,最好以新鲜冰冻血浆作为置换液,必要时还要补充浓缩血小板。

5)肺出血肾炎综合征:本病较为罕见,主要表现为肾小球炎、小肺泡出血和循环血中存在抗肾小球基底膜抗体。TPE 可去除抗肾小球基底膜抗体,应每天进行一次,每次置换 1.5 个血浆容量,置换液以 5％白蛋白为好。

6)重症肌无力:本病属自身免疫性疾病。TPE 可以迅速降低患者血液中抗乙酰胆碱受体的自身抗体滴度,使症状得以缓解。一般在 1～2 周内做血浆置换 5～6 次。

7)急性吉兰-巴雷综合征:本病是一种急性自身免疫性脱髓鞘多神经病变性疾病。TPE 能清除患者血浆中的抗体、淋巴因子和感染后产生的炎症介质,是一种有效的治疗方法。急性期的患者应尽早使用 TPE 能缩短严重症状的持效期。对慢性型的患者在使用其他的治疗方法无效时,也可考虑应用 TPE。

8)家族性高胆固醇血症:是一种遗传性代谢缺陷疾病。TPE 的疗效是短暂的,往往需要连续治疗,通常需要每 2 周置换 1 次。

9)母婴血型不合的妊娠:母体血浆中含高效价的对应胎儿血型抗原的免疫性抗体(IgG),可通过 TPE 迅速去除。一般认为将母体抗体效价降低到 64 以下才比较安全。

10)ABO 血型不合的骨髓移植:在骨髓移植时,如果受者与供者的 ABO 血型不合可使受者产生抗－A 或抗－B 而引起溶血反应。采用大剂量 TPE 来去除上述抗体,则可防止此类溶血反应的发生。

11)自身免疫性溶血性贫血:某些原因产生的红细胞自身抗体使红细胞破坏加速引起的一种获得性溶血性贫血,临床上较常见。按血清抗体性质可分温抗体型和冷抗体型两种。采用 TPE 治疗可取得较好效果。

12)系统性疾病:系统性红斑狼疮、结节性多动脉炎、皮肌炎、类风湿关节炎等是目前无特殊疗法的疾病。类风湿关节炎为一种自身免疫性疾病,患者体内会出现 IgG 或 IgM 抗体、免疫复合物及 T 细胞功能变化。系统性红斑狼疮为多系统疾病,累及多个器官的结缔组织,是一种炎症性病变。应用 TPE 可使患者血中免疫复合物水平很快降低。

13)伴有抑制物的血友病:血友病患者由于长期应用凝血因子浓缩剂治疗,血液循环中出现凝血因子的抑制物而呈难治状态。这种情况下,先实施 TPE,将血浆中的凝血因子抑制物迅速清除或减少,再输入凝血因子浓缩剂就能达到止血治疗的效果。

2. TCA TCA 又称治疗性血细胞单采术,主要去除造血系统各种恶性增生性疾病产生的过量的病理性细胞,以减少其对机体的致病作用,可分为治疗性红细胞单采术、治疗性白细胞单采术、治疗性血小板单采术和治疗性外周血造血干细胞单采术四种。

(1)适应证

1)治疗性白细胞单采术可分为:①粒细胞去除治疗。②淋巴细胞去除治疗。③混合性白细胞去除治疗。也可采取淋巴血浆去除治疗术。主要用于治疗各种白血病伴脑或肺部白细胞浸润,白细胞计数$>100\times10^9/L$。通常一次单采可减少细胞总数的 25%～50%。

2)治疗性红细胞单采术适用于真性红细胞增多症伴高黏滞血症(血红蛋白$>180g/L$)、镰状细胞贫血伴急性危象、遗传性红细胞增多症。红细胞置换术适用于新生儿溶血病、急性溶血性输血反应、自身免疫性溶血性贫血、CO 中毒,以及其他原因引起的红细胞异常及溶血。

3)治疗性血小板单采术适应于:①原发性血小板增多症伴血栓形成或出血,血小板计数$>1000\times10^9/L$。②慢性粒细胞白血病。③其他原因引起的血小板增高。每次单采理论上可降低血小板 50%,但患者脾脏大小可影响采集效果。

4)外周血造血干细胞:①自体外周血造血干细胞移植:用于实体瘤和淋巴瘤的大剂量化疗后支持治疗。②异体外周血造血干细胞移植:用于急、慢性白血病、多发性骨髓瘤、骨髓增生异常综合征和其他干细胞性疾病和遗传性疾病的治疗。

(2)临床应用

1)真性红细胞增多症:本病患者常伴有高黏滞综合征,对于白细胞或血小板计数偏低难以化疗的患者,施行红细胞单采术最为合适。一般单采浓缩的红细胞 200mL 可使血红蛋白下降 8～12g/L,平均 10g/L。在实施红细胞单采术的同时要以同样速率输注与采出的浓缩红细胞等量的晶体液(生理盐水或平衡盐液)及胶体液(明胶),一般先用晶体液,后用胶体液。多数患者单采红细胞一次就可取得良好效果。

2)镰状细胞贫血:患者血液中含有的大量不能变形的镰状细胞引起微循环淤滞,导致组织缺氧或坏死,临床可出现痛性危象、阴茎异常勃起、卒中和多器官功能衰竭等并发症。一旦出现上述并发症,宜立即进行红细胞置换术,在单采患者病理性红细胞的同时输入等量正常红细胞,使正常红细胞占红细胞总数的 60%～80%。治疗后,患者的血细胞比容不应超过 0.30～0.35,以免增加血液的黏滞度。

此外,治疗性红细胞单采术或置换术有时可用于治疗阵发性睡眠性血红蛋白尿症、难治性温抗体型自身免疫性溶血性贫血、恶性疟疾及卟啉病等。红细胞置换量较大时可选用洗涤红细胞或去除白细胞的悬浮红细胞,以避免或减轻同种免疫反应。

3)白血病:当急性白血病(acute myeloid leukemia,AML)和慢性白血病(chronic myelognous leukemia,CML)白细胞计数超过 100×10^9/L 时,患者很容易发生白细胞淤滞,引起脑和肺的梗死或出血。治疗性白细胞单采术,可迅速减少血液循环中的白细胞。这种治疗方法不能推迟或防止慢性粒细胞白血病急性病变的发生,而且疗效短暂,必须与化疗配合应用才能维持疗效。

4)原发性血小板增多症:本病为慢性型巨核细胞系肿瘤增殖性疾患。临床上以原因不明的血小板持续性增多、出血、血栓形成以及脾大为主要特征。血小板计数>1000×10^9/L 伴有出血和血栓形成者是施行治疗性血小板单采术的适应证。处理全血量为患者血容量的 1.5 倍时可减少血小板 40% 左右。因血小板可不断从肿大的脾脏进入血液循环中,故有明显脾大者应连续几次血小板单采术才能获得满意疗效。

5)其他疾病:目前治疗性血细胞单采术已用于恶性肿瘤的治疗。利用血细胞单采术,结合药物的动员作用可获得一定数量的外周血干细胞。这些干细胞可用于淋巴瘤和某些实体瘤化疗后重建造血和免疫功能。

3.不良反应和并发症及其处理　一般情况下,TBCE 是比较安全的,但也可能出现一些不良反应及并发症,其发生与操作技术的熟练程度、血容量改变、置换液等有关。TCA 发生不良反应和并发症的概率较低,而 TPE 相对较高。由于体外循环处理血量较大,用于抗凝的柠檬酸盐抗凝剂用量也会随之增加,因此,应特别注意预防低钙血症的发生,可适量口服或静脉补钙。在 TPE 中血浆去除量和置换液回输量应保持动态平衡,否则会出现血容量过高或过低,导致一系列心血管反应。还应注意,TPE 后可出现的反跳现象。应尽量避免在术前 1 小时内或在术中给药。此外,应注意因输入血浆或置换液所引起的过敏反应和凝血功能异常。治疗时因静脉穿刺,也可引起血肿。治疗时因体外循环时间较长,体外循环血流速度快,提倡进行动态心电监护,主管医生也是治疗的主要负责人,应主动配合技术操作人员做好各种应急处理。

二、血液成分单采术

血液成分的获得可采用手工方法从采集的全血中分离制备,或采用全自动血液成分分离机从捐献者直接采集出来。从全血分离制备的血液成分通常包括细胞成分(如悬浮红细胞、血小板和粒细胞等)和血浆成分,血小板和粒细胞制剂要达到一定治疗剂量通常需汇集多人份才能合格。采用全自动血液成分分离机通常可从单个捐献者采集一定治疗剂量的血小板、血浆和外周血造血干细胞等。用全自动血液成分分离机从单个志愿者采集的血液成分称为血液成分单采术,采集产品多为单采血小板、单采血浆和外周血干细胞,其原理与用血液成分分离机进行去除治疗是一样的。如果采集对象为血浆捐献者,在采浆站进行,则采集的血浆产品称为原料血浆,供应于血液制品生产厂家,用于血液制品的生产。

(一)单采血小板

全自动血细胞分离机采集献血者的血小板所制成的血小板制剂为单采血小板制剂。由于单采血小板是从单一个体用机器采集而来,通常又称为机采血小板。单采血小板制剂具有纯度高、质量好等优点,应用广泛。一般情况下,可以从单个献血者体内采集 1~2 个成人治疗剂量的血小板(≥2.5×10¹¹ 血小板/袋),且可去除白细胞。

1.单采血小板对献血者的要求　献血者除符合捐献全血的全部体检要求外,还需符合以下要求:

(1)采前血小板计数>150×10⁹/L,血细胞比容>38%。如血小板计数达到≥300×10⁹/L 时,可以进行采集 2 个血小板治疗剂量(≥5.0×10¹¹ 血小板)。

(2)单采血小板采集过程通常需要持续 1.0~1.5 小时,要求献血者静脉必须充盈良好。

(3)献血前 1 天最好多饮水,当日需进食早餐,宜清淡饮食,如稀饭、馒头。

(4)献血者在献血前 1 周不得服用阿司匹林、吲哚美辛(消炎痛)、保泰松、布洛芬、维生素 E、双嘧达莫(潘生丁)、氨茶碱、青霉素及抗过敏类药物。

(5)单采血小板献血间隔时间为 1 个月。

2.采集血小板　单采血小板需要应用全自动血液成分分离机,不同型号的血细胞分离机,具有不同的操作程序,应根据仪器厂商的操作说明进行,严格执行其使用规程;安装好采集管路等一次性耗材后,选择血小板采集程序并设定相应的参数后开始采集。完成后,取出产品轻轻摇动 3~5 分钟,使血小板解聚并混匀,贴好标签,放入血小板保存箱保存。我国标准单采血小板计数应达到≥2.5×10¹¹/袋,白细胞混入量≤5.0×10⁸/袋,红细胞混入量≤8.0×10⁹/L/袋。

3.单采血小板的保存　经开放或采用普通血袋的单采血小板(125~200mL)保存期为 22℃振摇 24 小时;未经开放处理并采用血小板专用保存袋的单采血小板(250~500mL)保存期为 22℃振摇可达 5 天。

血小板的保存方式还有 4℃低温保存和冰冻保存等,但这些方式还未得到广泛应用。

(二)单采血浆

利用全自动血细胞分离机可以采集血浆,其原理与单采血小板相似,一次可采集血浆约 600mL,采集后可在 6 小时内速冻并冷藏,制成新鲜冰冻血浆。

单采血浆如在血浆采集站进行,则为原料血浆,用于血液制品的生产,严禁流入临床使用。

(三)外周血造血干细胞的采集

外周血造血干细胞的采集方法与血细胞单采技术相同,使用全自动血细胞分离机连续分离外周血中单个核细胞。

(四)粒细胞单采术

某些特殊情况下,患者因感染无法控制、大量抗生素使用无效、其自身白细胞计数又极低,可采用连续多次输注同种异体粒细胞的方法进行抗感染治疗。利用全自动血细胞分离机可以采集献血者粒细胞,其原理与单采血小板相似。因粒细胞输注易导致输血不良反应,使用这种治疗方法时应谨慎。

三、细胞治疗

在正常人体中通常都具有两种特殊作用的细胞,即免疫细胞和干细胞,前者可以抵抗病毒、细菌、杀灭肿瘤,保证人体功能正常和健康;后者可以定向分化出多种功能独特的细胞,用来修复受损的人体器官组织。细胞治疗(cell-based therapies)是一种利用某些具有特定功能的细胞的特性,采用生物工程方法获取,或(和)进行体外扩增、培养等处理后,使其具有增强免疫、杀灭病原体和肿瘤细胞、促进组织器官再生和机体康复等治疗功效,从而达到治疗疾病的目的。

自体骨髓移植在 20 世纪 80 年代中期已经得到广泛的应用,后来逐渐采用外周血造血干细胞移植方式,数以千计的患者得到了有效治疗。除常见的外周血造血干细胞广泛应用于临床外,其他一些细胞治疗项目已逐渐显示出应用前景。

（一）树突状细胞

树突状细胞(dendritic cell,DC)因其在形态上呈树枝状突起而命名,是由其丰富的胞质皱褶而形成的,便于细胞与周围病原体进行广泛而充分的接触并捕获抗原物质,是体内功能最强的抗原递呈细胞,可有效地诱导静息 T 细胞增殖和应答,促进细胞毒性 T 淋巴细胞(cytotoxic T lymphocytes,CTL)和辅助性 T 淋巴细胞的生成,是机体免疫反应的启动者和参与者。DC 存在于除脑组织外的多种组织和器官中。人树突状细胞起源于造血干细胞,来源有两条途径:①髓样干细胞在 GM—CSF 的刺激下分化为 DC,称为髓样 DC(myeloid dendritic cells,MDC),也称 DC1,与单核细胞和粒细胞有共同的前体细胞。②来源于淋巴样细胞,称为淋巴样 DC(lymophiod dendritic cells,LDC)或浆细胞样 DC(plasmacytoid dendritic cells,PDC),即 DC2,与 T 细胞和 NK 细胞有共同的前体细胞。

DC 治疗肿瘤最常用的技术为 DC 肿瘤疫苗(简称 DC 瘤苗),通过体外诱导培养 CD34$^+$造血干细胞或外周单个核细胞分化成为成熟的 DC,以此负载肿瘤抗原,回输体内后诱导激发针对特异性抗肿瘤细胞免疫应答,达到杀伤肿瘤细胞并产生免疫记忆的目的。其原理为:①抗原递呈作用。②高水平表达共刺激分子和黏附分子而促进 DC 与 T 细胞的结合。③调节 T、B 淋巴细胞分化发育。④诱导免疫耐受。

DC 瘤苗的制备:经淋巴细胞分离液分离外周血的单个核细胞,贴壁 2 小时后加入 GM—CSF、IL—4 诱导一定时间(通常 7~14 天),观察细胞形态,表面标志,采用混合淋巴细胞培养法检测其刺激同种异体淋巴细胞增殖的能力。如果经诱导生成的细胞具有典型的 DC 形态特征和表面标志,如 CD83、CD86、HLA—DR 等,经 TNF—α 诱导培养后形成成熟 DC,可高表达细胞表面标志。

DC 瘤苗的临床应用:DC 瘤苗具有杀灭肿瘤细胞的作用,有助于减少恶性肿瘤的转移与复发,对于改善患者的生活质量具有重大意义。DC 在自身免疫性疾病和移植免疫耐受等方面也具有重要治疗作用。

（二）间充质干细胞

间充质干细胞(mesenchymal stem cells,MSCs)也称骨髓基质来源干细胞(bone marrow stroma derived stem cells),又因为呈成纤维细胞样外观,因此被称为集落形成单位成纤维细胞(colony forming units fibroblasts,CFUF),是存在于骨髓中一类非造血干细胞,在适宜的条件下可以分化为多种组织细胞,如成骨细胞、软骨细胞、成肌细胞、神经细胞等。MSCs 具有来源充足,容易获取,易于培养和自体移植,不存在伦理、道德和法律争议等优点,克服了利用胚胎干细胞的弊端。

脐血 MSCs 也可在不同的培养基中向心肌细胞、脂肪细胞、骨细胞、软骨细胞等分化。在心血管疾病的治疗中 MSCs 的治疗潜能很大,人脐血的 MSCs 能成为治疗损伤心肌的重要细胞来源。裸鼠动物模型表明,肌内注射脐血 MSCs 对局部缺血具有治疗作用。运用细胞片技术,将单层的一整片 MSCs 移植到心肌梗死后瘢痕组织部位,结果显示移植薄片逐渐变厚,新血管形成,移植的细胞有阻止心室壁变薄的趋势,改善了心脏功能。因此,MSCs 在临床治疗疾病方面具有广泛的应用前景。

（三）自然杀伤细胞

自然杀伤细胞(natural killer cells,NK cells)是机体抗御感染和防止细胞恶性转化的重要免疫调节细胞,无须抗原致敏即可直接杀伤靶细胞,包括肿瘤细胞、病毒或细菌感染的细胞。NK 细胞起源于骨髓 $CD34^+$ 造血祖细胞(hematopoietic progenitor cells,HPC),其发育、成熟可能循骨髓途径或胸腺途径。人类 NK 细胞约占全血淋巴细胞的 $10\%\sim15\%$。NK 细胞是一种独特的淋巴细胞,形态上像大颗粒淋巴细胞,但不同于 T 细胞和 B 细胞,缺乏膜表面免疫球蛋白,不表达特异性抗原识别受体。NK 细胞特异性表达 CD56,而缺乏 T 细胞抗原 CD3。

NK 细胞具有识别正常自身组织细胞和体内异常组织细胞的能力,表现为其仅杀伤病毒感染细胞和突变的肿瘤细胞,而对宿主正常组织细胞一般无作用。NK 细胞杀伤靶细胞可通过释放穿孔素和颗粒酶引起靶细胞溶解;通过 Fas/FasL 途径引起靶细胞凋亡;分泌多种免疫调节细胞因子(如 $IFN-\gamma$、$TNF-\alpha$、$GM-CSF$),通过与靶细胞表面相应受体结合而杀伤靶细胞;NK 细胞表达的 IgG $Fc\gamma RⅢ$(CD16)与抗体 Fc 段结合,通过抗体依赖的细胞介导的细胞毒(antibody-dependent cell-mediated cytotoxicity,ADCC)作用杀伤靶细胞。

NK 细胞的分离制备:可采用 Percoll 非连续密度梯度离心法、单抗铺皿(panning)分离法、磁化细胞分离器(MACS)分离法等方法获得 NK 细胞;可采用免疫组化法、MTT 法等对 NK 细胞的纯度、酶活性及细胞毒性进行鉴定。

NK 细胞的临床应用:①NK 细胞的免疫治疗主要是利用细胞因子体内扩增、激活 NK 细胞和体外产生淋巴因子激活的杀伤细胞(lymphokine-activated killer cells,LAK cells)、细胞因子诱导的杀伤细胞(cytokine-induced killer cells,CIK cells)杀伤自体肿瘤细胞。②同种异体 NK 细胞具有足够强的免疫抑制作用,可增强移植物抗白血病(graft-versus leukemia,GVL)作用,却不会引起移植物抗宿主病(graft versus host disease,GVHD)的发生,可促进非清髓预处理后相合或不相合造血干细胞的植入。

（四）细胞因子诱导的杀伤细胞

CIK 细胞是人外周血单个核细胞(peripheral blood mononuclear cells,PBMC)在体外经 CD3 单抗和多种细胞因子($IFN-\gamma$,$IL-2$ 等)刺激后获得的以表达 $CD3^+CD56^+$ 标志为主的免疫效应细胞,具有 T 淋巴细胞的杀瘤活性和 NK 细胞的非 MHC 限制性的杀瘤优点。CIK 细胞治疗已用于肾癌、恶性黑色素瘤、结肠癌、淋巴瘤等多种肿瘤的临床研究,并取得了一定的治疗效果,对改善肿瘤患者生命质量和延长生存期具有非常积极的作用。

CIK 细胞最初是指在正常人体外周血中只占 $1\%\sim5\%$ 的 $CD3^+CD56^+$ 的 T 淋巴细胞,目前国内外制备的用于过继免疫治疗的 CIK 细胞,实际上是体外扩增出的以 $CD3^+CD56^+$、$CD3^+CD8^+$ 为主的异质性细胞群。也可将 DC 细胞与 CIK 细胞联合培养,制备杀瘤活性更强的 DC-CIK 细胞。

CIK 细胞抗肿瘤作用可通过以下途径发挥杀瘤作用:①对肿瘤细胞的直接杀伤作用。②活化后产生的大量炎性细胞因子的抑瘤杀瘤作用。③诱导肿瘤细胞凋亡及坏死。④促进 T 细胞增殖活化。

CIK 细胞的分离制备：将人外周血单个核细胞在体外用多种细胞因子（IFN－γ、IL－2、IL－1α、CD3 McAb）共同培养一段时间后获得的一群免疫效应细胞。

CIK 细胞的临床应用：CIK 细胞对多种实体瘤均有明显疗效，对白血病也有良好疗效，尤其是骨髓移植或化疗缓解后能够清除残存的肿瘤细胞，防止复发。可能还具有杀灭肝炎病毒的作用。

以上为目前临床常见的细胞治疗项目，有的还处于临床试验阶段，还有正在广泛研究的诱导多功能干细胞（induced pluripotent stem cells，iPS cells）的快速进展将使细胞治疗领域发生巨大变化，更有利于临床疾病的治疗。

（刘红玉）

第五节 血液及血液成分的制备和保存

血液是人体的重要组成部分，发挥着重要的作用，由血细胞成分和血浆成分组成。人体的血容量是根据生理需要调节的，正常人的循环血容量的范围为（44～100）mL/kg，若体重及身高的比例合理，成年男性平均为 77.6mL/kg，成年女性 65.2mL/kg。新生儿的血容量为 85mL/kg，儿童的血容量和体重的比例与其年龄密切相关。输血是临床一种重要的治疗手段，与药物治疗不同，它给予患者的是正常人体所拥有的血液或血液成分，以恢复患者血液功能。传统的输血是给患者输注全血，但全血中所含的凝血因子、血小板、粒细胞等数量有限，且在保存过程中已大量失活或功能丧失，难以达到预期的治疗目的；而且输注大量全血又会带来副作用，如增加心脏负担，引起循环超负荷、心力衰竭、肺水肿，甚至死亡等随着对全血输注的缺点的认识深入和增加，从 20 世纪 70 年代起，现代输血医学越来越主张使用成分输血。成分输血就是应用经物理方法制备的高纯度、高浓度的血液组分制剂治疗疾病的输血措施，是现代输血医学发展史上的重要里程碑。成分输血因血液成分浓度高、质量好，输血治疗效果明显；血液成分的保存质量达到最优，时间达到最长；此外，成分输血可最大限度地减少输血反应（副作用）。成分输血实现了一血多用，最大限度地节约血液，保护血液资源。

血液成分通常是指在一定条件下采用特定的方法将全血中分离的一种或多种成分血液制剂，单采血液成分也称为血液成分。常用的血细胞成分有红细胞、白细胞和血小板。红细胞成分制剂主要有浓缩红细胞、悬浮红细胞、单采红细胞、去白细胞红细胞悬液、洗涤红细胞悬液、冰冻红细胞、辐照红细胞和年轻红细胞等；白细胞成分制剂为浓缩白细胞、浓缩粒细胞、辐照白（粒）细胞、单采粒细胞；血小板成分制剂主要为浓缩血小板、单采血小板、洗涤血小板、冰冻血小板、去白细胞浓缩血小板、辐照血小板等；血浆成分制剂有新鲜冰冻血浆、普通冰冻血浆、病毒灭活新鲜冰冻血浆、病毒灭活血浆、去冷沉淀血浆等；血浆蛋白制品有白蛋白、正常人免疫球蛋白、特异性免疫球蛋白、静脉注射免疫球蛋白（intravenous immunoglobulin，IVIG）、各种凝血因子制剂和抗凝血酶浓缩剂等。

一、全血的采集和保存

（一）全血的采集

全血是指采用特定的方法将符合要求的献血者体内一定量外周静脉血采集至塑料袋内，与一定量的保养液混合而成的血液制剂。

全血理论上讲含有血液的全部成分,包括血细胞及血浆成分。但基于所用的保养液,将致血液中某些成分丢失,但增加了保养液的成分;血液离开人体,其成分将随时间、保存条件及血液保护剂的不同而发生变化;同时全血的成分含量还受献血者个体差异的影响。全血的贮存时间长短主要取决于保养液和保存条件。随着贮存时间的延长,全血中的有效成分(红细胞、白细胞、血小板、凝血因子等)会逐渐减少或失活,相关成分功能(如2,3-DPG、ATP、红细胞变异能力、携氧能力等)逐渐降低甚至丧失;而一些有害成分(氨、游离血红蛋白、血钾、细胞碎片、泛素等)又会逐渐增加。

全血可按容量(mL)或单位进行计量,国外常将450mL全血计量为1单位;我国将200mL全血计量为1单位,即1单位全血为200mL全血。

全血可直接应用于临床输注,同时又可以作为血液成分制备的原料。全血的采集质量直接影响着全血本身和后续所制备的相关血液成分的质量。

全血采集多在血站(血液中心、中心血站)内进行,随着无偿献血工作的推广和方便献血者献血需要,现在采血(献血)场所是多元化的,目前将献血场所分为三类:固定献血场所(设置血站内、血站外的固定献血室)、临时献血场所(在机关、厂矿企业、社区、学校、医院等单位临时设置的献血场所)和献血车(流动采血车、流动献血屋)。所有的采血场所均应符合国家相关要求,一般应包括献血登记、血源管理、等候区、体检室、采血室、休息室、抢救室、检验室等,各区域应相对独立,人流、物流、信息流流向合理,具体按《献血场所配置要求》(WS/T 401—2012)执行。

我国已全面使用一次性密闭式无菌塑料血袋采集系统,采用开放式采血方式。此方式有助于提高采血效率和加强采血者与献血者的交流以减少献血不良反应的发生。

1.献血(采血)场所配置　献血场所的人员、设施、设备和器具、关键物料的配备按有关规定执行,所有物品、器材均应达到使用要求,按相关要求进行场所、物品消毒。

2.采血人员准备　采血人员调整好心理与情绪,进入献血者服务工作状态,情绪稳定,工作热情,说话和气,态度和蔼,耐心细致周到。熟悉采血技术操作规程,尤其应注意关键控制点和近期变更的操作步骤。采血人员着工作制服,不佩戴戒指、手镯(链)等饰物。采血人员保持手卫生,具体操作按照《医务人员手卫生规范》(WS/T 313—2009)的规定执行。

3.采血器材准备

(1)采血器材清单:建立采血器材卡片,列出采血所需的全部器材。采血人员按卡片准备和核查采血器材的种类和数量。采血器材的数量与预计采血量相适宜。一次性使用物品在有效期内且包装完好。采血器材准备工作应有专人复核。

(2)血袋质量检查:①无破损、无渗漏,无污染,抗凝剂和保养液无变色。②处于有效期内。③宜采用具有留样袋的血袋。

(3)标本管准备:①带有分离胶用于检测病毒核酸的标本管。②用于酶联免疫吸附法(ELISA)、丙氨酸转氨酶(alanine transaminase,ALT)和血型检测的标本管。

(4)皮肤消毒剂:一般选用含碘消毒剂,对碘过敏者可选用其他消毒剂;所用消毒剂应当符合相应的国家标准要求;处于有效期内。

(5)采血仪(秤):开启并检查采血仪(秤),检查证实处于正常状态。

(6)热合机:开启并检查热合机,证实处于正常状态。

(7)健康征询物料:体重磅秤、血压计、听诊器、献血者健康情况征询表、献血宣传资料等。

8.快速检测设备、试剂与物料　ALT快速检测仪、ALT快速检测条、硫酸铜溶液(或血红蛋白快速检测仪)、乙型肝炎表面抗原(hepatitis B surface antigen, HBsAg)快速检测条、ABO血型试剂与反应板、扎指针等。

9.其他器材　各种标签、电脑、扫描枪、血液保存冰箱(运输箱)、洗手液、各种记录表格、纪念品、献血证、抢救器材与药品等。

(四)献血者准备

应加强宣传无偿献血知识,特别是对献血者应注意精神和饮食的细心询问和观察,建议并要求献血者献血前一晚应有充足的睡眠,献血当日早餐应为清淡饮食、餐量与平时相同;献血前可适当或鼓励饮用糖水、温水或饮料。献血者应认真、如实填写"献血者健康情况征询表"中的相关内容,并签名。血站应为献血者提供私密性强的环境,切实做好献血者隐私保护、个人信息保密。

(五)献血者健康征询

应严格认真核对献血者身份信息;问询献血者健康状况,进行必要的体格检查;询问献血者的既往献血经历、近日休息等情况,评估出现献血不良反应的可能性和不适合献血的情况,解答献血者提问。

(六)献血者快速检测

对献血健康征询符合《献血者健康检查要求》(GB 18467-2011)的献血者,再次核对献血者身份信息;选择献血者无名指进行皮肤消毒,应用扎指针扎刺,取血进行ABO血型、Hb、ALT、HBsAg快速检测。

(七)血液采集

在静脉穿刺前,应核对献血者身份。在血液采集过程中应当加强与献血者的沟通,尤其是进行每一项主要操作之前,应当与献血者沟通并取得配合。观察献血者面部表情和肢体语言,是否处于紧张、害怕甚至恐惧状态。如发现这些不利情况,则不急于采血,做好宽慰工作,待献血者解除思想顾虑,充分放松后开始采血。

应选择无损伤、炎症、皮疹、皮癣、瘢痕的皮肤区域为穿刺部位。选择上肢肘部清晰可见、粗大、充盈饱满、弹性好、较固定、不易滑动的静脉,通常选择的静脉主要有肘正中静脉、头静脉、前臂正中静脉、贵要静脉等;使用止血带可使静脉充盈,便于触及和穿刺。

用无菌棉拭蘸取适量使用皮肤消毒剂,以穿刺点为中心,自内向外螺旋式旋转涂拭,消毒面积不小于6cm×8cm。消毒作用1~3分钟,消毒2~3遍。待消毒剂干后行静脉穿刺。

静脉穿刺成功后,如果使用的带留样袋的采血袋,松开留样袋夹子,使最先流出的血液流入留样袋,约15~20mL,用做血液检测标本。夹闭留样袋夹子,松开阻塞件下端止流夹,使血液流入采血袋。如果使用不带留样袋的采血袋,松开夹子,使血液直接流入采血袋。

维持静脉穿刺点与血袋的落差,保持血流通畅。嘱献血者做握拳和松手动作,以促进静脉回流。血液开始流入采血袋后,即将其与抗凝剂轻匀混合。宜采用连续混合采血仪。应当对采血时间进行控制,一般情况下,采血200mL需要3分钟,采血400mL需要6分钟。200mL全血采集时间>5分钟,或400mL全血采集时间>10分钟,应给予特殊标识,所采集的全血不可用于制备血小板。200mL全血采集时间>7分钟,或400mL全血采集时间>13分钟,所采集的全血不可用于制备新鲜冰冻血浆。注意与献血者进行交流,观察献血者面容、表情,及时发现并处置献血反应。

采血结束和献血者休息与观察。采血量达到要求时,嘱献血者松拳,松开止血带,合闭止流夹,用创可贴/消毒棉球/纱布轻按静脉穿刺点,拔出针头后即加重按压,用弹力绷带包扎,松紧度适中。嘱献血者在献血者休息处用茶点,休息10～15分钟。如出现献血不良反应,按相应程序处理。

发给献血者无偿献血证和纪念品,表示感谢,鼓励定期献血。

(八)留取标本与热合

检测结果用于判定血液能否放行的标本只能在献血时同步留取,不得在献血者健康检查时提前留取。将标本管内促凝剂或抗凝剂与血液充分混匀。

血袋及血液标本标识,一次只能对来源于同一献血者的一份血袋、标本管和献血记录进行标识。经核对后,将唯一性条形码标识牢固粘贴在采血袋、标本管、转移袋、血袋导管、献血记录单上。

在标本管与留样针/静脉穿刺针分离前开始标识,对采血袋和标本管的标识应当首先连续完成,不应中断。宜在标本管与留样针/静脉穿刺针分离前核查采血袋、血液标本、献血登记表,所标识的献血条形码应一致。宜采用计算机程序进行核查。

分段热合血袋导管,以供交叉配血、血型复查和血液标本保存使用。血袋应保留注满全血的导管至少35cm。

二、全血的保存

采集后的血液应按照要求进行暂存。全血采集后应尽快在合适的温度下保存。

全血保存时间的长短主要取决于保养液。全血保存液由保存24小时逐渐发展至现在可以保存35天,所用的抗凝剂主要有以下几种:①柠檬酸钠溶液,1914年 Hustin 首先发现柠檬酸钠与血液中的钙作用可形成可溶性的螯合物;研发出第一个血液保存液,它由柠檬酸盐与葡萄糖组成;1918年发现冷藏可以延长血液保存时间,开始用柠檬酸钠作为血液抗凝剂保存血液,实现了间接输血法的诞生,这是输血发展历史上的一大进步。单纯柠檬酸钠由于不含葡萄糖,保存期仅为5天。②柠檬酸－柠檬酸钠－葡萄糖保存液(acid－citrate－dextrose,ACD),从1943年第二次世界大战中开始使用该抗凝剂,在柠檬酸钠－葡萄糖保存液中加入柠檬酸。葡萄糖是正常红细胞酵解过程中的必需底物,其主要功能是氧化供能,延长红细胞的保存期,保存期可延长至21天。柠檬酸还可延缓保存中红细胞脆性的增加。③柠檬酸－柠檬酸钠－磷酸二氢钠－葡萄糖保存液(citrate－phosphate－dextrose,CPD),1957年有人在 ACD 保存液中加入磷酸盐,使其 pH 有所提高(5.63),成为 CPD 保存液(柠檬酸盐－磷酸盐－葡萄糖),由于加入磷酸盐后 pH 的提高,使 2,3－DPG 下降速度减慢,保存1周后2,3－DPG 不变,保存2周后仅下降约20%。④柠檬酸盐－磷酸盐－葡萄糖－腺嘌呤(citrate－phosphate－dextrose－adenine,CPD－A),该保存液是在 CPD 的基础上增加了腺嘌呤,可以促进 ATP 的生物合成,有利于红细胞活性的维持,大大延长血液保存期,从原来的21天延长到35天。还有对部分配方进行稍加修改的改良保存液。各种保存液的有效期均是指红细胞在保存期其输入到人体24小时后红细胞仍有70%以上存活率所对应的时间。常见的各种血液保存液配方及保存时间见表1－4。

表1-4 血液保存液配方(g/L)及保存时间

保存液	柠檬酸钠 $C_6H_5O_7Na_3\cdot2H_2O$	柠檬酸 $C_6H_5O_7\cdot H_2O$	无水葡萄糖	磷酸二氢钠	腺嘌呤	比率(保养液 mL/血 mL)	保存天数
ACD—A	22.0	8.0	24.5	—		1.5:10	21
ACD—B	13.2	4.8	14.7	—		2.5:10	21
CPD	26.3	3.27	25.5	2.22	—	1.4:10	21
CP2D	26.3	3.27	51.1	2.22	—	1.4:10	21
CPDA—1	26.3	3.27	31.8	2.22	0.275	1.4:10	35
CPDA—2	26.3	3.27	44.6	2.22	0.550	1.4:10	42

由于全血含一定量的抗凝剂(保养液),保存温度 2~6℃仅是红细胞的最佳保存温度,在此条件下,血液中凝血因子、白细胞、血小板等有效成分会很快失活。白细胞寿命只有 5 天,其中粒细胞死亡最快,淋巴细胞最慢(图1-7)。血小板在 24 小时内至少有 50%丧失功能,48 小时更为显著,72 小时后其形态虽然正常,但已失去止血功能(图1-8)。全血保存在 4℃超过 24 小时后仅含有少量的有功能活性的血小板和稳定的凝血因子(FⅡ、FⅦ、FⅨ、FⅩ)及纤维蛋白原。热不稳定性凝血因子 FⅤ和 FⅧ随时间延长而逐渐降低,FⅧ(抗血友病因子)保存 24 小时后活性丧失可达 50%,FⅤ保存 3~5 天也丧失活性可达 50%。全血保存至 21 天时 FⅤ的含量降低到正常水平的 30%,而 FⅧ降低到仅 15%~20%水平。所以,4℃保存 5 天的全血,基本成分是红细胞、血浆蛋白和稳定的凝血因子。随着保存时间的延长,各种血液成分的生理生化指标会发生改变(表1-5),即所谓的贮存损伤。一般情况下这些贮存损伤引起的变化对受血者不会带来明显的临床影响,但应用于幼儿和新生儿受血者需特别注意。

表1-5 全血保存过程中一些生化指标的变化

项目	ACD保存					CPD(保存天数)					CPD(保存天数)				
	0	7	14	21	35	0	7	14	21	35	0	7	14	21	35
血浆 pH	7.0	6.79	6.73	6.71		7.2	7.0	6.89	6.84		7.60				6.98
红细胞存活率(%)	100	98	85	70		100	98	85	80		100				79
ATP(%)						100	96	83			100				57
2,3-DPG	100	60	23	10		100	99	80	44		100				5.0
血浆 Na⁺ (mmol/L)	172	158	150	146		175	163	155	152						
血浆 K⁺ (mmol/L)	10.0	20.0	29.0	35.0		3.9	11.9	17.2	21.0		4.20				27.3
血浆 FHb(mg/L)	100	220	350	530		17	78	125	191		82				461

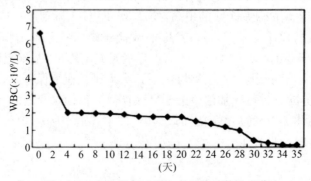

图1-7 全血保存过程中白细胞计数的变化

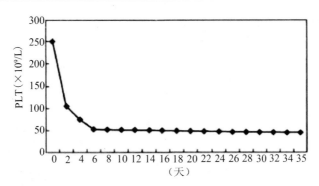

图1-8 全血保存过程中血小板的变化

全血保存时,其中各种成分的变化说明"全血不全",即全血中各种成分包括红细胞在内的各种成分的生物活性、生理功能随保存时间的延长,均有不同程度地衰减,起不到它们在循环中的生理作用。因此,国内外均把全血作为制备血液成分的原料,将全血及时分离制备成各种血液成分。

二、红细胞的制备和保存

血液成分制备的原则是采用手工或血细胞分离机方法将全血中各种血液成分制备成体积小、浓度高、纯度好的统一规格的有效治疗成分。

无论是手工法还是血细胞分离机方法,血液成分制备的原理多利用离心、过滤、磁材料等物理的方法来分离,最常应用的是利用各种血液成分相对密度的差异,通过离心分层而得到浓度、纯度较高的单一成分。血液成分的相对密度分别是:血小板1.030~1.060,淋巴细胞1.050~1.078,粒细胞1.080~1.095,红细胞1.090~1.111,血浆1.025~1.030。采用全自动血细胞分离机单采某种血液成分可得到比手工法纯度更高、剂量更大的单一成分。

手工法制备血液细胞成分最常用的是使用多联塑料血袋和大容量低温离心机来完成的。

多联塑料采血袋(图1-9)是用于血液成分制备的原料全血采集的容器,也是各种血液成分制备的容器。它的使用经历了几十年的发展过程。常用的采血袋有二联袋、三联袋和四联袋等。

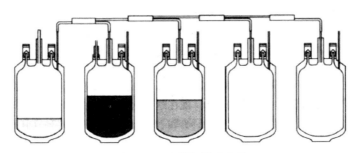

图1-9 多联塑料采血袋

由于多联塑料采血袋在设计上做到了多个塑料单袋相连成密闭无菌系统,包括有采集全血的首袋、有添加液(additive solution)的子袋及1~2个空的卫星袋。在首袋使用的多是保养液,既能抗凝又有利于红细胞的保存。在成分分离制备过程中,大部分保养液随血浆分离而去,不利于红细胞的保存,为了克服这一问题,在采血多联袋中有一红细胞添加液联袋。制备血液成分时,将全血在采集到多联袋系统的首袋(含保养液的袋子)后,通过控制离心可将全血分成不同的层面:血浆在最上层,呈浅黄色;红细胞在最下层,呈红色;白细胞(含粒细胞、淋巴细胞等)为一灰白色的膜层(简称白膜层),悬浮在红细胞上层;在白膜层之上和血浆下层(下部分)为血小板层。基于不同的离心力,血小板分层可不同,同时不易观察,血小板常处在血浆层内。利用挤压的方法,将它们一一分到与首袋密闭相连的其他袋子中,再根据制备需要进一步离心制备得到较纯的单一成分。

血液成分制备时需要将多联袋装在设定的离心机中并在一定的条件下,进行离心,然后采用挤压等方法制备出各种血液成分。一般需采用大容量低温离心机,离心机半径、离心转速、离心时间、离心温度、离心加速强度及离心刹车强度等均影响血液成分的分离效果。

离心力(RCF)计算公式为:

$$RCF(\times g)=28.38\times R\times (rpm/1000)^2$$

RCF 为相对离心力(×g);R 代表离心半径(英寸,inches),1 英寸=2.54cm;rpm 代表每分钟转速。

或根据以下简单公式:

$$RCF=0.0000118\times RN^2$$

RCF 为相对离心力(×g);R 代表离心半径(cm);N 代表每分钟转速(rpm)。

血液成分手工制备和保存还需要其他设备,包括:速冻冰箱−50℃、−20℃以下低温冰箱、高频热合机、血小板保存箱(22±2)℃、冷沉淀融化箱、4℃恒温水浴制备冷沉淀装备、净化台(100 级,开放采血袋使用,多联袋可不需要净化台)、分离支架或分浆夹或全自动成分分离器、托盘天平(精确度为 1g)或自动电子平衡称、电子秤及无菌接口机,以及各种塑料血袋和止血钳、离心用平衡物等。

血液成分手工制备一般应注意的事项为:

①收集已采全血的多联袋,在进行血液细胞成分制备前,应检查采血袋的热合部位是否漏血,各种标签是否齐全等。

②检查离心桶内壁是否光滑,有无遗留的硬物、尖锐物,如采血袋上封闭管路的硬塑卡子等。

③根据制备各种血液成分的要求,按不同规格型号的离心机,经实验摸索,设定不同转速、时间、温度进行离心。最高离心力不能超过 5000×g。

④将多联袋规整地放入离心桶(最好先将离心桶置于离心套杯中)内,用平衡物平衡血袋。将平衡后盛有血袋离心桶(杯)对称放入离心机内。必须将所有的平衡物和多联袋上的连接塑料管盘放入离心桶中,防止因塑料管路缠绕而造成的损坏。

⑤开动离心机前,如配有稳压器应先开稳压器,再开动离心机,提前使温度达到设定温度。根据不同的分离要求设定时间、转速、升降速率等。

⑥开动离心机后,注意转速变化,观察有无异常噪声、气味、振动等。在未达到预定转速之前不要离开离心机。待离心机停稳后,打开离心机盖和防护盖,轻轻取出离心桶(杯),注意机器停止转动之前不得打开离心机盖(现在绝大部分离心机均有自动防护锁)。

⑦血液经离心后轻轻取出,进行外观检查。观察离心后血袋、塑料管有无渗漏,离心桶中有无血痕,如有破损应查找渗漏点。凡当血袋破漏者,血液应报废处理,并对离心桶进行有效的消毒处理。

⑧应观察离心后各种血液成分的分层情况,若血液成分分层不清,血脂严重,以及血细胞

比容太低等不合格者,应重新离心或不再用于成分制备。

⑨每天工作结束前必须擦拭离心机内部,晾干离心仓,并清洁整理台面、地面。

红细胞是血液的主要成分之一,占全血总量的40%以上。由于全血的缺点,绝大多数临床输血不再使用全血,临床输血以输注红细胞制剂为主,比例可达98%以上,而且多数使用已滤除白细胞的悬浮红细胞制剂。红细胞制剂常见有浓缩红细胞、悬浮红细胞、去白细胞红细胞、洗涤红细胞、冰冻红细胞、年轻红细胞、辐照红细胞等。国外近年来开展单采红细胞制剂(如在美国,可从一个献血者单采2单位红细胞,或1单位红细胞和1单位血浆),我国部分单位有开展。

下面分别介绍常见的红细胞制剂的制备和保存等。

一、浓缩红细胞

浓缩红细胞(concentrated red blood cells,CRBC)也称为压积红细胞或少浆全血,是将采集的全血中大部分血浆在全封闭的条件下分离后剩余的部分所制成的红细胞成分血。浓缩红细胞可以在全血有效保存期内任何时间分离出部分血浆制备而成。一般推荐用二联塑料采血袋采集的全血制备浓缩红细胞。

(一)制备方法

1.用二联袋(装有保养液的主袋和一空转移袋)采集200mL或400mL全血于主袋内。

2.将二联袋在2～6℃低温离心机内离心,离心力3400×g,离心8分钟,沉淀红细胞。

3.轻轻取出离心后的全血,在低温操作台上用分浆夹将大部分血浆分入空的转移袋内。

4.用高频热合机切断塑料袋间的连接管,制备成浓缩红细胞制剂。

(二)浓缩红细胞的保存

浓缩红细胞含有全血中全部红细胞、白细胞、大部分血小板和少量血浆,具有补充红细胞的作用。浓缩红细胞制剂的保存与全血相同,温度为2～6℃,保存期与全血相同。含ACD－B、CPD保养液的浓缩红细胞保存期为21天,含CPDA－1保养液的浓缩红细胞保存期为35天。

二、悬浮红细胞

悬浮红细胞(suspended red blood cells,SRBC)又称添加剂红细胞(red blood cells in additive solution),将全血中的大部分(90%)血浆在全封闭的条件下分离后并向其中加入红细胞添加液制成的红细胞成分血。悬浮红细胞是目前国内临床应用最广泛的一种红细胞制剂,适用于大多数需要补充红细胞提高携氧能力的患者。一般采用三联袋方法制备悬浮红细胞。

(一)制备方法

采集血液的容器为塑料袋,我国每次采血1U(200mL全血)、1.5U(300mL全血)或2U(400mL全血)。三联袋一般主袋内含有抗凝剂柠檬酸盐－葡萄糖(ACD)或柠檬酸盐－磷酸盐－葡萄糖(CPD),红细胞保存液袋和空袋。

将全血采集于三联袋的主袋内,在适宜条件下暂存和运输后送达成分血液制备间。制备时先将全血与抗凝剂充分混合后,在一定时间内(如需制备新鲜冰冻血浆,则应在6小时内)分离制备。具体方法为:

1.用带有红细胞保存液(如MAP)的三联袋(或四联袋)采集全血。将装有全血的三联袋在大容量冷冻离心机内离心,温度 2~6℃,离心力 3400×g,离心时间为 7 分钟。

2.轻轻取出离心后的血袋悬挂于分离支架上或放入压浆板内,折断管道内塑料卡子,将上层不含血细胞的血浆分入空的转移袋内,注意不能有红细胞混入,用塑料卡子将血浆袋封闭。

3.将与红细胞保存液相连的管道上的塑料卡子折断(或打开),把末袋中的保存液加入主袋红细胞内,使红细胞与保存液充分混匀。

4.用高频热合机切断塑料袋间的连接管,封闭红细胞悬液袋上的所有管道,制成悬浮红细胞。

(二)保存

悬浮红细胞制剂是含有全血中全部的红细胞、一定量白细胞、血小板、极少量血浆和保养液的混悬液。红细胞添加液种类较多(表 1-6),如 MAP(甘露醇-腺嘌呤-磷酸盐)、SAGM(生理盐水-腺嘌呤-葡萄糖-甘露醇)、CPDA-1、AS-1、AB-3、AS-5 等。一般保存在(4±2)℃,含 CPDA-1、MAP、SAGM 保养液的红细胞保存期为 35 天;含 AS-1、AS-3、AS-5 保养液的红细胞为 42 天。

表 1-6 几种常见的红细胞添加液配方

单位:mg/100mL

	MAP	AS-1	AS-3	AS-5
葡萄糖	793	2200	1100	900
腺嘌呤	14	27	30	30
磷酸二氢钠	94	0	276	0
甘露醇	1457	750	0	525
氯化钠	497	900	410	877
柠檬酸钠	150	0	588	0
柠檬酸	20	0	42	0

SAG 由 NaCl-腺嘌呤-葡萄糖组成;在 SAG 保存液中加入甘露醇作抗溶血剂,即形成了 SAGM 保存液;在 SAGM 保存液中加入少量磷酸盐,即形成 MAP 保养液

红细胞在保存过程中仍会受到损伤,一些生理生化指标会发生改变(表 1-7)。

表 1-7 悬浮红细胞保存过程中常见生理生化指标的变化

项目	保存天数				
	CPD-1		AS-1	AS-3	AS-3
	0	35	42	42	42
血浆 pH	7.55	6.71	6.6	6.5	6.5
红细胞存活率(%)	100	71	76	84	80
ATP(%)	100	45	60	59	68.5
2,3-DPG(%)	100	<10	<5	<10	<5
血浆 K^+(mmol/L)	5.1	78.50	50	46	45.6
血浆 FHb(mg/L)	78	658.0		386	

(三)去白细胞红细胞

去白细胞红细胞(leukocyte-reduced red blood cells)分为两种,浓缩去白细胞红细胞和

悬浮去白细胞红细胞。浓缩去白细胞红细胞（concentrated leukocyte－reduced red blood cells,CLRBC）与悬浮去白细胞红细胞（suspended leukocyte－reduced red blood cells,SLR-BC）的制备有两种方法：方法一是对采集的全血进行过滤，后再按浓缩红细胞、悬浮红细胞制备方法制备的；方法二是对浓缩红细胞、悬浮红细胞进行过滤所得。大多数患者因输血、妊娠、移植等，体内产生白细胞抗体，这些抗体大部分属于人类白细胞抗原（HLA）系统的同种抗体，当再次输入全血或其他含有白细胞的血液成分时，极有可能产生免疫性发热输血反应。有反复输血史和妊娠史的患者，再次输血时，有的会出现严重的发热性非溶血性输血反应（FNHTR）。各种血液成分中均含有的一定数量的白细胞（表1－8），因此去除全血或成分血制剂中的白细胞可减少发生输血不良反应的风险。一般认为去除后的白细胞低于每袋5×10^8，可避免因白细胞抗体所致的FNHTR，白细胞降至每袋5×10^6可以预防HLA抗体所致的同种免疫和与白细胞携带病毒有关疾病的传播（表1－9）。

表1－8　血液制剂中的白细胞数量

血液及其成分种类	剂量（单位）	白细胞含量
全血	1	10^9
悬浮红细胞	1	10^8
洗涤红细胞	1	10^7
冰冻、融解、去甘油红细胞	1	$10^6\sim10^7$
去白细胞红细胞	1	$<5\times10^6$
浓缩血小板	1	10^7
单采血小板	1	$10^6\sim10^8$
去白细胞单采血小板	1	$<5\times10^6$
新鲜冰冻血浆（融化后）	1	$0.6\times10^6\sim1.5\times10^7$

表1－9　血液制剂中白细胞数量与输血副作用的相关性

白细胞数量	作用细胞	副作用
$\geqslant10^9$	粒细胞、单核细胞	FNHTR
$\geqslant10^7$	单核细胞、B淋巴细胞	HLA免疫反应
$\geqslant10^8$	CD4$^+$	HTLV－Ⅰ感染
$\geqslant10^7$	淋巴细胞、粒细胞、单核细胞	CMV感染
$\geqslant10^7$	CD4$^+$,CD8$^+$	TA－GVHD

1.制备方法　去除白细胞的方法很多，其效果依据方法不同而异，过滤法因滤除效果好，简单易行，适宜规模化开展，在血液成分分离制备中得到广泛采用。

血液过滤器有近几十年的发展历史，经历了三代的发展。滤器按其使用分两种：一种可供血站使用；另一种供医院患者床边使用。前者为在线式白细胞过滤系统，在采集全血后即可对其过滤处理，减少了因保存过程中白细胞破坏以及炎症因子产生、释放所带来的输血不良反应发生的风险。后者因过滤时间的关系，其效果仍存在缺陷，一般不建议在医院进行操作。白细胞滤器的操作步骤按生产厂家的要求和使用说明进行，将全血或悬浮、浓缩红细胞经去白细胞滤器过滤即制成相应的去白细胞全血和去白细胞红细胞制剂。

现以血站型白细胞过滤器为例介绍过滤器的使用步骤（实际操作时应严格按照生产厂家

的操作说明书进行,并注意使用时间和温度)。

(1)使用含白细胞滤器的采血多联袋采集全血。

(2)打开去白细胞滤器前血袋导管夹,悬挂全血袋,血液的在自身重力作用下,以(5~50)mL/min 流速自动流入白细胞过滤器下端血袋中。

(3)血液过滤完后,关上血袋夹。

(4)打开旁路夹和血袋夹,将下端血袋中的空气排出。

(5)用高频热合机在滤器下方热合血袋导管并离断。

2. 保存　目前采用过滤法的白细胞滤器多为第三代产品,减除白细胞可达 99%,一般可使白细胞降低至每袋 $1.0 \times 10^6 \sim 1.0 \times 10^5$,红细胞回收率大于 90%,血小板回收率大于 85%。

悬浮去白细胞的红细胞制剂应保存在 2~6℃,含 CPDA-1、MAP、SAGM 保养液的红细胞保存期为 35 天;含 AS-1、AS-3、AS-5 保养液的红细胞为 42 天。

浓缩去白细胞红细胞制剂应保存在 2~6℃,含 ACD-B、CPD 保养液的红细胞保存期为 21 天,含 CPDA-1 保养液的红细胞保存期为 35 天。

(四)洗涤红细胞

洗涤红细胞(washed red blood cells,WRBC)是在无菌条件下,将保存期内浓缩红细胞或悬浮红细胞等制剂用生理盐水洗涤,去除绝大部分非红细胞成分,并将红细胞悬浮在生理盐水中即为洗涤红细胞。一般用生理盐水反复洗涤,可以降低白细胞和血小板,去除血浆蛋白的良好方法。制备洗涤红细胞时的血浆清除率应≥98%,白细胞清除率应≥80%,红细胞回收率应≥70%。

1. 制备方法

(1)封闭盐水联袋式洗涤法(手工法):用三联生理盐水袋或四联生理盐水袋洗涤红细胞时,使用无菌接口机连接红细胞袋和生理盐水袋。

四联袋洗涤红细胞:四联袋为 4 个容积为 300mL(或 350mL)的单袋,用塑料管道相连的密闭系统。每袋内装有 100~150mL 注射用生理盐水,各袋之间用导管夹夹住,彼此不相通。

1)将连接管与红细胞袋相连,使首袋内的盐水缓慢流入红细胞袋内,边加盐水边混匀,后将中间塑料管用导管夹夹住。

2)将 5 个袋子按要求放入离心机内离心。

3)离心后将血袋轻轻取出,悬挂于支架上或放入分浆夹中,把上清液和白膜层分入转移袋中(废液袋),热合并切断相连接的导管,弃去废液袋。

4)依次反复洗涤红细胞至少 3 次。

5)最后一次挤出上清液及残余白膜后注入生理盐水制成洗涤红细胞。

(2)机器洗涤法:自动细胞洗涤机所采用全封闭系统,具有安全性好,洗涤时间短、洗涤质量高等优点。选择适用于血细胞洗涤设备所规定的储存期以内的红细胞制剂,按照细胞洗涤设备操作说明书进行洗涤制备。

2. 保存　手工洗涤红细胞可以除去红细胞制剂中 80%~90% 的白细胞和 99% 以上的血浆蛋白;使用机器洗涤后的红细胞制剂中,白细胞可减至 5×10^9/L 以下,几乎不含有任何血浆蛋白。

由于洗涤方法和条件不同,对洗涤红细胞的保存也不相同。国内规定,洗涤红细胞制剂的保存温度为 4～6℃，自制备好后尽早输注，最好在 6 小时内输用，一般不超过 24 小时。

（五）冰冻红细胞

冰冻红细胞（frozen red blood cells，FRBC）又称为冰冻解冻去甘油红细胞（frozen thawed deglycerolized red blood cells，FTDRBC），是采用甘油作为冰冻保护剂深低温保存，根据需要再进行解冻、洗涤去甘油处理的红细胞制剂。冰冻红细胞是长期保存红细胞的一种理想方法。

1.制备方法　目前常用的主要有两种方法：高浓度甘油慢冻法和低浓度甘油超速冷冻法。两种方法都是以浓缩红细胞为材料。

（1）高浓度甘油慢冻法：甘油的最终浓度 40%，红细胞冰冻及保存温度为 −70～−86℃。因输注前洗脱甘油的方法不同，可分为盐水洗涤法和糖浆洗涤法。

1）盐水洗涤法

①甘油化：按全血采集方法采集全血 200mL，按浓缩红细胞的制备方法制备浓缩红细胞 100mL，并在无菌条件下，将其转移至专用的三联袋，先按 10mL/min 的速度加入复方甘油溶液 100mL，后再按 20mL/min 加入复方甘油溶液 60mL，整个过程中一定要加甘油充分振荡混匀，甘油加入好后在室温中静置平衡 30 分钟，后置于 −80℃深低温冰箱冻存。

②解冻：冰冻红细胞解冻器具：40℃水浴箱、无菌空袋、9%NaCl 1 袋、706 代血浆 1 瓶、生理盐水 2～3 袋、分浆夹、不锈钢支架、挂钩、无菌接口机。

于输注前将贮存的冰冻红细胞从深低温冰箱取出，放入 37～40℃恒温水浴中缓慢摇动，融化到全部解冻。

③按 1740×g，4℃离心已融解的冰冻红细胞 12 分钟，挤出上清液。

④洗涤脱甘油：先加 9%NaCl 80mL，速度 10mL/min，同时振摇，加完后平衡 5 分钟，以同前速度再加 706 代血浆 100mL，4℃，1740×g 离心 7 分钟，去上清液；加入 706 代血浆 100mL，再加 0.9%NaCl 150～200mL，3400×g 离心 9 分钟，去上清液；加入 0.9%NaCl 150～200mL 混匀红细胞，3400×g 离心 9 分钟去上清液；最后快速加入 0.9%NaCl 100mL 混匀制成红细胞悬液供临床输注。同时留供配血用的标本约 3mL。

2）糖液洗涤法：又名团聚法，原理为存在于血浆中的 γ−球蛋白与红细胞膜上的脂蛋白在 pH5.2～6.1 时量可逆性结合，当加入非电解质的蔗糖时，如果糖、葡萄糖、蔗糖等由于离子强度减小，离子间引力减小，与脂蛋白结合的球蛋白之间又可结合，使红细胞聚集成团块。当加入电解质如生理盐水等时，离子间引力增加，可使球蛋白之间的结合断开，或当升高 pH，也可使 γ−球蛋白与红细胞膜上的脂蛋白之间的结合断开，所以红细胞又呈悬浮状态。

①甘油化：向 200mL 全血分离后余下的 100～120mL 红细胞中缓慢加入等容积的甘油化试剂，大约 10 分钟，并不断摇荡混匀，室温静置平衡 30 分钟后放入 −80℃低温冰箱保存。

②解冻：同盐水洗涤法。

③洗涤脱甘油：边搅拌边加入与甘油化红细胞等体积的 50% 的葡萄糖，再加入蔗糖溶液，等待红细胞聚集沉淀后去除上清液。再用 10% 蔗糖溶液 500mL 反复洗涤 2 次，除上清液。加入生理盐水混匀，离心去除上清液，再加入生理盐水 100mL 制成细胞悬液。

（2）低浓度甘油超速冷冻法：美国纽约血液中心 Rowe 首先建立。浓缩红细胞加入等体积 28% 甘油化溶液，快速 1.5～2.0 分钟冷冻并保存在 −196℃液氮中。输注前从液氮中取出，立即在 45℃水浴中振荡快速解冻，利用细胞分离机或标准离心机分次洗涤，加 16% 甘露醇生理盐水 300～350mL 离心去上清液,加 0.9%NaCl 或 0.2%葡萄糖的生理盐水 1000～2000mL 离心去上清液。加等体积的 0.9%NaCl 或 0.2%葡萄糖的生理盐水悬浮。

2.保存　冰冻红细胞最大优点是可以长期保存,高浓度甘油冷冻的红细胞可以保存 3年;低浓度甘油超速冷冻的红细胞可以保存 10 年以上。高浓度甘油冷冻的红细胞在－80℃保存,超低温冰箱即可保存,广为人们所接受。

一般冰冻红细胞洗涤后在 2～6℃保存,24 小时内输注。

（六）年轻红细胞

年轻红细胞(young red blood cells,YRBC)是一种具有较多的网织红细胞、酶活性相对较高、平均细胞年龄较小的红细胞成分。年轻红细胞的存活期明显长于成熟红细胞,半存活期为 44.9 天,而成熟红细胞仅为 29 天。因年轻红细胞,输入患者体内可相对延长存活期,所以对长期依赖输血的贫血患者、重型珠蛋白生成障碍性贫血患者疗效较好。国外大多采用血液细胞分离机制备。

1.制备方法

（1）离心、特制挤压板法:采集全血 400mL 于三联袋主袋内,离心力可选择 1670×g、1960×g、2280×g 分别离心 5 分钟。将离心后的主袋放入特制挤压板上,先分出上层血浆(含血小板、白细胞),再分离红细胞袋上层约 100g 的红细胞至收集袋,即可获得 2U 年轻红细胞。

（2）离心分离钳法:采集全血 400mL,4℃ 2900×g 离心 10 分钟,去除上层 200mL 血浆,其余部分血浆与红细胞充分混匀,移入无菌空袋,置于离心桶内以 4℃ 3500×g 离心 30 分钟。用分离钳将红细胞上层 45% 和底部 55% 分开,将上部的红细胞与白膜层和部分血浆混匀,移入另一无菌空袋即为 2U 年轻红细胞,余下为年老红细胞 1 单位;将 100mL 保存液分别移入年轻红细胞和年老红细胞各 50mL。

（3）血细胞分离机法:用 Aminco 和 IBM 2997 型连续流动血细胞分离机制备,把浓缩红细胞引入分离机的加工袋中,生理盐水洗涤 2 次,再收集最先流出的红细胞,收集量为原来的一半,即为年轻红细胞。

（4）血细胞分离机采集法:应用血液细胞分离机的年轻红细胞采集程序,对献血者进行年轻红细胞采集。

2.保存　年轻红细胞制剂的保存与全血相同,温度为 2～6℃。含 ACD－B、CPD 保养液的年轻红细胞保存期为 21 天,含 CPDA－1 保养液的年轻红细胞保存期为 35 天。

（七）辐照红细胞

辐照红细胞(irradiated red blood cells,IRBC)是用射线照射灭活活性淋巴细胞的红细胞制剂,用来预防 TA－GVHD 的发生。

血液成分制剂中能引发输血相关性移植物抗宿主病(transfusion－associated graft versus host disease,TA－GVHD)的主要成分是白细胞群,特别是淋巴细胞群。绝大部分红细胞血液成分中都含有足够量的能使易感受血者发生 GVHD 的淋巴细胞。患者出现 GVHD 有 3 个先决条件:①受体与供体之间组织相容性不同。②移植物(所输注的血液成分)中存在免疫活性细胞。③宿主无法清除这些免疫活性细胞。

采用辐照血液的方法则可灭活血液制剂中的活性淋巴细胞,达到预防 TA－GVHD 的目的。常用 γ 射线辐照红细胞等血液成分。红细胞制剂经 γ 射线照射后,淋巴细胞则完全失去活性或死亡。辐照后的红细胞并没有放射活性,因此对受体无任何放射损伤作用。国外应用

γ射线照射血液日益增多,有的国家应用率已高达95%。

1. 辐照红细胞的制备　血液制剂的辐照剂量是以其对被照射物质的吸收剂量来计算,吸收剂量取决于照射量。血液制剂的最佳辐照剂量是完全消除供血者淋巴细胞的有丝分裂能力而不破坏其他血液细胞功能。

1993年,美国FDA把照射中心的靶剂量定为25Gy,其他部位的剂量不得低于15Gy。欧洲学术委员会制定的照射剂量范围是25～40Gy,英国规定的剂量范围是25～50Gy。我国要求的照射剂量为25～35Gy。

实际操作时应按照不同厂家提供辐照仪说明书要求进行。每次进行血液辐照处理时,应放置辐照剂量测试条,以观察辐照剂量是否达标,如剂量不达标,成分应按未辐照成分供临床使用,但保存期同经辐照的成分。

2. 保存　美国FDA规定红细胞辐照后保存不超过28天,最好尽快输注,输后体内恢复率应＞75%;红细胞制剂保存的总时间不能超过未辐照的红细胞制剂保存时间。欧洲会议则推荐红细胞的辐照应在采血后14天内进行,并且辐照后红细胞的保存时间应在辐照后14天内。我国还未修订血液制剂制备与保存标准,可参照国外标准执行。通常情况下,血液辐照后宜尽快使用,不宜长时间贮存。

红细胞悬液经辐照后,对红细胞的功能有一定影响,随时间延长,红细胞2,3-DPG、ATP、pH的变化不大,但K^+含量在一周内迅速升高。

三、血小板的制备和保存

血小板是血液有形成分中相对密度最小的,密度约为1.040,用离心法可以从全血中分离血小板。目前血小板制剂的制备方法有两种:一种是手工法,制备出的血小板为浓缩血小板制剂,并可进行多人份汇集保存和输注;另一种方法是用血细胞分离机从单一献血者体内进行直接采集,制备的血小板称为单采血小板,可从单一献血者采集1或2个成人治疗剂量的血小板。美国规定一个治疗剂量为$\geqslant 3.0 \times 10^{11}$,我国规定一个治疗单位(剂量)为$\geqslant 2.5 \times 10^{11}$。血小板均可进行进一步处理,以获得更为高质量和安全的血小板制剂,如去除白细胞、辐照等处理,可得到相应的血小板制剂。

(一)浓缩血小板

浓缩血小板(platelet concentrates,PC)制剂是将室温保存的多联袋内的全血,于采血后在一定时间内(通常6小时内)在20～24℃的全封闭条件下将血小板分离出来并悬浮在血浆内所制成的成分血,已有研究表明,全血采集后室温20～24℃放置后再制备血小板,可得到更高产率。制备浓缩血小板有三种模式:一种为富血小板血浆法(platelet-rich plasma,PRP),新鲜采集的全血于4～6小时内分离PRP,再进一步分离为PC。另一种为白膜法,从白膜中经第二次离心后提取血小板。美国多采用PRP法,欧洲则多用白膜法。在我国则两种方法均有采用。第三种方法为机分法,采集全血后,用专业血细胞分离器分离浓缩血小板。

1. 浓缩血小板的制备

(1)白膜法

1)全血采集于四联袋内。

2)将400mL全血放入离心机内,20～24℃ 3100×g离心10分钟。

3)血液离心后,分出上层血浆,留下约20～30mL血浆,然后将剩余血浆连同白膜层及白膜层下 1.5cm 的红细胞(约 60mL)挤入第 3 袋。

4)热合封闭并切断连接主袋与第 2 袋之间的塑料管。

5)将第 3、4 袋置 20~24℃ 280×g 离心 6 分钟。

6)第 3 袋上层悬液挤入第 4 袋即为血小板浓缩液。

(2)PRP 法

1)用三联袋或四联袋采集全血于主袋内。

2)全血采集 4~6 小时内,20~24℃ 1100×g 离心 7 分钟或 700×g 离心 10 分钟,使红细胞、白细胞基本下沉,大部分血小板因比重较轻而保留于血浆中为 PRP 层,约可获得全血中 70%以上的血小板。

3)将上层 PRP 分入转移空袋内。

4)热合机热合切断主袋与末袋之间的连接塑料管。

5)把装有 PRP 的次空袋协同另一转移袋重度离心,20~24℃ 3400×g 离心 10 分钟。

6)分离上层少血小板血浆进入转移袋内。留下 40~60mL 血浆即为制备的浓缩血小板,约可获得全血中 60%以上的血小板。

7)在 20~24℃ 静置 1~2 小时,使血小板自然解聚重新悬浮形成悬液,置 20~24℃ 血小板振荡器中保存。

(3)机分法

1)将全血采集于四联袋主袋内。

2)将 400mL 全血放入离心机后,20~24℃ 2100×g 离心 14 分钟。

3)开启血细胞分离机的电脑,启动分离血小板的程序,按仪器操作说明进行。

4)分离结束后,设备自动热合,同时取下富有血小板层挤入 2 号转移袋进行第二次离心,20~24℃ 280×g 离心 10 分钟。

5)将第二次离心后的血袋置于悬挂架上,进行分离,取下分离好的血小板,热合称重,一般约 80~90mL。

2.浓缩血小板的保存

PC 可在 20~24℃ 振荡条件下保存 1~5 天,保存天数依据所使用的血小板专用保存袋而定。

常采用多人份汇集浓缩血小板并进行白细胞过滤的方式,汇集后 PC 的保存期在美国规定为 4 小时,欧洲为 6 小时。我国虽未有明确规定,但汇集的多人份 PC 仍应尽早使用,保存不得超过 6 小时。

PC 的质量还与保存介质有一定关系,通常情况下,制备 PC 采用献血者本身血浆作为保存介质,国外开发出合成的无机盐溶液作为血小板添加液(platelet additive solutions,PASs),一方面可以替代 PC 中 2/3 的血浆,减少输注血浆蛋白所导致的输血不良反应,延长血小板的保存时间,另一方面可为病毒灭活技术提供更好的处理平台(几种常见的 PASs 配方见表 1—10)。PASs 于 1980 年首先开发出来,随后逐渐进行改进。使用 PASs 对血小板保存质量和患者输注均有益。PASs 配方使用名称各异,有人建议进行统一命名(PASs 分类及其组分见表 1—11)。绝大多数 PASs 使用醋酸作为血小板的营养剂,血小板在保存期间氧化代谢过程中会产生碳酸氢盐,因此,醋酸可起到缓冲作用。有些 PASs 使用葡萄糖,则可能由于代谢过程产生乳酸对保存浓缩血小板的 pH 维持起到不利影响。还有些配方加入其他缓冲物质,如磷酸盐,维持中性 pH 的作用。研究发现,镁和钾离子对血小板活化起抑制作用。相对于血浆介质,缺少镁和钾离子的 PASs 对 PC 的保存时间明显缩短,加入这两种离子后,浓缩血小板的保存时间与血浆介质相似或甚至更长。Thrombosol(TS)是一种抑制血小板活化的第二信使调节剂混合物,包含阿米洛利、硝普钠和腺苷,可以延长血小板保存期。目前,采用 PASs 可以替代 70% 的血浆,进一步的研究需寻找更好的配方、减少血浆比例,有利于病原体灭活,延长保存时间,同时还需进行大量的临床应用评估。国外已有商品化的手工血小板制备耗材(如美国 Pall 公司的 Acrodose™ Systems),包括进行白细胞去除和核黄素/光化学法病毒灭活处理,使临床血小板制剂的使用更为安全、有效。国内还未有成功上市的 PASs及其病毒灭活处理系统。

表 1-10　几种常见的血小板添加液组成

单位:mmol/L

组成成分	PAS-2	PAS-3	Plasmalyte A
氯化钠	115.5	77.0	99.0
氯化钾			5.0
氯化镁			3.0
柠檬酸钠	10.0	12.3	
磷酸钠		28.0	
醋酸钠	30.0	42.0	27.0
葡萄糖酸钠			23.0

表 1-11　PASS 分类及其组分

分类	柠檬酸	磷酸	醋酸	Mg^{2+}	K^+	葡萄糖酸盐	葡萄糖	其他名称(商品或文献命名)
PAS								
PAS-A	√	√			√			PAS(1)
PAS-B	√		√					PAS-Ⅱ,PAS-2,T-Sol,SSP
PAS-C	√	√	√					PAS-Ⅲ,PAS-3,Intersol
PAS-D	√		√	√		√		Composol PS
PAS-E	√	√	√	√				PAS-ⅢM,SSP+
PAS-G	√	√	√	√			√	

　　血小板的保存方式还有 4℃ 低温保存和冰冻保存等,但这些方式迄今还未正式得到我国卫生行政部门的批准,应用有限。

　　(二)单采血小板

　　使用血细胞分离机采集献血者的血小板所制成的血小板制剂,称之为单采血小板制剂。由于单采血小板是从单一个体用全自动血细胞分离机采集而来,通常又称为机采血小板。单采血小板制剂具有纯度高、质量好等优点,可以从单个献血者体内采集 1 个或 2 个成人治疗剂量的血小板(≥$2.5×10^{11}$ 血小板),且白细胞残留量低。

　　1.单采血小板对献血者的要求　　献血者除符合捐献全血的健康要求外,还需符合以下要求:

　　(1)采前血小板计数在 $(150\sim450)×10^9$/L,血细胞比容>0.36。血小板计数达到≥250

$\times 10^9$/L 时,体重＞60kg,可以进行采集 2 个血小板治疗剂量(≥5.0×10^{11} 血小板)。单采血小板后,献血者的血小板仍应≥100×10^9/L。

(2)单采血小板采集过程需要持续 1～1.5 小时,要求献血者静脉必须充盈良好。

(3)献血前 1 天最好多饮水,当日必须吃早餐,宜清淡饮食,如稀饭、馒头。

(4)要求献血者在献血前 1 周不得服用阿司匹林、吲哚美辛(消炎痛)、保泰松、布洛芬、维生素 E、双嘧达莫(潘生丁)、氨茶碱、青霉素及抗过敏类药物。

(5)单采血小板献血间隔时间为不少于 2 周,一年不超过 24 次,因特殊配型需要,经医生批准,最短间隔时间不少于 1 周;单采血小板后与全血献血间隔时间不少于 4 周;全血献血后与单采血小板献血间隔不少于 3 个月。

2.采集血小板 血细胞分离机通常分为两类:连续性单采和非连续性单采。连续性血细胞分离机以美国汾沃(Fenwal)为代表的 CS3000Plus、Amicus、Cobe 公司的 Spectra、Trama 和费森尤斯的 Com. tec 等,用机器采集出献血者血液,通过离心分离出需要的成分,并将不需要的部分回输给献血者,整个过程连续不断进行,机器与献血者之间有两条管道相通,一根为采血管路,另一根为血液回输管路。非连续性血细胞分离机以美国血液技术公司(Haemon-etics)的 MCS 和 PCS Plus 等为代表,用机器先采集出全血后,通过离心分离出需要的血液成分,再将不需要的成分回输给献血者。机器上只需要一根管道与献血者相连,既用于血液采集,又用于血液回输,不同型号的血细胞分离机,具有不同的操作程序,具体应根据仪器厂商的操作说明进行,严格执行各型血细胞分离机的使用规程,选择血小板采集程序并设定相应的参数。采集完成后,取出产品轻轻摇动 3～5 分钟,静置 1 小时使血小板解聚并混匀,贴好标签,放入血小板保存箱保存。美国规定 1 个治疗剂量的单采血小板计数应≥3.0×10^{11}。我国规定单采血小板计数应达到≥2.5×10^{11}/袋,白细胞混入量≤5.0×10^8/袋,红细胞混入量≤8.0×10^9/袋。

3.单采血小板的保存 保养液为 ACD－A 及经开放和(或)采用普通血袋的单采血小板(125～200mL)保存期为 24 小时;未经开放处理并采用血小板专用保存袋的单采血小板(250～500mL)保存期可达 5～7 天。

血小板的保存方式还有低温保存、血小板添加剂和冰冻保存等,但这些方式国内还未得到许可应用,国外有许可应用的。

(三)辐照血小板

辐照对血液成分有一定影响。血小板辐照处理采用的辐照剂量与辐照红细胞一致。无论是手工分离制备的浓缩血小板制剂,还是单采血小板制剂,经辐照后,血小板计数、pH、聚集功能、ATP 释放功能、低渗休克反应等指标均无显著差异;IL－1β、IL－6、IL－8 和 TNF－α 等细胞因子水平会降低。辐照对血小板功能的影响很小,允许血小板可在有效保存期内任何时间以 25～35Gy 以下剂量辐照。血小板辐照后宜尽快使用。

四、血浆的制备和保存

血浆是指抗凝全血经离心去除细胞有形成分后的淡黄色液体,含有水、电解质、激素、蛋白质、凝血因子等(表 1－12)。临床所用的血浆可由单采或经全血制备其他成分如 RBC 和 PC 时分离出来。目前国内常用的血浆制剂,根据制备方法、来源、凝血因子含量等的不同分为两类:新鲜冰冻血浆和普通冰冻血浆,进一步处理加工后,可制备成病毒灭活血浆、去冷沉淀凝血因子血浆等。

表1－12　人体血浆中的蛋白组分

主要蛋白	分子量(Da)	含量(mg/L)
白蛋白	68000	40000
免疫球蛋白 G	150000	12500
蛋白酶抑制剂		
α₂－巨球蛋白	815000	2600
α₁－抗胰蛋白酶	52000	1500
C1 酯酶抑制物	104000	170
抗凝血酶	58000	100
肝素辅因子Ⅱ	65000	100
α₂－抗纤维蛋白溶酶	69000	70
蛋白酶		
血管性血友病因子裂解蛋白酶 ADAMTS13	190	1
纤维活性相关蛋白		
血纤维蛋白溶酶原	92000	200
富含组氨酸糖蛋白	75000	100
凝血因子与抗凝蛋白		
纤维蛋白原	340000	3000
纤连蛋白	250000	300
凝血酶原	72000	150
FⅩⅢ	320000	30
蛋白 S	69000	29
Von Willebrand 因子(单体)	220000	10
FⅡa	72000	150
FⅩ	59000	10
FⅤ	286000	7
FⅩⅠ	80000	5
FⅨ	57000	5
FⅫ	76000	40
蛋白 C	57000	4
FⅦ	50000	0.5
FⅧ	330000	0.3
细胞因子		
IL－2	15000	痕量
G－CSF	20000	<30pg/mL
EPO	34000	0.3μg/L

（一）血浆制剂的制备

1.新鲜冰冻血浆制备　在全血采集后 6 小时内,在全封闭的条件下,将分离出的新鲜液体血浆经速冻后并保存于－20℃以下冰箱即为新鲜冰冻血浆,有效期为 1 年。可用二联袋、三联袋和四联袋来制备。

（1）二联袋制备浓缩红细胞时:将全血在 2～6℃经第 1 次以 5000×g、强离心 7 分钟,用分浆夹或全自动血液成分分离器将血浆分入空的转移袋,热合连接管,将血浆立即放入－50℃速冷箱或血浆快速冷冻机内快速冷冻血浆,再把血浆放入－20℃冰箱冷贮。

(2)三联袋制备悬浮红细胞时:将全血在2～6℃经第1次强离心将血浆分入第2袋;将第3袋红细胞保养液加入第1袋;血浆再经第2次强离心,上清血浆分入第3袋中,立即速冻并冷贮存。

(3)三联袋制备红细胞、浓缩血小板时将:全血经第1次以1220×g、轻离心5分钟,制备富含血小板血浆(PRP)和浓缩红细胞;热合连接管分开红细胞袋后,再次将PRP袋经强离心,制备血小板浓缩液和乏血小板血浆(platelet－poor plasma,PPP);血浆立即速冻并冷贮存。

(4)四联袋制备红细胞、浓缩血小板和白细胞时:将全血经第1次强离心将血浆分入第2袋;将含有一定量血浆及白膜层分入第3袋;将第4袋红细胞保养液加入第1袋;第3袋及另一空袋再次轻离心,制成浓缩血小板;血浆立即速冻并冷贮存。

2.普通冰冻血浆制备

(1)新鲜冷冻血浆保存1年以后,由于凝血因子活性的降低,可改为普通冰冻血浆。

(2)制备冷沉淀后所得的血浆在－20℃以下冰箱冰冻并保存,在我国也称为普通冰冻血浆,但实际上这种类型的血浆所含凝血因子很少,使用时应注意相对应的临床适应证。

(3)全血采集后无法在6小时内进行新鲜冰冻血浆制备时,按照新鲜冰冻血浆的制备方法进行血浆制备,此血浆在－20℃以下冰箱冰冻并保存,本法所制备的血浆称为普通冰冻血浆。

3.单采血浆制备 利用血细胞分离机采集血浆,已成为血浆来源的一条重要途径。采集原理和方法与单采血小板相类似。单采血浆在6小时内速冻并冷贮存,制成新鲜冰冻血浆。采集方法按血细胞分离机的操作手册进行。

4.病毒灭活血浆制备 对血浆采用病毒灭活处理的目的是为了杀灭血浆中可能含有的病毒,提高血浆输注的安全性。目前,血液病原体灭活是输血领域的研究热点,但国内得到批准使用的血浆病毒灭活方法和材料批准并不多,国内广泛使用的仅有亚甲蓝光化学法血浆病毒灭活技术。国内外血浆病毒灭活的方法是成熟的,但其他血液成分(主要是血液细胞成分)病毒灭活的方法仍处在研发阶段。

亚甲蓝(methylene blue,MB)是一种光敏剂,可以与病毒的核酸以及病毒的脂质包膜相结合,在高强度可见光的作用下发生光化学反应,使病毒核酸(DNA或RNA)断裂、包膜破损,从而达到病毒灭活效果。MB法存在不足,只能灭活包膜病毒,如HBV、HCV、HIV等,而对非包膜病毒如HAV、B19病毒等无效;且目前仅采用单一血袋进行处理,程序较繁冗。光照处理后的血浆经病毒灭活装置配套用输血过滤器过滤可除去残留的亚甲蓝,且可以同时去除血浆中残留的白细胞,因此,病毒灭活血浆在进行病毒灭活的同时,还滤除了白细胞。

普通冰冻血浆、新鲜冰冻血浆在低于37℃进行融化成液体血浆,液体血浆可以直接使用,按无菌要求将病毒灭活器与血浆袋连接,倒置悬挂血浆袋,打开管路夹,使血浆流过亚甲蓝片(亚甲蓝添加元件),夹住下端管路夹,作用5分钟,打开下端管路夹,使血浆全部流入处理袋,热合并去除原血浆袋,将含有亚甲蓝的血浆袋置于病毒灭活处理仪中,按病毒灭活处理仪的操作手册启动光源,进行光照处理,达到处理时间后,关闭光源,取出血浆袋并倒置悬挂,打开过滤器的管路夹,去除光照后的亚甲蓝,血浆全部过滤后,关闭管路夹,在离血浆袋10cm处热合管路并离断,将经病毒灭活处理的血浆快速冷冻,在-20℃以下冰箱冰冻并保存,保存期1年。

(二)血浆制剂的保存

新鲜液体血浆和新鲜冷冻血浆含有全部凝血因子,包括不稳定的Ⅴ因子和Ⅷ因子。国内一般不将新鲜液体血浆直接提供临床使用,而是将新鲜液体血浆速冻保存作为新鲜冰冻血浆。新鲜冰冻血浆于-20℃以下冰箱保存可达1年,其后可转为普通冰冻血浆,可再保存3年(自采血时起共4年保存期)。病毒灭活血浆的保存期与普通冰冻血浆相同。冰冻血浆应轻拿轻放,可放入塑料袋并用纸盒包装后保存。

各类冰冻血浆使用前于37℃水浴(湿式法或干式法)中迅速融化,防止纤维蛋白析出。融化后的血浆应立即经输血滤网过滤输注。融化后的血浆不应再冰冻保存。普通液体血浆因制备处于非封闭状态,在2～6℃冷藏箱内可暂存,24小时内必须输用。

五、冷沉淀的制备和保存

冷沉淀凝血因子(cryoprecipitated antihemophilic factor)以往简称冷沉淀,是新鲜血浆快速冰冻并置-80℃冻存2周后在1～5℃条件下不溶解的白色沉淀物,其被加热至37℃时呈溶解的液态。它是由美国女科学家Pool博士在1964—1965年期间发现的,主要含有Ⅷ因子、纤维蛋白原、von Willebrand因子(von Willebrand factor,vWF)以及纤连蛋白(FN)等组分。

(一)冷沉淀的制备方法

1. Pool方法 将新鲜液体血浆快速冰冻后置-80℃冻存,冰冻保存2周后,取出,置于4℃冰箱或恒温冷室过夜,血浆融化后,经离心血浆袋底部不融化白色胶状物,即为冷沉淀。

2. 水溶融化法

(1)将新鲜液体血浆快速冰冻后置-80℃冻存,冰冻保存2周后,取出,置室温5分钟,待双联袋间连接的塑料管变软后,用金属棒把原料浆袋上端小孔串联在一起,10袋(或20袋)为一组,悬吊在水浴槽的摇摆架上(空袋用金属钩,悬挂在水浴槽的上方)。向水浴槽加入自来水和相应量的温水或冰块调至16℃。当加入血浆袋后,启动摇摆装置,使血浆袋在水浴中摇摆30分钟后温度调至若发现温度降至3℃以下,加适量温水,使其维持在4℃。当血浆袋内血浆全部融化时(约60～90min/200mL),加足够量的冰块,使水浴温度降至0～2℃。

(2)融化后的血浆袋于2℃,2500×g离心15分钟,使冷沉淀下沉于塑料袋底部。

(3)离心后立即将上层血浆(去冷沉淀凝血因子血浆)分入空袋内,留下约30mL血浆与冷沉淀于袋内即为冷沉淀制剂。

(4)将制备好的冷沉淀凝血因子应尽快(1小时内)置于速冻冰箱进行速冻,后再转移至-20℃以下冰箱贮存,保存期1年。

3. 虹吸法 将新鲜液体血浆快速冰冻后置-80℃冻存,冰冻保存2周后,取出,置室温5分钟,待双联袋间连接的塑料管变软后进行制备。将新鲜冰冻血浆置2～6℃恒温水浴槽,浸没于水中。另一空袋悬于水浴槽外,且位置低于冰冻血浆袋,两袋之间形成一定的高度落差。冰冻血浆融化时,上清血浆随时被虹吸入空袋中,冷沉淀留在冰冻血浆中。待融化后仅有30mL冷沉淀和血浆时,将冷沉淀和冷上清袋之间的导管热合分离并离断。

(二)冷沉淀的保存

将制备好的冷沉淀凝血因子尽快(1小时内)置于速冻冰箱快速速冻,后再转移至-20℃

以下冰箱贮存。保存期为自采集日起 12 个月。冷沉淀融化后应尽早输注,医院临用前于 37℃ 水浴中融化,融化后尽快使用或室温保存 6 小时内输注,不得再次冰冻或冷藏。冷沉淀发出和运输时应注意保温使其保存冰冻状态。

(刘红玉)

第六节 成分血制备与管理

一、成分血制备

(一)成分血制备概述

成分血是指通过离心、过滤等方法制备的治疗性血液成分。制备方式有 2 种,一种是将采血袋采集的全血分离制成一种或几种血液成分,如悬浮红细胞、去白细胞悬浮红细胞、浓缩血小板、新鲜冰冻血浆等;另一种是使用血细胞分离机从符合要求的献血者血液中采集出一种或几种血液成分而制备成单采成分血,如单采血小板、单采新鲜冰冻血浆、单采粒细胞等。

1. 以采集的全血为原料血制备成分血 从全血中分离制备成分血主要使用多联塑料采血袋采集的全血,用大容量低温离心机来完成。将多联血袋放入离心机中并在一定的条件下进行离心,由于各种血液成分的相对密度不同,可将全血分成不同层面:血浆的密度为 1.025~1.030,在最上层,呈浅黄色;红细胞的密度为 1.090~1.111,在最下层,呈红色;血小板为 1.030~1.060,淋巴细胞为 1.050~1.078,粒细胞为 1.080~1.095,三者形成一灰白色的膜层,介于血浆和红细胞之间(图 1-10)。利用虹吸或挤压的方法,将它们一一分到多联血袋的其他空的转移袋中,从而制备成各种血液成分。

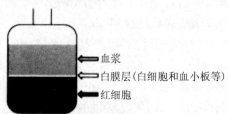

图 1-10 血液离心分离示意图

去白细胞成分血的制备使用连有白细胞滤器的多联塑料采血袋采集的全血,在离心前将含有白细胞的全血或成分血经白细胞滤器的机械阻滞和物理吸附去除白细胞而成。

2. 血细胞分离机采集单采成分血 由于各类成分血在临床的应用数量和比例是有差别的,因此,采用全血来制备各类成分血这种方式无法满足临床的要求,这促使人们去发展一种可以有选择的采集某种成分血的技术。20 世纪初,人们首创了血浆和血小板的手工单采技术,随着此技术的不断改进提高,现在已能实现对多种血液成分的安全、有效的自动采集。利用血细胞分离机从献血者体内采出血液并连续分出预期的成分血,同时其他血液成分还输给献血者,简称为单采(apheresis)。

(1)离心式血细胞分离机:利用血液各种成分的相对密度、体积的不同,通过密度梯度离心在体外将全血依次分为血浆、血小板、造血干细胞、淋巴细胞、粒细胞和红细胞层后,再采集所需要的血液成分,从而得到浓度、纯度较高的单一成分血。离心式血细胞分离机在国内外的应用最为广泛,分为连续性和非连续性 2 种。

1)连续性血细胞分离机:血液从献血者的一条静脉采出,连续不断地进入血细胞分离机,经过不停的离心、分离并采集所需的成分后,其余成分经另一条静脉通路输回,中途不间断,直至完成一次单采。优点为:采集所需时间短,献血者的血容量波动变化小,献血不良反应发生率低;缺点为需要同时穿刺献血者两侧手臂的血管。

2)非连续性血细胞分离机:分离采集成分血时,只需一条静脉通路,血液采集工作是在血流间断的情形下进行的。血液从献血者的静脉采出,进入血细胞分离机,待血液达到一定容量后,离心机系统开始工作,分离采集所需成分血后,将其余成分再经原路回输,待回输完毕后,再进行下一个循环。优点为:只需穿刺献血者一侧手臂的血管;缺点为采集所需时间较长、献血者血容量波动变化大,易引起献血不良反应。

(2)膜滤式血细胞分离机:基于具有筛孔功能特性的特殊膜材料,可滤过高分子量蛋白,不能滤过细胞成分的原理设计。因此它的应用仅限于献血者的血浆单采。选用的滤过膜材料主要有醋酸纤维素、聚乙烯、聚丙烯、聚氯乙烯和其他合成材料。

(3)吸附柱式血细胞分离机:该分离机主要用于治疗性血浆置换。目前应用最广泛的是免疫吸附。利用抗原、抗体反应的特异性,将抗原或抗体固定在载体上制备成吸附柱,当患者的血液通过吸附柱时,其相应的抗原或抗体被吸附、清除。如葡萄球菌蛋白 A(SPA)免疫吸附柱可在体外选择性清除 IgG。

(二)红细胞成分血的制备与保存

红细胞成分血是指以全血内红细胞为主要组分的一类成分血,主要包括浓缩红细胞、悬浮红细胞、去白细胞悬浮红细胞、洗涤红细胞、冰冻解冻去甘油红细胞等。

1.浓缩红细胞

(1)定义:浓缩红细胞也称压积红细胞或少血浆红细胞,是将采集到多联塑料血袋内的全血中的大部分血浆分离出后剩余部分所制成的红细胞成分血。

(2)制备方法

1)塑料血袋要求:至少为双联血袋。

2)离心:将多联塑料血袋采集全血平衡后对称装入离心机中,在温度 2～6℃条件下离心。

3)分离:轻取离心后的全血至分架夹内或用虹吸方式将大部分血浆转移至空的转移袋内。

4)热合:核对血袋上的献血条码,如一致则用热合机热合断离,生成 1 袋浓缩红细胞和 1 袋血浆。

(3)质量控制标准:见表 1—13。

表 1—13　浓缩红细胞质量控制项目和要求

质量控制项目	要求
外观	肉眼观察应无色泽异常、溶血、凝块、气泡等情况;血袋完好,并保留注满全血经热合的导管至少 35cm
容量	120mL±12mL(200mL 全血);180mL±18mL(300mL 全血);240mL±24mL(400mL 全血)
血细胞比容	0.65～0.80
血红蛋白含量	≥20g(200mL 全血);≥30g(300mL 全血);≥40g(400mL 全血)
储存期末溶血率	<红细胞总量的 0.8%
无菌试验	无细菌生长

(4)保存:保存温度为 2~6℃,含 ACD－B、CPD 血液保养液的浓缩红细胞保存期为 21天;含 CPDA－1(含腺嘌呤)血液保养液的浓缩红细胞保存期为 35 天。

2.悬浮红细胞

(1)红细胞添加液

1)添加液的定义:对某一种血液制剂进行再加工时,针对某一血液成分而加入的能保持和(或)营养该血液成分生物活性,维持其生理功能的一类药剂称为添加液。

2)红细胞添加液:主要有 MAP(甘露醇－腺嘌呤－磷酸盐)、SAGM(生理盐水－腺嘌呤－葡萄糖－甘露醇)、AS 系列等。SAG 由氯化钠－腺嘌呤－葡萄糖组成;在 SAG 保存液中加甘露醇(抗溶血剂),即形成了 SAGM 保存液;在 SAGM 中加入少量磷酸盐,即形成了 MAP 保养液。各种红细胞添加液组成成分见表 1－14,表中红细胞添加液的各"种类"与"对应的全血保养液"呈一一对应关系,不能交叉应用,即全血保养液如果为 ACD－B,那么在制备悬浮红细胞时只能添加 MAP。

表 1－14　常见的红细胞添加液

种类	成分及含量(g/L)							对应的全血保养液	保存时间
	枸橼酸钠·2H$_2$O	枸橼酸·H$_2$O	磷酸二氢钠·2H$_2$O	葡萄糖	氯化钠	腺嘌呤	甘露醇		
MAP	1.50	0.20	0.94	7.21	4.97	0.14	14.57	ACD－B	35
SAGM	—	—	—	9.00	8.77	0.17	5.25	CPD	35
AS－1	—	—	—	22.00	9.00	0.27	7.5	CPD	42
AS－3	—	0.42	2.85	11.00	7.18	0.30	—	CP2D	42

(2)悬浮红细胞

1)定义:将采集到多联塑料血袋内的全血中的大部分血浆分离出后,剩余部分加入红细胞添加液制成的红细胞成分血。

2)制备方法

①塑料血袋要求:至少为三联血袋。

②离心:同"浓缩红细胞"的制备。

③分离:轻取离心后的全血,放入分装夹内或用虹吸方式将血浆转移至空的转移袋后,将红细胞添加液加入红细胞中并混匀。

④热合:核对血袋上的献血条码,如一致则用热合机热合断离,生成 1 袋悬浮红细胞和 1袋血浆。

3)质量控制标准:容量为标示量±10%,血细胞比容为 0.50~0.65;外观、血红蛋白含量、储存期末溶血率、无菌试验同"浓缩红细胞"。

4)保存:保存温度为 2~6℃,MAP、SAGM 添加液红细胞保存期为 35 天,AS 系列添加液红细胞保存期为 42 天。

3.去白细胞悬浮红细胞

(1)定义:使用白细胞过滤器清除悬浮红细胞中几乎所有的白细胞,并使残留在悬浮红细胞中的白细胞数量低于一定数值的红细胞成分血;或使用带有白细胞过滤器的多联塑料血袋采集全血,并通过白细胞过滤器清除全血中几乎所有的白细胞,将该去白细胞全血中的大部分血浆分离出后,向剩余物内加入红细胞添加液制成的红细胞成分血。

（2）制备方法

1）方法1

①塑料血袋要求：四联以上的白细胞过滤采血袋。

②白细胞滤除：将采集全血进行悬挂，通过压力差，使全血通过白细胞过滤器过滤后，转移至一个空袋中。核对血袋上的献血条码，如一致则用热合机热合封闭连接管，移去空的全血袋及白细胞过滤器，产生带有1袋去白细胞全血的多联血袋。白细胞滤除要在血液采集后48小时内完成。

③用带有1袋去白细胞全血的多联血袋制备成去白细胞悬浮红细胞，方法同"悬浮红细胞"。

2）方法2

①塑料血袋要求：四联以上的白细胞过滤采血袋。

②将采集的全血制备成悬浮红细胞：见"悬浮红细胞"的制备。

③白细胞滤除：将悬浮红细胞用白细胞过滤器去除白细胞，操作方法同"方法1"。

（3）质量控制标准：血细胞比容：$0.45\sim0.60$；血红蛋白含量：$\geqslant18g$（200mL全血），$\geqslant27g$（300mL全血），$\geqslant36g$（400mL全血）；白细胞残留量：$\leqslant2.5\times10^6$个（200mL全血）；$\leqslant3.8\times10^6$个（300mL全血），$\leqslant5.0\times10^6$个（400mL全血）；外观、容量、储存期末溶血率、无菌试验同"悬浮红细胞"。

（4）保存：同"悬浮红细胞"。

（5）白细胞去除技术简介

1）去除方法及原理：白细胞去除技术是指在保证血液制剂质量的前提下，对血液制剂中的白细胞进行有效的清除。白细胞去除技术主要有：①离心去除法：通过离心分离的方法去除白细胞，现已不被采用。②滤器去除法：利用机械阻滞以及白细胞的黏附作用而滤除血液制剂中的白细胞。根据过滤材料的不同，内细胞滤器分为：尼龙纤维、棉花纤维、乙酸（醋酸）纤维、聚酯纤维、玻璃纤维、聚乙烯醇多孔板滤器等。由于红细胞和血小板的生物学特性差异较大，因此，白细胞滤器又可分为：用于红细胞制剂的白细胞滤器和用于血小板制剂的白细胞滤器。我国绝大多数血站都采用过滤法。白细胞滤器已经更新到第三代产品，见表1-15。

表1-15 血液过滤器的发展历史

代数	材料	作用
第一代	孔径 $170\sim260\mu m$	去除大的微聚体颗粒，预防ARDS
第二代	一类为孔径 $20\sim40\mu m$ 的网状聚酯或塑料；另一类是用柱状纤维或泡沫	类似筛网截留细胞，吸附微聚体颗粒、细胞碎片，预防ARDS、FNHTR
第三代	聚酯纤维无纺布作高效滤芯材料	高效去除白细胞，还能从PLT中选择性去除白细胞

2）白细胞去除的临床意义：现代输血医学研究表明，血液中的白细胞在同种异体输血后可引起一系列的不良反应，如：①非溶血性发热性输血反应（FNHTR）。②白细胞抗原同种免疫导致的血小板输注无效（PTR）。③亲白细胞病毒所致的输血疾病传播，如：巨细胞病毒感染（CMV）等。④其他输血不良反应：输血相关性急性肺损伤（TRALI）、急性呼吸窘迫综合征（ARDS）等。因此，血液及其成分去除白细胞对输血安全及临床治疗具有十分重要意义。

4.洗涤红细胞

（1）定义：采用特定的方法将保存期内的全血、悬浮红细胞用大量等渗溶液洗涤，去除几乎所有血浆成分和部分非红细胞成分,并将红细胞悬浮在氯化钠注射液或红细胞添加液中所制成的红细胞成分血。

(2)制备方法

1)将合格的红细胞悬液用作制备洗涤红细胞悬液的起始血液,无破损渗漏,血液外观正常,在有效期内。

2)使用无菌接合机将待洗涤红细胞悬液袋导管和洗涤溶液联袋进行无菌接合连通。

3)将洗涤溶液移至红细胞袋内,液体量约为每单位100mL,夹紧导管,混匀。

4)按照制备"悬浮红细胞"的离心程序进行离心操作。

5)离心后将血袋轻轻取出垂直放入分浆夹中,把上清液转移至空袋内,夹紧导管。

6)重复3)~5)步骤,洗涤3次。

7)将适量(50mL/单位)保存液移入已完成洗涤的红细胞,混匀后热合,贴签入库。

(3)质量标准:见表1-16。

表1-16 洗涤红细胞质量控制项目和要求

质量控制项目	要求
外观	肉眼观察应无色泽异常、溶血、凝块、气泡等情况;血袋完好,并保留注满洗涤红细胞或全血经热合的导管至少20cm
容量	125mL±12.5mL(200mL全血);188mL±18.8mL(300mL全血);250mL±25mL(400mL全血)
血红蛋白含量	≥18g(200mL全血);≥27g(300mL全血);≥36g(400mL全血)
上清蛋白质含量	≤0.5g(200mL全血);≤0.75g(300mL全血);≤1.0g(400mL全血)
溶血率	同"浓缩红细胞"
无菌试验	同"浓缩红细胞"

(4)保存:保存温度为2~6℃,如果在开放环境制备或最后以生理盐水混悬,洗涤红细胞保存期为24小时。如果是在闭合无菌环境中制备且最后以红细胞保存液混悬,洗涤红细胞保存期与洗涤前的红细胞悬液相同。

5.冰冻红细胞与冰冻解冻去甘油红细胞

(1)定义:采用特定的方法将自采集日期6天内全血或悬浮红细胞中的红细胞分离出,并将一定浓度和容量的甘油与其混合后,使用速冻设备进行速冻或直接置于-65℃以下的条件下保存的红细胞成分血,称为冰冻红细胞。采用特定的方法将冰冻红细胞融解后,清除几乎所有的甘油,并将红细胞悬浮一定量的氯化钠注射液或红细胞保存液中的红细胞成分血,称为冰冻解冻去甘油红细胞。

冰冻红细胞最大优点是可以长期保存。为了防止冰冻引起红细胞的解体死亡,所以必须在冰冻的过程中加入防冻剂(甘油最为常用),一般常用防冻剂根据他们能否穿透细胞膜分为两种:一是细胞内防冻剂(可降低溶液的冰点,增加不冻水量),如甘油、二甲基亚砜(DMSO);二是细胞外防冻剂(能使溶液的冰点降低,增加不冻水量,还可能影响冰的形成),如羟乙基淀粉(HES)、乳糖。冰冻红细胞制备与保存技术多应用于稀有血型(目前主要是指RhD阴性)红细胞保存,是临床稀有血型紧急用血的重要保障措施。目前,冰冻红细胞的制备方法有两种:高浓度甘油慢冻法和低浓度甘油超速冷冻法,其中前者最为常用。

低浓度甘油超速冷冻法是由美国纽约血液中心Rowe首先建立。其方法是在浓缩红细胞中加入等体积甘油化试剂,快速(1.5~2.0分钟)冷冻并保存在-196℃液氮中。其解冻时放 45℃ 水浴快速解冻,离心去甘油后再用 16% 甘露醇生理盐水 300~350mL 洗涤离心去上清,然后加生理盐水或 0.2% 葡萄糖的生理盐水 1000~2000mL,离心去上清后加入等体积的上述溶液即可。

冰冻解冻去甘油红细胞采用特定的方法将冰冻红细胞融解后,清除几乎所有的甘油,并将红细胞悬浮于一定量的 0.9% 氯化钠注射液中的红细胞成分血,属于红细胞成分血的一种。甘油的洗脱方法一般分为盐水洗涤法和糖浆洗涤法,前者较为常用。糖浆洗涤法又名团聚法,是利用 50% 葡萄糖和 10% 蔗糖溶液反复洗涤,最终用生理盐水制成的红细胞悬液。

(2)制备方法

1)冰冻红细胞制备

①取拟冰冻保存的全血或悬浮红细胞,离心去除上清液,用无菌接合技术将红细胞转移至容量适当的、适宜于冰冻保存的转移袋内。

②在无菌条件下,缓慢滴加复方甘油溶液至红细胞袋内,边加边振荡,使其充分混匀。

在室温中静置平衡 30 分钟,置 -65℃ 或 -120℃ 以下保存。

2)冰冻解冻去甘油红细胞制备

①冰冻红细胞的解冻:从低温冷冻保存箱中取出冰冻红细胞,立即放入 37~40℃ 恒温水浴箱中,轻轻振动使其快速融化,直至冰冻红细胞完全解冻。

②离心:于 2~6℃ 离心(离心力同"洗涤红细胞"),移去上清液。

③洗涤除去甘油:每单位红细胞加入 9% NaCl 溶液 80mL,静置 10 分钟,再加 0.9% NaCl 溶液 100mL,混匀,同上离心;弃去 2/3 上清液(留约 50mL),再加 0.9% NaCl 溶液 200mL 后离心;去上清后加 0.9% NaCl 溶液 250mL,反复洗涤 1~2 次,直至上清液无溶血。

④热合:移去上清液后每单位红细胞加入 0.9% NaCl 溶液 100mL,热合封口血袋。

(3)质量标准:见表 1-17。

表 1-17　冰冻解冻去甘油红细胞质量控制项目和要求

质量控制项目	要求
外观	肉眼观察应无色泽异常、溶血、凝块、气泡等情况;血袋完好,并保留注满解冻去甘油红细胞经热合的导管至少 20cm
容量	200mL±20mL(200mL 全血);300mL±30mL(300mL 全血);400mL±40mL(400mL 全血)
血红蛋白含量	≥16g(200mL 全血);≥24g(300mL 全血);≥32g(400mL 全血)
游离血红蛋白含量	≤1g/L
白细胞残留量	≤2.0×10⁷ 个(200mL 全血);≤3.0×10⁷ 个(300mL 全血);≤4.0×10⁷ 个(400mL 全血)
甘油残留量	≤10g/L
无菌试验	无细菌生长

(4)保存:含 20% 甘油的冰冻红细胞在 -120℃ 以下保存;含 40% 甘油的冰冻红细胞在 -65℃ 以下保存,保存期为自采血之日起 10 年;冰冻解冻去甘油红细胞的保存温度为 2~6℃,保存期为 24 小时,应尽早使用。

6.年轻红细胞　主要是由网织红细胞和年龄较小的红细胞组成,一般红细胞的半衰期为 29 天,而年轻红细胞的半衰期为 45 天,在体内存活时间长,输注后可延长输血间隔时间,减少输血次数。国外大多使用血细胞分离机制备,国内使用离心结合手工方法进行制备。其保存温度和保存期限同"悬浮红细胞"。

（三）血小板制备和保存

1.浓缩血小板

（1）定义：采集后置于室温保存和运输的全血于采集后 6 小时内，或采集后置于 20 保存和运输的全血于 24 小时内，在室温条件下将血小板分离出，并悬浮于一定量血浆内的成分血。

（2）制备方法

1）原料血的要求

①使用三联以上的采血袋采集血液。

②采集的全血室温保存 6 小时内，20～24℃保存 24 小时内的 ACD 或 CPD 全血。

③200mL 全血应在 5 分钟内采完，400mL 全血应在 10 分钟内采完。

2）富血小板血浆（PRP）法

①轻离心：采集的全血在 20～24℃条件下轻离心后，将富含血小板血浆转移至转移袋。

②将红细胞保存液袋内的保存液转移至红细胞袋。

③生成 1 袋悬浮红细胞和 1 袋富血小板血浆（核对献血条形码一致后），热合断离。

④重离心：20～24℃条件下，将富含血小板血浆袋重离心，上清为血浆，沉淀物为血小板。

⑤留取适量血浆，将多余的血浆转移至已经移空的红细胞保存液袋，热合断离，生成 1 袋浓缩血小板和 1 袋血浆。

⑥将血小板袋室温静置 1～2 小时待自然解聚后轻轻混匀，制成浓缩血小板混悬液。

3）白膜法

①重离心：采集的全血在 20～24℃条件下重离心后，将血浆转移至第 1 个转移袋，将适量血浆及白膜层转移至第 2 个转移袋。

②将红细胞保存液袋内的红细胞保存液转移至红细胞袋，充分混合即为悬浮红细胞。

③核对血袋上的献血条形码，如一致则热合断离悬浮红细胞袋和血浆袋。

④轻离心：将白膜成分袋和 1 个空袋在 20～24℃条件下一起进行轻离心，将富含血小板血浆（上层）转移至空袋，制成浓缩血小板，热合断离，弃去白细胞袋。

（3）质量标准：见表 1－18。

表 1－18　浓缩血小板质量控制项目和要求

质量控制项目	要求
外观	肉眼观察应呈黄色云雾状液体，无色泽异常、蛋白析出、气泡及重度乳糜等情况；血袋完好，并保留注满血小板经热合的导管至少 15cm
容量	25～38mL（200mL 全血）；38～57mL（300mL 全血）；50～76mL（400mL 全血）
pH	6.4～7.4
血小板含量	$\geqslant 2.0 \times 10^{10}$ 个（200mL 全血）；$\geqslant 3.0 \times 10^{10}$ 个（300mL 全血）；$\geqslant 4.0 \times 10^{10}$ 个（400mL 全血）
红细胞混入量	$\leqslant 1.0 \times 10^{9}$ 个（200mL 全血）；$\leqslant 1.5 \times 10^{9}$ 个（300mL 全血）；$\leqslant 2.0 \times 10^{9}$ 个（400mL 全血）
无菌试验	无细菌生长

（4）保存：温度为 20～24℃，并持续轻缓振摇。储存于普通血袋时保存期 24 小时，储存于血小板专用血袋时保存期 5 天；当密闭系统变为开放系统，保存期为 6 小时，且不超过原保存期。

2.混合浓缩血小板

（1）定义：采用特定的方法将 2 袋或 2 袋以上的浓缩血小板合并在同一血袋内的成分血。

（2）单袋浓缩血小板制备：方法同"浓缩血小板"的制备。

（3）混合浓缩血小板制备：将合格的 ABO 同型的几袋浓缩血小板通过无菌接合技术汇集在同一个血袋内,混匀。

（4）注意事项：当数袋浓缩血小板汇集到同一个血袋时,须保持可追溯性,汇集后保存期为 6 小时,且不超过原保存期。当无专用血小板保存设备进行持续轻缓震摇时,保存期为 24 小时,且不超过原保存期。

3.添加液汇集浓缩血小板简介

（1）血小板添加液：血小板的保存介质通常为血浆,近年来欧洲等国家开发出利用晶体盐溶液作为血小板的保存介质,即血小板添加液(platelets annex solution,PAS)。其优点为：节约血浆资源；减少由血浆引起的过敏及发热反应和输血相关性肺损伤；易于 ABO 不相容性血小板输注；有益于血小板制品的病原体灭活等。

（2）血小板添加液的主要成分和作用：PAS 中的醋酸盐是血小板代谢所需的营养成分。磷酸盐主要用于提高 PAS 的缓冲能力。枸橼酸主要用于抑制血小板活化。镁离子和钾离子可抑制血小板的糖酵解,减少乳酸的产生,并有维持血小板膜稳定的作用。氯化钠用于调节 PAS 的渗透压。常见 PAS 的种类见表 1-19。

表 1-19　常见血小板添加液

种类	成分及含量(mmol/L)							
	氯化钠	氯化钾	氯化镁	枸橼酸钠	磷酸钠	醋酸钠	葡萄糖酸钠	pH
Plasma-lyte A	90.0	5.0	3.0	—	—	27.0	23.0	7.4
PASⅡ	115.5	—	—	10.0	—	30.0	—	7.2
PASⅢ	77.3	—	—	10.8	28.2	32.5	—	7.2
PASⅢM	69.3	5.0	1.5	10.8	28.2	32.5	—	7.2
Composol	90.0	5.0	1.5	11.0	—	27.0	23.0	7.0

（3）汇集白膜法制备添加液混合浓缩血小板

1)单一血单位的白膜制备：取用四联袋采集的原料全血,于温度 20~24℃下重离心,将富含血小板的白膜层挤出,放 20~24℃条件下静置过夜。

2)混合浓缩血小板的制备：将合格的 ABO 同型的几袋白膜通过无菌接合技术汇集到同一血袋中,加入血小板添加液稀释混合的白膜,混匀,将稀释后的白膜在 20~24℃中条件下轻离心,将上层的富含血小板悬液挤入到转移袋中,即制成 1 袋添加液混合浓缩血小板。也可通过白细胞滤除器去除白细胞,制成去白细胞的混合浓缩血小板制品。

（四）血浆制备和保存

1.新鲜冰冻血浆

（1）定义：采集后储存于冷藏环境中的全血,最好在 6 小时(保养液为 ACD)或 8 小时(保养液为 CPD 或 CPDA-1)内,但不超过 18 小时将血浆分离出并速冻呈固态的成分血。

（2）制备方法

1)原料血的要求

①使用二联以上的采血袋采集血液。

②采集的全血冷藏保存时间不超过 18 小时。

③采血顺畅,200mL 全血采集不超过 7 分钟,400mL 全血采集不超过 13 分钟。

2)血浆的分离:按照"浓缩红细胞"或"悬浮红细胞"制备方法操作。

3)速冻

①拟速冻的血袋逐袋平放,而不应重叠堆放。

②将新鲜血浆快速冻结,在60分钟内血浆中心温度降至－30℃以下。

(3)质量标准:见表1－20。

表1－20 新鲜冰冻血浆质量控制项目和要求

质量控制项目	要求
外观	肉眼观察融化后的新鲜冰冻血浆,应呈黄色澄清液体,无色泽异常、蛋白析出、气泡及重度乳糜等情况;血袋完好,并保留注满新鲜冰冻血浆经热合的导管至少10cm
容量	标示量(mL)±10%
血浆蛋白含量	≥50g/L
因子Ⅷ含量	≥0.7IU/mJ
无菌试验	无细菌生长

(4)保存:保存温度低于－18℃,保存期为自采血之日起1年,解冻后2～6℃保存,应24小时内输注。

2.冰冻血浆

(1)定义:采用特定的方法在全血有效期内,将血浆分离出并冰冻呈固态的成分血,或从新鲜冰冻血浆中分离出冷沉淀凝血因子后将剩余部分冰冻呈固态的成分血。

(2)制备方法

1)保存期内的全血,按照"浓缩红细胞"或"悬浮红细胞"制备方法分离出血浆并冰冻呈固态。

2)新鲜冰冻血浆在效期内分离出冷沉淀凝血因子后,将剩余的血浆冰冻呈固态。

3)新鲜冰冻血浆超过1年保存期后自然转为冰冻血浆。

(3)质量标准:因子Ⅷ含量没有要求;外观、容量、血浆蛋白含量、无菌试验同"新鲜冰冻血浆"。

(4)保存:保存温度低于－18℃。保存期为自血液采集之日起4年,解冻后2～6℃保存,应24小时内输注。

3.病毒灭活新鲜冰冻血浆

(1)定义:采集后储存于冷藏环境中的全血,按新鲜冰冻血浆的要求分离出血浆在速冻前采用亚甲蓝病毒灭活技术进行病毒灭活并速冻呈固态的成分血。

(2)制备方法

1)连接病毒灭活耗材:根据血浆规格选择不同规格的血浆病毒灭活耗材,使用无菌穿刺技术(或无菌接合技术)连接血浆和血浆病毒灭活耗材。

2)加入亚甲蓝:将血浆倒挂在低温操作台的支架上,打开导管夹,使血浆流经装有固体"亚甲蓝添加元件",连同融解的亚甲蓝流入光照袋。

3)热合分离:核对血袋上的献血条形码,如一致则热合断离,弃去原血浆袋。

4)光照:将光照袋平放在照光架上,在温度为2～8℃、光照度为30000Lux条件下,光照30分钟。

5)亚甲蓝滤除:光照结束后,将血浆倒挂后,通过活性炭过滤器滤除亚甲蓝后,即得到病毒灭活新鲜血浆。

6)速冻：同"新鲜冰冻血浆"。

（3）质量标准：亚甲蓝残留量≤0.30nmol/L,因子Ⅷ含量≥0.5IU/mL,其他同"新鲜冰冻血浆"。

（4）保存：同"新鲜冰冻血浆"。

4.病毒灭活冰冻血浆

（1）定义：采用亚甲蓝病毒灭活技术对在全血的有效期内分离出的血浆或从新鲜冰冻血浆中分离出冷沉淀凝血因子后剩余的血浆进行病毒灭活并冰冻呈固态的成分血。

（2）制备方法：同"病毒灭活新鲜冰冻血浆"。

（3）质量标准：亚甲蓝残留量≤0.30μmol/L,其他同"冰冻血浆"。

（4）保存：同"冰冻血浆"。

5.血液制品病原体灭活技术简介

（1）血液制品病原体灭活的必要性：血液制品病原体灭活是指利用物理学、化学、靶向核酸化学、生物学等方法将成分血中的病原体去除或杀灭,从而减少输血传播性疾病。

随着血液筛查和检测水平的不断提高,血液的安全性得到了很大改进,大大降低了经血传播疾病的输血感染,但是仍有许多因素可能造成漏检。

1)"窗口期"感染：窗口期是指病原体感染后直到出现可检出病原标志物前的时期。处于"窗口期"感染的献血者已经存在病毒血症,血液具有传染性,但血液筛查呈阴性。

2)检测试剂灵敏度与特异性：目前,检测试剂不可能检出所有抗体、抗原等病毒标志物阳性的标本,即使是世界公认的优质试剂,由于灵敏度和特异性等原因也不可能有100%的检出率,仍然存在漏检现象。

3)人为误差：由于检测前、中、后各种原因导致的人为差错,即使使用全自动化检测设备和电脑管理,导致标本的漏检也是不可能完全避免的。

4)检测局限性：血液筛查不可能覆盖所有已知的经血感染病原体,此外,还有许多新的病原体不断出现。

（2）常用的血液病原体灭活方法

1)亚甲蓝/光照法：其机制为适当波长和频率的光量子可激发亚甲蓝产生单态氧和自由基,单态氧和自由基与病毒核酸以及病毒脂质包膜结合,在可见光的作用下发生化学反应,使病毒核酸断裂,包膜破损,从而达到灭活病毒的效果。

2)补骨脂(S-59)/长波紫外线法：其机制为在没有紫外光的情况下,补骨脂(一种低分子量的呋喃类香豆素)能反向插入到 DNA 或 RNA 的螺旋区域,在紫外光的激发下,补骨脂与DNA 或 RNA 中的嘧啶相互作用形成共价化合物单体,然后与核苷酸发生交联,从而使病原体的基因组无法复制。该方法对包膜病毒和部分非包膜病毒(如轮状病毒、嵌杯样病毒、蓝舌病毒)都具有杀灭作用。

3)核黄素(维生素 B_2)/可见光照射法：其机制为维生素 B_2 由 1 个核醇、异咯嗪环和糖基侧链组成,具有可逆的氧化还原特性。结构核醇可以结合到 DNA 或 RNA 核酸链上,在紫外光/可见光的照射下吸收光子的能量,通过可逆性氧化还原反应转移电子,使核酸链上的鸟嘌呤残基断裂,导致病原体核酸链结构发生改变,使其丧失复制活性,从而杀灭病原微生物。

（五）冷沉淀凝血因子制备和保存

保存期内的新鲜冰冻血浆在 1~6℃ 融化后,分离出大部分血浆,剩余的白色不溶解物,在

1小时内速冻呈固态的成分血,称为冷沉淀凝血因子(俗称冷沉淀)。冷沉淀凝血因子主要含凝血因子Ⅷ、纤维蛋白原(Fg)、血管性血友病因子(vWF)等。冷沉淀凝血因子是由美国女科学家Pool博士在1964年—1965年期间发现的,其被加热至37℃时呈溶解的液态。

1.冷沉淀凝血因子制备

(1)原料血液:用于制备冷沉淀凝血因子的起始血液为新鲜冰冻血浆。

(2)制备方法

1)离心法

①取出待制备冷沉淀凝血因子的新鲜冰冻血浆,置2~6℃冰箱中过夜融化或在2~6℃水浴装置中融化。

②当血浆基本融化时,取出血浆,在2~6℃的环境下重离心。

③将大部分上层血浆移至空袋,制成冰冻血浆。留下的20~30mL血浆与沉淀物混合,热合分离血袋制成冷沉淀凝血因子。

2)虹吸法

①将新鲜冰冻血浆袋置于2~6℃水浴装置中,另一空袋悬于水浴箱外,位置低于血浆袋,两袋之间形成一定的高度落差。

②血浆融化后,随时被虹吸至空袋中,当融化至剩下40~50mL血浆与沉淀物时,闭合导管,阻断虹吸。将血浆与沉淀物混合,热合分离血袋制成冷沉淀凝血因子。

2.质量标准　质量标准见表1—21。

表1—21　冷沉淀凝血因子质量控制项目和要求

质量控制项目	要求
外观	肉眼观察融化后的冷沉淀凝血因子,应呈黄色澄清液体,无色泽异常、蛋白析出、气泡及重度乳糜等情况;血袋完好,并保留注满血浆经热合的导管至少10cm
容量	标示量±10%
纤维蛋白原含量	≥75mg(200mL全血);≥113mg(300mL全血);≥150mg(400mL全血)
因子Ⅷ含量	≥40IU(200mL全血);≥60IU(300mL全血);≥80IU(400mL全血)
无菌试验	无细菌生长

3.保存　保存温度低于−18℃,保存期为自血液采集之日起1年。解冻后2~6℃保存,应24小时内输注,解冻并在开放系统混合后应4小时内输注,均宜尽早输注。

(六)单采成分血的制备和保存

1.单采血小板

(1)定义:使用血细胞分离机在全封闭的条件下自动将符合要求的献血者血液中的血小板分离并悬浮于一定量血浆内的单采成分血,称为单采血小板。

(2)献血者的要求:捐献者除符合规定捐献全血的检查标准外,还需符合以下要求:

1)血液要求:①红细胞比容(HCT)≥0.36。②采前血小板(PLT)计数≥$150×10^9$/L且<$450×10^9$/L。③预测采后血小板≥$100×10^9$/L。

2)时间要求:单采血小板间隔时间为不少于2周且不大于24次/年。因特殊配型需要,由医生批准,最短间隔时间不少于1周。每次采集过程需要1.0~1.5小时。

3)献血量要求:每次可献1~2个治疗单位,或者1个治疗单位及不超过200mL血浆。全年血小板和血浆采集总量不超过10L。

4)其他要求:①口服抑制或损害血小板功能药物(如含阿司匹林类药物)停药后超过5天者。②捐献者应肘静脉粗大,充盈良好。③采集前宜吃清淡食物(如稀饭、馒头),切忌空腹献血。

(3)血小板采集:单采血小板和去白细胞单采血小板(用配套的去白细胞采集血袋)通常使用离心式血细胞分离机进行自动采集和分离。

操作方法应根据仪器的操作说明书进行。其采集程序为:①开机自检。②选择程序。③输入参数。④安装管路。⑤核对身份。⑥穿刺采集。⑦血液还输。⑧拆卸耗材。⑨结束关机。

(4)质量标准:见表1-22。

表1-22　单采血小板质量控制项目和要求

质量控制项目	要求
外观	同"浓缩血小板"
容量	储存期为24小时:125~200mL;储存期为5天:250~300mL
pH	同"浓缩血小板"
血小板含量	$\geqslant 2.5 \times 10^{11}$ 个/袋
白细胞混入量	$\leqslant 5.0 \times 10^{8}$ 个/袋
红细胞混入量	$\leqslant 8.0 \times 10^{9}$ 个/袋
无菌试验	同"浓缩血小板"

(5)保存:同"浓缩血小板"。

2.去白细胞单采血小板

(1)定义:使用血细胞分离机在全封闭的条件下自动将符合要求的献血者血液中的血小板分离并去除白细胞后悬浮于一定量血浆内的单采成分血,称为去白细胞单采血小板。

(2)献血者的要求:同"单采血小板"。

(3)血小板采集:用配套的去白细胞采集血袋或具有去白细胞功能的血细胞分离机进行自动采集和分离。采集方法同"单采血小板"。

(4)质量标准:白细胞残留量$\leqslant 5.0 \times 10^{6}$ 个/袋,其他同"单采血小板"。

(5)保存:同"浓缩血小板"。

3.单采新鲜冰冻血浆

(1)定义:使用血细胞分离机在全封闭的条件下自动将符合要求的献血者血液中的血浆分离出并在6小时内速冻呈固态的单采成分血。

(2)献血者的要求:我国规定,采集单采新鲜冰冻血浆要与单采血小板同时进行,所以献血者的要求同"单采血小板"。

(3)制备方法:使用血细胞分离机,按照设定的程序采集血浆成分。

(4)质量标准:同"新鲜冰冻血浆"。

(5)保存:同"新鲜冰冻血浆"。

4.单采粒细胞

(1)定义:使用血液单采机在全封闭的条件下自动将符合要求的献血者血液中的粒细胞分离出并悬浮于一定量的血浆内的单采成分血。

(2)制备方法:利用血液单采机并根据设定的粒细胞单采程序,采集献血者血液中的粒细胞。因一次采集量为 $1.5\times10^{10}\sim3.0\times10^{10}$ 个粒细胞,所以在采集前需让献血者口服一定剂量的粒细胞动员剂(皮质固醇类药物或使用粒细胞集落刺激因子),使骨髓和边缘池的粒细胞释放进入循环池,从而提高外周血中粒细胞的含量。

(3)质量标准:见表 1—23。

表 1—23　单采粒细胞质量控制项目和要求

质量控制项目	要求
外观	肉眼观察应无色泽异常,无凝块、溶血、气泡及重度乳糜出现等情况;血袋完好,并保留注满单采粒细胞经热合的导管至少 20cm
容量	150～500mL
中性粒细胞含量	$\geqslant1.0\times10^{10}$ 个/袋
红细胞混入量	红细胞比容 $\leqslant0.15$
无菌试验	无细菌生长

(4)保存:保存温度 20～24℃,保存期 24 小时,应辐照后尽早使用。

5.洗涤血小板制剂　血小板制剂中含有血浆成分,对于血浆引起输注不良反应的患者必需输注血小板时,通过将单采血小板用晶体盐溶液洗涤去除血浆后制备成洗涤血小板进行输注。目前,我国对于洗涤血小板的应用还很少,相关质量标准也有待完善。洗涤血小板保存温度与"浓缩血小板"相同,悬浮于 0.9%氯化钠溶液后保存 24 小时。

(七)辐照血液

1.血液辐照技术简介

(1)技术原理:血液辐照技术于 20 世纪 70 年代在国外得到应用,90 年代在国内逐步普及应用。该项技术目前已经越来越多地应用于造血干细胞移植患者的输血,辐照可灭活血液中的淋巴细胞,是预防输血相关性移植物抗宿主病(TA—GVHD)发生的有效手段。

用于血液辐照的射线有 γ 射线和 X 射线两种,前者一般使用两种放射性同位素源:一是 ^{60}Co(钴),半衰期为 5.3 年;二是 ^{137}Cs(铯),半衰期为 30.2 年,后者一般由射线加速器远距离放射操纵并加速电子达到很高的速度产生冲击效果。两种射线辐射物理性能和损伤淋巴细胞的方式相同。射线以电子粒子或次级电子形式所致的电离辐射作用,具有敏捷、快速地穿透有核细胞,直接损伤有核细胞的 DNA 或间接依靠产生离子或自由基的生物损伤作用杀伤淋巴细胞,使其丧失有丝分裂的活性和停止增生。辐射作用只发生在瞬间,辐照后的血液及成分血没有放射活性,对受血者无任何放射杀伤作用。γ 射线在血液辐照技术(血液辐照仪)中的应用最为广泛。

(2)辐照血液的临床应用

1)免疫功能严重损害者:免疫缺乏症和免疫缺陷类疾病、大剂量化疗、接受嘌呤类和免疫抑制剂治疗、造血干细胞移植、急性白血病贫血等患者。

2)免疫功能低下者:老年人(年龄＞50 岁)、低体重的新生儿、早产儿等。

3)供血者与受血者有亲缘关系者(一般指Ⅰ、Ⅱ级亲属血液)。

4)输血量较大者以及 6 个月以下的婴儿:输血、新生儿溶血病换血等患者。

(3)注意事项

1)冰冻解冻去甘油红细胞、冷沉淀凝血因子和血浆因不含淋巴细胞,不需辐照处理。

2)白细胞滤除不能替代血液辐照。

3)经辐照处理的血液制剂的运输、保存、配血及输注等操作规程,均参照同类血液制剂的要求执行。

4)辐照后的血液应尽快使用,不宜长时间保存。

2.辐照血液的制备与保存

(1)定义:使用照射强度为 25Gy～30Gy 的 γ 射线对血液制剂进行照射,使血液制剂中的 T 淋巴细胞失去活性所制成的成分血。经辐照后的血液制剂,其质量控制要求与原血液制剂的要求相同。

(2)辐照血液的制备

1)辐射剂量:血液制品的辐射剂量以既能灭活淋巴细胞又能维持其他成分血功能与活力且引起损伤最小为选择,并以被辐照物质的吸收量来计算。吸收量以戈瑞(Gy)为单位,其大小取决于照射量。FDA 在 1993 年把辐照中心剂量定位 25Gy,其他部位不低于 15Gy;欧洲学术委员会制定的辐射剂量范围是 25Gy～40Gy,英国为 25Gy～50Gy。国内一般推荐 25Gy～30Gy。

2)血液辐射质量保证

①照射剂量:中心剂量定位 25Gy,其他部位不低于 15Gy。

②剂量分布:核对中心剂量率,并测定照射物表面的相对剂量分布。^{137}Cs 每年 1 次剂量分布图检测,^{60}Co 每半年一次。

③放射性物质衰变的校正:^{137}Cs 每年 1 次,^{60}Co 每季度一次。

(3)辐照血液的保存

1)辐照全血或辐照红细胞:保存温度为 2～6℃;辐照应在全血采集后 14 天内完成,辐照后保存期为 14 天。美国 AABB 规定红细胞辐照后保存不超过 28 天,最好尽快输注,输血后体内恢复率应大于 75%。

2)辐照血小板:辐照对血小板功能影响较小,可在其保存期内能任何时间辐照。保存温度、保存期与原制剂相同,辐照后宜尽快使用。

3)辐照粒细胞:粒细胞在制备后应立即辐照并输注,不得保存。

(八)成分血制备的管理要点

1.管理基本要求

(1)设备与环境:设备数量及功能应能满足制备工作的要求,用于成分血制备的关键设备应按规定进行定期的维护和校准,确保其运行的稳定性和可靠性;成分血制备的环境应卫生整洁,定期消毒,尽可能以密闭系统制备成分血。制备成分血使用开放系统时,制备室环境应达到 10000 级、操作台局部应达到 100 级(或在超净台中进行),以避免微生物的污染。

(2)冷链:制备需要冷藏的成分血时,应尽可能缩短室温下的制备时间,制备过程应实施冷链控制。

(3)制备方法:成分血制备的方法和程序必须经过确认,以确保血液的安全有效,成分血制备的品种必须符合 GB18469—2012《全血及成分血质量要求》。

(4)质量控制:必须执行血液常规抽检程序,定期对抽检结果进行统计分析和偏差调查,并采取纠正和预防措施,确保持续改进。

2.过程管理要求

(1)物料:物料质量及其生产和供应方的资质应符合相关法规的要求。

（2）起始血液：起始血液的保存和运输应当符合国家有关规定的要求，并制定起始血液的验收标准。

（3）血液标识：制备过程应注意献血条码和标签等标识的保护，防止其脱落或粘连，在原袋和转移袋（或外接血袋）分离之前，应当检查每个血袋上献血条码的一致性，宜采用计算机系统进行核对，以避免人为差错。

（4）过程目视检查：制备全过程要注重每袋血每一个环节的目视检查，检查是否有渗漏、损坏、献血条码等标识脱落以及疑似细菌污染或其他异常情况。

（5）质量记录：制备过程要形成质量记录，记录信息包括：人员、设备、耗材信息、方法步骤、环境条件、操作人员签名等，以实现其相关信息的可追溯性。

二、血液的隔离与放行

（一）血液隔离

血液隔离是指待检测、制备等尚未被判定合格的血液和不合格的血液进行隔离和管理，防止不合格血液的误发放。

1. 血液隔离

（1）物理空间隔离：应根据血液状态，设立有明显标识的 3 个隔离区域：合格品区、隔离区和不合格品区。合格品区存放检测合格、贴上合格标签的待放行的血液；隔离区存放待检血液，检验结果可疑需要再次检测确定结果的血液；不合格品区存放检测结果、血袋破损等不合格血液。

（2）血液管理信息系统（BMIS）隔离：在 BMIS 中，未经过批放行的血液都处于隔离状态。对检测合格和不合格的血液通过计算机信息系统进行自动标识，自动打印合格或不合格标签进行标识隔离。

（3）人工隔离：对血液采集中出现凝块血、不足量血、血袋破损等不合格血液进行人工标识隔离。

2. 血液隔离的管理

（1）设施设备应卫生、整洁，并定期清洁。

（2）按照不同血液品种的储存温度要求保存隔离状态的血液，如全血、红细胞悬液 2～6℃储存；血小板悬液 20～24℃储存等。并对血液隔离的储存设备进行温度监控。

（3）进出血液隔离区域的血液应做好交接和记录，记录至少包括血型、品名、数量、时间、交接人及签名等。

（4）应采用 BMIS 控制血液的隔离。BMIS 监控、记录血液隔离时，应逐袋扫描记录各种隔离状态的血液，采用不同颜色标牌进行标识。

（二）血液放行

1. 血液放行　对于已经符合质量要求的血液，给予解除隔离状态，使其处于可发放状态，即可以发放供临床使用，称为放行。对已经完成逐袋放行的整批血液进行核查，解除其隔离状态，使其转换为已放行（可发放）状态，称为批放行。

2. 合格血液逐袋放行

（1）合格血液逐袋放行的条件

1）血液检测项目全部完成,HIV、HBV、HCV、梅毒螺旋体和 ALT 的检测均合格。

2）初筛血型与检定血型一致,该献血者既往历次献血的血型一致。

3）其他质量指标符合相应的标准要求。

4）BMIS 对该袋血液的信息自动核查,该袋血液的信息关联符合血液可追溯性的要求,即献血者信息、血液信息、标本信息形成了对应关联。

（2）合格血液逐袋放行:登录 BMIS 血库贴签模块,为合格血液贴上合格血液标签,贴签必须逐袋操作和完成,1 次只能为 1 袋血液贴签,禁止同时为多袋血液贴签。

3. 合格血液批放行

（1）血液分批的一般原则

1）将具有相同时空关系的全血划分为一批,即在一定时间且同一地点采集的全血为同一批。

2）将同一天采集的所有全血归为同一批,必要时,可按采集地点和时间进行分批,即同一采血地点同一天（或同一段时间）采集的全血为一批。

3）单采血小板、应急 Rh 阴性血液可按每人次为一批次。

（2）合格血液批放行的条件

1）该批血液的全部合格单位血液已完成逐袋放行作业。

2）该批血液的全部不合格血液已经报废处置。

3）该批血液中的合格血液与不合格血液的总袋数相符,与原料血液加工生产的血液总袋数相符。

4）该批血液的加工过程已经全部结束,没有血液及其信息的滞留、遗漏或丢失。

4. 血液放行的管理

（1）应采用计算机管理信息系统控制血液的放行。需要人工放行时,应建立与实施复核制度。

（2）经过培训考核的被授权人员才能承担放行工作,质量管理人员对血液的放行进行监控,并留有监控记录。

（3）对每批血液的放行进行记录。保证所有的血液成分得到识别和清点核实;所有不合格的血液经过清点核实,并已被安全转移和处置。所有合格血液均符合国家标准。放行人应签署姓名、放行日期和时间。

三、血液的储存、发放和运输

（一）血液储存

1. 血液储存环境与设施

（1）空间应满足整洁、卫生和隔离的要求,具有防火、防盗和防鼠等安全措施。

（2）应有双路供电或应急发电设备。

（3）应有足够的照明光源。

（4）根据储存要求将不同品种和不同血型的血液分开存放,并有明显标识。

（5）血液保存设备应运行可靠,温度均衡,有温度记录装置和温度超限声、光报警装置。

2.血液储存温度的监控

(1)定期对血液储存设备进行计量检定或定期校准。

(2)对血液保存状态进行监控,包括持续的温度及其他保存条件的监测和记录,确保血液始终在正确的条件下保存。如使用人工监控,则至少每 4 小时监测记录温度 1 次;如使用自动温度监控管理系统,至少每日人工记录温度 2 次,2 次记录间隔 8 小时以上。

(3)血液储存设备的温度监控记录至少保存到血液发出后 1 年,以保证可追溯性。

(二)血液发放和运输

1.血液的发放　血液发放一般应遵循先进先出的原则,但对于临床有特殊输血需求的患者,可以发放储存时间短的血液。在血液发放前应检查血液的有效期和外观,主要包括血袋标签、血液颜色、溶血、凝块、絮状物、气泡、血袋渗漏、血袋破损及其他异常,外观异常的血液不得发放。应建立和保存血液发放记录。

2.血液的运输　在整个的血液运输过程中,要确保血液在完整的冷链中运输,使血液从采集直至发放到医院的整个过程中始终处于所要求的温度范围内。应对血液在整个运输过程中的储存温度进行监控。应建立和保存血液运输记录。

(1)全血及红细胞成分血应维持在 2~10℃。血小板悬液在 20~24℃。冰冻血浆、冷沉淀凝血因子维持在冰冻状态。冰冻红细胞应维持在−65℃或以下温度。

(2)血液运输箱在控温下,维持适宜温度的时间应至少比最长运输时间长 2 小时。

(3)定期对运输设备的性能和运行状态进行检查,检查内容主要有温度和细菌检测。必需采用经过计量检定的温度监控设备对血液运输过程进行温度监控。

(4)血液运输箱的标示内容要清晰,至少包括:血站名称,最大承重量,放置方向、防摔、防晒、防雨,最多叠放层数,血液种类,运输目的地,血液保存的温度等。血液运输过程记录应有可追溯性,内容应包括:血液的品名、数量、规格,血液的发出地和运输目的地,血液发放日期、时间、负责发放人员的签名,血液接受日期、时间、负责接受人员的签名,运输的设备,温度监控记录等。

(刘红玉)

第二章　血液学检验

第一节　造血检验技术

造血检验技术包括正常血细胞形态学、血细胞化学染色、血细胞染色体等检验技术。正常血细胞形态学检验技术是最常规、最基本的方法,是诊断血液系统等疾病的最重要手段之一,通过血细胞形态学检验可了解骨髓中各种血细胞数量、形态有无异常,从而协助诊断疾病、观察疗效及判断病情变化;血细胞化学染色技术也是诊断血液系统等疾病中不可缺少的手段,主要用于辅助急性白血病的亚型判断及疾病的诊断和鉴别诊断;而血细胞染色体检验技术在血液系统疾病的诊断、疗效观察、预后判断等中也起着日趋重要的作用。

一、正常血细胞形态学检验

根据骨髓细胞的发育过程分为三个阶段:原始细胞、幼稚细胞及成熟细胞。从细胞系统来说包括红细胞系统、粒细胞系统、单核细胞系统、淋巴细胞系统、浆细胞系统、巨核细胞系统及其他细胞,其中以粒细胞系统、红细胞系统及巨核细胞系统最为重要。每个系统、每个阶段细胞均有各自的形态学特点,由于正常血细胞的形态变化相对较小,一般较容易识别,但也有些细胞相互之间形态比较相似,应注意鉴别;而病理情况下血细胞形态往往会发生较大的变化,大大增加了细胞辨认的难度。

正常人骨髓中主要包括中性中幼粒细胞、中性晚幼粒细胞、中性杆状核粒细胞、中性分叶核粒细胞、中幼红细胞、晚幼红细胞及淋巴细胞,还有少许的原始细胞、嗜酸性粒细胞、单核细胞、浆细胞等。掌握以上各种细胞的形态特点是诊断血液系统疾病的前提,同时对疾病的鉴别诊断、疗效观察和预后判断均具有重要意义。本节按系统介绍 Wright 染色后光学显微镜下正常血细胞的形态学特征。

(一)红细胞系统形态观察

1.目的　掌握红细胞系统的形态变化规律、各阶段红细胞的形态特点及各阶段红细胞的划分。

2.标本　基本正常骨髓涂片、增生性骨髓涂片及溶血性贫血骨髓涂片等。

3.形态观察

(1)低倍镜下选择厚薄合适、染色良好的部位,然后在油镜下观察各阶段有核红细胞形态特点。红细胞系统包括原始红细胞、早幼红细胞、中幼红细胞、晚幼红细胞及红细胞,各阶段有核红细胞形态特点见表2—1。

表 2−1　各阶段有核红细胞形态特点

细胞	原始红细胞	早幼红细胞	中幼红细胞	晚幼红细胞
胞体	$15\sim25\mu m$ 圆形,可有瘤状突起	$15\sim20\mu m$ 圆形,可有瘤状突起	$8\sim15\mu m$ 圆形	$7\sim10\mu m$ 常圆形
核形	圆形,常居中	圆形,常居中	圆形,常居中	常圆形,居中或偏位
核仁	1~3个	模糊或无	无	无
染色质	颗粒状	粗颗粒状或小块	块状如击碎木块,副染 色质明显	固缩成团块状,副染色质可 见或无
胞质量	较多	较多	多	多
胞质颜色	深蓝色,不透明,可有核 周淡染区	深蓝色,不透明,可有核 周淡染区	灰蓝、灰红色	浅红色或灰红色
颗粒	无	无	无	无

(2)虽然各阶段有核红细胞各有特点,但从原始到成熟发育过程中,其形态变化有一定的规律。①胞体:圆形或类圆形,有的原始红细胞及早幼红细胞可见瘤状突起。②胞质:较多,无颗粒,胞质颜色从深蓝色→蓝灰色→灰红色→淡红色。③胞核:圆形、居中。

(3)根据细胞的形态特点,划分各阶段有核红细胞,其主要划分依据如下:

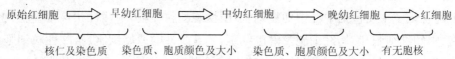

(4)注意与其他血细胞进行鉴别。例如原始红细胞与原始粒细胞的区别见表 2−5;中幼红细胞与淋巴细胞、浆细胞的区别见表 2−7;炭核(从晚幼红细胞脱出的胞核)与小淋巴细胞的区别见表 2−8。

4.参考区间　在正常成人的骨髓涂片中,红细胞系统约占骨髓有核细胞 20%,以中、晚幼红细胞为主(约各占 10%),原始红细胞<1%,早幼红细胞<5%。

5.注意事项

(1)观察前应确定骨髓涂片的正反面,骨髓膜面反光性差,反面反光性好。如反面朝上放置,低倍镜和高倍镜下可见细胞,油镜下却看不到细胞,经常会过度地调节焦距而压碎涂片。

(2)在低倍镜下选择染色佳、厚薄适宜的部位进行观察(一般在骨髓膜的体尾交界处)。骨髓膜厚的部位,显微镜下的所有细胞均小些,由于有核红细胞胞体变小、胞质量变少,易误认为红系有缺铁样改变或误认为淋巴细胞(尤其是中幼红细胞);而尾部的有核红细胞等均胞体变大、胞质量也多,红细胞中央淡染区常消失。所以,观察各种细胞时,选择合适的部位非常重要。

(3)由于骨髓中细胞的种类很多,应选择具有红细胞系统特征(见红细胞系统的形态变化规律)的细胞进行观察,再进一步辨认、区分各阶段有核红细胞的特点。观察有核红细胞胞质颜色时,应注意观察周围红细胞、中性成熟粒细胞的着色情况,因为染色偏碱或偏酸均可导致胞质颜色偏蓝或偏红,而影响细胞的辨认。

(4)由于细胞形态变化多种多样,故观察细胞时不能根据某一两个非特异性的特点,就轻易地做出否定或肯定性判断。应全面观察细胞,如胞体大小、形状,胞质量、颜色、颗粒、空泡,胞核大小、核形、核位置、染色质、核仁,同时应注意与周围细胞进行比较。

(5)在红系明显增生的涂片中,有时可观察到有核红细胞造血岛,即有核红细胞围绕吞噬细胞。另外,还应注意观察分裂象细胞及退化细胞的形态特点。

(二)粒细胞系统形态观察

1.目的　掌握粒细胞系统的形态变化规律、四种颗粒的鉴别、各阶段粒细胞的形态特点、各阶段粒细胞的划分,掌握粒系细胞与其他系类似细胞的鉴别。

2.标本　基本正常骨髓涂片、增生性骨髓涂片、慢性粒细胞白血病血涂片或骨髓涂片等。

3.形态观察

(1)低倍镜下选择厚薄合适、染色良好的部位,然后在油镜下观察各阶段粒细胞。粒细胞系统包括原始粒细胞、早幼粒细胞、中性中幼粒细胞、中性晚幼粒细胞、中性杆状核粒细胞及中性分叶核粒细胞,各阶段的嗜酸性粒细胞及嗜碱性粒细胞。各阶段粒细胞形态特点见表2—2(以中性粒细胞为例),各阶段嗜酸性粒细胞及嗜碱性粒细胞形态特点与其相似,主要不同点是:特异性颗粒分别是嗜酸性颗粒、嗜碱性颗粒。

表2—2　各阶段粒细胞形态特点(以中性粒细胞为例)

	原始粒细胞	早幼粒细胞	中幼粒细胞	晚幼粒细胞	杆状核粒细胞	分叶核粒细胞
细胞						
胞体	10~20μm 圆或类圆形	12~25 椭圆或圆形	10~20μm 圆形	10~16μm 圆形	10~15μm 圆形	10~14μm 圆形
核形	圆或类圆形	圆或椭圆形,常偏一侧	椭圆形、半圆形或略凹陷	肾形、半月形等	带形、"S"形、"U"形等	分叶(2~5叶,核丝相连)
核仁	2~5个,较小	常清楚	常无	无	无	无
染色质	细颗粒	开始聚集,较原始粒细胞粗	聚集呈索块状	小块状,出现副染色质	粗块状,副染色质明显	粗块状,副染色质明显
胞质量	较少	较多或多	多	多	多	多
胞质	蓝色或深	蓝色或深	蓝色或淡	淡蓝色	淡蓝色	淡蓝色
颜色	蓝色	蓝色	蓝色			
颗粒	常无,或有少许、细小A颗粒	A颗粒较多,少许覆盖核上	出现中性颗粒,A颗粒常较多	充满中性颗粒,A颗粒少或无	充满中性颗粒	充满中性颗粒

(2)粒细胞系统的各阶段粒细胞较多、形态也各异,但从原始到成熟发育过程中,其形态变化有一定的规律。①胞体:规则,呈圆形或椭圆形。②胞质:无颗粒→出现非特异性颗粒→出现特异性颗粒→特异性颗粒增多、非特异性颗粒减少→仅有特异性颗粒。③胞核:圆形→椭圆形→半圆形→肾形→杆状→分叶状。

（3）根据粒细胞的形态特点，划分各阶段粒细胞，其主要划分依据如下：

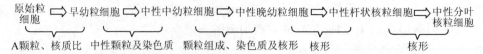

（4）中幼粒以下细胞主要根据核形来划分，三种胞核划分方法的依据详见表2-3，临床上以核凹陷程度/核假设直径这种划分依据最为常用。

表2-3　中幼粒以下细胞的胞核划分依据

细胞名称	核凹陷程度 核假设直径	核凹陷程度 核假设圆形直径	核最窄 核最宽
中幼粒细胞	/	<1/2	/
晚幼粒细胞	<1/2	1/2~3/4	>1/2
杆状核粒细胞	>1/2	>3/4	1/2~1/3
分叶核粒细胞	核丝	核丝	<1/3

（5）正常情况下，粒细胞有四种颗粒：非特异性颗粒和三种特异性颗粒（即中性颗粒、嗜酸性颗粒及嗜碱性颗粒），四种颗粒的鉴别详见表2-4，有时这些颗粒并不像表中所罗列的那么典型，故需综合分析。四种颗粒的形态特点对判断各种粒细胞及与其他血细胞的鉴别具有重要作用。

表2-4　粒细胞胞质中四种颗粒的鉴别

颗粒	非特异性颗粒	中性颗粒	嗜酸性颗粒	嗜碱性颗粒
大小	较中性颗粒粗大 大小不一	细小 大小一致	粗大 大小一致	最粗大 大小不一
形态	形态不一	细颗粒状	圆形	形态不一
色泽	紫红色	淡红或淡紫红色	橘红色	深紫红或深紫黑色
数量	少量或中等量	多	多	常不多
分布	不一，有时覆盖核上	均匀	均匀	不一，常覆盖在核上

（6）粒细胞与其他血细胞的鉴别

1）原始粒细胞与原始红细胞的鉴别。这两种是正常人骨髓中相对较易见的原始细胞，两者鉴别详见表2-5。

表 2—5　原始粒细胞与原始红细胞的鉴别

	原始粒细胞	原始红细胞
胞体	直径 $10\sim20\mu m$	直径 $15\sim25\mu m$,常可见瘤状突起
胞核	常类圆形	圆形
核仁	$2\sim5$ 个(多数>3 个)较小,清晰	$1\sim3$ 个较大,常不清楚
染色质	细颗粒状,排列均匀,平坦	颗粒状(较粗),不太均匀,但着色深
胞质量	中等	较多
胞质颜色	蓝色或深蓝色(但不如原始红细胞深蓝),着色均匀,如水彩画感	不透明的深蓝色,着色不均匀,如油画蓝感
核质比	较大	比原始红细胞小

2)有的嗜碱性粒细胞需与小淋巴细胞进行鉴别。因为胞体小的嗜碱性粒细胞与小淋巴细胞很相似,两者鉴别详见表 2—8。

3)中性粒细胞与单核细胞的鉴别详见表 2—13。

4.参考区间　在正常成人的骨髓涂片中,粒细胞系约占 $40\%\sim60\%$,以中性中幼粒以下细胞为主。其中原始粒细胞<2%,早幼粒细胞<5%,中性中幼粒细胞约占 8%,中性晚幼粒细胞约占 10%,中性杆状核粒细胞约占 20%,中性分叶核粒细胞约占 12%,嗜酸性粒细胞<5%,嗜碱性粒细胞<1%。

5.注意事项

(1)正常人骨髓涂片中主要由粒细胞组成,粒细胞的颗粒是该系统细胞最主要的特点之一,仔细辨认这四种颗粒,对区分粒细胞与非粒细胞、粒细胞各阶段的划分均非常重要。由于骨髓中细胞的种类很多,初学者应选择具有粒细胞系统特征(见粒细胞系统的形态变化规律)的细胞进行观察,再进一步辨认、区分各阶段粒细胞的特点。

(2)对于形态不典型的粒细胞,应注意与其他血细胞进行鉴别,如单核细胞、淋巴细胞等,通过与周围细胞进行比较,有助于作出正确判断。

(3)应注意辨认双染性嗜酸性粒细胞,它一般见于嗜酸性中幼、晚幼粒细胞。由于其颗粒不典型,易误认为嗜碱性粒细胞。

(4)多数嗜碱性粒细胞的胞核结构不太清楚,故有时较难确定为哪一阶段细胞,再加上正常情况下骨髓中嗜碱性粒细胞很少且为成熟细胞,故笼统归为嗜碱性粒细胞。

三、淋巴细胞系统形态观察

(一)目的

掌握淋巴细胞系统的形态特征、各阶段淋巴细胞的形态特点及各阶段淋巴细胞的划分,掌握淋巴系细胞与其他系统类似细胞的鉴别。

(二)标本

基本正常骨髓涂片、增生性骨髓涂片、急性淋巴细胞白血病血涂片或骨髓涂片等。

(三)形态观察

1.低倍镜下选择厚薄合适、染色良好的部位,然后在油镜下观察淋巴细胞(包括大淋巴细胞和小淋巴细胞)、原始淋巴细胞及幼稚淋巴细胞。各阶段淋巴细胞形态特点详见表 2—6。在急性淋巴细胞白血病骨髓涂片中,可见大量原始和(或)幼稚淋巴细胞,其他涂片中一般为淋巴细胞。

表 2—6　各阶段淋巴细胞形态特点

	原始淋巴细胞	幼稚淋巴细胞	大淋巴细胞	小淋巴细胞
细胞				
胞体	$10\sim18\mu m$ 圆或类圆形	$10\sim16\mu m$ 圆或类圆形	$12\sim15\mu m$ 圆或类圆形	$6\sim9\mu m$ 圆、类圆或蝌蚪形
核形	圆或类圆形	圆或类圆形	椭圆形,常偏位	类圆形或有小切迹
核仁	$1\sim2$ 个	模糊或消失	消失	消失
染色质	颗粒状	较粗	紧密而均匀	块状,副染色质不明显
胞质量	少	少	较多	少或极少
胞质颜色	蓝色	蓝色	清澈的淡蓝色	淡蓝色或深蓝色
颗粒	一般无	偶有少许紫红色颗粒	常有紫红色颗粒	常无颗粒

2.淋巴细胞系统的形态特征为　①胞体及胞核小,呈圆形或类圆形。②胞质少,呈蓝色或淡蓝色。

3.根据细胞的形态特点,划分各阶段细胞,其主要划分依据如下:

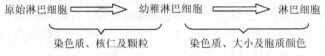

原始淋巴细胞 ⟹ 幼稚淋巴细胞 ⟹ 淋巴细胞

染色质、核仁及颗粒　　　　　染色质、大小及胞质颜色

4.淋巴细胞与其他血细胞的鉴别

(1)小淋巴细胞与中幼红细胞、浆细胞的鉴别详见表 2—7。

表 2—7　浆细胞、中幼红细胞和小淋巴细胞的鉴别

	浆细胞	中幼红细胞	小淋巴细胞
细胞			
胞体	$8\sim15\mu m$,椭圆形	$8\sim15\mu m$,圆形	$6\sim9\mu m$,类圆形、蝌蚪形
胞质量	丰富	多,围绕核周	少或极少,位于局部
胞质颜色	多呈深蓝色,个别呈红色	灰蓝色、灰红色	多呈淡蓝色,有时较深蓝
颗粒	偶有紫红色颗粒	无,有时有嗜碱性点彩	常无颗粒,但有时可有少许
核形	圆形	圆形	有小切迹,类圆形或圆形
核位置	常偏位	常居中	居中或偏位
核仁	无	无	消失
染色质	块状,副染色质较明显	块状,副染色质明显	块状,副染色质不明显
其他	有核旁淡染区,泡沫浆	常无空泡	有时可见胞质突起

(2)小淋巴细胞与胞体小的嗜碱性粒细胞、炭核的鉴别详见表2-8。

表2-8　小淋巴细胞、嗜碱性粒细胞和炭核的鉴别

	小淋巴细胞	胞体小的嗜碱性粒细胞	炭核
细胞			
胞体	6~9μm	大小与小淋巴细胞相仿	即晚幼红细胞胞核大小
核形	类圆形或有小切迹	轮廓不清楚	常呈圆形
染色质	染色质呈块状	结构不清楚	呈团块状,未见副染色质
胞质	少或极少,多呈淡蓝色	少,淡蓝色,有时"紫红色"	无
颗粒	常无,有时有少许紫红色颗粒	有少许紫黑色颗粒,常覆盖核上	/

(3)大淋巴细胞需与中性幼稚粒细胞进行鉴别(表2-9)。因为有的大淋巴细胞胞体较大且颗粒较多,易与中性幼稚粒细胞混淆,如后者存在中性颗粒减少,两者鉴别更困难。

表2-9　大淋巴细胞和中性幼稚粒细胞的鉴别

	大淋巴细胞	中性幼稚粒细胞
细胞		
胞质颜色	淡蓝色	淡蓝色,但由于中性颗粒覆盖而无法观察
颗粒	紫红色颗粒,较中性颗粒粗大	有较多中性颗粒,有的还有A颗粒
染色质	致密,副染色质不明显	粗颗粒状或副染色质明显

(四)参考区间

在正常成人的骨髓涂片中,淋巴细胞系统约占20%~25%,均为淋巴细胞,并以小淋巴细胞为主,原始淋巴细胞罕见,幼稚淋巴细胞偶见。

(五)注意事项

1.观察急性淋巴细胞白血病涂片时,尤其应注意观察部位的选择,如在厚的部位观察,易将原始淋巴细胞、幼稚淋巴细胞误认为淋巴细胞。

2.各期淋巴细胞的划分较粒细胞、红细胞系统难,而与单核细胞系统相似,其关键是如何将原始淋巴细胞、幼稚淋巴细胞和淋巴细胞区分开来。

3.淋巴细胞分为大淋巴细胞和小淋巴细胞,骨髓涂片中一般以小淋巴细胞为主。骨髓有核细胞计数分类时,一般不需要将两者分开报告。

四、浆细胞系统形态观察

(一)目的

掌握浆细胞系统的形态特征、各阶段浆细胞的形态特点及各阶段浆细胞的划分,掌握浆系细胞与其他系类似细胞的鉴别。

（二）标本

浆细胞反应性增多的骨髓涂片、多发性骨髓瘤骨髓涂片等。

（三）形态观察

1. 低倍镜下选择厚薄合适、染色良好的部位，然后在油镜下观察原始浆细胞、幼稚浆细胞及浆细胞的形态特点。各阶段浆细胞形态特点见表 2－10。在多发性骨髓瘤涂片中，常可见一定数量的原始和（或）幼稚浆细胞，其他涂片中一般为浆细胞。

表 2－10　各阶段浆细胞形态特点

细胞	原始浆细胞	幼稚浆细胞	浆细胞
	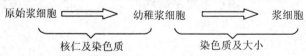		
胞体	$12\sim25\mu m$ 圆形或椭圆形	$12\sim16\mu m$ 常椭圆形	$8\sim15\mu m$ 常椭圆形
核形	圆形，核偏位	圆形，核偏位	圆形，核偏位
核仁	$2\sim5$ 个	模糊或无	无
染色质	粗颗粒状	较粗	块状，副染色质较明显
胞质量	多	多	丰富
胞质颜色	深蓝色，核旁淡染区	深蓝色，核旁淡染区	常深蓝色，有时呈红色
颗粒	无	偶有少许紫红色颗粒	偶有少许紫红色颗粒
空泡	可有	可有	明显

2. 浆细胞系统的形态特征为　①胞质：丰富，呈深蓝色，且常有核旁淡染区及空泡。②胞核：圆形，偏位。③核质比：小。

3. 根据细胞的形态特点，划分各阶段浆细胞，其主要划分依据如下：

原始浆细胞 ⟹ 幼稚浆细胞 ⟹ 浆细胞

核仁及染色质　　　　　　染色质及大小

4. 浆细胞与成骨细胞相似，应注意鉴别（表 2－17）。有的浆细胞形态不典型，应注意与中幼红细胞鉴别（表 2－17）。

（四）参考区间

在正常成人的骨髓涂片中，浆细胞<2%，原始浆细胞罕见，幼稚浆细胞偶见。

（五）注意事项

1. 多发性骨髓瘤涂片中的异常浆细胞，其形态与正常浆细胞有许多相似之处，但从本质上来说它们不是正常浆细胞，故也称骨髓瘤细胞。

2. 幼稚浆细胞与浆细胞的划分，比原始与幼稚浆细胞的划分更为重要。

3. 反应性浆细胞增多等骨髓涂片中，有时可见 3 个或 3 个以上浆细胞围绕巨噬细胞或组织细胞，称为浆细胞造血岛。这些成堆的浆细胞尤其应注意与成骨细胞鉴别。

五、单核细胞系统形态观察

（一）目的

掌握单核细胞系统的形态特征、各阶段单核细胞的形态特点及各阶段单核细胞的划分，掌握单核系细胞与其他系类似细胞的鉴别。

（二）标本

基本正常骨髓涂片、单核细胞增多的血涂片或骨髓涂片、急性单核细胞白血病血涂片或骨髓涂片等。

（三）形态观察

1.低倍镜下选择厚薄合适、染色良好的部位，然后在油镜下观察单核细胞、原始单核细胞及幼稚单核细胞。各阶段单核细胞形态特点详见表2—11。在急性单核细胞白血病骨髓涂片中，可见大量原始和（或）幼稚单核细胞，其他涂片中一般为单核细胞。

表2—11　各阶段单核细胞形态特点

细胞	原始单核细胞	幼稚单核细胞	单核细胞
胞体	$14\sim25\mu m$ 圆形或不规则，有的有伪足	$15\sim25\mu m$ 圆形或不规则，有的有伪足	$12\sim20\mu m$ 圆形或不规则，有的有伪足
核形	圆或不规则形，可折叠、扭曲	常不规则形，呈扭曲、折叠状	不规则形，呈扭曲、折叠状或大肠形、马蹄形、"S"形等
核仁	常1个，大而清楚	有或消失	消失
染色质	纤细、疏松，呈细丝网状	开始聚集，呈丝网状	呈条索状、小块状
胞质量	较多	增多	多
胞质颜色	蓝色或灰蓝色	蓝色或灰蓝色	灰蓝色
颗粒	无或有少许、细小颗粒	可见细小、粉尘样淡紫红色颗粒	可有细小、粉尘样颗粒
空泡	可有	可有	常有

2.单核细胞系统的形态特征为　①胞体：常较大，可不规则或伪足状突起。②胞质：量多，灰蓝色，可有空泡、粉尘样颗粒。③胞核：大且常不规则形，呈扭曲、折叠，核染色质比其他同期细胞细致、疏松。

3.根据细胞的形态特点，划分各阶段单核细胞，其主要划分依据如下：

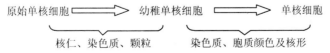

幼稚单核细胞与单核细胞的主要鉴别点为：幼稚单核细胞的胞质比单核细胞蓝，而单核细胞胞核扭曲、折叠更明显，染色质较幼稚单核细胞更聚集等。

4.单核细胞与其他血细胞的鉴别

(1)原始单核细胞与原始粒细胞、原始淋巴细胞的鉴别详见表2—12。

表2—12 原始单核细胞与原始粒细胞、原始淋巴细胞的鉴别

	原始单核细胞	原始粒细胞	原始淋巴细胞
细胞			
胞体	大,14~25μm	中等,10~20μm	小,10~18μm
	圆形或不规则,可有伪足	规则	规则
核形	规则或不规则,常折叠、偏位	规则	规则
核仁	1~3个(常1个),大而清晰	2~5个,小而清晰	1~2个,较清晰
染色质	纤细、疏松,呈细丝网状,有起伏不平感,无厚实感	细颗粒状,分布均匀,有轻度厚实感	颗粒状,排列紧密,分布不均匀,有明显厚实感
胞质量	较多	较少	少或很少
胞质颜色	蓝色或灰蓝色	蓝色或深蓝色,透明	蓝色,透明

(2)单核细胞与中性粒细胞(包括幼稚及成熟阶段细胞)的鉴别详见表2—13。如中性粒细胞存在颗粒减少、巨幼样变或胞核折叠,两者鉴别更困难。

表2—13 单核细胞和中性粒细胞的鉴别

	中性粒细胞	单核细胞
细胞		
胞体	10~20μm,圆形	12~20μm,圆形或不规则形,有的有伪足
胞质量	中等至较多	多
胞质颜色	淡蓝色*	灰蓝色,半透明如毛玻璃样
空泡	常无	常有
颗粒	有中性颗粒,A颗粒有或无	常有细小、粉尘样的紫红色颗粒
核形	椭圆、半圆、肾形、杆状、分叶等	不规则,常扭曲、折叠,也可呈大肠状、"S"形等
染色质	呈块状或较细致	疏松,呈条索状、小块状

*由于中性颗粒丰富,常掩盖其胞质颜色,而使"胞质"呈中性颗粒的颜色

(3)单核细胞与淋巴细胞的鉴别。因为有的单核细胞胞体较小、胞质较少,有的淋巴细胞胞核不规则,两者易混淆,鉴别详见表2—14。

表 2-14 单核细胞和淋巴细胞的鉴别

细胞	单核细胞	淋巴细胞
胞质颜色	灰蓝色	较清澈蓝色,有时略带灰色
空泡	可有	常无
颗粒	可有,但呈粉尘样	可有,较粗大
核形	常不规则且有折叠	规则或不规则,一般无折叠
染色质	较疏松	致密

(四)参考区间

在正常成人的骨髓涂片中,单核细胞<4%,原始单核细胞罕见,幼稚单核细胞偶见。

(五)注意事项

1.单核细胞在正常骨髓细胞当中是一种较难掌握的细胞,因为该细胞形态变化较大。所以初学者常将不典型的单核细胞误认为粒细胞或淋巴细胞,而使单核细胞的实际比例下降。

2.各阶段单核细胞划分中,幼稚单核细胞与单核细胞的划分,比原始与幼稚单核细胞的划分更重要、更难。

六、巨核细胞系统形态观察

(一)目的

掌握巨核细胞系统的形态特征、各阶段巨核细胞(包括血小板)的形态特点及各阶段巨核细胞的划分,掌握巨核细胞与其他系类似细胞的鉴别。

(二)标本

原发免疫性血小板减少症骨髓涂片、增生性骨髓涂片或基本正常骨髓涂片等。

(三)形态观察

1.低倍镜下选择厚薄合适、染色良好的部位查找巨核细胞,找到后置视野正中再转油镜观察。巨核细胞系统包括原始巨核细胞、幼稚巨核细胞、颗粒型巨核细胞、产血小板型巨核细胞、裸核型巨核细胞及血小板。各阶段巨核细胞形态特点详见表 2-15、图 2-1,血小板形态见《临床基础检验学技术》相关内容。

表 2-15　各阶段巨核细胞形态特点

细胞	原始巨核细胞	幼稚巨核细胞	颗粒型巨核细胞	产血小板型巨核细胞	裸核型巨核细胞
胞体	15～30μm 圆形或不规则形,常有指状突起	30～50μm 不规则形	40～70μm 不规则形	40μm 不规则形,胞膜不完整	/ /
核形	圆形、椭圆形或不规则形,1～2核	不规则形	不规则形或分叶后重叠	不规则或高度分叶但常重叠	不规则或高度分叶但常重叠
核仁	2～3个,不清晰	常无	无,	无	无
染色质	较细,排列紧密且分布不均匀	粗或小块状	呈粗块状或呈条状	呈块状或条状	呈块状或条状
胞质量	少	较丰富	极丰富	极丰富	无或有少许
颜色	深蓝色或蓝色	深蓝色或蓝色	淡蓝色	淡蓝色	/
颗粒	无	近核处出现细小且大小一致淡紫红色颗粒	充满细小、且大小一致淡紫红色颗粒	颗粒丰富,外侧有释放的血小板,可有雏形血小板形成	/
其他	胞体周围常有血小板附着	胞体周围可有血小板附着	/	/	/

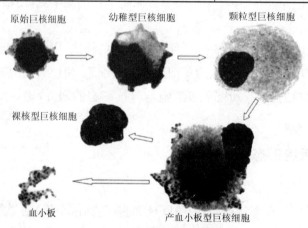

图 2-1　各阶段巨核细胞

2.巨核细胞系统(除原始巨核细胞外)的形态特征为　①胞体:巨大,不规则。②胞质:成熟巨核细胞(指颗粒型及产血小板型巨核细胞)胞质常极丰富,并有大量细小颗粒。③胞核:常巨大,成熟巨核细胞的胞核高度分叶且重叠。

3.根据细胞的形态特点,划分各阶段巨核细胞,其主要划分依据如下:

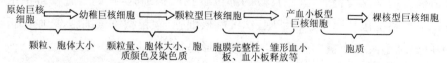

4.由于巨核细胞胞体巨大且胞质中常有丰富的颗粒,所以一般情况下比较容易辨认。但颗粒型巨核细胞与破骨细胞有许多相似之处,需鉴别,详见表 2-18。

(四)参考区间

在 1.5cm×3.0cm 骨髓血膜的正常成人骨髓涂片中,可见 7～35 个巨核细胞;其中原始巨核细胞占 0%～5%,幼稚巨核细胞占 0%～10%,颗粒型巨核细胞占 10%～50%,产血小型巨核细胞占 20%～70%,裸核型巨核细胞占 0%～30%,血小板较易见,呈成堆存在。但实际上该巨核细胞总数的参考值偏低,且以颗粒型巨核细胞及幼稚巨核细胞为主。

（五）注意事项

1.巨核细胞是个多倍体细胞,其胞体巨大,多位于骨髓膜的边缘（包括骨髓膜尾部、上下边缘及头部）,且全片数量较少,故先在低倍镜下观察骨髓膜边缘部分,找到巨核细胞后移至视野正中,然后转油镜观察,进行确认和分期。

2.一般在骨髓涂片中,原始巨核细胞很少,而且可与其他二倍体血细胞的大小相似,所以很难发现。它与其他原始细胞较易鉴别,因为原始巨核细胞具有一些较独特的形态学特点,如常有指状胞质突起、常可见血小板附着、胞核可有两个或多个、核仁常不清晰等。

3.观察骨髓涂片时,同时应注意观察血小板形态、数量、大小及分布状态,正常情况下血小板呈成堆分布,当血小板数减少时血小板往往呈散在分布。制片涂片时出现凝固,镜下可见标本凝块中有聚集的血小板,而其他部位的血小板明显减少或无。

七、非造血细胞形态观察

（一）目的

掌握常见的非造血细胞,如组织细胞、肥大细胞、吞噬细胞、成骨细胞、破骨细胞、脂肪细胞等,掌握非造血细胞与其他系类似细胞的鉴别。

（二）标本

再生障碍性贫血、白血病化疗后、噬血细胞综合征及其他原因所致的非造血细胞增多骨髓涂片等。

（三）形态观察

1.各种非造血细胞形态特点详见表 2—16、图 2—2。

表 2—16　各种非造血细胞形态特点

细胞	肥大细胞	组织细胞	吞噬细胞	成骨细胞	破骨细胞	脂肪细胞	内皮细胞	纤维细胞
胞体	$10～20\mu m$	$>20～50\mu m$	不定（多数大）	$20～40\mu m$	$60～100\mu m$	$30～50\mu m$	$25～30\mu m$	$>200\mu m$
	梭形、蝌蚪形、圆形等	长椭圆形或不规则形	形态不一致	长椭圆形或不规则形,边缘清晰或云雾状	不规则形,边缘清楚或不整齐	圆形或椭圆形	梭形或长尾形	长条状
核形及个数	1个,较小,圆形	1个,椭圆形	常1个,圆形、椭圆形或不规则	1个,偏位,椭圆形或圆形	1～100个,椭圆形或圆形	1个,偏位,小而不规则	1个,不规则或椭圆形	多个至数十个,椭圆形
核仁	无	1～2个	有或无	1～3个,淡蓝色	1～2个,淡蓝色	无	无	1～2个
染色质	块状	粗网状	较疏松	粗网状	粗网状	致密	网状	网状
胞质量	较丰富	较丰富	不定	丰富	极丰富	多	较少	极丰富
颜色	淡蓝色	淡蓝色	灰蓝或淡蓝色	深蓝或蓝色	淡蓝或淡红色	淡蓝色	淡蓝或淡红色	淡蓝或淡红色
颗粒	充满圆形、大小均一深紫红色颗粒	可有少许紫红色颗粒	可有颗粒,棕色或蓝色,紫红色	偶有少许紫红色颗粒	有大量细小、淡紫红色颗粒	无	可有细小、紫红色颗粒	可有少许紫红色颗粒
其他	胞体周围有时可见红晕	胞膜常不完整	可见多少不一的吞噬物	核远处常有淡染区,常成堆分布	有的同时伴有粗大颗粒	充满大小不一空泡	/	含纤维网状物

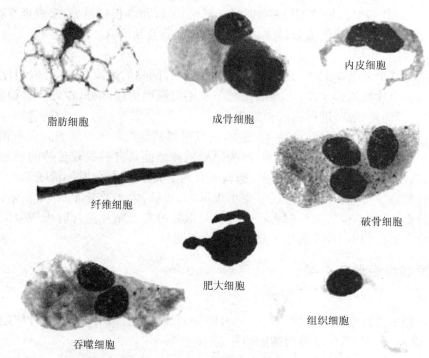

脂肪细胞　　　　　　成骨细胞　　　　　　　　内皮细胞

纤维细胞　　　　　　　　　　　　　　　　破骨细胞

肥大细胞

吞噬细胞　　　　　　　　　　　　　组织细胞

图2-2　非造血细胞形态特点

2.非造血细胞需与各种血细胞鉴别

(1)成骨细胞与浆细胞的鉴别详见表2-17。

表2-17　成骨细胞与浆细胞的鉴别

细胞	成骨细胞	浆细胞
胞体大小	20~40μm	8~15μm
胞体形态	长椭圆形或不规则,边缘清楚或云雾状	圆形或椭圆形
胞质	丰富(较浆细胞多),常呈深蓝色	丰富,多呈深蓝色,个别呈红色
染色质	粗网状	块状
核仁	常有,1~3个	无
淡染区	距胞核较远处,呈椭圆形	位于胞核旁,呈半月形
存在方式	常成堆存在,有时单个散在	常单个散在,有时成堆存在

(2)破骨细胞与巨核细胞的鉴别详见表2-18。

表 2-18 破骨细胞和巨核细胞的鉴别

	破骨细胞	巨核细胞
细胞		
核形	圆或椭圆,1~100个,彼此孤立,无核丝相连	不规则形,高度分叶,但彼此重叠,常分不清核叶数,如分叶常可见核丝
染色质	粗网状	条状或块状
核仁	每个胞核常有1~2个较清楚的核仁	无
颗粒	有大量较细小、大小一致的淡紫红色颗粒或同时伴有粗大的紫红色颗粒	有大量较细小、大小一致的淡紫红色颗粒

（四）参考区间

正常成人骨髓涂片中,偶见非造血细胞。

（五）注意事项

1.由于非造血细胞胞体较大,且骨髓涂片中数量少,一般应在低倍镜下寻找,找到疑似细胞后再转至油镜下确认。

2.有些非造血细胞在骨髓小粒中较易见(尤其为再生障碍性贫血患者),如组织细胞、肥大细胞、脂肪细胞及纤维细胞等,故可先在骨髓小粒中查找。

3.有的组织嗜碱细胞胞质中颗粒排列致密,染色后整个细胞呈紫黑色,易误认为异物,但仔细观察往往可发现胞质中充满颗粒。

八、骨髓细胞形态学检查

（一）目的

掌握骨髓涂片染色方法、检验步骤、结果计算、报告单书写及注意事项,掌握骨髓增生程度判断方法及健康成人骨髓象特点,了解骨髓穿刺术。

（二）标本

基本正常骨髓涂片、增生性骨髓涂片等。

（三）检验步骤

1.骨髓涂片染色

（1）选择 2~4 张骨髓取材满意、涂片制备良好的新鲜骨髓涂片。

（2）将骨髓涂片的血膜面朝上放平,瑞特染色液滴加至片上,覆盖血膜固定 15~30 秒。

（3）滴加 pH6.4~6.8 磷酸盐缓冲液,瑞特染色液与缓冲液之比约为 1:2~1:3 为佳,两液混匀后染色 20~25 分钟左右。

（4）流水冲洗,晾干后显微镜下观察。

2.低倍镜观察　低倍镜观察前先肉眼观察涂片的颜色、厚薄及骨髓小粒等情况。染色良好的骨髓涂片应呈淡紫红色,呈灰蓝色或蓝色一般是由于染色偏碱;骨髓小粒多位于片尾,由于其中有大量有核细胞,故肉眼观察为深蓝色颗粒状。低倍镜观察内容见表 2-19。

表2-19 低倍镜观察内容

骨髓涂片质量	观察涂片厚薄、骨髓小粒多少、油滴、染色等情况,并可在低倍镜下选择满意的区域进行有核细胞分类、计数
骨髓增生程度	根据有核细胞多少,初步判断骨髓增生程度,其分级及标准详见表2-20
巨核细胞计数及分类	由于巨核细胞大、全片数量少,故计数一般在低倍镜下进行(计数1.5cm×3.0cm血膜中巨核细胞数或全片巨核细胞数),而分类一般应在油镜或高倍镜下进行。如巨核细胞系统无明显异常,通常计数、分类25个巨核细胞;如巨核细胞系统数量、形态或血小板数量异常,应至少计数、分类50个巨核细胞
异常细胞	观察全片有无体积较大或成堆分布的异常细胞(尤其应注意血膜尾部及上、下边缘),如骨髓转移癌细胞、淋巴瘤细胞、戈谢细胞、尼曼-匹克细胞等

骨髓增生程度通常根据骨髓涂片中有核细胞与红细胞的比值或一个高倍镜视野中有核细胞数来判断。判断骨髓增生程度时,应选择细胞分布均匀、细胞不重叠也不过度分散的部位进行观察,同时应观察多个视野后取其平均值。如果增生程度介于两级之间,应将增生程度划为上一级(表2-20)。

表2-20 骨髓增生程度分级及标准

分级	有核细胞	有核细胞数	临床意义
	红细胞	一个高倍镜视野	
增生极度活跃	1:1	>100	各种白血病等
增生明活跃	1:10	50~100	各种白血病、增生性贫血等
增生活跃	1:20	20~50	正常人、贫血等
增生减低	1:50	5~10	造血功能低下、再生障碍性贫血、部分稀释等
增生极度减低	1:200	<5	再生障碍性贫血、化疗后、完全稀释等

每高倍视野下有核细胞数量在10~20个时,检验者应根据具体情况(如年龄等)进行判断

3.油镜观察 主要进行有核细胞计数及分类,同时观察细胞形态、有无异常细胞等。一般先通过初步观察及浏览,得出初步印象,然后进行计数、分类及更仔细的观察。

(1)有核细胞计数及分类:详见表2-21。一般情况下,大、小淋巴细胞合在一起分类;巨幼细胞贫血患者的各阶段巨幼红细胞应与正常有核红细胞分开计数;急性粒细胞白血病部分分化型(M_{2b})患者的异常中性中幼粒细胞应与正常中性中幼粒细胞分开计数等。

表2-21 骨髓有核细胞计数及分类

计数部位	应选择厚薄合适且均匀、细胞结构清楚、红细胞呈淡红色、背景干净的部位进行计数,一般在体尾交界处。尾部的细胞变大、常变形,且体积大的、破碎的细胞也多些;厚的部位细胞变小,结构不清。因此选择合适部位计数非常重要,否则易做出错误判断
计数顺序	计数应有一定顺序,以免出现重复计数的现象。如可从右到左、从上到下,呈"S"形走势
计数细胞	包括除巨核细胞、破碎或退化细胞、分裂象细胞以外的有核细胞,即包括各阶段粒细胞、有核红细胞、各阶段淋巴细胞、各阶段单核细胞、各阶段浆细胞、组织细胞、吞噬细胞、肥大细胞、脂肪细胞、成骨细胞、破骨细胞、内皮细胞及各种异常细胞等。由于涂片中巨核细胞数较少,一般单独对巨核细胞计数和分类
计数数目	至少计数200个有核细胞增生明显活跃以上者最好计数500个;对于增生极度减低者可计数100个;如想在较短时间内了解某类细胞比例,可采用单独快速计数法(即计数一定数量有核细胞,但只对某类细胞进行分类)

(2)观察内容:详见表2-22。观察应全面,包括各类细胞胞体(如大小、形态)、胞核(如核形、核位置、染色质、核仁大小、核仁数量等)及胞质(如胞质量、颜色、颗粒、空泡等)的形态特点等,对于有病变系统的细胞更应仔细观察。骨髓中的血细胞见图2-3(A~F)。

表2-22　油镜下骨髓涂片主要观察内容

观察对象	观察内容
粒细胞系统	增生程度、各阶段粒细胞比例及形态,如胞体大小、形态、染色质、核仁、核形,胞质量、颜色、颗粒、中毒颗粒、杜勒小体、空泡、核质发育是否平衡、棒状小体等
红细胞系统	增生程度、有核红细胞比例及形态,如胞体大小、形态、染色质、核仁、核形,胞质量、颜色、核质发育是否平衡等同时观察红细胞大小、形态、颜色、淡染区及排列情况,有否 Howell-Jolly 小体、嗜碱性点彩、多色性红细胞等
淋巴细胞系统	淋巴细胞比例、形态,有否原始、幼稚淋巴细胞
浆细胞系统	浆细胞比例、形态,有否原始、幼稚浆细胞
单核细胞系统	单核细胞比例、形态,有否原始、幼稚单核细胞
巨核细胞系统	计数全片或1.5cm×3.0cm骨髓膜中巨核细胞数量并分类一定数量巨核细胞,观察巨核细胞形态,有否微小巨核细胞、小巨核细胞、单圆核巨核细胞、多圆核巨核细胞和分叶过度巨核细胞等。同时观察血小板数量,大小、形态、聚集性、颗粒等
骨髓小粒	骨髓小粒中有核细胞量、有核细胞成分、油滴等
其他	如退化细胞、肥大细胞、组织细胞、吞噬细胞、成骨细胞、破骨细胞、分裂象细胞等变化,全片油滴情况,有否寄生虫及其他明显异常细胞,如疟原虫、淋巴瘤细胞、戈谢细胞、尼曼-匹克细胞、转移性癌细胞等

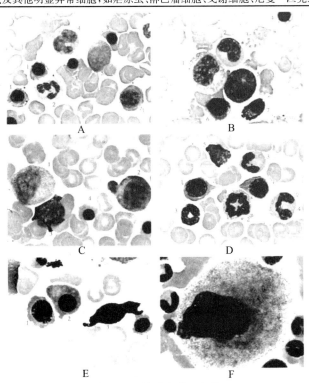

图2-3　骨髓中的血细胞

A.1中幼红细胞,2中性分叶核粒细胞,3晚幼红细胞,4单核细胞,5原始粒细胞;B.1中性中幼粒细胞,2中性晚幼粒细胞,3成堆血小板,4晚幼红细胞,5嗜酸性粒细胞,6中幼红细胞,7嗜碱性粒细胞;C.1早幼粒细胞,2早幼红细胞,3涂抹细胞,4晚幼红细胞;D.1中幼红细胞分裂象(分裂末期),2中幼红细胞分裂象(分裂中期),3中性分叶核粒细胞,4中性杆状核粒细胞,5涂抹细胞;E.1中幼红细胞,2浆细胞,3肥大细胞;F.颗粒型巨核细胞

　　细胞计数、分类完成后,应再一次进行全面的观察。注意细胞分类情况与其他区域是否一致,必要时采用单独快速计数来验证或重新计数;同时也应注意其他部位有否异常细胞等情况如有血涂片应对有核细胞进行观察,并至少计数、分类100个有核细胞如有血片及细胞化学染色涂片,也需进行观察。

（四）结果计算

1.各阶段细胞百分比、各系细胞百分比及粒红比值（granulocyte/erythrocyte，G/E）的计算　计算方法详见表2—23。其中各阶段细胞百分比有两种：有核细胞百分比（all nucleate cell，ANC）和非红系细胞百分比（non erythroid cell，NEC）。

表2—23　骨髓检查结果的计算方法

结果	计算方法
有核细胞百分比	ANC是指计数一定数量有核细胞数时，某种细胞所占的百分比（即报告单中的单位）
非红系细胞百分比	NEC是指减去有核红细胞、淋巴细胞、浆细胞、巨噬细胞、肥大细胞以外的有核细胞百分比。2008年WHO分型中指出，NEC仅用在红白血病中
各系细胞百分比	指某系中各种有核细胞百分比总和
粒红比值	指各阶段粒细胞（包括中性、嗜碱性及嗜酸性粒细胞）百分率总和与各阶段有核红细胞百分率总和之比

2.巨核细胞的结果计算　计数全片或1.5cm×3.0cm骨髓膜中的巨核细胞数，以及各阶段巨核细胞的个数或百分比。

3.血涂片和细胞化学染色的结果计算　血涂片分类后采用ANC方法计算出各种、各阶段有核细胞百分比；细胞化学染色结果包括阳性率、积分或阳性状态，阳性率及积分的计算方法同NAP染色。

（五）书写报告

书写内容详见表2—24。如果各系细胞形态基本正常，只需简单描述即可（重点描述粒系、红系及巨系）；如果某一系细胞明显异常，则首先详细描述该系列细胞，其他细胞系列的描述顺序不变。

表2—24　骨髓检查报告单的书写内容

一般情况	包括姓名、性别、年龄、科室、病区、床号、住院号、骨髓穿刺部位、骨髓穿刺时间及临床诊断、本次骨髓涂片号等
检验数据	包括报告单中各阶段细胞百分比、计数的有核细胞总数等。各阶段细胞的百分比总和必须为100%
涂片的文字描述	一般由骨髓涂片、血涂片及细胞化学染色三部分组成，重点描述骨髓涂片。描述时要求条理清楚、简单扼要、重点突出
骨髓涂片	描述时应简单扼要、条理清楚、重点突出。可参考以下方式描述： （1）涂片取材、制备及染色情况 （2）骨髓增生程度，粒红比值 （3）粒系增生程度，共占多少，各阶段细胞比例及形态 （4）红系增生程度，占多少，各阶段细胞比例及形态 （5）各阶段淋巴细胞及浆细胞比例及形态 （6）各阶段单核细胞比例及形态 （7）全片或1.5cm×3.0cm骨髓膜中巨核细胞数，各阶段巨核细胞数量及形态，血小板大致数量情况，存在方式及形态 （8）描述其他方面异常，如是否见到寄生虫、其他明显异常细胞等
血涂片	有核细胞数量、比例和形态；红细胞形态；血小板数量及形态有无异常；有无异常细胞及寄生虫等
细胞化学染色	逐项对每个细胞化学染色结果进行描述，每项染色结果一般包括阳性率、积分（即阳性指数）或阳性状态
诊断意见及建议	诊断意见性质及特点详见表2—25
报告日期及签名	目前国内骨髓报告单多采用专用的软件系统，同时还可打印一幅或多幅彩图

表2-25　骨髓检查诊断意见性质及特点

诊断意见性质	特点
肯定性诊断	骨髓呈特异性变化,临床表现又典型者,如各种白血病、巨幼细胞贫血、多发性骨髓瘤、骨髓转移癌、戈谢病、尼曼－匹克病等
提示性诊断	骨髓有改变但特异性不强,如再生障碍性贫血、缺铁性贫血、急性白血病亚型等
符合性诊断	骨髓呈非特异性改变,但结合临床及其他检查可解释临床者。如溶血性贫血、原发免疫性血小板减少症、原发性血小板增多症、脾功能亢进等
疑似性诊断	骨髓象有变化或出现少量异常细胞,临床表现不典型,可能为某种疾病的早期、前期或不典型病例,如骨髓增生异常综合征等
排除性诊断	临床怀疑为某种血液病,而骨髓象大致正常或不支持,可考虑排除此病,但有时也存在疾病早期或病灶呈灶性分布的可能性
形态学描写	骨髓象有改变但又做不出上述性质的诊断意见,即可简述其主要特点作为诊断意见

　　根据临床资料、血常规检查等结果,提出诊断意见,必要时提出建议(如进一步检查项目、随访、换位复查等)。对于诊断已明确的疾病,需与之前骨髓涂片进行比较,得出疾病完全缓解、部分缓解、改善、退步、复发等意见。

　　初诊患者骨髓细胞形态学检查的流程见图2-4。复查的患者一般不需要做细胞化学染色,至于是否需要送检血涂片可根据具体情况来决定。

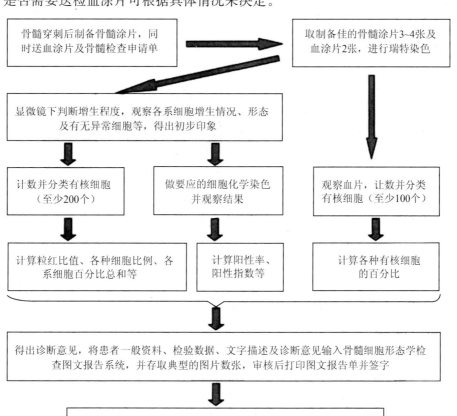

图2-4　骨髓细胞形态学检查流程图

(六)参考区间

目前无统一的参考区间,但符合表 2—26 者,可视为大致正常骨髓象。与实际情况相比较,表中的巨核细胞总数偏低,且是以颗粒型巨核细胞及幼稚巨核细胞为主。

表 2—26 健康成人骨髓象特点

骨髓增生程度	增生活跃
粒红比值	(2~4):1
粒细胞系统	占 40%~60%,其中原始粒细胞<2%,早幼粒细胞<5%,中性中幼粒细胞约 8%,中性晚幼粒细胞约 10%,中性杆状核粒细胞约 20%,中性分叶核粒细胞约 12%,嗜酸性粒细胞<5%,嗜碱性粒细胞<1%
红细胞系统	占 15%~25%,以中、晚幼红细胞为主(各占 10%),原始红细胞<1%,早幼红细胞<5%
淋巴细胞系统	占 20%~25%,均为淋巴细胞,原始淋巴细胞罕见,幼稚淋巴细胞偶见
浆细胞系统	<2%,均为浆细胞,原始浆细胞罕见,幼稚浆细胞偶见
单核细胞系统	<4%,均为单核细胞,原始单核细胞罕见,幼稚单核细胞偶见
巨核细胞系统	在 1.5cm×3cm 的血膜上,可见巨核细胞 7~35 个,其中原始巨核细胞 0%~5%,幼稚巨核细胞占 0%~10%,颗粒型巨核细胞占 10%~50%,产血小板型巨核细胞占 20%~70%,裸核型核细胞占 0%~30%。血小板较易见,呈成堆存在
其他细胞	如组织细胞、成骨细胞、吞噬细胞等偶见,分裂象细胞少见,寄生虫和异常细胞未见
细胞形态	红细胞、血小板及各种有核细胞形态正常

(七)注意事项

1.肉眼选择染色好、骨髓小粒多、涂片制备良好的骨髓涂片进行观察,观察前应注意辨认正、反面,以免压碎玻片。

2.油镜下观察、计数、分类有核细胞时,务必选择合适的部位(即染色良好、细胞分布均匀、细胞结构清晰的部位),否则易做出错误的判断。

3.由于细胞形态的变化多样,故观察细胞时不能根据某一、两个非特异的特点就轻易地做出肯定或否定的判断。而应全面观察细胞的胞体大小、形态;胞核大小、形态、位置、核染色质、核仁;胞质量、胞质颜色、颗粒、空泡等,同时应注意与周围细胞进行比较。

4.血细胞的发育是一个连续过程,为了便于识别而人为将各系细胞划分为若干阶段。故观察中常会遇到介于两个阶段之间细胞,一般将它归入更成熟阶段细胞。

5.对于个别介于两个系统之间的细胞,如难以判断,可采用大数归类法,即归入细胞多的细胞系列中。

6.有时可见到难以识别的细胞,可参考涂片上其他细胞再作出判断,如仍不能确定可归入"分类不明"细胞,但不宜过多,若有一定数量,则应通过细胞化学染色、集体读片或会诊等方法进行识别

二、血细胞化学染色检验

细胞化学染色是以细胞形态学为基础,运用化学反应的原理,对细胞内的各种化学物质(如酶类、脂类、糖类、铁、蛋白质、核酸等)进行染色,进而作出定性、定位、半定量分析。目前主要应用于急性白血病细胞类型的鉴别、血液系统疾病的辅助诊断和鉴别诊断、疾病的疗效观察和预后判断以及发病机制的探讨。

不同的细胞化学染色,操作步骤不同,但基本过程包括:固定、显色(有色沉淀反应)、复染

等步骤。细胞化学染色的方法很多,常用的包括髓过氧化物酶染色、过碘酸－希夫反应、中性粒细胞碱性磷酸酶染色、氯乙酸 AS－D 萘酚酯酶染色、醋酸萘酚酯酶染色、铁染色等。下面介绍几种常用细胞化学染色方法的原理、操作及注意事项。

(一)髓过氧化物酶染色

目的:①掌握髓过氧化物酶(myeloperoxidase,MPO)染色的原理、结果判断及注意事项。②掌握髓过氧化物酶染色的操作方法。

1.四甲基联苯胺法

(1)原理:髓过氧化物酶又称过氧化物酶(peroxidase,POX),存在于粒细胞和部分单核细胞的溶酶体颗粒中,该酶将底物四甲基联苯胺(tetramethylbenzidine,TMB)的氢离子传递给过氧化氢,使之氧化为四甲基联苯胺蓝。四甲基联苯胺蓝可以自行脱氢氧化成棕色的四甲基苯醌二胺,定位于酶存在部位;也可与亚硝基铁氰化钠结合,再进一步氧化形成稳定的蓝色颗粒,沉着于酶所在的部位。

(2)试剂与器材

1)器材:显微镜等。

2)试剂

①0.1%四甲基联苯胺(TMB)乙醇溶液:0.1g TMB 溶于 100mL 88%乙醇溶液中,置棕色瓶内,保存。

②亚硝基铁氰化钠饱和溶液(360g/L):在少量蒸馏水中加亚硝基铁氰化钠晶体,搅拌直至不再溶解为止,置棕色试剂瓶内,4℃保存。

③染色液(临用前配制):亚硝基铁氰化钠饱和溶液 $10\mu l$ 加 0.1%TMB 乙醇溶液 1mL,溶液呈淡棕黄色。

④1%过氧化氢溶液(新鲜配制):30%过氧化氢溶液 1mL 加蒸馏水 29mL。

⑤过氧化氢工作液(新鲜配制):1%过氧化氢 1 滴加 10mL 蒸馏水稀释。

⑥Wright 染液。

(3)操作

1)在新鲜干燥的涂片上,加 0.1%TMB－亚硝基铁氰化钠饱和溶液的混合试剂 0.5mL,放置 1 分钟。

2)加过氧化氢工作液 0.7mL,吹匀,染色 6 分钟。

3)流水冲洗,待干。

4)Wright 染液复染 15～20 分钟,流水冲洗,待干,油镜镜检。

(4)结果:在细胞质中出现蓝色或蓝黑色颗粒为阳性反应。结果判断见表 2－27。

表 2－27　髓过氧化物酶染色结果判断(四甲基联苯胺法)

实验结果	细胞
(－)	无颗粒
(±)	颗粒小,分布稀疏,可覆盖在核上
(＋)	颗粒较粗大,聚集,约占胞质面积 1/4
(＋＋)	颗粒弥散状分布,有一定空隙,约占胞质面积 1/2
(＋＋＋)	颗粒均匀分布于胞质或聚集,约占细胞质面积 3/4
(＋＋＋＋)	阳性颗粒充满整个胞质没有空隙

（5）正常血细胞的染色反应：见表 2—28

表 2—28　正常血细胞 MPO 染色反应

细胞系统	细胞
粒细胞系统	原始粒细胞大多呈阴性，少量可呈阳性。早幼粒细胞及以下各阶段细胞均含不同程度的蓝黑色颗粒，随粒细胞成熟阳性逐渐增强，中性成熟粒细胞为强阳性，衰老的中性粒细胞酶活性降低，甚至呈阴性；嗜酸性粒细胞阳性最强，颗粒更粗大；嗜碱性粒细胞阴性
单核细胞系统	各阶段单核细胞常呈阴性或弱阳性
其他细胞	组织细胞及巨噬细胞可呈不同程度的阳性，淋巴细胞、浆细胞、红细胞、巨核细胞系统等均为阴性

（6）注意事项

1）涂片应新鲜制作，厚薄适宜。

2）TMB 乙醇溶液以 85%～88% 的乙醇浓度染色效果较好，勿用 90%～95% 乙醇，否则细胞表面蛋白质很快凝固，妨碍试剂向胞内渗入而使显色反应减弱或消失。

3）过氧化氢溶液需新鲜配制，其浓度与加入量严格按实验要求进行。过氧化氢的最适浓度为 0.05mol/L，浓度过高抑制酶的活性。如涂片中粒细胞阳性颗粒减少或未见，红细胞呈棕色或绿色，即表示过氧化氢过浓；若过氧化氢加于新鲜血片上不产生气泡，则示无效。

4）染色时加入过氧化氢工作液后必须与染色液充分混匀，否则同一片子上细胞染色情况不一致。

5）试剂应置于低温暗处，防止光线照射失效。

6）染色液适宜 pH 应为 5.5，若 pH＜5.0 会出现假阳性结果。

7）复染时最好用 Wright—Giemsa 染液，适当延长染色时间，效果更佳。

2. 改良 Pereira 法

（1）原理：粒细胞和部分单核细胞的溶酶体颗粒中含有 MPO，底物碘化钾接受 MPO 分解过氧化氢而释放出的新生氧，使之氧化为碘（I_2），碘再与煌焦油蓝作用形成蓝绿色沉淀，定位于具有酶活性的细胞胞质内。

（2）试剂与器材

1）器材：染色缸、显微镜等。

2）试剂

①固定液（10% 甲醛乙醇液）：10mL 甲醛加 90mL 无水乙醇混合，置带盖染色缸中室温保存。

②pH5.5 磷酸盐碘化钾缓冲液：100mg 碘化钾溶于 100mL 0.067mol/L pH5.5 磷酸盐缓冲液中，室温保存。

③0.03mol/L（1%）煌焦油蓝水溶液：0.25g 煌焦油蓝染料溶于 25mL 蒸馏水中，室温保存。

④0.0088mol/L（0.03%）过氧化氢水溶液：0.1mL 0.88mol/L（3%）过氧化氢加 9.9mL 蒸馏水混匀，临用前配制。

⑤染色应用液（临用前配制），混匀后 4 小时内使用。

pH5.5 磷酸盐碘化钾缓冲液	5mL
0.03mol/L（1%）煌焦油蓝水溶液	2～5 滴
0.0088mol/L（0.03%）过氧化氢溶液	1～3 滴

(3)操作

1)涂片于固定液中固定 30～60 秒,流水冲洗,待干或吸掉多余水分。

2)加染色应用液覆盖标本片,染色 2～5 分钟。

3)流水冲洗或用吸水纸吸掉多余水分,待干后置油镜下镜检。

(4)结果:同四甲基联苯胺法。

(5)正常血细胞的染色反应:同四甲基联苯胺法。

(6)注意事项

1)涂片应新鲜制备,厚薄适宜。

2)过氧化氢溶液应新鲜配制。

(二)过碘酸-希夫反应

1.目的

(1)掌握过碘酸-希夫反应(periodic acid Schiff reaction,PAS)的原理、结果判断及注意事项。

(2)熟悉过碘酸-希夫反应的操作方法。

2.原理 过碘酸-希夫反应以前又称糖原染色。染色过程中,过碘酸氧化细胞内含有 1,2-乙二醇基的多糖类物质而产生双醛基,后者与希夫染料作用,使无色的亚硫酸品红变成紫红色化合物,定位于胞质中多糖类物质存在部位。

3.试剂与器材

(1)器材:染色缸、水浴箱、显微镜等。

(2)试剂

1)10g/L 高碘酸溶液:1g 高碘酸($HIO_4 \cdot 2H_2O$)溶于 100mL 蒸馏水中,溶解后盖紧,放 4℃冰箱保存备用,一般可用 3 个月,变黄则不能再用。

2)希夫染液:取蒸馏水 200mL 加入 500mL 三角烧瓶内,火焰加热至沸腾。离开火焰,缓慢加入 1g 碱性品红继续加热 1～2 分钟至沸腾,离开火焰振摇使之充分溶解。待冷却至 50℃左右时,加入 1mol/L 盐酸 20mL 混匀。冷却至 25℃加入 2g 偏重亚硫酸钠($Na_2S_2O_5$)混匀,置带玻璃塞的棕色瓶中,放于暗处。24 小时后取出,加活性炭 1～2g,振荡混匀吸附色素,至红色基本被吸附为止。用滤纸过滤后密封在棕色瓶内,放冰箱保存。希夫染液试剂应为无色,变红则失效。

3)偏重亚硫酸液(用前新鲜配制)

100g/L 偏重亚硫酸钠	6mL
1mol/L 盐酸	5mL
蒸馏水	100mL

4)20g/L 甲基绿:2g 甲基绿溶于 100mL 蒸馏水中。

4.操作

(1)新鲜干燥的骨髓涂片用 95%乙醇固定 10 分钟,待干。

(2)滴加 10g/L 过碘酸覆盖整个标本片,氧化 15～20 分钟,蒸馏水冲洗,待干。

(3)标本片置希夫染液中 37℃(或室温)染色 20 分钟。

(4)用亚硫酸溶液冲洗 3 次后(此步亦可省略),再用流水冲洗 2～3 分钟,待干。

(5)20g/L 甲基绿复染 1～2 分钟。

(6)水洗,待干,镜检。

5.结果　细胞胞质中出现弥散状、颗粒状或块状红色为阳性

6.正常血细胞的染色反应　见表2-29。

表2-29　正常血细胞糖原染色反应

细胞系统	细胞
粒细胞系统	原始粒细胞为阴性或阳性;自早幼粒细胞及以下阶段均呈阳性,并随细胞的成熟阳性反应程度逐渐增强,成熟中性粒细胞最强;嗜酸性粒细胞的颗粒本身不着色,颗粒之间的胞质呈阳性;嗜碱性粒细胞的颗粒呈阳性,而颗粒之间的胞质不着色
红细胞系统	有核红细胞和红细胞均呈阴性
单核细胞系统	原始单核细胞为阴性或阳性;幼单核细胞及单核细胞多为细颗粒状阳性,有时胞质边缘处颗粒较粗大
淋巴细胞系统	各阶段淋巴细胞大多数呈阴性,少数呈颗粒或块状阳性,阳性率通常<20%
巨核细胞系统	巨核细胞为阳性反应,呈颗粒状或块状;血小板为阳性,呈颗粒状或小块状
其他细胞	浆细胞一般为阴性,少数可呈细颗粒状阳性反应;巨噬细胞可呈细颗粒状阳性

7.注意事项

(1)所用染色缸及器具应十分清洁、干燥。

(2)固定试剂的影响固定试剂不同,染色结果不同。目前较常用的有95%乙醇、纯甲醇及甲醛蒸气,其中乙醇固定后糖原颗粒明显,成熟粒细胞的反应彼此之间有较明显的颜色差异,易于判断阳性反应的程度,故通常选用乙醇为固定剂。

(3)过碘酸易潮解,用后必须密封或放干燥器内保存。

(4)10g/L过碘酸溶液质量要保证,变黄则不能用。氧化时间要准确,以20分钟为宜,过长可使醛基进一步氧化为羧基,影响实验结果。

(5)碱性品红对染色的影响不同品牌的碱性品红染色效果不一,碱性品红的质量是试验成败的关键因素之一。

(6)希夫染液应放置棕色试剂瓶避光、密封保存,一般4℃下可保存6个月,试剂应为无色,变红则失效。

(7)偏重亚硫酸钠量要充足。此药易于分解,若刺激性气味不强或消失,意味着药物变性不能使用,此药要密封干燥保存。

(8)染色时间和温度应相对恒定,一般以37℃染色30分钟最适宜。

(9)染色后的涂片应及时检查,以免褪色,染色后标本仅可保存8天。

(三)中性粒细胞碱性磷酸酶染色

1.目的

(1)掌握卡氏(Kaplon)偶氮偶联法中性粒细胞碱性磷酸酶(neutrophilic alkaline phosphatase,NAP)染色的原理、结果判断及注意事项。

(2)熟悉中性粒细胞碱性磷酸酶染色的操作方法。

2.原理　中性粒细胞胞质中的碱性磷酸酶在pH9.2～9.6的碱性条件下能水解磷酸萘酚钠,生成萘酚,后者与重氮盐偶联形成不溶性的有色沉淀定位于胞质中酶存在的部位。重氮盐有多种,常用的有坚牢蓝RR、坚牢蓝BB、坚牢紫酱等。

3.试剂与器材

(1)器材:染色缸、水浴箱、显微镜等。

（2）试剂

1）10％甲醛甲醇固定液。

2）丙二醇缓冲液贮备液（0.2mol/L）：2－氨基－2－甲基－1,3－丙二醇 10.5g 加蒸馏水至 500mL，溶解后保存冰箱内。

3）丙二醇缓冲液应用液（0.05mol/L，pH9.75）：0.2mol/L 贮存液 25mL、0.1mol/L 盐酸 5mL，加蒸馏水至 100mL。

4）基质孵育液（pH9.5～9.6）（临用前配制）：α－磷酸萘酚钠 20mg 溶于 0.05mol/L 丙二醇缓冲液 20mL，再加坚牢紫酱 GBC 盐（或重氮坚牢蓝）20mg 混合后用滤纸过滤，立即使用。

5）Mayer 苏木素染色液。

4. 操作

（1）新鲜干燥的标本片用冷 10％甲醛甲醇固定液固定 30 秒。流水冲洗，待干。

（2）将标本片浸入基质孵育液中，在室温（冬季放水浴箱）下温育 10～15 分钟。

（3）流水冲洗 1～2 分钟，待干。

（4）在苏木素染色液中复染 5～8 分钟，流水冲洗，待干，镜检。

5. 结果

（1）胞质中出现紫黑色或棕红色颗粒为阳性。判断标准见表 2－30。

表 2－30　中性粒细胞碱性磷酸酶染色结果判断

实验结果	分级	细胞
0 分	－	胞质中无阳性染色颗粒
1 分	＋	胞质中含少量颗粒或呈弥漫浅色
2 分	＋＋	胞质中含中等量的颗粒或呈弥漫着色
3 分	＋＋＋	胞质中含较多颗粒或弥漫较深色
4 分	＋＋＋＋	胞质中充满粗大颗粒或弥漫深色

（2）计算阳性率和积分值

阳性率：100 个细胞中阳性细胞总数即为阳性率。

积分值：100 个细胞中阳性细胞的积分之和即为积分值。

6. 正常血细胞的染色反应　健康人的血细胞碱性磷酸酶除成熟中性粒细胞（杆状核及分叶核）可见阳性外，其他细胞均呈阴性反应。

7. 参考区间　NAP 的积分值为 30～130 分。以上值仅供参考，因各实验室有一定差异，应有自己的参考值。

8. 注意事项

（1）标本片应新鲜制备，存放过久，则酶活性降低，影响染色结果。一般要求在 1 周内染色观察。

（2）低温固定保证细胞不易破碎，酶不易扩散，从而准确定位。

（3）磷酸萘酚盐和重氮试剂品种繁多，应根据基质不同选择相适应的重氮盐，见表 2－31。坚牢蓝等重氮盐的质量是本实验成功的关键。

表 2—31　NAP 的偶氮偶联染色法常用的基质与重氮盐的组合

基质	重氮盐
α—磷酸萘酚钠	坚牢蓝 RR、坚牢紫酱
磷酸萘酚 AS—M$_X$	坚牢蓝 RR
磷酸萘酚 A$_S$—BI	坚牢紫红、坚牢紫红 LB、坚牢蓝 RR
磷酸萘酚 A$_S$	坚牢蓝 BBN

(4)基质孵育液必须临用前新鲜配制,先将血膜固定干燥后,才开始配制基质液。

(5)若无 2—氨基—2—甲基—1,3—丙二醇,可用巴比妥缓冲液(pH9.2)或 0.2mol/L Tris 缓冲液(pH9.2)代替。

(6)每次染色时,应同时做一份感染患者的血片,作为阳性对照。

(四)氯乙酸 AS—D 萘酚酯酶染色

1.目的

(1)掌握氯乙酸 AS—D 萘酚酯酶(naphthol AS—D chloroacetate esterase,NAS—DCE)染色的原理、结果判断及注意事项。

(2)熟悉氯乙酸 AS—D 萘酚酯酶染色的操作方法。

2.原理　氯乙酸 AS—D 萘酚被细胞内氯乙酸 AS—D 萘酚酯酶(NAS—DCE)水解,产生的 AS—D 萘酚与重氮盐偶联,生成不溶性的有色沉淀物,定位于胞质内酶所存在的部位。

3.试剂与器材

(1)器材:染色缸、水浴箱、显微镜等。

(2)试剂

1)10％甲醛甲醇固定液。

2)Veronal—醋酸缓冲液

甲液:1.94g 三水合醋酸钠、2.94g 巴比妥钠,加蒸馏水至 100mL,溶解。

乙液:0.85mL 盐酸(比密 1.190g/mL)加蒸馏水至 100mL。

甲液 50mL,乙液 45mL,再加蒸馏水 135mL,用 1mol/L 盐酸调 pH 至 7.5～7.6。

3)基质液(溶解,过滤后立即染色,一次用完)

氯乙酸 AS—D 萘酚	10mg
丙酮	0.5mL
蒸馏水	5mL
Veronal—醋酸缓冲液	5mL
坚牢紫酱 GBC 盐	10mg

4)苏木素染液。

4.操作

(1)新鲜干燥的涂片在固定液中固定 30～60 秒,或用甲醛蒸气熏蒸 5～10 分钟,水洗,待干。

(2)放入基质液中,37℃作用 30 分钟,水洗,待干。

(3)苏木素染液复染 5 分钟,水洗,待干,镜检。

5.结果　阳性反应为红宝石色颗粒,定位于胞质中。

6.正常血细胞的染色反应　详见表 2—32。

表 2－32　正常血细胞氯乙酸 AS－D 萘酚酯酶染色反应

细胞系列	染色情况
粒细胞系统	分化好的原始粒细胞呈弱阳性,早幼粒细胞和中幼粒呈强阳性,中性分叶核粒细胞酶活性反而减弱;嗜酸性粒细胞刚性;嗜碱性粒细胞一般为阴性,偶可弱阳性
单核细胞系统	各阶段单核细胞呈阴性,个别呈弱阳性
其他细胞	肥大细胞呈阳性;巨核细胞、血小板、淋巴细胞和红细胞系均呈阴性

7.注意事项

(1)新鲜标本最好,存放过久,则酶活性降低,影响染色结果。如标本不能在一周内染色,应风干后置干燥器内 4℃保存,使用时平衡温度至室温,以免细胞溶解破坏。

(2)氯乙酸 AS－D 萘酚酯酶染色反应最适宜的 pH 为 7.0～7.6,且此酶不被氟化钠抑制。

(3)配制基质液时可先将萘酚在丙酮中溶解后再加其他液体。

(4)底物配制后可能出现混浊,但不影响染色效果。

(5)重氮盐可选用新品红、坚牢蓝等。

(6)冬季室温低,萘酚和坚牢紫酱 GBC 盐不易溶解,可放 37℃温箱促溶。

(五)α－醋酸萘酚酯酶染色

1.目的

(1)掌握 α－醋酸萘酚酯酶(alpha－naphthol acetate esterase,α－NAE)染色的原理、结果判断及注意事项。

(2)熟悉 α－醋酸萘酚酯酶染色的操作方法。

2.原理　细胞中的 α－醋酸萘酚酯酶(α－NAE)能将 α－醋酸萘酚水解,产生的 α－萘酚与重氮盐(常用坚牢蓝 B)偶联,生成不溶性的有色沉淀(棕黑色或灰黑色),定位于胞质内酶活性处。

3.试剂与器材

(1)器材:染色缸、水浴箱、显微镜等。

(2)试剂

1)0.067mol/L 磷酸缓冲液(pH7.6)

甲液:2.388g $Na_2HPO_4 \cdot 12H_2O$ 加蒸馏水至 100mL。

乙液:0.908g KH_2PO_4 加蒸馏水至 100mL。

甲液 87mL,乙液 13mL 混合,调 pH 至 7.6。

2)基质液:0.067mol/L 磷酸缓冲液 50mL,加 10g/L α－醋酸萘酚(用 50％丙酮为溶剂)1.0mL,充分振荡,直至最初产生的混浊物大部分消失为止,加重氮盐(坚牢蓝 B 等)50mg,振荡,过滤后立即使用。

3)10g/L 甲基绿水溶液。

4.操作

(1)新鲜干燥涂片置 10％甲醛生理盐水中 5 分钟或甲醛蒸气固定 5～10 分钟,流水冲洗5 分钟,待干。

(2)放入基质液中,37℃孵育 1 小时,水洗,待干。

(3)10g/L 甲基绿水溶液复染 5 分钟,充分水洗,待干,镜检。

(4)氟化钠抑制试验:1mL 作用液中加入 1.5mg 氟化钠,其余染色步骤同上。

5.结果

(1)细胞质内有灰黑或棕黑色弥漫性或颗粒状沉淀为阳性。

(2)氟化钠抑制率计算公式:两种方法染色后用油镜计数 100 或 200 个细胞,分别计算出抑制前和抑制后的阳性率和积分。氟化钠抑制率(%)=100%×(抑制前阳性率或阳性积分—抑制后阳性率或阳性积分)/抑制前阳性率或阳性积分。

6.正常血细胞的染色反应　详见表 2—33。

表 2—33　正常血细胞 α—NAE 染色反应

细胞系统	染色情况
单核细胞系统	正常单核细胞为强阳性,原始单核细胞为阴性或阳性,幼单核细胞及组织细胞为阳性
粒细胞系统	各期粒细胞为阴性或弱阳性
巨核细胞系统	巨核细胞和血小板为弱阳性
红细胞系统	有核红细胞一般呈阴性,少数有核红细胞呈弱阳性
淋巴细胞系统	淋巴细胞多数阴性,少数弱阳性
浆细胞系统	浆细胞呈阴性

7.注意事项

(1)新鲜标本最好,存放过久,则酶活性降低,影响染色结果。如标本不能在一周内染色,应风干后置干燥器内 4℃保存,使用时平衡温度至室温,以免细胞溶解破坏。

(2)基质液配制时振荡频率以促进溶解为宜,过度振摇易析出沉淀影响染色效果;基质液不能长期保存,应现配现用,过滤后迅速使用,减少等候时间,避免沉淀物析出。温度过低时应置于 37℃温箱内操作,以促使溶质充分溶解。

(3)用 β—醋酸萘酚为底物时,可显示白细胞的非特异性酯酶,其反应产物为紫红色,色泽比较鲜明,但一般不呈颗粒状。当用 α—醋酸萘酚为底物时,酶反应产物为棕黑色,颗粒一般比较明显,定位清楚。

(4)重氮盐选择以坚牢蓝 B,坚牢蓝 RR 及坚牢黑 B 的染色效果为好。

(5)染色的时间与温度应相对恒定。

(6)本试验对染色剂的 pH 要求比较严格,作用液 pH 以 6.1~6.4 为宜,否则影响染色效果。

(7)所用试剂必须是纯品,最好是 AR 级。器皿专用,严格按标准清洗。

(六)铁染色

1.目的

(1)掌握骨髓铁染色(bone marrow iron stain)的原理、结果判断及注意事项。

(2)掌握铁染色的操作方法。

2.原理　骨髓中的铁包括细胞内铁和细胞外铁,骨髓小粒中的含铁血黄素称细胞外铁,幼稚红细胞内的铁称为细胞内铁。骨髓中的三价铁和蛋内质结合不牢固,经稀盐酸处理后而游离,并能与酸性亚铁氰化钾溶液发生普鲁士蓝反应(见以下反应式),生成蓝色亚铁氰化铁沉淀,定位于胞质中含铁的部位。根据反应的强弱可了解骨髓中细胞内、外铁的含量。

$$4Fe^{3+}+3K_4[Fe(CN)_6]\xrightarrow{酸性}Fe_4[Fe(CN)_6]_3+12K^+$$

3.试剂与器材

(1)器材:骨髓涂片、染色缸、水浴箱、显微镜等。

(2)试剂

1)酸性亚铁氰化钾溶液(临用前配制):200g/L 亚铁氰化钾溶液 20mL,缓缓滴加 5mL 浓盐酸,边滴边搅拌均匀,如有白色沉淀则加少量亚铁氰化钾溶液使白色沉淀消失,加入亚铁氰化钾溶液的总量为 25mL。

2)2g/L 核固红—硫酸铝溶液:硫酸铝 2g 溶于 100mL 蒸馏水中,再加入核固红 0.2g。置 37℃水浴中振荡 1 小时,使之溶解,过滤后备用。

4.操作

(1)干燥骨髓涂片放入酸性亚铁氰化钾溶液中,染色 30 分钟。

(2)用蒸馏水冲洗,待干。

(3)用核固红染液复染 10～15 分钟。

(4)流水冲洗,待干,镜检。

5.结果　幼红细胞核呈鲜红色,胞质呈淡黄红色,铁粒呈蓝绿色。

(1)细胞内铁:用油镜计数 100 个中、晚幼红细胞,记录胞质中含有蓝色铁颗粒的幼红细胞(铁粒幼红细胞)的百分率。根据细胞内铁颗粒的数目、大小、染色深浅和颗粒分布的情况,将铁粒幼红细胞分为四型,详见表 2-34。

表 2-34　铁染色细胞内铁结果判断方法

实验结果	细胞
Ⅰ型细胞	幼红细胞内含 1～2 个小铁颗粒
Ⅱ型细胞	幼红细胞内含 3～5 个小铁颗粒
Ⅲ型细胞	幼红细胞内含 6～10 个小铁颗粒,或 1～4 个大铁颗粒
Ⅳ型细胞	幼红细胞内含 10 个以上小铁颗粒,或 5 个以上大铁颗粒

环形铁粒幼红细胞是指幼红细胞胞质内铁颗粒在 5 颗以上,绕核周 1/3 以上者

(2)细胞外铁:观察骨髓小粒中蓝色铁颗粒的情况,常分为五级,见表 2-35。

表 2-35　铁染色细胞外铁结果判断方法

实验结果	染色情况
(一)	无颗粒
(＋)	有少数铁颗粒或偶见铁小珠
(＋＋)	有较多的铁颗粒或小珠
(＋＋＋)	有很多的铁颗粒、小珠和少数小块状
(＋＋＋＋)	有极多铁颗粒、小珠,并有很多密集成堆的小块

6.参考区间　细胞外铁(＋)～(＋＋);细胞内铁阳性率为 12％～44％,平均 21.4％,以Ⅰ型为主,少数为Ⅱ型,Ⅲ、Ⅳ型及环形铁粒幼红细胞不见。

7.注意事项

(1)玻片需经去铁处理。将新玻片用清洁液浸泡 24 小时,取出后反复水洗,浸入 95％乙醇中 24 小时,晾干,再浸泡在 5％盐酸中 24 小时,取出后用双蒸水反复清洗玻片,取出烘干后备用。

（2）骨髓取材合格。细胞外铁存在于骨髓小粒中，故选择骨髓小粒丰富的涂片进行铁染色。取材不佳时，影响实验结果。

（3）酸性亚铁氰化钾溶液须新鲜配制。加浓盐酸时要慢，尤其不要把浓盐酸直接加到全量的亚铁氰化钾溶液中，否则会出现沉淀不溶解的现象。

（4）固定时间过长会导致阳性率降低。

（5）基质液中取出的骨髓涂片，用小水流冲洗或冲洗玻片背侧面，以免冲掉骨髓小粒。

（6）染色时 HCl 的浓度过低，会导致阳性率降低。

（7）已做过 Wright 染色的陈旧骨髓涂片，可浸入甲醇中至颜色褪去，再行铁染色。

三、血细胞染色体检验

血细胞染色体检验技术主要包括染色体非显带技术、染色体显带技术、染色体高分辨技术、姐妹染色单体互换技术及染色体荧光原位杂交技术（FISH）等骨髓穿刺液或外周血中的血细胞呈悬浮状态，具有取材方便、容易培养等优点，可在离体培养的条件下，短时间内获取大量有丝分裂象细胞，计数并进行染色体核型分析。染色体检验技术在血液学研究及临床诊断领域有着广泛的应用，许多血液系统肿瘤具有较高的染色体畸变率，因此血细胞染色体分析除常用于遗传性疾病的临床诊断外，在血液系统肿瘤的诊断、分型、预后判断、复发监测及病因和发病机制的研究等方面均具有重要价值。

（一）染色体标本制作

1. 外周血染色体标本制备

（1）目的：掌握外周血染色体标本制备的原理、方法和注意事项。

（2）原理：正常情况下，人外周血淋巴细胞处于 G_1 期或 G_0 期，在体内、外一般不分裂，但在适宜的培养条件及植物血凝素（PHA）刺激下，能转化为淋巴母细胞而获取重新分裂的能力。染色体制备时，秋水仙素因具有抑制细胞分裂时纺锤丝的形成，将细胞阻断于有丝分裂中期而易于核型分析，因为此阶段的染色体较为完整，民度适于分析，而较早阶段的染色体较中、晚期以后的染色体则短小、分义，难以进行显带，向培养瓶中加入一定量的秋水仙素，然后将细胞悬液离心、低渗、固定处理，最后将细胞悬液滴于湿冷、清洁的玻片上，空气中自然干燥后即得中期染色体标本。

（3）试剂与器材

1）器材：带有成像系统及染色体分析软件的正置光学显微镜、二氧化碳孵箱（或附有温控仪的隔水式恒温培养箱）、恒温水浴箱、电热干燥箱、离心机、无菌室（超净工作台）、pH 计、定时钟、G_6 型玻璃漏斗或蔡斯漏斗（细菌滤器）、注射器、25mL 培养瓶、标本缸、染色缸等。

2）试剂

①RPMI 1640 基础培养液：称取 RPMI 1640 培养粉 10.4g 溶于 1000mL 三蒸水中，并加入 $NaHCO_3$ 2.0g/1000mL 以缓冲 pH，完全溶解后经 G_6 型玻璃漏斗抽滤后备用或买市售 RPMI 1640 基础培养液。

②肝素溶液：用生理盐水按效价单位配成 500U/mL 或 $4\mu g/mL$，160kPa 灭菌 15 分钟备用。

③双抗溶液：青霉素和链霉素用生理盐水按效价单位配成 10000U/mL 的溶液，配制过程要求使用注射器式无菌过滤器。

④秋水仙素:用生理盐水配制成浓度为 $10\mu g/mL$ 的溶液,103.43kPa 20 分钟灭菌,分装,置 $-20℃$ 保存。

⑤植物血凝素(PHA)性理盐水配制 PHA 浓度为 1mg/mL 的溶液。

⑥低渗液:称取 5.59g KCl 溶于 1000mL 双蒸馏水中,配制成 0.075mol/L KCl。

⑦固定液:甲醇:冰醋酸(3:1),临用时配制。

⑧Giemsa 工作液:1 份原液和 10 份磷酸盐缓冲液,临用时配制。

⑨灭活小牛血清:$56℃$,$30\sim45$ 分钟。

⑩混合细胞培养液(以每瓶含此混合液 10mL 为例):RPMI 1640 培养液(80%~85%)8.0~8.5mL,PHA(10mg/mL)0.4mL,灭活小牛血清(15%~20%)1.5~2.0mL,肝素溶液 0.08mL,加入双抗最终浓度为 100U/mL,混合后用 $NaHCO_3$ 调 pH 至 7.0~7.2,分装于小瓶中,密闭瓶塞,置冰盒或低温冰箱中备用。临用前温化至 $37℃$。

(4)操作

1)采血及接种培养:若使用二氧化碳孵箱,培养容器不需密闭,用循环的 5% CO_2 调节培养基 pH;若使用普通恒温箱,培养瓶口要用瓶塞塞紧或密封按培养所需血量则可分半微量全血法和血浆法(又称标准法)两种。

①半微量全血培养法:在无菌条件下,以肝素液湿润容积为 2mL 的灭菌注射器针筒后,采集静脉血 1~2mL,转动注射器充分混匀血液与肝素,向培养基内注入肝素化全血 40 滴(7 号针头),血量约为 0.6mL。轻轻摇匀,静置 $37℃$ 恒温箱内培养 48~72 小时。

②标准培养法:取静脉血 5~10mL,室温下静置 1~2 小时或 1000r/min 离心 5~8 分钟。将血浆及白细胞层吸出混匀,以 0.6~0.8mL 接种到已配制的混合培养液 5mL 中培养 48~72 小时培养过程中每天水平摇动培养物 1~2 次,使血液均匀悬浮,再继续培养。

2)阻留中期分裂象:在培养终止前 4~6 小时加秋水仙素,一般在 5mL 培养液内加 $3.125\mu g/mL$ 的秋水仙素 1 滴(4 号针头)。

3)收集细胞和低渗处理:将培养物(细胞悬液)移入刻度离心管,1000r/min 离心 5~8 分钟。弃上清液,沿管壁缓缓加入预温至 $37℃$ 的 0.075mol/L KCl 溶液 8mL,用吸管轻微吹打细胞团,混匀后置 $37℃$ 温箱低渗处理 15~30 分钟离心,弃上清液。

4)固定:加入 3:1 甲醇冰醋酸固定液 4~5mL 后,用吸管轻轻打匀细胞团,静置固定 20 分钟,离心后吸弃上清液。如此固定 3 次。如不能立即制片,可将离心管口盖好,置 $4℃$ 冰箱中过夜,或在加入适量固定液(大致为细胞团容积的 20~40 倍)后,加盖,置 $-20℃$ 冰箱中至少可保存 4 年,在此期间随时可将其取出供各种显带处理。

5)制片:将上述细胞悬液离心,弃上清液,留取沉淀物 0.2~0.3mL,轻轻打匀后吸取少量,于 10~15cm,高度向下滴至一端倾斜 15°的经冰水或乙醇浸泡过的洁净无脂玻片上,每片滴 2~3 滴,在乙醇灯火焰上来回通过数次,空气干燥后备用。

6)染色:用 10%Giemsa 染液染色 30 分钟,流水冲洗,晾干。

7)结果观察:染色体标本玻片干燥后,先用低倍镜寻找染色体分散良好的中期分裂象细胞,低倍镜下呈含红色条状物质的细胞轮廓,然后轻轻转动细准焦螺旋(微调),待细胞图像清晰后,选择交叉缠绕少、分散好、长短适宜的染色体分裂象置于视野中央,再用油镜观察染色体的长臂、短臂、着丝点位置及某些染色体次缢痕、随体等。

(5)结果:人类 46 条染色体按其长短和着丝粒的位置编为 A~G 7 组,包括 1~22 号,以及 X 和 Y 染色体。通常 A 组的第 1～3 号染色体、E 组的第 16～18 号染色体在未分带标本片上可辨认。染色体和染色单体的裂隙、断裂及染色体畸变率等在制作良好的未分带染色体标本片上均可检出。

（6）注意事项

1）培养失败的常见原因

①水质不合格，配制各种培养基所用的溶液必须用三蒸水。

②玻璃器皿尤其是培养瓶洗涤必须干净，避免酸碱残留。

③不同来源和不同保存时间的 PHA 质量是培养成败的关键。

④小牛血清质量不佳。

⑤接种的细胞数目过少或过多。

⑥pH 过高或过低。偏酸造成细胞发育不良，偏碱时细胞会出现轻度固缩，或培养过程中瓶塞不紧，CO_2 逸出。

⑦细菌污染，尤其在夏季是常见的失败原因。

⑧培养细胞温度控制在 $37℃±0.5℃$。

⑨个体功能状况。细胞免疫水平低下患者或长期接受放疗、化疗后患者的血液在相同条件下，可出现对照培养结果正常而受试者培养不成功情况。

2）染色体标本质量不佳的常见原因

①秋水仙素浓度过高或作用时间过久，使染色体形态短粗，单体离散。

②培养条件不适，分裂象过少，染色体亦较小，不易显带。

③低渗处理不足或过度，造成染色体分散不佳（重叠、聚集等）或染色体分散过度甚至丢失。

④离心、吸打等操作不当，造成分裂象或染色体的丢失。离心机最好用水平式，离心速度太高，难以打散沉降到管底的细胞团，速度太低，易丢失分裂象。低渗后离心速度过高，使分裂细胞过早破裂，导致完整分裂象过少。

⑤固定液不新鲜，固定时间不够。建议每次固定时间≥30 分钟，加固定液应沿管壁缓慢加入，否则染色体容易扭转并出现毛刷状。

⑥玻片清洁度和湿冷程度影响染色体的铺展。

3）当白血病患者外周血 WBC 在 $15×10^9$/L，其中原始细胞＞10％时，可采用不加 PHA 的外周血培养 24 小时或 48 小时以代替骨髓细胞培养。此法的优点是：

①分裂象均来自白血病细胞。

②由于外周血中不存在有碍制片的物质，故标本质量通常优于骨髓涂片。

2. 骨髓细胞染色体标本制备

（1）目的：掌握骨髓细胞染色体标本制备的原理、方法和注意事项。

（2）原理：骨髓细胞具有丰富的自我增殖特性，其染色体制备方法分直接法、短期培养法和同步化法三种方法，制备过程中均不需加 PHA。直接法指骨髓采集后不经培养立即予以各种处理后制片；短期培养法指骨髓接种到培养基内经 24 小时或 48 小时培养后再收获细胞制片；同步化法是指采用某些药物如甲氨蝶呤（MTX），过量的胸腺嘧啶核苷（TdR），5－氟脱氧尿苷（FdU）等阻断 DNA 合成达一定时间，细胞高度阻滞于同一细胞周期，解除阻断作用后各细胞的 DNA 合成重新同步启动，使细胞处于同一分裂周期，获取大量早、中期的有丝分裂象,可提高染色体的制备质量。

(3)试剂与器材

1)器材:同外周血标本制备法。

2)试剂:磷酸盐缓冲液(PBS)或 0.9%NaCl 溶液、0.2%肝素、秋水仙素、0.075mol/L KCl、3∶1 甲醇冰醋酸固定液(临用前现配)、10%Giemsa 染色液(临用前以 pH7.2 的 PBS 新鲜配制)、20%小牛血清、80%RPMI 1640、青霉素、链霉素、FdU、5-溴脱氧尿嘧啶核苷(BrdU)。

(4)步骤

1)直接涂片法:骨髓穿刺时用肝素湿润的针筒抽取骨髓 0.5～2.0mL,立即注入含 20mL PBS(或 0.9%NaCl)的标本瓶中,加入秋水仙素(终浓度为 0.05μg/mL),摇匀后置 37℃温箱中 1 小时,然后按外周血染色体标本制备步骤 3～7 进行。

2)短期培养法

①培养液的配制和保存:RPMI 1640(80%)8mL、小牛血清(20%)2mL、青霉素 100IU/mL、链霉素 100μg/mL,调节培养液的 pH 至 7.0,置冰箱冻存,存放有效期约 3 个月,用前必须置 37℃水浴中融化。

②染色体标本制备:骨髓穿刺时用肝素湿润的针筒抽取骨髓 0.5～2.0mL,立即注入含 RPMI 1640 培养液 5mL 的标本瓶中经骨髓有核细胞计数后,按(1～3)×10⁶ 细胞/mL 的密度接种到培养瓶中,放 37℃温箱中培养 24 小时或 48 小时。定时将内容物轻轻摇匀然后按外周血染色体标本制备 3～7 步骤进行。

3)5-氟脱氧尿苷(FdU)同步化法

①培养液的配制和保存:同短期培养法。

②前培养:接种后置 37℃培养 6～30 小时(可根据白血病病种而异)。

③同步化菌条件下采集患者骨髓有核细胞,使细胞数为 1×10^6/mL,加入终浓度为 10^{-7} mol/L 的 FdU,同时加入 4μmol/L 的尿嘧啶核苷。

④去阻滞:17 小时后直接向培养基中加入终浓度为 30μg/mL 的 5-溴脱氧尿嘧啶核苷(BrdU)。

⑤后培养:37℃再培养 6～8 小时,收获前 30 分钟加秋水仙素,终浓度为 0.05～0.08μg/mL。

⑥收获细胞:制片可按外周血法 3～6 项进行。

⑦制好的标本片在 65～70℃烘烤 2～4 小时或放 37℃温箱 1～2 天后显带。

⑧结果观察:同外周血染色体标本。

(5)结果:同外周血染色体标本。

(6)注意事项

1)骨髓液质量是骨髓染色体标本制备的成败关键,其采集量视外周血白细胞计数的多少而定,若外周血 WBC>100×10⁹/L 时,骨髓采集量至少为 0.5mL,WBC<10×10⁹/L 时,骨髓采集量至少为 2mL。此外,尽量去除骨髓内的脂肪等成分,否则影响制片的质量。

2)骨髓培养时间可视骨髓涂片标本中的有丝分裂细胞多少而定,在低倍镜下观察骨髓涂片,随机推动,如每一视野都可见分裂细胞,仅需做 2～4 小时的培养,如偶见或不见分裂细胞,则做 24 小时或 48 小时的培养。

3)骨髓细胞宜采用低浓度(0.05μg/mL)和短时间(＜60分钟)的秋水仙素处理,低渗时间不少于30分钟,而外周血法只需15分钟。

4)为确保染色体检查的成功并提高异常核型检出的机会,最好同时采用直接法和培养法制备染色体。骨髓细胞发现异常核型时,应加做PHA的外周血染色体培养,以排除体质性染色体异常的可能性。但公认的特异性异常如t(8;21)、t(15;17)、t(9;22)等则不在此列。

5)同步化方法的关键是需要适宜的前培养和后培养时间,由于不同种类白血病细胞的差异,以及不同患者白血病细胞之间的异质性等原因,白血病骨髓细胞难以达到完全同步化。

(二)染色体显带技术

经某种特殊处理或特异染色后,染色体上可显示出一系列连续的明暗或深浅相间的带纹,称显带染色体。根据不同显带方法所现带纹的特点,将用喹吖因等染料显示的荧光带称为Q带;用Giemsa染料显示的带纹称为G带;在使用Giemsa或其他荧光染料的基础上,加上不同的预处理而获得的与Q带或G带着色强度正好相反的带纹称为R带。用于染色体分析的显带技术有很多种,这里仅介绍目前最常用的G显带和R显带技术。

1.G显带法

(1)目的:掌握染色体G显带法的原理、方法和注意事项。

(2)原理:G显带是最常用的染色体显带技术。染色体标本经胰蛋白酶等试剂处理后,胰蛋白酶抽提了与DNA上富含GC碱基对区段相结合的蛋白质,降低该区段和Giemsa染料的亲和力而呈浅带;反之,DNA上富含AT碱基对的区段和组蛋白结合紧密,不易被胰酶抽提,和Giemsa染料有较强的亲和力而呈深带。所显示的带纹分布于整个染色体上,由于每条染色体具有较为恒定的带纹特征,G显带后,可较为准确地识别每条染色体,并发现染色体上较细微的结构异常。

(3)试剂与器材

1)器材:恒温培养箱、电热干燥箱、染色缸、载片架、载玻片、烧杯、量筒、搪瓷缸等。

2)试剂:RPMI 1640、小牛血清、灭菌生理盐水、PHA、胰酶、KCl、NaCl、NaOH、秋水仙素、肝素、吉姆萨染液、PBS等。

(4)操作:以胰酶G显带法为例。

1)染色体标本制备:细胞经培养后制备中期染色体标本,室温下静置1～2周或置75℃烤箱烘烤2～3小时后,自然冷却至室温备用。

2)消化:用已预温至37℃的0.025% Difco胰酶(0.85%NaCl溶液配制,用0.1mol/LNaOH溶液调pH至7.2)或用0.05%国产胰酶溶液(pH7.4)消化1.5～2分钟。

3)染色:pH6.8的PBS(37℃)冲洗后,用5%Giemsa液染色15分钟。

4)结果观察:低倍镜下选择分散良好,染色体带型清晰的分裂象,转换油镜观察核型,根据各染色体的G显带特征和着丝粒位置,依次对1～22号染色体和性染色体进行分组、配对和排列,显微摄影,做出核型分析报告。若染色体未出现带纹,则为显带不足;若染色体边缘有毛刺为显带过头,此时应根据具体情况调整胰酶处理时间,重新制作标本。

(5)结果:人类46条染色体分为7组:A组,1～3号染色体;B组,4、5号染色体;C组,6～12号和X染色体;D组,13～15号染色体;E组,16～18号染色体;F组,19、20号染色体;G组,21、22号和Y染色体。一个体细胞内的整套染色体按其相对恒定的特征排列起来的图像称为核型。正常男性核型为46,XY;女性为46,XX,见图2—5。

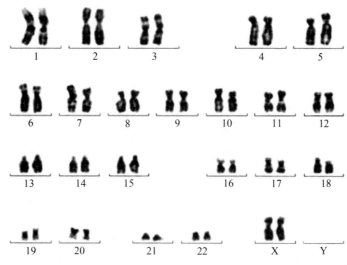

图 2-5　正常女性染色体核型

（6）注意事项

1）细胞培养是获得染色体标本的关键,培养过程中应严防污染,并控制温度、湿度和浓度。

2）掌握好低渗时间,以得到满意的染色体分散效果。严格控制染色体标本烤片和消化的时间、温度、pH 等。温度过高、时间过长可致染色体变性;而温度过低、时间过短则分带不佳。

3）胰酶的浓度和处理时间与片龄和气温高低有关。每份标本的胰酶处理时间不同,每次显带应预试 1~2 片,以确定合适的消化时间。一般规律:骨髓标本胰酶处理时间比外周血标本要长些;片龄长、气温低,时间宜长;片龄短、气温高,时间宜短。若片龄的时间在 1 年以上的标本通常染色不佳。骨髓标本的胰酶处理时间应比外周血稍长。胰蛋白酶的作用时间不够可致细胞呈紫蓝色,若细胞呈桃红色,说明作用时间适当。

4）Giemsa 染液应现用现配,以免沉淀影响染色效果。

5）G 显带带纹细致,但影响因素较多,对标本中分裂象的数量和质量要求较高,故对分裂象相对缺乏、染色体质量又差的白血病标本来说一般不易获得高质量的带型。另外,G 显带在多数染色体末端呈浅带,不利于该区异常的识别。

2.R 显带法

（1）目的:掌握染色体 R 显带法的原理、方法和注意事项。

（2）原理:按制备的方法不同可分为荧光 R 带和 Giemsa R 带两种类型,目前常用的是热处理 Giemsa R（RHG）显带法。其机制尚未完全明了,可能由于 DNA 受热变性,使富含 AT 碱基对的区段单链化,不易被 Giemsa 染液所染色,呈浅带;而富含 GC 碱基对的区段因保持正常的双链结构,易于被 Giemsa 染液染色,呈深带。所显示的深浅带纹与 G 带之带纹相反,故又称逆相 G 带（reverse G-band）。

（3）试剂与器材:器材和试剂同外周血染色体制备。

（4）操作

1）Earle 液的配制

NaCl	6.8g	葡萄糖	1.0g

KCl	0.4g	酚红	0.01g
NaH_2PO_4	0.164g	$MgSO_4$	0.2g
Na_2HPO_4	0.11g	$CaCl_2$	0.2g

双蒸水加至 1000mL

此液配制后呈橘黄色,pH 约 6.2(pH 计测定),经过 0.22 纤维素酯滤膜滤菌后置 4℃冰箱中保存备用;或配制中不加葡萄糖,临用前按每 100mL 加 0.1g 葡萄糖则不必过滤除菌保存。取 2~3 个 50mL 立式染缸,倒入 Earle 液(pH6.2),加盖后置水浴箱中加温至 87.5℃。

2)染色体标本制备:将制备好的骨髓细胞悬液打匀后滴片 6~8 张,平放于洁净滤纸上,待干。

3)标本孵育:已干燥的染色体标本置于 Earle 液(87.5℃)中孵育 1~2 小时。孵育过程中令标本片相互分开为宜。

4)染色:标本片孵育 1 小时后,每隔 10 分钟取出 1~2 片,流水冲洗,然后用新配制的 10%吉姆萨染液(PBS 配制,pH6.8)染色 8~10 分钟,水洗,待干。

5)结果观察:同 G 显带法。

(5)结果:核型分析报告同 G 显带法。但注意 R 带带纹与 G 带正好相反,即前者的阳性带相当于后者的阴性带,而前者的阴性带则相当于后者的阳性带。

(6)注意事项

1)分裂象量多、质量好是制备 R 带标本的前提,这与细胞培养及收获技术密切相关。

2)Earle 液的 pH 和孵育温度是显带成功与否的关键因素,一般情况下 pH 应控制在 5.2 ~7.0 之间,温度应控制在 80~90℃之间。在此范围内,标本温育时间和 Earle 溶液的 PH 成正比,而和温度成反比。pH6.5,温度 87.5℃为最佳显带条件。

3)外周血细胞染色体标本在 Earle 液中的孵育时间应明显短于骨髓标本。

4)陈旧的玻片标本或已经 Giemsa 染色的标本均可显 R 带,但需注意随着片龄增加,孵育时间要相应缩短。

5)R 带带纹不如 G 带精细,但作为 G 带的互补带,其优势是可确定位于 G 带阴性区的染色体重排断裂点,有助于揭示染色体末端的缺失和易位。

(三)荧光原位杂交技术(FISH)

荧光原位杂交技术(fluorescence in situ hybridization,FISH)是 20 世纪 80 年代末在放射性原位杂交技术基础上发展起来的一种非放射性分子细胞遗传学技术,用荧光标记取代核素标记而形成的一种原位杂交方法。FISH 技术不仅可以测定中期染色体的特异序列,也能测定间期细胞核中的特异序列,这一优势在白血病的检测中尤为重要,因为它弥补了白血病患者骨髓细胞培养后难以获得高质量中期染色体的缺陷。FISH 技术包括间期 FISH、染色体涂抹、多色 FISH 和逆向 FISH 等。本实验以间期 FISH 为例阐述其实验方法。

1.目的 掌握荧光原位杂交技术原理、方法及注意事项。

2.原理 利用已知核酸序列作为核酸探针(probes),与待检测染色体上的靶 DNA 呈序列同源互补性,经"变性→退火→复性",形成靶 DNA 与核酸探针的杂交体。探针以荧光素进行标记,或以非放射性物质(如生物素、地高辛等)标记后与靶 DNA 进行杂交,再通过免疫细胞化学过程连接上荧光素标记物,最后在荧光显微镜下观察杂交信号,从而对标本中待测核酸进行定性、定位和定量分析。

3.试剂与器材

(1)器材:恒温水浴箱、培养箱、染色缸、荧光显微镜、载玻片、盖玻片、移液器、暗盒、封口瓶等。

(2)试剂

1)20×SSC:氯化钠175.0g,枸橼酸钠88.2g,加蒸馏水至1000mL,充分混匀,用0.1mol/L NaOH调pH为7.0,过滤后置4℃冰箱保存。

2)杂交液:甲酰胺5mL,硫酸葡聚糖1g,加入2×SSC至10mL,充分混匀,过滤,分装后置－20℃冰箱保存。

3)变性液:甲酰胺35mL,20×SSC 5mL,双蒸水10mL,充分混匀后调pH为7.0,置4℃冰箱保存。

4)0.1%Triton X－100:20×SSC 500mL,Triton X－100 500μl,充分混匀后置4℃冰箱保存。

5)Antifade溶液:用PBS缓冲液配制浓度为10mg/mL的Antifade溶液,用0.5mmol/L的NaHCO$_3$调pH为8.0。

6)DAPI/Antifade溶液:用去离子水配制1mg/mL DAPI储存液,以Antifade溶液按体积比1:300稀释成工作液。DAPI即4′,6－二脒基－2－苯基吲哚,是一种可以穿透细胞膜的蓝色荧光染料,DAPI溶液用水配制。

4.操作

(1)标本处理:体外培养贴壁细胞制备中期染色体标本,用新鲜甲醇/冰醋酸(3:1)滴片固定;置于37℃已预温的20×SSC中老化30分钟,室温下分别在体积分数为70%、85%、100%的乙醇中进行梯度脱水,每个梯度脱水2分钟;在72℃变性液中变性3分钟,在70%、85%、100%的冰乙醇(－20℃)中梯度脱水,每个梯度2分钟,室温下待干。

(2)探针制备:1μl荧光素直接标记DNA探针,加杂交液4μl,混匀后在75℃水浴中变性10分钟,立即置冰浴2～3分钟,使双链DNA探针变性。

(3)杂交:将变性后的DNA探针10μl滴加于已变性并脱水的标本上,盖上18mm×18mm盖玻片,Rubber Cement封片后置37℃湿盒中杂交过夜(约15～17小时)。

(4)杂交后洗涤:杂交后标本置于0.4×SSC 12℃洗涤5分钟,再以0.1%Triton X－100室温洗涤2分钟。

(5)复染:200μl DAPI/Antifade滴加在玻片标本上,盖上盖玻片,复染20分钟,同步骤4洗涤,晾干。

(6)结果观察:打开荧光显微镜,首先用低倍镜寻找合适的观察区域,然后用油镜在相应滤色镜的激发下观察间期细胞的荧光杂交信号,显微摄影记录图像。随机分析200个间期细胞,并记录杂交信号。

5.结果 根据探针说明书判断结果。以双色双融合bcr－abl探针为例,2红2绿荧光信号为阴性,1红1绿2黄荧光信号为阳性(图2－6)。

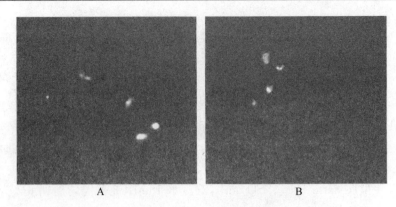

图 2—6　bcr—abl 探针 FISH 图

A. bcr—abl 阴性细胞；B. bcr—abl 阳性细胞

6.注意事项

(1)每次标本处理均需换用新的 2×SSC、0.4×SSC，变性液每周换 1 次，−20℃冰乙醇每个月换 1 次，室温乙醇每周换 1 次。

(2)进行荧光物质的实验操作时，应采取避光措施。

(3)湿盒 37℃预温，湿度不能太大。

(4)至少观察 200 个细胞的荧光信号，通过调整焦距，使同一细胞中不同平面的信号不被遗漏，避免造成假阴(阳)性结果。

(5)DAPI 对人体有一定刺激性，需注意适当防护。

(巨爱宁)

第二节　红细胞疾病的细胞形态学检验

贫血的病因多种多样，常见的非恶性疾病所致的贫血主要有缺铁性贫血、巨幼细胞贫血、再生障碍性贫血、溶血性贫血，下面逐一介绍它们的形态学特点。

一、缺铁性贫血的细胞形态学检查

(一)目的

掌握缺铁性贫血(iron deficiency anemia，IDA)的血象、骨髓象特点，正确书写 IDA 骨髓检查报告单。

(二)标本

血涂片、骨髓涂片。

(三)形态观察

按照骨髓细胞学检查方法进行细胞形态学观察。

1.血象　小细胞低色素性贫血。红细胞大小不等，以小细胞为主，中心淡染区扩大，形态不一，可见少量靶形、椭圆形或形状不规则的红细胞(图 2—7)，严重者可见环形红细胞及有核红细胞；白细胞数量无明显增减，各种白细胞比例及形态无明显异常；血小板易见，成堆分布，形态大致正常。

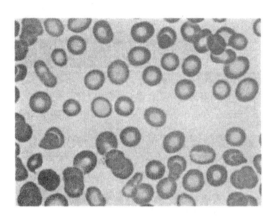

图 2—7　缺铁性贫血的血象

（Wright—Giemsa 染色，×1000）

2.骨髓象　呈增生性贫血骨髓象特点。骨髓有核细胞增生活跃或明显活跃,个别患者增生减低,粒红比值降低。红系增生,比例常占骨髓有核细胞总数 30％以上;以中、晚幼红细胞增生为主,其形态特点是:胞体小,胞质少而着色偏蓝,边缘不整,呈撕纸状或如破布样;胞核小、染色质致密、深染,呈"核老质幼"的发育不平衡表现;成熟红细胞大小不等,以小细胞为主,中心淡染区扩大,可见嗜碱性点彩红细胞、嗜多色性红细胞和嗜碱性红细胞;红系分裂象易见。粒系细胞比例相对减低,各阶段比例及形态基本正常。巨核细胞、血小板数量和形态均无明显异常。单核细胞、淋巴细胞和其他细胞无明显异常(图 2—8)。

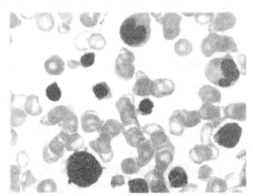

图 2—8　缺铁性贫血的骨髓象

（Wright—Giemsa 染色，×1000）

3.组化染色　铁染色:外铁消失,铁粒幼红细胞<15％。

（四）注意事项

1.观察骨髓片时应选择厚薄合适、细胞分布均匀的部位观察,否则容易使细胞形态失真。

2.注意观察形态异常红细胞及红细胞异常结构,如嗜碱性红细胞、嗜碱性点彩红细胞、嗜多色性红细胞、Howell—Jolly 小体、红细胞分裂象等。

3.书写骨髓报告单时,应将红系置首位描述,详细描述幼红细胞比例、形态特点和成熟红细胞形态特点。

4.鉴别

（1）"核老质幼"的幼红细胞与淋巴细胞鉴别:IDA 患者中、晚幼红细胞胞体小,胞质量少,嗜碱性,呈"核老质幼"改变,易误认为小淋巴细胞,两者的鉴别见表2—36。

表2—36 "核老质幼"幼红细胞与小淋巴细胞的鉴别

鉴别点	小淋巴细胞	"核老质幼"的幼红细胞
胞体	6~9μm(类)圆形、蝌蚪形,有时可见毛状突起	比正常中、晚幼红细胞小,与前者相仿或略大,胞体边缘不整齐
胞质量	常极少(位于局部)	较少,围绕核周
胞质颜色	淡蓝色	灰蓝色、灰红色
颗粒	常无颗粒,有时可有少许	无
核形	类圆形,或有小切迹	圆形
染色质	结块、副染色质不明显	结块、副染色质明显
核仁	消失、有时可有假核仁	无

(2)与其他小细胞低色素性贫血鉴别:珠蛋白生成障碍性贫血、慢性病性贫血和铁粒幼细胞贫血,均可表现出小细胞低色素贫血的血象和骨髓象特点,可通过铁染色以及铁代谢检测与 IDA 相鉴别。

二、巨幼细胞贫血的细胞形态学检查

(一)目的

掌握巨幼细胞贫血(megaloblastic anemia,MgA)血象、骨髓象的特点,正确书写 MgA 骨髓检查报告单。

(二)标本

血涂片、骨髓涂片。

(三)形态观察

按照骨髓细胞学检查方法进行细胞形态学观察。

1.血象 大细胞正色素性贫血。红细胞明显大小不均,形态类圆形或不规则,以大细胞为主,可见大红细胞、巨红细胞、点彩红细胞、有核红细胞及 Howell—Jolly 小体(图2—9)。中性粒细胞胞体偏大,核分叶过多(>5叶),出现"核右移"现象,偶见中性中、晚幼粒细胞,可见巨大血小板。

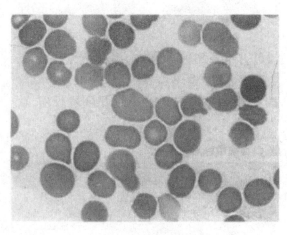

图2—9 巨幼细胞贫血的血象
(Wright—Giemsa 染色,×1000)

2.骨髓象　骨髓有核细胞增生活跃或明显活跃,粒红比值降低或倒置,以红系、粒、巨核系三系细胞均出现巨幼变为特征。

红系增生明显活跃,占骨髓有核细胞比例＞30％,正常形态的幼红细胞减少,各阶段巨幼红细胞明显增多,其比例常＞10％,其中以中、晚幼红细胞巨幼变常见且较明显。核分裂象和Howell－Jolly 小体易见,可见核畸形、核碎裂和多核巨幼红细胞。巨幼红细胞的形态特征为:①胞体增大。②胞质丰富。③胞核大,染色质排列呈疏松网状或点网状,随着细胞的成熟,染色质也逐渐密集,但不能形成明显的块状,副染色质明显,核着色较正常幼红细胞浅。④核、质发育不平衡,细胞质较核成熟,呈"核幼质老"的核质发育不平衡表现。

粒细胞比例相对降低,可见巨幼变,以巨晚幼粒和巨杆状核粒细胞多见。其形态特征为:①细胞体积增大。②胞质因特异性颗粒减少,着色可呈灰蓝色,可见空泡。③胞核肿胀,粗大,可不规则,常见马蹄铁样核,染色质疏松网状,可见染色不良现象。④部分分叶核粒细胞分叶过多,常为5～9 叶及以上,各叶大小差别甚大,可畸形,称巨多叶核中性粒细胞。

巨核细胞数量正常或减少,部分细胞可见胞体过大、分叶过多(正常在 5 叶以下)、核碎裂、胞质内颗粒减少等,血小板生成障碍,可见巨大血小板。

淋巴细胞形态一般无变化,单核细胞也可见巨幼变。

(四)注意事项

1.注意观察嗜碱性红细胞、点彩红细胞和嗜多色性红细胞、Howell－Jolly 小体及细胞分裂象等。

2.粒细胞巨幼变常比红系巨幼变更具有诊断价值　①粒细胞巨幼变常在红细胞巨幼变和贫血前出现,为 MgA 的早期表现。②当患者经过治疗后,巨幼红细胞常在 48 小时后转为正常形态,而巨幼变的粒细胞常持续 1～2 周,此时仍可根据粒系巨幼改变做出明确诊断。③当巨幼细胞贫血合并缺铁性贫血时,巨幼红细胞巨幼变常被掩盖而变化不明显,但粒系细胞的巨幼变不被掩盖。④少数患者骨髓象中红系增生不良,幼红细胞少见或难见,巨核细胞也明显减少,但可见大量的巨幼变粒系细胞,此时可根据粒系细胞的形态学改变做出巨幼细胞贫血的诊断。

3.由于营养不良或胃大部分切除等原因而引起的巨幼细胞贫血往往同时伴有缺铁性贫血,这种贫血称为混合性贫血,过去曾称双相性贫血,即血象和骨髓象表现为巨幼红细胞贫血与缺铁性贫血并存的细胞形态学改变。

4.书写骨髓报告单时,应将红系置首位描述,详细描述巨幼红细胞的比例、形态特点以及成熟红细胞的形态特点,还应详细描述粒系巨幼变细胞的形态特点。

5.鉴别

(1)与急性红白血病(M6)红血病期鉴别:二者均有红系细胞增生和红系细胞巨幼变,其细胞形态主要鉴别点见表 2－37。此外,红血病期骨髓红系前体细胞≥80％,以原红及早幼红多见。二者还可以通过糖原染色(PAS)进行鉴别,MgA 幼红细胞 PAS 染色呈阴性反应,而M6 幼红细胞 PAS 染色呈阳性反应。

表2-37 巨幼细胞贫血和急性红白血病细胞形态鉴别

鉴别点	巨幼细胞贫血	急性红白血病
细胞大小	大小较一致	大小相差悬殊
细胞形态	典型巨幼红细胞	类巨幼红细胞
核质发育	核幼质老	核幼质老或核老质幼
核染色质	细致,排列疏松	粗细不均,排列不规则
副幼红细胞变	少见	多见
原始、幼稚粒细胞增多	无	多见
巨核细胞减少	不明显	明显

（2）与骨髓增生异常综合征（MDS）鉴别：二者均有红系细胞增生和红系细胞巨幼变,但是MDS可见粒、红、巨三系病态造血形态学改变。

三、再生障碍性贫血的细胞形态学检查

（一）目的

掌握再生障碍性贫血（aplastic anemia,AA）的血象、骨髓象特点,正确书写AA骨髓检查报告单。

（二）标本

血涂片、骨髓涂片。

（三）形态观察

按照骨髓细胞学检查方法进行细胞形态学观察。

1.血象 几乎所有患者均表现全血细胞减少。贫血多为正细胞正色素性,成熟红细胞形态大致正常;中性粒细胞明显减少,淋巴细胞相对增多;血小板减少,形态大致正常。

2.骨髓象 骨髓有核细胞增生减低或极度减低。红系、粒系和巨核系细胞明显减少,各系原始和幼稚细胞减少或不见,以成熟或近成熟阶段细胞为主;淋巴细胞相对增多;浆细胞和肥大细胞多见（图2-10）。各系细胞形态无明显异常。如果有骨髓小粒,镜下常为空网状结构或一团纵横交错的纤维网,其间造血细胞减少。肥大细胞、脂肪细胞等非造血细胞增多,可成团存在。

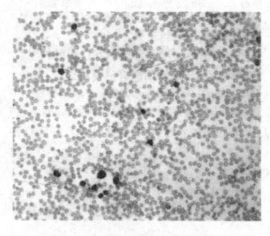

图2-10 再生障碍性贫血的骨髓象

（Wright-Giemsa染色,×200）

（四）注意事项

1. AA 骨髓涂片可见脂肪滴明显增多，骨髓液稀薄等特点，应注意观察。

2. 观察骨髓片时要全片观察。由于再生障碍性贫血有核细胞数少，注意与取材不良（无骨髓特有的细胞，如浆细胞、组织细胞、肥大细胞、成骨细胞、破骨细胞、巨核细胞等）或肿瘤转移骨髓导致增生减低（骨髓涂片中可找到恶性肿瘤细胞）区别，以免误诊或漏诊。

3. 急性 AA 的骨髓象一般比较典型，慢性 AA 的骨髓可以有散在增生灶，骨髓可以出现有核细胞增生活跃，红系可有代偿性增生，但巨核细胞明显减少或缺如，此为诊断再生障碍性贫血的要点之一，有时需要多部位穿刺才可以诊断。

4. AA 患者骨髓穿刺时易出现"干抽"，可行骨髓活检。

5. 鉴别

（1）与再生障碍性贫血危象鉴别：再生障碍性贫血危象患者一般有原发疾病。血象中的红细胞形态有改变，粒细胞质内可有中毒颗粒。骨髓象中可以见到巨大原始红细胞和巨大早幼粒细胞。而 AA 少有形态改变和原始、幼稚细胞。

（2）与 MDS 鉴别：MDS 患者常见全血细胞减少，但以病态造血为主要特征，如外周血中易见红细胞大小不等、大红细胞、有核红细胞、幼稚粒细胞和畸形血小板。骨髓多数增生活跃或明显活跃，粒、红、巨核三系均可出现形态异常。

四、溶血性贫血的细胞形态学检查

（一）目的

掌握溶血性贫血（hemolytic anemia，HA）的血象、骨髓象特点，正确书写 HA 骨髓检查报告单。

（二）标本

血涂片、骨髓涂片。

（三）形态观察

按照骨髓细胞学检查方法进行细胞形态学观察。

1. 血象　红细胞形态改变，可出现红细胞大小不均，易见大红细胞、嗜多色性、点彩红细胞及有核红细胞（以晚幼红细胞和中幼红细胞为主），部分幼红细胞可见 Howell－Jolly 小体、Cabot 环等。不同原因引起的溶血性贫血，有时会出现特殊的异形红细胞，如球形红细胞、椭圆形红细胞、口形红细胞、靶形红细胞、碎片红细胞、红细胞形态不整，对病因诊断具有一定意义（图 2－11）。白细胞和血小板常增多，中性粒细胞可出现核左移。

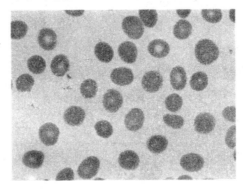

图 2－11　溶血性贫血的血象

（Wright－Giemsa 染色，×1000）

2.骨髓象　呈增生性贫血骨髓象特点。骨髓有核细胞增生明显活跃,粒红比值降低或倒置。红细胞显著增生,以中、晚幼红细胞增生为主,幼红细胞可出现核畸形,胞质中可出现Howell－Jolly小体、嗜碱性点彩等,核分裂型幼稚红细胞多见。成熟红细胞形态与血象相同。其他系细胞形态、比例无明显异常。

(四)注意事项

1.HA有时候通过形态学检查对诊断和鉴别诊断有特殊意义。如:形态上异常的球形红细胞,可以提示遗传性球形红细胞增多症或自身免疫性溶血性贫血;裂片红细胞增多同时伴小球形红细胞,对于诊断机械性溶血性贫血有价值;裂片红细胞增多同时伴血小板减少和黄疸,对于诊断血栓性血小板减少性紫癜有价值;靶形红细胞增多常见于珠蛋白生成障碍性贫血和不稳定血红蛋白病。所以一定要注意对红细胞形态的观察。

2.HA的病因很复杂,更多时候还需结合溶血性贫血的其他实验室检查进行诊断,明确病因,血象或骨髓象检查的结果仅仅是一种支持性诊断。

(巨爱宁)

第三节　铁代谢检验

铁代谢检验主要包括血清铁蛋白、血清铁、总铁结合力、血清转铁蛋白及其受体等,铁代谢检查在小细胞低色素性贫血,如缺铁性贫血、珠蛋白生成障碍性贫血、感染性贫血和铁粒幼细胞贫血的诊断、鉴别诊断及疗效判断中发挥了重要作用。

一、血清铁蛋白检测

目的:①掌握血清铁蛋白检测的原理。②熟悉血清铁蛋白检测的操作和注意事项。

(一)化学发光酶免疫分析法

1.原理　化学发光酶免疫分析法(chemiluminescence enzyme immuno assay,CLEIA)是将血清样本和碱性磷酸酶标记的抗铁蛋白单克隆抗体依次加入到反应管中,血清铁蛋白与固相上包被的单克隆抗铁蛋白相结合,同时酶标抗铁蛋白抗体亦与铁蛋白结合形成固相抗体－铁蛋白－酶标抗体复合物,去除未结合的物质,加入发光底物金刚烷衍生物(AMPPD),测量酶促反应产生的光强度,所产生的光强度与铁蛋白浓度成正比,结合标准曲线分析待测样本中铁蛋白的浓度。

2.试剂与器材

(1)试剂

1)包被稀释液:0.05mol/L pH 9.6 碳酸钠(Na_2CO_3)－碳酸氢钠($NaHCO_3$)缓冲液。

2)封闭液:0.02md/L pH 7.4 磷酸盐缓冲液(PBS),含1％牛血清白蛋白(BSA)和0.5％叠氮钠(NaN_3)。

3)洗涤液:0.02mol/L pH 7.4 Tris－HCl－Tween 20。

4)抗体:抗铁蛋白单克隆抗体、碱性磷酸酶标记的抗铁蛋白单克隆抗体。

5)铁蛋白标准品(现用现配)。

6)化学发光底物:AMPPD。

(2)器材:微孔板化学发光分析仪、漩涡混合器、微量振荡器、电热恒温水浴箱、微量加样器、48 或 96 孔聚苯乙烯微孔板、玻璃试管等。

3. 操作

(1)包被稀释液稀释抗铁蛋白单克隆抗体,将稀释后的抗铁蛋白抗体加至微孔板中,每孔 $100\mu l$,4℃过夜。

(2)弃去孔内液体,加入洗涤液室温放置 1 分钟后弃去,如此 3 次。将微孔板倒扣于干净的吸水纸上,待孔内液体完全流出。

(3)将 $30\mu l$ 封闭液加入微孔板孔内,室温放置 2 小时,弃去孔内液体后如步骤 2 洗涤 3 次。冷冻干燥、密封后,4℃保存备用。

(4)取包被后的微孔板,孔内加入 $5\mu l$ 铁蛋白标准品或待测血清,后加入等量碱性磷酸酶标记的抗铁蛋白抗体,振荡混匀后,37℃温育 1 小时。

(5)弃去孔内液体,$300\mu l$ 洗涤液冲洗 5 次,于干净吸水纸上拍干。

(6)每孔加入化学发光底物工作液 AMPPD $100\mu l$,微量振荡器充分振荡混匀,室温避光反应 30 分钟后,用微孔板化学发光分析仪检测各孔的相对发光强度(relative light units,RLU)。

(7)用双对数坐标分别以标准品 RLU 值对铁蛋白标准品浓度作图,利用标准曲线计算待测血清铁蛋白浓度。

4. 参考区间

成年男性:$30\sim400\mu g/L$;

成年女性:$13\sim150\mu g/L$。

5. 注意事项

(1)标本严重溶血时会影响血清铁蛋白的检测结果,这是由于红细胞内富含铁蛋白,溶血时铁蛋白进入血清,可使测定结果假性增高;血红蛋白也是一种含铁蛋白,能与抗铁蛋白抗体发生非特异性反应,而使测定结果偏高。

(2)标准孔和待测孔均应设置复孔检测,测定结果取均值。

(3)加入发光底物后应在 $30\sim90$ 分钟内完成 RLU 值检测。

(4)实验过程中应注意准确加样。

(5)若在 8 小时内无法完成检测,可将标本置于 $2\sim8$℃保存;若在 48 小时内无法完成检测或需运输标本,可将标本置于 -20℃或更低温度冷冻保存,但仅可解冻 1 次。

(6)临床多采用全自动化学发光分析仪检测血清铁蛋白水平。

(二)固相放射免疫分析法

1. 原理　将待测血清、^{125}I 标记的铁蛋白(标记抗原)和限量的抗铁蛋白抗体共同温育,血清中的铁蛋白与标记抗原竞争结合抗体,除去过量未结合的抗原,利用第二抗体和聚乙二醇分离抗原抗体复合物,测量其放射性,血清中铁蛋白量与放射脉冲数成负相关,同时应用不同浓度铁蛋白标准液作竞争抑制曲线,即可得出待测样本中铁蛋白的浓度。

2. 试剂与器材

(1)试剂

1)0.1mol/L pH 7.4 磷酸盐缓冲液(PBS)。

2)兔抗人铁蛋白血清(一抗),按试剂说明稀释备用。

3)铁蛋白标准液:将人肝铁蛋白标准品用 PBS 稀释为 8 个浓度,分别为 $0\mu g/L$、$5\mu g/L$、

$10\mu g/L$、$20\mu g/L$、$40\mu g/L$、$80\mu g/L$、$160\mu g/L$、$320\mu g/L$，$4\sim8℃$保存。

4）^{125}I标记的铁蛋白：使用时用 10mL PBS 稀释，使放射脉冲数达到 $50000\sim60000cpm$，$4\sim8℃$保存。

5）二抗：羊抗兔 IgG 抗体。

6）14%聚乙二醇 6000（PEG6000）：PBS 配制。

（2）器材：放射免疫测量仪、微量加样器、塑料试管、半对数坐标纸等。

3.操作

（1）取塑料试管，按表 2－38 操作。

表 2－38　放射免疫法检测血清铁蛋白操作步骤

加入物(μl)	空白管（NSB）	标准管（8管）	测定管
PBS	400	200	200
铁蛋白标准液	—	100	—
待测血清	—	—	100
一抗血清	—	100	100
^{125}I－铁蛋白	100	100	100

（2）充分混匀各管液体，$37℃$温育 3 小时，期间摇动 2 次。

（3）每管加入 $100\mu l$ 二抗，充分混匀后室温放置 30 分钟。

（4）吸取 $100\mu l$ PEG 至各管，充分混匀后离心，$4000r/min$，15 分钟。弃上清液，取沉淀在放射免疫测量仪上检测其放射脉冲数（cpm）。

（5）计算

1）标准管及测定管结合率 B/B_0（%）

$$结合率\ B/B_0（\%）=\frac{B\cdot NSB}{B_0\cdot NSB}\times100\%$$

B：测定管或标准管 cpm 值。

BD：$0\mu g/L$ 铁蛋白标准管 cpm 值。

2）用标准管 B/B_0 值为纵坐标、浓度为横坐标，在半对数坐标纸上绘制剂量反应曲线，利用剂量反应曲线计算待测血清铁蛋白浓度。

4.参考区间

成年男性：$l5\sim20\mu g/L$；

成年女性：$12\sim150\mu g/L$。

5.注意事项

（1）标准管、测定管及空白管最好做平行管。

（2）加样量要准确，最好使用同一微量加样器加样。

（3）^{125}I 标记的铁蛋白液不能冷冻保存。

二、血清铁检测

（一）目的

1.掌握吡啶比色法测定血清铁的原理。

2.熟悉吡啶比色法测定血清铁的操作和注意事项。

(二)原理

血清中的铁以 Fe^{3+} 的形式与转铁蛋白结合,在酸性介质中,Fe^{3+} 与转铁蛋白解离,经还原剂还原成 Fe^{2+} 后与 2,2'—联吡啶结合生成粉红色复合物,比色测定吸光度值,并与经同样处理的铁标准液比较,即可得出血清铁含量。

(三)试剂与器材

1.器材　分光光度计、离心机、微量加样器、水浴锅、玻璃试管等。

2.试剂

(1)0.5mol/L醋酸缓冲液:分别量取 0.5mol/L 醋酸溶液 150mL、0.5mol/L 醋酸钠溶液 350mL,混合后调 pH 至 5.0。

(2)显色剂:称取 2,2联吡啶 0.375g,盐酸羟胺 0.5g,溶于 500mL 0.5mol/L 醋酸缓冲液中,储存于棕色瓶中,4℃冰箱保存。

(3)1.79mmol/L铁标准贮存液:精确称取优级纯硫酸高铁铵 0.8635g,溶于约 50mL 去离子水中,逐滴加入浓硫酸 2mL,后转移至 1L 容量瓶中,加去离子水至 1L,混匀。置棕色瓶中可长期保存。

(4)铁标准应用液 17.91μmol/L:取 1mL 标准贮存液于 100mL 容量瓶中,加入约 50mL 去离子水和 0.5mL 浓硫酸,后加去离子水稀释至刻度,混匀。

(四)操作

1.取 3 支干净玻璃试管,按表 2—39 操作。

表 2—39　联吡啶比色法测定血清铁操作步骤

加入物(mL)	空白管	标准管	测定管
血清	—	—	1.5
铁标准应用液	—	1.5	—
去离子水	1.5	—	—
显色剂	5.5	5.5	5.5

2.混匀各管液体,煮沸 5 分钟,冷却后离心,取上清比色。用空白管调零,530mn 波长比色,读取测定管各管吸光度。

3.计算

$$血铁清(\mu mol/L)=\frac{实际测定管吸光度}{标准管吸光度}\times 17.91$$

(五)参考区间

成年男性:11.6～31.3μmol/L;

成年女性:9.0～30.4μmol/L。

(六)注意事项

1.受肾上腺皮质功能和自主神经系统影响,人体血清铁含量清晨正常,午后会降低,夜间含量更低,检测时标本采集时间以早晨 8 时为宜。

2.标本应避免溶血,因溶血使血红蛋白铁进入血清而造成结果假性增高。黄疸及乳糜样血清对比色也会有影响。

3.所用试剂要求高纯度,含铁量极微。

4.实验用水必须经过去离子处理。

5.玻璃器材须用 10%(v/v)盐酸浸泡 24 小时,取出后再用去离子水冲洗干净方可使用,同时应避免与铁器接触,防止铁污染。

6. 离心、煮沸时间要准确,如煮沸离心后的上清液浑浊,可加入 1.0mL 氯仿振荡片刻,离心后得到上清再进行比色。

7. 铁标准液呈色在 24 小时内稳定,而血清铁呈色只在 30 分钟内稳定,颜色会随着时间延长慢慢增加,故应在 1 小时内完成比色。

8. 很多药物可影响实验结果,如乙醇、雌激素和口服避孕药可增加血清铁含量,而抗生素、阿司匹林和睾酮则使血清铁含量降低。

9. 本试验临床多在全自动生化分析仪上完成。

三、血清总铁结合力检测

(一)目的

1. 掌握血清总铁结合力测定的原理。

2. 熟悉血清总铁结合力测定的操作和注意事项。

(二)原理

人体外周血中的铁通过与转铁蛋白结合进行转运,正常情况下只有约 1/3 的转铁蛋白与铁结合。总铁结合力(total iron binding capacity,TIBC)指血清中转铁蛋白能与铁结合的总量。在血清标本中加入过量铁,使血清中的转铁蛋白与铁结合达到饱和,除去多余铁,测定血清中铁含量即为总铁结合力。

(三)试剂与器材

1. 器材 分光光度计、离心机、微量加样器、水浴锅、玻璃试管等。

2. 试剂

(1)测定 TIBC 时铁标准液 $179\mu mol/L$:取 10mL 铁标准贮存液于 100mL 容量瓶中,加入约 50mL 去离子水及 0.5mL 浓硫酸,后加去离子水稀释至刻度,混匀。

(2)碳酸镁粉。

(3)其他:0.5mol/L 醋酸缓冲液、联吡啶显色剂、血清铁测定所用铁标准贮存液及铁标准应用液。

(四)操作

1. 在洁净玻璃试管内加入待测血清 0.5mL,测定 TIBC 所用铁标准液 0.5mL,充分混匀,室温放置 5 分钟;加入碳酸镁粉末 20mg,混匀,室温放置 30 分钟,每 10 分钟摇 1 次,3000r/min 离心 10 分钟,取上清。

2. 余下按检测血清铁的方法测定铁含量。

3. 计算

$$血清总铁结合力(\mu mol/L)=\frac{实际测定管吸光度}{标准管吸光度}\times 17.91\times 2$$

(五)参考区间

成年男性:$50\sim77\mu mol/L(280\sim430\mu g/dL)$;

成年女性:$54\sim77\mu mol/L(300\sim430\mu g/dL)$。

(六)注意事项

1. 标本应避免溶血,因血红蛋白铁会影响检测结果。

2.实验所用试剂、器材均无铁污染。

3.不同厂家生产的碳酸镁吸附力可能存在差异,可用标准液代替血清测定其吸附力,完全吸附为合格。

4.其余同血清铁检测。

四、血清转铁蛋白检测

(一)目的

1.掌握血清转铁蛋白测定的原理。

2.熟悉血清转铁蛋白测定的操作和注意事项。

(二)原理

免疫散射比浊法。将聚乙二醇与兔抗人转铁蛋白结合,再与待测血清中的转铁蛋白发生特异性抗原抗体反应,形成极细的抗原抗体复合物颗粒,溶液散射光强度与形成抗原抗体复合物浊度成正比,通过与转铁蛋白标准品比较可计算待测血清中转铁蛋白含量。

(三)试剂与器材

1.器材　分光光度计、离心机、微量加样器、玻璃试管等。

2.试剂

(1)4%聚乙二醇生理盐水溶液:称取 40g 聚乙二醇和 9g NaCl,溶于 1L 去离子水中,调 pH 至 4.5。

(2)兔抗人转铁蛋白抗体。

(3)转铁蛋白标准液:取商品化的转铁蛋白标准液,用生理盐水稀释,稀释倍数可根据转铁蛋白标准液浓度来决定。

(四)操作

1.用 4%聚乙二醇生理盐水溶液稀释兔抗人转铁蛋白抗体,按 1∶10 稀释制备抗体工作液,也可根据抗体血清效价决定。4℃放置 2 小时,3000r/min 离心 20 分钟,去除沉淀物。

2.将待测血清用生理盐水稀释 50 倍,并按表 2-40 操作。

表 2-40　免疫比浊法测定血清转铁蛋白操作步骤

加入物(mL)	空白管	抗体对照管	标准管	测定管
抗体工作液	—	2	2	2
转铁蛋白标准液	—	—	0.04	—
待测稀释血清	—	—	—	0.04
4%聚乙二醇	2	—	—	—
生理盐水	0.04	0.04	—	—

3.充分混匀各管液体,室温放置 10 分钟,以空白管调零,340nm 波长测定各管吸光度(A)值。

4.计算

$$转铁蛋白(g/L) = \frac{测定管\ A\ 值 - 抗体对照管\ A\ 值}{标准管\ A\ 值 - 抗体对照管\ A\ 值} \times 标准液浓度 \times 50$$

(五)参考区间

2.65~4.30g/L。

（六）注意事项

1.应及时分离血清,24 小时内完成检测。标本不能溶血,也不能为黄疸、脂血标本,否则对检测结果有影响。

2.抗原抗体反应有一定比例,若待测血清中转铁蛋白含量过高,需要进行适当稀释后再进行测定。

3.应做预实验确定兔抗人转铁蛋白抗体最佳应用效价。

4.为提高实验准确性,可将标准液稀释成不同浓度,作标准曲线。

5.本试验临床多在全自动生化分析仪上完成。

五、血清转铁蛋白受体检测

（一）目的

1.掌握血清转铁蛋白受体测定的原理。

2.熟悉血清转铁蛋白受体测定的操作和注意事项。

（二）原理

酶联免疫双抗体夹心法。将转铁蛋白受体特异性多克隆抗体包被在酶标板上,加入标准品或待测血清,转铁蛋白受体可与多克隆抗体结合,再加入酶标的转铁蛋白受体特异性抗体,形成抗体-抗原-酶标抗体复合物,去除多余未结合的酶标抗体,加入底物和显色剂使酶联复合物显色,颜色的深浅与转铁蛋白受体的量成正比,结合标准曲线可得出待测血清中转铁蛋白受体的浓度。

（三）试剂与器材

1.器材　酶标仪、包被转铁蛋白受体多克隆抗体的酶标板、微量加样器、恒温水浴箱。

2.试剂

（1）不同浓度的转铁蛋白受体标准品。

（2）辣根过氧化物酶标记的转铁蛋白受体多克隆抗体。

（3）洗板液:pH7.4 磷酸盐缓冲液,含 1％牛血清白蛋白。

（4）底物混合液:四甲基联苯胺与 3％过氧化氢等量混合,现用现配。

（5）终止液:0.5mol/L 硫酸。

（四）操作

1.取出已包被转铁蛋白受体多克隆抗体的酶标板,在孔内分别加入不同浓度的标准液和待测血清各 10μl。

2.将酶标板密封后 37℃水浴 2 小时。

3.弃去孔内液体,加入洗板液冲洗 3 次,每次 1 分钟,在吸水纸上充分拍干。

4.每孔加入稀释好的酶标转铁蛋白受体的抗体 100μl,密封后 37℃水浴 2 小时。

5.弃去孔内液体,加洗板液冲洗,同步骤 3。

6.加入 100μl 新配制的底物混合液至酶标板孔内,室温避光显色 30 分钟,观察颜色变化。

7.每孔加入 100μl 终止液终止反应。

8.酶标仪比色,波长 630nm,测定各孔吸光度值。

9.绘制标准曲线,以标准液的浓度为 X 轴,以对应吸光度值为 Y 轴。根据待测血清的吸光度值从标准曲线中得出转铁蛋白受体浓度。

(五)参考区间

12.5~26.5μmol/L,不同方法可有不同参考区间,各实验室应根据试剂盒说明书上的参考范围进行判断。

(六)注意事项

1.标本采集后应立即分离血清,如不能立即检测,应分装后置于-20℃冻存,避免反复冻融。

2.标本不能溶血,溶血会使结果增高。

3.所有检测血清应进行适当的稀释,稀释倍数常不小于1:100。

4.底物混合液应在使用前30分钟内混合,以保证显色效果。

5.应做预实验确定酶标抗体稀释倍数,可根据酶标抗体说明书提供的参考工作稀释度进行。

6.酶标板应冲洗干净,并尽量拍干孔内液体,避免交叉污染和孔内游离酶的残留。

7.当室温较低时,显色时可将酶标板置于37℃温育。

(巨爱宁)

第四节 溶血性贫血的一般检验

溶血性贫血的实验室诊断主要包括三大方面:首先确定有无溶血的存在,然后确定溶血的部位,最后结合临床资料,选择相应检查项目和指标,查找引起溶血的病因,明确诊断。

一、血浆游离血红蛋白测定

(一)目的

1.掌握血浆游离血红蛋白测定的原理。

2.熟悉血浆游离血红蛋白测定的操作和注意事项。

(二)原理

血红蛋白中的亚铁血红素具有类似过氧化物酶的活性,可催化过氧化氢释放出新生态的氧,使邻甲联苯胺氧化,由无色变为蓝紫色。根据显色深浅,与已知浓度的标准血红蛋白溶液制作的标准曲线进行比较,可测出血浆游离血红蛋白的含量。

(三)试剂与器材

1.器材 分光光度计、离心机等。

2.试剂

(1)2g/L邻甲联苯胺溶液:以600mL的冰醋酸溶解2g邻甲联苯胺,用蒸馏水加至1L。于4℃冰箱中避光保存,可用数周。

(2)1%过氧化氢溶液:用30g/L过氧化氢溶液新鲜配制。

(3)10%醋酸溶液:10mL冰醋酸加蒸馏水至100mL。

(4)100mg/L血红蛋白标准应用液:取抗凝静脉血,离心取红细胞,用生理盐水洗涤3次。用等体积的蒸馏水与洗涤过的红细胞混合,再加红细胞体积一半的四氯化碳,剧烈振摇5~10分钟,高速离心,取上层血红蛋白液,以HiCN方法测定其血红蛋白浓度,再用生理盐水调节至100g/L的浓度,作为储存标准液,低温保存。临用前用生理盐水稀释储存液为100mg/L

的标准应用液。

（四）操作

1.抽取静脉血，分离血浆。

2.取 3 只试管分别作为标准管、测定管和空白管按表 2－41 操作。

表 2－41　血浆游离血红蛋白测定操作步骤

加入物(mL)	测定管	标准管	空白管
邻甲联苯胺液	0.5	0.5	0.5
血红蛋白标准应用液	—	0.02	—
生理盐水	—	—	0.02
受检血浆	0.02	—	—
1%过氧化氢	0.5	0.5	0.5
	混匀后室温放置 10 分钟		
10%醋酸溶液	5.0	5.0	5.0
	室温静置 10 分钟		

3.用分光光度计，波长为 435nm，空白管调零，读取标准管和测定管的吸光度。

$$血浆游离血红蛋白(mg/L)=\frac{测定管吸光度}{标准管吸光度}\times100(mg/L)$$

（五）参考区间

＜40mg/L。

（六）注意事项

1.整个试验过程均要避免器皿被血红蛋白污染，且所用试管、吸管等玻璃制品使用前应用盐酸浸泡 24 小时，并用蒸馏水冲洗干净，以避免假阳性。

2.本试验应于溶血后及时取样检验，而且采集标本及分离血浆时应严格防止体外溶血，如测定管吸光度值超过 0.6，应将标本稀释后重新测定。

二、血浆高铁血红素白蛋白测定

（一）目的

1.掌握血浆高铁血红素白蛋白检测的原理。

2.熟悉血浆高铁血红素白蛋白检测的操作和注意事项。

（二）原理

血液中白蛋白和特异性的血红素结合蛋白(hemopexin,Hx)均能结合血红素。但血红素与 Hx 的亲和力远高于与白蛋白的亲和力，溶血时，当结合珠蛋白(haptoglobin,Hp)耗尽后，血浆中游离的血红蛋白可被氧化为高铁血红蛋白，再分解为珠蛋白和高铁血红素，后者先与血中的 Hx 结合，待 Hx 消耗完后，高铁血红素才与白蛋白结合形成高铁血红素白蛋白(met-hemalbumin)，后者与硫化铵形成一个易识别的铵血色原(ammonium hemochromogen)，用光谱仪观察结果，在绿光区 558nm 处有一最大吸收峰。

（三）试剂与器材

1.器材　离心机、自动记录分光光度计(带宽＜1um)等。

2.试剂

(1)饱和硫化铵(黄色)。

（2）乙醚。

（3）氨水。

（四）操作

1.将新鲜血高速离心,分离获得血浆。

2.取血浆或生理盐水稀释血浆,以生理盐水作空白,用分光光度计从波长 500～700nm 描记吸收光谱曲线,如在 620～630nm(平均 624nm)出现吸收峰,说明可能有高铁血红素白蛋白存在。

3.取 3mL 血浆(确保无残留红细胞)于试管内,覆盖上一层乙醚,然后加入 1/10 量的饱和硫化铵和氨水,振摇混匀,分层后取下层液体用分光光度计从波长 500～700nm 描记吸收光谱曲线。如在 620～630nm 吸收峰消失,在 558nm 出现强吸收峰,证明血浆中存在高铁血红素白蛋白。

（五）参考区间

健康人呈阴性。

（六）注意事项

1.血标本要新鲜,并应同时作阴性对照。

2.为保证血浆无残留红细胞,应对血浆进行第二次离心

3.高铁血红素白蛋白在 620～630nm 处有一吸收光谱,应与高铁血红蛋白区别。在加入过氧化氢后,高铁血红素白蛋白吸收光带不消失,而加入硫化铵后,该谱带消失而在 558nm 出现一新的谱带。

4.标本切勿溶血,如溶血严重时,应用生理盐水稀释血浆。

（鲍翠霞）

第五节　红细胞膜缺陷的检验

红细胞膜骨架蛋白在细胞膜上形成网格结构,维持红细胞的正常形态和变形性,其与红细胞膜缺陷所致的溶血密切相关。骨架蛋白质或量的缺陷以及蛋白之间相互作用的异常可造成多种遗传性红细胞膜缺陷性疾病,如遗传性球形红细胞增多症、遗传性椭圆形红细胞增多症和遗传性口形红细胞增多症等。红细胞膜缺陷的检验方法主要包括红细胞渗透脆性试验、红细胞孵育渗透脆性试验、自身溶血试验及其纠正试验、红细胞膜蛋白电泳分析等。

一、红细胞渗透脆性试验

（一）目的

1.掌握红细胞渗透脆性试验的原理。

2.熟悉红细胞渗透脆性试验的操作和注意事项。

（二）原理

红细胞渗透脆性试验(erythrocyte osmotic fragility test)是检测红细胞对不同浓度低渗盐溶液抵抗力的一种半定量试验。在低渗盐溶液中,由于水分渗入细胞内,红细胞会膨胀甚至破裂、溶血。因此将红细胞加到不同浓度的低渗盐溶液中,观察发生溶血的情况,可判断红细胞对低渗盐溶液的抵抗能力。红细胞开始出现溶血的低渗盐溶液浓度为开始溶血浓度,红

细胞完全溶血的盐溶液浓度为完全溶血浓度。当某些原因导致红细胞对低渗盐溶液抵抗能力降低时,红细胞容易破碎,发生溶血,称为红细胞渗透脆性增加;反之,称为红细胞渗透脆性降低。

（三）试剂与器材

1. 器材　分析天平、注射器、针头、无菌小试管等。

2. 试剂　1‰ NaCl 溶液:用分析天平称取分析纯 NaCl 1.000g,加少量蒸馏水溶解,于 100mL 容量瓶中用蒸馏水定容,置于玻璃瓶中灭菌后使用。

（四）操作

1. 取 12 支无菌小试管编号,按表 2-42 配制不同浓度的 NaCl 溶液。

表 2-42　红细胞渗透脆性试验不同浓度盐溶液的配制

试剂(mL)	试管号											
	1	2	3	4	5	6	7	8	9	10	11	12
1‰NaCl 溶液	0.85	0.8	0.75	0.7	0.65	0.6	0.55	0.5	0.45	0.4	0.35	0.3
蒸馏水	0.4	0.45	0.5	0.55	0.6	0.65	0.7	0.75	0.8	0.85	0.9	0.95
NaCl 浓度(g/L)	6.8	6.4	6.0	5.6	5.2	4.8	4.4	4.0	3.6	3.2	2.8	2.4

2. 用肝素湿润的注射器抽取待检者血液 1mL,向各管中加入 1 滴(中度以上贫血的标本加 2 滴)全血,轻轻摇匀,室温静置 2 小时后观察结果。

（五）结果

从 1 号管开始观察溶血情况。

不溶血:上清液透明无红色。

开始溶血:上清液刚呈浅红色,管底有较多未溶的红细胞。

完全溶血:溶液呈透明红色,管底无红细胞。

（六）参考区间

开始溶血 NaCl 浓度:3.8~4.6g/L。

完全溶血 NaCl 浓度:2.8~32g/L。

（七）注意事项

1. NaCl 必须干燥,可将分析纯氯化钠于 100℃下烘干,置于干燥器中完全冷却后再准确称量使用。

2. 所用器具应干燥清洁,避免出现人为溶血。向试管内滴加血液时须将血液直接注入试剂中,不可沿管壁注入,混匀时动作须轻柔。

3. 观察溶血情况时以白色背景为宜。

4. 结果不易判断时,可低速短时离心后观察。

5. 每次试验应以相同实验条件做正常对照。被检者与正常对照开始溶血管的 NaCl 浓度相差 0.4g/L 即有诊断价值。

6. 黄疸标本结果不易观察,重度贫血患者红细胞过少,可离心弃血浆后用生理盐水洗涤,并配成 50% 的红细胞悬液进行试验。

7. 避免使用 EDTA 盐、枸橼酸盐和草酸盐抗凝,以免增加离子浓度,改变渗透压,也可选用洗涤红细胞进行检测。

二、自身溶血及其纠正试验

（一）目的

1. 掌握自身溶血试验及其纠正试验的原理。

2. 熟悉自身溶血试验及其纠正试验的操作和注意事项。

（二）原理

自身溶血试验（autohemolysis test）是将红细胞在 37℃ 孵育 48 小时后，观察其自发产生溶血的情况。在孵育时，加入葡萄糖或 ATP 作为纠正物，可使溶血得到一定程度的纠正，称为红细胞自身溶血试验的纠正试验（autohemolysis correcting test）。红细胞在孵育时由于膜或酶的异常，不能维持红细胞内外钠离子的平衡，使待检者红细胞在自身血清中经孵育后逐渐发生溶血。

（三）试剂与器材

1. 器材 分光光度计、试管等。

2. 试剂

（1）无菌生理盐水。

（2）556mmol/L 葡萄糖溶液（无菌）：100g 葡萄糖溶于 1000mL 蒸馏水中，于 112℃ 灭菌 15 分钟。

（3）0.4mol/L ATP 液：用无菌生理盐水配制腺苷三磷酸，并用无菌 $NaHCO_3$ 溶液调 pH 至 7.0。

（4）氰化高铁血红蛋白转化液（HiCN 转化液）。

（四）操作

1. 取肝素抗凝血 6mL。

2. 用无菌带塞试管按表 2－43 操作。

表 2－43 自身溶血及其纠正试验操作表

加入物（mL）	检测管 1	检测管 2	检测管 3	空白对照	溶血对照
待测抗凝血	1.0	1.0	1.0	1.0	1.0
生理盐水	—	—	0.05	—	—
ATP 液	—	0.05	—	—	—
葡萄糖液	0.05	—	—	—	—
	1、2、3 检测管于 37℃ 孵育 48 小时，测定各管的 HCT；空白对照及溶血对照 4℃ 贮存孵育后离心				
分离血浆	0.2	0.2	0.2	0.2	全血 01
HiCN 转化液	4.8	4.8	4.8	4.8	9.9

3. 用分光光度计在 540nm 处比色，以空白管调零，测定各管的吸光度值（A）。

4. 按下式计算出 3 个测定管的溶血率

$$溶血率 = \frac{测定管 A 值 \times (1-红细胞比容)}{溶血对照管 A 值 \times 4} \times 100\%$$

5. 同时以正常人血标本做正常对照。

（五）参考区间

正常人血液在无菌条件下孵育 48 小时后，溶血率很低，一般 <4%；加葡萄糖或 ATP 后，

溶血率更低(<1%)。

(六)注意事项

1.如用脱纤维蛋白血代替肝素抗凝血时,脱纤维动作要轻,避免机械性溶血。

2.所有试管及试剂均应灭菌,整个操作过程均应严格无菌。

3.空白管溶血程度须在正常参考范围内。

三、红细胞膜蛋白电泳分析

(一)目的

1.掌握红细胞膜蛋白十二烷基硫酸钠聚丙烯酰胺凝胶电泳分析的原理。

2.熟悉红细胞膜蛋白十二烷基硫酸钠聚丙烯酰胺凝胶电泳分析的操作和注意事项。

(二)原理

红细胞膜蛋白十二烷基硫酸钠聚丙烯酰胺凝胶电泳(SDS-PAGE)分析是基于 SDS 与红细胞膜蛋白在加热至 100℃时,肽链之间的连接断开,肽链解离,同时肽链与 SDS 结合,形成多肽复合物;以 PAGE 为载体,在电场作用下,膜蛋白分离出各种区带,据此可以测定膜蛋白中的各种组分;而 SDS 多肽复合物的迁移率一般取决于相对分子量的大小,即可根据区带的位置推断其相对分子量。

(三)试剂与器材

1.器材　全自动蛋白电泳仪、凝胶成像分析系统。

2.试剂

(1)等渗盐水溶液(0.015mol/L NaCl 液)。

(2)破膜液:取 $Na_2HPO_4 \cdot 12H_2O$ 0.895g,EDTA-Na_2 0.186g,溶于450mL 蒸馏水中,用 0.1mol/L NaOH 调 pH 至 8.0,加蒸馏水至 500mL。

(3)丙烯酰胺贮存液:取丙烯酰胺 30g,甲叉双丙烯酰胺 0.8g,用蒸馏水配成 100mL。

(4)分离胶缓冲液:取 Tris 36.3g,加蒸馏水溶解,用 HCl 调 pH 至 8.8,加蒸馏水到 100mL。

(5)浓缩胶缓冲液:取 Tris 6g,用蒸馏水溶解,以 HCl 调 pH 至 6.8,加蒸馏水到 100mL。

(6)100g/L SDS 溶液:取 SDS 10g,用蒸馏水配成 100mL。

(7)15g/L 过硫酸铵溶液:取过硫酸铵 1.5g,用蒸馏水配成 100mL。

(8)样品处理缓冲液:pH 6.8,0.5mol/L Tris-HCl 缓冲液 4mL,DTT(二硫苏糖醇)0.385mg,100g/LSDS 液 2.5mL,甘油 3.75mL,溴酚蓝 1.5mg。处理样品时,样品:样品缓冲液=5:1(v/v)。

(9)电泳缓冲液:取甘氨酸 43.2g,加 Tris 9g,100g/L SDS 液 7.5mL,甘油 3.75mL,加蒸馏水溶解,调 pH 至 8.3,再加蒸馏水至 3L。

(10)染色液:取考马斯亮蓝(R250)0.05mg,加异丙醇 25mL,醋酸 10mL,溶解后加蒸馏水到 100mL。

(11)脱色液:水:乙醇:醋酸=8:3:1(v/v)。

(12)分离胶:临用时配制,几种常用浓度的配方见表 2-44。

表 2—44 几种常用浓度分离胶配制方法

试剂(mL)	浓度			
	5%	7.5%	10%	12.5%
蒸馏水	17.1	14.6	12.1	9.6
分离胶缓冲液	7.5	7.5	7.5	7.5
100g/L SDS 液	0.3	0.3	0.3	0.3
丙烯酰胺贮存液	5.0	7.5	10	12.5
TEMED(四甲基乙二胺)	0.01	0.01	0.01	0.01
15g/L 过硫酸铵液	0.1	0.1	0.1	0.1
总体积	30	30	30	30

(13)浓缩胶:蒸馏水 6.3mL,浓缩胶缓冲液 2.5mL,100g/L SDS 液 0.1mL,丙烯酰胺贮存液 1.0mL,TEMED 0.0075mL,15g/L 过硫酸铵溶液 0.1mL,混匀即成,总量 10mL,临用时配制。

(四)操作

1. 取新鲜肝素抗凝血,4℃ 2500r/min 离心 5 分钟,吸去血浆及红细胞表面的白膜层,加入红细胞 3 倍体积的预冷等渗盐水溶液,用玻璃棒轻轻混匀,同上条件离心 5 分钟,去上清液及沉淀表层,如此重复洗涤 2 次。

2. 洗净的红细胞加入 30 倍容量预冷的破膜液中,轻轻搅拌 2 分钟,使红细胞破膜。4℃ 12000r/min 离心分钟,使红细胞膜沉淀,同上以等渗盐水洗涤 3 次,即得白色的红细胞膜样品,−20℃保存。

3. 取 2~3mm 厚的表面光滑的玻璃板两块(大小根据需要),玻璃板之间的左、右、下三面夹上 1~3mm 宽的玻璃条,用夹子夹紧,用石蜡或 10%琼脂糖凝胶封边,垂直放好,从上口按所需要的胶浓度注入分离胶至顶部约 2~3mm,再轻加入蒸馏水约 2cm 厚,以隔离空气。待分离胶聚合后,倒去上层水分,倒入浓缩胶至近顶部,放入样品梳,梳齿下缘离分离胶约 1.0~1.5cm,再封水,待浓缩胶聚合后,小心取出梳子和下边的玻璃条,将凝胶带玻璃装在电泳槽上,放好电泳缓冲液。

4. 将红细胞膜样品与样品缓冲液按 5∶1 比例混合,在沸水浴中煮沸 1 分钟待检。

5. 先在加样孔中加满电泳缓冲液,用巴氏滴管或微量加样器吸取已处理的样品溶液,伸入加样孔下部,小心加入样品液 50μl。

6. 用电泳缓冲液浸湿过的三层滤纸将上槽缓冲液与凝胶板上口的电泳缓冲液接通,形成盐桥,接通电源,开始用 30mA,待示踪染料通过浓缩胶后,用 50mA 电流电泳约 5~6 小时。

7. 电泳结束后取出凝胶片。浸入考马斯亮蓝染色液中过夜,着色后取出,浸入脱色液中脱色,换脱色液 2~3 次,直至本底洗脱干净,将凝胶片放在玻璃板上风干,在光密度扫描仪上扫描即可得到各组分的含量。

(五)参考区间

各种膜蛋白组分百分率变化较大,一般与正常红细胞膜蛋白电泳图谱相比较;或以带 3 蛋白为基准,各膜蛋白含量以与带 3 蛋白的比例表示。

(六)注意事项

1. 全部试剂需用分析纯级别。

2. 制备红细胞膜，一定要在低温下操作，以免膜蛋白被膜上的蛋白水解酶水解。

3. 溶血缓冲液的 pH 以 7.5～7.8 较理想，pH 小于 7.4 不易得到白色的膜。

4. 为防止膜蛋白水解，破膜液中可加入氟磺酰甲基苯(PMSF)，终浓度为 0.2mmol/L。

5. 滤纸盐桥要尽量缩短，以减少电阻。

6. 电泳时电流应恒定，电泳和染色应在 28～30℃进行。

7. 同时做正常人样本对照，对比观察有无异常。

（杜超）

第六节　红细胞酶缺陷的检验

红细胞酶缺陷所致的溶血性贫血是一类红细胞酶遗传性变异所引起的溶血性疾病。比较常见的酶缺陷性溶血性贫血有葡萄糖－6－磷酸脱氢酶缺陷症和丙酮酸激酶缺陷症。本节主要介绍的红细胞酶缺陷检验方法包括变性珠蛋白小体生成试验、高铁血红蛋白还原试验、葡萄糖－6－磷酸脱氢酶活性试验、丙酮酸激酶活性试验等。

一、变性珠蛋白小体生成试验

（一）目的

1. 掌握变性珠蛋白小体生成试验的原理。

2. 熟悉变性珠蛋白小体生成试验的操作和注意事项。

（二）原理

变性珠蛋白小体生成试验(Heinz－body forming test)可作为 G－6－PD 缺乏的筛检试验，G－6－PD 缺乏的患者血液中加入乙酰苯肼于 37℃ 孵育 2～4 小时，乙酰苯肼可使血红蛋白氧化为高铁血红蛋白，高铁血红蛋白解离成高铁血红素和变性珠蛋白，变性珠蛋白聚合成变性珠蛋白小体，附于红细胞膜上。用煌焦油蓝染色观察红细胞中变性珠蛋白小体的情况。

（三）试剂与器材

1. 器材　水浴箱、显微镜等。

2. 试剂

(1)1g/L 乙酰苯肼溶液：乙酰苯肼 2mL 加 pH7.4 PBS 缓冲液 2mL。

(2)10g/L 煌焦油蓝盐水溶液：取 0.4g 煌焦油蓝，溶于 109mmol/L 枸橼酸钠 20mL 中，加生理盐水至 100mL，过滤后贮存于棕色瓶内。

（四）操作

1. 取 0.1mL 肝素抗凝血加入 2mL 乙酰苯肼溶液，混匀于 37℃ 水浴 4 小时。

2. 取 0.5mL 孵育后的红细胞混悬液加 0.5mL 煌焦油蓝盐水溶液，混匀染色 10 分钟。

3. 取以上标本推片，于油镜下观察红细胞。变性珠蛋白小体是在红细胞内出现多个紫蓝色，大小不均，形状不规则的颗粒。

4. 计数 1000 个红细胞，计算含 5 个以上变性珠蛋白小体的红细胞的百分率。

5. 同时取正常人血标本按以上方法检测作为正常对照。

（五）参考区间

健康人含 5 个及以上珠蛋白小体的红细胞小于 30%，阳性细胞百分率大于 30% 有临床意义。

(六)注意事项

1.阳性细胞指含 5 个以上的变性珠蛋白小体的红细胞,应仔细辨别。

2.不稳定血红蛋白病也可出现变性珠蛋白小体,但其形态呈单一的圆形或椭圆形粗大颗粒,附于红细胞膜或突出在红细胞膜外。

3.乙酰苯肼溶液应于 4℃保存。

二、高铁血红蛋白还原试验

(一)目的

1.掌握高铁血红蛋白还原试验的原理。

2.熟悉高铁血红蛋白还原试验的操作和注意事项。

(二)原理

高铁血红蛋白还原试验(metahemogiobin reduction test,MHb－RT)是在血液中加入亚硝酸盐使红细胞中的亚铁血红蛋白转变成高铁血红蛋白,正常红细胞的葡萄糖－6－磷酸脱氢酶(G－6－PD)催化戊糖旁路使 $NADP^+$(辅酶Ⅱ氧化型)变成 NADPH(辅酶Ⅱ还原型),反应脱的氢通过亚甲蓝的递氢作用而使高铁血红蛋白(Fe^{3+})又还原成亚铁血红蛋白(Fe^{2+})。当 G－6－PD 缺乏时,高铁血红蛋白还原率下降,甚至不还原通过比色测定高铁血红蛋白,可观察还原的多少和还原的速度,从而间接反映了 G－6－PD 的活性。

(三)试剂与器材

1.器材　分光光度计、离心机、水浴箱等。

2.试剂

(1)0.18mol/L 亚硝酸钠－葡萄糖溶液:亚硝酸钠 1.25g,葡萄糖 5g,蒸馏水加至 100mL,储存于棕色瓶可保存 1 个月。

(2)0.4mmol/L 亚甲蓝溶液:亚甲蓝 15mg(含 3 个结晶水),加少量蒸馏水研磨后用蒸馏水溶至 100mL。

(3)0.02mol/L 磷酸盐缓冲液(pH 7.4):取 Na_2HPO_4 229.5mg,KH_2PO_4 52.2mg 加蒸馏水溶至 100mL。

(4)反应液:0.18mol/L 亚硝酸钠－葡萄糖溶液 1 份加 0.4mmol/L 亚甲蓝溶液 1 份,充分混合。

(四)操作

1.取枸橼酸钠抗凝血 2mL,加入葡萄糖 20mg,混匀后以 1500r/min 离心 5 分钟,调整血细胞与血浆比例为 1:1 后再混匀。

2.取处理后的血标本 1mL,加反应液 0.1mL,颠倒混匀 15 次,使之与空气中的氧充分接触。

3.加塞后 37℃水浴 3 小时,同时将以上未加反应液的血标本同样放于 37℃水浴 3 小时。

4.取孵育后混匀的标本 0.1mL,加入 pH 7.4 的磷酸盐缓冲液 10mL,混匀放置 2 分钟,用分光光度计测吸光度,波长 634nm,以磷酸盐缓冲液调零标本吸光度为 SA。

5.同样取未加反应液的孵育标本 0.1mL,加入 pH 7.4 的磷酸盐缓冲液 10mL,混匀放置 2 分钟,用分光光度计测吸光度为 B。测定完吸光度的标本再加入 0.18mol/L 亚硝酸钠－葡萄糖溶液 5 滴,混匀后放置 5 分钟,再测定其吸光度为 ST,此为标本变成高铁血红蛋白的对照。

6.结果计算

$$高铁血红蛋白还原率=\left(1-\frac{SA-B}{ST-B}\right)\times100\%$$

(五)参考区间

健康人(G-6-PD 活性正常)外周血高铁血红蛋白还原率≥75%(脐带血≥77%)。

(六)注意事项

1.测定吸光度时分光光度计的波长应准确,一般 ST 应大于 B8 倍以上。

2.贫血患者应将血细胞比容调整至 0.35~0.40,比容过低则高铁血红蛋白还原率显著降低,可出现假阳性结果。

3.细菌污染可产生亚硝酸盐而造成假阳性,应保证试管等器材无菌。

4.试验的特异性和敏感性不是很理想,不稳定血红蛋白、HbH、高脂血症等均可出现假阳性结果。标本加入缓冲液后混浊可影响比色,可离心用上清液比色。

5.血液孵育点选用枸橼酸钠或 ACD 液,标本可保持 1 周左右。抗凝剂比例也应注意,如 ACD 量太多,pH 降低可使高铁血红蛋白还原速度减慢,出现假阳性结果。

三、葡萄糖-6-磷酸脱氢酶活性试验

目的:①掌握葡萄糖-6-磷酸脱氢酶活性试验的原理。②熟悉葡萄糖-6-磷酸脱氢酶活性试验的操作和注意事项。

(一)改良的 WHO 推荐法(Zinkhan 法)

1.原理 葡萄糖-6-磷酸脱氢酶(glucose-6-phosphate dehydrogenase,G-6-PD)活性试验是根据红细胞中 G-6-PD 催化葡萄糖-6-磷酸(G-6-P)转化成 6-磷酸葡萄糖酸(6-PGA),同时 $NADP^+$ 被还原成 NADPH,后者在 340nm 处有一吸收峰,通过测定 NADPH 吸光度的增高,计算出红细胞内 G-6-PD 活性。

2.试剂与器材

(1)器材:恒温分光光度计、恒温水浴箱、离心机等。

(2)试剂

1)生理盐水。

2)溶血素:16mg 洋地黄皂苷溶于 80mL 蒸馏水,过滤后加入 1mg $NADP^+$。

3)3.8mmol/L $NADP^+$:0.29g $NADP^+-Na_2$,加蒸馏水至 100mL。

4)0.5mol/L Tria 缓冲液(pH 7.5):6.05g Tris 溶解于 70mL 蒸馏水中,以 HCl 调节 pH 至 7.5,加蒸馏水至 100mL。

5)0.63mol/L 氯化镁溶液:1.28g 氯化镁溶于 100mL 蒸馏水中。

6)33mmol/L G-6-P 液:931mg G-6-P 钠盐溶解于 100mL 蒸馏水中。

3.操作

(1)制备红细胞悬液:取抗凝血 2mL,用生理盐水洗涤红细胞 3 次(1500r/min 离心 10 分钟),除去上清液和白膜层(主要为白细胞和血小板),加入等体积的生理盐水制成红细胞悬液。

(2)制备溶血液:吸取上述红细胞悬液 0.05mL 加入溶血素 0.5mL,混匀后放置 10 分钟,完全溶血后作为溶血液,并测定其血红蛋白浓度。

(3)加样:按表 2－45 加入标本和试剂。

表 2－45　Zinkhan 法 G－6－PD 活性测定操作表

试管	对照管	测定管
NADP⁺液(mL)	0.1	0.1
Tris 液(mL)	0.1	0.1
氯化镁液(mL)	0.I	0.1
蒸馏水(mL)	0.68	0.58
G－6－P 液(mL)	—	0.1
	37℃预热 10 分钟	
溶血液(μl)	20	20

(4)比色:加入溶血液后,立即于 340nm 处,1cm 光径石英比色杯,对照管调零,37℃恒温,每分钟记录 1 次吸光度的变化,共 6 次。测定时间一般不超过 15 分钟。

(5)计算:1L 溶血液每分钟催化反应产生 $1\mu mol$ 的 NADPH 为 1 个国际单位,换算成与每克血红蛋白相关的酶活性。

$$G－6－PD 活性(U/gHb)=\triangle A/min\times\frac{1000}{6.22}\times\frac{1000}{20}\times\frac{1}{Hb(g/L)}$$

$\triangle A/min$:每分钟吸光度的平均变化值;

1000/6.22:NADPH 微摩尔消光系数;

1000/20:总容量与溶血液的量之比;

Hb:溶血液所测的 Hb 浓度。

4.参考区间　Zinkhan 法为(12.1±2.09)U/g Hb。

5.注意事项

(1)G－6－PD 在红细胞中含量最丰富,血清中含量极微。Mg^{2+} 是 G－6－PD 的激活剂,Cu^{2+}、Zn^{2+} 对其有轻度抑制作用,Hg^{2+} 及氯汞苯甲酸能完全抑制其活性,且谷胱甘肽及半胱氨酸不能使其恢复活性,碘醋酸、草酸、氰化物、氟化物、EDTA 及肝素对酶活性无影响。

(2)G－6－PD 活性在全血标本中比较稳定。溶血液制备后,在室温放置时 G－6－PD 活性会下降,应立即测定,否则应储存于 0～4℃,但不能超过 6 小时。

(3)如连续 6 次吸光度测定,各$\triangle A/min$之间相差较大时,应增加读数次数,直至连续 5 次$\triangle A/min$读数间接近为止。

(4)溶血素在－20℃存放不宜超过 48 小时,在 4℃存放不宜超过 8 小时。

(5)所用试剂应为分析纯级别,配制好的溶液应冷藏保存,一般可保存 2 周。

(6)缓冲液的 pH、试剂及溶血液加入量、测定时间均应准确。

(7)肝素抗凝血标本应在 12 小时内测定,ACD 抗凝血标本可冷藏保存 3～5 天。

(二)快速分光光度法

1.原理　与 WHO 推荐方法相同,通过测定反应在一定时间内生成的 NADPH 的量,从而反映红细胞 G－6－PD 活性。本法反应在水浴中进行,在试验过程中加入 7mol/L 尿素溶液终止反应,使 G－6－PD 活性稳定在一定的水平,因此不需要在恒温条件下比色。

2.试剂与器材

(1)器材:分光光度计、水浴箱。

(2)试剂

1)1mol/L Tris—盐酸缓冲液(pH7.8)。

2)12mol/L G—6—P 溶液:20mg G—6—P—Na$_2$ 溶于 4mL 蒸馏水中,低温保存。

3)NADP$^+$ 缓冲液:取 6mmol/L NADP$^+$ 溶液 15mL,1mol/L Tris—盐酸缓冲液 30mL,0.3mol/L氯化镁溶液 10mL,加入蒸馏水至 100mL。冰冻状态下可保存 2 个月,应少量分装,避免反复冻融。

4)7mol/L 尿素:取 210g 分析纯尿素用蒸馏水溶解至 500mL,于室温下保存溶血液。

5)溶血液:巯基乙醇 0.5mL 加入 0.27mol/L 中性 EDTA 溶液 10mL,用 1mol/L 氢氧化钠溶液调至中性,加入 NADP$^+$ 溶液 5mL,并加蒸馏水至 1000mL,4℃保存备用。

6)改良 Drabkin 溶液:铁氰化钾 0.1g,氰化钾 0.025g,无水磷酸二氢钾 0.07g,加蒸馏水至 500mL,代保存备用。

3.操作

(1)制备 Hb 液:取抗凝血 0.5mL,用生理盐水洗涤 3 次,最后一次以 3000r/min 离心 10 分钟,弃去上清液,取红细胞 50μl 加入 1.5mL 溶血液中,混匀后置于 0℃ 20 分钟,取出后 3000r/min 离心 15 分钟,取上清液作为溶血素备用。应用改良 Drabkin 溶液测定溶血液的 Hb 浓度。

(2)加样:按表 2—46 进行操作。

表 2—46 快速分光光度法 G—6—PD 活性测定操作表

试剂	对照管(mL)	测定管(mL)
NADP$^+$ 液	0.5	0.5
溶血素	0.05	0.05
12mmol/LG—6—P 液	0.05	0.05
25℃温育	5 分钟	15 分钟
7mol/L 尿素液	3.0	3.0

(3)比色:用分光光度计,波长 340nm,以对照管为空白,读取测定管的吸光度 A。

(4)计算:按下式计算 G—6—PD 的活性

$$G—6—PD 活性(U/gHb)=\frac{A}{Hb}\times115.8$$

式中 A 为测定管吸光度,Hb 为溶血液血红蛋白浓度,115.8 为根据 NADPH 的吸光系数和溶血的量及反应总体积得到的换算系数。

4.参考区间

正常成人:男性(5.0±1.3)U/g Hb;女性(4.6±1.0)U/g Hb;

新生儿:男性(7.0±0.55)U/g Hb;女性(6.9±0.76)U/g Hb。

5.注意事项

(1)NADP$^+$ 缓冲液在冰冻状态下可保存 2 个月,避免反复冻融,应少量分装。

(2)为准确掌握加试剂的时间,在对照管和测定管各类试剂之间应间隔一固定时间,如 15 秒。

四、丙酮酸激酶活性试验

(一)目的

1.掌握丙酮酸激酶活性试验的原理。

2.熟悉丙酮酸激酶活性试验的操作和注意事项。

(二)原理

丙酮酸激酶(pyruvate kinase,PK)在二磷酸腺苷(ADP)存在的条件下催化磷酸烯醇式丙酮酸(PEP)转化成丙酮酸,在乳酸脱氢酶(LDH)作用下丙酮酸转化为乳酸,同时使 NADH 转化为 NAD^+。NADH 在 340nm 波长有一特定吸收峰,而 NAD^+ 没有,在此波长下,检测 NADH 减少的速率,即可计算 PK 活性。红细胞 PK 活性测定是诊断 PK 缺乏症直接而可靠的证据。

(三)试剂与器材

1.器材　恒温分光光度计、水浴箱等。

2.试剂

(1)1mol/L Tris－盐酸缓冲液(含 5mmol/L EDTA):pH 为 8.0。

(2)1mol/L 氯化钾溶液。

(3)0.1mol/L 氯化镁溶液。

(4)2mmol/L NADH 液:NADH 1.4mg 溶于 1mL 蒸馏水中。

(5)30mmol/L ADP 溶液:ADP－Na_2 150mg 溶于 5mL 蒸馏水中。

(6)60U/mL LDH 液:取 LDH 液将其活性单位调至 60U/mL。

(7)50mmol/LPEP 溶液:取 24.05mg 磷酸烯醇式丙酮酸氨盐液溶于 1mL 蒸馏水中,4℃冷藏备用。

(四)操作

1.制备 Hb 液　取肝素抗凝血 3.5mL,加右旋糖酐 1mL,静置后弃去血浆。然后加右旋糖酐 1mL,生理盐水补足至 4.5mL 洗涤红细胞,反复洗涤 4～6 次,再将去除白细胞的红细胞用生理盐水洗 2 次。再加入冰浴的蒸馏水,制成 1∶20 的溶血液,测定血红蛋白浓度。冰浴备用。

2.加样　在 1mL 反应系统中按表 2－47 加入试剂及标本。

表 2－47　PK 活性测定加样表

试剂	对照(μl)	高 PEP 浓度(μl)	低 PEP 浓度(μl)
1mol/L Tris－盐酸缓冲液	100	100	100
1mol/L 氯化钾溶液	100	100	100
0.1mol/L 氯化镁溶液	100	100	100
2mmol/L NADH 液	100	100	100
30mmol/L ADP 液	—	50	20
60U/mL LDH 液	100	100	100
1∶20 溶血液	20	20	20
蒸馏水	380	330	455
	混匀,37℃水浴 10 分钟		
50mmol/L PEP 溶液	100	100	5

3. 比色　37℃恒温,波长340nm,蒸馏水做空白,每分钟测定1次吸光度的变化,连续测定10分钟。

4. 计算

$$PK\ 活性(U/gHb)=\frac{100\times\Delta A\times V_C}{Hb\times6.22\times V_H}$$

△A 为每分钟的吸光度变化;

V_C 为测定体系的总体积,试验总体积为1mL;

Hb 为溶血液的血红蛋白浓度;

6.22 为 1mmol/L 的 NADH 在 340nm 的吸光度值;

V_H 为加入溶血液的量,本试验为 $20\mu l$。

(五)参考区间

健康成人为(15.0±1.99)U/g Hb。

(六)注意事项

1. 血液标本要新鲜。

2. pH 和试验温度对结果有很大的影响,实验中尽可能保持相对恒定。

3. 白细胞、血小板等 PK 活性相当高,必须尽可能去除。

4. PK 为别构酶,在低 PEP 浓度时,PK 活性可被微量果糖-1,6-二磷酸(FDP)刺激而增加。在低 PEP 浓度测定时,加入 FDP 有助于对在高 PEP 浓度时酶活性测定接近正常的 PK 变异型的诊断,故当高浓度 PEP 测定结果不易判断时,可在低浓度 PEP 试验管中加入 10mmol/LFDP 液 $50\mu l$ 进行试验。

5. 如果检测时用的是 1cm 以上的比色杯,反应体系中的各试剂可按倍数增加。开始测定吸光度时,以对照杯为基准,把分光光度计的读数调在 0.4～0.5 的范围,以备低吸光度样品的测定。

(杜超)

第七节　血红蛋白异常的检验

血红蛋白病是一组由于生成血红蛋白的珠蛋白肽链的结构异常或合成肽链速率的改变而引起血红蛋白功能异常所致的疾病,主要包括珠蛋白生成障碍性贫血和异常血红蛋白病。血红蛋白异常主要的实验室检查方法包括红细胞包涵体试验、抗碱血红蛋白测定、异丙醇试验、血红蛋白电泳试验和定量分析等。

一、红细胞包涵体试验

(一)目的

1. 掌握红细胞包涵体试验的原理。

2. 熟悉红细胞包涵体试验的操作和注意事项。

(二)原理

红细胞包涵体试验是由于不稳定血红蛋白易氧化变性沉淀,在新鲜血液中加入煌焦油蓝,37℃孵育后,易被染成墨绿色或蓝色球形小体,弥散而均匀地分布于红细胞内。

（三）试剂与器材

1.器材 显微镜、水浴箱、小试管（带塞）、玻片等。

2.试剂 1％煌焦油蓝溶液：煌焦油蓝 1g，枸橼酸钠 0.4g，研磨溶解于 100mL 生理盐水中，棕色瓶中贮存，临用前过滤。

（四）操作

1.取 1％煌焦油蓝溶液 0.5mL 于小试管中，加新鲜全血或抗凝血 3～4 滴，混匀，加塞，37℃水浴。

2.分别于 10 分钟、1 小时、3 小时和 24 小时用毛细滴管取 1 滴血推成薄血片，待干镜检。

3.油镜计数 1000 个红细胞，计算包涵体红细胞的百分率。

（五）结果

HbH 包涵体是在红细胞内分布均匀的大小不等、数目不一、有折光性的蓝色球形小体。不稳定血红蛋白及 HbF 明显增高者的包涵体颗粒细小，需温育更长的时间。

根据每个视野含包涵体红细胞数目分别记录，常分为四级。平均每个油镜视野（100 个红细胞）可见包涵体红细胞数 1～2 个，记录"偶见"；3～10 个记"＋"；11～30 个记"＋＋"；≥31 个记"＋＋＋"。

（六）参考区间

健康成人 0％～5％。

（七）注意事项

1.不典型包涵体红细胞与网织红细胞的鉴别不稳定血红蛋白及 HbF 明显增高者的包涵体颗粒细小、分布均匀，需温育更长时间（3 小时或更长）；网织红细胞内的网状物质呈颗粒或网状不均匀排列，孵育 10～15 分钟就显现出来。HbH 病红细胞内包涵体一般在 10 分钟至 2 小时之间形成。

2.温育 2 小时含包涵体的红细胞比温育 10 分钟的阳性细胞多，则可确定有 HbH 等不稳、定血红蛋白的存在。

3.制片后立即风干，否则红细胞形态不清楚，影响观察。潮湿、雨天血片应立即放入 37℃干燥箱烘干。

4.制片后应及时计数，放置过久变性的血红蛋白小体可褪色消失。

二、抗碱血红蛋白测定

（一）目的

1.掌握抗碱血红蛋白测定的原理。

2.熟悉抗碱血红蛋白测定的操作和注意事项。

（二）原理

抗碱血红蛋白检测（alkali resistant hemoglobin）是将待检的血液与一定量的碱性溶液混合，胎儿血红蛋白（HbF）及某些异常血红蛋白具有比 HbA 更强的抗碱作用，不发生变性，存在于上清液中；而 HbA 则变性沉淀。取上清液于 540mn 处测定吸光度，即可检测抗碱血红蛋白的浓度。此试验也称为碱变性试验，其检测的是抗碱血红蛋白，除 HbF 外，Hb Bart's 和部分 HbH 也有抗碱能力，需进一步通过电泳鉴别。

（三）试剂与器材

1.器材 分光光度计、漏斗、滤纸等。

2.试剂

(1)0.083mol/L 氢氧化钠溶液:经标定后置于聚乙烯瓶内,4℃保存。

(2)酸性半饱和硫酸铵溶液:饱和硫酸铵溶液加等体积的蒸馏水,再加入 1mol/L 的盐酸(2%的浓度)。

(四)操作

1.取一定量的抗凝血,按血红蛋白电泳检测实验所述方法制得血红蛋白溶液。

2.取 0.083mol/L 氢氧化钠溶液 1.6mL 于试管内,25℃±1℃水浴 10 分钟。加入 0.1mL 血红蛋白液,立即混匀碱化 1 分钟时,加入 3.4mL 酸性半饱和硫酸铵溶液终止反应,过滤后取滤液检测吸光度(A₁)。以蒸馏水调零,在 540mn 波长测定。

3.将 0.02mL 血红蛋白液加入 5mL 蒸馏水中作为对照管,相同条件检测吸光度(A₀)。

4.按下式计算

$$抗碱血红蛋白(100\%)=\frac{测定管吸光度(A_1)}{对照管吸光度(A_0)}\times100\%$$

(五)参考区间

本试验主要测定 HbF,健康成人≤2%,新生儿可高达 40%以上。

(六)注意事项

1.每份标本要重复测定以提高准确性,每次测定应做正常对照。

2.碱液浓度和碱化时间、温度应准确,过滤后应 1 小时内完成比色。

3.血红蛋白液应新鲜,当天测定;否则会形成高铁血红蛋白,其遇碱变性,导致测定结果偏低。

三、异丙醇试验

(一)目的

1.掌握异丙醇试验的原理。

2.熟悉异丙醇试验的操作和注意事项。

(二)原理

异丙醇沉淀试验(isopropanol test)是因不稳定血红蛋白较正常血红蛋白更易裂解,在异丙醇这种能降低血红蛋白分子内部氢键的非极性溶剂中,不稳定血红蛋白的稳定性下降,比正常血红蛋白更快沉淀。当溶血液中含有不稳定血红蛋白时,溶血液在加入异丙醇后很快混浊,并形成绒毛状沉淀。

(三)器材与试剂

1.器材 水浴箱、离心机等。

2.试剂

(1)pH7.4 的 0.1mol/L Tris 缓冲液:取 Tris 1.21g 溶于少量蒸馏水中,滴加 1mol/L 盐酸溶液调节 pH 至 7.4,加蒸馏水至 100mL。

(2)17%(v/v)异丙醇缓冲液:取 17mL 异丙醇加入上述 Tris 缓冲液至 100mL,充分混匀后,加塞置于 4℃冰箱保存。

(四)操作

1.取抗凝血制备溶血液(方法见血红蛋白电泳)。

2.于有塞的试管中加入 17％异丙醇缓冲液 1mL,37℃水浴,预热 20～30 分钟。

3.加入新鲜制备的 10％的溶血液 0.1mL,混匀,加盖计时,37℃水浴,分别于 5 分钟、10 分钟、20 分钟和 30 分钟观察。

(五)结果

5 分钟内混浊,20 分钟内出现大块沉淀为强阳性(＋＋＋＋),20 分钟内只出现混池为弱阳性(＋),介于两者之间为(＋＋)或(＋＋＋),30 分钟内澄清透明为阴性(－)。

(六)参考区间

健康成人标本阴性,脐血阳性,新生儿出生 1 个月后逐渐开始转为阴性,6 个月后为阴性。

(七)注意事项

1.严格控制试验温度,试剂预温时间要够。

2.标本要新鲜配制,因血红蛋白可氧化成高铁血红蛋白而出现假阳性。

3.溶血液浓度应合适(10％左右),血红蛋内浓度应小于 100g/L;但血红蛋白浓度如果过低可出现假阴性。

4.异丙醇浓度应严格控制,pH 不能低于 7.2。

5.每批试验可取正常人血标本和脐血标本作为阴性对照和阳性对照。

四、血红蛋白电泳试验

(一)醋酸纤维素薄膜血红蛋白电泳

1.目的

(1)掌握醋酸纤维素薄膜血红蛋白电泳的原理。

(2)熟悉醋酸纤维素薄膜血红蛋白电泳的操作和注意事项。

2.原理　血红蛋白电泳(hemoglobin electrophresis)是根据组成血红蛋白的珠蛋白肽链不同,所含氨基酸不同,因此具有不同的等电点,在一定 pH 的缓冲液中带有不同电荷。当血红蛋白等电点小于缓冲液 pH 时带负电荷,电泳时在电场中向阳极泳动,反之,血红蛋白带正电荷向阴极泳动。在一定电压下经过一定时间的电泳,不同的血红蛋白由于所带电荷不同、分子量不同,其泳动方向和速度不同,可分离出各自的区带;对泳动出的各区带进行比色或扫描,可对各种血红蛋白进行定量分析。一般最常用的是 pH8.5 的碱性血红蛋白电泳。

3.试剂与器材

(1)器材:电泳仪、加样器、离心机等。

(2)试剂

1)pH8.5TEB 缓冲液:Tris 10.29g、EDTA 0.6g、硼酸 3.2g,加蒸馏水至 1000mL。

2)硼酸盐缓冲液:硼砂 6.87g、硼酸 5.56g,加蒸馏水至 1000mL。

3)染液及漂洗液可选用以下任一组。

①丽春红 S 染液:丽春红 S 0.1g,二氯醋酸 1.4g,加蒸馏水至 100mL。其漂洗液为 3％醋酸溶液。

②联苯胺染液:联苯胺 0.1g 溶于 10mL 甲醇中,加入 500mL 缓冲液(冰醋酸 1.2mL,结晶醋酸钠 0.8g,加蒸馏水至 500mL),混匀于 4℃保存。临用时,取上述液体 30mL 再加入 1 滴 30％过氧化氢溶液和 1 滴 5％亚硝基铁氰化钠溶液。其固定液为 10％磺柳酸溶液,漂洗液为蒸馏水。

③氨基黑溶液:氨基黑 10B 1g、磺基水杨酸 10g、冰醋酸 20mL,加蒸馏水定容至 400mL。其漂洗液为乙醇 45mL、冰醋酸 5mL 加蒸馏水至 100mL。

4.操作

(1)血红蛋白电泳

1)制备 Hb 液:取肝素抗凝血 3mL,2000r/min 离心 10 分钟,弃去血浆,再用生理盐水洗涤红细胞 3 次(1000r/min,离心 10 分钟),最后一次 3000r/min 离心 10 分钟,弃上清。向红细胞沉淀中加入等体积的蒸馏水充分振摇,再加入 0.5 倍红细胞体积的四氯化碳,用力振摇,3500r/min 离心 15 分钟,上清液即为溶血液。

2)浸膜:将醋酸纤维薄膜(3cm×8cm)纸条,浸入 pH 8.5TEB 缓冲液中,浸透后取出,用滤纸吸去多余的缓冲液。

3)点样:用加样器蘸取血红蛋白液约 $20\mu l$,然后垂直点加于醋酸纤维薄膜(无光泽面)距一端 1.5cm 处。

4)电泳:将硼酸盐缓冲液作为电泳缓冲液,将点样后的醋酸纤维薄膜放于电泳槽架上,点样在阴极端,无光泽面向下,端电压 200~250V,电泳 20~30 分钟。

5)染色:可选用丽春红染料、联苯胺染料或氨基黑染料进行染色。丽春红染色利于观察;电泳出的条带是否是血红蛋白带,可用联苯胺染色证实;HbA₂ 定量检测多选用氨基黑染色。

①丽春红染色:将薄膜浸入丽春红染液中浸泡 10 分钟,移入 3‰醋酸液中漂洗至背景为无色,贴于玻片上干燥后观察结果。

②联苯胺染色:将电泳后膜条用 10%磺柳酸溶液固定 3 分钟,用蒸馏水充分冲洗后,浸于联苯胺显色液中,至显现清晰的蓝色区带后取出水洗,观察结果。

③氨基黑染色:将电泳好的薄膜浸入氨基黑染液中,染色约 30 分钟,移入漂洗液中浸泡漂洗,更换染液数次,直至背景干净为止。

(2)HbA₂ 及其他异常血红蛋白的定量测定

1)电泳:方法同上。

2)染色:方法同上,多选用氨基黑染色。

3)洗脱:分别剪下 HbA、HbA₂ 及与 HbA₂ 大小相当的空白带,如有异常 Hb 带(如 HbH)也应剪下,将各带放入试管内,再分别加入 10mL、2mL 和 2mL 的 0.4mol/L 的 NaOH 溶液浸泡,不时轻轻振摇,待 Hb 完全洗脱后,混匀。

4)比色:将以上各管洗脱液用空白带管调零,在 600nm 波长处测定吸光度。

5)计算

$$HbA_2(\%)=\frac{HbA_2 \text{管吸光度}}{HbA \text{管吸光度}+HbA_2 \text{管吸光度}}\times100\%$$

$$\text{异常 Hb}(\%)=\frac{\text{异常 Hb 管吸光度}}{HbA \text{管吸光度}+HbA_2 \text{管吸光度}+\text{异常 Hb 管吸光度}}\times100\%$$

5.参考区间 pH8.5 TEB 缓冲液醋酸纤维膜电泳,结果如下:

(1)正常 Hb 电泳区带 HbA>95%,HbF<2%,HbA₂ 1.0%~3.1%,1~2 条非血红蛋白成分(NHb₁、NHb₂)区带。但正常情况下 HbF 与 HbA 很难分开,因此形成如图 2-12 所示的条带。

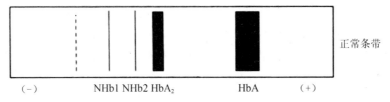

图 2—12　pH8.5 醋酸纤维薄膜电泳正常血红蛋白分带示意图

（2）异常 Hb 区带：以 HbA 为标准，异常 Hb 分为快速异常 Hb（如 HbH、HbJ、HbK）和慢速异常 Hb（如 HbG、HbD、HbE 等），如图 2—13 所示。

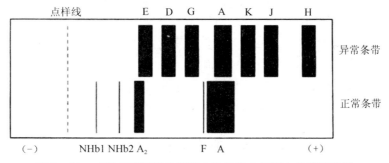

图 2—13　pH8.5 醋酸纤维薄膜电泳异常血红蛋白分带示意图

6.注意事项

（1）所选缓冲液的浓度与样品和醋酸纤维薄膜厚薄有关。缓冲液浓度过低，区带泳动速度快，区带扩散变宽；缓冲液浓度过高，区带泳动速度慢，区带分布过于集中，不易分辨。

（2）点样前，将薄膜表面多余的缓冲液用滤纸吸去，以免引起样品扩散。但不宜太干，否则样品不易进入膜内，造成点样起始点参差不齐，影响分离效果。点样时，动作要轻、稳，用力不能太大，以免损坏膜片或引出凹陷，影响区带分离效果。点样量要适宜，点样过多，色带容易脱落，染色效果不佳，可出现 HbA_2 相对增高的假阳性结果；点样过少则洗脱后 HbA_2 吸光度太低，影响检测准确性。点样时不要到达膜的边缘，以免引起拖尾。

（3）电泳时间不能太长，电泳时醋酸纤维薄膜不能变干，故观察到 HbA 和 HbA_2 清晰分开时就应停止电泳，电泳时间过长区带反而扩散模糊。

（4）避免醋酸纤维素薄膜被蛋白质污染，手指尽量不触及薄膜或只能触及薄膜的两端。

（5）一般电流强度为 0.4~0.6mA/cm 膜宽度。电流强度高，则热效应高，血红蛋白条带分不开；电流过低，则样品泳动速度慢且易扩散。

（6）为保证电泳效果，电泳槽内缓冲液最多重复使用两次。

（7）染色和漂洗时间与气温有关，室温低时，染色时间延长，洗脱要完全；室温高时，洗脱时间不宜过长，否则洗脱液蓝色渐褪，并逐渐变为紫红色。

（8）洗脱后尽快比色，超过 30 分钟逐渐褪色而影响测定结果。

（9）检测时应设正常对照组和已知异常血红蛋白组作为阳性对照。

（10）血红蛋白定量测定时，电泳后也可不染色，直接剪下各血红蛋白区带，用蒸馏水洗脱，于 415nm 波长比色。

（二）血红蛋白聚丙烯酰胺凝胶电泳

1.目的

（1）掌握聚丙烯酰胺凝胶电泳检测血红蛋白的原理。

(2)熟悉聚丙烯酰胺凝胶电泳检测血红蛋白的操作和注意事项。

2.原理 血红蛋白液中加入尿素后，Hb 分子的空间结构被破坏，裂解为多条肽链亚单位，通过聚丙烯酰胺凝胶电泳将各肽链分离成不同的区带。与正常 Hb 的电泳结果进行比较，可检测出各种 Hb 的比例和珠蛋白氨基酸结构的异常。

3.试剂与器材

(1)器材：聚丙烯酰胺凝胶垂直平板电泳仪。

(2)试剂

1)丙烯酰胺－甲叉双丙烯酰胺储存液（600g/L～4g/L）：丙烯酰胺 60g，甲叉双丙烯酰胺 400mg，加入蒸馏水至 100mL，分装加塞于 4℃保存。

2)150g/L 过硫酸铵液（催化剂）：过硫酸铵 0.15g 溶于 1mL 蒸馏水中，4℃保存。

3)加速剂：四甲基乙二胺（TEMED）4℃保存。

4)8mol/L 尿素液：尿素 240g，溶于蒸馏水至 500mL，于 4℃保存。

5)制胶用液：8mol/L 尿素溶液 228mL，冰醋酸 15mL，Triton X－100 6mL，混匀，4℃保存。

6)裂解液：尿素 5.4g，α－巯基乙醇 2mL，加 pH 8.5TEB 缓冲液（见血红蛋白电泳的试剂配制）10mL。

7)电泳槽用液：冰醋酸 20mL 加蒸馏水至 1000mL。

8)染色液：甲醇 150mL，冰醋酸 35mL，蒸馏水加至 500mL。

9)10g/L 琼脂糖：琼脂糖 0.2g，加蒸馏水 20mL 煮沸。

4.操作

(1)制备聚丙烯酰胺凝胶：安装好电泳槽，融化 10g/L 琼脂糖，取 5mL 封底。等琼脂糖完全凝固后，在胶模两侧加入清水，水不能浸入模内，取制胶用液 16mL 和丙烯酰胺－甲叉双丙烯酰胺储存液 4mL，混匀后加入 150g/L 过硫酸铵 0.15mL 和 TEMED 0.2mL，充分混匀后，立即倒入胶模内。插入样品槽梳，然后慢慢加入清水于电泳槽内，至封胶模上端。待 2 小时成胶。

(2)预电泳：倒去槽内清水，加入电泳槽用液，取出样品槽梳，接上电源（胶上端接正极，下端接负极），每个样品槽内加入 α－巯基乙醇 20μl，稳压 250V 电泳 3～4 小时。

(3)电泳：取待检血红蛋白液 10μl 加样品裂解液 9μl，混匀至形成清澈液。加入样品槽，然后用 15mA 稳流电泳 7 小时。

(4)染色：取出电泳好的凝胶浸入 0.6g/L 考马斯亮蓝染液，染色 12 小时。

(5)观察结果：取出后用漂洗液洗去胶板底色，观察结果。亦可用光密度扫描仪对各组分进行定量分析。

5.参考区间 正常人血红蛋白裂解后出现 β、γ、δ 和 α 四个区带。如出现正常肽链区带以外的其他区带提示有异常 Hb 存在。

6.注意事项

(1)抗凝剂以 ACD 为佳，肝素、枸橼酸钠液也可。

(2)血红蛋白液应新鲜制备。

(3)每板应同时做正常对照，最好有已知异常血红蛋白样品做阳性对照。

(4)裂解液的浓度应严格掌握，否则影响实验结果。

五、血红蛋白定量分析

(一)微柱层析试验

1.目的

(1)掌握微柱层析法 HbA_2 定量检测的原理。

(2)熟悉微柱层析法 HbA_2 定量检测的操作和注意事项。

2.原理 HbA_2 微柱层析主要根据等电点的不同通过层析分离的方法将 HbA_2 和 HbA 分开。正常情况下,HbA 和 HbA_2 的等电点不同,HbA_2 的等电点为 pH7.38,而 HbA 的等电点为 pH6.95。在 pH7.4 以上的缓冲液中血红蛋白均带负电荷,可以与层析柱内 DEAE 纤维素上的阴离子交换而吸附在纤维素分子上。改变洗脱液的 pH,使其接近 HbA_2 的等电点时,HbA_2 与 DEAE 纤维素分子的亲和力下降,其从纤维柱上洗脱下来。选用洗脱液的 pH 与 HbA 的等电点接近时可将 HbA 洗脱下来,通过对洗脱液比色可分别定量测定 HbA 和 HbA_2。

3.试剂与器材

(1)器材:巴氏滴管或层析柱玻管、二乙基氨基乙基纤维素(diethylaminoethyl－cellulose,DEAE 纤维素)、分光光度计。

(2)试剂

1)1.0mol/L Tris 缓冲液(储存缓冲液):Tris 121g 加蒸馏水至 1000mL。

2)pH8.6 0.5mol/L Tris－HCl 缓冲液(洗柱缓冲液)。

3)pH8.0 0.5mol/L Tris－HCl 缓冲液(HbA_2 洗脱液)。

4)pH7.0 0.5mol/L Tris－HCl 缓冲液(HbA 洗脱液)。

以上 0.5mol/L Tris－HCl 缓冲液均用储存缓冲液加蒸馏水配制,以 1mol/L HCl 调 pH,于 4℃保存。

5)四氯化碳。

4.操作

(1)浸泡:用洗柱缓冲液(pH8.6)浸泡 DEAE 纤维素 1 小时,其间多次搅拌和换液 2 次,弃去上清液于 4℃保存。

(2)制备血红蛋白液:取待检肝素抗凝血标本 3mL,2000r/min 离心 10 分钟,弃去血浆,用生理盐水洗涤红细胞 3 次,每次 1000r/min,离心 5 分钟,最后以 3000r/min 离心 10 分钟得压积红细胞。再加入等体积的蒸馏水和一半体积的四氯化碳,用力振摇数分钟,再以 3000r/min 离心 20 分钟,吸取上层清晰的血红蛋白液并测定血红蛋白浓度,调整为 100g/L 备用。

(3)装柱:将 0.5cm×16cm 巴氏滴管或层析柱玻管安装在架子上,管下面先塞少许脱脂棉,将以上泡洗过的 DEAE 纤维素搅匀后倒入管内,注意不要产生气泡,待其自然下沉使柱高约 6cm,不断加入洗柱缓冲液以保持湿润,柱下端加带夹胶管控制缓冲液流速。

(4)加样:取待检 Hb 液 0.05mL,加 pH8.6 缓冲液 0.2mL 混匀,慢慢加入层析管内,待 Hb 液浸入纤维柱后,再用洗柱缓冲液数毫升洗涤柱,洗去未吸附的成分,洗液弃去。

(5)HbA_2 洗脱:不断加入 pH8.0 HbA_2 洗脱液,并在下面用容量瓶收集洗脱液,直至 HbA_2 全部被洗脱下来(一般正常标本用洗脱液 3～4mL,怀疑 HbA_2 增高的标本一般不超过 10mL 洗脱液)。洗脱液用 10mL 容量瓶收集,加 pH8.0 HbA_2 洗脱液至 10mL。

(6)HbA 洗脱：改用 pH7.0 HbA 洗脱液冲洗，用容量瓶收集洗脱液，直到 HbA 全部被洗脱，一般需用 15～20mL 洗脱液，将收集的洗脱液加 pH7.0 HbA 洗脱液至 25mL。

(7)定量：将以上收集的洗脱液分别进行比色，以蒸馏水调零，波长 414mn，测定吸光度。

(8)计算：按下式计算 HbA$_2$ 的含量

$$HbA_2\ 的百分率(100\%) = \frac{HbA_2\ 吸光度}{HbA_2\ 吸光度 + HbA\ 吸光度 \times 2.5} \times 100\%$$

5. 参考区间　健康成人 HbA$_2$ 为 1.41%～3.61%，1 岁以下小儿约 1%。

6. 注意事项

(1)所用标本应新鲜，ACD 抗凝血标本可于 4℃保存 1 周。

(2)在整个操作过程中，应注意加入缓冲液防止制好的柱干涸。

(3)某些异常血红蛋白的等电点与 HbA$_2$ 接近，注意防止假阳性。

(4)纤维素的再生处理：用 0.5mol/L NaCl 和 0.5mol/L NaOH 液浸泡用过的 DEAE 纤维素，过夜，弃去上清液，再用 pH8.6，0.5mol/L Tris－HC1 缓冲液充分洗涤至 DEAE 纤维素的 pH 为 8.6。

(二)毛细管电泳法

1. 目的

(1)掌握毛细管电泳法进行 Hb 定量检测的原理。

(2)熟悉毛细管电泳法进行 Hb 定量检测的操作和注意事项。

2. 原理　全自动毛细管电泳(capillary electrophoresis,CE)是在充满电泳液的毛细管中进行快速电泳分离。不同血红蛋白分子带电不同，在电场(高压电流)及碱性电泳液的电渗压作用下，其移动能力也各不相同。红细胞样品在裂解液中稀释后注射到毛细管的阳极末端，在高电压的作用下电泳分离，血红蛋白在毛细管阴极端用 415nm 光波检测装置检测，从而对异常血红蛋白进行定性或定量分析。

3. 试剂与器材

(1)器材：全自动毛细管电泳仪。

(2)试剂：不同的毛细管电泳所用的试剂不同，一般包括：

1)红细胞裂解液。

2)碱性电泳液。

3)冲洗液。

4)毛细管护理液。

5)蒸馏水或去离子水。

6)生理盐水。

4. 操作　毛细管电泳仪操作步骤因仪器而异，应严格按照仪器说明书进行操作。

(1)开机前准备将缓冲液、溶血素、冲洗液从冰箱取出，置于室温平衡一段时间。在规定位置安放血红蛋白缓冲液、洗液、新鲜的蒸馏水，检查废液瓶和试剂杯回收盒是否已经排空；加入需要的试剂杯。

(2)开机,设置仪器参数：按仪器说明书进行。

(3)做质控：若质控在控，进行下一步样品检测；否则，查找并消除原因后再次做质控，直到质控在控。

(4)样品准备:将新鲜抗凝全血 3000r/min 离心 5 分钟,取出并检查样本,尽量不采用溶血标本和带纤维蛋白原标本。对合格样本,用吸管尽量吸去血浆。

(5)上样将样本编号,依次放入样品位。

(6)高压电泳:0～30kV,稳定、连续可调的直流电源,具有恒压、恒流、恒功率输出。

(7)自动检测:415nm 光波检测器依次检测通过的 Hb。

(8)数据软件分析:获得各种 Hb 的信息。

(9)检测完毕,执行关机程序。

5.参考区间　健康人 HbA_2 为 2.15%～3.5%,且无其他异常 Hb。

6.注意事项

(1)使用抗凝的新鲜标本进行分析,抗凝剂选用 EDTA、枸橼酸钠或肝素均可。

(2)标本置于 2～8℃可保存一周。保存超过 7 天,Hb 可发生降解反应,产生其他干扰片段。保存超过 10 天,可在红细胞中观察到聚集的黏状物,在分析前必须弃去这些黏状物。

若需要长时间保存,须在采集 8 小时内 5000r/min 离心 5 分钟,弃去血浆,用 10 倍体积的生理盐水洗涤红细胞 2 次(每次洗涤后均要离心处理),冰冻前去除红细胞上层多余的生理盐水并振荡混匀。将标本冷冻在−80℃,可保持稳定最长达 3 个月。

(3)尽可能弃去血浆。不要使用覆盖在红细胞上厚度超过 3mm 血浆的标本,若试管中的血浆厚度超过 3mm 将会影响分析结果。

(4)每次检测前,所有毛细管都要经过彻底洗涤,然后在毛细管中注入电泳液以便进入下一个测试。

(5)两性电解质液必须用前新鲜配制,配制后超过 12 小时不宜使用。

(6)必须使用新鲜的纯净水,以防过滤器生霉阻塞。

(7)严格按操作规程操作,特别是关机程序。如不按规程关机,将对仪器产生严重损坏。停机 3～7 天,使用特殊关机程序。

(8)按仪器说明书进行保养。

(刘颖)

第八节　免疫性溶血性贫血的检验

免疫性溶血性贫血(immune hemolytic anemia)是由于红细胞表面结合抗体和(或)补体而引起溶血所致的贫血。其血清学检查主要有抗球蛋白试验、冷凝集素试验和冷热溶血试验。

一、抗球蛋白试验

(一)目的

1.掌握抗球蛋白试验的原理。

2.熟悉抗球蛋白试验的操作和注意事项。

(二)原理

抗球蛋白试验(Coombs 试验)可检测自身免疫性溶血性贫血(AIHA)的自身抗体(IgG),其分为直接抗球蛋白试验(direct antiglobulin test,DAT)和间接抗球蛋白试验(indirect antiglobulin test,IAT)。在 AIHA 的患者体内,这种自身抗体能与表面有相应抗原的红细胞相结合,使红细胞致敏而不发生凝集,待加入抗球蛋白血清(AHGS)[抗 IgG 和(或)C3d]与红细胞表面黏附的 IgG 结合,使红细胞连在一起发生凝集反应,此即直接抗球蛋白试验(DAT)。如患者血清中存在游离的不完全抗体,则可用 Rh(D)阳性 O 型正常人红细胞加以吸附,然后再加入 AHGS 作用而发生凝集反应,此即间接抗球蛋白试验(IAT)。

(三)试剂与器材

1.器材 水浴箱、离心机、显微镜。

2.试剂

(1)抗球蛋白血清(多种特异性或单种特异性):用人球蛋白免疫兔制备含广谱的抗人球蛋白抗体,主要抗 IgG。

(2)正常 O 型混合压积红细胞:取数名 O 型人抗凝血,离心去血浆,用大量生理盐水洗涤 3 次,离心得压积红细胞。

(3)抗 D(Rh)血清:抗 Rb 血型系统 D 抗原的 IgG 型抗体。

(4)AB 型血清。

(四)直接抗球蛋白试验

1.操作

(1)制备受检者压积红细胞:取受检者 EDTA 抗凝血 2mL,离心去血浆,用适量生理盐水洗涤 3 次,离心得压积红细胞。

(2)制备对照同型者压积红细胞:制作方法同上,亦可用正常 O 型混合压积红细胞。

(3)取 3 支大试管,按表 2-48 加入标本与试剂。

表 2-48 DAT 操作方法

反应物(滴)	①受检管	②阳性对照管	③阴性对照管
受检者压积红细胞	2	—	—
对照同型者压积红细胞	—	2	2
抗 D(Rho)血清	—	4	—
AB 型血清	—	—	4

(4)将②、③管置 37℃水浴 1 小时,然后三管均用大量生理盐水洗涤 2 次,制成 10%红细胞悬液。

(5)取 4 支小试管,按表 2-48(续)加入标本与试剂。

表 2-48(续) DAT 操作方法

反应物(滴)	受检管	盐水对照管	阳性对照管	阴性对照管
抗人球蛋白血清	2	—	2	2
①管悬液	2	2	—	—
②管悬液	—	—	2	—
③管悬液	—	—	—	2
生理盐水	—	2	—	—

(6)混匀后,置室温 30 分钟后观察结果。

2.结果 如阳性对照凝集,盐水对照及阴性对照均无凝集,表示操作及试剂均无问题。然后观察受检管,有凝集反应者为 DAT 阳性,无凝集反应者为 DAT 阴性。

(五)间接抗球蛋白试验

1.操作

(1)取出已分离的受检者血清、受检者压积红细胞与对照同型者压积红细胞(亦可用正常 O 型混合压积红细胞)和试剂按表 2-49 操作。

表 2-49　IAT 操作方法

反应物(滴)	①受检管	②盐水对照管	③阳性对照管	④阴性对照管
受检者血清	2	—	—	—
抗 D 血清	—	—	2	—
AB 血清	—	—	—	2
受检者压积红细胞	1	1	—	—
对照同型者压积红细胞	—	—	1	1
生理盐水	—	2	—	—

(2)混匀后,置 37℃ 水浴 1 小时。

(3)离心弃去上清液,用大量生理盐水洗涤 2 次,将每管制成 5% 红细胞悬液。

(4)取 4 支小试管,按表 2-49(续)加入标本与试剂。

表 2-49(续)　IAT 操作方法

反应物(滴)	受检管	②盐水对照管	③阳性对照管	④阴性对照管
抗人球蛋白血清	2	—	2	2
①管悬液	1	—	—	—
②管悬液	—	2	—	—
③管悬液	—	—	1	—
④管悬液	—	—	—	1
生理盐水	—	1	—	—

(5)混匀后,置室温 30 分钟后观察结果。

2.结果

(1)如阴性对照和盐水对照不出现凝集,而阳性对照与受检者红细胞出现凝集为阳性结果,表示受检者血清中有不完全抗体,IAT 阳性。

(2)如所有对照管与受检者红细胞均不凝集,不能判定为阴性结果,可能是 AHGS 或抗 D 血清失效,应更换试剂重做。

(3)如所有对照管与受检者红细胞均出现凝集,不能判定为阳性结果,可能是 AHGS 中含有非特异性 AHG,应重做,或用 37℃ 生理盐水充分洗涤阳性对照的红细胞。

3.参考区间　正常人直接和间接抗人球蛋白试验均为阴性。

4.注意事项

(1)必须设定阳性对照、阴性对照和盐水对照。

(2)为保证结果的可靠性,使用 EDTA 抗凝血为佳,且标本应新鲜,以免标本放置过程中有非特异性补体结合,出现假阳性结果。

(3)在研究温抗体型自身免疫性溶血性贫血时,可选用单种特异的抗人球蛋白抗体(如抗 IgG、抗 IgA 等),试验不仅能诊断 AIHA,还可对疾病进一步分型。

(4)抗人球蛋白血清应新鲜、效价标准、用量恰当,使阳性对照红细胞出现最强的凝集反应。

(5)试验所用器具和试剂不能被球蛋白、Cr^{2+}、Fe^{3+} 等污染。

(6)洗涤红细胞时要用大量的生理盐水(pH 不宜过低)充分洗涤,以免存在血浆球蛋白中和抗人球蛋白血清而出现假阴性结果。

二、冷凝集素试验

(一)目的

1. 掌握冷凝集素试验的原理。

2. 熟悉冷凝集素试验的操作和注意事项。

(二)原理

冷凝集素综合征(cold agglutinin syndrome,CAS)的患者血清中存在冷凝集素(cold agglutinin),为 IgM 类完全抗体,通常具有抗 I 特性,少数情况亦具有抗 i 特性。在低温时可使自身(或 O 型、同型)红细胞发生凝集。凝集反应的高峰在 $0\sim4℃$,当温度回升到 $37℃$ 时凝集消失。

(三)试剂与器材

1. 器材 冰箱、离心机、试管等。

2. 试剂

(1)正常 O 型或与受检者相同血型的红细胞取与受检者血型相同或 O 型血正常人抗凝血 1mL,离心获得红细胞,用生理盐水洗涤 3 次,最后用生理盐水配成 2% 红细胞悬液。

(2)生理盐水。

(四)操作

1. 抽取患者 $4\sim5mL$ 血液,立即置于 $37℃$ 水浴箱内,待血块收缩后,离心分离出血清,置于清洁试管中。

2. 取 10 支小试管,每管加 0.2mL 生理盐水,第 1 管加 0.2mL 受检者血清,混匀后吸取 0.2mL 加到第 2 管内,以此类推倍比稀释至第 9 管,第 10 管为生理盐水对照。

3. 每管加 2% 红细胞悬液 0.2mL,混匀后置 $4℃$ 冰箱中 $2\sim4$ 小时,立即观察结果,并记录出现凝集的血清的最高稀释度。

(五)结果

如第 9 管仍凝集,可继续稀释观察其凝集的最高稀释度,并将该试管放入 $37℃$ 水浴 2 小时,再观察凝集是否消失。

(六)参考区间

正常人血清冷凝集素效价($4℃$)小于 1:16。

(七)注意事项

1. 患者血标本抽取后应立即 $37℃$ 水浴,不能放入冰箱,以防止冷凝集素被红细胞吸收出现假阴性结果。

2. 除看凝集外,同时要注意溶血现象(冷凝集素为 IgM,主要固定补体 C3,介导红细胞溶解),如发现溶血,应同时报告。

3. 需用自身红细胞和正常人红细胞做自身对照和正常对照。

4. 为进一步确定及提高诊断价值,可进行下列两项试验:①30℃白蛋白酶解凝集试验。②冷凝集素滴度试验(I、i 特异性试验)。反应温度<20℃特异性为 I。如抗体有蛋白特异性,则不与酶处理红细胞反应;有 i 特异性抗体则脐带血红细胞效价最高;有 I 特异性抗体,一般对其他人红细胞比自身红细胞反应效价更高。

5. 如红细胞被 C3d 包裹,因巨噬细胞无 C3d 受体,红细胞不被破坏且如正常无异,此时除可见高效价的冷凝集的自身抗体外,尚伴有 DAT 阳性。急性感染(如支原体)患者的冷凝集素效价可增高,但一般不伴有 DAT 阳性。

三、冷热溶血试验

(一)目的

1.掌握冷热溶血试验的原理。

2.熟悉冷热溶血试验的操作和注意事项。

(二)原理

阵发性寒冷性血红蛋白尿症(paroxysmal cold hemoglobinuria,PCH)患者血清中有一种特殊的冷反应抗体(Donath—Landsteiner 抗体,D—L 抗体),此抗体为双相溶血素,在 20℃以下(常为 0~4℃)时与红细胞结合,同时吸附补体,但不溶血。当温度升至 37℃时,补体激活,红细胞膜破坏而发生急性血管内溶血。

(三)器材与试剂

1.器材　三角烧瓶、冰箱、水浴箱等。

2.试剂

(1)生理盐水。

(2)补体:豚鼠心脏血 2~4mL,分离血清于冰箱保存,临用时用生理盐水作 1∶10 稀释。

(四)操作

1.直接法

(1)取患者静脉血 3mL,加到 3 支已预温至 37℃的小试管中,每管 1mL,分别标记为 A、B、C。

(2)A 管血凝固后置于 37℃1 小时;B 管血凝固后置于 4℃1 小时;C 管血凝固后先置于30 分钟,再置于 37℃30 分钟或 1 小时,各管均不可摇动。

(3)观察结果:如仅 C 管溶血,A、B 管不溶血则为阳性,表明患者可能有 D—L 抗体。

2.间接法

(1)取患者及同血型或 O 型健康人静脉血 8mL。分别注入盛有小玻璃珠的三角烧瓶内,轻轻摇动,制备去纤维蛋白血,离心分离血清。取患者部分血清,在 56℃30 分钟灭活补体,即为灭活血清。剩余红细胞用生理盐水洗涤 3 次,并用生理盐水配制 50%红细胞悬液。

(2)按表 2—50 加入各标本和试剂。

表 2—50　冷热溶血试验操作步骤

试管号	血清(0.5mL)	红细胞悬液(0.25mL)	补体(mL)	生理盐水(mL)
1	患者	患者	0.05	—
2	患者	患者	—	0.05
3	患者	健康人	0.05	—
4	患者	健康人	—	0.05
5	患者灭活血清	患者	0.05	—
6	患者灭活血清	患者	—	0.05
7	健康人	患者	0.05	—
8	健康人	患者	—	0.05
9	健康人	健康人	0.05	—
10	健康人	健康人	—	0.05

先将各管放冰箱冷藏 30 分钟,再放 37℃水浴 30 分钟。

（3）结果判断：1000r/min 离心 1 分钟,观察各管上层有无溶血现象。第 1 管和第 3 管发生溶血而其余各管无溶血发生则为阳性结果,表明患者血清中有 D—L 抗体。

（五）参考区间

健康人为阴性（各管均无溶血）。

（六）注意事项

1.应同时做正常对照。

2.标本采集时,不能加抗凝剂而用去纤维蛋白血。

3.试验设有多种阴性对照。健康人血清无 D—L 抗体、患者血清经 56℃30 分钟灭活 D—L 抗体、加生理盐水管均为不能出现溶血的阴性对照。

4.如患者近期正处于溶血发作,由于补体被消耗,可得出假阴性结果。

（鄂海玲）

第九节　急性白血病的检验

急性白血病（acute leukemia,AL）是造血细胞克隆性增殖的恶性血液病,其特点为骨髓中造血细胞恶性增殖、分化阻滞和凋亡受抑。急性白血病的分型经历了以细胞形态学为主的 FAB 分型,再到以细胞形态学（M）、免疫学（I）、细胞遗传学（C）、分子生物学（M）为特征的 MICM 分型方法,2008 年 WHO 的"造血和淋巴组织肿瘤分类"就是基于 MICM 和临床特征的分型方案。与 FAB 分型显著不同的是,WHO 分型将急性髓系白血病（AML）的诊断标准,即骨髓原始细胞（blast）≥30％改为≥20％,在某些情况下,如检测到重现性染色体或融合基因时,即使骨髓中原始细胞<20％也诊断为 AML。

无论是 FAB 分型还是 WHO 分型,细胞形态学检查均为急性白血病诊断的重要方法,因此本节主要介绍急性髓系白血病和急性淋巴细胞白血病的细胞形态学检查,下文论及的血象、骨髓象检查的细胞计数和细胞百分比,除特别注明外,均参照 FAB 分型法。

1.急性髓系白血病（acute lymphocytic leukemia,AML）（实验一至实验八）　以髓系起源的白血病细胞在血液、骨髓和其他组织中克隆性增殖为主要特征,部分亚型具有重现性遗传学异常和特异性融合基因,如 AML 伴 t(8;21)(q22;q22);RUNX1—RUNX1T1,AML 伴 inv(16)(p13.1;q22)或 t(16;16)(p13.1;q22);CBFβ—MYH11 等。急性髓系白血病非特指型（AML,non otherwises pecified,AML—NOS）与伴有重现性遗传学异常的 AML 不同,没有特异性染色体或基因异常,这一组 AML 可以大致对照 FAB 分型中的急性髓系白血病的各亚型,它们在形态学、细胞化学和免疫表型等方面可相互对照与联系。

2.急性淋巴细胞白血病（ALL）（实验九）　FAB 分型将急性淋巴细胞白血病（ALL）分为 L1、L2、L3,尽管该分型对原始细胞的形态学描述仍有用,但由于其与临床治疗、预后关联性不大,目前已不再广泛地作为危险评估的主要标准。

在 WHO 的淋巴组织肿瘤分型中,将淋巴瘤和淋巴细胞白血病都归为一大类,原因是许多淋巴组织肿瘤患者存在实体瘤（淋巴瘤）和循环扩散（白血病）期,研究认为淋巴瘤和淋巴细胞白血病是同一肿瘤的不同疾病时期表现。当肿瘤细胞广泛出现在骨髓和（或）外周血,原始和幼稚淋巴细胞≥20％者诊断为急性淋巴细胞白血病,原始和幼稚淋巴细胞<20％者,一般应考虑为淋巴母细胞淋巴瘤。

一、急性髓系白血病微分化型（FAB M_0）形态学检查

（一）目的

掌握急性髓系白血病微分化型（acute myeloid leukemia, minimally differentiated）的血象、骨髓象特点，正确书写骨髓检查报告单。

（二）标本

制备良好的急性髓系白血病微分化型血片和骨髓片。

（三）形态观察

1.血象 白细胞数较低，可≤3×10^9/L，甚至低达 0.6×10^9/L，部分患者白细胞数增高，高者可达 175×10^9/L，外周血原始细胞百分数较低。血小板可较低或者正常，伴正细胞正色素性贫血（图 2－14）。

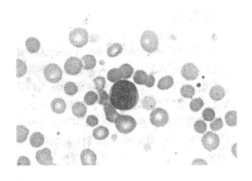

图 2－14 M_0 血象

2.骨髓象 骨髓有核细胞增生程度较轻，原始细胞≥30%，可达 90%以上。白血病细胞形态一般较小，也可较大，核圆形，核仁明显。胞质少，嗜碱性，无颗粒，可透明。无 Auct 小体红系、巨核系有不同程度的增生减低（图 2－15）。

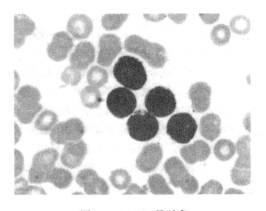

图 2－15 M_0 骨髓象

3.细胞化学染色

MPO 染色 阴性。

PAS 染色 阴性。

NAS－DCE 染色 阴性。

α—NAE 染色　阴性。

(四)注意事项

1. AML—M_0 细胞内无 Auer 小体,若发现 Auer 小体则诊断为 M_1。

2. M_0 形态学易误诊为急性淋巴细胞白血病(ALL),但其常规细胞化学染色阴性,这点不同于 ALL。

3. M_0 细胞形态学不能作出肯定性诊断,需结合免疫学、细胞超微结构检查才能确诊。

4. 免疫学分型有髓系分化抗原,不表达 T 和 B 细胞系分化抗原;MPO 阳性。

二、急性髓系白血病无成熟型(FAB M_1)形态学检查

(一)目的

掌握急性髓系白血病无成熟型(acute myeloblastic leukemia without maturation,AmL without maturation)的血象、骨髓象特点,正确书写骨髓检查报告单。

(二)标本

制备良好的急性髓系白血病无成熟型血片和骨髓片。

(三)形态观察

1. 血象　红细胞和血红蛋白显著减少,可见幼稚红细胞。白细胞常增多,多数患者常为 $(10\sim50)\times10^9/L$,以原始粒细胞为主,可见畸形小原始粒细胞,原粒细胞中易见 Auer 小体(典型 Auer 小体粗短)。白细胞数减低者原始粒细胞比例低或者难以见到,而呈淋巴细胞相对增多现象。血小板常减少(图 2—16)。

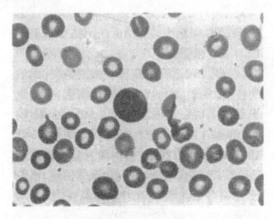

图 2—16　M_1 血象

2. 骨髓象　骨髓有核细胞增生极度活跃或明显活跃,少数病例增生活跃甚至降低。粒系细胞增生极度活跃,以原始粒细胞(Ⅰ型+Ⅱ型)增生为主,占非红系细胞计数(nonerythroid cells count,NEC)90%以上,可见典型原始粒细胞、小原始粒细胞、副原始粒细胞和Ⅱ型原始粒细胞。早幼粒细胞少见,中幼以下阶段的粒细胞不见或者罕见,少数患者伴有嗜碱性粒细胞增多。有的患者原始粒细胞中可见 Auer 小体,细胞核分裂象多见。红系、巨核系细胞增生受抑制或缺如,血小板少见。白血病性原始粒细胞可见以下形态:①典型原始粒细胞(Ⅰ型原始粒细胞)特征为:胞体中等大小 $10\sim20\mu m$ 规则,胞质中无颗粒,核染色质细致,核仁明显,2~5个,核浆比约为0.8。②小原始粒细胞特征:有原粒细胞的特征,但胞体小;胞质量少,可有少量细小颗粒;胞核染色质较正常原始粒细胞细致、浓集,形态与原始淋巴细胞相似。③副

原始粒细胞特征：细胞染色质细致，但核有显著变形，不规则，可见核凹陷、折叠、扭曲、肾形等。注意与原始单核细胞加以区别。④Ⅱ型原始粒细胞特征：胞质中有少许、细小的嗜苯胺蓝颗粒（颗粒多少目前尚无统一标准），核质比较Ⅰ型原始粒细胞小，其他同Ⅰ型原始粒细胞（图 2—17）。

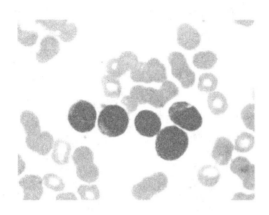

图 2—17　M_1 骨髓象

3.细胞化学染色

MPO染色　部分阳性，阳性率＞3％，阳性常为（＋）～（＋＋）。

PAS染色　部分阳性，呈弥散阳性或细颗粒状阳性。

NAS—DCE染色　部分阳性或均阴性。

α—NAE染色　阴性或弱阳性，弱阳性者加 NaF 不抑制。

α—NBE染色　均阴性。

（四）注意事项

1.观察涂片时，注意选择涂片较薄、细胞结构清楚的部位进行观察。

2.小原始粒细胞和原始淋巴细胞形态上相似，注意区别。判断时可结合细胞化学染色。

3. Auer 小体（Auer body）又称棒状小体，在瑞氏或吉姆萨染色的骨髓涂片或者血涂片中，白细胞胞质内出现的呈紫红色细杆状物质，长约 $1\sim6\mu m$，一条或者数条不等，称为 Auer 小体。在急性粒细胞白血病的原始细胞胞质中多见，呈粗短棒状，常为 $1\sim2$ 条；在 M_3 中则可见数条甚至数十条成束的 Auer 小体；急性单核细胞白血病中也可出现，常为 1 条细而长的棒状小体；而在 ALL 中则不出现 Auer 小体，故 Auer 小体对急性白血病细胞类型的鉴别有重要参考价值。

4. AML 可出现"白血病裂孔"现象，即在急性白血病时可见大量幼稚细胞，而较成熟的中间细胞一个或者几个阶段缺如，亦残留少量成熟粒细胞。

5.书写骨髓报告单时，可将粒细胞系置各系之首，详细描述原始粒细胞的比例和形态特点及 Auer 小体的形态特点。

三、急性髓系白血病伴成熟型（FAB M_2）形态学检查

FAB 的 M_2 型可分为 M_{2a} 和 M_{2b} 两种亚型，分别介绍如下。

（一）M_{2a} 型

1.目的　掌握急性髓系白血病伴成熟型（acute myeloblastic leukemia with maturation,

AML with maturation)的血象、骨髓象特点,正确书写骨髓检查报告单。

2.标本　制备良好的急性髓系白血病伴成熟型血片和骨髓片。

3.形态观察

(1)血象红细胞和血红蛋白显著减少,白细胞常增多,分类原始粒细胞增多,同时可见早幼粒细胞、中性中幼粒及中性晚幼粒细胞,部分患者原粒细胞中可见 Auer 小体;少数患者可见幼稚红细胞;血小板常中到重度减少(图2—18)。

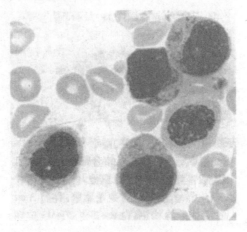

图2—18　M_{2a}血象

(2)骨髓象:骨髓有核细胞增生极度活跃或明显活跃。粒系列细胞增生极度活跃,原始粒细胞明显增多,占30%~89%(NEC),可见早幼粒、中幼粒、晚幼粒、成熟粒细胞,早幼粒及其以下各阶段细胞>10%,单核细胞<20%。半数患者白血病细胞内可见 Auer 小体,核分裂象多见。有时可见少许形态异常的中性中幼粒细胞。白血病细胞形态特征同 M_1。可归纳总结为:大小异常,形态多变,胞体有瘤状突起,核畸形如核凹陷、核扭曲、核折叠、肾形核等;核质发育不平衡,一般胞核幼稚,胞质成熟有颗粒;细胞有退行性变,如胞体模糊、结构紊乱、胞核固缩、胞核和胞质中出现空泡变性等。

红系增生受抑制或较增生,形态无明显异常或少数有异常;巨核系细胞增生受抑制或较增生,有的可见病态巨核细胞,血小板常少见(图2—19)。

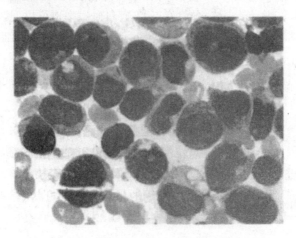

图2—19　M_{2a}骨髓象

（3）细胞化学染色

MPO 染色　部分阳性，阳性率＞3％，阳性常为（＋）～（＋＋）。

PAS 染色　部分阳性，呈弥散阳性或细颗粒状阳性。

NAS−DCE 染色　部分阳性。

α−NAE 染色　多数阳性，阳性者加 NaF 不抑制。

α−NBE 染色　均阴性。

4.注意事项

（1）观察涂片时，注意选择涂片较薄、细胞结构清楚的部位进行观察。

（2）书写骨髓报告单时，可将粒细胞系置各系之首位，详细描述粒细胞的比例及形态特点及 Auer 小体的形态特点。

（二）M_{2b} 型

1.目的　掌握 M_{2b} 的血象、骨髓象的特点，正确书写 AML−M_{2b} 骨髓检查报告单。

2.标本　制备良好的 M_{2b} 血片和骨髓片。

3.形态观察

（1）血象：多为全血细胞减少，红细胞和血红蛋白常明显减少，白细胞常减低，随着病情的进展和恶化，多数患者的白细胞数常有增高的趋势。分类可见各阶段幼稚粒细胞，以异常中性中幼粒细胞增多为主，有的患者可见原始粒细胞。嗜酸性、嗜碱性粒细胞也可增多。可见少许幼稚红细胞。血小板常减少（图 2−20）。

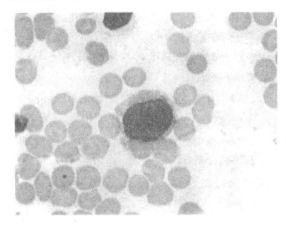

图 2−20　M_{2b} 血象

（2）骨髓象：骨髓有核细胞增生极度活跃或明显活跃。粒系列细胞增生明显活跃，以异常中性中幼粒细胞为主≥30％（NEC），原始粒细胞、早幼粒细胞明显增多，但原粒细胞＜30％。异常中性中幼粒细胞形态特点为：核质发育不平衡，细胞核发育滞后于胞质，出现"核幼质老"。细胞核椭圆形，核染色质细质疏松，有核仁，胞质量多，内含丰富的细小中性颗粒，可见空泡。有时可见细胞内质、外质，内质量多，内含丰富的中性颗粒，粉红色；外质量少，无颗粒或者颗粒很少，浅蓝色，常有伪足。部分患者可见 Auer 小体。

红系增生受抑制或较增生，形态无明显异常或少数有异常；巨核系细胞增生受抑制或较增生，有的可见病态巨核细胞，血小板常少见（图 2−21）。

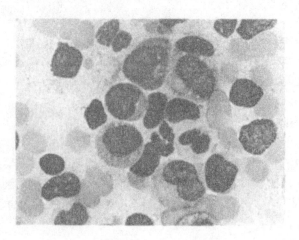

图 2—21　M$_{2b}$骨髓象

（3）细胞化学染色

MPO 染色　均阳性，常呈强阳性。

PAS 染色　均阳性，呈弥散阳性。

NAS—DCE 染色　均阳性，常呈强阳性。

α—NAE 染色　均阳性，常呈强阳性，阳性者加 NaF 不抑制。

α—NBE 染色　均阴性。

4.注意事项

（1）观察涂片时，注意选择涂片较薄、细胞结构清楚的部位进行观察。

（2）M$_{2b}$多数病例外周血表现为全血细胞减少，易被误诊为 AA，但 M$_{2b}$外周血象中可见幼稚粒细胞，而 AA 外周血无幼稚粒细胞。

（3）由于 M$_{2b}$骨髓中的异常中幼粒细胞形态特点具有明显的特征性，所以通过骨髓细胞形态学检查一般可以作出肯定性诊断意见，而细胞化学染色对其亚型判断帮助不大。形态不典型的患者必须要结合细胞遗传学、分子生物学检查，大多数患者可以检测到特异性的 t(8；21)(q22；q22)和 AML1—ETO 融合基因。

（4）异常中性中幼粒细胞也可出现在 M$_{2a}$、MDS 等，所以 M$_2$ 亚型判断要与其他疾病相鉴别。

（5）书写骨髓报告单时，可将粒细胞系置各系之首，详细描述异常中幼粒细胞的形态特点。

四、急性早幼粒细胞白血病（FAB M$_3$）形态学检查

（一）目的

掌握急性早幼粒细胞白血病（acute promyelocytic leukemia，APL）的血象、骨髓象特点，正确书写 M$_3$ 骨髓检查报告单。

（二）标本

制备良好的 M$_3$ 血片和骨髓片。

（三）形态观察

1.血象　红细胞和血红蛋白常明显减少，白细胞常减低，有时明显减低，大多数患者可见

异常早幼粒细胞,比例多少不一,白细胞数明显下降者比例也低。可见少数原始粒细胞及其他各阶段的粒细胞,Auer小体、柴捆细胞易见,可见幼稚红细胞,血小板数常减少,有时明显减低(图2—22)。

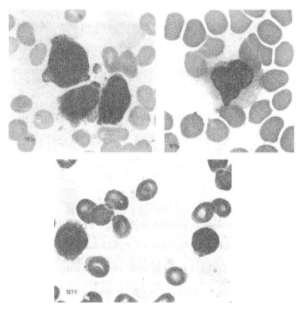

图2—22 M_3 血象

2.骨髓象 多数患者骨髓有核细胞增生极度活跃。粒系列细胞增生极度活跃,以颗粒增多的早幼粒细胞为主,≥30%(NEC),可见少量原始、中幼粒细胞,早幼粒与原粒之比为3∶1以上,其他阶段细胞明显减少。颗粒增多的异常早幼粒细胞形态最主要特征为:颗粒异常增多,核型不规则。异常早幼粒细胞胞体大小不等,外形不规则。胞核偏小,核常扭曲、折叠甚至分叶、双核。核染色质较细致,常有核仁,1~3个。胞质量多,常有丰富、密集的嗜苯胺蓝颗粒,紫红色,有的细胞可出现内质和外质,内质量多,内含丰富的颗粒,外质量少,无颗粒或者颗粒很少。APL细胞胞质中多见短而粗的Auer小体,呈束状交叉排列,酷似柴捆样,故称"柴捆细胞"(faggot cell)。红系、巨核系细胞增生明显受抑制或缺如,血小板常少见。

按照胞质中颗粒粗细不同分为两型:

粗颗粒型(M_{3a}型):胞质中颗粒粗大、密集或出现融合的嗜苯胺蓝颗粒;胞质量多,外胞质成伪足样突出,胞质中常含较多Auer小体,呈柴捆样。

细颗粒型(M_{3b}型):胞质中分布着密集而细小的嗜苯胺蓝颗粒,核扭曲、折叠,似单核细胞,易被误诊为急性单核细胞白血病。

近年来出现了变异型急性早幼粒细胞白血病(M_3V型):其特点是几乎每个外周血早幼粒细胞核均为双叶、多叶或肾形,大多数细胞无或仅含少许嗜天青颗粒,但至少部分细胞具典型M_3的胞质特征。骨髓细胞形态更接近典型M_3的特征,与典型M_3不同,M_3V的白细胞计数常明显升高(可达$200×10^9/L$),而典型M_3的白细胞计数常略高于正常或低于正常;与典型M_3一样,M_3V易出现DIC并发症,染色体多有t(15;17)异常。

3.细胞化学染色

MPO染色 均阳性,常呈强阳性。

PAS 染色　均阳性,呈弥散阳性。

NAS—DCE 染色　均阳性,常呈强阳性。

α—NAE 染色　均阳性,常呈强阳性,阳性者加 NaF 不抑制。

α—NBE 染色　均阴性。

(四)注意事项

1. 观察涂片时,注意选择涂片较薄、细胞结构清楚的部位进行观察。如果患者外周血白细胞数减少,观察血片时尤其要注意血膜尾部的观察,因为早幼粒细胞体积较大,在尾部多见。

2. 异常早幼粒细胞颗粒密集、颜色与胞核相似,要仔细辨认,注意区分核形、颗粒成分,并注意观察棒状小体,是否有柴捆细胞。M_{3b}胞质内颗粒细小,细胞核显著变形,此类细胞似单核细胞,易被误诊为 M_5,可以通过细胞化学染色、染色体检查、细胞遗传学和分子生物学检查、电镜观察加以鉴别。

3. 由于异常早幼粒细胞形态特点具有明显的特征性,所以通过骨髓细胞形态学检查一般可以做出肯定性诊断意见。形态不典型的患者必须要结合细胞遗传学、分子生物学检查,大多数患者可以检测到特异性的 t(15;17)(q22;q11~12)和融合基因。

4. 变异型急性早幼粒细胞白血病的大多数早幼粒细胞胞质中无颗粒或者颗粒极少,有的可见棒状小体和柴捆细胞。此类细胞极似单核细胞,但此类细胞 MPO 染色、特异性和非特异性酯酶染色均是强阳性,可与单核细胞相鉴别。

5. 书写骨髓报告单时,可将粒细胞系置各系之首,详细描述异常早粒细胞的形态特点及棒状小体和柴捆细胞的特征。

五、急性粒—单核细胞白血病(FAB M₄)形态学检查

(一)目的

掌握急性粒—单核细胞白血病(acute myelomonocytic leukemia,AMMoL)的血象、骨髓象特点,正确书写骨髓检查报告单。

(二)标本

制备良好的急性粒—单核细胞白血病血片和骨髓片。

(三)形态观察

1. 血象　红细胞和血红蛋白常减少,白细胞数常增多,可见一定数量的粒、单核两系早期细胞,原、幼单核细胞可见较活跃的吞噬现象,有时可见成熟单核细胞和嗜酸性粒细胞增加,有的白血病细胞胞质中可见棒状小体。血小板数常减少。

2. 骨髓象　骨髓有核细胞增生极度活跃或者明显活跃。粒、单核两系同时增生,有时可见棒状小体。红系、巨核系细胞增生明显受抑制或缺如,可见小巨核,血小板常少见,有时浆细胞易见。本病至少包括两种类型的细胞:①异质性白血病细胞增生型:白血病细胞分别具有粒系、单核系形态学特征。②同质性白血病细胞增生型:白血病细胞同时具有粒系、单核系形态学特征。异质性原始粒细胞形态特征、原始和幼稚单核细胞形态特征分别见 M_1、M_5。同质性原粒单、幼粒单特征为:胞质丰富,浅蓝色或蓝灰色,有的可见嗜苯胺蓝颗粒,部分可见中性颗粒;核不规则,染色质细网状,核仁较明显。成熟粒—单核细胞似正常成熟单核细胞,但胞质中可见中性颗粒。急性粒—单核细胞白血病骨髓象见图 2—23。

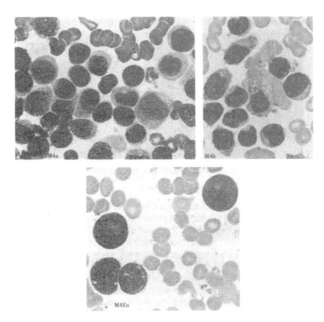

图 2—23　M_4 骨髓象

依据增生细胞特征及数量,M_4 可分四个亚型:M_{4a}、M_{4b},M_{4c},$M_4 Eo$。

M_{4a}:以原粒、早幼粒细胞增生为主,原、幼单核细胞>20%(NEC)。

M_{4b}:以原、幼单核增生为主,原粒、早幼粒细胞增生>20%(NEC)。

M_{4c}:具有粒、单二系标记的原始细胞>30%(NEC),其他特征与 M_{4a} 相同。

$M_4 Eo$:除上述特征外,可见异常嗜酸性粒细胞增加,占 5%~30%(NEC),核多为圆形和单核样,不分叶,嗜酸性颗粒大而圆,并常伴嗜碱性颗粒。

3.细胞化学染色

MPO 染色　部分阳性,阳性以(±)~(++)为主,少数(+++)。

PAS 染色　阳性,呈弥散、细颗粒状阳性。

NAS—DCE 染色　部分阳性。

α—NAE 染色　阳性,部分细胞阳性较强,加 NaF 部分抑制。

α—NBE 染色　部分阳性,加 NaF 抑制。

酯酶双染色(NAS—DCE 和 NAS—DAE)可分别见到 NAS—DCE 阳性细胞、NAS—DAE 阳性细胞,有时也可见到双酯酶均阳性细胞。在 M_{4a} 和 M_{4b} 中可见两群细胞,一群特异性酯酶阳性,一群非特异性酯酶阳性。在 M_{4c} 中可见一群阳性细胞,在同一个细胞中同时可见特异性和非特异性酯酶阳性。

(四)注意事项

1.观察涂片时,注意选择涂片较薄、细胞结构清楚的部位进行观察。

2.观察细胞时应该注意粒系、单核系两个系统的细胞特征。其诊断一定要依靠细胞化学染色,尤其是酯酶双染色,酯酶双染色对诊断 M_4 具有重要的价值。酯酶双染色中,M_4 可分别呈现 NAS—DAE 阳性细胞、NAS—DCE 阳性细胞或双酯酶阳性细胞。

3.对于伴有嗜酸性粒细胞增多的急性白血病患者要考虑 $M_4 Eo$ 的可能性,$M_4 Eo$ 几乎均有特异性的 inv(16)(q13;q22)或 t(16;16)(p13;q22)和 CBEβ 融合基因形成,有条件时结合细胞遗传学检查和分子生物学检查,诊断并不困难,而 M_{4a}、M_{4b} 和 M_{4c} 由于形态特点和细胞化学染色结果常不典型,诊断相对较难。

六、急性单核细胞白血病(FAB M_5)形态学检查

(一)目的

掌握急性单核细胞白血病(acute monocytic leukemia,AMoL)的血象、骨髓象特点,正确书写骨髓检查报告单。

(二)标本

制备良好的急性单核细胞白血病血片和骨髓片。

(三)形态观察

1.血象　红细胞和血红蛋白常减少,白细胞数常增多,可见一定数量的原、幼单核细胞,M_{5a} 以原始单细胞增多为主,M_{5b} 以幼稚单核细胞增多为主,也常有成熟单核细胞增多。部分患者原、幼单核细胞胞质中可见 Auer 小体(典型者细长)。偶见幼稚红细胞和幼稚粒细胞。血小板数常减少(图2—24)。

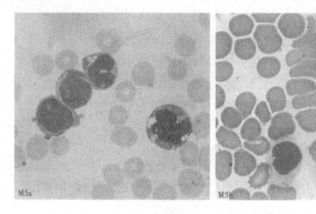

图2—24　M_5 血象

2.骨髓象　骨髓有核细胞增生极度活跃或者明显活跃。单核系列细胞增生活跃,以原始单核细胞(Ⅰ型和Ⅱ型)、幼稚单核细胞增生为主,原单＋幼单细胞≥30%(NEC)。粒系、红系、巨核系细胞增生明显受抑制或缺如(常见于 M_{5a}),血小板常少见,有时浆细胞易见。白血病性单核细胞形态异常:①胞体较大(常比原淋、原粒大),形态变化多端,常有伪足。②胞核较小,常偏于一侧,形态不规则,可扭曲、折叠、呈马蹄形、肾形或不规则形。核染色质疏松、细致(常较原淋、原粒细致),排列似蜂窝状,着色较淡。核仁常1个,大而清晰。③胞质量多(常比原淋、原粒多),有明显伪足,边缘清晰,颗粒的粗细和数量不一,胞质中常有空泡、细长的棒状小体和被吞噬的细胞。常有内、外双层胞质,外层胞质呈淡蓝色,透明,无颗粒或颗粒甚少,内层胞质呈灰蓝色,不透明,似有毛玻璃感。临床上除上述描述典型的白血病性单核细胞外,有的患者细胞形态不典型,常见的有:①核呈圆形的原始单核细胞:胞核圆形,胞质量较丰富,此类细胞非特异性酯酶染色常呈强阳性。②体积较小的原始单核细胞:胞体约 $10\sim18\mu m$,胞质量少或者中等,常无颗粒,胞核不规则或者规则,染色质细致或偏粗,核仁不大,多个。

根据原、幼单核细胞增生的比例,M_5 可分为 M_{5a} 和 M_{5b} 两个亚型。

M_{5a} 原始单细胞≥80%(NEC),幼单细胞较少;M_{5b} 骨髓中原始、幼稚、成熟单核细胞均可见,原单+单细胞≥30%(NEC),原单细胞<80%,白血病细胞胞质中有时可见1~2条细长形 Auer 小体。

3.细胞化学染色

MPO 染色　少数阳性,常>3%,阳性以(±)为主。

PAS 染色　部分阳性,呈细颗粒状阳性。

NAS-DCE 染色　阴性,部分弱阳性。

α-NAE 染色　均阳性,阳性常较强,加 NaF 抑制。

α-NBE 染色　均阳性,加 NaF 抑制。

(四)注意事项

1.观察涂片时,注意选择涂片较薄、细胞结构清楚的部位进行观察。

2.注意观察粒系和单核系两个系中 Auer 小体的特征。注意各期单核细胞的分期,尤其是幼稚单核和成熟单核细胞的区别。

3.白血病的原始细胞形态变化较大,要注意原始单核细胞、原始粒细胞和原始淋巴细胞的区别。

4.M_{5a} 患者可见 t(9;11)(p21;q23),11q23(MLL)改变。

5.书写骨髓报告单时,可将单核细胞置各系之首位,详细描述白血病性单核细胞的比例、形态特点及 Auer 小体的特征。

七、急性红白血病(FAB M_6)形态学检查

(一)目的

掌握急性红白血病(acute erythroleukemia,AEL)的血象、骨髓象特点,正确书写骨髓检查报告单。

(二)标本

制备良好的急性红白血病血片和骨髓片。

(三)形态观察

1.血象

(1)红血病期:红细胞数减少,可见各阶段幼红细胞,以原始红细胞和早幼红细胞为主。幼红细胞形态奇特并有巨幼样改变。网织红细胞轻度增高,少数病例可正常或偏低,白细胞数常减少,随着病情的发展可增多。血小板数常减少。

(2)红白血病期:红细胞数中度到重度减少,血象可见各阶段的幼红细胞,以中幼红细胞、晚幼红细胞为主,且形态异常,可见点彩、靶形及异形红细胞;可见原始粒细胞和早幼粒细胞,随着病情的进展,幼稚粒细胞逐渐增多,幼红细胞逐渐减少。白细胞数一般减少,少数病例正常或升高。血小板数常明显减少,可见畸形血小板(图2-25)。

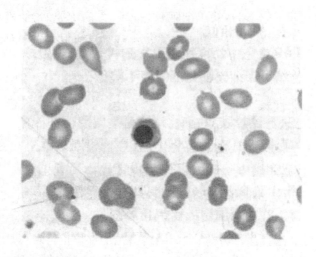

图 2-25 M₆血象

（3）白血病期：根据疾病发展不同，可有相应的原始和幼稚粒细胞增多。

2.骨髓象

（1）红血病期：骨髓有核细胞增生极度活跃或明显活跃，粒红比值倒置。红系细胞异常增生，常≥50%，原始及早幼红细胞多见，常有中幼红细胞缺如，称为"红血病裂孔"（hiatus erythremicus）或中幼红细胞阶段减少，称为"红血病亚裂孔"（subhiatus erythreraicus）。常见红系细胞的形态异常包括类巨幼样变和副幼红细胞改变，类巨幼样变：胞体巨大，胞质丰富，常有伪足，核染色质细致；副幼红细胞改变：核畸形、核扭曲、凹陷不规则、核碎裂，巨型核和多核。有丝分裂象增多。

（2）红白血病期：骨髓有核细胞增生极度活跃或明显活跃。红系列细胞恶性增生，＞50%，以中、晚幼红细胞为主，原红、早幼红细胞次之，但也有原红、早幼红细胞多于中、晚幼红细胞。本期红系形态改变和红血病期相似，此外尚有幼红细胞核质发育不平衡。粒系列或单核系列细胞异常增生，原始粒细胞（或原始单核细胞＋幼稚单核细胞）≥30%（NEC），部分原始和幼稚细胞胞质中可见 Auer 小体。粒系也有巨幼样改变和形态异常。如果血片中原始细胞＞5%，骨髓中原始粒细胞（或原始单核细胞＋幼稚单核细胞）≥20%（NEC），同时骨髓红系＞50%且有形态异常也可诊断为 M₆。巨核系列细胞增生明显受抑。部分患者可见病态巨核细胞，如多圆核巨核细胞、双圆核巨核细胞、单圆核巨核细胞、小巨核细胞等。血小板常少见。

（3）白血病期：与相应的 AML 相似。

3.细胞化学染色 PAS 染色中幼稚红细胞常阳性，有的细胞阳性较强，呈弥散、块状阳性。白系细胞的化学染色结果因细胞系列不同而不同。

（四）注意事项

1.观察涂片时，注意选择涂片较薄、细胞结构清楚的部位进行观察。

2.注意本病红系、粒系两系细胞形态变化，有利于诊断。由于其变化具有明显的特征性，所以通过骨髓细胞形态学检查一般可以作出肯定性诊断意见。形态不典型的患者必须要结合分子生物学检查，大多数患者可以检测到具有特异性的 GlyA 和 CD71 阳性。填写骨髓报告单时，应详细描写粒、红两系细胞的比例和形态。

3.按照 FAB 分型，红血病期属于 MDS-RA 范畴。白血病期属于急性白血病。

4.本病应与巨幼细胞贫血鉴别,详见表2—51。

表2—51 红白血病与巨幼细胞贫血的鉴别

鉴别点	红白血病	巨幼细胞贫血
巨幼性改变		
细胞形态	类巨幼红细胞	典型巨幼红细胞
细胞大小	大小相差悬殊	大而比较一致
核质发育	胞质落后核或核落后胞质	核落后胞质
核染色质	粗细不均,排列紊乱	细致,排列疏松
副幼红细胞变	明显	极少见
有核红细胞 PAS 反应	阳性	阴性
早期幼稚粒细胞增生	多见	极少见
巨核细胞减少	明显	不明显

八、急性巨核细胞白血病(FAB M_7)形态学检查

(一)目的

掌握急性巨核细胞白血病(acute megakaryocytic leukemia,AMKL)的血象、骨髓象特点,正确书写骨髓检查报告单。

(二)标本

制备良好的急性巨核细胞白血病血片和骨髓片。

(三)形态观察

1.血象 常见全血细胞减少,血红蛋白减低,呈正细胞、正色素性贫血。白细胞总数大多减低,少数正常或增高。血小板减少,少数病例正常。在血片中可见到类似淋巴细胞的小巨核细胞,易见到畸形和巨型血小板,亦可见到有核红细胞,网织红细胞一般减低(图2—26)。

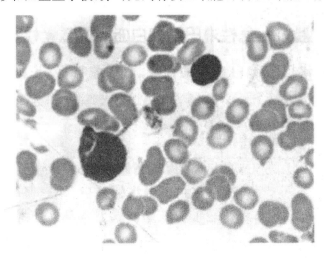

图2—26 M_7 血象

2.骨髓象 骨髓有核细胞增生明显活跃或活跃。巨核系列细胞异常增生,以原始和幼稚巨核为主,其中原巨≥30%(NEC),可见巨型原始巨核、小巨核细胞,成熟型巨核细胞少见,巨核细胞分裂象增多。小巨核细胞的特点为:体积小,直径 $10\mu m$,少数达 $20\mu m$,圆形或卵圆形,

边缘不整齐(典型者常黏附血小板),呈云雾状、毛刺状或者指突状突起;胞质量较少,蓝色不透明,着色不均,可有伪足样突起,无颗粒;胞核圆形,核染色质较粗,核仁不清楚,偶见小核仁。幼稚巨核细胞也增高,呈撕纸样外观。血小板易见,颗粒较多,明显畸形。

根据巨核细胞的分化程度 AML－M$_7$ 可分为未成熟型和成熟型两个亚型,前者以原始巨核细胞增多为主,后者原始巨核至成熟巨核同时存在。粒系及红系细胞增生明显受抑制或缺如。

3. 细胞化学染色

MPO 染色　阴性。

ACP 及 PAS 染色　呈阳性,后者呈大小不等颗粒状、块状阳性。

α－NAE 染色　阳性。

(四)注意事项

1. 观察涂片时,注意选择涂片较薄、细胞结构清楚的部位进行观察。

2. 异常原始巨核细胞较难辨认,细胞化学染色有助于鉴别。

3. 患者骨髓中常伴有纤维组织增生而导致"干抽",此时应做骨髓活检进行诊断。

4. 如果细胞形态典型,临床上会怀疑 M$_7$ 的可能性,但是确诊一定要做巨核细胞特异性单抗或者透射电镜血小板过氧化物酶(PPO)检查。如果细胞形态不典型,易误认为急性淋巴细胞白血病等。可结合免疫学检查,大部分患者可以检测到特异性单抗 CD41a(GPⅡb/Ⅲa)、CD41b(GPⅡb)、CD42b(GPⅠb)和 CD61(GPⅢa),以及 vWF 阳性。

九、急性淋巴细胞白血病形态学检查

(一)目的

掌握急性淋巴细胞白血病的血象、骨髓象特征,正确书写 ALL 骨髓检查报告单。

(二)标本

制备良好的 ALL 血片及骨髓片。

(三)形态观察

1. 血象　红细胞和血红蛋白减低,白细胞常明显增多,多数患者常＞$50×10^9$/L,以原始及幼稚淋巴增多为主,常＞70%,成熟中性粒细胞比例减少,涂抹细胞(也称篮细胞、退化细胞)易见,有时可见少数幼稚红细胞和幼稚粒细胞。偶见成熟红细胞大小不等、嗜碱性点彩红细胞。

2. 骨髓象　骨髓有核细胞增生极度活跃或明显活跃,少数病例增生活跃,以原始和幼稚淋巴细胞增生为主,常高达 50%～90%,棒状小体未见。原始和幼稚淋巴细胞常伴有形态异常:胞核形态不规则,可有凹陷、折叠、切迹及裂痕;染色质呈泥浆状或咖啡色颗粒状,核仁大;胞质内有空泡。典型原始淋巴细胞形态特征为:胞体较小;胞核规则或者不规则,核染色质细致(但较原粒和原单粗),核仁常较小、清楚;胞质量少,深蓝色,可有空泡,胞质内无棒状小体和颗粒。淋系细胞分裂象染色体常较粗短。退化细胞明显增多,涂抹细胞多见,这是急性淋巴细胞白血病的特征之一。粒系、红系、巨核系细胞增生受抑或缺如,血小板少见。

按照 FAB 分型,ALL 白血病性原始细胞具有三种不同特征:①小细胞(直径≤12μm)专为主型,该类细胞大小较一致,细胞核规则,偶有凹陷或折叠,核染色质较粗且较一致,核仁不见或少见,小而清楚。胞质量少,轻或中度嗜碱性,胞质内空泡不定,有的细胞有,有的细胞无。②大细胞(直径＞12μm)为主大小不一致型,细胞核不规则,常有扭曲或折叠,核染色质较疏松,较不一致,核仁清楚,数目不定。胞质量不定,大部分细胞较多,有些细胞常深染,胞质内空泡不定,有的细胞有,有的细胞无。③大细胞为主大小较一致型,细胞核较规则,核染色质均匀细点状,核仁数目不定,清楚呈小泡状。胞质量较多,色深蓝,胞质内空泡明显,呈蜂窝状。这三种不同类型细胞 FAB 分型中分别为 L1、L2、L3 亚型。

3.细胞化学染色

MPO 染色　阴性(FAB 规定阳性率＜3％,阳性细胞为残留的原始粒细胞)。

PAS 染色　常阳性,阳性率多数为 20％～80％,常呈粗颗粒状、块状阳性。

ACP 染色　T 细胞阳性,B 细胞阴性。

(四)注意事项

1. 观察急性淋巴细胞白血病涂片时,尤其要注意选择涂片较薄、细胞结构清楚的部位进行观察,血膜厚的部位,细胞体积较小、细胞结构不清楚,容易做出错误的判断。如果在血膜厚的部位观察,很容易将原始淋巴细胞、幼稚淋巴细胞误认为成熟淋巴细胞。一般来说,ALL 骨髓片中成熟淋巴细胞比例较低,如果成熟淋巴细胞易见,应注意幼稚淋巴细胞和成熟淋巴细胞划分标准或观察部位是否合适等。

2. 白血病时原始细胞形态变化较大,要注意观察骨髓片中其他类型细胞的组成,与其进行比较,并且结合血片进行分析。注意与急性粒细胞白血病、急性单核细胞白血病鉴别:这三类急性白血病的白血病细胞都是以原始细胞为主,观察时应注意细胞的形态特点和一些与疾病有关的特征性改变,如急性粒细胞性白血病可出现小原始粒细胞,ALL 可见篮细胞增多,Auer 小体不出现在 ALL 白血病细胞中。ALL 有时易与 M1、M7、M0 等混淆,单独依靠形态学分型有时会出现白血病类型判断错误,故有条件时应采用 MICM 分型。

3. ALL 形态学分型与免疫学分型相冲突时,以免疫学分型为准。

4. 分类急性白血病细胞时,对于少数形态不典型细胞应采用大数归类法,即介于两个系统之间的细胞难以判断时,应归入细胞数多的细胞系中。

5. 书写骨髓报告单时,可将淋巴细胞系置各系之首,详细描述淋巴细胞的比例和形态特点。

6. FAB 分型　在诊断 ALL 时,无明确规定骨髓中原始和幼稚淋巴细胞比例多 30％,因为 ALL 的骨髓中原、幼淋巴细胞比例往往很高。

(鄂海玲)

第十节　慢性髓系白血病的检验

WHO 分型(2008 年)将慢性髓系白血病归入骨髓增殖性肿瘤,分为慢性髓系白血病,bcr－abl 阳性(CML)和不典型慢性髓系白血病,bcr－abl 阴性(aCML)两大类。

慢性髓系白血病形态学检查如下:

一、目的

掌握慢性髓系白血病(chronic myelogenous leukemia,CML)慢性期的血象、骨髓象特点,正确书写 CML 骨髓检查报告单。

二、标本

制备良好的 CML 血片和骨髓片。

三、形态观察

慢性髓系白血病起病缓慢，早期症状不明显，临床上可分为慢性期，加速期及急变期。本实验重点介绍慢性期形态学检查。

1.慢性期血象　红细胞和血红蛋白早期正常，随病情的进展呈轻、中度降低，急变期重度降低。白细胞数常显著增加，一般为 $(100 \sim 600) \times 10^9/L$ ，最高可达 $1000 \times 10^9/L$ 。可见各阶段粒细胞，以中性中、晚幼粒增多为主，杆状核及分叶核粒细胞也增多，原始粒细胞常 $<10\%$ ，常伴有嗜酸性粒细胞和嗜碱性粒细胞增多，可高达 $10\% \sim 20\%$ ，单核细胞也可增多。随病情进展，原始粒细胞增多。可见有核红细胞、点彩红细胞和嗜多色性红细胞。初诊患者血小板常明显增多，高者可达 $800 \times 10^9/L$ 以上，加速期和急变期可进行性下降。血小板形态可发生异常，可见巨大血小板和畸形血小板。慢性期血象见图 2—27。

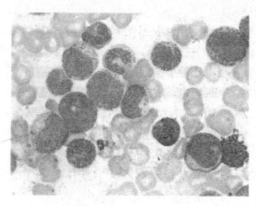

图 2—27　CML 血象

2.慢性期骨髓象　骨髓有核细胞增生明显或极度活跃，粒红比例明显增高，可达（10～50）∶1。粒系细胞增生极度活跃，以中性中、晚幼粒和杆状核粒细胞居多，原粒细胞和早幼粒细胞易见，原粒细胞 $\leqslant 10\%$ ，原粒＋早幼粒 $<15\%$ ，嗜碱性和（或）嗜酸性粒细胞明显增多。异常增生的粒细胞常有形态异常，细胞大小不一，核质发育不平衡，有些细胞核染色质疏松，胞质内有空泡或有细胞破裂现象，偶见 Auer 小体，疾病晚期可见到 Pelger－Huet 样畸形，分裂细胞增加，可见异常分裂细胞。

红系细胞早期增生活跃，晚期受抑制，各阶段幼红细胞减少。巨核细胞和血小板早期增多或者正常，晚期减少，巨核细胞多的患者全片巨核细胞数百个，甚至上千个。有时可见小巨核细胞、单圆核巨核细胞、双圆核巨核细胞、多圆核巨核细胞等病态巨核细胞。血小板早期易见，呈大堆分布。骨髓中可出现与戈谢细胞和海蓝细胞相似的吞噬细胞，骨髓活检可见轻度纤维化。

3.细胞化学染色　慢性期 NAP 染色阳性率和积分明显减低，甚至为零，若合并感染、妊娠或者发生急变，NAP 染色积分可升高。

加速期原始细胞（Ⅰ型＋Ⅱ型）在血中及（或）骨髓中 $>10\%$ ，有的病患外周血嗜碱性粒细胞≥20%。急变期原始细胞（Ⅰ型＋Ⅱ型）或原淋＋幼淋，或原单＋幼单在外周血或骨髓中≥20%；或者外周血中原始粒＋早幼粒细胞≥30%；或者骨髓中原始粒＋早幼粒细胞≥50%。CML可向各种细胞类型的白血病转变，以急粒变多见，急淋变次之（急变期红系和巨核系均增生受抑）。此外还可见到的急变细胞类型有原始单核细胞、原始红细胞、原始巨核细胞等。

四、注意事项

1.观察涂片时，注意选择涂片较薄、细胞结构清楚的部位进行观察。

2.CML（慢性期）主要表现为粒系细胞的改变，因此要注意粒系各阶段细胞形态改变及细胞数量的变化，注意观察原始细胞的数量、嗜酸性粒细胞和嗜碱性粒细胞及病态巨核细胞等，书写骨髓报告单时，可将粒系置各系之首，重点描述粒细胞的比例及形态特点。

3.90%～95% CML患者染色体检查 Ph 染色体阳性；分子生物学检查可检测到融合基因；免疫学检查可有较高的 CD13、CD33、CD15 阳性表达。

4.CML可向各系列细胞急变，以急粒变最常见，其次是急淋变，此外还可以变为急性单核细胞白血病、急性巨核细胞白血病、急性红白血病、急性早幼粒细胞白血病、嗜碱性粒细胞白血病等。CML急变期按照相应的急性白血病方法处理。

5.CML患者骨髓常发生轻度纤维化，形态学上应与原发性骨髓纤维化相鉴别，详见表2－52。此外，类白血病反应患者血象可见中、晚幼粒细胞，CML 还应与类白血病反应的细胞形态学相鉴别，详见表2－53。

表2－52　慢性髓系白血病与骨髓纤维化的形态学鉴别

临床特点	慢性髓系白血病	骨髓纤维化
血象		
白细胞总数	显著增高	正常或中度增高，少数明显增高
异形红细胞	不明显	明显，常见泪滴形红细胞
有核红细胞	无或少见	常见，量多
骨髓象	骨髓增生极度活跃，中、晚幼、杆状核粒细胞多	经常"干抽"，早期可见骨髓增生活跃，晚期增生低下，可见大量网状纤维细胞
骨髓活检	粒系增生与脂肪组织取代一致	为纤维组织取代；有新骨髓组织形成，巨核细胞增多

表2－53　慢性髓系白血病与粒细胞型类白血病反应鉴别

临床特点	慢性髓系白血病	粒细胞型类白血病反应
血象		
白细胞总数	显著增高，常＞$100×10^9$/L	轻、中度增高，常＜$500×10^9$/L
嗜酸性粒细胞	增多	不增多
嗜碱性粒细胞	增多	不增多
幼稚细胞	中、晚幼粒细胞多	晚幼粒、杆状核粒细胞多
中毒性改变	无	有
骨髓象	增生极度活跃，粒系增生为主，中、晚幼粒细胞核左移，红系、巨核系不受抑制	核左移，红系、巨核系受抑制

（刘颖）

第十一节　慢性淋巴细胞白血病的检验

　　慢性淋巴细胞白血病(chronic lymphocytic leukemia,CLL)简称"慢淋",是一种淋巴细胞克隆性增殖的肿瘤性疾病,主要表现为形态上成熟的小淋巴细胞在外周血、骨髓、淋巴结和脾脏等淋巴组织的侵袭。WHO分类明确慢淋专指B细胞性慢淋,将它命名为"成熟B细胞肿瘤"。

　　慢性淋巴细胞白血病形态学检查如下:

一、目的

　　掌握CLL的血象、骨髓象特点,正确书写CLL骨髓检查报告单。

二、标本

　　制备良好的CLL血片和骨髓片。

三、形态观察

　　1.血象　白细胞数增高,常为$(30\sim100)\times10^9/L$,分类淋巴细胞$\geqslant$50%,以成熟淋巴细胞为主,形态似正常小淋巴细胞,胞体小,胞质少,核染色质致密,无核仁。偶见大淋巴细胞,形态无明显异常。有时见到少量原始淋巴细胞和幼稚淋巴细胞,幼稚淋巴细胞核染色质疏松、核仁明显。篮细胞易见。CLL晚期淋巴细胞可达90%~98%,淋巴细胞绝对值$\geqslant5\times10^9/L$(持续4周以上),红细胞数和血小板数早期多正常,晚期常减少(图2-28)。

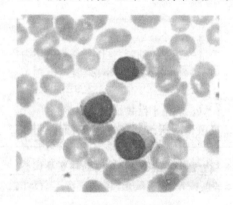

图2-28　CLL血象

　　2.骨髓象　骨髓有核细胞增生明显活跃或极度活跃。白血病性淋巴细胞显著增多,占40%以上,甚至高达90%,原淋和幼淋细胞较少见,通常<5%。疾病早期,骨髓中各类造血细胞均可见到,但至后期几乎全为淋巴细胞。成熟红细胞形态大致正常。易见篮细胞。白血病性淋巴细胞形态学特点:形态异常不明显,胞体略大,核可有深切迹或裂隙,核染色质不规则聚集,核仁无或不明显,多数细胞胞质量较多、嗜碱、无颗粒,可见空泡,少数细胞胞质量少,仅在核裂隙或切迹处见到。

　　粒系、红系、巨核系细胞增生受抑减少。当伴发自身免疫性溶血性贫血时红系可明显增生,多染性红细胞易见。

3. 细胞化学染色

PAS 染色　多数细胞呈粗颗粒状阳性。

ACP 染色　可呈阴性或者阳性反应,阳性可被酒石酸抑制。

NAP 染色　积分往往增高。

四、注意事项

1. CLL 白血病性淋巴细胞在形态上颇似正常小淋巴细胞,从形态学上难以区分,应结合细胞化学染色和细胞免疫学检查进行鉴别。

2. 形态上 CLL 与幼淋巴细胞白血病、毛细胞白血病相似,应根据免疫表型进行鉴别。

3. 书写骨髓报告单时,可将淋巴细胞系置各系之首,详细描述白血病性淋巴细胞的增生程度、比例、形态特点,并说明篮细胞是否易见。

4. CLL 应与传染性单个核细胞增多症、百日咳等感染性疾病相鉴别,传单和百日咳患者可出现淋巴细胞增多,但是绝对计数$<15\times10^9/L$。

(鲍翠霞)

第十二节　骨髓增生异常综合征的检验

骨髓增生异常综合征(myelodysplastic syndrome,MDS)是一组高度异质性的疾病,FAB 根据形态学表现将 MDS 分为五类:RA、RAS、RAEB、RAEB－T、CMML。WHO 的分类标准在 FAB 基础上作了 6 个方面的修改,最主要的是取消了 RAEB－T 和 CMML,同时规定如果有再现性细胞遗传学异常,即便原始细胞$\leq20\%$,也应诊断为相应的 AML,而不是 MDS。

骨髓增生异常综合征形态学检查如下:

一、目的

掌握骨髓增生异常综合征的血象、骨髓象特点,正确书写 MDS 骨髓检查报告单。

二、标本

制备良好的 MDS 血片和骨髓片。

三、形态学观察

1. 血象　一系、二系或三系血细胞减少,出现病态造血。

(1)红细胞:可为正色素性或大细胞、小细胞性及双形性贫血。成熟红细胞大小、形态不一,可见各种形态异常如:大红细胞、小红细胞,球形、靶形红细胞,嗜碱性点彩、嗜多色性有核红细胞及(或)有核红细胞。

(2)白细胞:有不同程度的质和量的改变,可有少量的幼稚粒细胞,中性粒细胞胞质内颗粒少和(或)胞核分叶过少伴染色质明显聚集甚至不能分叶。单核细胞增多,并可出现不典型单核细胞,内含空泡。

(3)血小板:增多或减少,可见大血小板、畸形血小板,偶见小巨核细胞。

2. 骨髓象　多数病例骨髓有核细胞增生活跃或极度活跃,有少数增生减低,伴明显的病态造血。

(1)红细胞系:增生活跃或减低,原始红细胞、早幼红细胞增多。存在巨幼样变及病态幼红细胞,如胞质嗜碱性,着色不均;多核红细胞、核分叶、核碎裂、核畸形、核质发育不平衡。

(2)粒细胞系:增生活跃或减低,原始粒细胞、早幼粒细胞增多,伴成熟障碍,其表现为部分早幼粒细胞核仁明显,颗粒粗大,有的类似单核细胞,核凹陷或折叠。可见巨大的晚幼粒细胞和杆状核粒细胞。中性粒细胞胞质内颗粒少和(或)胞核分叶过少伴染色质明显聚集。

(3)巨核细胞系:巨核细胞数正常、减少或增多,且多为小型巨核细胞,其特点是体积小、畸形,含单个核、双核、多核及分叶过多等畸形,核仁明显,甚至出现小淋巴细胞样巨核细胞。

3.组化染色　骨髓铁染色:细胞外铁丰富,铁粒幼红细胞增多,可见到环形铁粒幼红细胞;部分类型的幼红细胞 PAS 染色阳性;NAP 积分下降;中性成熟粒细胞 POX 活性下降。

四、注意事项

1.病态造血是 MDS 的一个重要血液学异常,因此在进行血象和骨髓象观察时,要特别注意观察各系列细胞病态造血的特点。MDS 病态造血主要表现在:①粒细胞系:胞质内颗粒粗大或减少,核分叶过多或过少,出现 Pelger—Huet 畸形等。②红细胞系:可见类巨幼样变,核浆成熟失衡,红细胞体积大,有嗜碱性点彩、核碎裂和 Howell—Jolly 小体,铁染色能检出环形铁粒幼细胞等。③巨核细胞系:体积小、畸形多见,可见单圆核、多圆核及淋巴样小巨核细胞等。

2.MDS 骨髓铁染色,细胞外铁丰富,铁粒幼红细胞增多,可见环形铁粒幼细胞。

3.骨髓活检时可见原始粒细胞、早幼粒细胞的异常定位,即移位于骨小梁间的中央骨髓区,并聚集成细胞丛,即前体细胞异常定位(abnormal localization of immature precursors,AL—IP),ALIP 是 MDS 的另一病理学特征。每平方米骨髓面积中至少检出 3 处即为阳性。在 RAEB 高危型病例中,100% 可检出 ALIP。而在 RA、RARS、5q—综合征等低危病例中,仅约 50% 存在 ALIP。另外,MDS 切片内病态发育巨核细胞中,直径为 $10\sim15\mu m$ 的微巨核常见,微巨核 CD61 或 CD41 染色阳性,巨核系病态造血主要表现在明显增多的微小巨核细胞,结合 FISH 技术可准确分析巨核细胞的增殖与凋亡情况。

(鲍翠霞)

第十三节　多发性骨髓瘤的检验

多发性骨髓瘤(multiple myeloma,MM)是骨髓内单一浆细胞异常增生的一种血液系统恶性肿瘤,其特征表现为恶性浆细胞在骨髓内克隆性异常增殖,血清中出现过量的单克隆免疫球蛋白(monoclonal immunoglobulin)或其多肽链亚单位,即 M 成分(monoclonal component)或 M 蛋白(monoclonal protein),临床上以溶骨性骨病、贫血、肾功能损害、高钙血症为其特征。

多发性骨髓瘤形态学检查如下:

一、目的

掌握多发性骨髓瘤的血象、骨髓象特点,熟悉 MM 细胞的形态学特点,正确填写 MM 骨髓检查报告单。

二、标本

制备良好的 MM 血片和骨髓片。

三、形态观察

1.血象　红细胞和血红蛋白呈不同程度的减低,为正细胞、正色素性贫血。贫血随病情的进展进行性加重。末梢血涂片中红细胞大小、染色基本正常,红细胞呈"缗钱状"排列。白细胞数正常或偏低,分类淋巴细胞可相对增多。外周血涂片可偶见骨髓瘤细胞(如果瘤细胞绝对值＞2.0×10⁹/L,应诊断为浆细胞白血病)。血小板计数正常或稍低。晚期患者可出现全血细胞减少。

2.骨髓象　骨髓有核细胞增生活跃或明显活跃,粒细胞系、红细胞系及巨核细胞系早期增生正常,晚期增生受抑制,其受抑制程度与骨髓瘤细胞增生程度成正相关。成熟红细胞常呈"缗钱状"排列。骨髓瘤细胞明显增生,可占有核细胞的 10% 以上,该细胞在骨髓内可呈弥漫性分布,亦可呈局灶性或斑片状分布。典型骨髓瘤细胞的形态特点为:成堆分布,胞体大小不一,一般较大,呈圆形、椭圆形或不规则形,可有伪足;胞核为长圆形,偏位,有时易见多核、巨大核、畸形核,核染色质疏松,排列紊乱,可有 1～2 个大而清楚的核仁;胞质较丰富,呈深蓝色、灰蓝色或火焰状不透明,常含少量嗜天青(嗜苯胺蓝)颗粒和空泡。骨髓观察有时还可见下列细胞和内容物:①火焰细胞:因瘤细胞分泌黏蛋白(多为 IgA),胞质边缘或整个胞质呈红色而得名。②葡萄状细胞:胞质中含有大量排列似葡萄状浅蓝色空泡。③桑葚状细胞:胞质中有大量空泡,呈桑葚状排列。④Russel 小体:为粗大红色、圆形的嗜酸性棒状包涵体。

根据骨髓瘤细胞的分化程度,将瘤细胞分为四型:

Ⅰ型:小浆细胞型,瘤细胞分化较好,细胞较成熟,形态上与正常成熟浆细胞相似,染色质致密,胞核常偏位,胞质丰富。

Ⅱ型:幼稚浆细胞型,瘤细胞胞体一般较规则,核/质比约为 1∶1,核染色质较疏松,核偏位。

Ⅲ型:原始浆细胞型,瘤细胞胞体规则,核大居中,有核仁,核染色质疏松呈网状,核/质比较大。

Ⅳ型:网状细胞型,瘤细胞形态多样,核仁大且数目多,细胞分化较差,恶性程度高。

3.组化染色　无特异性改变。

四、注意事项

1.由于多发性骨髓瘤初期表现为局灶性浆细胞异常增生,其后才发生整个骨髓病变,所以在初诊时,要注意多部位穿刺,尤其是疼痛部位穿刺,并注意观察骨髓涂片尾部及边缘的细胞,以免误诊。

2.分类骨髓瘤细胞时应按原始、幼稚及成熟阶段来划分。对于以成熟细胞为主且比例增加不明显者或骨髓瘤数量少但有形态异常者诊断要慎重。对分化良好的瘤细胞与正常浆细胞难以区分时,可进行浆细胞标记指数测定和特殊化学染色,如 CD38、CD138 抗体免疫组织化学染色加以鉴别。

3.观察 MM 骨髓片和血片时,应注意红细胞的排列方式。观察时要选择厚薄适宜的部位,而不宜在太厚的部位或尾部观察。因为在厚的部位红细胞几乎都呈"缗钱状"排列,而在尾部由于红细胞比较稀疏,即使是 MM 的患者,红细胞也不容易形成"缗钱状"排列。

4.填写 MM 报告单,应重点描述骨髓瘤细胞(包括骨髓增生程度、细胞比例、胞体、胞核、胞质等特点),还应描述红细胞是否呈"缗钱状"排列。

(鲍翠霞)

第十四节　血小板的检验

血小板具有黏附、聚集、释放反应、促凝血、血块收缩等多种生理功能,通过一些体外试验,包括血小板黏附试验(platelet adhesion test,PAdT)、血小板聚集试验(platelet aggregation test,PAgT)、血小板膜糖蛋白(glycoprotein)与血小板活化分析(platelet activation analysis)、血小板第 3 因子有效性试验(platelet factor 3 availability test,PF3aT)、血小板自身抗体(platelet autoantibodies)和血小板生存时间(platelet survival time,PST)等可以部分反映血小板的一些生理、病理变化,有助于血小板相关疾病的诊断与治疗。

一、血小板聚集试验

(一)目的

掌握光学比池法血小板聚集试验(platelet aggregation test,PAgT)的原理,熟悉光学比浊法血小板聚集试验的操作要点和注意事项,了解光学比浊法血小板聚集试验的参考范围。

(二)原理

富血小板血浆(platelet rich plasma,PRP)中加入不同种类和不同浓度的血小板聚集诱导剂后,引起血小板发生聚集或凝集,PRP 悬液浊度逐渐降低,透光度增加。血小板聚集仪记录这种浊度变化并将其转换为电信号,形成血小板聚集曲线。根据血小板聚集曲线可计算出血小板聚集曲线的斜率、不同时间的聚集百分率和最大聚集率等参数,以此来分析血小板聚集能力(图 2—29)。

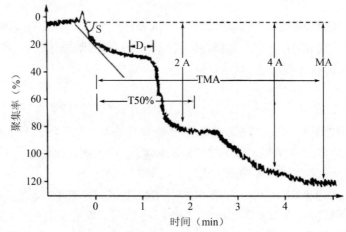

图 2—29　血小板聚集曲线的参数分析

2'A,2 分钟的幅度;4'A,4 分钟的幅度;TMA,达到最大幅度的时间;
Dt,延迟时间;T50%,达到 1/2 最大幅度的时间;MA,最大聚集率;S,斜率

（三）试剂与器材

1.器材

（1）血小板聚集仪。

（2）其他：血细胞计数板、显微镜、离心机及试管等。

2.试剂

（1）0.109mol/L枸橼酸钠溶液。

（2）Owren缓冲液（OBS）：将巴比妥钠1.155g，氯化钠1.467g溶于156mL蒸馏水中，加0.1mol/L盐酸溶液43mL，调整pH为7.35，再加生理盐水至1000mL。

（3）血小板聚集诱导剂（致聚剂）：可选用下列任意一种诱导剂：①腺苷二磷酸钠盐（ADP），用OBS配成1.0mmol/L的ADP储存液置于－20℃中保存，使用前37℃复融，用OBS稀释成$5\mu mol/L$、$10\mu mol/L$、$20\mu mol/L$、$30\mu mol/L$浓度工作液。②肾上腺素（adrenaline），注射用盐酸肾上腺素用OBS稀释10～1000倍。③胶原（collagen），浓度为1000mg/L，储存于4℃，用前充分摇匀，用OBS稀释成3mg/L工作液，此工作液在代中，可存放1周。④瑞斯托霉素（ristocetin），每瓶100mg，加入生理盐水配制成1.5g/L浓度的工作液，储存在－20℃中，使用时37℃复融。本试剂可反复冻融不影响活性。⑤花生四烯酸（arachidonic acid，AA），将花生四烯酸钠盐溶于OBS中，使其浓度为10mmol/L，随后分装在棕色安瓿瓶内，充氮气后封口，以防止花生四烯酸氧化，储存于－70℃中，使用前37℃复融。

（四）操作

1.标本采集　采集待检者静脉血4.5mL，注入到含有0.5mL的0.109md/L枸橼酸钠溶液的硅化试管中，颠倒混匀。

2.制备PRP及乏血小板血浆（platelet poor plasma，PPP）

（1）采集的抗凝静脉血1000r/min，离心10分钟，分离PRP。

（2）将剩余的血液以3000r/min，离心15分钟，分离PPP，血小板数应$<10\times10^9/L$。

（3）以PPP调整PRP血小板数至200～$300\times10^9/L$。

3.血小板聚集仪测定

（1）按下聚集仪上的电源钮，通电预温1小时以上，使聚集仪温度达37℃±1℃处。

（2）按下记录仪上的电源钮，使记录仪通电。

（3）分别取待检者0.3mL PPP和PRP加入到两只比色杯内，置于聚集仪的两个温浴槽内，预温3分钟。

（4）将PPP置于聚集仪的测定槽内，按下记录仪按钮以调零，取出PPP比色杯。

（5）将PRP置于上述同一测定槽内，并加入搅拌棒，调吸光度为100％。

（6）搅拌10～20秒后，将1/10体积聚集诱导剂（$30\mu l$）加入PRP中，同时启动反应按钮。

（7）观察并记录血小板聚集反应5分钟左右，通过记录仪得出血小板聚集曲线、最大聚集率和5分钟有效解聚率等参数。

4.结果记录

（1）最大聚集率（maximal aggregation ratio，MAR％）是反映血小板聚集功能的主要指标，是在测定时间内血小板发生最大聚集时曲线的高度所占PPP、PRP两基线距离的百分率。

$MAR\% = h_1/h_0 \times 100\%$

（2）坡度：沿聚集曲线下降的最陡峭部分做一切线，以2分钟的距离作为底边，测定切线到底边的垂直高度,即为坡度,单位为度。

(3)5分钟有效解聚率:表示血小板聚集成团后又发生了分散反应的程度,解聚率高说明血小板聚集功能低。

(五)参考区间

血小板聚集的参考区间见表2-54。

表2-54 血小板聚集试验的参考区间

参数	ADP (1.0mmol/L)	ATP (0.5mmol/L)	肾上腺素 (0.4mg/L)	胶原(3mg/L)	瑞斯托霉素 (1.5g/L)
2'A(%)	52.7±11.5	31.6±11.5	37.0±12.9	43.5±19.4	73.8±17.0
4'A(%)	60.7±17.8	34.6±15.3	61.0±18.9	70.6±19.6	87.5±11.4
MA(%)	62.7±16.1	37.4±14.3	67.8±17.8	71.7±19.3	87.5±11.4
TMA(%)	211.3±72.5	146.2±87.5	296.4±70.5	250.2±34.5	239.4±30.9
T50%(s)	35.1±12.1	26.6±19.7	109.4±53.8	110.5±16.8	58.0±23.5
Dt(s)	57.0±21.5	76.8±24.2	76.9±48.6		

(六)注意事项

1.样本采集

(1)实验中接触血小板的玻璃器皿必须硅化处理或使用塑料制品,否则可影响血小板聚集,甚至使原来正常者出现异常结果。

(2)采血前禁止食用牛奶、豆浆及脂肪食物。

(3)服用抗血小板治疗的药物,如阿司匹林、双嘧达莫、肝素等会影响血小板聚集功能,导致血小板聚集试验结果减低。

(4)抗凝剂选择:最佳抗凝剂是枸橼酸钠,浓度为0.109mol/L。由于EDTA螯合Ca^{2+}作用强,影响ADP诱导血小板聚集的作用,因而不用EDTA作抗凝剂。肝素本身有诱导血小板聚集的作用,亦不宜作为抗凝剂。

(5)抗凝比例:血细胞比容(HCT)在0.2~0.5时,血液与抗凝剂比例严格按9:1进行;对严重贫血或HCT>0.55患者,采血时应调整抗凝剂的用量,调整公式为:抗凝剂(mL)=(100-HCT)×血液(mL)×0.00185。

(6)采血的技术:标本采集时推荐使用21G或20G号针头,采集时避免溶血、泡沫和凝血块,任何微小的凝块都会影响测定结果,不可反复穿刺和混入气泡。

(7)待检标本全血血小板计数应不低于$50×10^9/L$,否则此聚集反应不能真实反映血小板的功能。

2.标本处理

(1)离心:以获得标本体积1/3的PRP即可,过高离心力会使标本中血小板下沉,尤其是体积大的血小板,后者的聚集反应性往往较强。离心机应使用甩平式转头以减少血浆和血小板的重新混合。

(2)PRP制备后30分钟内不宜进行测定,此时的血小板反应性差。

(3)标本采集后应在3小时内完成检测,放置过久会降低血小板聚集的强度和速度。放置温度以15~25℃为宜,温度过低会导致血小板激活,过高则使血小板聚集力减弱。

(4)应注意调整PRP的血小板数,使其达到$(250±50)×10^9/L$,否则可致血小板聚集反应降低。分离后的 PRP 应及时加塞保存,防止血液中 CO_2 逸出,使 PH 上升。血浆 pH 在 6.8~8.5 的标本可获得最佳聚集效果,pH 低于 6.4 或高于 10.0 时,将会使聚集受抑。

(5)PRP 避免混入红细胞、血浆脂类和溶血等,否则可降低悬液透光度而掩盖血小板聚集变化。

3.诱导剂

(1)ADP 在保存中会自行分解,产生 AMP,因此配制成溶液后宜在 -20℃ 冰箱内贮存,一般半年内活性不会降低。

(2)应用肾上腺素时,应裹以黑纸避光,减少分解。

(3)如需使用多种诱导剂测定,应优先进行花生四烯酸和瑞斯托霉素诱导聚集试验,因两者诱导的聚集反应对血浆的 pH 变化较敏感。

二、血浆 β-血小板球蛋白和血小板因子 4 检测

(一)目的

掌握血浆 β-血小板球蛋白(β-thromboglobulin,β-TG)和血小板第 4 因子(platelet factor 4,PF4)的检测原理,熟悉血浆 β-TG 和 PF4 测定的操作要点和注意事项,了解血浆 β-TG 和 PF4 的参考范围。

(二)原理

利用抗 β-TG 或抗 PF4 抗体包被酶标板,加入受检血浆,血浆中 β-TG 或 PF4 与包被的相应抗体结合,洗涤后,再加入抗 β-TG 或抗 PF4 的酶标抗体,最后加入底物显色,显色的深浅与受检血浆中 β-TG 或 PF4 的含量成正相关,从标准曲线中计算出受检血浆中 β-TG 或 PF4 的含量(ELISA 法)。

(三)试剂与器材

1.器材

(1)酶标测定仪。

(2)离心机、37℃ 水浴箱。

(3)其他:注射器、烧杯、刻度吸管、微量加液器等。

2.试剂　β-TG 和 PF4 试剂盒组成:①板洗涤液 10mL。②样品缓冲液 5mL。③基质稀释液 2mL。④标准抗原 0.1mL。⑤酶标抗体 0.1mL。⑥OPD(邻苯二胺)发色基质 16mg(避光)。⑦30% H_2O_2 和 3mol/L H_2SO_4(自备)。⑧96 孔 ELISA 包被板一块。

(四)操作

1.测定前准备

(1)板洗涤液:将 10mL 原液倒入另外玻璃烧杯中,加去离子水 90mL,使总体积为 100mL 的应用液(EL-1)。

(2)样品缓冲液:将 5mL 原液倒入另外玻璃烧杯中,加去离子水 50mL,使总体积为 55mL 的应用液(EL-2)。

(3)标准抗原:取标准抗原 1 支,加样品缓冲液(EL-2)1mL,然后均分为 2 份(每份 0.5mL),取其中 1 份置于 4℃ 冰箱中待用,另 1 份现用,用作第 1 管(200ng/mL);此外,再取小塑料管 6 支,编号,各管依次写上 100、50、25、12.5、6.25、3.125,先在每管各加样品缓冲液(EL-2)25μl,然后从第 1 管(即 200ng/mL)中吸出 250μl 注入第 2 管中(即 100ng/mL),依次

对倍稀释,即成 7 个减半浓度的标准抗原稀释液。

(4)基质稀释液:将 2mL 原液倒入另一烧杯中,加去离子水 18mL,使总体积为 20mL 应用液(EL-3)。

(5)酶标抗体:取 1 支,加样品缓冲液(EL-2)10.5mL,使之成为应用液(临用前新鲜配制)。

(6)发色基质:将基质稀释应用液(EL-3)20mL 倒入小烧杯中,将 OPD 16mg 发色基质注入其中,溶解混匀(可在 36℃ 水浴中温育溶解),临用时加 30% H_2O_2 20μl(其含量为 0.8g/L)。

(7)3mol/L H_2SO_4 溶液 6mL 作终止反应用。

2.标本采集和样本处理

(1)标本采集:抗凝剂采用 5% EDTA 与 0.27% 茶碱混合液,抗凝剂与血液之比为 1:9。用消毒干燥的 8 号针头作静脉采血,弃去最初 2mL 血液,拔去针筒,让血液由针头内自然滴入塑料抗凝管内至 2.5mL 刻度处(一般需 20 秒),轻轻混合,防止血液凝固,即刻置于冰水浴内,在 4℃ 下以 3080g 离心 30 分钟,吸取上层血浆 0.5mL,保存于低温冰箱内备用。

(2)样本处理(待测血浆稀释法):准备标记"B"、"P"2 支塑料管,在"B"管中注入样品缓冲液(EL-2)300μl,而在"P"管中注入 40μl;吸待测血浆样品 100μl 注入"P"管中混匀,即为待测样品稀释液,用作 PF4 测定;然后从"P"管中吸 100μl 注入"B"管中,混匀,作为 β-TG 测定用。

3.加样上反应 所提供 96 孔 ELISA 塑料板是经包被、冻干处理的,故可直接反应。

(1)取 ELISA 包被板,第 1,2 排作标准品测定,从上至下(即从 A~G)依次各加 7 个不同浓度梯度的标准品 100μl,第 8 排(H)不加标准品,只加样品缓冲液(EL-2)100μl 作为非特异性孔。

(2)从第 3 排起,作待测样品测定,各孔加入样品稀释液 100μl。

(3)置室温(>22℃)2 小时或在 37℃ 水浴箱中温育 1 小时,且需加盖。

4.酶标反应

(1)将静置 3 小时的第一次反应板,吸去内液,用 EL-1 洗涤 4 次,洗涤方法是在各孔内加 EL-1 200μl,轻轻摇几次,然后吸出内液,在吸水纸上拍干,如此反复 4 次。

(2)将已稀释的酶标应用液,从左至右,于每孔内各加 100μl,然后在室温静置 1 小时或 37℃ 水浴箱中温育 1 小时。第 8 排(H)孔仍用样品缓冲液,不加酶标记液。

5.发色反应

(1)酶标反应 1 小时,立即用 EL-1 反复洗涤 4 次,吸干,然后再进行发色反应。

(2)于每孔各加发色基质稀释液 200μl,加时应立即记录时间,全部过程应在 4.5~5 分钟内完成,注意控制时间或发色反应速度,显示颜色不可太深(即第 1 排 A 值在 1.0 以上,第 8 排在 0.1 左右最佳)。

(3)待发色反应已见到有明显梯度变色(参考反应时间为 4.5~7.0 分钟)立即按原先前后次序,逐孔加入 3mol/L H_2SO_4 应用液 50μl,以终止反应。10 分钟后,以 492nm 滤光片在酶标测定仪上测定。

6.计算 将所得标准品复孔数值求均值。标准品浓度作横坐标,测定值均数作纵坐标,绘制标准曲线,然后从标准曲线上直接读出样品测定的数值。

（五）参考区间

血浆 β—TG 为(16.4 ± 9.8)ng/mL，血浆 PF4 为(3.2 ± 2.3)ng/mL。

（六）注意事项

1. 吸取原液必须吸净，用应用液反复洗几次。

2. 加样时均需混合后进行，发色基质稀释液及酶标抗体都要在临用前新鲜配制。

三、血小板第 3 因子有效性检测

（一）目的

掌握血小板第 3 因子有效性（platelet factor 3 availability test，PF3aT）检测原理，熟悉 PF3aT 的操作要点和注意事项，了解 PF3aT 的参考范围。

（二）原理

PF3 是血小板在活化过程中所形成的一种膜表面磷脂（即磷脂酰丝氨酸），是凝血的重要成分。当 PF3 缺乏时复钙时间延长，凝血异常。本试验将正常人和富血小板血浆（PRP）和乏血小板血浆（PPP）交叉配合，以白陶土作活化剂，促使 PF3 形成，再测定各组标本的复钙时间，比较各组时间差，从而得知 PF3 是否有缺陷。

（三）试剂与器材

1. 器材 试管、刻度吸管、干燥灭菌注射器、血细胞计数板、离心机、秒表、37℃ 水浴箱、光学显微镜。

2. 试剂

(1)0.109mol/L 枸橼酸钠溶液。

(2)0.025mol/L 氯化钙溶液。

(3)40g/L 白陶土悬液：取白陶土 4g，悬浮于 100mL 生理盐水中。

(4)血小板稀释液：同血小板计数。

（四）操作

1. 标本采集 利用涂硅注射器静脉采血 2.7mL，注入含有 0.3mL 枸橼酸钠抗凝剂的涂硅试管中混合均匀。患者和正常对照同时各采血 1 份。

2. 将抗凝血以 250g 离心 10 分钟，取上清液为富血小板血浆（PRP）。剩余血液以 1500g 离心 15 分钟，取得上清液为乏血小板血浆（PPP），PPP 血小板应$<10\times10^9$/L。

3. 分别计数患者与正常对照者的 PRP 血小板数，并用自身的 PPP 调节血小板数到 250×10^9/L。

4. 取 8 支小试管分为 4 组，每组 2 支，按表 2—55 操作。

5. 将上述 8 支试管置 37℃ 水浴中预温 2 分钟后，从第 1 支起依次每隔 2 分钟加入 0.2mL 白陶土悬液。记录加入白陶土的时间，其间摇动数次。

表 2—55 PF3aT 的测定操作程序

组别	患者血浆（mL）		正常人血浆（mL）		40g/L 白陶土悬液（mL）
	PRP	PPP	PRP	PPP	
Ⅰ	0.1			0.1	0.2
Ⅱ		0.1	0.1		0.2
Ⅲ	0.1	0.1			0.2
Ⅳ			0.1	0.1	0.2

6.20 分钟后各管依次加入 0.2mL 氯化钙溶液,立即开动秒表,将试管浸入 37℃水浴中,不断轻轻摇动,30 秒时再取出试管观察,记录出现纤维蛋白丝(凝固)的时间。

（五）参考区间

第 1 组比第 2 组的结果延长不超过 5 秒。若延长超过 5 秒,则为 PF3aT 有效性减低。第 3 组和第 4 组为对照,在血友病时第 3 组也会延长。

（六）注意事项

1.抗凝剂与血液比例应为 1∶9,血液与抗凝剂混匀后应立即离心,防止血小板减少。

2.PRP 要调至 $250×10^9/L$,PPP 要调至 $10×10^9/L$ 以下为宜。校正后血小板要重新计数一次,血小板数量过多或过少均会影响结果。

3.血小板悬液内不能混有红细胞。

4.判断试验终点时,要严格掌握出现纤维蛋白丝为准。

四、血块收缩试验

（一）目的

掌握血浆法血块收缩试验(clot retraction test,CRT)的原理,熟悉 CRT 的操作要点和注意事项,了解 CRT 的参考范围。

（二）原理

在富血小板血浆(PRP)中,加入 Ca^{2+} 或凝血酶,使血浆凝同。血小板收缩蛋白使血小板伸出伪足,"锚定"于血浆凝固形成的纤维蛋白索上,当血小板发生向心性收缩时,牵拉纤维蛋白索,使纤维蛋白网眼缩小、血清析出。测定析出血清的体积可反映血小板血块收缩的能力。

（三）试剂与器材

1.器材　离心机、水浴箱、刻度小试管、刻度吸管、无菌注射器等。

2.试剂

(1)0.05mol/L 氯化钙溶液或 20U/mL 凝血酶溶液。

(2)0.109mmol/L 枸橼酸钠溶液。

（四）操作

1.常规静脉采血,制备 PRP 和 PPP。

2.用 PPP 调整 PRP 中血小板数为 $200×10^9/L$。

3.取 PRP 0.6mL 加入有刻度的小试管中,置于 37℃ 水浴中温育 3 分钟后,再加入 0.05mol/L 氯化钙溶液或 20U/mL 凝血酶溶液 0.2mL。

4.混合均匀后,于 37℃ 水浴中温育 2 小时,用竹签将血浆凝块轻轻取出弃掉,准确测量血清的体积(mL)。

5.计算

$$血块收缩(\%)=\frac{析出血清体积}{PRP 体积}×100\%$$

（五）参考区间

血块收缩(%)>40%。

（六）注意事项

1.实验过程中温度须控制在 37℃,过高或过低均会影响测定结果。

2.本试验设立阳性对照,可在正常 PRP 中加入 5mol/L N—乙基马来酰亚胺,以抑制血小板肌动和肌球蛋白的收缩作用。

3.PRP 需要进行血小板数的调整,血小板过高或过低都会影响测定结果。

五、血小板相关抗体检测

掌握血小板相关抗体(platelet associated antibody,PAIg)检测的原理,熟悉 PAIg 的操作要点和注意事项,了解 PAIg 的参考范围。

(一)ELISA 法

1.原理 ELISA 法检测血小板相关抗体(PAIg)(以 PAIgG 为例)的原理是:将抗人 IgG 抗体包被在酶标反应板孔内,与待检血小板溶解液中的 PAIgG 结合,再加入酶标记的抗人 IgG 抗体,使形成包被抗人 IgG 抗体—PAIgG—酶标记抗人 IgG 抗体复合物。最后加入底物显色,颜色深浅与血小板溶解液中的 PAIgG 含量成正相关。根据所测被检血小板溶解液的吸光度(A),通过标准曲线计算出 PAIgG 的含量。

2.试剂与器材

(1)器材:血细胞计数仪、微量加样器、离心机、37℃恒温箱、酶标仪。

(2)试剂

1)抗凝剂:67mmol/L EDTA—Na_2。

2)洗涤液:0.01mol/L PBS(含 67mmol/L EDTA—Na_2),pH6.5。

3)缓冲液:0.01mol/L PBS(含 0.05%聚山梨酯 20,4% PEG),pH7.4。

4)包被液:0.05mol/L 碳酸盐溶液,pH 9.6,0.02mol/L Tris—盐酸缓冲液,pH7.4。

5)显色液:0.1mol/L 枸橼酸—枸橼酸钠液 100mL,加邻苯二胺 40mg 和 30%过氧化氢溶液 12μl。

6)终止液:3mol/L 硫酸。

7)抗人 IgG、IgA、IgM 抗体。

8)酶标记的抗人 IgG、IgA、IgM 抗体。

9)11% Triton X—100。

10)参比血清。

3.操作

(1)血小板溶解液制备:静脉血 4.5mL 与 0.5mL67mmol/L EDTA—Na_2 混合,以 1000r/min 离心 10 分钟,取上层 PRP 以 3000r/min 离心 20 分钟,弃去上清液,用洗涤液洗血小板 3 次。悬浮血小板于少量缓冲液中,将血小板数调整为 100×10^9/L,用 11% Triton X—100 按 1:10(v/v)加入血小板悬液(终浓度为 1%),使血小板溶解。置 4℃30 分钟,以 3000r/min 离心 10 分钟,取上清液供测定用,也可储存在−20℃,1 周内测定。

(2)包被:各种抗体用 0.05mol/L 碳酸盐缓冲液稀释至终浓度分别为 IgG 5mg/L,IgM 5mg/L,IgA 25mg/L,然后加入不同微孔板中,每孔 0.1mL,加盖后先置 37℃3 小时,再置 4℃ 冰箱过夜。次日以 0.02mol/L Tris—盐酸缓冲液和洗涤液分别洗板 3 次,甩干,室温晾干,密封后储存,可保存 6 个月以上。

(3)反应:每孔加 0.01mL 被检标本的血小板溶解液,置 37℃温育 1 小时后,用洗涤液洗涤 3 次。甩干后加 0.1mL 酶标记的抗人 IgG、IgA、IgM 抗体,置 37℃温育 1 小时。取出后,同上洗涤 3 次,甩干,加显色液 0.1mL,37℃反应 20 分钟,再加 3mol/L 硫酸 $50\mu l$ 终止反应。

(4)测量:酶标仪于 492nm 测定各孔吸光度(A 值)。

(5)标准曲线制备:每块反应板均应做相应的标准曲线。将参比血清稀释成 10 个浓度的参照品(IgG 为 20~10000ng/mL;IgA 和 IgM 为 4.9~2500ng/mL),以替代血小板溶解液,操作过程同上,做双孔测定。以参照品管内抗体量的对数为横坐标,相对应孔的吸光度为纵坐标,在对数纸上绘制标准曲线。

(6)计算:从标准曲线中可查出被检样本吸光度所对应的抗体浓度,结果以 $ng/10^7$ 血小板表示。

4. 参考区间 PAIgG:0~78.8$ng/10^7$ 血小板;PAIgM:0~7.0$ng/10^7$ 血小板;PAIgA:0~2.0$ng/10^7$ 血小板。

5. 注意事项

(1)注射器和试管必须涂硅或用塑料制品,以减少血小板激活。

(2)标准曲线及待测标本均应做两孔,取其平均值。如两孔 A 值相差＞0.1,均应重测。

(3)血小板计数要准确。

(4)因皮质激素可影响结果,故应停药两周以上才能检测。

(5)分离血小板时,应尽可能地避免红细胞和白细胞的掺入。

(6)Triton 的作用是破坏血小板,若此反应不彻底,血小板上的抗体不能充分暴露,易致假阴性。

(二)改良单克隆抗体血小板抗原固定试验

1. 原理 改良单克隆抗体血小板抗原固定试验(monoclonal antibody immobilization of platelet antigens,MAIPA)是将正常人血小板与待测血清分别和不同抗血小板膜蛋白的小鼠 McAb(例如,抗 GP、b、GPⅡb、GPⅢa、GPⅪ、HLA 等 McAb)一起孵育,经过洗涤后裂解血小板,将血小板裂解液加入到包被有羊抗鼠免疫球蛋白抗体的微孔板中,结合有血小板膜蛋白特异性 McAb 和膜蛋白及其对应的自身抗原抗体复合物被固定在微孔板上,然后与酶标羊抗人免疫球蛋白抗体反应,经酶底物显色,可检出血清中血小板膜蛋白特异的自身抗体。

2. 试剂与器材

(1)器材:血小板计数板、光学显微镜、酶标分析仪。

(2)试剂

1)抗血小板 GPⅡb/Ⅲa 抗体。

2)四硝基苯基磷酸二钠盐(PNPP)。

3)AP 标记的羊抗人 IgG。

4)亲和纯化的羊抗鼠 IgG 抗体。

5)牛血清白蛋白(bovine serum albumin,BSA)。

3. 操作

(1)标本采集和保存:取乙二胺四乙酸二钠(EDTA－Na_2)抗凝外周血 4mL,离心分离血浆。

(2)多孔板包被:制备亲和纯化的羊抗鼠抗体终浓度为 $3\mu g/mL$ 的包被液 10mL,每孔加样 $1000\mu l$,4℃过夜,用 0.01mol/L 的 PBS/Tween 洗涤 3 次,甩干,每孔加封闭液(0.01mol/L PBS/Tween/3％ BSA)$200\mu l$,封膜,室温下放置 30 分钟,然后去除封闭液,控干。

（3）单抗俘获：制备终浓度为 $4\mu g/mL$ 的单抗稀释液，取上述包被板，每孔加 $50\mu l$ 的单抗稀释液，盖膜，摇床，室温孵育 60 分钟后，用 PBS/Tween 洗板 3 次。

（4）MAIPA：收集 O 型正常人抗凝血 10mL，离心分离血小板，用 PBS/EDTA 洗涤血小板 3 次后，再用 2mL PBS/EDTA 悬浮血小板，调血小板浓度至 $1\times10^{9}/mL$。每管加入 $100\mu l$ 患者待测血浆，室温下摇床孵育 55 分钟后，PBS/EDTA 洗涤 3 次，用溶解稀释液（含蛋白酶抑制剂）$100\mu l$ 溶解血小板，置 4℃30 分钟（振摇）。离心取 $90\mu l$ 上清液，用 $360\mu l$ 稀释液稀释，然后取 $100\mu l$ 稀释上清液加样于上述多孔板。室温下摇床孵育 60 分钟，用 0.01mol/L PBS/Tween 洗涤 4 次，加入 $100\mu l$ 碱性磷酸酶标记的羊抗人 IgG 抗体，室温下孵育 60 分钟，用 0.01mol/L PBS/Tween 洗板 6 次，加入 $100\mu l$ PNPP/底物缓冲液，孵育 2~3 小时，至显色。

（5）用自动酶标仪在 405nm、490nm 观察结果 3 用 405nmA 值减去 490nmA 值每板设 4 个正常对照，A 值大于正常均值的 3 倍标准差为阳性。

4.参考区间 MAIPA 测定，健康人均为阴性，各实验室应建立自己的参考范围。

5.注意事项

（1）注射器和试管必须硅化处理或采用塑料制品，以避免吸附血小板和减少血小板激活。

（2）血小板计数要准确。

（3）实验过程中洗涤要充分，除去多余的游离反应物，从而保证试验结果的特异性与稳定性。

六、血小板膜糖蛋白试验

（一）目的

掌握血小板膜糖蛋白的检测原理，熟悉血小板膜糖蛋白的操作要点和注意事项，了解其参考范围。

（二）原理

血小板膜糖蛋白（platelet membrane glycoprotein，GP）检测，用抗人血小板膜 GPⅠb、GPⅡb 和 GPⅢa 单克隆抗体与被检者血小板膜相应糖蛋白的特异反应的原理，通过流式细胞仪分析可以测定血小板膜相应 GP 的表达和含量。

（三）试剂与器材

1.器材 流式细胞仪、试管、离心机、涡流混匀器、微量加样器。

2.试剂

（1）改良 HEPES/Tyrode（HT）缓冲液：10mmol/L HEPES，137mmol/L NaCl，2.8mmol/L KCl，1mmol/L $MgCl_2$，12mmol/L $NaHCO_3$，0.4mmol/L Na_2HPO_4，0.35% BSA，5.5mmol/L 葡萄糖。用 0.1mmol/L NaOH 或只 HCl 调节 pH 至 7.4。溶液配好后应用 0.2~$0.4\mu m$ 滤膜过滤。4℃可储存 1 周，-20℃可储存 1 年。使用前恢复至室温。

（2）荧光素标记的单克隆抗体：FITC 或 PE 标记的抗 GPⅡb/Ⅲa 复合物（CD41/CD61），GPⅠb/Ⅸ/Ⅴ 复合物（CD42b/CD42a/CD42d）单克隆抗体。

（3）阴性对照试剂：鼠免疫球蛋白（MIgG），其 IgG 亚型、蛋白质浓度、标记的荧光色素和荧光素蛋白质分子比值（F：P）应与荧光素标记的单克隆抗体匹配，一般用同一生产厂商的试剂匹配较好。

（4）固定剂：1% 多聚甲醛磷酸盐缓冲液。

（四）操作

1.标本采集　空腹静脉采血，采用109mmol/L枸橼酸钠抗凝。一般在30分钟内处理标本。若用于诊断血小板功能异常，常需要采集健康人血液作阳性对照。

2.免疫荧光染色

（1）血液标本（包括测定和对照标本）用HT缓冲液1：10稀释。有时也可不稀释血液。

（2）取4支2mL塑料尖底离心管，2支表明测定（T_1和T_2），另2支标明对照（C_1和C_2）。在T_1和C_1管中分别加入两种各10μl荧光素标记的单克隆抗体（如CD42a FITC和CD41 PE）。在T_2和C_2管中分别加入两种各10μl荧光素标记MIgG（如MIgG FITC和MIg GPE）；在T管中均加入10μl稀释测定全血或5μl未稀释测定全血混匀，在C管中均加入10μl稀释对照全血或5μl未稀释对照全血混匀。避光、室温染色20分钟。

（3）洗涤与固定：加入1.5mL HT缓冲液或磷酸盐缓冲液、颠倒混匀血液标本，300g离心5分钟，去上清，加入1mL 4～8℃预冷的1%多聚甲醛，涡流混匀，固定15分钟后流式细胞仪检测。也可不洗涤直接加入2mL 4～8℃预冷的1%多聚甲醛，涡流混匀，固定15分钟后待测。若不能及时测定，置于4～8℃冰箱内保存，24～48小时内测定。

3.流式细胞仪分析

（1）流式细胞仪（如BD-FACS仪器）准备：按仪器操作规程开机，开启自动校准软件（如FACSC软件），用标准荧光微球（如CaliBRITE beads 2）调试与校准仪器，包括PMT电压值、FSC及荧光灵敏度和双色荧光补偿等。

（2）开启流式细胞数据获取与分析软件（如CellQuest或CellQuest Pro软件），点击仪器设置菜单（如FACS cytometer），FSC、SSC、FL1、FL2均设为对数方式。设阈值为FL1（如CD1 PE作为血小板标志物，CD42a FITC作为测定），避免细胞碎片和仪器背景噪音的影响。流速设为低速以减少粘连。

（3）试用对照管（C2管）调获取数据（不储存数据），在CD41 FITC/SSC散点图中画出血小板门，根据CD42a FITC/CD41 PE散点图中FL1和FL2的基线信号，调整流式细胞仪的FL1和FL2 PMT电压值，使其信号处于左下角（荧光强度在10以内）。再用对照管（C_1管）观察CD42a FITC/CD41PE在图中FL1和FL2的测定信号，健康人血小板的CD42a FITC/CD41 PE荧光信号较强，MFI一般＞10^2，并根据散点图分布特点适当调节FL1和FI2的补偿。

（4）获取数据：获取C_1、C_2、T_1、T_2管中5000～10000个血小板数据，也可同时获取血小板和红细胞的数据，但应保证血小板数据＞5000～10000个。数据储存于计算机硬盘。

（5）数据分析：在CellQuest或CellQuest Pro软件中显示FSC/SCC、CD41 PE/SCC、CD42a FITC/CD41 PE三幅散点图，分别将对照管、测定管数据调出，设定单个血小板门（R_1）。

（6）以对照管（C_2）的荧光散点图为基准，画出"＋"线，使散点图分成4个部分，即左下（LL）、右下（LR）、左上（UL）、右上（UR）。LL显示双阴性信号，LR显示FL1阳性信号，UL显示FL2阳性信号，UR显示FL1和FL2双阳性信号，画"＋"线时，尽量靠近LL细胞群，使其阴性百分率＞99%即可。画出"＋"线至对照管（C_1）的散点图，统计各部分中血小板占门内（R_1）细胞的百分率、占获取细胞总数的百分率、FL1（x轴）荧光强度的算术平均数（Y Mean）和几何平均数（Y Geo Mean）等结果。然后按上述方法分析测定管的数据。

(7)结果报告:CD42a 或 CD41 阳性血小板百分率,也可以直方图显示 R_2 中 CD42a FITC 的 MFI,与阴性对照(T_2)的直方图比较,计算 MFI-R,由此可获得血小板表达 CD42a 的相对含量。

(五)参考区间

糖蛋白阳性血小板百分率:GPⅠb、GPⅡb、GPⅢa、GPⅨ仅为 $95\%\sim99\%$。

(六)注意事项

1.洗涤或不洗涤的影响　免疫荧光染色后洗涤,可有效去除背景荧光的影响,使阴性和阳性血小板的荧光峰分离更好,MFI-R 增大,有利于结果的分析。免疫荧光染色后不洗涤,直接加入固定剂,导致阴性和阳性血小板荧光峰的分离不如洗涤的好,MFI-R 减小,对 CD41、CD42、CD61 等分子数量较多的糖蛋白分析影响不大,但对含量较少的糖蛋白如 CD49b(CDⅠa)、CD49e(CDⅠc)的测定则有一定的影响。

2.由于一些血小板糖蛋白的分布与采血后放置时间有关,如 CD42b 等,采血后即使立即检测也可能会发生变化,因此有学者建议应采血后立即固定,使检测的信息代表体内血小板膜的真实水平。故各实验室应根据所用抗体的浓度、固定时间、染色时间等不同,确定抗体的最佳浓度及染色时间等。

3.如果需要准确测定每个血小板膜上的糖蛋白分子数量,可采用定量流式细胞术的方法。

七、血小板活化分析试验

(一)目的

掌握血小板活化指标的检测原理,熟悉血小板活化指标检测的操作要点和注意事项,了解其参考范围。

(二)原理

血小板活化后,血小板形态发生变化,膜磷脂酰丝氨酸(PS)暴露并结合凝血因子,膜糖蛋白分子数量、分布及构象改变,如 α 颗粒膜蛋白 CD62P 从血小板内部转移至血小板膜表面,血小板膜 GPⅡb/Ⅲa 活化形成纤维蛋白原受体(FIB-R)。利用荧光素标记的 Annexin V(可以与血小板膜 PS 特异性结合)、抗 CD62P 单克隆抗体和抗 FIB-R 的单克隆抗体免疫荧光染色,运用流式细胞分析阳性血小板百分率,可以评价血小板活化程度。

(三)试剂与器材

1.器材　流式细胞仪、试管、离心机、涡流混匀器、微量加样器。

2.试剂

(1)改良 HEPES/Tyrode(HT)缓冲液:10mmoI/L HEPES,137mmol/L NaCl,2.8mmol/L KCl,1mmol/L $MgCl_2$,12mmol/L $NaHCO_3$,0.4mmol/L Na_2HPO_4,0.35% BSA,5.5mmol/L 葡萄糖。用 0.1mmol/L NaOH 或 HCl 调节 pH 至 7.4。溶液配好后应用 $0.2\sim0.4\mu m$ 滤膜过滤。4℃可储存 1 周,-20℃可储存 1 年。使用前恢复至室温。

(2)荧光素标记的单克隆抗体:①识别血小板的标志物:PerCP 标记 CD61。②血小板促凝血活性标志物:FITC 标记的 Annexin V。③血小板活化标志物:FITC 标记的 FIB-R,PE 标记的 CD62P。

(3)阴性对照试剂:鼠免疫球蛋白(MIgG),其 IgG 亚型、蛋白质浓度、标记的荧光色素和荧光素蛋白质分子比值(F：P)应与荧光素标记的单克隆抗体匹配，一般用同一生产厂商的试剂匹配较好。

(4)RGDS：RGDS 四肽，用 PBS 配制成 10mg/mL。分装后保存于－20℃，使用前解冻。RGDS 可与纤维蛋白原受体特异性结合，从而完全阻断纤维蛋白原受体与纤维蛋白原的结合。

(5)固定剂：1％多聚甲醛磷酸盐缓冲液。

(四)操作

1.标本采集　空腹静脉采血，采用 109mmol/L 枸橼酸钠抗凝。采血后 1 小时内进行试验。

2.免疫荧光染色

(1)血液标本(包括测定和对照标本)用 HT 缓冲液 1：10 稀释。有时也可不稀释血液。

(2)取 4 支 2mL 试管，2 支标记为测定(T_1 和 T_2)，另 2 支标记为对照(C_1 和 C_2)。4 支试管中均加入 10μl CD61PerCP。在 C_1 管中加入对照(MIgG－FITC)10μl，T_1 管中加入 FITC 标记的 Annexin V10μl，C_2 管中加入 MIgG PE，RGDS 和 FITC 标记的 FIB－R，在 T_2 管中加入 CD62P FITC 和 FIB－RPE。

(3)在所有管中均加入 10μl 稀释测定全血或 5μl 未稀释测定全血混匀，避光、室温染色 20 分钟。

(4)固定血小板：加 1mL 预冷(2～8℃)1％PFA，涡流混匀后 2～8℃ 避光保存 30 分钟以上，24 小时内进行 FCM 分析。

3.流式细胞仪分析

(1)流式细胞仪(BD 仪器)准备：按仪器操作规程开机，开启自动校准软件(如 FAC－SComp 软件)，用标准荧光微球(如 CaliBRITE beads 2)调试与校准仪器，包括 PMT 电压值、FSC 和荧光分析灵敏度等。开启流式细胞数据获取与分析软件(如 CellQuest 或 CellQuest Pro 软件)，点击仪器设置菜单，FSC、SSC、FL1、FL2、FL3 均设为对数放大方式。设阈值为 FL3(以 PerCP 标记的 CD61 作为识别血小板的标志抗体)，避免细胞碎片和仪器的背景噪音的影响。流速设为低速，以减少细胞的粘连。

(2)流式细胞仪数据获取与分析：在 CellQuest 或 CellQuest Pro 软件获取数据窗口，画出 FSC/SCC、FL1/SCC、FL2/FSC、FL1/FL2 散点图，以对照管调整 FL1 的本底，获得 10000 个血小板的数据，统计分析阳性血小板百分率和平均荧光强度。

(五)参考范围

PS 阳性血小板＜30％，CD62P 阳性血小板＜2％，FIB－R 阳性血小板＜5％。

(六)注意事项

1.本试验采用的是新鲜全血检测体内血小板活化，因此在血液采集、标本处理等环节应尽量减少人工活化，最好在采血后 10 分钟内尽可能快地处理标本。

2.本试验中的固定方法、抗凝剂、单克隆抗体及其荧光素的选择均不受严格限制，可以根据实验室自身条件和经验进行设置，但应在临床使用前进行方法学评价。

八、血浆血栓烷 B_2 检测

(一)目的

掌握血栓烷 B_2(thromboxane B_2，TXB_2)的检测原理，熟悉 TXB_2 检测的操作要点和注意事项,了解血浆 TXB_2 的参考范围。

（二）原理

将 TXB_2－牛血清白蛋白包被于酶标反应板中,然后加入被检血浆或 TXB_2 标准品以及抗 TXB_2 抗体。包被的 TXB_2 与被检血浆中 TXB_2 或标准品中的 TXB_2 竞争性与抗 TXB_2 抗体结合,包被的 TXB_2 与抗体结合的量与被检血浆中 TXB_2 的含量成负相关。然后加入过量酶标记第二抗体,再加入底物显色,根据吸光度（A 值）即可计算出被检血浆中 TXB_2 的含量。

（三）试剂与器材

1. 器材 小试管、刻度试管、干燥灭菌注射器、37℃水浴箱、离心机、酶标反应板、酶标测定仪等。

2. 试剂

（1）0.05mmol/L 磷酸盐缓冲液（pH9.6）。

（2）0.05mmol/L 磷酸盐缓冲液（pH1.2）。

（3）0.1mol/L 枸橼酸盐缓冲液（pH4.5）。

（4）TXB_2－牛血清白蛋白连接物（TXB_2－BSA）。

（5）TXB_2 标准品。

（6）兔抗 TXB_2IgG。

（7）羊抗兔 IgG－辣根过氧化物酶连接物（即酶标第二抗体）。

（8）邻苯二胺（OPD）。

（9）30% 过氧化氢。

（10）聚山梨酯－20。

（11）3mol/L 硫酸。

（12）0.3% 明胶（用 0.05mol/L 碳酸盐缓冲液配制）。

（四）操作

1. 用碳酸盐缓冲液将 TXB_2－BSA 作一定稀释后包被在酶标反应板,用 0.3% 明胶封闭。

2. 加入标准品（倍比稀释浓度为 12.5～1600ng/L）或待测样品、抗 TXB_2－IgG 后在 37℃中温育 2 小时。

3. 洗涤后再加酶标第二抗体在 37℃中反应 2 小时。

4. 在 OPD－过氧化氢为基质显色 20 分钟,加 3mol/L 硫酸终止反应,在酶标测定仪上测定 A_{490}。

5. 标准曲线绘制与结果计算：B/B_0（%）＝（$A_{标准品或样品孔}$－$A_{非特异}$）/（$A_{零标准品}$－$A_{非特异}$）×100。以标准品含量为横坐标,B/B_0（%）为纵坐标,在半对数纸上作标准曲线。根据样品孔 B/B_0（%）值在标准曲线上读出 TXB_2 的含量。

样品 TXB_2 浓度（pg/mL）＝测定值×样品稀释倍数。

（五）参考范围

76.3ng/L±48.1ng/L。

（六）注意事项

1. 法可测定人或动物血标本,但不宜测定兔血标本。

2. 本法特异性和敏感性均较高,是临床上常用的检测的方法。

（鲍翠霞）

第十五节 凝血因子检验

一、凝血时间测定(CT)

目的:①掌握凝血时间(clotting time,CT)测定的原理。②熟悉凝血时间测定的操作要点和注意事项。③了解凝血时间测定的参考区间。

(一)硅管法凝血时间测定

1.原理 用硅油处理试管内壁,可减低血液中凝血因子(ⅩⅡ或ⅩⅠ)与玻璃试管内壁的接触活化作用,以减慢内源性凝血系统的启动,由此所测得的离体血液发生凝固所需要的时间即硅管法凝血时间(silica clotting time,SCT)。

2.试剂与器材 硅化玻璃注射器、微量加样器、直径8mm硅化玻璃试管、秒表、离心机、水浴箱等。

3.操作

(1)取3支直径8mm硅化玻璃试管,按顺序编号。

(2)常规静脉采血,从血液流入注射器时开始计时,收集静脉血3mL时立即取下针头,分别在3支试管中沿试管壁缓慢注入每管约1mL血液,置于37℃水浴中。

(3)血液离体3分钟后,每隔30秒轻轻倾斜(约30°)1号试管1次,同时观察试管内血液流动情况,直至血液凝固。同法依次观察2号和3号试管,当3号试管血液凝固时,立即停止计时,记录从血液流入注射器开始至第3号试管血液凝固所需时间,即为SCT。

4.参考区间 15~32分钟。

5.注意事项

(1)器材:所用器材应清洁、干燥;需使用硅化玻璃注射器和硅化玻璃试管,试管内径要固定且一致,因试管内径越大,凝血时间越长。

(2)采血:采血应快、顺利、一针见血(30秒内完成);最好不扎压脉带;应避免组织液和空气混入;本试验不能采用溶血标本。

(3)温度:水浴温度应控制在37℃±0.5℃。温度过高CT时间缩短;过低则CT时间延长。

(4)观察计时:观察血液凝固情况时倾斜试管动作要轻,每次倾斜幅度以30°为佳,以减少血液与试管壁的接触面积。要求在明亮处观察血液流动,以血液流动减慢或出现混浊的初期凝固为计时终点。

(5)异常样本的血凝观察与分析

1)凝血异常样本:如血液迅速凝固,可能为组织液混入或血液处于高凝状态,应结合采血情况和具体病情加以分析。

2)血沉增快样本:血沉增快可导致红细胞在血液凝固之前就已经聚集下沉,此时,须注意观察血液流动情况,避免错误判断凝血时间终点。

3)纤溶亢进样本:纤溶亢进时可使血块溶解极快,必须仔细观察血块的形成情况,以免错误判断结果。

(二)活化凝血时间法

1.原理 在全血中加入白陶土-脑磷脂悬液,其中白陶土可充分激活凝血因子ⅩⅡ、ⅩⅠ启动内源性凝血系统;脑磷脂为凝血反应提供丰富的催化表面,促进凝血过程,提高试验灵敏度,由此所检测的血液凝固时间即为活化凝血时间(activated clotting time,ACT)。

2.试剂与器材

(1)试剂:4%白陶土-脑磷脂悬液:将脑磷脂用 pH7.3 的巴比妥缓冲液作 1：50 稀释,再加等量的 4%白陶土生理盐水悬液,充分混合。

(2)器材:无菌硅化玻璃注射器、直径 8mm 玻璃试管、消毒棉签、75%乙醇、碘酒、微量加样器、秒表、离心机、水浴箱等。

3.操作

(1)取 2 支直径 8mm 玻璃试管,分别加入 4%白陶土-脑磷脂悬液 0.2mL。

(2)静脉采血 1mL,立即取下针头,在上述试管中各加血液 0.5mL,立刻混匀同时启动秒表计时,并置 37℃水浴中。

(3)每隔 10 秒轻摇试管 1 次,同时注意观察试管内血液流动情况,直至血液凝固时停止计时记录血液凝固所需时间,即为 ACT。

(4)取 2 支试管血液凝固时间的平均值作为 ACT 值。

4.参考区间　1.1～2.1分钟。

5.注意事项

(1)器材、采血及水浴温度控制等同 SCT。

(2)采用激活剂的种类不同,如白陶土(kaolin)、硅藻土(silica),血液凝固的时间不同,最常采用硅藻土作为激活剂。白陶土有抗抑肽酶(为抗纤溶因子药物,可减轻外科手术后出血过多)的作用,不宜用于使用此类药物的患者测定。

(3)本试验亦可采用自动血凝仪进行检测。不同仪器因检测原理不同(如机械法、光学法或磁场法等),检测结果也不同,应与标准方法进行比较,同时结合临床综合分析。

二、活化部分凝血活酶时间测定(APTT)

(一)目的

1.掌握血浆活化部分凝血活酶时间(activated partial thromboplastin time,APTT)测定的原理。

2.熟悉血浆活化部分凝血活酶时间测定的操作要点和注意事项。

3.了解血浆活化部分凝血活酶时间测定的参考区间。

(二)原理

在 37℃条件下以白陶土为激活剂激活因子Ⅻ、Ⅺ,启动内源性凝血系统,并用脑磷脂(部分凝血活酶)代替血小板第 3 因子提供凝血的催化表面,在 Ca^{2+} 的参与下,观察受检血浆凝固所需的时间,即为活化部分凝血活酶时间。该试验是检测内源性凝血系统简便、灵敏和常用的筛查试验。

(三)试剂与器材

1.试剂

(1)0.109mol/L 枸橼酸钠溶液。

(2)AFTT 试剂(含白陶土、硅土或鞣花酸及脑磷脂)。

(3)0.025mol/L 氯化钙溶液。

(4)健康人冻干混合血浆(正常对照血浆)。

2.器材 硅化玻璃注射器或塑料注射器、硅化玻璃试管或塑料试管、秒表、离心机、微量加样器、水浴箱、血凝仪等。

(四)操作

1.试管法

(1)标本采集和处理:静脉采血 1.8mL,加入含有 0.2mL 0.109mol/L 枸橼酸钠溶液的试管中,充分混匀,3000r/min 离心 20 分钟,分离乏血小板血浆。

(2)预温:将 APTT 试剂、正常对照血浆、待测血浆以及 0.025mol/L 氯化钙溶液分别置于 37℃水浴中预温 5 分钟。

(3)预温活化:取 1 支试管,加入预温的正常对照血浆和 APTT 试剂各 0.1mL,混匀,37℃水浴中预温活化 3 分钟并轻轻振摇。

(4)测定:在上述试管中加入 0.1mL 预温的 0.025mol/L 氯化钙溶液,立即混匀并启动秒表计时。

(5)观察计时:在 37℃水浴中连续轻轻振摇试管,大约 20 秒后,不时从水浴中取出,在明亮处缓慢倾斜试管,观察试管内液体的流动状态,当液体流动减慢或出现混浊时停止计时,记录凝固时间。重复检测 2 次,取平均值作为正常对照血浆的 APTT 值。

(6)采用同样方法测定待测血浆的 APTT 值。

2.血凝仪法

(1)标本采集和处理:同试管法。

(2)试剂准备:根据仪器试剂位置程序要求,把 APTT 试剂和 0.025mol/L 氯化钙溶液准备好,置于相应的位置。

(3)标本准备:将正常对照血浆和待测血浆放在相应的样本架上。

(4)准备反应杯。

(5)检测:按仪器操作程序分别检测正常对照血浆和待测血浆的 APTT 值。

(五)参考区间

男性 31.5～43.5 秒,女性 32.0～43.0 秒,超过正常对照±10 秒以上有病理意义。

(六)注意事项

1.标本采集

(1)采血器材:①临床和实验室标准化协会(CLSI)建议使用高质量塑料或聚乙烯试管收集标本,或采用硅化的玻璃器皿采血,并有充分的透明度和空间便于血液与抗凝剂混合。②所用试管要清洁、干净、无划痕,以避免凝血因子活化,最好使用真空采血管,以防止血液中 CO_2 丢失、pH 增高,使凝固时间延长。③国际上推荐使用 21 号以上针头,儿童可用 23 号针头。

(2)采血:①尽可能空腹采血,以避免高脂血症导致 APTT 延长。②采血时止血带不能束缚太紧,且束缚时间最好不超过 1 分钟,以避免凝血因子和纤溶系统活化。③采血应顺利,避免溶血、避免组织液混入和气泡产生。④标本应无黄疸。⑤标本不可有凝血块,任何微小的凝块都会影响检测结果。⑥避免肝素污染。

(3)抗凝剂使用:ICSH 推荐使用浓度为 0.109mol/L 枸橼酸钠抗凝剂。当血细胞比容(HCT)在 0.2～0.5 时,血与抗凝剂比例严格按 9∶1 抗凝;对伴有严重贫血或血细胞比容明显异常(血细胞比容<0.2或>0.5)的标本,应调整抗凝剂用量,Mac Gann调整公式为:抗凝剂用量(mL)=(100-HCT)×血液量(mL)×0.00185。标本与抗凝剂应充分混匀,抗凝须充分,无任何微小血凝块。

2.标本运送 运送标本时必须加塞,防异物、防震动及光照,在室温条件下马上运送。

3.标本处理

(1)离心条件:在15~20℃环境下,3000r/min离心20分钟,尽可能除去血小板,分离后的血浆应PLT<20×10⁹/L。

(2)标本保存:①采血后宜在2小时内完成测定,时间过久,Ⅴ因子易消失;室温下,Ⅷ因子也易失去活性。②冷冻血浆可减低狼疮抗凝物、因子Ⅻ、Ⅺ、HMWK、PK检测的灵敏度。③样本若不能及时检测,应置于-80℃(不超过30天)、-20℃(不超过14天)或-8℃(不超过6小时)保存。④冷冻血浆测定时应于37℃迅速解冻,标本不可反复冻融。

4.其他

(1)试剂质量:①APTT试剂质量对测定结果影响很大。激活剂的种类(如白陶土、硅藻土、鞣花酸)以及部分凝血活酶(脑磷脂)的来源,均可影响测定结果。通常选用对因子Ⅷ、Ⅸ、Ⅺ在血浆浓度为200~250U/L时灵敏的试剂。②试剂溶液pH为7.2~7.4,最好用去离子不含氨的水配制。③在待测标本检测前应先测定健康人混合血浆,当其APTT在允许范围内方能检测待检标本,否则,应重新配制APTT试剂。

(2)检测器材:所有反应的器材必须清洁,无残留清洁剂。

(3)温度要求:①健康人冻干混合血浆及冷藏试剂在使用前应先放室温平衡15分钟。②水浴温度要控制在(37.0±0.5)℃,温度过高或过低均可使AFTT延长。③样本及试剂在使用前必须预温,时间不应少于3分钟,但试剂预温不能超过15分钟,血浆预温不能超过10分钟。

(4)观察计时:应在明亮处观察血液流动情况,以血液流动减慢或出现混浊的初期凝固为计时终点。

5.药物影响 应用避孕药、雌激素、香豆素类药物、肝素、天冬氨酰酶、纳洛酮等药物均可影响AFTT检测结果,测定前须停药至少1周。

三、凝血酶原时间测定(PT)

(一)目的

1.掌握血浆凝血酶原时间(prothrombin time,PT)测定(一期法)的原理。

2.熟悉血浆凝血酶原时间测定的操作要点和注意事项。

3.了解血浆凝血酶原时间测定的参考区间。

(二)原理

在待测血浆中加入足量的含钙组织凝血活酶(主要含Ca²⁺、组织因子和脂质),启动外源性凝血系统,激活凝血酶原成为凝血酶,凝血酶使纤维蛋白原转变为纤维蛋白,测定血浆凝固所需时间即为凝血酶原时间。本试验是外源性凝血系统最常用的筛检试验。

(三)试剂与器材

1.试剂

(1)含钙组织凝血活酶试剂。

(2)0.109mol/L 枸橼酸钠溶液。

(3)健康人冻干混合血浆(正常对照血浆)。

2.器材　硅化玻璃注射器或塑料注射器、硅化玻璃试管或塑料试管、微量加样器、秒表、水浴箱、离心机、血凝仪等。

(四)操作

1.试管法

(1)标本采集和处理:常规静脉采血 1.8mL,加入到含有 0.109mol/L 枸橼酸钠溶液0.2mL的硅化试管或塑料试管中,充分混匀,3000r/min 离心 20 分钟,分离乏血小板血浆。

(2)预温:将含钙组织凝血活酶试剂、已溶解的正常对照血浆和待测血浆,分别放置 37℃水浴中预温 5 分钟。

(3)测定:取 1 支试管,加入预温的正常对照血浆 0.1mL,37℃预温 30 秒,随后加入0.2mL预温的含钙组织凝血活酶试剂,立刻混匀,同时启动秒表计时。

(4)观察计时:在明亮处不断地缓慢倾斜试管,观察试管内液体的流动状态,当液体流动减慢或出现混浊时,停止计时,记录凝固时间。重复测定 2~3 次,取平均值作为正常对照血浆的 PT 值。

(5)采用同样方法测定受检血浆的 PT 值。

2.血凝仪法

(1)标本采集和处理:同试管法。

(2)试剂准备:根据仪器试剂位置程序要求,把含钙组织凝血活酶试剂准备好,置于相应的位置。

(3)标本准备:将正常对照血浆和待测血浆放在相应的样本架上。

(4)准备反应杯。

(5)检测:根据仪器操作程序分别检测正常对照血浆和待测血浆的 PT 值。

(五)参考区间

目前 PT 报告方式有三种:①以直接测定的 PT 报告,PT:11~13 秒,超过正常对照±3秒以上有意义。②以 PT 比值(PTR)报告,PTR=受检血浆 PT 值/健康人混合冻干血浆 PT值;PTR:0.85~1.15。③以国际标准化比值(international normalized ratio,INR)报告,INR=PTR^{ISI};INR:0.8~1.5。

由于前两者存在的偏差较大,对临床上指导口服抗凝药物治疗用量有一定危险性,并且在国内难以开展室间质量评价,因此,在报告 PT、PTR 时,一定同时报告 INR。但应注意,不同疾病时口服抗凝药监测的 INR 参考值不同。不推荐 PT 作为评价肝病患者凝血功能的指标。

(六)注意事项

1.标本采集、标本运送、标本处理同 APTT 检测。

2.其他

(1)试剂质量:组织凝血活酶试剂的活性是影响 PT 检测准确性的关键因素。组织凝血活酶的来源不同、制备方法不同,对 PT 测定结果影响很大。组织凝血活酶可来自牛脑组织、兔脑组织等的提取物,也可采用纯化的重组组织因子(recombinant-tissue factor,r-TF)加磷脂作试剂,后者比动物源性的凝血活酶对因子Ⅱ、Ⅶ、Ⅹ的检测灵敏度更高。

　　由于每次使用含钙组织凝血活酶的活性不尽相同可导致测定结果之间存在差异,为了增加 PT 测定结果的可比性,要求含钙组织凝血活酶必须标注国际敏感指数(international sensitivity index,ISI),以此表示组织凝血活酶试剂的灵敏度。

　　(2)标本检测:①由于每次使用的含钙组织凝血活酶活性不尽相同,测定条件也有变化,WHO 等国际权威机构要求每次测定均必须有正常对照。正常对照血浆须采用 18 岁~55 岁健康人(除外妊娠、哺乳妇女和服药者)20 名以上男女各半的混合血浆。血液与 0.109mol/L 枸橼酸钠抗凝剂 9∶1 混匀,3000r/min 离心 20 分钟,分离血浆后混合,分装每瓶 1mL,－80℃冻干保存。②PT 检测应选用国际血栓和止血委员会(ICTH)及国际血液学标准化委员会(ICSH)公布的参考方法。③PT 测定时,应先检测健康人混合血浆,其 PT 值在允许范围内方能测定待测标本。否则,应重新配制 PT 试剂。④所有标本应重复测定 2~3 次,取平均值报告。双份结果相差应<5%,否则应重新检测。

四、凝血酶时间测定(TT)及其纠正试验

(一)凝血酶时间测定

1.目的

(1)掌握血浆凝血酶时间(thrombin time,TT)测定的原理。

(2)熟悉血浆凝血酶时间测定的操作要点和注意事项。

(3)了解血浆凝血酶时间测定的参考区间。

2.原理　在凝血过程中,纤维蛋白原在凝血酶的作用下转变为纤维蛋白,是凝血的共同途径。在待测血浆中加入标准化凝血酶,开始计时,观察到血浆开始凝固所需要的时间称为凝血酶时间。

3.试剂与器材

(1)试剂

1)0.109mol/L 枸橼酸钠溶液。

2)凝血酶溶液:先用适量蒸馏水复溶冻干凝血酶,再加入生理盐水,调至健康人血浆凝固时间波动于 16~18 秒之间为宜。

3)健康人对照血浆。

(2)器材:离心机、37℃水浴箱、微量加样器、注射器、试管、秒表或全自动血液凝固仪等。

4.操作

(1)试管法

1)标本采集和处理:常规静脉采血 1.8mL,加入含 0.109mol/L 枸橼酸钠溶液 0.2mL 的试管中,充分混匀,3000r/min 离心 20 分钟,分离乏血小板血浆。

2)预温:将正常对照血浆和待测血浆 100μl 分别加入试管中,放置 37℃水浴预温 5 分钟。

3)测定:试管中分别加入 100μl 凝血酶溶液,立刻混匀并启动秒表计时。

4)观察计时:在明亮处观察试管内液体的流动状态,当液体流动减慢或出现混浊时,停止计时,记录凝固时间。重复测定 2~3 次,取平均值作为正常对照 TT 值。

5)采用同样方法测定受检血浆的 TT 值。

(2)血凝仪法:若采用全自动血液凝固仪检测 TT 值,则在加入凝血酶后按照凝血仪方法测定即可。

5.参考区间　16～18秒,超过±3秒以上有意义。

6.注意事项

(1)标本需用枸橼酸钠抗凝,不能采用肝素或 EDTA 抗凝。

(2)血浆分离后要尽快进行检测,室温下保存不应超过 3 小时,4℃下保存不超过 4 小时。

(3)已稀释好的凝血酶溶液要尽快使用,若置于 4℃下须在 3 天内使用。

(4)每次操作均要对凝血酶溶液进行校正,确保健康人血浆 TT 值波动于 16～18 秒之间。

(二)凝血酶时间纠正试验

1.目的

(1)掌握凝血酶时间纠正试验的原理。

(2)熟悉凝血酶时间纠正试验的操作要点和注意事项。

(3)了解凝血酶时间纠正试验的参考区间。

2.原理　甲苯胺蓝可中和血浆中的肝素或类肝素样物质,在 TT 测定中加入甲苯胺蓝,使延长的 TT 缩短或恢复正常,即可说明待测标本中存在过多的肝素或类肝素样物质;如果加入甲苯胺蓝后对 TT 检测无影响,则说明是纤维蛋白原缺陷或存在其他抗凝物质。该试验亦称为甲苯胺蓝纠正试验。

3.试剂与器材

(1)试剂

1)0.1％甲苯胺蓝溶液。

2)凝血酶溶液:先用适量蒸馏水复溶冻干凝血酶,加入生理盐水,调至健康人血浆凝固时间波动于 16～18 秒之间为宜。

(2)器材:试管、注射器、离心机、水浴箱、秒表、微量加样器等。

4.操作

(1)试管法

1)标本采集和处理:常规静脉采血 1.8mL,加入含 0.109mol/L 枸橼酸钠溶液 0.2mL 的试管中,充分混匀,3000r/min 离心 20 分钟,分离乏血小板血浆。

2)预温:取待测血浆 $100\mu l$,加入等量的 0.1％甲苯胺蓝溶液,混匀,37℃温育。

3)测定:试管中加入凝血酶溶液 $100\mu l$,立刻混匀并启动秒表计时。

4)观察计时:在明亮处观察试管内液体的流动状态,当液体流动减慢或出现混浊时,停止计时,记录血浆凝固时间。重复测定 2～3 次,取平均值即为 TT 值。

(2)血凝仪法:若采用全自动血液凝固仪进行 TT 纠正试验,则在加入凝血酶后按照凝血仪方法测定即可。

5.参考区间　将甲苯胺蓝溶液加入 TT 延长的血浆后,若 TT 缩短＞5 秒,说明标本中肝素或类肝素样物质增多;否则说明 TT 延长并非由肝素类物质所致。

6.注意事项

(1)当纤维蛋白原含量过低时,加入甲苯胺蓝可使检测结果判断困难,需特别注意。

(2)其余注意事项同 TT 检测。

五、凝血因子活性检测

(一)血浆凝血因子Ⅷ、Ⅸ、Ⅺ活性测定(一期法)

1.目的

(1)掌握血浆凝血因子Ⅷ、Ⅸ和Ⅺ活性检测的原理。

(2)熟悉血浆凝血因子Ⅷ、Ⅸ和Ⅺ活性检测的操作要点和注意事项。

(3)了解血浆凝血因子Ⅷ、Ⅸ和Ⅺ活性检测的参考区间。

2.原理 在待测血浆或健康人新鲜混合血浆中分别加入缺乏凝血因子Ⅷ、Ⅸ、Ⅺ的基质血浆、白陶土脑磷脂悬液和Ca^{2+}溶液,观察各自的凝固时间。同时,用健康人新鲜混合血浆凝固时间绘制标准曲线,将受检血浆测定结果与其比较,分别计算出各个待测凝血因子Ⅷ、Ⅸ、Ⅺ相当健康人的百分率。

3.试剂与器材

(1)试剂

1)缺乏因子Ⅷ、Ⅸ、Ⅺ的基质血浆。

2)脑磷脂悬液:用兔脑或人脑制备的脑磷脂冻干粉,使用时用生理盐水作1:100稀释。

3)5g/L白陶土生理盐水悬液。

4)0.05mol/L氯化钙溶液。

5)咪唑缓冲液(pH7.3):甲液:咪唑1.36g,氯化钠2.34g溶于200mL蒸馏水中,再加入0.1mol/L盐酸溶液74.4mL,加蒸馏水至400mL;乙液:0.13mol/L枸橼酸钠溶液;工作液:以5份甲液与1份乙液混合制备而成。

6)健康人新鲜混合血浆。

(2)器材:双对数坐标纸或计算器、硅化玻璃注射器或塑料注射器、硅化玻璃试管或塑料试管、微量加样器、秒表、水浴箱、离心机等。

4.操作

(1)标本采集和处理:静脉采血1.8mL,加入含有0.109mol/h枸橼酸钠溶液0.2mL的试管中,充分混匀,3000r/min离心20分钟,分离乏血小板血浆。

(2)空白管测定:取基质血浆、咪唑缓冲液、脑磷脂悬液及5g/L白陶土生理盐水悬液各0.1mL,混匀置37℃水浴中预温3分钟,加入0.05mol/L氯化钙溶液0.1mL,记录凝固时间。空白管所需时间应控制在240~250秒,必要时调整脑磷脂悬液的浓度。

(3)标准曲线绘制:健康人新鲜混合血浆以咪唑缓冲液作1:10,1:20,1:40,1:80,1:160稀释。将各稀释度样品与各种乏凝血因子Ⅷ、Ⅸ、Ⅺ的基质血浆、脑磷脂悬液和5g/L白陶土生理盐水悬液各0.1mL,混匀置37℃预温3分钟,分别加入0.05mol/L氯化钙溶液0.1mL,记录凝固时间。以1:10稀释的健康人新鲜混合血浆为100%促凝活性,以稀释度浓度为横坐标,凝固时间为纵坐标,在双对数坐标纸上绘制标准曲线或用计算器算出回归方程。

(4)待测标本测定:取置于冰浴中的受检血浆,用咪唑工作液作1:20稀释,按照上述方法检测凝固时间,从标准曲线上读取相应促凝活性值,再乘以2,即为测定结果。

5.参考区间 因子Ⅷ:C:77.3%~128.7%;因子Ⅸ:C:67.7%~128.5%;因子Ⅺ:C:71.7%~113.1%。

6.注意事项

(1)乏凝血因子基质血浆应确保其所乏因子凝血活性<1%,而其他凝血因子水平正常。

(2)待测标本应用枸橼酸钠抗凝,并立即分离血浆进行测定;若不能及时检测,可放置－20℃1个月内检测或放置－80℃3个月内检测,避免反复冻融。

(3)所有样本(包括绘制标准曲线的)检测前都应置于冰上预冷。

(4)健康人新鲜混合血浆要至少30人以上、含各年龄段组成为佳,可－80℃冻干保存3个月以上。

(5)可用商品化的APTT试剂来替代脑磷脂悬液和白陶土生理盐水悬液,但浓度需另作调整。

(二)血浆凝血因子Ⅱ、Ⅴ、Ⅶ、Ⅹ的活性检测(一期法)

1.目的

(1)掌握血浆凝血因子Ⅱ、Ⅴ、Ⅶ、Ⅹ活性检测的原理。

(2)熟悉血浆凝血因子Ⅱ、Ⅴ、Ⅶ、Ⅹ活性检测的操作要点和注意事项。

(3)了解血浆凝血Ⅱ、Ⅴ、Ⅶ、Ⅹ活性检测的参考区间。

2.原理 将受检血浆或健康人新鲜混合血浆分别与乏凝血因子Ⅱ、Ⅴ、Ⅶ、Ⅹ基质血浆混合,进行血浆凝血酶原时间检测。用健康人新鲜混合血浆PT值绘制标准曲线,将受检血浆测定结果与其比较,分别计算出各个受检血浆中凝血因子Ⅱ:C、Ⅴ:C、Ⅶ:C、Ⅹ:C的促凝活性。

3.试剂与器材

(1)试剂

1)缺乏凝血因子Ⅱ、Ⅴ、Ⅶ、Ⅹ的基质血浆。

2)兔脑或人脑浸出液。

3)0.025mol/L氯化钙溶液。

4)健康人新鲜混合血浆。

(2)器材:硅化玻璃注射器或塑料注射器、硅化玻璃试管或塑料试管、微量加样器、秒表、水浴箱、离心机、双对数坐标纸或计算器等。

4.操作

(1)标本采集和处理:静脉采血1.8mL,加入含有0.109mol/L枸橼酸钠溶液0.2mL的试管中,充分混匀,3000r/min离心20分钟,分离乏血小板血浆。

(2)标准曲线绘制:将健康人新鲜混合血浆用生理盐水进行1:10、1:20、1:40、1:80、1:160稀释。取各稀释标本0.1mL分别与各乏凝血因子基质血浆、兔脑浸出液各0.1mL混合,置于37℃水浴温育30秒后,加0.025mol/L氯化钙溶液0.1mL,记录凝固时间。以1:10稀释的标本为100%促凝活性,以稀释度浓度为横坐标,凝固时间为纵坐标,在双对数坐标纸上绘制标准曲线或用计算器算出回归方程。

(3)待测标本检测:受检血浆用生理盐水进行1:20稀释,按照上述方法测定凝固时间,从标准曲线上读取相应促凝活性,再乘以2,即为测定结果。

5.参考区间 因子Ⅱ:C:81%～115%;因子Ⅴ:C:72%～132%;因子Ⅶ:C:86%～120%;因子Ⅹ:C:84%～122%。

6.注意事项

(1)同因子Ⅷ、Ⅸ和Ⅺ的测定。

(2)同凝血酶原时间测定。

六、血浆纤维蛋白原含量检测

(一)目的

1. 掌握血浆纤维蛋白原(fibrinogen,Fg)测定(Clauss法)的原理。

2. 熟悉血浆纤维蛋白原测定的操作要点和注意事项。

3. 了解血浆纤维蛋白原测定的参考区间。

(二)原理

血浆纤维蛋白原检测Clauss法的原理是:凝血酶可作用于受检血浆中纤维蛋白原,使其转变成不溶性纤维蛋白,血浆发生凝固,测定凝固时间在足量凝血酶存在条件下,凝固时间与血浆Fg的含量成负相关,将待测血浆检测结果与国际标准品Fg参比血浆制成的标准曲线对比,即可得出受检血浆Fg含量。

(三)试剂与器材

1. 试剂

(1)0.109mol/L枸橼酸钠溶液。

(2)冻干牛凝血酶。

(3)冻干纤维蛋白原标准品。

(4)蒸馏水。

(5)缓冲液(以下两种任选一种):①巴比妥缓冲液(pH7.35):醋酸钠3.89g,巴比妥钠5.89g,氯化钠6.80g,溶解于800mL蒸馏水中,再加1mol/L盐酸21.5mL调整pH为7.35,加蒸馏水至1000mL。②咪唑(imidazole或glyoxaline)缓冲液:咪唑3.40g(0.05mol/L),氯化钠5.85g,加入约500mL水中,加0.1mol/L盐酸186mL,调pH至7.3~7.4,加蒸馏水至1000mL。

2. 器材　硅化玻璃注射器或塑料注射器、硅化玻璃试管或塑料试管、微量加样器、秒表、离心机、水浴箱、双对数坐标纸、血凝仪等。

(四)操作

1. 试管法

(1)标本采集和处理:常规静脉采血1.8mL,加入含有0.109mol/L枸橼酸钠溶液0.2mL的试管中,充分混匀,3000r/min离心20分钟,分离乏血小板血浆。

(2)稀释标准品和样本:用缓冲液将纤维蛋白原标准品分别稀释成0.8g/L、1.6g/L、2.4g/L和4.0g/L浓度,各浓度再用缓冲液1:10稀释待用,同时待测血浆1:10稀释。

(3)预温:将凝血酶试剂、0.2mL待测稀释血浆,放置37℃水浴中3分钟。

(4)检测:在待测稀释血浆中加入0.1mL预温的凝血酶试剂,摇匀并立即启动秒表计时,在明亮处不断地缓慢倾斜试管,观察试管内液体的流动状态,当液体流动减慢或出现混浊时,停止计时,记录凝固时间。每份样本重复测定2~3次,取平均值。同时以相同方法测定各标准管,记录各标准管凝固时间。

(5)计算:以纤维蛋白原标准品浓度为横坐标,相应凝固时间为纵坐标,在双对数坐标纸上绘制标准曲线。根据受检血浆的凝固时间,在标准曲线上可计算出相应的纤维蛋白原浓度。

2. 血凝仪法

(1)标本采集和处理:同手工法。

（2）试剂准备：根据仪器试剂位置程序要求，将凝血酶试剂准备好，放在相应的位置。

（3）标本准备：将纤维蛋白原标准品和待测血浆放在相应的样本架上。

（4）准备反应杯。

（5）检测：按照仪器操作程序分别测定 Fg 标准品和待测血浆的凝固时间。

（6）计算：以纤维蛋白原标准品浓度为横坐标，相应凝固时间为纵坐标，在双对数坐标纸上绘制标准曲线。根据受检血浆的凝固时间，在标准曲线上可计算出相应的纤维蛋白原浓度。

（五）参考区间

$2\sim4g/L$。

（六）注意事项

1. 标本采集、标本运送、标本处理同 APTT 测定。

2. 其他

（1）试剂质量：①缓冲液的配制和纤维蛋白原标准品的稀释必须准确。②缓冲液 pH 应在 $7.2\sim7.4$ 之间，若 $pH<7.0$，凝固时间将随之延长。③必须确保凝血酶试剂的质量。每换一个批号凝血酶，都应重新绘制标准曲线。④因玻璃管对凝血酶有吸附作用，凝血酶应贮藏于聚乙烯管中。凝血酶复融后，在室温中放置不能超过 4 小时，在 4℃ 中保存不能超过 2 天，−20℃ 中可保存 1 个月。

（2）标本检测：①要确保纤维蛋白原标准品各稀释标本的凝固时间在 $5\sim50$ 秒，否则须另行稀释。②只有血浆稀释至纤维蛋白原浓度为 $0.1\sim0.5g/L$ 时，纤维蛋白原浓度与血凝块形成时间才有相关性。高于 $4.0g/L$ 的血浆或低于 $0.8g/L$ 的血浆都必须按适当比例进行稀释，并重新检测。③纤维蛋白原标准品与待测血浆要一起检测，以保证结果的可靠性。

（3）当血浆含有高浓度肝素时，可造成测定值偏低，此时加入硫酸鱼精蛋白可消除。

（鲍翠霞）

第三章　体液、内分泌及排泄物检验

第一节　唾液检验

一、唾液淀粉酶（salivary amylase）

（一）参考范围

成人：0.38mg/mL。

（二）临床意义

1. 唾液淀粉酶（AMS）是由唾液腺分泌的一组同工酶的混合物，其活性远比血清 AMS 高。唾液 AMS 活性测定对慢性胰腺炎有一定的辅助诊断和观察疗效等作用。试验方法同血清 AMS 测定。

2. 唾液 AMS 含量明显降低，主要见于各种慢性胰腺炎。此外，新生儿 AMS 活性极弱，产后三个月该酶的含量可升至成人的 2/3。

二、唾液 T_3、T_4（salivary triiodothyronine and thyroxine）

（一）参考范围

放射免疫法：

T_3：0.057±0.22nmol/L

T_4：2.05±0.78nmol/L

（二）临床意义

1. 唾液内所含有的 T_3（triiodothyronine）、T_4（thyroxine）含量很低，但其水平与血清 T_3、T_4 变化相关，尤其是能反映具有生物活性的游离 T_3、T_4 的水平。试验采用检测灵敏度较高的放免测定法，方法简单便于观察，再因其取材容易，已显示出显著的临床使用价值。

2. 唾液 T_3、T_4 增高主要见于：甲状腺机能亢进症。

3. 本试验需在血清 T_3、T_4 放免试验盒测定方法上略加改良，主要有：①增加标准管的稀释倍数。②适当延长温育时间等。

三、唾液皮质醇（salivary cortisol）

（一）参考范围

放射免疫法：

上午 8：00　9.045±1.161nmol/L。

下午 2：00　2.24±0.594nmol/L。

夜间 24：00　1.053±0.135nmol/L。

（二）临床意义

1. 唾液中游离皮质醇浓度只占血清中的 1/40 左右，但其水平不仅可以反映血清游离皮质醇的动态变化，并且亦呈现明显的昼夜节律性。鉴于放射免疫法（RIA）检测灵敏度高、简便易行,故本试验可作为检测肾上腺皮质功能方面的一项有效手段,在临床上颇受重视。

2.肾上腺皮质增生和肿瘤患者,唾液皮质醇明显升高,且昼夜节律性消失,午后及晚上无明显降低。此外,唾液皮质醇升高也可见创伤、手术、心肌梗死等应激情况时。唾液皮质醇减低主要见于肾上腺皮质机能减退。

3.因皮质醇分泌有明显的昼夜规律变化,故本试验宜上午8时及下午3时各采样送检,以提高对疾病的诊断意义。

(于建华)

第二节　胃液检验

尽管临床医生已习惯于采用纤维内镜技术和血清胃泌素定量进行胃的相关疾病的诊断,胃液检验的价值逐渐降低。但胃液检验在胃分泌功能评估、恶性贫血与巨幼细胞性贫血的鉴别诊断及肺结核的辅助诊断中仍有重要应用价值,故不能完全被取代。胃液主要由胃腺的3种细胞分泌,其成分与生理功能见表3—1。

表3—1　胃腺主要细胞的分泌产物及生理功能

细胞种类	分泌产物	生理功能
壁细胞或泌酸细胞	盐酸	激活胃蛋白酶、凝乳酶;促进蛋白质分解、杀菌,便于钙、铁等吸收
	内因子	促进维生素 B_{12} 吸收
主细胞或胃酶细胞	胃蛋白酶、凝乳酶	水解蛋白质
杯状细胞或黏液分泌细胞	碱性黏液	保护胃黏膜免受机械性及化学性刺激及消化、润滑食物

一、标本采集与处理

（一）患者准备

1.标本采集前1天停用影响胃酸分泌的药物,如抗胆碱类药物和碱性药物。

2.标本采集前晚8：00后禁食、禁饮、禁烟。胃排空延迟者需在标本采集前1~2天给予流质饮食。

（二）插管和测定基础胃酸分泌量

患者空腹坐位插管,抽取全部空腹胃液并弃去。保留胃管持续抽取1h胃液送检,此为基础胃液。用以计量并测定其胃酸含量,为基础胃液量及基础胃酸分泌量(basic acid output,BAO)。

（三）五肽胃泌素试验

皮下或肌内注射五肽胃泌素(pentagaslrin)6μg/kg体重,将此后每15min引流出的胃液单独注入一个容器,挣续引流1h,分别测定4份标本的胃液量及胃酸量。

二、理学检验

在日常膳食状态下,成年人24h胃液量为2.5~3.0L,夜间分泌量为400~500mL,空腹8~12h残余胃液量约50mL。胃液理学检验的特征及意义见表3—2。

表 3－2　胃液理学特征及临床意义

指标	特征	临床意义
基础胃液量	正常：10～100mL	
	增多：>100mL	十二指肠溃疡、胃泌素瘤、幽门梗阻、胃蠕动功能减退、十二指肠液反流等
	减少：<10mL	萎缩性胃炎、胃蠕动功能亢进等
外观	正常：无色或略带乳白色、放置不分层或隐约分为黏液胃液两层	如胃癌、幽门梗阻时，胃液可分为三层，上层为黏液，中层为胃液，下层为食物残渣或坏死组织。
	浑浊或灰白色	混有大量涎液或黏液所致。前者见于鼻咽部炎症，胃液充满气泡并上浮；后者见于胃炎尤其是慢性胃炎。大量黏液可影响胃液酸度
	鲜红血丝	胃黏膜机械性损伤
	棕褐色	轻微陈旧性胃出血，胃炎、胃溃疡、胃癌等
	咖啡渣样	大量陈旧性胃出血，胃癌，胃溃疡、糜烂性胃炎等
	黄色、黄绿色	混入胆汁所致。见于插管刺激引起恶心、呕吐、幽门闭锁不全、十二指肠狭窄等造成的胆汁反流
气味	正常	略带酸味，无其他特殊异味
	发酵味	消化不良、胃液潴留、有机酸（乳酸、氨基酸）增多；幽门梗阻、胃张力明显减退
	氨臭味	尿毒症
	恶臭味	晚期胃癌
	粪臭味	小肠低位梗阻、胃－大肠瘘等
食物残渣	正常	空腹12h胃液中无食物残渣
	增多：放置后下层呈食糜样	胃扩张、胃下垂、幽门溃疡及梗阻、胃蠕动功能减退
组织碎片	正常：无	出现碎片，且胃液静置分层后位于最底层，见于胃癌、胃溃疡
酸度	正常：pH0.9～1.8；减低：pH3.5～7.0 为低酸；pH>7.0 为无酸	胃酸减少见于萎缩性胃炎、胃癌、胃溃疡、恶性贫血及继发性缺铁性贫血、十二指肠反流、胃扩张、甲状腺功能亢进症、某些肝、胆、胰腺疾病等

三、化学检验

　　主要是胃酸含量测定。胃液的盐酸以游离酸和结合酸的形式存在，两者的总和为总酸。胃酸测定项目为：①BAO。②最大胃酸分泌量（maximum acid output，MAO）：注射五肽胃泌素之后连续4份胃液标本的胃酸含量总和。③高峰胃酸分泌量（peak acid output，PAO）：即取4份胃液标本两次高值胃酸结果的总和乘以2。

　　此外，正常胃液中还含有一定量的乳酸、酶类和尿素，病理状态下会出现胆汁、血液、大量黏液等。胃液主要化学检验的临床意义见表3－3。

表 3-3　胃液化学检验的临床意义

项目	参考区间	临床意义
胃酸(mmol/h)	BAO:3.90+1.98;MAO:3~23;PAO:20.60+8.37;BAO/MAO:0.2	增多:①十二指肠球部溃疡:BAO>5mmol/h,PAO>15mmol/h 有诊断意义;PAO>10mmol/h,高度提示十二指肠溃疡合并出血与穿孔;手术后 BAO,PAO 均明显下降,若 BAO 仍>5mmol/h,MAO>15mmol/h,提示可能复发。②胃泌素瘤:BAO>15mmol/h,MAO>30mmol/h,BAO/MAO>0.6。③幽门梗阻、慢性胆囊炎 减少:见于萎缩性胃炎、胃癌、胃溃疡、恶性贫血及继发性缺铁性贫血、十二指肠反流、胃扩张、甲状腺功能亢进症,某些肝、胆、胰腺疾病等。对恶性贫血与巨幼细胞性贫血鉴别诊断具有重要意义。前者为真性胃酸缺乏,维生素 B_{12} 治疗后贫血纠正,但五肽胃泌素刺激后仍无胃酸分泌
乳酸(g/L)	<50	>50g/L 为增多,常伴随胃酸减低。见于幽门梗阻、慢性胃扩张、胃癌等。乳酸量与胃癌发展及病灶大小呈正相关,可作为胃癌的筛检,但缺乏特异度,现已少用
尿素(mmol/L)	>1	减低:幽门螺杆菌(HP)感染。灵敏度 90%~95%;特异性 98%
胃蛋白酶活性(U)	3.6~10.6	十二指肠球部溃疡者明显增高;胃癌患者下降。典型的慢性萎缩性胃炎则胃酸和胃蛋白酶均下降
唾液酸(mmol/L)	0.053+0.042	胃溃疡、浅表性胃炎轻度升高;慢性萎缩性胃炎,特别是胃癌明显升高

四、显微镜检验

(一)细菌学

胃液细菌学检验及临床意义见表 3-4。

表 3-4　胃液细菌学检验方法、特征及临床意义

细菌	方法	特征及临床意义
幽门螺杆菌	沉淀物涂片 Granm 染色、石炭酸复红染色镜检、胃液氨试验、血清单克隆抗体免疫胶体金法	慢性胃炎、消化性溃疡、十二指肠炎、非溃疡性消化不良、胃癌
八叠球菌	沉淀物涂片 Granm 染色镜检	消化性溃疡伴幽门梗阻
博一奥杆菌,嗜乳酸杆菌	沉淀物涂片 Granm 染色镜检	无酸症、幽门梗阻、胃潴留、晚期胃癌等
抗酸杆菌	浓缩标本涂片抗酸染色镜检	肺结核,尤其是不会咳痰的患儿(将痰液咽下)
化脓性球菌及大肠埃希菌	沉淀物涂片 Granm 染色镜检	增多见于胃黏膜、胆管化脓性感染,如伴有大肠埃希菌或其他肠内细菌,则对真性无酸性萎缩性胃炎的诊断具有参考价值
酵母菌	涂片染色镜检	幽门梗阻、胃排空减慢

(二)细胞学

胃液细胞学检验及临床意义见表 3-5。

表3-5　胃液细胞学检验及临床意义

细胞	参考区间	临床意义
红细胞	无,插管损伤时可少量出现	炎症、损伤、肿瘤、溃疡等
白细胞	$(100\sim1000)\times10^9/L$,常因胃酸消化呈裸核状态	慢性胃炎、化脓性感染时增多,若混入鼻咽部分泌物及痰液,可见尘细胞
鳞状上皮细胞	偶见,来自口、咽及食管,裸核	胃酸缺乏可见完整的鳞状上皮细胞
柱状上皮细胞	罕见	胃炎时增加,圆柱状或不规则形,胞浆色淡,核小、偏于一端,常伴脂肪变性及空泡
癌细胞	无	恶性肿瘤

（黄文韬）

第三节　浆膜腔液检验

　　人体的浆膜腔主要有胸膜腔、腹膜腔、心包腔等。胸膜腔是由覆盖于左、右肺表面,胸壁内表面、膈上面及纵隔侧面的浆膜,在肺根处互相延续,在两肺周围分别形成两个完全封闭的腔,腔内仅含有20mL以下的浆液,可减少呼吸时的摩擦。腹膜腔是由覆盖于腹盆壁和腹盆腔器官表面的浆膜,薄而光滑,由单层扁平上皮和结缔组织构成腹膜。壁腹膜与脏腹膜互相延续移行,形成一个不规则潜在性的囊状间隙,内有小于50mL的液体。心包腔由纤维性心包和浆膜性心包形成的锥形囊。浆膜性心包分壁、脏两层,壁层紧贴纤维性心包的内面。脏层衬于心肌层的表面。壁、脏两层在出入心脏大血管的根部相移形成的窄隙称心包腔,内含10～30mL浆液,起润滑作用,减少心脏在搏动时的摩擦。它们腔内的浆液不是固定不变的,而是产生与吸收处于动态平衡。在病理情况下可产生较多的液体,称浆膜腔积液。根据积液的性质可分为炎症性渗出液和非炎症性漏出液两大类,区分积液的性质对疾病的诊断和治疗有重要意义。

一、浆膜腔液穿刺的适应证

　　1.诊断性穿刺,抽液检查明确病原学诊断以及了解其性质和病因者。

　　2.渗出性胸膜炎积液过久不吸收,或发热持续不退,或为减轻大量积液所致的压迫,导致呼吸循环障碍者。

　　3.结核性胸膜炎化学疗法后中毒症状减轻仍有较多积液者。

　　4.肺炎后胸膜炎胸腔积液较多者。

　　5.外伤性血、气胸。

　　6.肝硬化等疾病所致大量腹水引起严重胸闷、气促者,可适量放液,缓解症状。

　　7.腹腔内注射药物治疗者。

　　8.拟行腹水回输者。

　　9.心包炎伴大量积液出现心包填塞症状者。

二、标本采集

　　浆膜腔积液标本由临床医师在无菌条件下,对各积液部位行穿刺采集。送检标本最好留取中段液体于消毒容器内,常规及细胞学检查约留取 2mL,生化检验留 2mL,厌氧菌培养留 1mL。如查结核杆菌则约需 10mL。为防止出现凝块、细胞变性、细菌破坏自溶等,除应即时送检外,常规及细胞学检查宜用 1/60 标本量的 100g/LEDTA Na$_2$ 抗凝,并立即离心浓集细胞,否则应在标本内加入乙醇至 10% 的浓度,置冰箱保存。生化检查标本宜用肝素抗凝。另留 1 管不加任何抗凝剂用以观察有无凝固现象。

三、一般性状检查

(一)量

1. 参考值

胸腔液<20mL。

腹腔液<50mL。

心包腔液<30mL。

2. 临床意义

增多:常见于结核性胸膜炎、肺炎、肺癌、结核性腹膜炎、肝硬化、恶性肿瘤、结核性心包炎、风湿性心包炎、化脓性心包炎等。

(二)颜色

1. 红色　可能为结核菌感染、肿瘤、出血性疾病、内脏损伤及穿刺损伤所致。棕色见于阿米巴脓肿。

2. 黄色脓样　见于葡萄球菌性肺炎、阑尾炎等化脓性感染。由大量细胞和细菌存在所致。

3. 乳白色　为胸导管淋巴管阻塞,如丝虫病、肿瘤等。

4. 绿色　见于铜绿假单胞菌引起的胸、腹膜炎。

(三)凝块

1. 漏出液中含纤维蛋白原少,一般不易凝固。

2. 渗出液含纤维蛋白原较多并有大量细胞和组织裂解产物,故可自凝并有凝块出现。

(四)比密(SC)

漏出液多在 1.015 以下。

渗出液多在 1.018 以上。

(五)气味

正常无特殊气味。粪臭味:多见于大肠杆菌感染。恶臭味:常由厌氧菌感染导致积脓引起。

四、化学检查

(一)pH

漏出液 pH>7.4;渗出液一般偏低。

化脓性感染时积液 pH<7.0,同时伴有葡萄糖含量降低。pH 降低还可见类风湿病、结核、恶性肿瘤、红斑狼疮性胸膜炎。胸腔积液 pH 在 6 以下,对诊断食管破裂有参考价值。在恶性胸腔积液时,如积液的 pH 低于 7.3,则患者的存活期较短。

(二)黏蛋白

1. 原理　浆膜黏蛋白是一种酸性糖蛋白,等电点在 pH 3～5 之间,因此在稀乙酸溶液中产生白色雾状沉淀。

2.参考值 阴性。

3.临床意义 渗出液呈阳性反应,漏出液为阴性。但漏出液吸收浓缩、体腔瘘经穿刺或人工气胸后亦可呈阳性反应。

(三)蛋白质定量

漏出液蛋白质总量多在 25g/L 以下,渗出液蛋白质总量多在 30g/L 以上。蛋白质如在 25~30g/L,则难判明其性质。

(四)葡萄糖定量

漏出液中葡萄糖含量与血糖近似,渗出液中葡萄糖可被某些细菌分解而减少。如化脓性胸膜炎时,积液中葡萄糖含量明显减少,常<1.12mmol/L;结核性胸膜炎时,约半数病例葡萄糖含量<3.3mmol/L;癌性胸腔积液中葡萄糖含量多与血糖相似,仅10%者减少,但癌细胞广泛浸润胸膜时,积液中糖量可减少,常为 1.68~3.3mmol/L。

可利用腹水葡萄糖/血清葡萄糖比值来诊断结核性腹膜炎,结核性腹膜炎者比值小于 0.96,非结核性者比值大于 0.96,两者具有显著性差异。

(五)乳酸

浆膜腔积液中乳酸含量测定有助于细菌性感染与非细菌性感染的鉴别诊断,当乳酸高达 6mmol/L 以上时,应高度提示有细菌感染,尤其在应用抗素治疗后的胸腔积液,一般细菌检查又为阴性时更有价值。类风湿病、充血性心力衰竭及恶性肿瘤引起的积液中乳酸含量也可见轻度升高。

(六)脂类

胆固醇、三酰甘油、脂蛋白电泳测定对鉴定真性与假性乳糜积液有价值,详见表3-6。

表3-6 真性与假性乳糜积液的鉴别

	真性乳糜积液	假性乳糜积液
外观	乳糜样	乳糜样
乙醚试验	变清	变化不大
脂肪含量	>4%	<2%
脂蛋白电泳	明显乳糜微粒区带	乳糜微粒区带不明显或缺如
胆固醇	<血清胆固醇结果	>血清胆固醇结果
三酰甘油	>血清三酰甘油	<血清三酰甘油
蛋白质	>30g/L	<30g/L
显微镜检查	有大量脂肪球,苏丹Ⅲ染色阳性	小量脂肪滴,较多脂肪变性细胞可见胆固醇结晶
细菌培养	无菌生长	可有细菌生长
病因	胸导管损伤或梗阻引起	各种原因引起的慢性渗出液

(七)铁蛋白

癌性积液中铁蛋白多大于 600μg/L,结核性时也可升高,因此铁蛋白对癌性和结核性鉴别缺乏特异性。如果与溶菌酶一起测定则有价值,癌性腹水铁蛋白明显升高,腹水 Ft/血清 Ft 比值>1,而溶菌酶含量不高,结核性两者均升高,溶菌酶升高极为明显。

五、酶学及免疫学检查

(一)酶学

1.乳酸脱氢酶(lactate dehydrogenase,LD)　渗出液中 LD 以化脓性感染积液活性最高,均值可达正常血清的 30 倍,其次为癌性积液,结核性积液略高于正常血清。炎症或充血性心功能不全胸腔积液时,LD 活性可和血清活性相似。癌性胸腔积液 LD 活性则约为患者自身血清 LD 活性的 3.5 倍,而良性积液约为其自身血清 LD 活性的 2.5 倍,有助于鉴别诊断。Light 曾提出浆膜腔积液中 LD>200U/L,积液 LD/血清 LD 比值>0.6 可作为渗出液的指标。

2.溶菌酶(lysozyme,LZm)

(1)参考值

胸腔积液、腹水含量 0～5mg/L。

胸腔积液/血清<1。

(2)临床意义:对鉴别诊断恶性与结核性胸腔积液有重要意义,94%结核性积液 LZm 含量超过 30mg/L,P-LZm/S-LZm(胸腔积液 LZm/血清 LZm)比值>1 明显高于癌性积液、结缔组织病。同时测定胸腔积液中 LZm 和 LD 时,结核性两者均升高,心力衰竭引起的漏出液两者均低,癌性胸腔积液时 LZm 低而 LD 活性高,此种分离现象是癌性胸腔积液的特点。

3.淀粉酶(amylase,AMY)

(1)原理:淀粉经 α-淀粉酶催化水解,生成葡萄糖、麦芽糖及糊精,在底物浓度已知且过量的条件下,反应后加入碘液与未被水解的淀粉结合成蓝色复合物。其蓝色的深浅与未经酶促水解反应的空白管比较,从而推算出水解的淀粉量,计算 AMY 活力单位。

(2)临床意义:原发或继发肺腺癌患者,胸腔积液中 AMY 活性显著增高,多高于 300U/L。各型胰腺炎或胰腺癌患者腹腔积液 AMY 活性均可增高,可达正常血清的 3 倍,且比血清酶活性的持续时间长。食管破裂引起胸腔积液 AMY 也升高,对食管破裂早期诊断也很有价值。

4.碱性磷酸酶(alkaline phosphatase,ALP)　大多数小肠扭转穿孔患者腹腔液中 ALP 活性升高,约为血清 ALP 的 2 倍,发病 2～3h 即升高,并随病情进展而增加。浆膜表面癌时,癌细胞可释放 ALP,所以胸腔积液 ALP/血清 ALP 比值大于 1,而其他癌性胸腔积液比值则小于 1。

5.腺苷脱氨酶(adenosine deaminase,ADA)　腺苷脱氨酶是一种核苷氨基水解酶,它广泛存在于全身组织、各种细胞和体液中,在核酸代谢中起着重要作用。

(1)原理:利用酶催化腺苷生成次黄嘌呤核苷和氨,氨在碱性溶液中与次氯酸钠及酚形成深蓝色的靛酚蓝,氨浓度与靛酚蓝的形成量相平行。

(2)临床意义:在结核性积液中 ADA 活性升高显著,大于 40U/L 应考虑为结核性,对结核性胸腔积液诊断的特异性达 99%,优于结核菌素试验、细菌学和活组织检查等方法。当经抗结核药物治疗有效时,其胸腔积液、腹水 ADA 下降,因此可作为抗结核治疗时疗效观察指标。恶性肿瘤、风湿、狼疮性积液亦可升高,漏出液 ADA 活性低。

6.血管紧张素转化酶-Ⅰ(angiotesin-Ⅰ coverting enzyme,ACE)　ACE 为二肽羧基肽水解酶(EC3,4,15,1),分子量约 140000 道尔顿,生化反应:pH8.3,氯化物离子激活;血管紧张素Ⅰ-血管紧张素Ⅱ+组氨酸-亮氨酸。当病理因子损害肺毛细血管内皮细胞时 ACE 外溢,单核巨噬细胞系在特定环境中也可能有分泌 ACE 的功能。

（1）原理：天然苷合成底物解离成二肽的组氨酸（HL），在碱性条件下O—苯二甲酸醛反应生成荧光物。酸化后，产物在360nm处激发，495nm处测定。

（2）临床意义：胸腔积液中ACE＞30U/L，胸腔积液ACE/血清ACE比值＞1，可提示为结核性，若＜25U/L，比值＜1则可能为癌性胸腔积液。

（二）免疫学

1.免疫球蛋白　胸腔积液、腹水IgG/血清IgG、胸腔积液、腹水IgA/血清IgA的比值和这两个比值的平均值测量，对鉴别渗出液和漏出液有重要意义。以后者最为理想，若以2个比值的均数＞0.5诊断渗出液（阳性），＜0.5诊断为漏出液（阴性），则此法无假阳性，而假阴性率仅为4.08%。这是因为免疫球蛋白是大分子，一般不易漏出血管外，而在渗出液（血管通透性增高而形成）中则增高。另外，其增高也可能与局部免疫反应有一定关系。

2.C—反应性蛋白（CRP）　CRP为急性时相反应蛋白，可用于漏出液及渗出液的鉴别诊断。CRP＜10mg/L为漏出液，CRP＞10mg/L为渗出液。其敏感性、特异性约80%左右。

3.纤维结合蛋白（FN）　FN对癌性腹水的诊断价值较大，癌性腹水FN为（173.9±65.9）mg/L，非癌性腹水为（13.4±6.8）mg/L，腹水FN＞75mg/L可高度怀疑癌性腹水，认为肿瘤细胞可合成和分泌FN。

4.β_2—微球蛋白　结核性积液中β_2—微球蛋白的含量较高，对鉴别结核性和非结核性积液有一定的价值。风湿性和淋巴瘤引起的胸腔积液中，含量也升高，尤以后者最为显著。恶性肿瘤和系统性红斑狼疮等，其β_2—微球蛋白的含量均明显低于结核病、风湿病和淋巴瘤。

5.癌胚抗原（CEA）　当积液中CEA＞20μg/L，积液CEA/血清CEA比值＞1时，应高度怀疑为癌性积液。有强调胸腔积液CEA/血清CEA比值＞4.3是恶性病变的一个指标。

6.癌抗原125（CA125）　腹水中CA125升高，＞1000U/mL常作为卵巢癌转移的指标，其敏感性为85%，特异性可达95%。

六、显微镜检查

（一）细胞计数

细胞计数同脑脊液，应把全部有核细胞（包括间皮细胞）都计入。

临床意义：漏出液中细胞数常不超过100×10^6/L，如果超过500×10^6/L，多为渗出液。化脓性渗出液细胞数常高于1000×10^6/L，结核性与癌性积液中通常超过200×10^6/L。

（二）白细胞分类（LD）

浆液沉淀物涂片经瑞氏染色后进行分类。漏出液中细胞较少，以淋巴细胞及间皮细胞为主。渗出液则细胞较多，因病因不同，出现多种细胞。各种细胞增多的临床意义如下。

1.中性分叶核粒细胞（N）　常见于化脓性渗出液，细胞总数也常超过1000×10^6/L。在结核性浆膜腔炎早期的渗出液中，也可见以中性粒细胞增多为主。

2.淋巴细胞（L）　主要是慢性炎症，如结核、梅毒、肿瘤或结缔组织病所致渗出液，有条件可同时测定胸腔积液及外周血中T淋巴细胞，如胸腔积液中T淋巴细胞增多，外周血中T淋巴细胞减少，且两者之比大于1时，可提示为肿瘤、结核、结缔组织病等特异性胸（腹）水。慢性淋巴细胞白血病、乳糜胸水淋巴细胞亦增多。若胸腔积液中见到多量浆细胞样淋巴细胞可能是增殖型骨髓瘤。

3.嗜酸性粒细胞（E）　常见于变态反应和寄生虫病所致的渗出液。多次反复穿刺刺激、人工气胸、手术后积液、结核性渗出液的吸收期、系统性红斑狼疮、充血性心力衰竭、肺梗死、霍奇金病、间皮瘤等,积液中嗜酸性粒细胞亦增高。

（三）红细胞计数（RBC）

因穿刺时往往都有损伤,所以任何积液中均可能有少量红细胞。大量红细胞出现可见于出血性渗出液、恶性肿瘤、肺栓塞、结核病等。

（四）胆固醇结晶

可见于陈旧性胸腔积液中脂肪变性及胆固醇性胸膜炎的胸腔积液中,浆膜腔出血后可见到含铁血黄素颗粒。

（五）寄生虫

可将乳糜样浆膜腔积液离心沉淀后,将沉淀物倒在玻片上检查有无微丝蚴。包虫病患者胸腔积液可以查出棘球蚴的头节和小钩。阿米巴的积液中可以找到阿米巴滋养体。

七、细胞学检查

（一）间皮细胞

在良性病变的积液中,常见间皮细胞成团脱落,细胞团由数个至数十个细胞组成。呈单层扁平,铺鹅卵石样疏松排列。细胞间可见空隙,这可能与间皮细胞表面的微绒毛或小泡等超微结构有关。细胞核的形态、大小较为一致。退变细胞呈印戒状,易误诊为癌细胞。

间皮细胞增多表示浆膜受到刺激或受损,如心脏移植、心脏瓣膜置换术、结核病并发积脓、风湿性及慢性恶性积液中。

（二）组织细胞

组织细胞胞浆染色较淡,有时呈泡沫状;核较间皮细胞的核略小,典型者呈肾形,核膜较不明显;有时细胞内含有被吞噬的异物颗粒;脂肪颗粒、脂肪染色为阳性;用中性红或Janus绿做活体染色时为阳性,而间皮细胞和癌细胞为阴性—在炎症情况下,大量出现中性粒细胞时,常伴随组织细胞出现。

（三）浆细胞

在慢性炎症和肿瘤时,涂片中可见浆细胞。

（四）红斑狼疮细胞（LEC）

系统性红斑狼疮可引起胸膜腔积液,常为渗出液,涂片偶可找到红斑狼疮细胞。

（五）肿瘤细胞

肿瘤细胞检查主要靠形态学观察,在诊断的敏感性与准确性还不够。近年人们发现不同的生物细胞内不同的成分对某些荧光物有选择性的摄取和结合。采用一定波长的光线进行辐照后可产生不同的荧光反应,利用这一特性临床上可用来分辨体液内正常细胞和肿瘤细胞以提高阳性检出率。有研究发现血卟啉荧光法（HOF）具有高灵敏度和准确性,方法简易,最适合于体液肿瘤细胞检查。其原理当给予血卟啉类物质,正常细胞与肿瘤细胞均摄取,前者排泄快,而后者排泄慢,加之肿瘤细胞本身缺乏产生卟啉以致需要大量摄取外源性卟啉。浆膜腔积液肿瘤细胞的主要来源。

积液中98%以上癌细胞是转移性的,原发性恶性间皮瘤较少见。当内脏恶性肿瘤侵及浆膜淋巴管、毛细血管或引起循环障碍,或直接浸润浆膜,或合并感染而引起浆膜炎症时,积液中脱落的癌细胞较少或无癌细胞;当肿瘤穿破器官浆膜表面,直接暴露于浆膜腔并广泛种植时,积液内会出现大量癌细胞。

肿瘤性胸腔积液最常见的是原发性肺癌,尤以周围型肺癌易侵犯胸膜,其次是乳腺癌和肺的转移性癌。来自纵隔淋巴结的恶性肿瘤及原发性恶性间皮瘤等较少见。

腹水肿瘤细胞,常见于胃癌、大肠癌及卵巢癌。其次是肝癌、胆囊癌及胆管癌。子宫体癌、原发性恶性间皮瘤、肝转移性癌及腹腔淋巴结的淋巴肉瘤则较少见。心包腔积液常由中央型肺癌累及心包膜。心包膜恶性间皮瘤较少见。纤维肉瘤、横纹肌肉瘤、平滑肌肉瘤、骨肉瘤及恶性黑色素瘤等广泛播散至浆膜均可引起积液,但极为罕见。浆膜腔积液中检出肿瘤细胞,是诊断原发性或转移性肿瘤的重要依据。

八、细菌学检查

怀疑为渗出液,则应经无菌操作离心沉淀标本,取沉淀物做细菌培养及涂片染色、油镜仔细检查。

（一）漏出液

一般均无细菌,不必要检查。

（二）渗出液

1. 革兰细菌　常见细菌有脆弱类杆菌属、链球菌、大肠埃希菌、粪肠球菌、铜绿假单胞菌、放线菌、厌氧菌和炭疽芽胞杆菌等。

2. 抗酸杆菌　多见于结核性胸膜炎、肺结核、肠结核、结核性腹膜炎、结核性心包炎（表3-7）。

表3-7　漏出液与渗出液的鉴别

	漏出液	渗出液
病因	非炎症	炎症、肿瘤
外观	淡黄	不定,可为黄色、血色、脓样、乳糜样
透明度	透明、偶见微混	多为浑浊
比密	<1.015	>1.018
凝固	不凝	常自凝
黏蛋白试验	阴性	阳性
pH	>7.4	<6.8
蛋白质定量	<25g/L	>30g/L
积液总蛋白/血清总蛋白	<0.5	>0.5
葡萄糖	>3.3mmol/L	可变化,常<3.3mmol/L
LD	<200U/L	>200U/L
积液LD/血清LD	<0.6	>0.6
细胞总数	常小于$100×10^6$/L	常大于$500×10^6$/L
白细胞分类	以淋巴细胞及间皮细胞为主	根据不同病因而异,一般炎症急性期以中性粒细胞为主,慢性期以淋巴细胞为主
癌细胞	未找到	可找到癌细胞或异常染色体
细菌	未找到	可找到病原菌
常见疾病	充血性心力衰竭、肝硬化和肾炎伴低蛋白血症	细菌感染、原发性或转移性肿瘤、急性胰腺炎等

（于建华）

第四节　生殖系统液体检验

一、精液的检验

(一)精液标本的采集

精液标本的采集是精液检查的一个重要步骤。采集的时间和方法各家报道不一。Levin 等(1986 年)报道 20 例 18～25 岁健康志愿者,每天手淫收集精液 1 次,连续 21 天,测定每份标本的精液量、精子密度、精子活力。结果发现,射精频度与精子密度、精液量等无显著性差异,但也有人报道相反的结果。

1.准备工作　向受检者讲清楚精液检查的意义、标本采集方法和注意事项;标本采集室最好在实验室附近,室温应控制在 20℃～35℃。室内必须清洁、肃静,无人干扰;采集精液标本前必须禁欲。一般情况下,25 岁以下禁欲 3 天,25～35 岁以下禁欲 5 天,35～45 岁以下禁欲 7 天(禁欲亦包括无遗精或手淫);采集精液前应排净尿液。

2.采集方法　采集精液最好的方法是,让患者本人手淫采集,如有困难可用取精器(电按摩法)采集。禁止用性交中断法采集精液,因为这种方法会失掉射精的前一部分,而开始射精的精液精子浓度最高,终末部分精子浓度最低。将一次射出的全部精液直接排入于清洁、干燥容器内,不能用乳胶避孕套采集,因避孕套内含有滑石粉可影响精子活力。

3.标本运送　精液标本留取后,应立即送检(如送检时间过长,超过 2h,或盛有溢漏,均不能做精液检查)。精液标本采集后在实验室存放或在运送过程中,其温度应保持在 25℃～35℃;若低于 20℃或高于 40℃,将影响精子活率(力)。在冬天运送标本时最好放在内衣口袋内,并应防止瓶子倒置。检验人员接受标本时应在瓶上编号,注明姓名、采集时间、禁欲天数等。

4.标本采集次数　因精子生成日间变动较大,对于少精症患者不能仅凭一次检查结果做诊断。一般应间隔 1～2 周检查一次,连续检查 2～3 次。

(二)精液检查的适应证

随着男性学、优生学及计划生育等学科的发展与需要,精液分析不仅重要而且其内容不断丰富与充实,精液分析的适应证在于:评价男性生育能力,为男性不育症的诊断、治疗观察提供依据;辅助男性生殖系统疾病的诊断;观察输精管结扎后的疗效观察;为计划生育的科研提供科学的依据;为人工授精和精子,库筛选提供优质精子;为法医学鉴定提供有力的实验数据。

(三)理学检查

1.排精量　正常人一次排精量可因节欲时间而异,一般为 2～5mL,少于 1.5mL 或大于 8mL 视为异常。精液减少见于射精管道阻塞、先天性精囊缺乏、脑垂体或睾丸间质细胞病变或生殖道有感染性疾病时。当因射精管阻塞、先天性精囊缺乏、生殖道有感染引起的精液减少时会同时伴有精子数量的减少甚至无精子。而脑垂体或睾丸间质细胞病变仅是精液量减少,而不伴有精子缺乏。

2.颜色及透明度　正常人刚射精后精液为灰白色或乳白色,久未射精可略带淡黄色。自行液化后,呈半透明稍有浑浊的乳白色,患精囊炎或结核性炎症时,可呈黄色或呈脓样。

3.气味 正常精液具有一种特有的腥臭味,该气味由前列腺产生,如缺乏该气味,可能是由于前列腺功能损害或由于前列腺炎症造成了该分泌物缺乏。

4.黏稠度和液化 精液液化时间是指从排精至精液由胶冻状态转变成流动状液体的时间,正常人刚射出的精液呈稠厚的胶冻状,5～20min 后便从胶冻状态转变成液化状态,若 1h 不液化视为异常,24h 不液化则不能做显微镜检查,可报告 24h 不液化。若排出的精液黏稠度低,似米汤样,说明精子量少。

5.精液酸碱度 精液 pH 测定应在射精后 1h 内完成,放置时间延长,精液 pH 下降。精液 pH 测定常采用精密 pH 试纸(pH5.5～9.0)法检测,也可以用 pH 计法进行测定。精浆主要由精囊腺和前列腺分泌物混合而成,其中精囊腺分泌的弱碱性物质约占精浆量的 70%,而前列腺分泌的弱酸性物质约占 30%,因此正常精液 pH 呈弱碱性,为 7.2～7.8。若精液 pH <7.0 或精液 pH<8.0 可影响精子活力。当附属性腺或附睾有急性感染性疾病时,精液 pH 可以大于 8.0;而慢性感染性疾病时,精液 pH 可以<7.0。当精囊机能减退或先天性精囊缺如以及输精管阻塞时,精液 pH 也可下降。

(四)显微镜检验

取液化充分摇匀的标本 1 滴于温玻片上,以低倍镜检查有无精子,然后改为高倍镜观察精子形态和其他的有形成分如细菌、红细胞、白细胞和不成熟的精原细胞等,如全片精子,应将精液离心沉淀后再涂片检查,若仔细观察全片后仍没有精子,可报告无精子,其他试验可不做。

(五)精子活力

精子活力包括精子活率和精子活动力。精子活率是指活精子的数目,是测定活精子与死精子的定量方法;而精子活动力是活动精子的质量,是测定精子活动能力的定性方法。

1.操作方法 取 1 滴液化混匀精液滴于载片上,直径约 3mm,加盖片静置片刻。室温 25℃～30℃为宜,温度过低或过高会影响精子活力。通常在低倍镜下了解总体精子的活力,然后在高倍镜下计算 100 个精子的活率及活动力。

2.精子活率分析 在高倍镜下,随机观察 100 个不同视野内精子,计数活动及不活动精子数,但不要选择盖片边缘视野,算出活动精子百分比,即为精子活动率(活率)。应用精子体外染色技术,可以更精确地测定活精子数目。

常用以下几种方法

(1)伊红 Y 或台盼蓝法:取 1 滴精液加 1 滴 5g/L 伊红 Y 液或 20g/L 台盼蓝液(0.15mol/L pH7.4 磷酸盐缓冲液配制),1min 后推成薄片,空气中自然干燥。普通光镜下观察 100 个精子活精子的百分比(活精子不着色,死精子呈红色或蓝色)。

(2)苯胺黑伊红法:取 1 滴精液加 1 滴 10g/L 伊红 Y 液混匀,再加 2 滴 100g/L 苯胺黑液(0.15mol/L pH7.4 磷酸盐缓冲液配制),1min 后推成薄片,空气中自然干燥。在显微镜下观察 100 个精子活精子的百分比。在普通光学镜下,活精子不着色,死精子呈红色;在相差显微镜下,活精子呈蓝色,死精子呈黄色。

3.精子活动力分析 通常用压片法,将完全液化的精液充分混匀,取 1 滴精液滴于清洁载玻片上,加盖片放置 37℃或室温 1min,高倍镜下随机选择 10 个视野,观察精子活动状态。精子活动力检测受时间、温度、精液的液化程度等因素的影响。

WHO 把精子活动力分为 4 级。0 级:不活动,无向前运动;Ⅰ级:活动不良,向前运动微弱;Ⅱ级;活动一般,有中等向前运动;Ⅲ级:活动良好,向前运动活跃。我国卫生部出版的《全国临床检验操作规程》将精子活动力分为 5 级。0 级:死精子、无活动力,加温后仍不活动;Ⅰ级:不良,精子原地旋转、摆动或抖动,运动迟缓;Ⅱ级:较好,精子运动方向不明确,不呈直线运动,也不活泼;Ⅲ级:为中速运动,但波形运动的较多;Ⅳ级:良好,为快速的直线运动,很快超过一个视野,运动活泼。在做精子活动力分级检测时,应在恒温箱内进行。在 $10×40$ 倍视野下选择 4~5 个视野,观察计数 100 个精子的活动情况,按活动力分级标准计算出各级活动力精子的百分比。

4. 参考值及临床意义　在排精 1h 内,正常精液精子活率≥60%;射精后 3h≥40%~50%;射精后 6h≥20%~30%。射精后 1h 精子活动力Ⅲ~Ⅳ级≥40%;射精后 3h 与 1h 差别不显著;射精后 6h 精子活力Ⅲ~Ⅳ级仅占 10%~15%。若 6h 已无活力,精子或精子活力Ⅲ~Ⅳ级降到 5%,可能影响生育。

精子活力下降主要见于:精索静脉曲张,生殖系非特异性感染,以及使用某些抗代谢药、抗疟药、氧化氮芥等。

(六)密度计数

精子密度是指每升精液内精子数目,也称精子计数或槽子浓度。

1. 粗略估计法　取液化后混匀的精液 1 滴滴于载玻上,加盖片后,在高倍镜($10×40$ 倍)下观察 5 个视野,取平均数$×10^9$ 即为粗略的精子数。如 5 个视野内平均数为 50,精子密度为 $50×10^9/L$。

2. 精确计算法　试剂(精子稀释液):碳酸氢钠 5g,40%甲醛溶液 1mL,加蒸馏水至 100mL。操作:于小试管内加精子稀释液 0.38mL,吸完全液化精液 $20μl$,加入精子稀释液内。充分摇匀后,滴入细胞计数池内,静置 1~2min,待精子下沉后,以精子头部为基准在显微镜下计数规定范围内的全部精子数。

3. 参考值及临床意义　正常人精子计数存在明显的个体差异,同一个人在不同时间内差异也较大。正常精液精子密度为$(60~150)×10^9/L$(WHO 规定参考值为$>20×10^9/L$)。目前公认,精子密度低于 $20×10^9/L$ 为不正常,连续 3 次检查皆低下者可确定为少精子症。精液多次未查到精子为无精子症。主要见于:先天性或获得性睾丸疾病(如睾丸畸形、萎缩、结核、淋病、炎症等);先天性输精管、精囊缺陷或输精管阻塞(此类通过果糖含量测定可以鉴别);精索静脉曲张;有害金属中毒和放射线损害;老年人在 50 岁以上者精子生成减少。

(七)精子形态分析

精子细胞形态学检查是了解正常精子与生理及病理范围内变异精子所占的比例,是反映男性生育能力的一项重要指标。通常用于形态学检查的方法有两种,一种是制成新鲜湿片,用普通显微镜和相差显微镜($15×40$ 倍)观察;另一种将精子固定、染色后用亮视野光学显微镜观察,染色的方法较多,可根据临床或研究需要自己选择。两种方法检查的精子形态无明显差别,染色后精子头可能稍有缩小。

1. 正常精子形态　正常的精子可分为头、体、尾三部。在精子形态学检查过程中,正常精子必须遵循严格标准:正常精子头部呈椭圆形或卵圆形,长约 $4.0~4.5μm$,宽约 $2.5~3μm$,长与宽的比值为 1.5~1.75,顶体区占头部的 40%~70%;必须不存在颈、中段或尾部的缺陷;细胞质微粒不大于正常头部的 1/3;将所有处于边沿异常状态的精子均列为异常精子。

2. 畸形精子　在正常精液中形态正常的精子平均占 80%,也可见到一定量比例的异常形态精子,主要表现为头部异常、体部异常、尾部异常和含有胞质微粒异常的精子。

(1)头部形状、大小异常:包括大头、小头、锥形头、梨形头、无定形头、空泡样头(头部>20%区域不着色的空泡区)、双头或以上缺陷的联合体。

(2)体部异常:包括精子体部粗大($>2\mu m$)、折裂、不完整、不规则、弯曲、异常薄的体部(无线粒体鞘),或以上任何类型缺陷的联合体。

(3)尾部异常:包括短尾、多尾、发夹状尾、断尾(角度$>90°$)、宽度不规则,或卷尾、或尾部伴有末端微滴,或以上任何类型缺陷的联合体。

(4)含有原生质滴(胞浆小滴)的异常精子:在一次正常精液中,这种细胞约占2.2%。胞浆小滴是精子细胞的残余体(residual body),其胞质小滴至少有头部一半大小,仍与头部中段或尾部上段相连。

3.参考值及临床意义　正常精液中的异常精子应<30%,如超过30%称为畸形精子,与睾丸、附睾的功能异常密切相关。可见于生殖系感染、精索静脉曲张、雄性激素水平异常时;某些化学药物(如硝基呋喃妥英)、遗传因素也可影响睾丸生精功能,导致畸形精子增多。

(八)生精细胞形态学检查

未成熟的男性生殖细胞即生精细胞,这类细胞尚未完成其发育过程,包括精原细胞、初级精母细胞、次级精母细胞和发育不全的精子细胞。正常精液可见少量生精细胞,当曲细精管的生精功能受到损害时,精液中可以出现较多的病理性幼稚细胞,这种细胞表现为形态、大小以及核的形态和大小都不规则,应予以鉴别。

1.异常生精细胞　主要表现在两个方面:

(1)浆破损:胞体变形胀大或缩小,甚至破碎,形态多样、异常,胞浆内空泡不一,着色深浅不一,常见有深紫色大小不一的颗粒。有时核裸露,偶见精子穿入生精细胞的胞浆内。

(2)胞核变性:胞核变性是异常生精细胞的主要特征。由于胞核受损,分化不良,染深紫色,可见到核固缩、溶解和核断裂等形态特征。核固缩,常使核变小,变致密,均匀染色。核溶解,常呈胞核膨胀、疏松,染色质模糊,着色较浅,或核膜破碎,轮廓不清。核断裂,可见胞核断裂或几个核碎片,呈断裂状态,可明显看出着色深浅分明的断裂纹。

2.参考值及临床意义　正常生育男性精液中精原细胞平均值为0.8%,初级精母细胞平均值为8.0%,次级精母细胞平均值为7.0%和精子细胞平均值为70%。若精液中找不到精子和生精细胞即为生精细胞存在异常,临床表现为无精子症或偶见精子的少精子症。这是由于睾丸曲细精管的基膜发生障碍,在精原细胞发育阶段就发生障碍,导致无精子症,属于原发性睾丸生精障碍,治疗上比较困难。若精液中生精细胞的形态发生异常,尤以胞膜、胞浆异常最为明显,即为生精细胞形态异常,提示睾丸曲细精管功能正常,但在减数分裂过程中,精母细胞阶段发生多种多样的形态上的变化。

(九)其他成分及精子凝集检查

精液中可能出现的其他细胞:在正常精液中除见到生精细胞和精子外,还可见到少量的红、白细胞和上皮细胞。

1.红细胞增多见于血精症、睾丸瘤和前列腺瘤等。

2.白细胞增多见于生殖道炎症或恶性肿瘤。过去认为白细胞≥5/HPF即为白细胞增多,但是由于在高倍镜下,精液中的未成熟生精细胞体积较大,常有1~2个核,易与白细胞相混淆,尤其是用未染色法对精液进行检测时不易识别,所以在1987年,WHO组织制定的精液分析正常参考值,提出用正甲苯胺蓝过氧化物酶染色法检查精液中的白细胞,规定每升精液中白细胞数>10亿的不育患者称为白细胞精子症(leukocytospermia)。精液中的白细胞及其产物主要是通过干扰精子活动力、精子运动速度、阻碍精子成熟、降低精子密度和影响精子穿透卵子的能力。

3.在正常生育男性精液中偶见到呈柱形或立方形、圆形以及多边形的前列腺上皮细胞;圆形或卵圆形嗜碱性胞质含色素颗粒的精囊细胞;呈多边形的尿道移行上皮细胞或前尿道脱落的柱状或鳞状上皮细胞。慢性前列腺炎常可出现多核上皮细胞;若同时见到较多的淋巴细胞,应考虑前列腺结核。前列腺上皮细胞在精液中大量出现见于前列腺增生症。

4.精液中可能出现的病原菌　阴道滴虫,新鲜标本呈梨形或圆形滴虫,长约$10\sim30\mu m$,宽约$5\sim10\mu m$,通过前端4根鞭毛的活动而前进,并以虫体腹面波动膜的波动而做螺旋式的运动。

5.念珠菌　主要是白色念珠菌感染。这是一种小而卵圆形能出芽的薄壁酵母状菌,侵犯前列腺或精囊腺机会较多。方法是将精液加1滴10%NaOH溶液,在显微镜下观察可见细长菌丝或成群孢子体。

6.支原体、衣原体　解脲支原体或衣原体感染可引起前列腺与精囊腺慢性炎症,可通过培养、免疫学或聚合酶链反应(PCR)技术检测。

7.精子凝集　精子凝集是指精子头与精子头、精子尾与精子尾、精子头与精子尾之间的凝集。对于有精子凝集的涂片,应观察10个视野中凝集堆的分布,凝集精子量所占的百分率。凝集精子低于10%属于正常范围,超过10%提示有生殖道感染或有免疫性疾病存在的可能。

二、前列腺液检验

(一)标本采集

令患者排尿后,用前列腺按摩法,取胸卧位,手指从前列腺两侧向正中方向按摩。再沿正中方向,向尿道外挤压。如此重复数次,再挤压会阴部尿道,即可见有白色黏稠性液体自尿道口流出。用小试管或玻璃片承接标本送检。当标本过少时要及时检验,防止标本干涸。严格地讲,用此种方法留取的标本应称为前列腺精囊液,它不能代表在射精时排到精液中的前列腺"刺激分泌液",这两种液体的生化成分很可能不词,因为在性兴奋过程中某些化合物加速分泌,且性高潮时由于前列腺收缩,会使分泌物全部排空,而用前列腺按摩法留取的标本只是其中的一部分。由于前列腺有许多小房,按摩时不一定把有炎症部分挤出,因此,可能首次检查正常的前列腺液,复查时又可见到成堆的白细胞,故前列腺检查常需重复。如患生殖系统结核,不适宜做前列腺按摩,防止引起结核扩散。

采集标本时应注意:前列腺急性感染时,原则上禁止按摩前列腺,以防止由于按摩后细菌进入血液而导致败血症。只有全身应用足够抗生素时,才可进行前列腺体按摩。嘱患者排尿后,检查者右手食指涂润滑剂后置于肛门外慢慢插入,直至食指尽量插入直肠内。摸准前列腺,用力适中、均匀,先从上向下按摩前列腺左右两叶各$2\sim3$次,然后由中线向肛门口按压$2\sim3$次,挤压会阴部尿道,白色前列腺液便从尿道口流出。取样时应弃掉第一滴腺液,再用玻璃片或玻璃管收集进行检查。检查前3天内应禁止性活动,因为性兴奋后前列腺液内白细胞常有增加。

（二）显微镜检验

取得标本后，将载玻片上前列腺液涂成薄膜，在高倍镜下进行检查。

血细胞：正常前列腺液内有少数白细胞，但无红细胞，白细胞一般小于 10 个/高倍视野。临床上白细胞数如大于 10 个/高倍视野，或成堆出现，即可诊断为慢性前列腺炎。如前列腺内大量出现红细胞见于精囊炎、前列腺化脓性炎症、前列腺癌或按摩时用力过重引起的出血。

颗粒细胞：为体积较大的细胞，由于脂肪变性或吞噬作用，使胞浆内含有多量卵磷脂小体状的颗粒，有的是巨噬细胞，有的是吞噬细胞，此种细胞在炎症时常伴有大量脓细胞出现。老年人前列腺液中前列腺颗粒细胞较多。

卵磷脂小体：为一种均匀分布的大小不等的折光性颗粒，略小于红细胞，呈圆球形，当前列腺炎时，卵磷脂小体常减少。

淀粉颗粒：圆形或卵圆形，微黄色或褐色，为分层的细胞样体，其中央部分常含核样的小颗粒，系碳酸钙沉淀物质，如与胆固醇结合即形成前列腺结石。淀粉颗粒随年龄增加而增加，无临床意义。

精子：由于按摩时可压迫到精囊，故可在前列腺液中出现精子。

滴虫：可在前列腺液中加适量温盐水立即镜检。在滴虫性前列腺炎时，可以检出滴虫。

细菌：将前列腺液制成均匀涂片，待干后通过火焰固定，做革兰染色或抗酸染色，油镜镜检。前列腺炎患者，其前列腺液内可以找到细菌。以葡萄球菌为常见，链球菌次之，此外，在前列腺结核患者，可以查到结核杆菌，如已确诊生殖系统结核时，不宜做此项检查，以防引起扩散。

（三）参考值及临床意义

正常人卵磷脂小体为多量或满视野，白细胞<5/HP。前列腺炎时，白细胞增多，可找到细菌、卵磷脂小体常减少。前列腺癌时，可有血性液体，镜检见多量红细胞、可见癌细胞。

三、阴道分泌物的检验

阴道分泌物（vaginal discharge）为女性生殖系统分泌的液体，俗称"白带"。主要来自宫颈腺体、前庭大腺，此外还有子宫内膜、阴道黏膜的分泌物等。

（一）标本采集

阴道标本采集前 24h，禁止性交、盆浴、阴道检查、阴道灌洗及局部上药等，以免影响检查结果。取材所用消毒的刮板，吸管或棉拭子必须清洁干燥，不粘有任何化学药品或润滑剂。阴道窥器插入前必要时可用少许生理盐水湿润。根据不同的检查目的可自不同部位取材。一般采用盐水浸湿的棉拭子自阴道深部或阴道后部、宫颈管口等处取材，制备成生理盐水涂片以观察阴道分泌物。用生理盐水悬滴可检查滴虫，涂制成薄片以 95%乙醇固定，经过巴氏染色，吉姆萨染色或革兰染色，进行肿瘤细胞筛查或病原微生物检查。

（二）一般性状检查

1.正常白带及临床意义　正常阴道分泌物为白色稀糊状，一般无气味，量多少不等，与雌激素水平高低及生殖器官充血情况有关。于近排卵期白带量多、清澈透明、稀薄似鸡蛋清，排卵期 2～3 天后白带浑浊黏稠、量少，行经前量又增加。妊娠期白带量较多。

2.异常白带及临床意义

（1）大量无色透明黏白带：常见于应用雌激素药物后及卵巢颗粒细胞瘤时。

（2）脓性白带：黄色或黄绿色有臭味，多为滴虫或化脓性细菌感染引起；泡沫状脓性白带，常见于滴虫性阴道炎；其他脓性白带见于慢性宫颈炎、老年性阴道炎、子宫内膜炎、宫腔积脓、阴道异物等。

（3）豆腐渣样白带：呈豆腐渣样或凝乳状小碎块，为念珠菌阴道炎所特有，常伴有外阴瘙痒。血性白带：内混有血液，血量多少不定，有特殊臭味。对这类白带应警惕恶性肿瘤的可能，如宫颈癌、宫体癌等。有时某些宫颈息肉、子宫黏膜下肌瘤、老年性阴道炎、重度慢性宫颈炎和宫内节育器引起的不良反应也可在白带中见到血液。

（4）黄色水样白带：由于病变组织的变性、坏死所致。常发生于子宫黏膜下肌瘤、宫颈癌、子宫体癌、输卵管癌等。

（三）清洁度检查

在生理状态下，女性生殖系统由于阴道的组织解剖学和生物化学特点足以防御外界病原微生物的侵袭。从新生儿到青春期，双侧大小阴唇合拢严紧，处女膜完整，阴道前后壁紧贴，使管腔闭合，到青春期后，由于雌激素的影响，阴道上皮由单层变为复层。上皮细胞除内底层外，均含有不同量的糖原，同时受卵巢功能的影响，有周期的变化及脱落。脱落后细胞破坏放出糖原，借阴道杆菌作用，将糖原转化为乳酸，使阴道 pH 保持在 4～4.5 之间，只有阴道杆菌能在此环境中生存。因此在正常健康妇女，阴道本身有自净作用，形成自然防御功能。

参考值：Ⅰ～Ⅱ级为正常。

临床意义：将阴道分泌物加生理盐水做涂片，用高倍镜检查，主要依靠白细胞、上皮细胞、阴道杆菌与球菌的多少划分清洁度卵巢功能不足、雌激素减低、阴道上皮增生较差时可见阴道杆菌减少，易感染杂菌。单纯清洁度不好而未发现病原微生物，为非特异性阴道炎。当清洁度为Ⅲ～Ⅳ度时常可同时发现病原微生物，提示存在感染引起的阴道炎。在此度期不宜做阴道手术，应先治疗炎症。

（四）微生物检查

1. 阴道毛滴虫　将分泌物用生理盐水悬滴法置高倍镜下可见虫体呈顶宽尾尖倒置梨形，大小多为白细胞的 2～3 倍，虫体顶端有前鞭毛 4 根，后端有后鞭毛 1 根，体侧有波动膜，借以移动。阴道滴虫主要寄生于妇女阴道，引起滴虫性阴道炎，自阴道分泌物中检出滴虫是诊断的依据。患滴虫性阴道炎的患者，其临床表现为白带呈典型的稀薄、泡沫状，亦可呈脓性或绿黄色，有恶臭。分泌物刺激外阴部，可引起外阴瘙痒。当尿道及膀胱合并感染时，可有尿痛、尿频等症状，严重时可引起不孕。

2. 真菌（fungi）　多为白色假丝酵母菌，偶见阴道纤毛菌、放线菌等。采用悬滴法于低倍镜下可见到白色假丝酵母菌的卵圆形孢子和假菌丝。在阴道抵抗力减低时易发真菌性阴道炎。

3. 淋病奈瑟菌　用宫颈管内分泌物涂片，革兰染色后油镜检查，找革兰阴性双球菌，形似肾或咖啡豆状，凹面相对，除散在于白细胞之间外，还可见其被吞噬于中性粒细胞胞质之内。淋病奈瑟菌是性传播疾病的一种病原菌。人类是淋病奈瑟菌唯一的宿主，在性关系紊乱下造成在人群中的广泛传染及流行。淋病在世界上发病率较高，国内统计约占门诊性病患者的 40%。

四、羊水的检验

羊水是孕妇宫腔中充满于羊膜腔内的液体,随着妊娠时期的不同,其来源、容量与组成亦有变化。在妊娠期间羊水与胎儿之间的关系非常密切,因为羊水为胎儿的生长发育提供了一个理想环境,不仅可保护胎儿,而且可保持胎儿的新陈代谢和水的平衡,并可促进胎肺的发育功能。在分娩期羊膜内的羊水可协助宫口的扩张,亦可正确传导宫缩所产生的压力。近30年来,以羊水检查作为胎儿的产前诊断已广泛应用于临床与研究,取得了很大成功。这对于先天性畸形和遗传性疾病的诊断起了重要作用。本章就羊水的生理、病理、羊膜穿刺和分析,以及临床意义方面进行较详细的介绍。

(一)羊水的生理

1.羊水的来源　羊水的确切来源还不十分明确,但无疑其主要来自母体,也来自胎儿。根据临床与实验观察,随着妊娠的进展及胎儿的逐渐成熟,其来源和成分亦有变化。有的学者认为,妊娠早期羊水主要是由母体血清通过胎膜进入羊膜腔的透析液。这种透析也可以通过脐带表面的羊膜、华尔通氏胶进行。胎儿呼吸道黏膜及皮肤也有类似的作用。随着妊娠的进展,到妊娠中期胎儿长大时,妊娠12周以后胎尿形成,直接排入羊膜腔中,此时羊水的量增多大约50mL,这时胎儿尿可能为羊水的重要来源。胎儿18周时,每24h尿量约为7～17mL,足月时每小时尿量达43mL。

2.羊水的代谢　羊水不是一成不变的,在母体、胎儿与羊水间不断地进行液体快速交换,约每3h即可交换一次,在正常情况下保持三者之间的液体处于动态平衡。母儿间的液体交换量约为3600mL/h(胎盘交换);母体与羊水的交换量约为400mL/h(胎膜交换);羊水与胎儿交换量较低,主要通过呼吸道、消化道、角化前的皮肤等。

3.羊水量　正常妊娠时,随着妊娠的进展羊水逐渐增加,但个体差异很大。妊娠8周时,羊水仅5～10mL;妊娠12周时,羊水50mL;妊娠11～15周时,羊水每周平均增长25mL;而妊娠15～28周时,羊水每周增加50mL;妊娠34周时,羊水量达到高峰,平均1000mL,以后又逐渐减少;妊娠42周时,羊水量显著减少。羊水过多和羊水过少的标准目前尚不一致。有人认为足月妊娠时羊水量少于400～600mL,则可认为羊水过少;妊娠30～37周时羊水量超过1700mL,或大多数作者认为过期妊娠43周时羊水量超过2000mL,为羊水过多。羊水每3h更换一次,如此快的更换速度,说明羊水在胎儿代谢中起到活跃而重要的作用。

4.羊水的成分　羊水是一种溶液,其中98%～99%是水,1%～2%是溶质,并浮有不溶解的物质。早期妊娠时,羊水的成分与母体血浆成分相似,呈无色、透明的液体。随着妊娠进展,羊水成分不断地改变。在妊娠16周时,由于胎儿吞咽、呼吸及排尿功能的建立,使羊水成分发生很大变化。妊娠足月之羊水略显浑浊,不透明,可见小片状物混悬于羊水中(胎脂、上皮细胞或毳毛等有形物质),偏碱性,pH7.2左右,比重约1.008,含有少量的无机盐及有机物质。除含电解质、代谢物、少量糖、脂肪及蛋白质外,还含有各种酶、激素,以及胎儿与羊膜的脱落细胞。

(1)电解质:电解质含量基本同细胞外液,主要是钠、氯、碳酸氢根离子及少量的钾、镁、钙、磷酸氢根离子。随妊娠进展,因胎尿大量排入羊水中,逐渐使渗透压降低变为低渗的同时,钠离子显著降低。此外,钾轻微上升。其他,如钙、镁、磷、锌、铁、硫及锰等浓度稳定,不随胎龄而改变。

(2)蛋白质及其衍生物:羊水的有机物中50%是蛋白质与蛋白质的衍生物,羊水中有27种氨基酸。妊娠早期时,多数氨基酸在羊水中的水平较母体为高,足月时则较母血为低。电泳免疫化学实验指出,羊水蛋白质,除两种以外都和血清蛋白质的性质相同。有人认为羊水中没有纤维蛋白原,随着妊娠的进展,羊水中的蛋白质逐渐下降,22周时,羊水中的蛋白质约为19g/L,36周时为5g/L。正常妊娠时在羊水中有少量胆红素,26~28周时达到高峰,以后逐渐下降;有β球蛋白、运铁蛋白存在;除免疫球蛋白 G 外,其余各种免疫球蛋白都低。羊水中尚有甲胎蛋白,含量高于母血,低于胎血。这种蛋白主要来源于胎儿,测定这种蛋白质量升高,对开放性神经管畸形诊断有很高价值。羊水中有各种氨基酸,浓度超过母血,但低于胎血,测定羊水中这类物质,对遗传学的研究及产前预测胎儿是否存在氨基酸紊乱疾病有一定临床价值。

(3)碳水化合物:妊娠及分娩期羊水中葡萄糖变异范围较大,含量比母血低,约为2.03~2.79mmol/L(36.4~49.8mg/dL)。37 周以后,由于胎盘的渗透能力下降,葡萄糖含量有轻度降低。在妊娠期及分娩期,羊水中碳水化合物含量的高低不能说明与胎儿情况有任何关系。乳酸为羊水中主要有机酸,含量超过母体及胎体血浆,并随氧供情况而变动。低氧时,乳酸值高。分娩时,羊水中丙酮酸也增加,但这些碳水化合物的变化不能反映胎儿情况。除此以外,羊水中还有果糖、戊糖。

(4)脂类:约为4.9~5.6g/L(490~560mg/dL),其中 50%为脂肪酸,磷脂约为 0.39~0.52mmol/L(30~45mg/dL),胆固醇 0.52~2.5mmol/L(20~96mg/dL)。甘油三酯在妊娠36周时为 0.022mmol/L(2mg/dL),足月时为 0.066mmol/L(6mg/dL)。Gluck 用薄板层析法证明,在妊娠35周时,卵磷脂(lecithin,L)快速上升而鞘磷脂(sphingomyelin,S)则不上升;L/S 值大于2者,提示胎儿肺功能已成熟,出生后不致发生呼吸困难综合征。通常在足月时L/S 值可达4或以上。单独测定卵磷脂,如达 0.1mg/dL,也提示肺功能成熟。

(5)代谢产物:羊水中代谢产物包括肌酐、尿酸、尿素氮与母体血中相似,它们随着妊娠的进展而增加。28周时肌酐约为 $88.4\mu mol/L$(1mg/dL),足月时则为 $176.8\mu moL/L$(2mg/dL),提示胎儿肾功能已成熟。

(6)气体:随着妊娠进展,羊水中 PCO_2 升高,碳酸氢根减少,羊水中的酸度增加(胎儿处于低氧环境下,以糖醇解供能而增加羊水酸度),胎儿与羊水间 CO_2 交换极为迅速,几分钟内即可完成,故羊水中 PCO_2 及酸碱度可反映胎儿供氧情况。但测羊水中 PO_2 却不能代表胎儿供氧情况,因为正常羊水中 PO_2 甚低[约25mmHg左右(3.3kPa)]。羊水 PO_2 受母体周围组织 PO_2 影响,例如胎死后羊水中 PO_2 可以正常,这是因母体周围组织血液中 PO_2 无改变。

(7)酶:目前研究发现,羊水中约行 25 种以上的酶。羊水中某种酶的缺乏与一些先天性代谢病有关,可不用做产前诊断。有人研究,乳酸脱氢酶、α 羟丁酸脱氢酶在严重溶血症中升高。酯酶在正常妊娠时羊水中单胺氧化酶随胎龄增加而上升,但 RH 血型不合引起胎儿死亡前其浓度骤降。另外,如羊水被胎粪掺染,则碱性磷酸酶上升。Bratlid 报道,羊水中含有溶菌酶,有溶菌作用。自妊娠25周到足月妊娠期间,溶菌酶作用最高,较妊娠早期高3倍,足月后羊水的溶菌酶作用也下降。正常妊娠与异常妊娠时羊水溶菌作用相同。羊水中溶菌酶量可达 4.2~13.0mg/L,较母血清中高12倍。羊水中有些酶的活性高峰与妊娠时期有一定关系。以淀粉酶为例,其分子量为45000,其主要来源为胎尿及胎儿的唾液,也有人认为来自胎儿胰腺者。淀粉酶的活性随胎龄而增加,至妊娠36周后急剧增多,为妊娠10~16周的4~6倍。

因此,可利用估计胎龄。更为重要的是利用分析羊水细胞某些酶的活性及代谢产物变化,以诊断先天性代谢缺陷病。

(8)激素:羊水中有各种激素,包括皮质醇、孕酮、睾酮、泌乳素、绒毛膜促性腺激素、雌三醇及前列腺素等。主要来源于胎儿及胎盘,因此激素量的变化可直接反映胎儿胎盘单位的功能。①皮质醇:羊水中皮质醇在妊娠 10~15 周时为 13.8nmoL/L(0.5μg/dL),35~37 周为 27.6nmol/L(1.0μg/dL),分娩时上升至 55.2~82.8nmol/L(2.0~3.0μg/dL)。有人报道,胎儿患先天性肾上腺皮质增生症时,羊水中 17 酮与孕三醇上升。无脑儿伴有肾上腺皮质功能不良,而羊水中 17 酮及 17 羟类固醇都低。由于这些变化在妊娠晚期才能被发现,因此对早期诊断和预防的价值不大。②睾酮:男胎和女胎羊水中睾酮有区别。在妊娠 12~25 周时,男胎羊水中睾酮平均值为 0.78nmoL/L(22.3ng/dL)幅度为 0.36~1.79nmol/L,在妊娠 17 周时呈高峰。女胎时,羊水中睾酮平均值为 0.14nmol/L(4ng/dL),幅度为 0.06~0.28nmol/L。作者认为,测定羊水中睾酮浓度可以预测胎儿性别。③雌三醇:在妊娠晚期羊水中雌三醇较母尿低,但其含量曲线变动与母尿相平行。羊水中雌三醇含量随着妊娠进展而增加,测羊水中雌三醇含量也能反映胎儿胎盘功能,尤其是胎儿的安危状况。孕晚期羊水中游离雌三醇平均为 196nmoL/L(56.1μg/L),联结雌三醇为 3262nmoL/L(932μg/L)。虽然变动幅度很大,但后者如低于 350nmol/L 可被认为有胎儿窘迫。母儿血型不合的溶血症病例,羊水中雌三醇水平很低,几乎很难测出雌三醇,因溶血症时胎儿肝脏功能受损,不能将游离雌三醇与醛糖酸结合,以致造成不易由胎尿排至羊水中。如果这些病例做羊水中胆红素时,同时做雌三醇测定可能会有帮助,但临床上不常用雌三醇量作产前诊断。④绒毛膜促性腺激素(HCG):羊水中 HCG 含量也很低,在妊娠早、中期时,羊水中 HCG 量约为 1250~2500U/L(羊红细胞凝集抑制实验法),妊娠晚期用上述方法在羊水中未能发现 HCG。⑤泌乳素:在妊娠 8 周时,羊水中已能测出低浓度的泌乳素。自妊娠 10~12 周起,羊水中泌乳素快速上升,到 15~20 周达 2000~3000μg/L,以后逐渐下降,在妊娠后期为 450μg/L。羊水中泌乳素可能参与胎儿和羊水两个区域间的水盐平衡调节。⑥肾素、血管紧张素:妊娠 16~20 周时,羊水中肾素活力与肾素前体平均浓度超过母血清中 10 倍;足月时,肾素活力超过 15~20 倍,肾素前体超过 48 倍。从以上资料分析,羊水中的肾素不像来自母血清,而应考虑子宫或胚胎的来源。分娩使羊水中肾素活力增加 80%,使脐血中增加 400%。血管紧张素Ⅰ也相应增加,胎血中肾素与血管紧张素Ⅰ增加可能使胎血压上升。足月时,羊水中血管紧张素Ⅱ接近母血中浓度。⑦前列腺素(PG):妊娠早期羊水中 PG 含量甚少,足月妊娠时明显增加,分娩发动前达高峰,可能与分娩活动的开始有直接关系。PGF1α 及 PGF2α 对子宫肌肉有收缩作用。

(9)羊水细胞:正常羊水中可见到两组细胞。一组来源于胎儿,多为胎儿皮肤脱落的鳞状上皮细胞,细胞核小而致密或无核,还有口腔黏膜,部分有消化道、尿道和生殖道,此外亦有来自喉头及器官的内胚层上皮;另一组来自羊膜,胞浆染色深,核大而边界清。①胎儿表皮细胞:当胎儿存活在羊水中,其体表与羊水接触,经常有上皮细胞掉入羊水中。脱落的细胞有两种,一种染色后呈棕黄色,另一种染色后呈橘黄色,它们都来自胎儿成熟或不成熟的皮肤。鳞状上皮细胞的直径为 20~80μm,细胞质为嗜伊红青色,核为圆形,质致密,很易辨认。②羊膜细胞:来自羊膜内层上的单层细胞,这些细胞剥落到羊水中,常常聚集成球状或囊状。羊膜细胞为卵圆形立方柱状细胞,其直径约 15~25μm,胞浆中有分散的空泡或单个大的空泡和核位于细胞边缘。③未分化的细胞:大多数羊水的标本中有一种小的未分化的细胞,其大小 25~

$30\mu m$,来源不明确;另有一些固缩的细胞,大多数来自内胚层,其直径约 $10\mu m$,细胞核呈圆形,细胞质疏松。④吞噬细胞:在羊水中可见到少量吞噬细胞,类似巨噬细胞或间质细胞。在染色的涂片中发现有吞噬能力的细胞,在间质中常包含着一个大空泡。

5.羊水的功能

(1)保护胎儿:胎儿在羊水中自由活动,防止胎体粘连。因羊水平均分布于胎体周围,羊水可保持宫腔内恒温、恒压,可减少因外力所致的胎儿损伤,也可避免子宫壁因胎儿活动而受损。

(2)保持胎儿活动:在胚胎发育过程中,羊水存在可避免胚芽受压损伤而引起畸形,在胎儿期还可免于躯体和四肢不致受压变形,使胎儿保持一定的活动度,保持胎儿的液体平衡。

(3)羊水有轻度溶菌作用:羊水供给少量的营养物质。胎儿的蛋白质约 $10\%\sim15\%$ 来源于羊水,保护母体。羊水可以减少因胎动引起的不适感,临产时胎囊可以水压扩张软产道,避免胎体直接压迫母体组织时间过长所引起的子宫颈、阴道损伤。

(4)有冲洗阴道的作用:破膜时,羊水还有冲洗阴道的作用,可减少感染。

(5)羊水检查:近些年来,随着科学的发展、技术的进步,通过羊水进行各种检查,了解胎儿发育成熟度或诊断遗传性疾病等,目前正在越来越多地应用于临床,作为产前了解胎儿的检查方法之一。

(二)羊水的病理

1.羊水过多 正常妊娠 36 周时羊水量约为 1000mL,如超过 2000mL,可认为是羊水过多。羊水的病理因素,在羊水过多时,羊膜上皮细胞并无明显变化,羊水成分亦无明显改变,但羊水过多常伴有母体方面病变,常见有以下三种情况。双胎。胎儿畸形,其中无脑儿与水脑儿,此时可能因为胎儿丧失吞咽反射和缺少抗利尿激素,以致不能吞咽羊水而尿量特多,造成羊水积贮。消化道畸形,如食道闭锁与小肠高位闭锁、肺发育不全影响羊水吸收和代谢受阻,均能出现羊水过多。另外在无脑儿、脊柱裂、脐膨出等畸形中,胎儿体液大量渗出,也常发生羊水过多。妊娠合并糖尿病或血型不合常发生羊水过多。在胎盘超重、巨大时,亦可造成羊水过多。

2.羊水过少 凡羊水量少于 300mL 者为羊水过少,发生率约为 0.025%。胎儿尿闭症为羊水过少的病因。胎儿肾脏或泌尿道不发育,常可出现严重羊水过少。

(三)羊水检查适应证

羊水检查属有创伤性检查,必须具有下列指征之一方可进行。对高危妊娠有引产指征时,可了解胎儿成熟度,结合胎盘功能测定,决定引产时间,以降低围生期死亡率;曾有过多次原因不明的流产、早产或死胎史,怀疑胎儿有遗传性疾病者;曾分娩过染色体异常婴儿者;夫妇一方或双方有染色体异常或亲代有代谢缺陷病者。35~40 岁以上高龄孕妇,除外胎儿染色体异常。必要的胎儿性别诊断。妊娠早期曾患过严重病毒感染,或接触过大剂量电离辐射。母胎血型不合,判断胎儿的预后。疑有胎膜早破不能确诊时,可做阴道流液的 pH 及涂片检查有无羊水有形成分(结晶和脂肪细胞)以确定是否为羊水。

(四)标本的采集

羊膜穿刺多由妇产科医师进行。根据不同的检查目的,选择不同的穿刺时间。为诊断遗传性疾病和胎儿性别,一般需于妊娠 16~20 周经腹羊膜腔穿刺抽取羊水 20~30mL,为了解胎儿成熟度则在妊娠晚期穿刺。一般抽取羊水 10~20mL,羊水抽取后必须立即送检。

（五）一般性状

1. 量

（1）参考值：早期妊娠：0.45～1.2L；足月妊娠：0.5～1.4L。

（2）临床意义：羊水过多指羊水量＞2L，见于：胎儿先天性异常，如无脑儿、食管闭锁、肠闭锁等。无脑儿是由于脑发育不全而致抗利尿激素分泌减少之故。食管闭锁及肠闭锁是由于胎儿吞噬羊水功能障碍所致。还见于母体疾病，如糖尿病，可能由于高血糖导致了胎儿的高血糖，增加了胎儿的利尿，当母体血糖控制后羊水量可减少。羊水过少指羊水＜0.3L，见于胎儿先天性畸形，肾发育不全和肺发育不全及羊膜发育不良。过期妊娠，羊水一般在0.5L左右。

2. 颜色

（1）参考值：无色透明或呈淡黄色，妊娠后半期呈微乳白色。

（2）临床意义：黄绿或绿色。表示羊水内混有胎粪，为胎儿窘迫的现象。棕红或褐色，多为胎儿已经死亡。金黄色，可能为母儿血型不合所引起的羊水胆红素过高。黏稠黄色，提示有过期妊娠，胎盘功能减退等。浑浊脓性或带有臭味，表示宫腔内已有明显感染。

（六）胎儿成熟度检查

胎儿成熟度的监测是决定高危妊娠选择合理的分娩时间和处理方针的重要依据，主要是通过羊水中某物质的消长来观察胎儿的器官功能是否发育完善。

1. 胎儿肺成熟度

（1）泡沫试验

1）原理：羊水中的一些物质可减低水的表面张力，经振荡后，在气液界面可形成稳定的泡沫。在抗泡沫剂乙醇的存在下，蛋白质、胆盐、游离脂肪酸和不饱和磷脂等形成的泡沫在几秒钟内即被迅速破坏消除。而羊水中的肺泡表面活性物质饱和磷脂是既亲水又亲脂的两性界面物质，它所形成的泡沫在室温下可保持数小时，故经振荡后可在气液界面出现环绕试管边缘的稳定泡沫层。

2）参考值：第1管阴性时表示胎儿肺不成熟，第1管阳性、第2管阴性表示胎儿肺成熟可疑，凡第1、2管均为阳性表示肺成熟。

3）临床意义：此试验可判定新生儿特发性呼吸窘迫综合征，降低新生儿死亡率，特别是对妊娠高血压综合征及高血压合并妊娠患者可降低新生儿死亡率。

（2）卵磷脂/鞘磷脂（L/S）

1）原理：用有机溶剂氯仿抽提羊水中的磷脂，将标本与L/S标准品置由硅胶G或H铺成的薄层层析色谱（TLC）板上展开，可选择不同的染色剂如钼蓝、罗丹明B、硝酸氧铋、磷钼酸、氯化亚锡或饱和碘蒸气等，着色后依层析快慢标准品可显示磷脂酰甘油（PG）磷脂酰丝氨酸（PS）、磷脂酰乙醇胺（PE）、磷脂酰肌醇（PI）、卵磷脂（L）和鞘磷脂（S）的位置，将样品与标准品对照，测量样品L和S色谱斑面积或用光密度计扫描求得L/S比值。

2）参考值：L/S≥2。

3）临床意义：L/S＝1.5～1.99为可疑值，≤1.49为不成熟值。在高危妊娠需提前终止妊娠时，必须了解胎儿肺是否成熟。这对防治新生儿特发性呼吸窘迫综合征（IRDS），降低新生儿死亡率，有很大意义。以L/S＞2作为判定胎儿肺成熟的阈值，预测IRDS的灵敏度为84％，非IRDS的特异性为87％。除早产儿易患IRDS外，孕妇患糖尿病时某些新生儿L/S

比率＞2,IRDS 的发病率却高于正常孕妇的新生儿,这点不应忽视。

(3)羊水吸光度试验

1)原理:羊水吸光度(A)试验是以羊水中磷脂类物质的含量与其浊度之间的关系为基础。

2)参考值:A650≥0.075 为阳性。

3)临床意义:当波长为 650nm 时,羊水中的磷脂类物质越多,A650 越大,胎儿的成熟度越好。A650≥0.075 为阳性,表示胎儿成熟。如 A650≤0.050 为阴性,表示胎儿不成熟。

2.胎儿肾成熟度检查

(1)肌酐

1)参考值:早期妊娠:70.7～97.2μmol/L;足月妊娠:159.1～353.6μmol/L。

2)临床意义:羊水中的肌酐来自胎儿尿,为胎儿代谢产物,其排泄量反映肾小球的成熟度。Cr 浓度＞176.8μmol/L 表示胎儿成熟,132.6～175.9μmol/L 为可疑,≤131.7μmol/L 为不成熟。在 Rh 血型不合的情况下,羊水中 Cr 的浓度较低,一般在 151μmol/L 以下。

(2)葡萄糖

1)参考值:2.02～2.76mmol/L。

2)临床意义:羊水葡萄糖主要来自母体,部分来自胎儿尿。妊娠 23 周前随羊膜面积扩大,羊水量增加,羊水葡萄糖逐渐增加,至 24 周达高峰 2.29mmol/L 左右,以后随胎儿肾成熟,肾小管对葡萄糖重吸收作用增强,胎尿排糖量减少,加上胎盘通透性随胎龄增加而降低,羊水葡萄糖便逐渐减低,临产时可降至 0.40mmol/L 以下。羊水葡萄糖＜0.56mmol/L,提示胎儿肾发育成熟;＞0.80mmol/L 为不成熟。

3.胎儿肝成熟度检查

(1)原理:根据胆红素在 450mm 有吸收峰的特点,取 5～10mL 羊水以滤纸过滤去除上皮细胞与胎脂,以蒸馏水调零,光径 1.0cm,波长 450nm 读取吸光度。

(2)参考值:胆红素光密度值妊娠 37 周以前羊水胆红素 OD 多在 0.02 以上,妊娠 37 周以后,多在 0.02 以下。胎儿肝成熟指标:胆红素 OD 变化＜0.02;胎儿肝未成熟指标:胆红素 OD 变化在 0.04 以上;临界 OD 值:在 0.02～0.04 之间,为可疑。

(3)临床意义:如妊娠晚期仍可在羊水中查到胆红素应考虑有无 Rh 或 ABO 血型不合,此时应做胎儿和母亲的血型检查,若确诊母儿血型不合,可作为了解胎儿溶血程度的一种有效方法。

4.胎儿皮脂腺成熟度检查　脂肪细胞:

(1)原理:用硫酸尼罗蓝水溶液染色,置显微镜下观察,脂肪细胞无核,染成橘黄色,其他细胞染成蓝色。

(2)参考值:＞20%。

(3)临床意义:羊水中的脂肪细胞为从胎儿皮脂腺及汗腺脱落的细胞。晚期妊娠时,羊水中脂肪细胞出现率随胎龄增加而增高。估计妊娠期限,如脂肪细胞在 10% 以上,说明妊娠已 36 周;20% 以上说明妊娠已 38 周;足月可达 50%;＞20% 表示胎儿的皮肤和皮脂腺已成熟;10%～20% 为可疑;＜10% 为未成熟;但≥50%,表示为过期妊娠。

5.胎儿唾液腺成熟度检查　淀粉酶(Amy):

(1)参考值:30～1500U(碘比色法)。

(2)临床意义:羊水中淀粉酶来自胎儿胰腺及唾液腺。胰腺型同工酶自始至终变化不大,唾液腺型同工酶自妊娠 28 周左右开始增加较快,显示胎儿唾液腺有分泌功能,妊娠 36 周后其活性显著上升,胎龄>38 周,若酶活性>120U 为成熟儿,否则为未成熟儿。

(七)先天性遗传疾病的产前诊断

先天性疾病包括遗传性疾病,即亲代的病态基因经生殖细胞配子结合形成合子时传给子代的疾病,和非遗传因素,如一些在配子形成,染色体联合时的基因突变,受精卵发育等过程中由于某些外在因素的影响而引起的疾病。这类疾病可表现为患儿智力、器官结构和功能的种种缺陷。

1.染色体病核型分析　将新鲜的羊水 20~30mL 经离心得到羊水中的细胞,经 RP—mL1640 培养液与 25％小牛血清中培养 8~10 天后,以秋水仙素处理,使细胞均停止在 M 期,以获得分裂相细胞,将细胞经低渗、固定、制片处理后,进行 Giemsa 染色或用显带染色,然后进行分析。

临床意义:核型分析主要用于检查染色体因数目或结构异常而造成的遗传性疾病,用于产前诊断。

2.性染色质检查和性别基因诊断

(1)性染色质检查:将羊水 10mL 注入离心管,以 1000r/min 离心 10min,弃上清,管底沉淀物加甲醇:冰乙酸(3∶1)液 8mL 固定 30min,按前述条件离心弃上清,再加少许新鲜固定液制备成细胞悬液,取 1~2 滴于载玻片上,空气中干燥待染。X 染色质采用硫瑾或甲苯胺蓝染色,经油镜观察两类细胞核,一类可数细胞,另一类为 X 染色质(又称 Barr 小体)。Y 染色质采用阿的平荧光染色,在荧光显微镜下观察,细胞核的偏中心部或近核膜处有 $0.3\mu m$ 大小的荧光弧状圆点。

1)参考值:X 染色质≥6％者判为女胎,≤5％者判为男胎;Y 染色质细胞≥5％诊断为男胎,<4％为女胎。

2)临床意义:羊水细胞性染色质检查有助于诊断性连锁遗传病如甲、乙型血友病,原发性低丙种球蛋白血症,自毁容貌综合征,肌营养不良,G—6—PD 缺乏症,粘多糖沉积病Ⅱ型,糖原代谢病Ⅱ型等。如果父亲为 X—连锁隐性基因携带者,母亲正常,则女性胎儿全为携带者(杂合子),而男性胎儿正常;若母亲为 X—连锁隐性基因携带者,父亲正常,则男胎一半正常,一半为患者;女胎一半正常,一半为基因携带者,可根据检测结果决定是否继续妊娠。

(2)性别基因诊断:目前随着基因诊断技术的发展,胎儿性别诊断有了更准确、更灵敏的方法,使对于性连锁疾病诊断的正确性可靠性大为提高。Y 特异 DNA 探针对人性别诊断:有关 Y 染色体 DNA 的探针有多种,如 pHY3.4,pHY2.1 等,目前最公认的是 Y 染色体特异的 SRY 基因,在男性性别决定中起关键作用。将羊水细胞用细胞裂解液裂解后,点于硝酸纤维素膜上 32P 标记 SRY 基因探针直接进行斑点杂交,或将羊水细胞 DMA 经 0.7％琼脂糖凝胶电泳分离后进行 southern 印迹杂交,凡出现杂交斑点或带的为男性,不显示或显示极弱者为女性。PCR 基因扩增法测定性别:以常规蛋白酶 SDS—酚法提取羊水细胞 DNA0.1~1.0μg或直接羊水细胞裂解得到 DNA 为模板,进行 PCR 基因扩增测定胎儿性别。用于产前诊断胎儿性别的 Y 染色体基因有 4 种:DYZ1、DYS14,ZFY 和 SRY。目前认为 SRY 是睾丸决定因子(TDF)的最佳候选基因。以两对 SRY 基因 HMGROX 保守序列的引物,进行 DNA 扩增,再经 1.5％琼脂糖电泳,消化乙锭染色,根据 φX174/HaeⅢ分子量标准,男性胎儿在分子量为217bP 处可见 SRY 特异区带。

（八）羊水的生物化学检查

羊水是孕妇子宫内的重要组成部分。早孕时为孕妇血浆透析物，成分与血浆相似。到孕4个月后胎儿长大时，混入胎尿、代谢物和分泌物，成分逐渐复杂。羊水与母体血浆进行着物质交换，所以它与母体、胎儿关系密切。从羊水成分的变化，可窥视胎儿的安全状态与有否某些先天缺陷。

1. 羊水色泽检查的临床意义　羊水色泽的改变往往与胎儿疾病密切相关。正常妊娠早期羊水色泽清亮，随着妊娠进展，胎儿脱落细胞增多，羊水可略显浑浊。羊水颜色的明显改变常与母体及胎儿的病理状态有关，严重者肉眼观察可以判断。如果羊水有轻微色泽改变，肉眼难以判断时，可用光电计或色谱仪进行检查。羊水颜色加深，说明羊水中胆红质含量增加，这可能是胎儿有出血性疾病所致，如遗传性红细胞异常、胎儿溶血病等，也可能是无脑儿或十二指肠闭锁所致，这种情况与胎儿出血无关。羊水发绿，是由于胎便所造成，可以见于宫内感染的羊水。羊水呈红色，说明羊水内有新鲜出血，临床上常见于羊膜腔穿刺的创伤或胎盘早剥等疾病。羊水呈棕色，提示宫内有陈旧性出血，深棕色说明羊水有氧化血红蛋白，多见于宫内死胎等。

2. 羊水中甲胎蛋白的测定　甲胎蛋白（Alpha－Fetoprotein, AFP）是一种胎儿的特性 α 球蛋白。其分子质量为 $64000\sim70000U$，含糖量 $3\%\sim4\%$，是一种糖蛋白。AFP 主要在胎儿肝脏及卵黄囊内合成。AFP 最早在孕 6 周的胚胎体内出现，占胎儿血清球蛋白的 90%，理化性质类似白蛋白。胎儿 $10\sim20$ 周时，肝细胞内合成 AFP 的速度最高，卵黄囊内 AFP 的合成速度至孕 8.5 周后逐渐减慢，至 11.5 周后合成很少，这时主要是胎儿肝脏合成，胎儿血 AFP 的浓度随着胎龄的增加而逐渐降低。如胎儿 6 周时 AFP 在胚胎体内出现，$10\sim23$ 周时达高峰，21 周后逐渐减低，32 周后下降很快，到 40 周时达最低值，出生后 $4\sim5h$ 得更低，一直维持低值到 3 岁。一般认为羊水中 AFP 主要来源于胎尿，小部分来自胎儿胃肠道及羊膜绒毛膜细胞，由胎儿吞咽及消化道作用所降解。羊水中 AFP 值与胎血 AFP 值呈平行性升降，但比胎血值少 200 倍左右。母血清 AFP 虽来自羊水，但与胎血和羊水 AFP 值不一致。孕早期 AFP 高峰时，则母血清为最低水平；孕 32 周羊水中浓度下降时，母血中水平反而最高。这是由于羊水中 AFP 必须经过胎盘屏障方能渗透至母血中。在孕早期绒毛上皮细胞有两层，胎盘屏障较完善，而 AFP 是一种大分子蛋白质，不易渗透，虽在羊水中浓度很高，渗至母血中的 AFP 量反而不多。至孕中期绒毛上皮郎罕氏细胞逐渐退化，胎盘能力减弱，渗透较容易。因此，随着妊娠进展周数的增长而母血 AFP 值逐渐升高，至 32 周达高峰。以后因胎儿肝脏逐渐成熟，羊水中 AFP 来源明显减少，母血 AFP 量亦逐渐下降直至足月。羊水及母血 AFP 浓度的测定方法，目前常用的有火箭免疫电泳、放射火箭免疫电泳、放射免疫及酶联免疫吸附等定量测定方法。火箭免疫电泳测定 AFP 法，是电场作用下的单项琼脂扩散实验。其原理是将抗 AFP 血清与琼脂缓冲液适当比例混合后，均匀地铺在玻璃板上，凝固后，在琼脂板一端打一排孔，置于电泳槽阴极，加入羊水或母血清及标本抗原，施加电流的电场，使抗原向阳极泳动。凝胶中抗体的浓度保持均匀不变，而抗原在向阳极泳动的过程中浓度逐渐减低，所以与抗体反应产生的沉淀带也逐渐变窄，形成一个锥峰，状似火箭，故而得名。沉淀峰的长度与抗原的浓度成正比，与抗体的浓度成反比。染色后测量峰高与标准品比较，即可测出 AFP 的含量。酶联免疫吸附实验方法，创始于 1971 年。它既可用于测定抗原，又可以用于测定抗体，敏感性高，特异性强。可用此法检测 AFP，既可定性也可定量测定。仪器设备先进，使得操作流程更加规范化,在很大程度上解决了操作过程中的系统误差,目前在检验中大有取代放射免疫测定的趋势。正常参考值在各实验室测定方法不同,数值有差异,应建立本室正常参考数据。

注意事项:有的文献报道,母血 AFP 检测诊断开放性神经管缺损检出率为 60%～100%,大多数为 70%～87.5%,羊水 AFP 测定诊断神经管缺损检出率较高,一般认为可达 90%～100%。在产前诊断时,测定血清 AFP 可作为常规筛查神经管缺损实验。因母血 AFP 值影响因素多,可靠性差,因此国内外学者均主张连续 2 次阳性后再考虑决定是否抽羊水检查。如果用于诊断神经管缺损的诊断,建议最好除测羊水 AFP 外,同时再测一项其他检查,如羊水的胆碱酯酶等,要慎重小心,以免引掉正常儿。如果穿刺伤及胎儿或胎盘,羊水受污染呈血性,可出现假阳性等情况而误诊,应予注意。胎龄计算要准确,否则影响很大。测定时间选择,母血 AFP 测定神经管缺损以 16～24 周检出率最高,16～18 周最适宜。羊水 AFP 的高值时期,14～20 周测定,在诊断胎儿上更有意义。

临床意义:应用母血和羊水 AFP 产前筛查神经管开放缺损,这是我国"母婴保健法"提出的要求,一旦确定诊断,及时终止妊娠。因为神经管缺损是我国常见的危及胎儿健康的一种严重先天畸形,其发生率全国各地不一,我国平均发生率为 2.7%,在北方高发区 10%～30%。筛查目的是防止患儿出生,以降低神经管缺陷的出生率,达到优生。胎儿脐膨出与消化道畸形(开放性腹壁缺损)内脏外翻,这样内脏与羊水接触,羊水的 AFP 含量高,故可测 AFP 作为此病产前诊断。诊断宫内死胎:死亡的胎体渗液进入羊水,加之此时胎盘屏障通透性增高,羊水的 AFP 剧增。无脑儿、先天性肾病、共济失调毛细血管扩张及胰腺纤维囊性变化的胎儿、双胎等,羊水 AFP 也呈高值。葡萄胎中缺乏胎儿组织,先天愚型胎儿羊水内 AFP 低值。一旦发现,要结合其他检查确诊。如先天愚型,结合羊水细胞或胎儿脐血染色体进一步检查。发现患儿,应建议及早终止妊娠,避免患儿出生。羊水中 AFP 偏低可见于 21—三体,应结合染色体检查进一步确诊。

3.羊水中乙醚胆碱酯酶测定　乙醚胆碱酯酶(ACHE)即真性胆碱酯酶,主要来自胎儿的兴奋性细胞,如嗜铬细胞、神经节细胞、运动细胞、中枢神经细胞及肌细胞,反映神经系统成熟度。胎儿开放性神经管缺陷,如开放性脊柱裂及开放性腹膜缺损时,羊水中 ACHE 增加,如果同时测定羊水中假性胆碱酯酶活性,计算出羊水的 ACHE/PCHE 比值。还可区分开这两项缺损,比值大于 0.27 者,可诊断为神经管缺损;小于等于 1.0 者,则可诊断为开放性腹壁缺损。有时需结合 AFP 检测诊断。

4.羊水中卵磷脂与鞘磷脂比值(L/S)测定　胎儿肺泡表面脂类活性物质主要为卵磷脂和鞘磷脂,系维持肺泡稳定性的重要物质,两者均可进入羊水内。1971 年 Cluck 提出从羊水中测卵磷脂和鞘磷脂的比值,以了解胎儿肺的成熟度。在孕 26 周后羊水中卵磷脂和鞘磷脂的量开始上升,卵磷脂上升较快,鞘磷脂上升缓慢;35 周后卵磷脂合成迅速加快,鞘磷脂稳定于原水平或稍下降。测定 L/S 比值,估计胎肺成熟度时临界指标 L/S=2。如 L/S 比值>2,说明胎儿已成熟;比值为 1.5～1.9 时为过渡型,有可能发生轻度或中度呼吸窘迫综合征;比值为 1.0～1.49 胎肺未成熟;如果<1.0 时,为典型肺未成熟;比值仍<2,则说明胎肺功能发育不健全。故测定孕 35 周羊水的 L/S 比值,可预测宫内胎儿呼吸窘迫综合征和新生儿窘迫综合征发生的可能。注意事项:采集羊水标本后,送实验室立即检验,否则磷脂被羊水中的酶水解,影响结果的准确性。羊水标本污染红细胞,影响结果,如果有少量红细胞,可离心处理。

操作严格,点样仔细、均匀,保证结果的可靠性。

5.羊水肌酐测定 羊水肌酐均来自胎儿尿,因而其含量可反映胎儿发育成熟度,可用羊水中肌酐浓度作为判断胎儿肾成熟度指标。自妊娠后,羊水中肌酐浓度逐渐增加。34周时突然上升,孕36周时正常值为15mg/L,37周后超过20mg/L,说明胎儿已发育成熟。目前用仪器测定很方便。临床参考值:孕36周时正常值为15～19.9mg/L,37周后超过20mg/L,说明胎肾已发育成熟,15～19mg/L为可疑者,14.9mg/L以下为未成熟。假若羊水中肌酐达到20mg/L以上,直接表明肾功能成熟,间接表明胎龄已在36周以上。若妊娠足月或临近足月时羊水中肌酐浓度较低,不但提示胎儿肾功能不成熟,也有可能是胎儿宫内发育迟缓。羊水肌酐上升应注意:孕妇血浆肌酐上升或妊娠高血压综合征时,因为母儿肌酐可自由相互通过胎盘,可使羊水肌酐上升。羊水肌酐减弱应注意:孕妇用利尿剂或胎儿窘迫时,羊水中肌酐减少。综上实验在判断时,应结合临床及其他检查综合分析诊断。

6.羊水睾酮测定 睾酮是人体重要激素,主要由睾丸、肾上腺和卵巢分泌,其主要功能是促进男性第二性征的发育和维持。胚胎70天就开始分泌睾酮,孕17周时羊水睾酮达高峰。男胎与女胎羊水中睾酮有区别,一般在孕12～25周时,男胎者羊水睾酮正常平均值为$224\pm11\mu g/L$,女胎者羊水睾酮正常平均值为$39\pm2\mu g/L$,两者有显著差异。血液测定睾酮方法注意标本应及时测定,否则应将标本保存在2℃～8℃。如长期保存,应在-20℃以下保存。另外,严重溶血标本不能使用。临床意义:羊水睾酮测定可预测胎儿性别。如果诊断胎儿疾病的需要,可结合染色体检查。

7.羊水雌三醇测定 妊娠时,母体内雌三醇主要由胎儿与胎盘联合生成。雌三醇可自由透过胎盘,胎体内雌三醇可经胎尿排入羊水中,故羊水中有雌三醇。羊水中雌三醇也随妊娠进展而增加,但由于羊水转换很快,激素波动也大,影响诊断的准确性。测定羊水中雌三醇也可以反映胎儿成熟等妊娠末期羊水中雌三醇正常值为0.8～1.2mg/L。测定方法放射免疫、酶联免疫法等。临床意义:有人认为羊水中雌三醇测定对估计孕龄有参考意义,若羊水中雌三醇>4mg/L,一般认为妊娠在37周以上;如雌三醇值突然下降,可能为先兆流产。血型不合做羊水胆红素测定时,可同时做雌三醇测定,若雌三醇低于1mg/L,提示胎儿危险。

8.羊水中血型物质的测定 羊水中的血型物质取决于孕妇和胎儿的分泌状态,这种分泌状态常由基因调控,按孟德尔定律遗传。在正常人群中80%属于分泌型,约20%属于非分泌型。在分泌型胎儿羊水中含有与胎儿相同的血型物质,通过对这些物质的测定可以鉴定胎儿血型。非分泌型胎儿羊水中不含有胎儿血型物质,但可以通过羊膜腔穿刺取胎儿脐血对母儿血型不合做出产前诊断。如诊断为母儿血型不合,而且抗体效价又比较高的,可测羊水胆红素,根据其含量来判断胎儿溶血程度。但在产前诊断中应特别警惕胎儿及新生儿溶血症,本病对孕妇无影响,但出现胎儿全身水肿,甚至头皮亦出现水肿,严重者有肝脾肿大,病情严重时可造成死胎。也可于分娩后因溶血所产生的大量胆红素渗入脑细胞,引起中枢神经细胞的中毒病变,称核黄疸。核黄疸的病死率高,即使幸存也会影响病儿的智力和运动发育。因此,要早期诊断、治疗。如果产前诊断预测出胎儿有溶血时,要及早联系与胎儿血型相同的血,提早为新生儿换血。做好血源准备,但应注意,约20%的孕妇为非分泌型,羊水中无血型物质。

9.羊水胆红素测定 胎儿红细胞破坏后形成胆红素,多数属于未联结型,未联结型胆红素进入羊水的途径尚不清楚。正常妊娠时羊水中有小量胆红素,26～28周时达高峰,以后羊水中胆红素陆续下降,胎儿肝脏成熟后,可下降到零。羊水中胆素的量可反映胎儿宫内溶血程度。测定方法用分光光度计分析羊水中的胆红素吸光度。

临床参考值:胆红素于 450nm 处吸光度差,>0.06 为危险值,0.03～0.06 为警戒值,< 0.03 为安全值。亦可测定胆红素含量,孕 36 周以上胆红素正常值为 0.513～1.26μmol/L (0.3～0.6mg/L),如增加至 3.42μmol/L(2mg/L),则提示胎儿有严重溶血。各实验室使用仪器不同,方法会有差异,应根据具体情况确定指标。

注意事项:首先应在 B 超下定位,尽量避开胎盘穿刺,以减少胎儿、母体不必要的出血。如取出的羊水混有血液,可影响检查结果的正确性。因胎儿血中胆红素含量较羊水中含量大 25 倍,故穿刺羊水应准确而轻柔。羊水取出后,应立即放入棕色小瓶或以黑纸包裹的试管中,要避光保存,防止胆红素受紫外光而降解。穿出羊水呈深黄色,提示胆红素含量很高。

临床意义:用于诊断母儿血型不合,对过去有新生儿溶血症分娩史,且本次妊娠孕妇抗体效价又很高,则应检查羊水中胆红素含量,可确切了解胎儿的溶血程度,以便及时采取对策。羊膜穿刺时间,一般最早在妊娠 30～32 周开始,必要时两周查一次。对过去新生儿溶血发病早或死胎发生早者,亦可酌情提前做羊膜穿刺,亦一般可在上次终止妊娠孕周的前 4 周进行。

基因工程用于产前诊断:DNA 分子杂交法:用已知的一段互补 DNA(cDNA)作为探针,经放射标记后与羊水细胞的 DNA 行印迹杂交,并用放射自显影法得出结果,来诊断胎儿的遗传性疾病如用珠蛋白 α 基因片段两个探针检测 α 珠蛋白生成障碍性贫性。限制性内切酶多态性位点(RELP)的连锁分析:DNA 限制性内切酶能识别特定的碱基顺序,因而能在识别位点特异地把 DNA 切割成各种一定大小的片段,通过琼脂糖凝胶电泳的分离,直接用溴化乙啶显色或用 Southern 印迹法把这些 DNA 片段转移到硝酸纤维素膜上,再与已用核素标记的特异基因探针进行 DNA 分子杂交,采用放射自显影技术,显示出相应的 DNA 片段,从而可鉴定出是否有基因缺失或异常,例如中国人 β 珠蛋白生成障碍性贫血的 RELP 连锁分析。利用 PCR 技术扩增 DNA,探测致病基因:利用 PCR 技术可将一个基因拷贝放大 10 万倍,所得大量均一的 DNA 再用寡核苷酸探针杂交,放射自显影和酶切位点分析探测致病基因。

五、人绒毛膜促性腺激素检测

成熟女性因受精的卵子移行到子宫腔内着床后,形成胚胎,在发育成长为胎儿过程中,胎盘合体滋养层细胞产生大量的人绒毛膜促性腺激素(humanchorionicgonadotropin, HCG),可通过孕妇血液循环而排泄到尿中。当妊娠 1～2.5 周时,血清和尿中 HCG 水平即可迅速升高,第 8 孕周达到高峰,至孕期第 4 个月始降至中等水平,并一直维持到妊娠末期。HCG 是由两个非共价键相连的肽链(α 亚基及 β 亚基)组成的黏蛋白激素。其单个亚基不具有生物活性,当连接成完整化合物时始具活性,分子量约为 4.7 万。其主要功能就是刺激黄体,有利于雌激素和黄体酮持续分泌。以促进子宫蜕膜的形成,使胎盘生长成熟。HCGα 亚单位的氨基酸排列与黄体生成激素(LH)α 亚单位相似,故用完整的抗 HCG 分子的抗体测定 HCG 时与 LH 间有免疫交叉反应。但它们的 β 亚单位各不相同。因此为避免交叉反应,目前均采用高效的抗 β－HCG 单克隆抗体进行特异的 HCG 检查,近年来还有人报道采用抗 β－HCG 羧基末端肽单克隆抗体以进一步提高检测的敏感性和特异性。

(一)β－HCG 胶乳凝集抑制试验

β－HCG 是一种糖蛋白,作为抗原注入家兔体内,可使其产生相应抗体(抗 β－HCG 血清)当这种抗体与抗原相遇时,即可产生免疫反应,但这种反应不能为肉眼所见。用化学方法将 HCG 交联在聚苯乙烯胶乳颗粒上,成为 β—HCG 胶乳抗原,当此抗原与 β—HCG 抗体结合时,就能见到胶乳颗粒的凝集。

（二）胶乳凝集试验（LA）

HCG 胶乳吸附抗体遇尿中 HCG 结合多个抗原抗体复合体而发生凝集为阳性反应；HCG 胶乳吸附抗体如尿中无一定量 HCG 则不发生凝集而均匀乳浊为阴性。

1. 单克隆双抗体酶免疫法　两个单克隆抗体中一个 HCG 抗体吸附于塑料小孔底部,将被测尿加入其中,另一个 αHCG 抗体与酶联结亦加入小孔内,如尿中含 HCG 时,HCG 的两端分别与以上两个抗体结合再洗去多余的未结合的抗体酶,然后加上底物,结合于 HCG 上的抗体酶促使底物显色,证明尿中有 HCG 存在；如不显色证明尿中没有一定量的 HCG 存在,不能与单克隆抗体酶结合,而在洗净过程中抗体酶被洗脱。

2. 单克隆抗体肢体金试验

原理：免疫胶体金法是将羊抗人 HCG 抗血清（多抗）、羊抗鼠 IgG 分别固定在特制的纤维素试带上并呈两条线上下排列,羊抗鼠 IgG 线在试带条上方为阴性对照,羊抗人 HCG 多抗在下方为测定。试带条中含均匀分布的胶体金标记的鼠抗人 β—HCG 单克隆抗体和无关的金标记鼠 IgG。检测时将试带浸入被检尿液中后迅速取出,尿液沿试带上行,尿中的 β—HCG 在上行过程中与胶体金标记单克隆抗体结合,待行至羊抗人 HCG 抗体线时,形成金标记的 β—HCG 单抗尿 HCG 羊抗人。HCG 复合物而在试带上显紫红色区带,为 HCG 阳性反应,试带上无关的金标记鼠 IgG 随尿继续上行至羊抗鼠 IgG 处时与之形成紫红色的金标记抗原抗体复合物是为阴性对照。阴性只显一条紫红色线。

临床意义：HCG 的检查对早期妊娠诊断有重要意义,对与妊娠相关疾病、滋养细胞肿瘤等的诊断、鉴别和病程观察等有一定价值。

论断早期妊娠：敏感方法在受孕 2～6d 即可呈阳性。多胎妊娠者尿 HCG 常高于一胎妊娠。

异常妊娠与胎盘功能的判断：异位妊娠：如宫外孕时,本试验只有 60% 的阳性率,在子宫出血 3 天后,HCG 仍可为阳性,故 HCG 检查可作为与其他急腹症的鉴别,HCG 常为 312～625U/L。流产诊断与治疗：不完全流产如子宫内尚有胎盘组织残存,HCG 检查仍可呈阳性；完全流产或死胎时 HCG 由阳性转阴,因此可作为保胎或吸宫治疗的参考依据。先兆流产：如尿中 HCG 仍维持高水平多不会发生流产,如 HCG 在 2500U/L 以下,并逐渐下降,则有流产或死胎的可能。当降至 600U/L 则难免流产。在保胎治疗中,如 HCG 仍继续下降说明保胎无效,如 HCG 不断上升,说明保胎成功。在产后 4 天或人工流产术后 13 天,血清 HCG 应低于 1000U/L,产后 9 天或人工流产术后 25 天,血清 HCG 应恢复正常。如不符合这一情况,则应考虑有异常可能。

滋养细胞肿瘤诊断与治疗监测：葡萄胎、恶性葡萄胎、绒毛膜上皮癌及睾丸畸胎瘤等患者尿中 HCG 显著升高,可达 10 万～数百万 U/L。男性尿中 HCG 升高,要考虑睾丸肿瘤如精原细胞癌、畸形及异位 HCG 瘤等。滋养层细胞肿瘤患者术后 3 周尿 HCG 应<50U/L,8～12 周呈阴性；如 HCG 不下降或不转阴,提示可能有残留病变,这类病例常易复发,故需定期检查。

其他：更年期、排卵期及双侧卵巢切除术均可致黄体生成素（LH）升高,因 LH 与 HCG 的 α 肽链组成相同而使采用抗 HCG 抗体的妊娠试验阳性,此时可用 β—HCG 的单克隆二点酶免疫测定法鉴别。在内分泌疾病中如脑垂体疾病、甲状腺功能亢进,妇科疾病如卵巢囊肿,子宫癌等 HCG 也可增高。

(燕丕宏)

第五节　脑脊液检验

一、概述

(一)脑脊液(CSF)的生成

脑脊液是一种细胞外液,主要由侧脑室和第三、第四脑室的脉丛上皮主动分泌和超滤作用形成的。正常成年人 CSF 每天产生量平均为 500mL,CSF 产生和重吸收保持动态平衡,正常成年人 CSF 总量为 60～150mL,新生儿为 10～60mL。

CSF 的循环途径始于侧脑室,经室间孔至第三脑室,从第三脑室经中脑导水管至第四脑室,再经脑第四脑室的中央孔与两侧孔进入到蛛网膜下腔池。CSF 吸收主要是经大脑凸面的蛛网膜颗粒吸收进入静脉窦,注入静脉系统。此外,脊神经根的周围间隙也具有吸收 CSF 的作用,脑室或室间孔的任何一个环节被阻塞将导致阻塞性脑积水。

CSF 虽然是由血液通过脉络形成的,但并非流通,而是通过血-脑屏障选择性的过滤。有人认为血-脑屏障是由紧贴于脑和脊髓表面的软脑膜和软脑上的毛细血管内皮细胞、基膜等构成,其通透性与一般毛细血管不同,血-脑屏障对血浆中的各种物质的通透具有选择性:钠、氯、镁和二氧化碳最易通过;清蛋白、葡萄糖、尿素、钙、氨基酸、尿酸、肌酐、乳酸、丙酮等次之;而大分子物质如纤维蛋白质、胆红素、胆固醇、补体、毒物和某些药物则极难或不能通过。

(二)CSF 的生理功能

CSF 对神经系统有重要的生理作用,主要功能包括:保护脑和脊髓免受外力震荡损伤;调节颅内压,便颅内压恒定;参与神经组织的物质代谢,供给脑、脊髓营养物质并运走代谢产物;调节神经系统碱贮存量,维持正常 pH;运转生物胺、神经肽等物质,参与神经内分泌调节。

(三)CSF 的影响因素

标本采集后立即送检,检查一般不能超过 1h,放置过久影响检查结果,其原因如下:细胞破坏或沉淀与纤维蛋白凝结成块,导致计数不准确;细胞离体后迅速变形乃至渐渐消失,导致计数不准和影响分类计数;糖迅速分解,导致糖含量降低;细菌自溶或死亡,影响检出率。采集的 CSF 应尽量避免凝固和混入血液。若穿刺操作血管导致血液混入,在进行细胞计数时应校正,并注明。

正常 CSF 为无色水样、清晰透明,于试管内静置 12～24h 无形成薄膜、凝块或沉淀。

二、脑脊液的化学检查

(一)蛋白质定性检查

1.潘氏试验。

2.硫酸铵试验,包括罗-琼和诺-爱试验,主要沉淀的是球蛋白,特异性较强,一旦试验呈阳性,则反映球蛋白增多,临床意义较大,但敏感度差。诺-爱试验操作较繁琐,较少选用。

潘氏试验(Pandy test)的方法:CSF 中的清蛋白质与苯酚结合,形成不溶性蛋白盐而出现白色混浊或沉淀,本法所需标本量少,操作简便,试剂易得,灵敏度较高,观察结果较为明确,临床上广泛应用。但过于敏感,一部分正常人亦偶尔呈弱阳性反应。

（二）蛋白质定量测定

1.方法评价　CSF 蛋白量测定主要有浊度法、染料结合法、考斯亮蓝法、丽春红法及邻苯三酚红钼络合显色法和免疫学等。目前 CSF 定量多用于邻苯三酚红钼络合显色法与蛋白结合快,呈色稳定,灵敏度高,色素不吸附器皿,常用于自动化分析。

2.临床意义　正常 CSF 以清蛋白为主,球蛋白微量（不超过 0.06g/L）,无纤维蛋白原。血-脑屏障破坏,CSF 吸收受阻,机械性梗阻或鞘内免疫球蛋白合成增加均可使 CSF 蛋白升高。

（1）CSF 蛋白增加

1）神经系统炎症:化脓性脑膜炎显著增加,定性多在（＋＋＋）以上;结核性脑膜炎中度增加,定性多在（＋＋）～（＋＋＋）;病毒性脑炎可正常或轻度增加,定性可在（±）～（＋）。另外,CSF 总蛋白定量测定可用于鉴别化脓性和非化脓性脑膜炎。CSF 总蛋白量＞1g/L,通常可诊断为细菌、真菌或结核性脑膜炎。若以 1g/L 为临界点,鉴别细菌性脑膜炎（增多）和非细菌性脑膜炎（下降）的敏感度为 82％,特异性为 98％。若以 2g/L 为临界值则其敏感度和特异性分别为 85％和 100％。

2）神经根病变:为急性感染性多发性神经炎,多数病例 CSF 蛋白增高,而细胞正常或接近正常,呈蛋白-细胞分离现象。

3）颅内和蛛网膜下腔出血:血性 CSF 可使蛋白含量增高,常见于高血压合并动脉硬化、脑血管畸形、动脉瘤、血液病、脑动脉炎及脑肿瘤。

4）颅内占位性病变及蛛网膜下腔梗阻:为脑肿瘤、脑脓肿及颅内血肿、脊柱外伤、结核病变、蛛网膜粘连等引起 CSF 循环受阻。

5）脱髓鞘疾病:为多发性硬化症、鞘内免疫球蛋白合成增加。

6）清蛋白比值增高:神经系统疾病均可在不同程度上引起清蛋白比值增多。CSF 清蛋白是判断血-脑屏障是否受损的一种较好的指示性蛋白,因为它既不在中枢神经系统内合成,也不在中枢神经系统内代谢。在无血液污染的 CSF 中的清蛋白是通过血-脑屏障来源于血浆。血-脑屏障通透性增加,CSF 中清蛋白含量增加,故清蛋白比值即 CSF 中清蛋白（mg/L）/血清清蛋白（g/L）比值可判断血-脑屏障的损伤程度,其中 9.9～14 为轻度损伤,15～30 为中度损伤,31～100 为严重损伤。

（2）CSF 蛋白降低:可因大量 CSF 漏出和鞘内压增加使 CSF 重吸收增加所致。

（三）葡萄糖定量测定

1.方法评价　目前一般用葡萄糖氯化酶法和糖激酶法,现基本上选糖激酶法为多。正常情况下,脑脊液中葡萄糖含量均为血浆中葡萄糖浓度的 60％。目前一般用糖激酶法测定,该方法标本用量少,快速,结果准确可行,特异性较高。

2.参考范围　成人:2.5～4.5mmol/L;儿童:2.8～4.5mmol/L。

3.临床意义

（1）CSF 葡萄糖降低

1）中枢神经系统细菌或真菌感染:由于细菌、真菌或破坏的细胞释放出葡萄糖分解酶使葡萄糖被消耗,导致糖降低,如急性化脓性脑膜炎,葡萄糖降低出现早且明显,在疾病发展到高峰时葡萄糖可为零;结核性脑膜炎或真菌性脑膜炎,CSF 中葡萄糖降低多发生于中期、晚期,葡萄糖含量越低,预后越差;病毒性脑炎时,CSF 葡萄糖多无明显变化,借此可以鉴别诊断。将 CSF/葡萄糖比值<0.4 为临界值,鉴别细菌性与非细菌性脑膜炎的灵敏度和特异性分别为 80%和 98%。另外,此比值还可作为判断神经系统感染性疾病预后的指标,比值越低,疾病越严重,预后越差。

2)脑寄生虫病:如脑囊虫病、血吸虫、肺吸虫病、弓形虫病等均可使葡萄糖降低。

3)颅内肿瘤:常见于髓细胞瘤、星形细胞瘤、脑膜瘤及脑膜肉瘤等。因脑膜肿瘤可阻止葡萄糖通过血一脑屏障,并且癌细胞可分解葡萄糖,故 CSF 葡萄糖下降。特别是恶性肿瘤,CSF 中葡萄糖降低甚至消失。

4)蛛网膜下腔出血:由于细胞坏死或红细胞破坏,释放出大量糖酵解的酶类,进一步催化糖酵解,故 CSF 葡萄糖下降。

5)其他各种原因引起血糖等。

(2)葡萄糖升高:主要为血糖升高,见于糖尿病、早产儿或新生儿、下丘脑损害等患者。

(四)脑脊液氯化物的测定

正常情况下,CSF 中氯化物(主要是氯化钠)含量高于血中氯化物,比血中氯化物含量高20%左右。现在氯化物测定的常规方法是离子选择性电极法,其准确度和精密度良好,可自动化测定,临床上应用较为广泛。

1.参考范围　成人:120~130mmol/L;儿童:111~123mmol/L。

2.临床意义

(1)氯化物降低:常见于脑部细菌或真菌感染。如化脓性脑膜炎、结核性脑膜炎及真菌性脑膜炎。尤其是结核性脑膜炎时,CSF 中氯化物降低尤为明显。另见于低氯血症。当脑脊液氯化物含量低于 85mmol/L 时,有可能导致呼吸中枢抑制,因此,脑脊液氯化物含量明显减低应引起高度重视并及时采取相应措施。

(2)氯化物升高:主要见于高氯血症、呼吸性碱中毒等。病毒性脑膜炎的 CSF 氯化物可正常或稍增高。

三、脑脊液检验新进展

CSF 检验已有百余年的历史,有些基础检验沿用至今,传统的 CSF 常规检查已不能满足临床需要,近十多年来,随着生物化学、免疫学检验技术尤其是分子生物学技术的发展,CSF 检验拓展了许多新的研究领域,为临床提供更多的诊断指标,对中枢神经系统疾病的诊断、鉴别诊断、治疗及预后观察提供了丰富的信息。

(一)CSF 蛋白电泳

利用各种蛋白质在电场作用下迁移不同的原理进行测定,以百分含量蛋白质不同组分。由于蛋白质含量较低,电泳前一般需要进行浓缩处理。如采用高效毛细血管电泳法,则标本不需要浓缩。正常 CSF 蛋白电泳与血清中蛋白电泳的区别:CSF 中有前清蛋白 2%~6%,而血清中没有,CSF 中清蛋白占 55%~65%,α_1 球蛋白占 3%~8%,α_2 球蛋白占 4%~9%;CSF 中 β-球蛋白较多,占 10%~18%;CSF 中 γ-球蛋白仅相当于血清的一半,占 4%~13%。

临床意义:电泳分析可以较灵敏发现蛋白质各组分的变化。前清蛋白增加见于脑萎缩、脑积水;清蛋白增加见于脑血管病症、椎管内梗阻;球蛋白增加见于脑肿瘤;γ—球蛋白增高常见于多发性硬化症、急性硬化性全脑症。多发性硬化患者 CSF 电泳中发现 2～5 条异常的 γ—球蛋白区带,称为免疫球蛋白组区带或寡克隆区带(oligodonal bands,OCB),这在外周中一般见不到,它是神经系统内合成免疫球蛋白的标志,对多发性硬化的诊断有重要价值,也常见于格林—巴利综合征、结核性脑膜炎及神经性梅毒。

(二)免疫球蛋白的测定

正常 CSF 中免疫球蛋白(Ig)含量极少,病理情况下 CSF 免疫球蛋白增加主要是由于血—脑屏障通透性增加,血中免疫球蛋白进入 CSF 中或中枢神经系统感染时激活免疫细胞产生免疫球蛋白。免疫球蛋白规定方法有免疫扩散法、电泳法和免疫散射比浊法等,其中免疫散射比浊法具有敏感、精确和快速等特点,多采用。

1.IgG　增高见于多发性硬化症、亚急性硬化性全脑症、格林—巴利综合征,结核性、化脓性脑膜炎时 IgG、IgA 均增高,除此之外,急性化脓性脑膜炎时,还可见 IgM 明显增高。IgG 减少见于痫症、X 线照射及服用类醇等。

2.IgM　正常人 CSF 未见 IgM,若出现提示神经系统感染,IgM 浓度明显增高是急性化脓性脑膜炎的特点,可达(43.0 ± 58.0)mg/h,病毒性脑膜炎 IgM 轻度增加,若 IgM>30mg/L 可排除病毒感染的可能。

(三)髓鞘碱性蛋白(MBP)

是组成中枢神经系统髓鞘的蛋白,为下髓鞘蛋白总量的 30%,在髓鞘形成,对脑分化发育及神经系统的快速传导等起着重要作用。MBP 测定常采用 EL/SA 的特异性,其灵敏度较高为临床常用,参考值<4mg/L。

临床意义:MBP 是神经组织主要的蛋白质,是脑实质损伤的特异性标志物。由于神经组织细胞破坏,血—脑屏障通透性改变,导致 CSF 中 MBP 增加,缓解后两周内大多数可恢复正常,因此 MBP 可作为观察多发性硬化症患者疾病活动的指标。另外,在外伤及脑血管意外等患者中也可见 MBP 增高。

(四)其他蛋白的测定

1.反应蛋白、纤维连接蛋白　反应蛋白、纤维连接蛋白对细菌非细菌性脑膜炎鉴别诊断有价值,tall 蛋白、β—淀粉样蛋白,β—淀粉样蛋白前体和神经丝蛋白(NFP)可作为老年人大脑萎缩性痴呆(AD)诊断的生化标志物。CSF 和血中 S—100 蛋白(S—100Protein)增高是中枢神经系统损伤特异和灵敏的生化指标。

2.脑脊液酶类检查　正常时 CSF 中含有多种酶,但活性较血清低,在神经系统疾病里,由于脑组织受损破坏,细胞内酶逸出,血—脑屏障通透性增加使血清酶向 CSF 转移,与肿瘤有关的酶逸出等原因均可使 CSF 中酶活性增加。CSF 酶的检测与血清酶检测方法相同,常用连续监测法。

(1)肌酸激酶测定:肌酸激酶(CK)以骨骼肌含量最丰富,其次是心肌和脑组织,有三种同激酶,即脑型 CK(CK—BB),心肌型 CK(CK—MB)和肌型 CK(CK—MM)。正常 CSF 中 CK 有助于了解脑组织的破坏和血—脑屏障通透性。CK 的测定方法以酶偶联法最为快速、敏感,为国际临床化学联合推荐方法。其参考值<1.0U/L。

神经系统感染疾病时活性增高,其中以化脓性脑膜炎较轻度增高,它是鉴别细菌性病毒性脑膜炎的一个良好指标。脑血管疾病为蛛网膜下腔 CK 活性增高。

(2)乳酸脱氢酶测定:乳酸脱氢酶(LD)是糖酵解中的一个重要酶,分布于全身各组织,LD有九种同工酶,凡有脑组织坏死时,CSF 中乳酸脱氢酶活性增高,CSF 中乳酸脱氢酶是血清的1/10。神经系统细菌感染时乳酸脱氢酶活性增高,其中以肺炎连球菌性脑膜炎升高更为明显,但同工酶 LD_1、LD_2 活性无论是细菌或病毒感染都增高,其他脑病,如脑血管疾病、脑肿瘤等也可见 LD 活性增高。

(3)神经元特异性烯醇化酶(NSE):是中枢神经特异的蛋白质,因特异位于末梢神经元和神经内分泌细胞上,故称神经元特异性烯醇化酶,也是神经母细胞瘤和小细胞肺癌(SCLL)的肿瘤标志物,血清和 CSF 中均含有此酶。测定方法主要采用免疫化学法,其主要有 ELLSA和 RLA 等方法。参考值:NSE 活性(1.14 ± 0.39)U/L;含量(5.29 ± 2.81)mg/L。当中枢神经系统受损时,CSF 中 NSE 活性升高,CSF 中 NSE 测定时对急性脑血管病、铁氧性脑损伤、老年性痴呆等多种疾病或脑损伤程度及预后判断具有重要的临床诊断价值。

3.脑脊液肿瘤标志物检查 肿瘤标志物(TM)是指在肿瘤发生和增殖过程中,由肿瘤细胞合成、释放或者是由宿主对癌类反应的一类物质。中枢神经肿瘤标志物有星状细胞蛋白、癌胚抗原(CCA)、β_2-微球蛋白(β_2-MG)、甲胎蛋白(AFP)、铁蛋白(Ft)、层粘连蛋白(LN)和钢蓝蛋白(OP)等指标,它们可用于神经系统肿瘤的辅助诊断。

(黄文韬)

第六节 粪便检验

一、概述

人体胃肠道的主要生理功能是消化食物、吸收营养和排泄未消化的食物残渣(如淀粉颗粒、肉类纤维、植物细胞和植物纤维等),消化道的分泌物(如胆色素、黏液等)、分解产物(如靛基质、粪臭素)、肠壁脱落上皮细胞,以及肠道细菌等废物也随粪便一并排出。食物的质和量,消化器官功能状态的改变或器质性的病变,均可影响粪便的性状与组成。

粪便的检查,能提供消化系统病变的基础资料:①可以了解消化道及通向肠道的肝、胆、胰腺等器官有无炎症、出血和寄生虫感染等情况。②根据粪便的性状、颜色,间接地判断胃肠胰腺、肝胆系统功能状态。③了解肠道菌群分布是否合理,检查粪便中有无致病菌,以防治肠道传染病。④用粪便隐血检查作为消化道恶性肿瘤的诊断筛选试验。粪便检查主要包括性状检查、化学检查和显微镜检查三方面。粪便检查对某些患有消化道疾病及寄生虫病感染患者,在临床诊断、治疗、防治方面有极其重要的意义,并可给临床提供可靠的诊断依据。粪便标本的采取直接影响检查结果的准确性,通常采用自然排出的粪便,标本采集时须注意以下方面。

1.粪便检验应取新鲜标本,盛器要洁净,不得混有尿液,不可有消毒剂及污水,以免破坏有形成分,使病原菌死亡和污染腐生性原虫。

2.采集标本时应用干净竹签选取含有黏液、脓血等病变成分的粪便;外观无异常的粪便须从表面、深处及粪端多处取材;至少应采集指头大小的粪便或稀便 2mL,以供复查用或防止粪便迅速干燥。

3.标本采集后应于 1h 内检查完毕,否则可因 pH 及消化酶等影响导致有形成分破坏分解。

4. 查痢疾阿米巴滋养体时应于排便后立即检查,从脓血和稀软部分取材,寒冷季节标本传送及检查时均需保温。

5. 检查日本血吸虫卵时应取黏液、脓血部分,孵化毛蚴时至少留取 30g 粪便,且须尽快处理。

6. 检查蛲虫卵须用透明薄膜拭子于晚 12 时或清晨排便前自肛门周围皱襞处拭取并立即镜检。

7. 找寄生虫虫体及做虫卵计数时应采集 24h 粪便。前者应从全部粪便中仔细搜查或过筛,然后鉴别其种属,后者应混匀后检查。

8. 做化学法隐血试验时,应于前三日禁食肉类及含动物血食物,并禁服铁剂及维生素 C。

9. 做粪胆原定量时,应连续收集 3 天的粪便,每天将粪便混匀称重后取出约 20g 送检。

10. 做细菌学检查的粪便标本应采集于灭菌有盖的容器内立即送检。

11. 无粪便排出而又必须检查时,可经肛门指诊或采便管拭取标本。灌肠或服油类泻剂的粪便常因过稀且混有油滴等而不适于做检查标本。

12. 粪便检验后应将纸类或塑料标本盒投入焚化炉中烧毁。搪瓷容器应泡于消毒液中(如过氧乙酸、煤酚皂液或新洁尔灭等)24h,弃消毒液后,流水冲洗干净备用。所用载玻片需用 5% 煤酚皂液浸泡消毒。

二、粪便的一般性状检查

粪便的性状检查主要是观察粪便的外观,包括观察粪便的颜色,观察粪便中有无异常成分,如黏液、脓液、血液、结石、寄生虫体、乳凝块、异物以及脱落的组织成分。粪便排出后最好能迅速进行检查,若长时间放置,颜色等将发生变化,高温能加速变化,引起发酵或出现腐败现象。

(一)临床准备工作

1. 因粪便标本的采集直接影响到检验结果的可靠程度,必须细致耐心地向患者交代清楚粪便标本采集、运送的各种注意事项,必要时进行多次复查。

2. 粪便检查应注意患者的饮食和服药情况,以排除非疾病因素的影响。注意一些非病理因素可以影响粪便颜色的改变。①时间:粪便标本未及时检查而久置则色泽加深。②食物:肉食者粪便呈黑褐色,食绿叶者呈暗绿色,食巧克力、咖啡呈酱色,食西红柿、西瓜可呈红色,食黑芝麻则呈无光泽的黑色等等。③药物:消化道 X 线钡餐造影、服用硅酸铝呈灰白色,服活性炭、铋剂、铁剂、中草药可呈无光泽灰黑色,服番泻叶、大黄等呈黄色等等。④婴儿:婴儿的粪便呈金黄色,这是因为婴儿的胆色素代谢功能尚未完善所致。

3. 通过粪便的性状检查,可初步诊断出消化道疾病。如粪便的颜色为灰白色,多见于各种原因引起的阻塞性黄疸,或钡餐造影所致;粪便鲜红色带有鲜血,可由结肠癌、痢疾、痔疮出血等所致;粪便为绿色糊状,常见于乳儿消化不良、成人服用中药或绿色蔬菜所致;米泔样便,呈白色淘米水样并带有黏液,见于霍乱;柏油样便,粪便呈暗褐色或黑色,富有光泽如柏油(沥青色),可见于上消化道出血;脓便或脓血便,常出现肠道下段炎症,见于痢疾、溃疡性结肠炎、结肠癌或直肠癌等,但有脓和血应加以鉴别:在阿米巴痢疾时以出血为主,呈暗酱红色并带有腥臭味,脓和黏液并混有新鲜血液可见于细菌性痢疾;陈样便,常见于过敏性结肠炎。

4.临床上观察粪便外观,结合其他实验室检查,如显微镜检查、化学检查可对有关疾病做出初步诊断或鉴别。如黑便可做隐血试验,若结果为强阳性,是上消化道出血,结果为阴性,则可能是药物、食物等引起的颜色改变。

(二)标本处置

1.标本采集后最好用有盖容器立即送检。

2.送检过程中需防止出现标本溢漏情况,不得污染手、容器外壁和周围其他物品。

3.粪便标本应及时检查,一般在采集后 1h 内检查完毕,如久置可因消化酶作用及 pH 变化等影响,改变标本性状。

4.粪便标本容器最好用内层涂蜡的有盖硬纸盒,检查后焚毁消毒。

5.检验用过的器材应浸入 0.5% 过氧乙酸中过夜消毒,煮沸后方可再用,粪便标本应焚化。

6.混入尿液、水或其他成分的粪便标本或已经干燥的标本应拒收。

7.使用容器不当,吸水性材料容器可将粪便标本中的液体成分吸干,影响检查结果,应拒收。

8.采集 1h 后才送检的标本拒收。

(三)临床意义

1.量 正常成人大多每日排便一次,其量约为 100～300g,随食物种类、食量及消化器官的功能状态而异。摄取细粮及肉食为主者,粪便细腻而量少;进食粗粮,特别是多量蔬菜后,因纤维质多致粪便量增加;当胃、肠、胰腺有炎症或功能紊乱时,因炎性渗出、肠蠕动亢进及消化吸收不良,可使粪便量增加。

2.外观 粪便的外观包括颜色与性状。正常成人的粪便排出时为黄褐色成形便,质软;婴儿粪便可呈黄色或金黄色糊状。久置后,粪便中的胆色素被氧化可致颜色加深。病理情况下可见如下改变。

(1)黏液便:正常粪便中的少量黏液,因与粪便均匀混合不易察见,若有肉眼可见的黏液,说明其量增多。小肠炎时增多的黏液均匀地混于粪便之中;如为大肠病变,由于粪便已逐渐成形,黏液不易与粪便混匀;来自直肠的黏液则附着于粪便的表面。单纯黏液便的黏液无色透明、稍黏稠,脓性黏液则呈黄白色不透明,见于各类肠炎、细菌性痢疾、阿米巴痢疾、急性血吸虫病。

(2)溏便:便呈粥状且内在粗糙,见于消化不良、慢性胃炎、胃窦潴留。

(3)胨状便:肠易激综合征(IBS)患者常于腹部绞痛后排出黏胨状、膜状或纽带状物,某些慢性菌痢患者也可排出类似的粪便。

(4)脓性及脓血便:说明肠道下段有病变,常见于痢疾、溃疡性结肠炎、局限性肠炎、结肠或直肠癌。脓或血的多少取决于炎症的类型及其程度,在阿米巴痢疾时,以血为主,血中带脓,呈暗红色稀果酱样,此时要注意与食入大量咖啡、巧克力后的酱色粪便相鉴别。细菌性痢疾则以黏液及脓为主,脓中带血。

(5)鲜血便:直肠息肉、结肠癌、肛裂及痔疮等均都可见鲜红色血便。痔疮时常在排便之后有鲜血滴落,而其他疾病多见鲜血附着于粪便的表面。过多地食用西瓜、番茄、红辣椒等红色食品,粪便亦可呈红色,但很易与以上鲜血便鉴别。

(6)柏油样黑便:上消化道出血时,红细胞被胃肠液消化破坏,释放血红蛋白并进一步降解为血红素、卟啉和铁等产物,在肠道细菌的作用下铁与肠内产生的硫化物结合成硫化铁,并刺激小肠分泌过多的黏液。上消化道出血 50～75mL 时,可出现柏油样便,粪便呈褐色或黑色,质软,富有光泽,宛如柏油。如见柏油样便,且持续 2～3 天,说明出血量至少为 500mL。当上消化道持续大出血时,排便次数可增多,而且稀薄,因出血量多,血红素铁不能完全与硫化物结合,加之血液在肠腔内推进快,粪便可由柏油样转为暗红色。服用活性炭、铋、铁剂等之后也可排黑色便,但无光泽且隐血试验阴性。

(7)稀糊状或稀汁样便:常因肠蠕动亢进或分泌增多所致。见于各种感染性或非感染性腹泻,尤其是急性胃肠炎。小儿肠炎时肠蠕动加速,粪便很快通过肠道,以致胆绿素来不及转变为粪胆素而呈绿色稀糊样便。遇大量黄绿色稀汁样便(3000mL 或更多)并含有膜状物时应考虑到假膜性肠炎。艾滋病伴发肠道隐孢子虫感染时也可排出大量稀汁样便。副溶血性弧菌食物中毒可见洗肉水样便,出血性小肠炎可见红豆汤样便。

(8)米泔样便:呈白色淘米水样,内含黏液片块,量大,见于重症霍乱、副霍乱患者。

(9)白陶土样便:由于各种原因引起的胆管梗阻,进入肠内的胆汁减少或缺如,以致粪胆素生成相应减少甚至无粪胆素产生,使粪便呈灰白色,主要见于阻塞性黄疸。行钡餐造影术后可因排出硫酸钡而使粪便呈黄白色。

(10)干结便:常由于习惯性便秘,粪便在结肠内停留过久,水分过度吸收而排出羊粪样的硬球或粪球积成的硬条状粪便,于老年排便无力时多见。

(11)细条状便:排便形状改变,排出细条或扁片状粪便,说明直肠狭窄,常提示有直肠肿物存在。

(12)乳凝块:婴儿粪便中见有黄白色乳凝块,亦可见蛋花样便,提示脂肪或酪蛋白消化不完全。常见于消化不良、婴儿腹泻。

3.气味　正常粪便有臭味,主要因细菌作用的产物如吲哚、粪臭素、硫醇、硫化氢等引起。肉食者臭味重,素食者臭味轻。粪便恶臭且呈碱性反应时,是因未消化的蛋白质发生腐败所致。患慢性肠炎、胰腺疾病、消化道大出血、结肠或直肠癌溃烂时,粪便亦有腐败恶臭味。阿米巴性肠炎粪便呈鱼腥臭味。如脂肪及糖类消化或吸收不良时,由于脂肪酸分解及糖的发酵而使粪便呈酸臭味。

4.酸碱反应　正常人的粪便为中性、弱酸性或弱碱性(pH6.9～7.2)。食肉多者呈碱性,高度腐败时为强碱性。食糖类及脂肪多时呈酸性,异常发酵时为强酸性。细菌性痢疾、血吸虫病粪便常呈碱性,阿米巴痢疾粪便常呈酸性。

5.寄生虫　蛔虫、蛲虫、带绦虫等较大虫体或其片段肉眼即可分辨,钩虫虫体须将粪便冲洗过筛方可看到。服驱虫剂后应查找有无虫体,驱带绦虫后应仔细寻找其头节。

6.结石　粪便中可见到胆石、胰石、粪石等,最重要且最多见的是胆石,常见于应用排石药物或碎石术之后,较大者肉眼可见到,较小者需用铜筛淘洗粪便后仔细查找才能见到。

三、粪便的化学检查

粪便的化学检查主要包括粪隐血试验、粪胆色素检查、消化吸收功能试验等,其中粪隐血试验临床常用。上消化道出血量较少时,粪便外观可无异常改变,肉眼不能辨认,特别是上消化道少量出血,红细胞被消化而破坏,在显微镜下亦不能证实是否出血。用肉眼及显微镜均不能证明的微量血液,而能用化学方法测定,称为隐血试验。消化道溃疡性病变的疾患,如溃疡、癌肿、结核、痢疾、伤寒等做隐血试验,在诊断、治疗上极为重要。

1.临床准备工作

(1)因粪便标本的采集直接影响到检验结果的可靠程度,必须细致耐心的向患者交代清楚试验前饮食、粪便标本采集、运送的各种注意事项,必要时进行多次复查。

(2)隐血试验方法很多,医生应该了解所用方法的敏感性。主要有两大类:一类是传统的化学触媒法,另一类是较新的免疫法。触媒法按不同的氧化显色剂分为邻联甲苯胺、愈创木酯、还原酚酞、无色孔雀绿等10余种。按检测灵敏度,还原酚酞法最高,无色孔雀绿最低,邻联甲苯胺中等。临床应用宜选中等度敏感的方法,敏感性太高或太低易造成假阳性或假阴性。现代隐血试验筛检用于化学试带法,一般多以邻联甲苯胺为显色基质,使用方便。各种触媒法原理类似,缺乏特异性。用免疫法特异性较好,也较敏感,是一种用抗人血红蛋白抗体检测,其与食物中动物血、非血红蛋白过氧化物复合物或药物均无反应,不须加以饮食控制,特异性优于触媒法。

(3)影响触酶法隐血试验的因素很多,造成假阳性的物质如新鲜动物食品(鱼、牛乳、鸡蛋、贝类、动物肉等)、菜果类食品(如大量绿叶菜、萝卜、香蕉、葡萄等);某些药物,如铁剂、铋剂、阿司匹林、消炎痛、糖皮质激素等,故受检者须在检查前至少3天内禁食肉类等。造成假阴性的情况有:触媒法试剂失效以及有大量维生素C、铁、铜、铋、动物炭、碘化钾等触酶激活或抑制物存在,这些均须加以排除。

(4)月经血或其他部位如鼻、痔疮出血混入粪便标本中,可引起假阳性。

(5)血液在肠道停留过久或粪便标本久置,可使血红蛋白被肠道细菌分解,造成隐血试验假阴性。

(6)隐血试验由于检验人员取材部位不同,标本反应时间不同,检验员对显色的判断不同,故同一方法实验中可产生误差,必要时多次复查。

(7)隐血试验阳性可作为消化道溃疡性病变的诊疗指标,但隐血试验阴性并不能排除这些疾病的存在。胃、十二指肠溃疡病的出血常是大量的而不是持续性的,胃癌的出血则是微量的且为持续性。因而对于这些消化道的疾病,需要追踪做隐血试验。

(8)患者必须清楚标本采集前严格饮食控制、标本采集和运送是保证实验结果准确的前提,应认真与医生合作。

(9)免疫法实验前无需控制饮食,化学触酶法实验前3天严格禁食动物性食品,根据病情酌情禁食维生素C等还原性药物。

2.标本处置

(1)标本采集后最好用有盖容器立即送检。

(2)送检过程中需防止出现标本溢漏情况,不得污染手、容器外壁和周围其他物品。

(3)粪便标本应及时检查,一般在采集后1h内检查完毕,如久置血红蛋白被肠道细菌分解,造成隐血试验假阴性。

(4)试验中所用的试管、玻片及其他器具,必须清洗干净,且勿含有铜、铁等离子,防止试验出现假阳性。

(5)粪便标本容器最好用内层涂蜡的有盖硬纸盒,检查后焚毁消毒。

(6)检验用过的器材应浸入0.5%过氧乙酸中过夜消毒,煮沸后方可再用,粪便标本应焚化。

(7)混入尿液、水或其他成分的粪便标本或已经干燥的标本应拒收。

(8)使用容器不当,吸水性材料容器可将粪便标本中的液体成分吸干,影响检查结果,应拒收。

(9)采集后久置超过 1h 才送检的标本,血红蛋白被肠道细菌分解,影响检验结果,应拒收。

3.隐血试验　隐血是指消化道出血量很少,肉眼不见血色,而且少量红细胞又被消化分解以致显微镜下也无从发现的出血状况而言。

隐血试验(OBT)目前主要采用化学法。如邻联甲苯胺法、还原酚酞法、联苯胺法、匹拉米洞法、无色孔雀绿法、愈创木酯法等。其实验设计原理基本相同,都基于血红蛋白中的含铁血红素部分有催化过氧化物分解的作用,能催化试剂中的过氧化氢,分解释放新生态氧,氧化上述色原物质而呈色。呈色的深浅反映了血红蛋白的多少,亦即出血量的大小。以上试验方法虽原理相同,但在实际应用中却由于粪便的成分差别很大,各实验室具体操作细节如粪便取材多少、试剂配方、观察时间等不同,而使结果存在较大差异。多数文献应用不同稀释度的血红蛋白液对这些方法灵敏度的研究表明,邻联甲苯胺法、邻甲苯胺法、还原酚酞法最灵敏,可检测出 0.2～1mg/L 的血红蛋白,只要消化道有 1～5mL 的出血就可检出。还原酚酞法由于试剂极不稳定,放置可自发氧化变红而被摒弃。高度灵敏的邻联甲苯胺法常容易出现假阳性结果。中度灵敏的试验包括联苯胺法、匹拉米洞法、无色孔雀绿法,可检出 1～5mg/L 的血红蛋白,消化道有 5～10mL 出血即为阳性。联苯胺法由于有致癌作用而被淘汰,无色孔雀绿法在未加入异喹啉时灵敏度较差(20mg/L 血红蛋白),试剂的配制和来源均不如匹拉米酮方便。愈创本酯法灵敏度差,需 6～10mg/L 血红蛋白才能检出,此时消化道出血可达 20mL,但假阳性很少。如此法为阳性,基本可确诊消化道出血。目前国内外生产应用四甲基联苯胺和愈创木酯为显色基质的隐血试带,使隐血试验更为方便,但未根本解决隐血试验方法学中的问题。

为解决隐血试验的特异性问题及鉴别消化道出血部位,当前发展最快的是免疫学方法,如免疫单扩法、对流免疫电泳、酶联免疫吸附试验、免疫斑点法、胶乳免疫化学凝聚法、放射免疫扩散法(SRID)、反向间接血凝法(RPHA)、胶体金标记夹心免疫检验法等。此类试验所用抗体分为两类,一种为抗人血红蛋白抗体,另一种为抗人红细胞基质抗体。免疫学方法具有很好的灵敏度,一般血红蛋白为 0.2mg/L 或 0.03mg/g 粪便就可得到阳性结果,且有很高的特异性。由于免疫学方法的高度敏感性,又由于有正常的生理性失血,如此高的灵敏度,在某些正常人特别是服用刺激胃肠道的药物后可造成假阳性。但免疫学方法具有快速、方便、特异的优点,目前被认为是对大肠癌普查最适用的试验。**免疫法隐血试验主要检测下消化道出血,约有 40%～50% 的上消化道出血不能检出**。原因有以下几点。

(1)血红蛋白或红细胞**经过消化酶降解**变性或消化殆尽已不具有原来的免疫原性。

(2)过量大出血而致**反应体系中抗原**过剩出现前带现象。

(3)患者血红蛋白的抗原与单克隆抗体不匹配。

因此,有时外观为柏油样便而免疫法检查却呈阴性或弱阳性,此时需将原已稀释的粪便再稀释 50～100 倍重做或用化学法复检。近年来,某些实验室还采用卟啉荧光法血红蛋白定量试验(HQT),用热草酸试剂使血红素变为原卟啉进行荧光检测,这样除可测粪中未降解的血红蛋白外,还可测血红素衍化物卟啉(ICF),从而克服了化学法和免疫法受血红蛋白降解影响的缺点,可对上、下消化道出血同样敏感。但外源性血红素、卟啉类物质具有干扰性,且方法较复杂,故不易推广使用。此外,免疫学的方法也从检测血红蛋白与人红细胞基质扩展到测定粪便中其他随出血而出现的带有良好抗原性而又不易迅速降解的蛋白质,如白蛋白、转铁蛋白等,灵敏度达 2mg/L。

粪便隐血检查对消化道出血的诊断有重要价值。消化性溃疡、药物致胃黏膜损伤(如服用阿司匹林、消炎痛、糖皮质激素等)、肠结核、克罗恩(Crohn)病、溃疡性结肠炎、结肠息肉、钩虫病及胃癌、结肠癌等消化道肿瘤时,粪便隐血试验均常为阳性,故须结合临床其他资料进行鉴别诊断。在消化性溃疡时,阳性率为 40%～70%,呈间断性阳性。消化性溃疡治疗后当粪便外观正常时,隐血试验阳性仍可持续 5～7 天,此后如出血完全停止,隐血试验即可转阴。消化道癌症时,阳性率可达 95%,呈持续性阳性,故粪便隐血试验常作为消化道恶性肿瘤诊断的一个筛选指标,尤其对中老年人早期发现消化道恶性肿瘤有重要价值。此外在流行性出血热患者的粪便中隐血试验也有 84% 的阳性率,可作为该病的重要佐证。

4.粪胆色素检查　正常粪便中无胆红素而有粪(尿)胆原及粪(尿)胆素。粪胆色素检查包括胆红素、粪胆原、粪胆素检验。

(1)粪胆红素检查:婴幼儿因正常肠道菌群尚未建立或成人因腹泻等肠蠕动加速,使胆红素来不及被肠道菌还原时,粪便可呈金黄色或深黄色,胆红素定性试验为阳性,如部分被氧化成胆绿素则粪便呈黄绿色。为快速检测粪便中的胆红素可用 Harrison 法,如呈绿蓝色为阳性。

(2)粪胆原定性或定量:粪便中的粪胆原在溶血性黄疸时,由于大量胆红素排入肠道被细菌还原而明显增加;梗阻性黄疸时由于排向肠道的胆汁减少而粪胆原明显减少;肝细胞性黄疸时粪胆原则可增加也可减少,视肝内梗阻情况而定。粪胆原定性或定量对于黄疸类型的鉴别具有一定价值。无论定性或定量均采用 Ehrlich 方法,反应后生成红色化合物,呈色深浅与粪胆原量成正比。正常人每 100g 粪便中粪胆原量为 75～350mg,低于或高于参考值可助诊为梗阻性或溶血性黄疸。

(3)粪胆素检查:粪胆素是由粪胆原在肠道中停留被进一步氧化而成,粪便由于粪胆素的存在而呈棕黄色,当总胆管结石、肿瘤而致完全阻塞时,粪便中因无胆色素而呈白陶土色。可用 Schmidt 氯化高汞试剂联合检测胆红素及粪胆素。如粪便悬液呈砖红色表示粪胆素阳性,如显绿色则表示有胆红素被氧化为胆绿素,如不变色,表示无胆汁入肠道。

5.消化吸收功能试验　消化吸收功能试验是一组用以检查消化道消化吸收功能状态的试验,近年来由于采用了各种放射性核素技术而取得了很大进展。这组试验包括脂肪消化吸收试验、蛋白质消化吸收试验和糖类消化吸收试验等,但操作技术复杂,不便常规使用。因此,更要强调在粪便一般镜检中观察脂肪小滴、肌肉纤维等,以此作为胰腺功能不全的一种筛选指标。

此外,还可做脂肪定量测定,即在普通膳食情况下,正常成人每 24h 粪便中的总脂质量约为 2～5g(以测定的总脂肪酸计量),或为干粪便的 7.3%～27.6%。粪便脂质主要来源是食物,小部分系来源于胃肠道分泌、细胞脱落和细菌的代谢产物。在病理情况下,由于脂肪的消化或吸收能力减退,粪便中的总脂量可以大为增加,若 24h 粪便中总脂量超过 6g 时,称为脂肪泻。慢性胰腺炎、胰腺癌、胰腺纤维囊性变等胰腺疾病,梗阻性黄疸,胆汁分泌不足的肝胆疾病,小肠病变如乳糜泻、Whipple 病、蛋白丧失性肠病时均可引起脂肪泻。脂肪定量可协助诊断以上疾病,常用的方法有称量法和滴定法。称量法是将粪便标本经盐酸处理后,使结合脂肪酸变为游离脂肪酸,再用乙醚萃取中性脂肪及游离脂肪酸,经蒸发除去乙醚后在分析天平上精确称其重量。滴定法也称 Vande kamer 法,其原理是将粪便中脂肪与氢氧化钾乙醇溶液一起煮沸皂化,冷却后加入过量的盐酸使脂皂变为脂酸,再以石油醚提取脂酸,取二份提取液蒸干,其残渣以中性乙醇溶解,以氢氧化钠滴定,计算总脂肪酸含量。利用脂肪定量也可计算脂肪吸收率,以估计消化吸收功能。具体做法是在测定前 2～3 天给予脂肪含量为 100g 的标准膳食,自测定日起,仍继续给予标准膳食连续 3 天,每日收集 24h 粪便做总脂测定。

脂肪吸收率(%)=(膳食总脂量－粪便总脂量)膳食总脂量×100%

正常人每天摄入脂肪 100g,其吸收率在 95% 以上,脂肪泻时明显减低。

四、粪便的显微镜检查

正常粪便是由食物残渣、消化系统分泌物和消化道脱落细胞等组成,其中水分占 3/4,固体成分占 1/4。固体成分中,蛋白质、脂肪、无机盐共占 40%,细菌占 30%,食物残渣和细胞等占 30%。粪便的显微镜检查主要是对有形成分如细胞、原虫、寄生虫卵等进行观察,以初步了解整个消化道及消化器官的功能状态或病理状态,是粪便常规检查中最重要的手段,有助于消化系统各种疾病的诊断。

(一)临床准备工作

1.因粪便标本的采集直接影响到检验结果的准确性,必须细致耐心地向患者交代清楚粪便标本采集、运送的各种注意事项,必要时进行多次复查。

2.粪便显微镜检查,除了见到寄生虫卵、原虫等可明确诊断,其他检查内容阳性主要为临床提供辅助诊断。如镜检阴性,也不能排除肠道寄生虫或原虫感染。为提高虫卵阳性检出率,可进一步做集卵法(漂浮法、沉淀法)检查或寄生虫有关的免疫检查;疑有消化道肿瘤,则可做粪隐血试验;疑致病菌感染的,可做微生物学检查;如要明确脂肪痢,可对粪便标本做染色检查(可用苏丹Ⅲ、苏丹Ⅳ、油红O等);为了更有效地观察阿米巴原虫,现最常用"色"染色进行识别;可用亚甲蓝染色,对粪便中细胞进行分类。

3.正常粪便中可有磷酸盐、草酸钙、碳酸钙等少量结晶,与膳食有关,一般无临床意义。但应注意特殊的结晶如夏秘一雷登结晶,常见于过敏性肠炎、肠道溃疡、寄生虫感染、阿米巴痢疾等。

4.粪便中出现霉菌可见于两种情况,一是容器污染或粪便采集后在室温下久置后污染;二是大量使用抗生素、激素、免疫抑制剂和放疗、化疗之后引起的霉菌二重感染所致。如白色念珠菌有致病菌作用,常见于肠道菌群失调;普通酵母菌大量出现可致轻度腹泻;人体酵母菌主要见于腹泻患者,其临床意义未明。

5.粪便中常见的寄生虫卵主要有蛔虫、鞭虫、钩虫、蛲虫、绦虫、华支睾吸虫、血吸虫、姜片虫卵等;致病性肠道原虫有痢疾阿米巴滋养体及包囊、兰氏贾第鞭毛虫、人毛滴虫以及近年特别强调的与艾滋病相关的隐孢子虫。查到寄生虫卵、原虫即可确诊疾病。隐孢子原虫已成为确认腹泻的主要病原并成为艾滋病的检测项目之一。

6.检查痢疾阿米巴滋养体,在收集粪便前应要求患者不可用液体石蜡或广谱抗生素,以免影响检查。

(二)标本采集要点

1.通常采用自然排出的粪便,无粪便排出而又必须检查时,可经肛门指诊或采便管拭取标本,灌肠或服油类泻剂的粪便常因过稀且可能有油滴等而不适于做检验标本。

2. 粪便检验应取新鲜的标本,不得混有水、尿液和其他成分,因此,不能采集尿壶或便盆中的粪便,不得将月经血或其他部位如鼻、痔疮出血混入粪便标本中。

3. 要求采集足量的标本,至少应采集指头大小的粪便或稀便 2mL,以供复查用或防止粪便迅速干燥。

4. 采集时要求用干净的竹签选取含有黏液、脓血等异常病变成分的粪便,对外观无异常的粪便须从表面、深处及粪端多处取材。

5. 粪便标本容器最好用内层涂蜡的有盖硬纸盒,或其他干燥、清洁、无吸水性的有盖容器。

6. 标本采集时不得污染容器外壁。

7. 寄生虫虫体及虫卵计数,应收集 24h 粪便送检。

8. 检查蛲虫卵,需要用黏玻璃纸拭子,在清晨便前由肛门四周拭取标本,也可用棉拭子拭取标本,但均须立即镜为了提高检出率,应连续多次检查。

9. 检查日本血吸虫卵,应采取新鲜粪便黏液脓血部分送检。孵化日本血吸虫毛蚴,留取粪便至少 30g。如疑为血吸虫病,除收集粪便标本检查外,也可以检查肠黏膜活体组织,即以直肠镜采取直肠黏膜标本少许,夹于两玻片间,镜检其有无虫卵。

10. 检查痢疾阿米巴滋养体,粪便容器不可混有消毒药品,否则会影响滋养体的活动,以至死亡。

11. 细菌学检查的粪便标本,应收集于灭菌封口的容器内,切勿混入消毒剂及其他化学药品。标本收集后及时送检。无粪便而又急需检查时,可用棉拭子经生理盐水浸湿后,插入肛门内做环形转动拭取标本。

(三)标本处置

1. 标本采集后最好用有盖容器立即送检。

2. 送检过程中需防止出现标本溢漏情况,不得污染手、容器外壁和周围其他物品。

3. 寄生虫虫体及虫卵计数,应收集 24h 粪便送检。若粪便在短时间内不能检查,可加入 10%福尔马林保存标本。用此法保存的粪便标本,虽然放置 1 个月后,所含虫卵的形态仍可识别,但虫卵的比重增加,不适于用浮集法检查。

4. 细菌学检查的粪便标本,为了转运标本,检查霍乱弧菌、沙门氏及志贺氏菌属等,可用棉拭子蘸取粪便标本后,接种于柯一勃(Cary-Blair)氏转运培养基中,在室温下保存或转运。若为检查其他肠道细菌,而不是霍乱弧菌时,可加入甘油保存液,以便保存或转运,只有在不得已的情况下,才用冷冻保存法保存或转运粪便标本。

5. 检查痢疾阿米巴滋养体,应于排便后立即检查。在寒冷季节须特别注意送检过程和检查时的保温。粪便容器不可混有消毒药品,否则会影响滋养体的活动,以至死亡。若在室温下,粪便放置超过半小时,滋养体也可失去活动力。

6. 涂片时应注意标本的选择。成形粪便应分别从粪便的深部和表面多部位取材,若粪便含有黏液、血液等病理成分时,则应取异常部分涂片检查。

7. 涂片需厚度适宜,覆以盖玻片后,将全片有系统的镜检,通常先用低倍镜观察,必要时再以高倍镜详细检查。

8. 痢疾阿米巴滋养体应于排便后立即检查,寒冷季节须特别注意检查时的保温。标本室温放置超过半小时,滋养体可失去活动力。

9. 粪便标本容器最好用内层涂蜡的有盖硬纸盒,检查后焚毁消毒。

10. 检验用过的器材应浸入 0.5%过氧乙酸中过夜消毒,煮沸后方可再用,粪便标本应焚化。

(四)临床意义

1. 细胞

(1)白细胞:正常粪便中不见或偶见,多在带黏液的标本中见到,主要是中性分叶核粒细胞。肠炎时一般少于 15 个/LHPF,分散存在,具体数量多少与炎症轻重及部位有关。小肠炎症时白细胞数量不多,均匀混于粪便内,且因细胞部分被消化而不易辨认。

结肠炎症如细菌性痢疾时,可见大量白细胞或成堆出现的脓细胞,亦可见到吞有异物的小吞噬细胞。在肠易激综合征、肠道寄生虫病(尤其是钩虫病及阿米巴痢疾)时,粪便涂片染色还可见较多的嗜酸性粒细胞,可伴有夏科－莱登结晶。

(2)红细胞:正常粪便中无红细胞。肠道下段炎症或出血时可出现,如痢疾、溃疡性结肠炎、结肠癌、直肠息肉、急性血吸虫病等。粪便中新鲜红细胞为草黄色,稍有折光性的圆盘状。细菌性痢疾时红细胞少于白细胞,多分散存在且形态正常;阿米巴痢疾者红细胞多于白细胞,多成堆存在并有残碎现象。

(3)巨噬细胞:巨噬细胞为一种吞噬较大异物的单核细胞,在细菌性痢疾和直肠炎症时均可见到。其胞体较中性粒细胞为大,可为其 3 倍或更大,呈圆形、卵圆形或不规则形,胞核 1～2 个,大小不等,常偏于一侧。无伪足伸出者,内外质界限不清。常含有吞噬的颗粒及细胞碎屑,有时可见含有红细胞、白细胞、细菌等。此类细胞多有不同程度的退化变性现象。若其胞质有缓慢伸缩时,应特别注意与溶组织内阿米巴滋养体区别。

(4)肠黏膜上皮细胞:整个小肠、大肠黏膜的上皮细胞均为柱状上皮,只有直肠齿状线处由复层立方上皮及未角化的复层鳞状上皮所被覆。生理情况下,少量脱落的柱状上皮多已破坏,故正常粪便中见不到。结肠炎症时上皮细胞增多,呈卵圆形或短柱状,两端钝圆,细胞较厚,结构模糊,夹杂于白细胞之间。假膜性肠炎的肠黏膜小块中可见到成片存在的上皮细胞,其黏胨状分泌物中亦可大量存在。

(5)肿瘤细胞:取乙状结肠癌、直肠癌患者的血性粪便及时涂片染色,可能见到成堆的具有异形性的癌细胞。在进行细胞镜检时,至少要观察 10 个高倍镜视野,然后就所见对各类细胞的多少给予描述。

2. 食物残渣 正常粪便中的食物残渣均系已充分消化后的无定形细小颗粒,可偶见淀粉颗粒和脂肪小滴等未经充分消化的食物残渣,常见的有以下几种:

(1)淀粉颗粒:一般为具有同心性线纹或不规则放射线纹的大小不等的圆形、椭圆形或棱角状颗粒,无色,具有一定折光性。滴加碘液后呈黑蓝色,若部分水解为红糊精者则呈棕红色。腹泻者的粪便中常易见到,在慢性胰腺炎、胰腺功能不全、碳水化合物消化不良时,可在粪便中大量出现,并常伴有较多的脂肪小滴和肌肉纤维。

(2)脂肪:粪便中的脂肪有中性脂肪、游离脂肪酸和结合脂肪酸三种形式。中性脂肪亦即脂肪小滴,呈大小不一圆形折光性强的小球状,用苏丹Ⅲ染色后呈朱红色或橘红色。大量存在时,提示胰腺功能不全,因缺乏脂肪酶而使脂肪水解不全所致,可见于急、慢性胰腺炎,胰头癌,吸收不良综合征,小儿腹泻等。离脂肪酸是片状、针束状结晶,加热熔化。片状者苏丹Ⅲ

染为橘黄色,而针状者不染色。其增多表示脂肪吸收障碍,可见于阻塞性黄疸,肠道中缺乏胆汁时。结合脂肪酸是脂肪酸与钙、镁等结合形成的不溶性物质,呈黄色不规则块状或片状,加热不溶解,不被苏丹Ⅲ染色。正常人食物中的脂肪经胰脂肪酶消化分解后大多被吸收,粪便中很少见到。如镜检脂肪小滴>6 个/高倍视野,视为脂肪排泄增多,如大量出现称为脂肪泻,常见于腹泻患者。此外食物中脂肪过多,胆汁分泌失调,胰腺功能障碍也可见到。尤其在慢性胰腺炎时,常排出有特征性的粪便量多,呈泡沫状,灰白色有光泽,恶臭,镜检有较多的脂肪小滴。

(3)肌纤维:日常食用的肉类主要是动物的横纹肌,经蛋白酶消化分解后多消失。大量肉食后可见到少量肌纤维,但在一张盖片范围内(18mm×8mm)不应超过 10 个,为淡黄色条状、片状,带纤细的横纹,如加入伊红可染成红色。在肠蠕动亢进、腹泻或蛋白质消化不良时可增多。当胰腺外分泌功能减退时,不但肌肉纤维增多,且其纵横纹均易见,甚至可见到细胞核,是胰腺功能严重不全的佐证。

(4)胶原纤维和弹性纤维:为无色或微黄色束状边缘不清晰的线条状物,正常粪便中很少见到。有胃部疾患而缺乏胃蛋白酶时可较多出现。加入 30%醋酸后,胶原纤维膨胀呈胶状而弹性纤维的丝状形态更为清晰。

(5)植物细胞及植物纤维:正常粪便中仅可见少量,形态多样化。植物细胞可呈圆形、长圆形、多角形、花边形等,无色或淡黄色,双层细胞壁,细胞内有多数叶绿体,须注意与虫卵鉴别。植物纤维为螺旋形或网格状结构。植物毛为细长、有强折光、一端呈尖形的管状物,中心有贯通两端的管腔。肠蠕动亢进、腹泻时此类成分增多,严重者肉眼即可观察到粪便中的若干植物纤维成分。

3.结晶 在正常粪便内,可见到少量磷酸盐、草酸钙、碳酸钙结晶,均无病理意义。夏科莱登结晶为无色透明的菱形结晶,两端尖长,大小不等,折光性强,常在阿米巴痢疾、钩虫病及过敏性肠炎粪便中出现,同时可见到嗜酸性粒细胞。结晶为棕黄色斜方形结晶,见于胃肠道出血后的粪便内,不溶于氢氧化钾溶液,遇硝酸呈蓝色。

4.细菌

(1)正常菌群与菌群失调:粪便中细菌极多,占干重 1/3,多属正常菌群。在健康婴幼儿粪便中主要有双歧杆菌、拟杆菌、肠杆菌、肠球菌、少量芽孢菌(如梭状菌属)、葡萄球菌等。成人粪便中以大肠埃希菌、厌氧菌和肠球菌为主要菌群,约占 80%;产气杆菌、变形杆菌、铜绿假单胞菌等多为过路菌,不超过 10%。此外尚可有少量芽孢菌和酵母菌。正常人粪便中菌量和菌谱处于相对稳定状态,保持着细菌与宿主间的生态平衡。若正常菌群突然消失或比例失调,临床上称为肠道菌群失调症。其确证方法需通过培养及有关细菌学鉴定。但亦可作粪便涂片,行革兰染色后油镜观察以初步判断。正常粪便中球菌(革兰阳性)和杆菌(革兰阴性)的比例大致为 1:10。长期使用广谱抗生素,免疫抑制剂及慢性消耗性疾病的患者,粪便中影杆菌比值变大。若比值显著增大,革兰阴性杆菌严重减少,甚至消失,而葡萄球菌或真菌等明显增多,常提示有肠道菌群紊乱或发生二重感染,此种菌群失调症称假膜性肠炎。此时粪便多呈稀汁样,量很大,涂片革兰染色后常见菌群为革兰染色阳性葡萄球菌(培养证明为金黄色溶血性葡萄球菌),其次为假丝酵母菌。由厌氧性难辨芽孢梭菌引起的假膜性肠炎近年来日渐增多,应予以重视。

(2)霍乱弧菌初筛:霍乱弧菌肠毒素具有极强的致病力,作用于小肠黏膜引起肠液大量分泌,导致严重水电解质平衡紊乱而死亡。用粪便悬滴检查和涂片染色有助于初筛此菌。取米泔样粪便生理盐水悬滴检查可见呈鱼群穿梭样运动活泼的弧菌,改用霍乱弧菌抗血清做悬滴检查,即做制动试验时呈阳性反应(弧菌不再运动)。粪便黏液部分涂片革兰染色及稀释苯酚复红染色后,油镜观察若见到革兰阴性红色鱼群样排列,呈逗点状或香蕉样形态的弧菌,则须及时报告和进行培养与鉴定。

5.肠道真菌

(1)普通酵母菌:普通酵母菌是一种环境中常见的真菌,可随环境污染而进入肠道,也可见于服用酵母片之后。胞体小,常呈椭圆形,两端略尖,微有折光性,不见其核,于繁殖期可见侧芽,常见于夏季已发酵的粪便中。其形态有时与微小内蜒阿米巴包囊或红细胞相混淆,但加入稀醋酸后不消失,而红细胞则被溶解。在菌群失调症患者,尚须与白色假丝酵母菌相区别,后者须见到假菌丝与厚膜孢子方可诊断,否则只能报告酵母样菌。

(2)人体酵母菌:人体酵母菌为一种寄生于人体中的真菌,亦称人体酿母菌。呈圆形或卵圆形,直径 $5\sim15\mu m$,大小不一。内含一个大而透明的圆形体,称为液泡。此菌幼稚期液泡很小,分散于胞质之中,成熟时液泡聚合成一个大球体,占细胞的大部分。在液泡周围有狭小的胞质带,内有数颗反光性强的小点。此菌有时易与原虫包囊,特别是人芽囊原虫和白细胞相混淆,可用蒸馏水代替生理盐水进行涂片,此时人体酵母菌迅速破坏消失而原虫包囊及白细胞则不被破坏。亦可用碘染色,液泡部分不着色,胞质内可见 $1\sim2$ 个核,此菌一般无临床意义。大量出现时可致轻微腹泻。

(3)假丝酵母菌:曾译作念珠菌。正常粪便中极少见,如见到首先应排除由容器污染或粪便在室温放置过久引起的污染。病理粪便中出现的假丝酵母菌以白色假丝酵母菌最为多见,常见于长期应用广谱抗生素、被素、免疫抑制剂和放、化疗之后。粪便中可见卵圆形($2.5\sim4\mu m$),薄壁、折光性强、可生芽的酵母样菌,革兰染色阳性。

6.寄生虫 从粪便中检查寄生虫卵,是诊断肠道寄生虫感染的最常用的化验指标。粪便中常见的寄生虫卵有蛔虫卵、钩虫卵、鞭虫卵、蛲虫卵、华枝睾吸虫卵、血吸虫卵、姜片虫卵、带绦虫卵等。寄生虫卵的检验一般用生理盐水涂片法,除华支睾吸虫需用高倍镜辨认外,其他均可经低倍镜检出。在识别寄生虫卵时应注意虫卵大小、色泽、形状,卵壳的厚薄、内部结构等特点,认真观察予以鉴别,观察 10 个低倍视野,以低倍镜所见虫卵的最低数和最高数报告。为了提高寄生虫卵的检出阳性率,还可采用离心沉淀法,静置沉淀集卵法,通过去除粪渣、洗涤沉淀后涂片镜检,此种集卵法适用于检出各种虫卵。也可采用饱和盐水浮聚法,此法适用于检查钩虫卵、蛔虫卵及鞭虫卵。

7.肠寄生原虫

(1)肠道阿米巴:肠道阿米巴包括溶组织内阿米巴、脆弱双核阿米巴和结肠内阿米巴等。检查阿米巴时可直接用生理盐水涂片查滋养体,用碘染色法查包囊。溶组织内阿米巴可引起阿米巴痢疾,急性痢疾患者粪便中可见大滋养体;带虫者和慢性间歇型阿米巴痢疾粪便中常见小滋养体、包囊前期及包囊,应注意与结肠内阿米巴鉴别。脆弱双核阿米巴通常寄生在人体结肠黏膜腺窝里,只有滋养体,尚未发现包囊,具有一定的致病力,可引起腹泻,易与白细胞混淆,应注意鉴别。结肠内阿米巴寄生在大肠腔内,为无致病性共生阿米巴,对人感染较溶组织阿米巴普遍,无论滋养体或包囊均须与后者区分。

(2)隐孢子虫:隐孢子虫属肠道完全寄生性原虫。主要寄生于小肠上皮细胞的微绒毛中。

目前至少存在着大型种和小型种两种不同形态的种别。在人体和多种动物体内寄生的均属小型种,即微小隐孢子虫,为 AIDS 患者及儿童腹泻的重要病原,为艾滋病重要检测项目之一。人体感染隐孢子虫后其临床表现因机体免疫状况而异,在免疫功能健全的人主要为胃肠炎症状,呕吐、腹痛、腹泻,病程 1～2 周可自愈;在免疫功能缺陷或 AIDS 患者则有发热、嗳气、呕吐,持续性腹泻,排稀汁样大便,每日多达 70 多次,排水量每日达 12～17L,导致严重脱水、电解质紊乱和营养不良而死亡。隐孢子虫病的诊断主要靠从粪便中查出该虫卵囊。由于卵囊直径仅为 4.5～5,且透明反光,不易识别。须用比重 1.20 蔗糖水浓集法加以集中后于600 倍放大条件下始可看到,换用 1000～1500 倍放大,易于看到内部结构。吉姆萨染色卵囊呈淡蓝色,伴有红色颗粒状内含物。用相差显微镜观察时效果更佳。

(3)鞭毛虫和纤毛虫:人体常见的鞭毛虫及纤毛虫有蓝氏贾第鞭毛虫、迈氏唇鞭毛虫、人肠毛滴虫、肠内滴虫、中华内滴虫和结肠小袋纤毛虫等。蓝氏贾第鞭毛虫寄生在小肠内,主要在十二指肠,可引起慢性腹泻。如寄生在胆囊,可致胆囊炎。结肠小袋纤毛虫寄生于结肠内,多呈无症状带虫状态,当滋养体侵入肠壁可引起阿米巴样痢疾。人肠毛滴虫一般认为无致病性,迈氏唇鞭毛虫及中华肠内滴虫较少见,一般不致病。除人肠毛滴虫仅见到滋养体外,其他鞭毛虫、纤毛虫都可见到滋养体与包囊。在粪便直接涂片观察时要注意它们的活动情况,并以鞭毛、波动膜、口隙、细胞核等作为鉴别的依据,必要时可在涂片尚未完全干燥时用瑞特染色或碘液、铁苏木精染色进行形态学鉴别。

(4)人芽囊原虫:于 1912 年由 Brurnpt 首先命名,其后分类位置一直很乱。目前认为人芽囊原虫是寄生在高等灵长类动物和人体消化道内的原虫。可引起腹泻,其形态多样,有空泡型、颗粒型、阿米巴型和复分裂型虫体。只有阿米巴型为致病性虫体。

(陈静)

第七节　尿液检验

一、尿液的生成及主要成分

(一)尿液的生成

尿液由肾生成,通过输尿管、膀胱及尿道排出体外。肾单位是肾泌尿活动的基本功能单位。肾单位包括肾小体与肾小管两部分,肾单位与集合管共同完成泌尿功能。当体内血液流经肾小球毛细血管时,其中的细胞、大分子蛋白质和脂类等胶体被截留,其余成分则经半透膜滤过,进入肾小囊腔形成原尿。原尿通过肾小管时,约大部分水分、电解质、葡萄糖、氨基酸、乳酸及肌酸、部分硫酸盐、尿酸等物质又重新被吸收回血;肾小管也分泌一些物质加入尿中;肾小管滤过的原尿经过曲小管和集合管的重吸收和排泄、浓缩与稀释作用成为终尿排出体外。因此尿液的生成,包括肾小球滤过、肾小管的重吸收和排泄三个过程。

在感染、代谢异常、肾血管病变、变态反应性疾患、毒素或药物刺激情况下,泌尿道的病理产物或血液中的异常成分,可随尿排出。尿液的性状和组成,可反映机体的代谢情况。

(二)尿液的主要成分

正常尿含水分 96%～97%,固体物 3%～4%,正常成人每天由尿中排出总固体约 60g,其中无机盐约 25g,有机物约 35g。无机盐中约一半是钠和氯离子;有机物中主要是尿素(每天可排出约 30g），其次是少量的糖类、蛋白质、酶、性激素和抗体以及种类繁多的代谢产物。

二、尿液一般检查的适应证

（一）用于对泌尿系统疾病的诊断与疗效观察

泌尿系统的炎症、结石、肿瘤、血管病变及肾移植术后发生排异反应时，各种病变产物直接进入尿中，引起尿液成分变化，因此尿液分析是泌尿系统诊断与疗效观察的首选项目。

（二）用于对其他系统疾病的诊断

尿液来自血液，其成分又与机体代谢有密切关系，任何系统疾病的病变影响血液成分改变时，均能引起尿液成分的变化。如糖尿病时进行尿糖检查、急性胰腺炎时进行尿淀粉酶检查、急性黄疸型病毒性肝炎时做尿液胆色素检查等，均有助于上述疾病的诊断。

（三）用于安全用药的监测

指标某些药物如庆大霉素、卡那霉素、多黏菌素 B 与磺胺类药等常可引起肾损害，用药前及用药过程中须观察尿液的变化，以确保用药安全。

（四）对人体健康状态的评估

用于预防普查，如对人群进行尿液分析，筛查有无肾、肝、胆疾病和糖尿病等，以达到早期诊断及预防疾病的目的。

三、尿液标本采集及保存

（一）尿液标本采集

为保证尿液检查结果的准确性，必须正确留取标本：①避免阴道分泌物、月经血、粪便等污染。②无干扰化学物质（如表面活性剂、消毒剂）混入。③尿标本收集后及时送检及检查（2h 内），以免发生细菌繁殖、蛋白变性、细胞溶解等。④尿标本采集后应避免强光照射，以免尿胆原等物质因光照分解或氧化而减少。

（二）尿标本的种类

1. 晨尿　晨尿即清晨起床后的第 1 次尿标本，未经浓缩和酸化的标本，血细胞、上皮细胞及管型等有形成分相对集中且保存得较好，适用于可疑或已知泌尿系统疾病的形态观察及早期妊娠试验等。但由于晨尿在膀胱内停留时间过长易发生变化，门诊患者携带不方便已采用清晨第 2 次尿标本来取代晨尿。

2. 随机尿（随意 1 次尿）　留取任何时间的尿液，适用于门诊、急诊患者。本法留取方便，但易受饮食、运动、用药等影响，可致使低浓度或病理临界浓度的物质和有形成分漏检，也可能出现饮食性糖尿或药物如维生素 C 等的干扰。

3. 餐后尿　通常于午餐后 2h 收集患者尿液，此标本对病理性糖尿和蛋白尿的检出更为敏感，用餐后增加了负载，使已降低阈值的肾不能承受。此外由于餐后肝分泌旺盛，促进尿胆原的肠肝循环，而餐后机体出现的"减潮"状态也有利于尿胆原的排出。因此，餐后尿适用于尿糖、尿蛋白、尿胆原等检查。

4. 3h 尿　收集上午 3h 尿液，测定尿液有形成分，如白细胞排出率等。

5. 12h 尿　晚 8 时排空膀胱并弃去此次的尿液后，留取次日晨 8 时夜尿，作为 12h 尿有形成分计数，如 Addis 计数。

6. 24h 尿　尿液中的一些溶质（肌酐、总蛋白质、糖、尿素、电解质及激素等）在一天的不同时间内其排泄浓度不同，为了准确定量，必须收集24h尿液。于第1天晨8时排空膀胱弃去此次尿液，再收集至次日晨8时全部尿液，用于化学成分的定量。

7. 其他　包括中段尿、导尿、耻骨上膀胱穿刺尿等。

(三) 尿液标本的保存

1. 冷藏于4℃　尿液置4℃冰箱中冷藏可防止一般细菌生长及维持较恒定的弱酸性。但有些标本冷藏后，由于磷酸盐及尿酸盐析出与沉淀，妨碍对有形成分的观察。

2. 加入化学防腐剂　大多数防腐剂的作用是抑制细菌生长和维持酸性，常用的有以下几种。

(1) 甲醛(福尔马林400g/L)：每升尿中加入5mL(或按1滴/30mL尿液比例加入)，用于尿管型、细胞防腐，适用于Addis计数。注意甲醛为还原性物质可致班氏尿糖定性检查出现假阳性。当甲醛过量时可与尿素产生沉淀物，干扰显微镜检查。

(2) 甲苯：每升尿中加入5mL，用于尿糖、尿蛋白等定量检查。

(3) 麝香草酚：每升尿中小于1g，既能抑制细菌生长，又能较好地保存尿中有形成分，可用于化学成分检查及防腐，但如过量可使尿蛋白定性试验(加热乙酸法)出现假阳性，还能干扰尿胆色素的检出。

(4) 浓盐酸：每升尿中加入10mL，用于尿中17酮、17羟类固醇、儿茶酚胺、Ca^{2+}、肾上腺素、去甲肾上腺素、香草扁桃酸(VMA)等。

(5) 冰乙酸：每升尿中加入10mL，用于尿中醛固酮。每升尿中加入25mL，可用于5－羟色胺的测定。

(6) 碳酸钠：每升尿中加入10g，用于尿中卟啉的测定。

四、尿液的理学检验

(一) 尿量

尿量主要取决于肾小球的滤过率、肾小管重吸收和浓缩与稀释功能。此外尿量变化还与外界因素如每日饮水量、食物种类、周围环境(气温、湿度)、排汗量、年龄、精神因素、活动量等相关。正常成人24h内排尿为1~1.5L/24h。

24h尿量>2.5L为多尿，可由饮水过多，特别饮用咖啡、茶或者失眠及使用利尿药、静脉输液过多时引起。病理性多尿常因肾小管重吸收和浓缩功能减退如尿崩症、糖尿病、肾功能不全、慢性肾盂肾炎等引起。

24h尿量<0.4L为少尿，可因机体缺水或出汗。病理性少尿主要见于脱水、血浓缩、急性肾小球肾炎、各种慢性肾功能衰竭、肾移植术后急性排异反应、休克、心功能不全、尿路结石、损伤、肿瘤、尿路先天畸形等。

尿量不增多而仅排尿次数增加为尿频。见于膀胱炎、前列腺炎、尿道炎、肾盂肾炎、体质性神经衰弱、泌尿生殖系统处于激惹状态、磷酸盐尿症、碳酸盐尿症等。

(二) 外观

尿液外观包括颜色及透明度。正常人新鲜的尿液呈淡黄至橘黄色透明，影响尿液颜色的主要物质为尿色素、尿胆原、尿胆素及卟啉等。此外尿色还受酸碱度、摄入食物或药物的影响。

浑浊度可分为清晰、雾状、云雾状浑浊、明显浑浊几个等级。浑浊的程度根据尿中含混悬物质种类及量而定。正常尿浑浊的主要原因是因含有结晶和上皮细胞所致。病理性浑浊可因尿中含有白细胞、红细胞及细菌所致。放置过久而有轻度浑浊可因尿液酸碱度变化,尿内黏蛋白、核蛋白析出所致。淋巴管破裂产生的乳糜尿也可引起浑浊。在流行性出血热低血压期,尿中可出现蛋白、红细胞、上皮细胞等混合的凝固物,称"膜状物"。常见的外观改变有以下几种。

1. 血尿 尿内含有一定量的红细胞时称为血尿。由于出血量的不同可呈淡红色云雾状,淡洗肉水样或鲜血样,甚至混有凝血块。每升尿内含血量超过 1mL 可出现淡红色,称为肉眼血尿。主要见于各种原因所致的泌尿系统出血,如肾结石或泌尿系统结石,肾结核、肾肿瘤及某些菌株所致的泌尿系统感染等。洗肉水样外观常见于急性肾小球肾炎。血尿还可由出血性疾病引起,见于血友病和特发性血小板减少性紫癜。镜下血尿指尿液外观变化不明显,而离心沉淀后进行镜检时能看到超过正常数量的红细胞者称镜下血尿。

2. 血红蛋白尿 当发生血管内溶血,血浆中血红蛋白含量增高,超过肝珠蛋白所能结合的量时,未结合的游离血红蛋白便可通过肾小球滤膜而形成血红蛋白尿。在酸性尿中血红蛋白可氧化成为正铁血红蛋白而呈棕色,如含量甚多则呈棕黑色酱油样外观。隐血试验呈强阳性反应,但离心沉淀后上清液颜色不变,镜检时不见红细胞或偶见溶解红细胞之碎屑,可与血尿相区别。卟啉尿症患者,尿液呈红葡萄酒色,碱性尿液中如存在酚红、番茄汁、芦荟等物质,酸性尿液中如存在氨基比林、磺胺等药物也可有不同程度的红色。血红蛋白尿见于蚕豆黄、血型不合的输血反应、严重烧伤及阵发性睡眠性血红蛋白尿症等。

3. 胆红素尿 当尿中含有大量的结合胆红素,外观呈深黄色,振荡后泡沫亦呈黄色,若在空气中久置可因胆红素被氧化为胆绿素而使尿液外观呈棕绿色。胆红素见于阻塞性黄疸和肝细胞性黄疸。服用痢特灵、核黄素、呋喃唑酮后尿液亦可呈黄色,但胆红素定性阴性。服用大剂量熊胆粉、牛黄类药物时尿液可呈深黄色。

4. 乳糜尿 外观呈不同程度的乳白色,严重者似乳汁。因淋巴循环受阻,从肠道吸收的乳糜液未能经淋巴管引流入血而逆流进入肾,致使肾盂、输尿管处的淋巴管破裂,淋巴液进入尿液中所致。其主要成分为脂肪微粒及卵磷脂、胆固醇、少许纤维蛋白原和白蛋白等。乳糜尿多见于丝虫病,少数可由结核、肿瘤、腹部创伤或手术引起。乳糜尿离心沉淀后外观不变,沉渣中可见少量红细胞和淋巴细胞,丝虫病者偶可于沉渣中查出微丝蚴。乳糜尿需与脓尿或结晶尿等浑浊尿相鉴别,后二者经离心后上清转为澄清,而镜检可见多数的白细胞或盐类结晶,结晶尿加热加酸后浑浊消失。为确诊乳糜尿还可于尿中加少量乙醚振荡提取,因尿中脂性成分溶于乙醚而使水层浑浊程度比原尿减轻。

5. 脓尿 尿液中含有大量白细胞而使外观呈不同程度的黄色浑浊或含脓丝状悬浮物。见于泌尿系统感染及前列腺炎、精囊炎,脓尿蛋白定性常为阳性,镜检可见大量脓细胞。还可通过尿三杯试验初步了解炎症部位,协助临床鉴别诊断。

6. 盐类结晶尿 外观呈白色或淡粉红色颗粒状浑浊,尤其是在气温寒冷时常很快析出沉淀物。这类浑浊尿可通过在试管中加热、加乙酸进行鉴别。尿酸盐加热后浑浊消失,磷酸盐、碳酸盐则浑浊增加,但加乙酸后二者均变清,碳酸盐尿同时产生气泡。

除肉眼观察颜色与浊度外,还可以通过三杯试验进一步对病理尿的来源进行初步定位。尿三杯试验是在一次排尿中,人为地把尿液分成三段排出,分别盛于 3 个容器内,第 1 杯及第 3 杯每杯约 10mL,其余大部分排于第 2 杯中。分别观察各杯尿的颜色、浑浊度、并做显微镜检查。多用于男性泌尿生殖系统疾病定位的初步诊断(表3-8)。

表3-8　尿三杯试验外观鉴别结果及诊断

第1杯	初步诊断	第2杯	第3杯
有弥散脓液	清晰	清晰	急性尿道炎,且多在前尿道
有脓丝	清晰	清晰	亚急性或慢性尿道炎
有弥散脓液	有弥散脓液	有弥散脓液	尿道以上部位的泌尿系统感染
清晰	清晰	有弥散脓液	前列腺炎、精囊炎、后尿道炎、三角区炎症、膀胱颈部炎症
有脓丝	清晰	有弥散脓液	尿道炎,前列腺炎、精囊炎

尿三杯试验还可鉴别泌尿道出斑部位。

(1)全程血尿(3杯尿液均有血液):血液多来自膀胱颈以上部位。

(2)终末血尿(即第3杯有血液):病变多在膀胱三角区、颈部或后尿道(但膀胱肿瘤患者大量出血时,也可见全程血尿)。

(3)初期血尿(即第1杯有血液):病变多在尿道或膀胱颈。

(三)气味

正常新鲜尿液的气味来自尿内的挥发性酸,尿液久置后,因尿素分解而出现氨臭味。如新排出的尿液即有氨味提示有慢性膀胱炎及慢性尿潴留。糖尿病酮症时,尿液呈苹果样气味。此外还有药物和食物,特别是进食蒜、葱、咖喱等,尿液可出现特殊气味。

(四)比密

尿比密是指在4℃时尿液与同体积纯水重量之比。尿比密高低随尿中水分、盐类及有机物含量而异,在病理情况下还受尿蛋白、尿糖及细胞成分等影响。如无水代谢失调、尿比密测定可粗略反映肾小管的浓缩稀释功能。

1.参考值

晨尿或通常饮食条件下:1.015~1.025。

随机尿:1.003~1.035(浮标法)。

2.临床意义

(1)高比密尿:可见于高热、脱水、心功能不全、周围循环衰竭等尿少时,也可见于尿中含葡萄糖和碘造影剂时。

(2)低比密尿:可见于慢性肾小球肾炎、肾功能不全、肾盂肾炎、尿崩症、高血压等。慢性肾功能不全者,由于肾单位数目大量减少,尤其伴有远端肾单位浓缩功能障碍时,经常排出比密近于1.010(与肾小球滤液比密接近)的尿称为等渗尿。

(五)血清(浆)和尿渗量的测定

渗量代表溶液中一种或多种溶质中具有渗透活性微粒的总数量,而与微粒的大小、种类及性质无关。只要溶液的渗量相同,都具有相同的渗透压。测定尿渗量可了解尿内全部溶质的微粒总数量,可反映尿内溶质和水的相对排泄速度,以判断肾的浓缩稀释功能。

1.参考值　血清平均为290mOsm/kg H_2O,范围280~300mOsm/kg H_2O。成人尿液24h内40~1400mOsm/kg H_2O,常见数值600~1000mOsm/kg H_2O。尿/血清比值应大于3。

2.临床意义

(1)血清<280mOsm/kg H_2O时为低渗性脱水,>300mOsm/kg H_2O时为高渗性脱水。

（2）禁饮 12h，尿渗量＜800mOsm/kg H_2O 表示肾浓缩功能不全。

（3）急性肾小管功能障碍时，尿渗量降低，尿/血清渗量比值≤1。由于尿渗量仅受溶质微粒数量的影响而改变，很少受蛋白质及葡萄糖等大分子影响。

（六）自由水清除率测定

自由水清除率是指单位时间内（每小时或每分钟）尿中排出的游离水量。它可通过血清渗量、尿渗量及单位时间尿量求得。

1.参考值　－25～－100mL/h 或－0.4～1.7mL/min。

2.临床意义

（1）自由水清除率为正值代表尿液被稀释，反之为负值时代表尿液被浓缩，其负值越大代表肾浓缩功能越佳。

（2）尿/血清渗量比值常因少尿而影响结果。

（3）急性肾功能衰竭早期，自由水清除率趋于零值，而且先于临床症状出现之前 2～3 天，常作为判断急性肾功能衰竭早期诊断指标。在治疗期间，自由水清除率呈现负值，大小还可反映肾功能恢复程度。

（4）可用于观察严重创伤、大手术后低血压、少尿或休克患者髓质功能损害的指标。

（5）肾移植时有助于早期发现急性排异反应，此时可近于零。

（6）用于鉴别非少尿性肾功能不全和肾外性氮质血症，后者往往正常。

五、尿液的化学检查

（一）尿液蛋白质检查

正常人的肾小球滤液中存在小分子量的蛋白质，在通过近曲小管时绝大部分又被重吸收，因此终尿中的蛋白质含量仅为 30～130mg/24h。随机 1 次尿中蛋白质为 0～80mg/L。尿蛋白定性试验为阴性反应。当尿液中蛋白质超过正常范围时称为蛋白尿。含量大于 0.1g/L 时定性试验可阳性。正常时分子量 7 万以上的蛋白质不能通过肾小球滤过膜，而分子量 1 万～3 万的低分子蛋白质虽大多可通过滤过膜，但又为近曲小管重吸收。由肾小管细胞分泌的蛋白如 Tamm Horsfall 蛋白（T－H 蛋白）、SIgA 等以及下尿路分泌的黏液蛋白可进入尿中。尿蛋白质 2/3 来自血浆蛋白，其中清蛋白约占 40%，其余为小分子量的酶如溶菌酶等、肽类、激素等。可按蛋白质的分子量大小分成 3 组。①高分子量蛋白质：分子量大于 9 万，含量极微，包括由肾髓襻升支及远曲小管上皮细胞分泌的 T－H 糖蛋白及分泌型 IgG 等。②中分子量蛋白质：分子量 4 万～9 万，是以清蛋白为主的血浆蛋白，可占尿蛋白总数的 1/2～2/3。③低分子量蛋白质：分子量小于 4 万，绝大多数已在肾小管重吸收，因此尿中含量极少，如免疫球蛋白 Fc 片段、游离轻链、α_1 微球蛋白、β_2 微球蛋白等。

蛋白尿形成的机制：

1.肾小球性蛋白尿　肾小球因受炎症、毒素等的损害，引起肾小球毛细血管壁通透性增加，滤出较多的血浆蛋白，超过了肾小管重吸收能力所形成的蛋白尿，称为肾小球性蛋白尿。其机制除因肾小球滤过膜的物理性空间构型改变导致"孔径"增大外，还与肾小球滤过膜的各层特别是足突细胞层的唾液酸减少或消失，以致静电屏障作用减弱有关。

2.肾小管性蛋白尿　由于炎症或中毒引起近曲小管对低分子量蛋白质的重吸收功能减退而出现以低分子量蛋白质为主的蛋白尿，称为肾小管性蛋白尿。尿中以 β_2 微球蛋白、溶菌酶等增多为主,白蛋白正常或轻度增多。单纯性肾小管性蛋白尿,尿蛋白含量较低,一般低于1g/24h。常见于肾盂肾炎、间质性肾炎、肾小管性酸中毒、重金属(汞、镉、铋)中毒,应用庆大霉素、多黏菌素 B 及肾移植术后等。

3.混合性蛋白尿　肾脏病变如同时累及肾小球及肾小管,产生的蛋白尿称混合性蛋白尿。在尿蛋白电泳的图谱中显示低分子量的 β_2 MG 及中分子量的白蛋白同时增多,而大分子量的蛋白质较少。

4.溢出性蛋白尿　血循环中出现大量低分子量(分子量小于 4.5 万)的蛋白质如本周蛋白。血浆肌红蛋白(分子量为 1.4 万)增多超过肾小管回吸收的极限于尿中大量出现时称为肌红蛋白尿,也属于溢出性蛋白尿,见于骨骼肌严重创伤及大面积心肌梗死。

5.偶然性蛋白尿　当尿中混有多量血、脓、黏液等成分而导致蛋白定性试验阳性时称为偶然性蛋白尿。主要见于泌尿道的炎症、药物、出血及在尿中混入阴道分泌物、男性精液等,一般并不伴有肾本身的损害。

6.生理性蛋白尿或无症状性蛋白尿　由于各种体外环境因素对机体的影响而导致的尿蛋白含量增多,可分为功能性蛋白尿及体位性(直立性)蛋白尿。

功能性蛋白尿:机体在剧烈运动、发热、低温刺激、精神紧张、交感神经兴奋等所致的暂时性、轻度的蛋白尿。形成机制可能与上述原因造成肾血管痉挛或充血而使肾小球毛细血管壁的通透性增加所致。当诱发因素消失后,尿蛋白也迅速消失。生理性蛋白尿定性一般不超过(＋),定量小于 0.5g/24h,多见于青少年期。

体位性蛋白尿:又称直立性蛋白尿,由于直立体位或腰部前突时引起的蛋白尿。其特点为卧床时尿蛋白定性为阴性,起床活动若干时间后即可出现蛋白尿,尿蛋白定性可达(＋＋)甚至(＋＋＋),而平卧后又转成阴性,常见于青少年,可随年龄增长而消失。其机制可能与直立时前突的脊柱压迫肾静脉,或直立时肾的位置向下移动,使肾静脉扭曲而致肾脏处于淤血状态,与淋巴、血流受阻有关。

(1)参考值:尿蛋白定性试验:阴性。尿蛋白定量试验:＜0.1g/L 或≤0.15g/24h(考马斯亮蓝法)。

(2)临床意义:因器质性变,尿内持续性地出现蛋白,尿蛋白含量的多少,可作为判断病情的参考,但蛋白量的多少不能反映肾脏病变的程度和预后。

1)急性肾小球肾炎:多数由链球菌感染后引起的免疫反应。持续性蛋白尿为其特征。蛋白定性检查常为(＋)～(＋＋),定量检查大都不超过 3g/24h,但也有超过 10g/24h 者。一般于病后 2～3 周蛋白定性转为少量或微量,2～3 个月后多消失,也可呈间歇性阳性。成人患者消失较慢,若蛋白长期不消退,应疑及体内有感染灶或转为慢性的趋势。

2)急进性肾小球肾炎:起病急、进展快。如未能有效控制,大多在半年至 1 年内死于尿毒症,以少尿、甚至无尿、蛋白尿、血尿和管型尿为特征。

3)隐匿性肾小球肾炎:临床常无明显症状,但有持续性轻度的蛋白尿。蛋白定性检查多为(±)～(＋),定量检查常在 0.2g/24h 左右,一般不超过 1g/24h,可称为"无症状性蛋白尿"。在呼吸系统感染或过劳后,蛋白可有明显增多,过后可恢复到原有水平。

4)慢性肾小球肾炎:病变累及肾小球和肾小管,多属于混合性蛋白尿。慢性肾炎普通型,尿蛋白定性检查常为(＋)～(＋＋＋),定量检查多在 3.5g/24h 左右;肾病型则以大量蛋白尿为特征,定性检查为(＋＋)～(＋＋＋＋),定量检查为 3.5～5g/24h 或以上,但晚期,由于肾小球大部毁坏,蛋白排出量反而减少。

5)肾病综合征:是由多种原因引起的一组临床症候群,包括慢性肾炎肾病型、类脂性肾病、膜性肾小球肾炎、狼疮性肾炎肾病型、糖尿病型肾病综合征和一些原因不明确的肾病综合征等。临床表现以水肿、大量蛋白尿、低蛋白血症、高脂血症为特征,尿蛋白含量较高,且易起泡沫,定性试验多为(＋＋＋)～(＋＋＋＋),定量试验常为 3.5～10g/24h,最多达 20g 者。

6)肾盂肾炎:为泌尿系统最常见的感染性疾病,临床上分为急性和慢性两期。急性期尿液的改变为脓尿,尿蛋白多为(±)～(＋＋)。每日排出量不超过 1g。如出现大量蛋白尿应考虑有否肾炎、肾病综合征或肾结核并发感染的可能性。慢性期尿蛋白可呈间歇性阳性,常为(＋)～(＋＋),并可见混合细胞群和白细胞管型。

7)肾内毒性物质引起的损害:由金属盐类如汞、镉、铀、铬、砷和铋等或有机溶剂如甲醇、甲苯、四氧化碳等以及抗菌药类如磺胺、新霉素、卡那霉素、庆大霉素、多黏菌素 B、甲氧苯青霉素等,可引起肾小管上皮细胞肿胀、退行性变和坏死等改变,故又称坏死性肾病。系因肾小管对低分子蛋白质重吸收障碍而形成的轻度或中等量蛋白尿,一般不超过 1.5g/24h,并有明显的管型尿。

8)系统性红斑狼疮的肾脏损害:本病在组织学上显示有肾脏病变者高达 90％～100％,但以肾脏病而发病者仅为 3％～5％。其病理改变以肾小球毛细血管丛为主,有免疫复合物沉淀和基底膜增厚。轻度损害型尿蛋白常在(＋)～(＋＋),定量检查为 0.5～1g/24h。肾病综合征型则尿蛋白大量增多。

9)肾移植:肾移植后,因缺血而造成的肾小管功能损害,有明显的蛋白尿,可持续数周,当循环改善后尿蛋白减少或消失,如再度出现蛋白尿或尿蛋白含量较前增加,并伴有尿沉渣的改变,常提示有排异反应发生。

10)妊娠和妊娠中毒症:正常孕妇尿中蛋白可轻微增加,属于生理性蛋白尿。此与肾小球滤过率和有效肾血流量较妊娠前增加 30％～50％以及妊娠所致的体位性蛋白尿(约占 20％)有关。妊娠中毒症则因肾小球的小动脉痉挛,血管腔变窄,肾血流量减少,组织缺氧使其通透性增加,血浆蛋白从肾小球漏出之故。尿蛋白多为(＋)～(＋＋),病情严重时可增至(＋＋＋)～(＋＋＋＋),如定量超过 5g/24h,提示为重度妊娠中毒症。

(二)本周蛋白尿检查

本周蛋白是免疫球蛋白的轻链单体或二聚体,属于不完全抗体球蛋白,分为 K 型和 X 型,其分子量分别为 22000 和 44000,蛋白电泳时可在 α_2 至 γ 球蛋白区带间的某个部位出现 M 区带,多位于 γ 区带及 $\beta-\gamma$ 区。易从肾脏排出称轻链尿。可通过肾小球滤过膜滤出,若其量超过近曲小管所能吸收的极限,则从尿中排出,在尿中排出率多于清蛋白。肾小管对本周蛋白具有重吸收及异化作用,通过肾排泄时,可抑制肾小管对其他蛋白成分的重吸收,并可损害近蓝、远曲小管,因而导致肾功能障碍及形成蛋白尿,同时有清蛋白及其他蛋白成分排出。本周蛋白在加热至 40～60℃时可发生凝固,温度升至 90～100℃时可再溶解,故又称凝溶蛋白。

1.原理　尿内本周蛋白在加热 40～60℃时,出现凝固沉淀,继续加热至 90～100℃时又可再溶解,故利用此凝溶特性可将此蛋白与其他蛋白区分。

2.参考值　尿本周蛋白定性试验:阴性(加热凝固法或甲苯磺酸法)。

3.临床意义

(1)多发性骨髓瘤:是浆细胞恶性增生所致的肿瘤性疾病,其异常浆细胞(骨髓瘤细胞),

在制作免疫球蛋白的过程中,产生过多的轻链且在未与重链装配前即从细胞内分泌排出,经血循环由肾脏排至尿中,有 $35\%\sim65\%$ 的病例本周蛋白尿呈阳性反应,但每日排出量有很大差别,可从 1 克至数十克,最高达 90 克者,有时定性试验呈间歇阳性,故一次检验阴性不能排除本病。

(2)华氏巨球蛋白血症:属浆细胞恶性增殖性疾病,血清内 IgM 显著增高为本病的重要特征,约有 20% 的患者尿内可出现本周蛋白。

(3)其他疾病:如淀粉样变性、恶性淋巴瘤、慢淋白血病、转移瘤、慢性肾炎、肾盂肾炎、肾癌等患者尿中也偶见本周蛋白,可能与尿中存在免疫球蛋白碎片有关。

(三)尿液血红蛋白、肌红蛋白及其代谢产物的检查

1. 血红蛋白尿的检查　当血红蛋白内有大量红细胞破坏,血浆中游离血红蛋白超过 $1.5g/L$(正常情况下肝珠蛋白最大结合力为 $1.5g/L$ 血浆)时,血红蛋白随尿排出,尿中血红蛋白检查阳性,称血红蛋白尿。血红蛋白尿特点,外观呈脓茶色或透明的酱油色,镜检时无红细胞,但隐血呈阳性反应。

(1)原理:血红蛋白中的亚铁血红素与过氧化物酶的结合相似,而且具有弱的过氧化物酶活性,能催化过氧化氢放出新生态的氧,氧化受体氨基比林使之呈色,借以识别血红蛋白的存在。

(2)参考值:正常人尿中血红蛋白定性试验:阴性(氨基比林法)。

(3)临床意义

1)阳性可见于各种引起血管内溶血的疾病,如 6-磷酸葡萄糖脱氢酶缺乏在食蚕豆或使用药物伯氨喹、碘胺、菲那西丁时引起的溶血。

2)血型不合输血引起的急性溶血,广泛性烧伤、恶性疟疾、某些传染病(猩红热、伤寒、丹毒)、毒蕈中毒、毒蛇咬伤等大都有变性的血红蛋白出现。

3)遗传性或继发性溶血性贫血,如阵发性寒冷性血红蛋白尿症、行军性血红蛋白尿症及阵发性睡眠性血红蛋白尿 SE。

4)自身免疫性溶血性贫血、系统性红斑狼疮等。

2. 肌红蛋白尿的检查　肌红蛋白是横纹肌、心肌细胞内的一种含亚铁血红素的蛋白质,其结构及特性与血红蛋白相似,但仅有一条肽链,分子量为 1.6 万~1.75 万。当肌肉组织受损伤时,肌红蛋白可大量释放到细胞外入血流,因分子量小,可由肾排出。尿中肌红蛋白检查阳性,称肌红蛋白尿。

(1)原理:肌红蛋白和血红蛋白一样,分子中含有血红素基团,具有过氧化物酶活性,能用邻甲苯胺或匹拉米洞与过氧化氢呈色来鉴定,肌红蛋白在 80% 饱和硫酸铵浓度下溶解,而血红蛋白和其他蛋白质则发生沉淀,可资区别。

(2)参考值:肌红蛋白定性反应:阴性(硫酸铵法)。肌红蛋白定量试验: $<4mg/L$(酶联免疫吸附法)。

(3)临床意义

1)阵发性肌红蛋白尿:肌肉疼痛性痉挛发作 72h 后出现肌红蛋白尿。

2)行军性肌红蛋白尿:非习惯性过度运动。

3)创伤:挤压综合征、子弹伤、烧伤、电击伤、手术创伤。

4)原发性肌疾病:肌肉萎缩、皮肌炎及多发性肌炎、肌肉营养不良等。

5)组织局部缺血性肌红蛋白尿:心肌梗死早期、动脉梗死。

6)代谢性肌红蛋白尿:乙醇中毒、砷化氢、一氧化碳中毒、巴比妥中毒、肌糖原积累等。

3.含铁血黄素尿的检查 含铁血黄素尿为尿中含有暗黄色不稳定的铁蛋白聚合体,是含铁的棕色色素。血管内溶血时肾在清除游离血红蛋白过程中,血红蛋白大部分随尿排出,产生血红蛋白尿。其中的一部分血红蛋白被肾小管上皮细胞重吸收,并在细胞内分解成含铁血黄素,当这些细胞脱落至尿中时,可用铁染色法检出,细胞解体时,则含铁血黄素颗粒释放于尿中,也可用 Prussian 蓝反应予以鉴别。

(1)原理:含铁血黄素中的高铁离子,在酸性环境下与亚铁氰化物作用,产生蓝色的亚铁氰化铁,又称普鲁士蓝反应。

(2)参考值:含铁血黄素定性试验:阴性(普鲁士蓝法)。

(3)临床意义:尿内含铁血红素检查,对诊断慢性血管内溶血有一定价值,主要见于阵发性睡眠性血红蛋白尿症、行军性肌红蛋白尿、自身免疫溶血性贫血、严重肌肉疾病等。但急性溶血初期,血红蛋白检查阳性,因血红蛋白尚未被肾上皮细胞摄取,未形成含铁血黄素,本试验可呈阴性。

4.尿中卟啉及其衍生物检查 卟啉是血红素生物合成的中间体,为构成动物血红蛋白、肌红蛋白、过氧化氢酶、细胞色素等的重要成分。是由 4 个吡咯环连接而成的环状化合物。血红素的合成过程十分复杂,其基本原料是琥珀酰辅酶 A 和甘氨酸,维生素 B 也参与作用。正常人血和尿中含有少量的卟啉类化合物。卟啉病是一种先天性或获得性卟啉代谢紊乱的疾病,其产物大量由尿和粪便排出,并出现皮肤、内脏、精神和神经症状。

(1)卟啉定性检查

1)原理:尿中卟啉类化合物(属卟啉、粪卟啉、原卟啉)在酸性条件下用乙酸乙酯提取,经紫外线照射下显红色荧光。

2)参考值:尿卟啉定性试验:阴性(Haining 法)。

(2)卟胆原定性检查

1)原理:尿中卟胆原是血红素合成的前身物质,它与对二甲氨基苯甲醛在酸性溶液中作用,生成红色缩合物。尿胆原及吲哚类化合物亦可与试剂作用,形成红色。但前者可用氯仿将红色提取,后者可用正丁醇将红色抽提除去,残留的尿液如仍呈红色,提示有卟胆原。

2)参考值:尿卟胆原定性试验:阴性(watson—schwartz 法)。

3)临床意义:卟啉病引起卟啉代谢紊乱,导致其合成异常和卟啉及其前身物与氨基酮戊酸及卟胆原的排泄异常,在这种异常代谢过程中产生的尿卟啉、粪卟啉大量排出。其临床应用主要:①肝性卟啉病呈阳性。②鉴别急性间歇性卟啉病。因患者出现腹疼、胃肠道症状、精神症状等,易与急性阑尾炎、**肠梗阻**、**神经精神疾病**混淆,检查卟胆原可作为鉴别诊断参考。

(四)尿糖检查

临床上出现在尿液中的糖类,主要是葡萄糖尿,偶见乳糖尿、戊糖尿、半乳糖尿等。正常人尿液中可有微量葡萄糖,每日尿内排出<2.8mmol/24h,用定性方法检查为阴性。糖定性试验呈阳性的尿液称为糖尿,尿糖形成的原因为:当血中葡萄糖浓度大于 8.8mmol/L 时,肾小球滤过的葡萄糖量超过肾小管重吸收能力("肾糖阈")即可出现糖尿。

尿中出现葡萄糖取决于三个因素:①动脉血中葡萄糖浓度。②每分钟流经肾小球中的血浆量。③近端肾小管上皮细胞重吸收葡萄糖的能力即肾糖阈。肾糖阈可随肾小球滤过率和肾小管葡萄糖重吸收率的变化而改变。当肾小球滤过率减低时可导致"肾糖阈"提高,而肾小管重吸收减少时则可引起肾糖阈降低。葡萄糖尿除因血糖浓度过高引起外,也可因肾小管重吸收能力降低引起,后者血糖可正常。

1. 参考值 尿糖定性试验:阴性(葡萄糖氧化酶试带法)。尿糖定量试验:<2.8mmol/24h(<0.5g/24h),浓度为 0.1~0.8mmol/L。

2. 临床意义

(1)血糖增高性糖尿

1)饮食性糖尿:因短时间摄入大量糖类(大于 200g)而引起。确诊须检查清晨空腹的尿液。

2)持续性糖尿:清晨空腹尿中呈持续阳性,常见于因胰岛素绝对或相对不足所致糖尿病,此时空腹血糖水平常已超过肾阈,24h 尿中排糖近于 100g 或更多,每日尿糖总量与病情轻重相平行。如并发肾小球动脉硬化症,则肾小球滤过率减少,肾糖阈升高,此时血糖虽已超常,尿糖亦呈阴性,进食后 2h 由于负载增加则可见血糖升高,尿糖阳性,对于此型糖尿病患者,不仅需要检查空腹血糖及尿糖定量,还需进一步进行糖耐量试验。

3)其他疾病血糖增高性糖尿见于:①甲状腺功能亢进:由于肠壁的血流加速和糖的吸收增快,因而在饭后血糖增高而出现糖尿。②肢端肥大症:可因生长激素分泌旺盛而致血糖升高,出现糖尿。③嗜铬细胞瘤:可因肾上腺素及去甲肾上腺素大量分泌,致使磷酸化酶活性增强,促使肝糖原降解为葡萄糖,引起血糖升高而出现糖尿。④库欣综合征:因皮质醇分泌增多,使糖原异生旺盛,抑制己糖磷酸激酶和对抗胰岛素作用,因而出现糖尿。

4)一过性糖尿:又称应激性糖尿,见于颅脑外伤、脑血管意外、情绪激动等情况下,脑血糖中枢受到刺激,导致肾上腺素、胰高血糖素大量释放,因而可出现暂时性高血糖和糖尿。

(2)血糖正常性糖尿:肾性糖尿属血糖正常性糖尿,因近曲小管对葡萄糖的重吸收功能低下所致。其中先天性者为家族性肾性糖尿,见于范可尼综合征,患者出现糖尿而空腹血糖、糖耐量试验均正常;新生儿糖尿是因肾小管功能还不完善;后天获得性肾性糖尿可见于慢性肾炎和肾病综合征时。妊娠后期及哺乳期妇女,出现糖尿可能与肾小球滤过率增加有关。

(3)尿中其他糖类:尿中除葡萄糖外还可出现乳糖、半乳糖、果糖、戊糖等,除受进食种类不同影响外,可能与遗传代谢紊乱有关。

1)乳糖尿:有生理性和病理性两种,前者出现在妊娠末期或产后 2~5 天,后者见于消化不良的患儿尿中,当乳糖摄取量在 100~150g 以上时因缺乏乳糖酶 1,则发生乳糖尿。

2)半乳糖尿:先天性半乳糖血症是一种常染色体隐性遗传性疾病。由于缺乏半乳糖-1-磷酸尿苷转化酶或半乳糖激酶,不能将食物内半乳糖转化为葡萄糖所致,患儿可出现肝大、肝功损害、生长发育停滞、智力减退、哺乳后不安、拒食、呕吐、腹泻、肾小管功能障碍等,此外还可查出氨基酸尿(精、丝、甘氨酸等)。由半乳糖激酶缺乏所致白内障患者也可出现半乳糖尿。

3)果糖尿:正常人尿液中偶见果糖,摄取大量果糖后尿中可出现暂时性果糖阳性。在肝脏功能障碍时,肝脏对糖的利用下降,导致血中果糖升高而出现果糖尿。

4)戊糖尿:尿液中出现的主要是 L-阿拉伯糖和 L-木糖。在食用枣、李子、樱桃及其他果汁等含戊糖多的食品后,一过性地出现在尿液中,后天性戊糖增多症,是因为缺乏从 L-木酮糖向木糖醇的转移酶,尿中每日排出木酮糖 4~5g。

（五）尿酮体检查

酮体是乙酰乙酸、β—羟丁酸及丙酮的总称，为体内脂肪酸代谢的中间产物。正常人血中丙酮浓度较低，为 2.0~4.0mg/L，其中乙酰乙酸、β—羟丁酸、丙酮分别约占 20％、78％、2％。一般检查方法为阴性。在饥饿，各种原因引起糖代谢发生障碍脂肪分解增加及糖尿病酸中毒时，因产生酮体速度大于组织利用速度，可出现酮血症，继而产生酮尿。

1.原理 尿中丙酮和乙酰乙酸在碱性溶液中与亚硝基铁氰化钠作用产生紫红色化合物。

2.参考值 尿酮体定性试验：阴性（Rothera 法）。

3.临床意义

（1）糖尿病酮症酸中毒：由于糖利用减少、分解脂肪产生酮体增加而引起酮症，尿内酮体呈强阳性反应。当肾功能严重损伤而肾阈值增高时，尿酮体可减少，甚至完全消失。

（2）非糖尿病性酮症者：如感染性疾病发热期、严重腹泻、呕吐、饥饿、禁食过久、全身麻醉后等均可出现酮尿。妊娠妇女常因妊娠反应，呕吐、进食少，以致体脂降解代谢明显增多，发生酮病而致酮尿。

（3）中毒：如氯仿、乙醚麻醉后、磷中毒等。

（4）服用双胍类降糖药：如降糖灵等，由于药物有抑制细胞呼吸的作用，可出现血糖降低，但酮尿阳性的现象。

（六）脂肪尿和乳糜尿检查

尿液中混有脂肪小滴时称为脂肪尿。尿中含有淋巴液、外观呈乳糜状称乳糜尿。由呈胶体状的乳糜微粒和蛋白质组成，其形成原因是经肠道吸收的脂肪皂化后成乳糜液，由于种种原因致淋巴引流不畅而未能进入血液循环，以至逆流在泌尿系统淋巴管中时，可致淋巴管内压力升高、曲张破裂、乳糜液流入尿中呈乳汁样。乳糜尿中混有血液，则称乳糜血尿。乳糜尿中主要含卵磷脂、胆固醇、脂酸盐及少量纤维蛋白原、清蛋白等。如合并泌尿道感染，则可出现乳糜脓尿。

1.原理 乳糜由脂肪微粒组成，较大的脂粒在镜下呈球形，用苏丹Ⅲ染成红色者为乳糜阳性。过小的脂粒，不易在镜下观察，可利用其溶解乙醚的特性，加乙醚后使乳白色浑浊尿变清，即为乳糜阳性。

2.参考值 乳糜定性试验：阴性。

3.临床意义

（1）淋巴管阻塞：常见于丝虫病，乳糜尿是慢性期丝虫病的主要临床表现之一。这是由丝虫在淋巴系统中，引起炎症反复发作，大量纤维组织增生，使腹部淋巴管或胸导管广泛阻塞所致。

（2）过度疲劳、妊娠及分娩后等因素：诱发出现间歇性乳糜尿，偶尔也见少数病例呈持续阳性。

（3）其他：先天性淋巴管畸形、腹内结核、肿瘤、胸腹部创伤、手术伤、糖尿病、高脂血症、肾盂肾炎、包虫病、疟疾等也可引起乳糜尿。

（七）尿液胆色素检查

尿中胆色素包括胆红素、尿胆原及尿胆素。由于送检多为新鲜尿，尿胆原尚未氧化成尿胆素，故临床多查尿胆红素及尿胆原。

1.胆红素检查 胆红素是血红蛋白分解代谢的中间产物，是胆汁中的主要成分，可分为未经肝处理的未结合胆红素和经肝与葡萄糖醛酸结合形成的结合胆红素。未结合胆红素不溶于水,在血中与蛋白质结合不能通过肾小球滤膜。结合胆红素分子量小,溶解度高、可通过肾小球滤膜,由尿中排出。由于正常人血中结合胆红素含量很低(小于 $4\mu mol/L$),滤过量极少,因此尿中检不出胆红素,如血中结合胆红素增加可通过肾小球滤膜使尿中结合胆红量增加,尿胆红素试验阳性反应。

(1)原理:尿液中的胆红素与重氮试剂作用,生成红色的偶氮化合物。红色的深浅大体能反应胆红素含量的多少。

(2)参考值:胆红素试验:阴性(试带法)。

2.尿胆原检查

(1)原理:尿胆原在酸性溶液中与对二甲氨基苯甲醛作用,生成樱红色化合物。

(2)参考值:尿胆原定性试验:正常人为弱阳性,其稀释度在 1∶20 以下(改良 Ehrlich 法)。

3.尿胆素检查

(1)原理:在无胆红素的尿液中,加入碘液,使尿中尿胆原氧化成尿胆素,当与试剂中的锌离子作用,形成带绿色荧光的尿胆素－锌复合物。

(2)参考值:尿胆素定性试验:阴性(Schilesinger 法)。

(3)临床意义:临床上根据黄疸产生的机制可区分为溶血性黄疸、肝细胞性和阻塞性黄疸三型。尿三胆检验在诊断鉴别三型黄疸上有重要意义。

1)溶血性黄疸:见于体内大量溶血时,如溶血性贫血、疟疾、大面积烧伤等。由于红细胞破坏时未结合胆红素增加,使血中含量增高,未结合胆红素不能通过肾,尿中胆红素检查为阴性。未结合胆红素增加,导致肝细胞代偿性产生更多的结合胆红素。当将其排入肠道后转变为粪胆原的量亦增多,尿胆原的形成也增加,而肝脏重新利用尿胆原的能力有限(肝功能也可能同时受损)所以尿胆原的含量也增加可呈阳性或强阳性。

2)肝细胞性黄疸:肝细胞损伤时其对胆红素的摄取、结合、排除功能均可能发生障碍。由于肝细胞坏死、肝细胞肿胀、毛细胆管受压,而在肿胀与坏死的肝细胞间弥散经血窦使胆红素进入血液循环,导致血中结合胆红素升高,因其可溶于水并经肾排出,使尿胆红素试验呈阳性。但由于肝细胞处理未结合胆红素及尿胆原的能力下降,故血中未结合胆红素及尿胆原均可增加,此外经肠道吸收的粪胆原也因肝细胞受损不能将其转变为胆红素,而以尿胆原形式由尿中排出,因此在肝细胞黄疸时尿中胆红素与尿胆原均呈明显阳性,而粪便中尿胆原则往往减少。在急性病毒性肝炎时,尿胆红素阳性可早于临床黄疸。其他原因引起的肝细胞黄疸,如药物、毒物引起的中毒性肝炎也出现类似结果。

3)阻塞性黄疸:胆汁淤积使肝胆管内压增高,导致毛细胆管破裂,结合胆红素不能排入肠道而逆流入血由尿中排出,尿胆红素检查呈阳性。由于胆汁排入肠道受阻,故尿胆原粪胆原均显著减少。可见于各种原因引起的肝内外完全或不完全梗阻,如胆石症、胆管癌、胰头癌、原发性胆汁性肝硬化等。

(八)尿液氨基酸检查

尿中有一种或数种氨基酸增多称为氨基酸尿。随着对遗传病的认识,氨基酸尿的检查已受到重视。由于血浆氨基酸的肾阈较高,正常尿中只能出现少量氨基酸。即使被肾小球滤出,也很易被肾小管重吸收。尿中氨基酸分为游离和结合二型,其中游离型排出量约为 1.1g/

24h,结合型约为2g/24h。结合型是氨基酸在体内转化的产物如甘氨酸与苯甲酸结合生成马尿酸;N-2酰谷氨酸与苯甲酸结合生成苯乙酰谷氨酸。正常尿中氨基酸含量与血浆中明显不同,尿中氨基酸以甘氨酸、组氨酸、赖氨酸、丝氨酸及氨基乙磺酸为主。排泄量在年龄组上有较大差异,某些氨基酸儿童的排出量高于成人,可能由于儿童肾小管发育未成熟,重吸收减少之故,但成人的β-氨基异丁酸、甘氨酸、门冬氨酸等又明显高于儿童。尿氨基酸除与年龄有关外,也因饮食、遗传和生理变化而有明显差别,如妊娠期尿中组氨酸、苏氨酸可明显增加。检查尿中氨基酸及其代谢产物,可作为遗传性疾病氨基酸异常的筛选试验。血中氨基酸浓度增加,可溢出在尿中,见于某些先天性疾病。如因肾受毒物或药物的损伤,肾小管重吸收障碍,肾阈值降低,所致肾型氨基酸尿时,患者血中氨基酸浓度则不高。

1.胱氨酸尿检查　胱氨酸尿是先天性代谢病,主要原因是肾小管对胱氨酸、赖氨酸、精氨酸和鸟氨酸的重吸收障碍导致尿中这些氨基酸排出量增加。由于胱氨酸难溶解,易达到饱和,易析出而形成结晶,反复发生结石,尿路梗阻合并尿路感染;严重者可形成肾盂积水、梗阻性肾病,最后导致肾功能衰竭。

(1)原理:胱氨酸经氰化钠作用后,与亚硝基氰化钠产生紫红色反应。

(2)参考值:胱氨酸定性试验:阴性或弱阳性。胱氨酸定量试验:正常尿中胱氨酸、半胱氨酸为83~830μmol(10~100mg)/24h尿(亚硝基铁氰化钠法)。

(3)临床意义:定性如呈明显阳性为病理变化,见于胱氨酸尿症。

2.酪氨酸尿检查　酪氨酸代谢病是一种罕见的遗传性疾病。由于缺乏对羟基苯丙酮酸氧化酶和酪氨酸转氨酶,尿中对羟基苯丙酮酸和酪氨酸显著增加,临床表现为结节性肝硬化、腹部膨大、脾大、多发性肾小管功能障碍等。

(1)原理:酪氨酸与硝酸亚汞和硝酸汞反应生成一种红色沉淀物。

(2)参考值:尿酪氨酸定性试验:阴性(亚硝基苯酚法)。

(3)临床意义:临床见于急性磷、氯仿或四氯化碳中毒,急性肝坏死或肝硬化、白血病、糖尿病性昏迷或伤寒等。

3.苯丙酮尿检查　苯丙酮尿症是由于患者肝脏中缺乏苯丙氨酸羟化酶,使苯丙氨酸不能氧化成酪氨酸,只能变成苯丙酮酸。大量苯丙氨酸和苯丙酮酸累积在血液和脑脊液中,并随尿液排出。

(1)原理:尿液中的苯丙酮酸在酸性条件下,与三氯化铁作用,生成蓝绿色。

(2)参考值:尿液苯丙酮酸定性试验:阴性(三氯化铁法)。

(3)临床意义:苯丙酮酸尿见于先天性苯丙酮酸尿症。大量的苯丙酮酸在体内蓄积,对患者的神经系统造成损害并影响体内色素的代谢。此病多在小儿中发现,患者的智力发育不全,皮肤和毛发颜色较淡。

4.尿黑酸检查　尿黑酸是一种罕见的常染色体隐性遗传病,本病是由于患者体内缺乏使黑酸转化为乙酰乙酸的尿黑酸氧化酶,而使酪氨酸和苯丙氨酸代谢终止在尿黑阶段。尿黑酸由尿排出后,暴露在空气中逐渐氧化成黑色素。其早期临床症状为尿呈黑色,皮肤色素沉着,在儿童期和青年期往往被忽视,但在中老年期常发生脊柱和大关节炎等严重情况。

(1)原理:尿液中的尿黑酸与硝酸银作用,遇上氨产生黑色沉淀,借以识别尿黑酸的存在。

(2)参考值:尿黑酸定性试验:阴性(硝酸银法)。

(3)临床意义:黑酸尿在婴儿期易观察,因其尿布上常有黑色污斑。患者一般无临床症状,至老年时可产生褐黄病(即双颊、鼻、巩膜及耳郭呈灰黑色或褐色),是尿黑酸长期在组织中潴积所致。

5. Hartnup 病的检查　Hartnup 病是一种先天性常染色体隐性遗传病。由于尼克酰胺缺乏,患者常表现为糙皮病性皮疹及小脑共济失调。这是由于肾小管对色氨酸重吸收发生障碍所致。可用薄层法予以确证,在层析图上可见 10 种以上的氨基酸。

(1)原理:2,4-二硝基苯肼与尿中存在的 α-酮酸(由异常出现的单氨基单羧基中性氨基酸经代谢所致)作用生成一种白色沉淀物。

(2)参考值:Hartnup 病的检查:阴性(2,4-二硝基苯肼法)。

(3)临床意义:当发生先天性或获得性代谢缺陷时,尿中一种或数种氨基酸量比正常增多,称为氨基酸尿。

1)肾性氨基酸尿:这是由于肾小管对某些氨基酸的重吸收发生障碍所致。非特异性 Fanconi 综合征(多发性肾近曲小管功能不全)、胱氨酸病、Wilson 病(进行性肝豆状核变性)、半乳糖血症。特异性:胱氨酸尿、甘氨酸尿。

2)溢出性氨基酸尿:由于氨基酸中间代谢的缺陷,导致血浆中某些氨基酸水平的升高,超过正常肾小管重吸收能力,使氨基酸溢入尿中。非特异性:肝病、早产儿和新生儿、巨幼细胞性贫血、铅中毒、肌肉营养不良、Wilson 病及白血病等。槭糖尿病、Hartnup 病(遗传性尼克酰氨缺乏)、苯丙酮尿。

3)由氨基酸衍生物的异常排泄所致:黑酸尿、草酸盐沉积症、苯丙酮尿及吡哆醇缺乏。

(九)尿酸碱度检查

尿液酸碱度即尿的 pH,可反映肾脏调节体液酸碱平衡的能力。尿液 pH 主要由肾小管泌 H^+,分泌可滴定酸、铵的形成、重碳酸盐的重吸收等因素决定,其中最重要是酸性磷酸盐及碱性磷酸盐的相对含量,如前者多于后者,尿呈酸性反应,反之呈中性或碱性反应。尿 pH 受饮食种类影响很大,如进食蛋白质较多,则由尿排出的磷酸盐及硫酸盐增多,尿 pH 较低;而进食蔬菜多时尿 pH 常大于 6。当每次进食后,由于胃黏膜要分泌多量盐酸以助消化,为保证有足够的 H^+ 和 Cl^- 进入消化液,则尿液泌 H^+ 减少和 Cl^- 的重吸收增加,而使尿 pH 呈一过性增高,称之为碱潮。其他如运动、饥饿、出汗等生理活动,夜间入睡后呼吸变慢,体内酸性代谢产物均可使尿 pH 降低。药物、不同疾病等多种因素也影响尿液 pH。

1. 原理　甲基红和溴麝香草酚蓝指示剂适当配合可反映 pH4.5~9.0 的变异范围。

2. 参考值　尿的 pH:正常人在普通膳食条件下尿液 pH 为 4.6~8.0(平均 6.0)(试带法)。

3. 临床意义

(1)尿 pH 降低:酸中毒、慢性肾小球肾炎、痛风、糖尿病等排酸增加;呼吸性酸中毒,因 CO_2 潴留等,尿多呈酸性。

(2)尿 pH 升高:频繁呕吐丢失胃酸、服用重碳酸盐、尿路感染、换氧过度及丢失 CO_2 过多的呼吸性碱中毒,尿呈碱性。

(3)尿液 pH 一般与细胞外液 pH 变化平行:但应注意:①低钾血症性碱中毒时:由于肾小管分泌 H^+ 增加,尿酸性增强;反之,高钾性酸中毒时,排 K^+ 增加,肾小管分泌 H^+ 减少,可呈碱性尿。②变形杆菌性尿路感染时:由于尿素分解成氨,呈碱性尿。③肾小管性酸中毒时:因肾小管形成 H^+、排出 H^+ 及 H^+-Na^+ 交换能力下降,尽管体内为明显酸中毒,但尿 pH 呈相对偏碱性。

（十）尿路感染的过筛检查

尿路感染的频度仅次于呼吸道感染，其中有 70%～80%因无症状而忽略不治，成为导致发展成肾病的一个原因。无症状性尿路感染的发生率很高，18%的妇女有潜在性尿路感染。

1.氯化三苯四氮唑还原试验　此法是利蒙（Limon）在 1962 年提出的一种尿路感染诊断试验。当尿中细菌在 10^5 个/mL 时，本试验为阳性，肾盂肾炎的阳性为 68%～94%。

原理：无色的氯化三苯四氮唑，可被大肠埃希菌等代谢产物还原成三苯甲，呈桃红色至红色沉淀。

2.尿内亚硝酸盐试验　本试验又称 Griess 试验。当尿路感染的细菌有还原硝酸盐为亚硝酸盐的能力时，本试验呈阳性反应。大肠埃希菌属、枸橼酸杆菌属、变形杆菌属、假单胞菌属等皆有还原能力，肾盂肾炎的财性率可达 69%～80%。

原理：大肠埃希菌等革兰阴性杆菌，能还原尿液中的硝酸盐为亚硝酸盐，使试剂中的对氨基苯磺酸重氮化，成为对重氮苯磺酸。对氨基苯磺酸再与 α-萘胺结合成 N-α-萘胺偶氮苯磺酸，呈现红色。

（十一）泌尿系结石检查

泌尿系结石是指在泌尿系统内因尿液浓缩沉淀形成颗粒或成块样聚集物，包括肾结石、输尿管结石、膀胱结石和尿路结石，为常见病，好发于青壮年，近年来发病率有上升趋势。尿结石病因较复杂，近年报道的原因：①原因不明、机制不清的尿结石称为原发性尿石。②微小细菌引起的尿石：近年由芬兰科学家证明形成肾结石的原因是由自身能够形成矿物外壳的微小细菌。③代谢性尿石：是由体内或肾内代谢紊乱而引起，如甲状腺功能亢进、特发性尿钙症引起尿钙增高、痛风的尿酸排泄增加、肾小管酸中毒时磷酸盐大量增加等，其形成结石多为尿酸盐、碳酸盐、胱氨酸、黄嘌呤结石。④继发性或感染性结石：主要为泌尿系统细菌感染，特别是能分解尿素的细菌如变形杆菌将尿素分解为游离氨使尿液碱化，促使磷酸盐、碳酸盐以菌团或脓块为核心而形成结石。此外结石的形成与种族（黑人发病少）、遗传（胱氨酸结石有遗传趋势）、性别、年龄、地理环境、饮食习惯、营养状况以及尿路本身疾患如尿路狭窄、前列腺增生等均有关系。

结石的成分主要有 6 种，按所占比例高低依次为草酸盐、磷酸盐、尿酸盐、碳酸盐、胱氨酸及黄嘌呤。多数结石混合两种或两种以上成分。因晶体占结石重量常超过 60%，因此临床常以晶体成分命名。

六、尿液沉渣检查

尿沉渣检查是用显微镜对尿沉淀物进行检查，识别尿液中细胞、管型、结晶、细菌、寄生虫等各种病理成分，辅助对泌尿系统疾病做出诊断、定位、鉴别诊断及预后判断的重要试验项目。

（一）尿细胞成分检查

1.红细胞　正常人尿沉渣镜检红细胞为 0～3 个/HP。若红细胞>3 个/HP 以上，尿液外观无血色者，称为镜下血尿，应考虑为异常。

新鲜尿中红细胞形态对鉴别肾小球源性和非肾小球源性血尿有重要价值，因此除注意红细胞数量外还要注意其形态，正常红细胞直径为 $7.5\mu m$；异常红细胞；小红细胞直径<6μm；

大细胞直径＞9μm；巨红细胞＞10μm。用显微镜观察，可将尿中红细胞分成四种。

(1)均一形红细胞：红细胞外形及大小正常，以正常红细胞为主，在少数情况下也可见到丢失血红蛋白的影细胞或外形轻微改变的棘细胞，整个尿沉渣中不存在两种以上的类型。一般通称为 O 型细胞。

(2)多变形红细胞：红细胞大小不等，外形呈两种以上的多形性变化，常见以下形态：胞质从胞膜向外突出呈相对致密小泡，胞膜破裂，部分胞质丢失；胞质呈颗粒状，沿细胞膜内侧间断沉着；细胞的一侧向外展，类似葫芦状或发芽的酵母状；胞质内有散在的相对致密物，成细颗粒状；胞质向四周集中形似炸面包圈样以及破碎的红细胞等，称为Ⅰ型。

(3)变形红细胞：多为皱缩红细胞，主要为膜皱缩、血红蛋白浓缩，呈高色素性，体积变小，胞膜可见棘状突起，棘突之间看不到膜间隔，有时呈桑葚状、星状、多角形，是在皱缩基础上产生的，称为Ⅱ型。

(4)小形红细胞：直径约在 6μm 以下，细胞膜完整，血红蛋白浓缩，呈高色素性。体积变小，细胞大小基本一致称为Ⅲ型。

肾小球源性血尿多为Ⅰ、Ⅱ、Ⅲ型红细胞形态，通过显微镜诊断，与肾活检的诊断符合率可达 96.7％。非肾小球疾病血尿，则多为均一性血尿，与肾活检诊断符合率达 92.6％。

肾小球性血尿红细胞形态学变化的机制目前认为可能是由于红细胞通过有病理改变的肾小球滤膜时，受到了挤压损伤；以后在通过各段肾小管的过程中又受到不同的 pH 和不断变化着的渗透压的影响；加上介质的张力，各种代谢产物(脂肪酸、溶血、卵磷脂、胆酸等)的作用，造成红细胞的大小、形态和血红蛋白含量等变化。而非肾小球性血尿主要是肾小球以下部位和泌尿通路上毛细血管破裂的出血，不存在通过肾小球滤膜所造成的挤压损伤，因而红细胞形态正常。来自肾小管的红细胞虽可受 pH 及渗透压变化的作用，但因时间短暂，变化轻微，多呈均一性血尿。

临床意义：正常人特别是青少年在剧烈运动、急行军、冷水浴、久站或重体力劳动后可出现暂时性镜下血尿，这种一过性血尿属生理性变化范围。女性患者应注意月经污染问题，需通过动态观察加以区别。引起血尿的疾病很多，可归纳为三类原因。

1)泌尿系统自身疾病：泌尿系统各部位的炎症、肿瘤、结核、结石、创伤、肾移植排异、先天性畸形等均可引起不同程度的血尿，如急、慢性肾小球肾炎、肾盂肾炎、泌尿系统感染等都是引起血尿的常见原因。

2)全身其他系统疾病：主要见于各种原因引起的出血性疾病，如特发性血小板减少性紫癜、血友病、DIC、再生障碍性贫血和白血病合并有血小板减少时，某些免疫性疾病如系统性红斑狼疮等也可发生血尿。

3)泌尿系统附近器官的疾病：如前列腺炎、精囊炎、盆腔炎等患者尿中也偶尔见到红细胞。

2.白细胞、脓细胞、闪光细胞和混合细胞群　正常人尿沉渣镜检白细胞＜5 个/HP，若白细胞超过 5 个/HP 即为增多，称为镜下脓尿。白细胞系指无明显退变的完整细胞，尿中以中性粒细胞较多见，也可见到淋巴细胞及单核细胞。其细胞质清晰整齐，加 1％醋酸处理后细胞核可见到。中性粒细胞常分散存在。脓细胞系指在炎症过程中破坏或死亡的中性粒细胞，外形不规则，浆内充满颗粒，细胞核不清，易聚集成团，细胞界限不明显，此种细胞称为脓细胞。急性肾小球肾炎时，尿内白细胞可轻度增多。若发现多量白细胞，表示泌尿系统感染如肾盂肾炎、膀胱炎、尿道炎及肾结核等。肾移植手术后1周内尿中可出现较多的中性粒细胞,随后可逐渐减少而恢复正常。成年女性生殖系统有炎症时,常有阴道分泌物混入尿内。除有成团脓细胞外,并伴有多量扁平上皮细胞及一些细长的大肠杆菌。闪光细胞是一种在炎症感染过程中,发生脂肪变性的多形核白细胞,其胞质中充满了活动的闪光颗粒,这种颗粒用 Sternheimer-Malbin 法染色时结晶紫不着色而闪闪发光。故称为闪光细胞,有时浆内可有空泡。

临床意义:

(1)泌尿系统有炎症时均可见到尿中白细胞增多,尤其在细菌感染时多见,如急、慢性肾盂肾炎、膀胱炎、尿道炎、前列腺炎、肾结核等。

(2)女性阴道炎或宫颈炎、附件炎时可因分泌物进入尿中,而见白细胞增多,常伴大量扁平上皮细胞。

(3)肾移植后如发生排异反应,尿中可出现大量淋巴及单核细胞。

(4)肾盂肾炎活动期或慢性肾盂肾炎的急性发作期可见闪光细胞,膀胱炎、前列腺炎、阴道炎时也偶尔可见到。

(5)尿液白细胞中单核细胞增多,可见于药物性急性间质性肾炎及新月形肾小球肾炎,急性肾小管坏死时单核细胞减少或消失。

(6)尿中出现多量嗜酸性粒细胞时称为嗜酸性粒细胞尿,见于某些急性间质性肾炎患者,药物所致变态反应,在尿道炎等泌尿系其他部位的非特异性炎症时,也可出现嗜酸性粒细胞。

3.混合细胞群　混合细胞群是一种泌尿系上尿路感染后多种细胞黏附聚集成团的细胞群体,在上尿路感染过程中特殊条件下多种细胞的组合,多为淋巴细胞、浆细胞、移行上皮细胞及单核细胞紧密黏附聚集在一起,经姬瑞染色各类细胞形态完整。荧光染色各类细胞出现较强的橘黄色荧光,机械振荡不易解离,我们命名为混合细胞群(MCG)。这种混合细胞群多出现在上尿路感染的尿液中,尤其在慢性肾盂肾炎患者的尿中,阳性正确检出率达99.8%。

4.巨噬细胞　巨噬细胞比白细胞大,卵圆形、圆形或不规则形、有一个较大不明显的核,核常为卵圆形偏于一侧,胞质内有较多的颗粒和吞噬物,常有空泡。在泌尿道急性炎症时出现,如急性肾盂肾炎、膀胱炎、尿道炎等,并伴有脓细胞,其出现的多少,决定于炎症的程度。

5.上皮细胞　由于新陈代谢或炎症等原因,泌尿生殖道的上皮细胞脱落后可混入尿中排出,从组织学上讲有来自肾小管的立方上皮,有来自肾、肾盂、输尿管、膀胱和部分尿道的移行上皮,也有来自尿道中段的假复层柱状上皮以及尿道口和阴道的复层鳞状上皮,其形态特点及组织来源如下:

(1)小圆上皮细胞:来自肾小管立方上皮或移行上皮深层,在正常尿液中不出现,此类细胞形态特点为:较白细胞略大,呈圆形或多边形,内含一个大而明显的核,核膜清楚,胞质中可见脂肪滴及小空泡。因来自肾小管,故亦称肾小管上皮细胞或肾细胞。肾小管上皮细胞,分曲管上皮与集合管上皮,二者在形态上有不同,曲管上皮为肾单位中代谢旺盛的细胞,肾小管损伤时,最早出现于尿液中,其特征为曲管上皮胞体($20\sim60\mu m$),含大量线粒体,呈现多数粗颗粒,结构疏松如网状,核偏心易识别。集合管上皮胞体小,$8\sim12\mu m$,核致密呈团块,着色深,单个居中央,界膜清楚。浆内有细颗粒。这种细胞在尿液中出现,常表示肾小管有病变,急性肾小球肾炎时最多见。成堆出现,表示肾小管有坏死性病变。细胞内有时充满脂肪颗粒,此时称为脂肪颗粒细胞或称复粒细胞。当肾脏慢性充血、梗死或血红蛋白沉着时,肾小管细胞内含有棕色颗粒,亦即含铁血黄素颗粒也可称为复粒细胞,此种颗粒呈普鲁士蓝反应阳性。肾移植后 1 周内,尿中可发现较多的肾小管上皮细胞,随后可逐渐减少而恢复正常。当发生排异反应时,尿液中可再度出现成片的肾上皮细胞,并可见到上皮细胞管型。

（2）变性肾上皮细胞:这类细胞常见在肾上皮细胞内充满粗颗粒或脂肪滴的圆形细胞,胞体较大,核清楚称脂肪颗粒变性细胞。苏丹Ⅲ染色后胞质中充满橙红色脂肪晶体和脂肪滴,姬瑞染色后胞质中充满不着色似空泡样脂肪滴。这种细胞多出现于肾病综合征、肾炎型肾病综合征及某些慢性肾脏疾病。

（3）尿液肾小管上皮计数

参考值:

正常人尿液<0。

肾小管轻度损伤曲管上皮>10 个/10HP。

肾小管中度损伤曲管上皮>50 个/10HP。

肾小管严重损伤曲管上皮>100 个/10HP。

肾小管急性坏死曲管上皮>200 个/10HP。

临床意义:正常人尿液一般见不到肾上皮,肾小管上皮的脱落,其数量与肾小管的损伤程度有关。在感染、炎症、肿瘤、肾移植或药物中毒累及肾实质时,都会导致肾小管上皮细胞的脱落。

（4）移行上皮细胞:正常时少见,来自肾盂、输尿管、近膀胱段及尿道等处的移行上皮组织脱落而来。此类细胞由于部位的不同和脱落时器官的缩张状态的差异,其大小和形态有很大的差别。

1）表层移行上皮细胞:在器官充盈时脱落,胞体大,为正常白细胞 4～5 倍,多呈不规则的圆形,核较小常居中央,有人称此为大圆形上皮细胞。如在器官收缩时脱落,形成细胞体积较小,为正常白细胞的 2～3 倍,多呈圆形,自膀胱上皮表层及阴道上皮外底层皆为此类形态的细胞。这类细胞可偶见于正常尿液中,膀胱炎时可呈片脱落。

2）中层移行上皮细胞:体积大小不一,呈梨形、纺锤形,又称尾形上皮细胞,核稍大,呈圆形或椭圆形。多来自肾盂,也称肾盂上皮细胞,有时也可来自输尿管及膀胱颈部,此类细胞在正常尿液中不易见到,在肾盂、输尿管及膀胱颈部炎症时,可成片的脱落。

3）底层移行上皮细胞体积较小,反光性强,因与肾小管上皮细胞相似,有人称此细胞也为小圆上皮细胞,为输尿管、膀胱、尿道上皮深层的细胞。此细胞核较小,但整个胞体又较肾上皮细胞为大,以此加以区别。

（5）复层鳞状上皮:又称扁平上皮细胞,来自尿道口和阴道上皮表层,细胞扁平而大,似鱼鳞样,不规则,细胞核较小呈圆形或卵圆形。成年女性尿液中易见,少量出现无临床意义,尿道炎时可大量出现,常见片状脱落且伴有较多的白细胞。

（6）多核巨细胞及人巨细胞病毒包涵体:20～25μm,呈多角形、椭圆形,有数个椭圆形的核,可见嗜酸性包涵体。一般认为是由尿道而来的移形上皮细胞。多见于麻疹、水痘、腮腺炎、流行性出血热等病毒性感染者的尿中。巨细胞病毒是一种疱疹病毒,含双股 DNA,可通过输血、器官移植等造成感染,婴儿可经胎盘、乳汁等感染,尿中可见含此病毒包涵体的上皮细胞。

（二）尿管型检查

管型是蛋白质在肾小管、集合管中凝固而成的圆柱形蛋白聚体。原尿中少量的白蛋白和由肾小管分泌的 Tamm－Horsfall 黏蛋白(TH 黏蛋白)是构成管型的基质。1962 年 Mc-queen 用免疫方法证实透明管型是由 TH 黏蛋白和少量白蛋白为主的血浆蛋白沉淀而构成管型的基质。TH 黏蛋白是在肾单位髓襻的上行支及远端的肾小管所分泌,仅见于尿中。正常人分泌很少(每日 40mg)。在病理情况下,因肾小球病变,血浆蛋白滤出增多或肾小管回吸收蛋白质的功能减退等原因,使肾小管内的蛋白质增高,肾小管有使尿液浓缩(水分吸收)酸化(酸性物增加)能力及软骨素硫酸酯的存在,蛋白在肾小管腔内凝聚、沉淀,形成管型。

1.透明管型　透明管型主要由 T－H 蛋白构成,也有白蛋白及氯化钠参与。健康人参考值为 0～1/HP。为半透明、圆柱形、大小、长短很不一致,通常两端平行、钝圆、平直或略弯曲,甚至扭曲。在弱光下易见。正常人在剧烈运动后或老年人的尿液中可少量出现。发热、麻醉、心功能不全、肾受到刺激后尿中也可出现。一般无临床意义,如持续多量出现于尿液中,同时可见异常粗大的透明管型和红细胞及肾小管上皮细胞有剥落现象,说明肾有严重损害。见于急、慢性肾小球肾炎、肾病、肾盂肾炎、肾淤血、恶性高血压、肾动脉硬化等。此管型在碱性尿液中或稀释时,可溶解消失。

近年来有人将透明管型分单纯性和复合性两种,前者不含颗粒和细胞,后者可含少量颗粒和细胞(如红细胞、白细胞和肾上皮细胞)以及脂肪体等,但其量应低于管型总体的一半。复合性透明管型的临床意义较单纯性透明管型为大。透明红细胞管型是肾出血的主要标志,透明白细胞管型是肾炎症的重要标志,透明脂肪管型是肾病综合征的特有标志。

2.颗粒管型　管型基质内含有颗粒,其量超过 1/3 面积时称为颗粒管型是因肾实质性病变之变性细胞的分解产物或由血浆蛋白及其他物质直接聚集于 T－H 糖蛋白管型基质中形成的。可分为粗颗粒管型和细颗粒管型两种。开始是多数颗粒大而粗,由于在肾停留时间较长,粗颗粒碎化为细颗粒。

(1)粗颗粒管型:在管型基质中含有多数粗大而浓密的颗粒,外形较宽、易吸收色素呈淡黄褐色。近来也有人认为粗颗粒管型是由白细胞变性而成,因粗颗粒过氧化物酶染色一般为阳性;而细颗粒管型是由上皮细胞衍化而成,因粒细胞脂酶染色阳性而过氧化物酶染色一般为阴性。多见于慢性肾小球肾炎、肾病综合征、肾动脉硬化、药物中毒损伤肾小管及肾移植术发生急性排异反应时。

(2)细颗粒管型:在管型基质内含有较多细小而稀疏的颗粒,多见于慢性肾小球肾炎、急性肾小球肾炎后期,偶尔也出现于剧烈运动后,发热及脱水正常人尿液中。如数量增多,提示肾实质损伤及肾单位内郁滞的可能。

3.细胞管型:管型基质内含有多量细胞,其数量超过管型体积的 1/3 时,称细胞管型。这类管型的出现,常表示肾病变在急性期。

(1)红细胞管型:管型基质内含有较多的红细胞,通常细胞多已残损,此种管型是由于肾小球或肾小管出血,或血液流入肾小管所致。常见于急性肾小球肾炎、慢性肾小球肾炎急性发作期、急性肾小管坏死、肾出血、肾移植后急性排异反应、肾梗死、肾静脉血栓形成等。

(2)白细胞管型:管型基质内充满白细胞,由退化变性坏死的白细胞聚集而成,过氧化酶染色呈阳性,此种管型表示肾中有中性粒细胞的渗出和间质性炎症。常见于急性肾盂肾炎、间质性肾炎、多发性动脉炎、红斑狼疮肾炎、急性肾小球肾炎、肾病综合征等。

(3)肾上皮细胞管型:管型基质内含有多数肾小管上皮细胞。此细胞大小不一,并呈瓦片状排列。此种管型出现,多为肾小管病变,表示肾小管上皮细胞有脱落性病变。脂酶染色呈阳性,过氧化物酶染色呈阴性。常见于急性肾小管坏死、急性肾小球肾炎、间质性肾炎、肾病综合征、子痫、重金属、化学物质、药物中毒、肾移植后排异反应及肾淀粉样变性等。

(4)混合细胞管型:管型基质内含有白细胞、红细胞、肾上皮细胞和颗粒等,称为混合型管型。此管型出现表示肾小球肾炎反复发作,出血和缺血性肾坏死,常见于肾小球肾炎、肾病综合征进行期、结节性动脉周围炎、狼疮性肾炎及恶性高血压,在肾移植后急性排异反应时,可见到肾小管上皮细胞与淋巴细胞的混合管型。

(5)血小板管型:管型基质内含有血小板,称为血小板管型。由于在高倍镜下难以鉴别,需用4.4%白蛋白液洗渣,以4.0%甲醛液固定涂片后瑞-姬姆萨染色液染色。此管型是当弥散性血管内凝血(DIC)发生时,大量血小板在促使管型形成的因素下,组成血小板管型,随尿液排出。对确诊DIC有重要临床意义,尤其在早期更有价值。

4.变形管型 包括脂肪管型、蜡样管型及血红蛋白管型。

(1)脂肪管型:管型基质内含有多量脂肪滴称脂肪管型。脂肪滴大小不等,圆形、折光性强,可用脂肪染色鉴别。此脂肪滴为肾上皮细胞脂肪变性的产物。见于类脂性肾病、肾病综合征、慢性肾炎急性发作型、中毒性肾病等。常为病情严重的指征。

(2)蜡样管型:蜡样管型常呈浅灰色或淡黄色,折光性强、质地厚、外形宽大,易断裂,边缘常有缺口,有时呈扭曲状。常与肾小管炎症有关,其形成与肾单位慢性损害、阻塞、长期少尿、无尿,透明管型、颗粒管型或细胞管型长期滞留于肾小管中演变而来,是细胞崩解的最后产物;也可由发生淀粉样变性的上皮细胞溶解后形成,见于慢性肾小球肾炎晚期、肾功能不全及肾淀粉样变性时;亦可在肾小管炎症和变性、肾移植慢性排异反应时见到。

(3)血红蛋白管型:管型基质中含有破裂的红细胞及血红蛋白,多为褐色呈不整形,常见于急性出血性肾炎、血红蛋白尿、骨折及溶血反应引起的肝胆系统疾病等患者的尿液中,肾出血、肾移植术后产生排异反应时,罕见于血管内溶血患者。

5.肾功能不全管型 该管型又称宽幅管型或肾衰竭管型。其宽度可为一般管型2～6倍,也有较长者,形似蜡样管型但较薄,是由损坏的肾小管上皮细胞碎屑在明显扩大的集合管内凝聚而成,或因尿液长期淤积使肾小管扩张形成粗大管型,可见于肾功能不全患者尿中。急性肾功能不全者在多尿早期这类管型可大量出现,随着肾功能的改善而逐渐减少消失。在异型输血后由溶血反应导致急性肾功能衰竭时,尿中可见褐色宽大的血红蛋白管型。挤压伤或大面积烧伤后急性肾功能不全时,尿中可见带色素的肌红蛋白管型。在慢性肾功能不全,此管型出现时,提示预后不良。

6.微生物管型 常见的包括细菌管型和真菌管型。

(1)细菌管型:管型的透明基质中含大量细菌。在普通光镜下呈颗粒管型状,此管型出现提示肾有感染,多见于肾脓毒性疾病。

(2)真菌管型:管型的透明基质中含大量真菌孢子及菌丝。需经染色后形态易辨认。此管型可见于累及肾的真菌感染,对早期诊断原发性及播散性真菌感染和抗真菌药物的药效监测有重要意义。

7.结晶管型 管型透明基质中含尿酸盐或草酸盐等结晶,1930年Fuller Albright首先描述甲状旁腺功能亢进患者的尿中可有结晶管型。常见于代谢性疾病、中毒或药物所致的肾小管内结晶沉淀伴急性肾衰,还可见于隐匿性肾小球肾炎、肾病综合征等。

8.难以分类管型(不规则管型) 外形似长方形透明管型样物体,边缘呈锯齿样凸起,凸起间隔距离规律似木梳,极少数还可见到未衍变完全的细胞及上皮,免疫荧光染色后,形态清晰。多见于尿路感染或肾受到刺激时,有时也可在肾小球肾炎患者的尿液沉渣中发现。

9.易被认为管型的物质

(1)黏液丝:形为长线条状,边缘不清,末端尖细卷曲。正常尿中可见,尤其妇女尿中可多量存在,如大量存在时表示尿道受刺激或有炎症反应。

(2)类圆柱体:外形似透明管型,尾端尖细,有一条尖细螺旋状尾巴。可能是肾小管分泌的物体,其凝固性发生改变,而未能形成形态完整的管型。常和透明管型同时存在,多见于肾血循环障碍或肾受到刺激时,偶见于急性肾炎患者尿中。

(3)假管型:黏液状纤维状物黏附于非晶形尿酸盐或磷酸盐圆柱形物体上,形态似颗粒管型,但两端不圆、粗细不均、边缘不整齐,若加温或加酸可立即消失。

(三)尿结晶检查

尿中出现结晶称晶体尿。尿液中是否析出结晶,取决于这些物质在尿液中的溶解度、浓度、pH、温度及胶体状况等因素。当种种促进与抑制结晶析出的因子和使尿液过饱和状态维持稳定动态平衡的因素失衡时,则可见结晶析出。尿结晶可分成代谢性的盐类结晶,多来自饮食,一般无临床意义。但要经常出现在尿液中伴有较多的新鲜红细胞。应考虑有结石的可能,另一种为病理性的结晶如亮氨酸、酪氨酸、胱氨酸、胆红素和药物结晶等,具有一定的临床意义。

1.酸性尿液中结晶

(1)尿酸结晶:尿酸为机体核蛋白中嘌呤代谢的终末产物,常以尿酸、尿酸钙、尿酸铵、尿酸钠的盐类形式随尿排出体外。其形态光镜下可见呈黄色或暗棕红色的菱形、三棱形、长方形、斜方形、蔷薇花瓣形的结晶体,可溶于氢氧化钠溶液。正常情况下如多食含高嘌呤的动物内脏可使尿中尿酸增加。在急性痛风症、小儿急性发热、慢性间质性肾炎、白血病时,因细胞核大量分解,也可排出大量尿酸盐。如伴有红细胞出现时,提示有膀胱或肾结石的可能,或肾小管对尿酸的重吸收发生障碍等。

(2)草酸钙结晶:草酸是植物性食物中的有害成分,正常情况下与钙结合,形成草酸钙经尿液排出体外。其形态为哑铃形、无色方形、闪烁发光的八面体,有两条对角线互相交叉等。可溶于盐酸但不溶于乙酸内,属正常代谢成分,如草酸盐排出增多,患者有尿路刺激症状或有肾绞痛合并血尿,应考虑尿路结石症的可能性。

(3)硫酸钙结晶:形状为无色针状或晶体状结晶,呈放射状排列,无临床意义。

(4)马尿酸结晶:形状为无色针状、斜方柱状或三棱状,在尿沉渣中常有色泽。为人类和草食动物尿液中的正常成分,是由苯甲酸与甘氨酸结合而成,一般无临床意义。

(5)亮氨酸和酪氨酸结晶:尿中出现亮氨酸和酪氨酸结晶为蛋白分解产物,亮氨酸结晶为淡黄色小球形油滴状,折光性强,并有辐射及同心纹,溶于乙酸不溶于盐酸。酪氨酸结晶为略带黑色的细针状结晶,常成束成团,可溶于氢氧化铵而不溶于乙酸。正常尿液中很少出现这两种结晶。可见于急性磷、氯仿、四氯化碳中毒、急性肝坏死、肝硬化、糖尿病性昏迷、白血病或伤寒的尿液中。

(6)胱氨酸结晶:形状无色六角形片状结晶,折光性很强,系蛋白质分解产物。可溶于盐酸不溶于乙酸,迅速溶解于氨水中。正常尿中少见,在先天性氨基酸代谢异常,如胱氨酸病时,可大量出现有形成结石的可能性。

(7)胆红素结晶:形态为黄红色成束的小针状或小片状结晶,可溶于氢氧化钠溶液中,遇硝酸可显绿色,见于阻塞性黄疸、急性肝坏死、肝硬化、肝癌、急性磷中毒等。有时在白细胞及上皮细胞内可见到此种结晶。

(8)胆固醇结晶:形状为无色缺角的方形薄片状结晶,大小不一,单个或叠层,浮于尿液表面,可溶于乙醚、氯仿及酒精-见于乳糜尿内、肾淀粉样变、肾盂肾炎、膀胱炎、脓尿等。

2.碱性尿液中结晶

(1)磷酸盐类结晶:磷酸盐类一部分来自食物一部分来自含磷的有机化合物(磷蛋白类、核蛋白类),在组织分解时生成,属正常代谢产物。包括无定形磷酸盐、磷酸镁铵、磷酸钙等。其形状为无色透明闪光,呈屋顶形或棱柱形,有时呈羊齿草叶形,可溶于乙酸。如长期在尿液中见到大量磷酸钙结晶,则应与临床资料结合考虑甲状旁腺功能亢进、肾小管性酸中毒,或因长期卧床骨质脱钙等。如患者长期出现磷酸盐结晶,应考虑有磷酸盐结石的可能。有些草酸钙与磷酸钙的混合结石,与碱性尿易析出磷酸盐结晶及尿中黏蛋白变化因素有关。感染引起结石,尿中常出现磷酸镁铵结晶。

(2)碳酸钙结晶:形态为无色哑铃状或小针状结晶,也可呈无晶形颗粒状沉淀。正常尿内少见,可溶于乙酸并产生气泡,无临床意义。

(3)尿酸铵结晶:形状为黄褐色不透明,常呈刺球形或树根形,是尿酸和游离铵结合的产物,又称重尿酸铵结晶。见于腐败分解的尿中,无临床意义。若在新鲜尿液中出现此种结晶,表示膀胱有细菌感染。

(4)尿酸钙结晶:形状为球形,周围附有突起或呈菱形。可溶于乙酸及盐酸,多见于新生儿尿液或碱性尿液中,无临床意义。

3.药物结晶 随着化学治疗的发展,尿中可见药物结晶日益增多。

(1)放射造影剂:使用放射造影剂患者如合并静脉损伤时,可在尿中发现束状、球状、多形性结晶。可溶于氢氧化钠,不溶于乙醚、氯仿。尿的比密可明显升高(>1.050)。

(2)磺胺类药物结晶:磺胺类药物的溶解度小,在体内乙酰化率较高,服用后可在泌尿道内以结晶形式排出。如在新鲜尿内出现大量结晶体伴有红细胞时,有发生泌尿道结石和导致尿闭的可能。应即时停药予以积极处理。在出现结晶体的同时除伴有红细胞外可见到管型,表示有肾损害,应立即停药,大量饮水,服用碱性药物使尿液碱化。现仅将2000年中国药典记载的卫生部允许使用的几种磺胺药物的结晶形态介绍如下。

1)磺胺嘧啶(SD):其结晶形状为棕黄不对称的麦秆束状或球状,内部结构呈紧密的辐射状,可溶于丙酮。

2)磺胺甲基异χ唑:结晶形状为无色透明、长方形的六面体结晶,似厚玻璃块,边缘有折光阴影,散在或集束成"+""X"形排列,可溶于丙酮。

3)磺胺多辛:因在体内乙酰化率较低,不易在酸性尿中析出结晶。

(3)解热镇痛药:退热药如阿司匹林、磺基水杨酸也可在尿中出现双折射性斜方形或放射状结晶。由于新药日益增多,也有一些可能在尿中出现结晶如氟哌酸等,应识别其性质及来源。

(四)其他有机沉淀物

1.寄生虫 尿液检查可发现丝虫微丝蚴、血吸虫卵、刚地弓形虫滋养体、溶组织阿米巴滋养体、并殖吸虫幼虫、蛔虫(成虫、幼虫)、棘颚口线虫、幼虫、蛲虫(成虫、幼虫)、肾膨结线虫

（卵、成虫）、裂头蚴、棘头蚴、某蝇类幼虫及螨。常在妇女尿中见到阴道毛滴虫，有时男性尿中也可见到。

2.细菌　在新鲜尿液中发现多量细菌，表示泌尿道有感染。在陈旧性尿液中出现细菌或真菌时应考虑容器不洁及尿排出时间过久又未加防腐剂，致细菌大量繁殖所致，无临床意义。

3.脂肪细胞　尿液中混有脂肪小滴时称为脂肪尿，脂肪小滴在显微镜下可见大小不一圆形小油滴，用苏丹Ⅲ染成橙红色者为脂肪细胞，用瑞姬染色脂肪不着色呈空泡样。脂肪细胞出现常见于糖尿病高脂血症、类脂性肾病综合征、脂蛋白肾病、肾盂肾炎、腹内结核、肿瘤、包虫病、疟疾、长骨骨折骨髓脂肪栓塞及先天性淋巴管畸形等。

（五）尿液沉渣计数

尿液沉渣计数是尿液中有机有形沉淀物计数，计算在一定时间内尿液各种有机有形成分的数量，借以了解肾损伤情况。正常人尿液也含有少数的透明管型、红细胞及白细胞等有形成分。在肾疾患时，其数量可有不同程度的增加，增加的幅度与肾损伤程度相关，因此，通过定量计数尿中的有机有形成分，为肾疾病的诊断提供依据。

1.12h尿沉渣计数（Addis计数）　是测定夜间12h浓缩尿液中的红细胞、白细胞及管型的数量。为防止沉淀物的变性需加入一定量防腐剂，患者在晚8时，排尿弃去，取以后12h内全部尿液，特别是至次晨8时，必须将尿液全部排空。

（1）参考值：红细胞：＜50万/12h；白细胞及肾上皮细胞：＜100万/12h；透明管型：＜5000/12h。

（2）临床意义

1）肾炎患者可轻度增加或显著增加。

2）肾盂肾炎患者尿液中的白细胞显著增高，尿路感染和前列腺炎等尿中白细胞也明显增高。

2.1h细胞排泄率检查　准确留取3h全部尿液，将沉渣中红细胞、白细胞分别计数，再换算成1h的排泄率。检查时患者可照常生活，不限制饮食，但不给利尿药及过量饮水。

（1）参考值：男性：红细胞＜3万/h；白细胞＜7万/h 女性：红细胞＜4万/h；白细胞＜14万/h。

（2）临床意义

1）肾炎患者红细胞排泄率明显增高。

2）肾盂肾炎患者白细胞排泄率增高，可达40万/h。

七、尿液沉渣组化定位的进展

经常在泌尿系统疾病中见到的沉渣有各种管型、黏液丝、红细胞等，确定其来源，明确病变部位对诊断和治疗都有重要意义，目前临床常用的相差显微镜法和光镜染色法，人为因素影响较大，最终难于明确诊断，近年国外多学者报道应用免疫细胞化学染色法判断尿沉渣成分，较为科学的确定其是肾性还是非肾性沉渣。

（一）尿红细胞免疫球蛋白细胞化学染色

正常尿液中检测不出免疫球蛋白，但在肾小球及肾小管发生病变时尿中可检出免疫球蛋白，已经证实尿中红细胞多在Henle's环升支瘵着，肾小球来源的尿红细胞表面将被免疫球蛋白覆盖，而非肾小球来源的尿红细胞表面则无免疫球蛋白覆盖，为此应用细胞化学染色法可检测尿红细胞表面免疫球蛋白,以鉴别肾性血尿和非肾性血尿。本实验室经数年研究,在鉴别肾性血尿方面其准确率可达 98.8%。目前已应用临床,采用直接免疫荧光方法。

1.参考值 尿红细胞免疫球蛋白细胞化学定位:IgG:阴性;IgA:阴性;IgM:阴性;IgE:阴性。

2.临床意义

(1)鉴别肾性血尿和非肾性血尿。

(2)尿红细胞膜或红细胞表面显示任何一种荧光 Ig 或酶标记的免疫球蛋白阳性均为阳性。

(二)尿红细胞(THP)蛋白免疫细胞化学染色

THP 是肾小管髓攀升支粗段和远曲小管近段上皮细胞分泌的一种大分子糖蛋白。已证明肾小球来源的尿红细胞表面被覆 THP,而非肾小球来源的红细胞则没有,应用 THP 细胞化学技术亦可鉴别肾性或非肾性血尿。

1.参考值 尿细胞 THP 细胞化学定位:阴性。

2.临床意义 鉴别肾性和非肾性血尿。

(三)尿沉渣黏液线免疫球蛋白化学染色

黏液线是尿液中最常见的有形成分,正常人黏液线免疫球蛋白阴性,肾小球肾炎患者的尿液黏液线可检出免疫球蛋白,与经病损的肾小球漏出有关。

1.参考值 尿黏液线免疫球蛋白化学检查:阴性。

2.临床意义

(1)阳性出现对肾小球肾炎诊断有意义。

(2)阳性对慢性肾盂肾炎诊断也有价值

(四)尿中红细胞免疫球化学染色

尿中红细胞免疫球细胞的形态系指一群红细胞黏附聚集成团,常被丝状物缠绕,不易解离,加荧光标记的兔抗人免疫球蛋白抗体染色后出现明显的荧光球。IgA 肾病、过敏性紫癜肾炎和由微生物、内毒素引起的急性肾小球肾炎早期未经治疗时尿中易见。本实验室经数年证实特异性为 99%。

(五)血尿中炎性细胞与肾上皮细胞荧光染色检出和分辨

血尿是泌尿系统疾病常见的临床表现,尿液中出现异常数量的红细胞在布满视野的红细胞尿很难发现沉渣中的白细胞,更难发现肾上皮细胞,而且两者难于辨认。泌尿系统感染的疾病中有 1/6 肾盂肾炎患者的首发症状是血尿、膀胱炎、尿道炎、输尿管炎、尿结石合并感染等均出现肉眼血尿或异常增多的镜下血尿,往往由于红细胞的遮掩使炎性细胞很难观察,为此我们采用吖啶橙荧光渗入法使红细胞不着色而白细胞♯和肾上皮细胞显示清晰,易于分辨。

1.原理 吖啶橙是一种具有异染性染料,吖啶橙以插入方式与双螺旋的 DNA 分子相结合,染料中的依地酸可将 RNA 分子分解成为单股,并借助静电吸附作用与单股的 RNA 分子相连接,逐渐形成堆积,由于 DNA 与 RNA 对吖啶橙的吸附方式不同,它所放射的荧光也不同,肾上皮细胞内核含有较多的 RNA,呈现橘黄色,感染性尿液样本中的炎性细胞因含有大量 DNA 出现亮绿色。红细胞不被着色,因血红蛋白有抑光性而不放射荧光。用建立的吖啶橙渗入法对感染性血尿阳性检出正确率达 99.8%。对肾上皮细胞与白细胞的分辨率达

99.99%。

2.参考值　非感染性炎性荧光阳性细胞<0~5HP。

3.临床意义

(1)鉴定肉眼血尿与红细胞异常增多,红细胞形态正常的感染性尿红细胞沉渣中炎性细胞。

(2)鉴定肉眼血尿与红细胞异常增多,红细胞形态正常的急性肾炎,肾小管损伤尿红细胞沉渣中的肾小管上皮细胞。

(巨爱宁)

新编临床医学检验技术

（下）

巨爱宁等◎主编

吉林科学技术出版社

第四章　微生物检验

第一节　细菌检验基本技术

一、细菌形态检验技术

细菌形态学检查是细菌检验技术中最常用的方法之一,利用显微镜对细菌的大小、形态、排列、结构和染色性等特点进行观察分析,可对细菌进行初步识别和分类,为进一步做培养和鉴定提供依据。对某些细菌,如痰液中的抗酸杆菌、脑脊液中的脑膜炎奈瑟菌等,通过形态学检查可对其进行初步诊断和报告,为临床早期诊断和治疗提供依据。

(一)染色标本镜检

细菌是无色半透明的微小生物,在光学显微镜不能观察清楚。可将细菌制片染色后再进行显微镜镜检。细菌着色后,可与周围环境形成鲜明对比,在普通光学显微镜下能清楚看到细菌的大小、形态、排列、染色性,有助于对细菌进行鉴别,因此染色标本的检查已广泛用于细菌的鉴定。

1.染色标本检查的一般程序

(1)涂片:根据所用标本不同,涂片的方法亦有差异。临床标本或液体培养物直接涂于玻片上;固体培养物涂于玻片上预先加的生理盐水中并混匀,涂成 $1cm^2$ 的圆形或蚕豆大小的菌膜。

(2)干燥:涂片后最好在室温下自然干燥,也可置火焰上方微微加热以加速干燥,切记勿接触火焰,防止高温引起细菌变形。

(3)固定:最常用的方法是火焰固定。将干燥好的菌膜向上,在酒精灯的外焰中以钟摆速度来回通过 3 次,以手背触及玻片不烫手为宜。也可用化学固定法。固定的目的:①杀死细菌,并使菌体蛋白质凝固,形态固定。②改变细菌对染料的通透性,以利于着色。③使菌体牢固黏附在玻片上,水洗时不易冲掉。

(4)染色:根据所用染料的种类分单染法和复染法。染液所用量以覆盖菌膜为宜,染色时间因方法而异。

单染色法只选用一种染料染色,如吕氏亚甲蓝和稀释苯酚复红染色法,染色后可观察到细菌的形态、大小、排列及简单的结构,但无法观察不同细菌的染色特性。

复染色法是用两种或两种以上的不同染料进行染色,染色后既可观察到细菌的形态、大小和排列方式,又可观察不同种类细菌或同一细菌不同结构的染色性,有利于更好地鉴别细菌,因此又称为鉴别染色法。复染色法是细菌检验中最常用的染色法,常用的有革兰染色法和抗酸染色法。

复染色法的基本程序有涂片、干燥、固定及染色,其中染色过程又可分为初染、媒染、脱色、复染 4 个步骤。

1)初染:对已固定好的细菌涂片进行初次染色,可以初步显示细菌的形态特征和排列方式。

2)媒染:用媒染剂来增强初染的染料与细菌的亲和力,使染料固定于菌体内,或使细菌细胞膜通透性改变,有利于染料进入菌体以提高染色效果。常用的媒染剂有苯酚、碘液、鞣酸、明矾、酚等。

3)脱色:用脱色剂使已着色的细菌脱去颜色,以检测染料与细菌结合的稳定性。常用的脱色剂有醇类、三氯甲烷、丙酮、酸类和碱类,其中95％乙醇是最常用的脱色剂。

4)复染:经过脱色处理的细菌再以复染液进行染色使其重新着色,并与初染颜色形成鲜明的对比,故又称对比染色。常用的复染剂有稀释复红、沙黄、亚甲蓝、苦味酸等。复染液颜色不宜过深,染色时间不宜过长,以免复染颜色遮盖初染的颜色。

(5)镜检:将染色好的标本干燥后,置显微镜下观察其形态、结构和染色性。

2.常用的染色方法

(1)单染色法

1)染液:稀释苯酚复红液、吕氏亚甲蓝液等。

2)染色方法:细菌标本经涂片、干燥、固定后,滴加染液染色1min,水洗后待玻片干燥后即可在显微镜下进行观察。

(2)复染色法

1)革兰染色法

①染液:结晶紫染液、碘液(卢戈碘液)、95％酒精、稀释石炭酸复红或沙黄。

②染色方法:将固定好的标本片先用结晶紫初染1min,用细流水冲洗,再用碘液媒染1min,用细流水冲洗,再用95％酒精脱色直至菌膜无紫色脱出为止,大约30s,用细流水冲洗,最后用稀释石炭酸复红或沙黄复染30s,用细流水冲洗,干燥后镜检。

③结果:紫色为革兰阳性菌(G⁺菌),红色为革兰阴性菌(G⁻菌)。

④染色原理:革兰染色的原理主要有3种学说:

A. 细胞壁学说:G⁺菌细胞壁结构较致密,肽聚糖层厚,脂质少,酒精不容易透入,并能使细胞壁脱水,间隙缩小,形成一层屏障,阻止结晶紫—碘复合物从胞内渗出,保留紫色。而G⁻菌细胞壁结构较疏松,肽聚糖层薄,脂质多,易被酒精溶解,使细胞壁通透性增高,菌体内的结晶紫—碘复合物易被乙醇溶解逸出而脱掉紫色,复染后成红色。

B. 等电点学说:G⁺菌等电点(PI2～3)比G⁻菌(PI4～5)低,在相同pH染色环境中,G⁺菌所带负电荷多,与带正电荷的结晶紫染料结合较牢固,不容易被酒精脱色,保留紫色。而G⁻菌所带负电荷少,与带正电荷的结晶紫染料结合不牢固,很容易被酒精脱色,复染后成红色。

C. 核糖核酸镁盐学说:G⁺菌含有大量的核糖核酸镁盐,可与结晶紫—碘液结合形成大分子复合物,不容易被酒精脱出,保留紫色。而C⁻菌含核糖核酸镁盐较少甚至无,结晶紫—碘液不能与之结合成大分子复合物,易被酒精脱掉,复染后成红色。

⑤革兰染色的实际意义:A. 鉴定细菌:通过革兰染色可将细菌分为两类:一类是革兰阳性菌,另一类是革兰阴性菌。便于初步鉴定细菌,缩小检验范围,有助于进一步选择检验方法。B. 参考用药:如大多数革兰阳性菌对青霉素、溶菌酶和头孢菌素等敏感,而革兰阴性菌对青霉素不敏感,对链霉素、庆大霉素和氯霉素等敏感。C. 了解细菌的致病性:大多数革兰阳性菌以外毒素致病,而革兰阴性菌则以内毒素致病。

⑥影响因素

A. 操作因素:影响革兰染色的关键步骤是脱色,染色结果的准确性与脱色时间的长短有直接关系;涂片太厚、太薄都会使菌体分布不匀;干燥时过热会导致菌体变形,排列异常等;水洗后没有甩干,菌膜上留有水分过多,会造成染液稀释从而影响染色效果。

B.染液因素:染液放置过久可能会因水分蒸发、化学沉淀等原因而降低浓度。如革兰碘液放置过久或被光照射后容易失去媒染作用;95%乙醇可能会因瓶盖密封不良而挥发导致浓度降低;结晶紫与草酸铵混合溶液放置时间过久,容易出现沉淀影响其浓度。一般染液新配制出后应先用已知的革兰阴性菌和革兰阳性菌做对照实验以鉴定染液质量。

C.细菌因素:不同时期的细菌标本或培养物,染色结果会有所差异。一般幼龄细菌或正常生长状态下的细菌形态染色较为典型,衰老、变异或死亡的细菌染色性质会发生明显改变。细菌染色应选用新鲜标本或培养 18～24h 的细菌培养物。

2)抗酸染色法:分枝杆菌的细胞壁内含大量脂质(主要是分枝菌酸),一般不易着色,要经过加热和延长染色时间来促使其着色,可一旦着色,又能抵抗酸酒精脱色,故名抗酸染色。

①染液:5%石炭酸复红、3%盐酸酒精、吕氏亚甲蓝液。

②染色方法:将固定好的标本片滴加 5%石炭酸复红并加热至冒蒸汽初染 5min,冷却后用细流水冲洗,再用 3%盐酸酒精脱色直至菌膜无红色脱出为止,大约 30s,用细流水冲洗,最后用吕氏亚甲蓝复染 1min,用细流水冲洗,干燥后镜检。

③结果:红色为抗酸菌,蓝色为非抗酸菌,背景也为蓝色。

(3)其他染色法

1)特殊染色法:细菌的某些结构如细菌的细胞壁、异染颗粒、芽胞、鞭毛、荚膜等,用普通染色法不易着色,需要用相应的特殊染色法才能染上颜色。常用的特殊染色法有细胞壁染色法、异染颗粒染色法、芽胞染色法、鞭毛染色法和荚膜染色法等。

2)负染色法:是使被观察的菌体或某个结构不着色而背景着色的染色法,又称为衬托染色法和间接染色法,如墨汁染色法和刚果红染色法。实际工作中常用于检查荚膜。

3)荧光染色法:用各种可以发荧光的物质来染细菌,置于荧光显微镜下观察,可见细菌发出某种颜色的荧光。

(二)不染色标本镜检

细菌不经染色直接镜检,主要观察活菌的动力和运动情况。

1.常用方法

(1)压滴法:就是将菌液滴加在洁净的载玻片中央,取一盖玻片使其一边接触菌液的边缘,缓慢放下盖玻片于菌液上,注意避免气泡的产生和菌液的外溢,即可放置在高倍镜暗视野下观察。

(2)悬滴法:取凹玻片和盖玻片,在凹玻片的凹孔周围涂少许凡士林,在盖玻片中央加一小滴菌液,然后将凹玻片的凹孔对准盖玻片的菌液盖上,迅速翻转凹玻片,按紧盖玻片,即可放置在显微镜下观察。

2.影响因素

(1)操作因素:菌液应适量,以免菌液外溢或产生气泡。制好片后尽快观察,以免水分蒸发。冬天注意保温,以免影响动力。

(2)玻片因素:选择干净无油渍无划痕的玻片,厚度 1.0～1.1mm。

(3)光线亮度:不染色标本镜检时,光线不宜过亮,可通过调节光圈的大小和聚光器的位置来控制光线的亮度。光圈应调小些,光亮应暗些。

（三）其他显微镜检查

1.暗视野显微镜检查法　暗视野显微镜又叫暗场显微镜,是一种通过观察样品受侧向光照射时所产生的散射光来分辨样品细节的特殊显微镜。主要用于检查未染色标本的细菌形态和动力。

（1）原理:暗视野显微镜装有一个中央遮暗的聚光器,使光线不能通过聚光器,而只能从聚光器四周边缘及未遮暗的部位斜射到载玻片的标本上。因光线是斜射的,不能进入物镜,故观察的视野是暗的,而聚光器斜射到菌体上的光线,因菌体对光散射作用反射到物镜内,而使菌体发出亮光,这样在显微镜中可见到暗视野中明亮的物像。

（2）方法:按照压滴法制片备用。先用低倍物镜观察,调节光环置中央后,在暗视野聚光器表面滴上香柏油,再将标本夹在标本夹上。调节暗视野聚光器,使油滴与镜台上的载玻片底面接触。其余操作同普通显微镜。

（3）结果:背景黑暗,菌体呈发亮的小体。

2.电子显微镜检查法　电子显微镜是根据电子光学原理,用电子束和电子透镜代替光束和光学透镜,使菌体的细微结构在非常高的放大倍数下成像的仪器。电子显微镜有透射电子显微镜和扫描电子显微镜。

二、细菌接种与培养技术

（一）培养基

培养基是指用人工方法配制的适合于细菌生长繁殖的营养基质。

1.培养基的成分和作用

（1）营养物质

1）肉浸液:是用新鲜牛肉浸泡、煮沸而制成的肉汤。其中含有可溶性含氮浸出物和非含氮浸出物,还有一些生长因子。肉浸液可为细菌提供氮源和碳源。

2）牛肉膏:由肉浸液经长时间加热浓缩而制成。糖类在加热过程中被破坏,所以其营养价值低于肉浸液,但因无糖可用作肠道杆菌鉴别培养基的基础成分。

3）蛋白胨:蛋白胨是制备培养基时最常用的成分之一,主要提供细菌生长繁殖所需要的氮源。是动物或植物蛋白质经酶或酸碱分解而成。蛋白胨易溶于水,遇酸不沉淀,受高温不凝固,并作为两性电解质有缓冲作用。但吸水性强,应注意干燥密封保存。

4）无机盐类:提供细菌生长所需的各种元素,如钾、钠、铁、镁、钙、磷、硫等。用于制备培养基的无机盐类有多种,其中最常用的有氯化钠和磷酸盐,前者对维持酶的活性、调节菌体内外的渗透压非常重要,后者是细菌良好的磷源,并在培养基中具有缓冲作用。

5）糖类与醇类:为细菌生长提供碳源和能源。常用的糖类有单糖（葡萄糖和阿拉伯糖等）、双糖（乳糖和蔗糖等）和多糖（淀粉和菊糖等）。常用的醇类有甘露醇、卫茅醇等。糖类和醇类还可用于鉴定细菌。糖类物质不耐热,需用115℃ 30min灭菌,超过这个温度容易碳化。

6）血液:血液中既含有蛋白质、氨基酸、糖类和无机盐等营养物质,又能提供辅酶（如Ⅴ因子）和血红素（Ⅹ因子）等特殊生长因子,所以培养基中加入血液用于培养营养要求较高的细菌。另外,还可根据细菌在血液培养基中的溶血现象而进行鉴定。

7）鸡蛋和动物血清:不是培养基的基本成分,却是某些细菌生长所必需的营养物质,所以仅用于制备一些特殊的培养基,如培养结核分枝杆菌的鸡蛋培养基和培养白喉杆菌的吕氏血清培养基等。此外,鸡蛋和动物血清还有凝固剂的作用,便于观察细菌的菌落和生长现象。

8)生长因子:是某些细菌生长所必需的,需要量很小,但自身不能合成的物质。在制备培养基时,常加入肝浸液、肉浸液、酵母浸液和血液以提供维生素、氨基酸、嘌呤、嘧啶等生长因子。

(2)水:水是细菌代谢过程中最重要的物质,菌体所需的营养物质都是溶解于水中被吸收的。用于制备培养基的水常用不含杂质的蒸馏水和去离子水。

(3)凝固物质:制备固体培养基时,需要在液体培养基中加入凝固物质。最常用的凝固物质为琼脂,特殊情况下也可用明胶、卵白蛋白和血清等。

琼脂是从石花菜中提取出来的一种半乳糖胶,当温度达98℃以上时可溶于水,在45℃以下则凝固成凝胶状态,无营养作用,不能被细菌分解利用,是一种理想的凝固剂。

(4)指示剂:在培养基中加入一定种类的指示剂,是为了便于观察细菌是否分解培养基中的糖、醇类等以鉴定细菌。常用的有酚红(酚磺酞)、中性红、甲基红、溴甲酚紫、碱性伊红、溴麝香草酚蓝和中国蓝等酸碱指示剂。美兰和刃天青常用作氧化还原指示剂。

(5)抑制剂:在培养基中加入一定种类的抑制剂,目的在于抑制非检出菌(非病原菌)的生长,以利于检出菌(病原菌)的生长。常用的有胆盐、煌绿、亚硫酸钠、玫瑰红酸、亚硒酸钠、亚碲酸盐、四硫磺酸盐、叠氮钠及一些染料和某些抗生素等。

2.培养基的种类

(1)按物理性状分类

1)液体培养基:在肉浸液中加入0.5%的氯化钠和1%的蛋白胨,加热溶化,调pH至7.4即成。常用于增菌培养或纯培养后观察细菌在其中的生长现象。

2)固体培养基:是在液体培养基中加入1.5%~2.0%的凝固剂如琼脂等。固体培养基常用于微生物分离纯化、鉴定、药敏、菌落计数和菌种保存等方面。

3)半固体培养基:是在液体培养基中加入0.2%~0.5%的凝固剂如琼脂等。可用于观察细菌的动力、菌种保存等方面。

(2)按用途分类

1)基础培养基:只含有一般微生物生长繁殖所需基本营养物质的培养基。如肉汤和普通琼脂平板等。

2)营养培养基:是在基础培养基中加入血液、血清、动植物组织提取液制成的培养基。用于培养营养要求比较苛刻的某些微生物。如血清肉汤、血琼脂平板和巧克力琼脂平板等。

3)选择性培养基:是在普通培养基中加入抑制剂,以抑制非目的菌而促进目的菌的生长。如SS培养基和麦康凯培养基等。

4)鉴别培养基:是在培养基中加入特定底物和指示剂,通过指示剂的显色等变化观察细菌对特定底物的利用情况,从而鉴定和鉴别细菌。如SS培养基和麦康凯培养基等。

5)增菌培养基:大多为液体培养基,是因为标本中的微生物数量较少,直接检出率不高,为了提高检出率,需要增菌培养。根据培养目标分非选择性增菌培养基和选择性增菌培养基。如葡萄糖肉汤和碱性蛋白胨水等。

6)特殊培养基:包括厌氧培养基和细菌L型培养基。厌氧培养基如庖肉培养基是培养专性厌氧菌的培养基,除含营养成分外,还加入还原剂以降低培养基的氧化还原电势。细菌L型培养基是针对细胞壁缺损的细菌L型,由于胞内渗透压较高,故培养基必须采用高渗低琼脂培养基。

3.培养基的制备

(1)培养基制备的一般程序:配料→溶化→矫正pH→过滤→分装→灭菌→检定→保存。

（2）培养基的制备：不同细菌所需的营养成分不同，培养基的制备也就不同，但主要步骤是一致的。

1）配料：按培养基配方比例准确地称量各成分，置于含蒸馏水的三角烧瓶中。

2）溶化：在有石棉网的电炉上加热使其溶解。加热过程中，需不断搅拌，以防外溢和糊底。最后补足所失的水分。

3）矫正 pH：用 pH 比色计、精密 pH 试纸或比色法矫正。一般矫正到 pH7.6。常用 1mol/LHCl 或 1mol/LNaOH 进行调节。

4）过滤：趁热用滤纸或多层纱布过滤，使之澄清以利于细菌生长现象的观察。一般无特殊要求的情况下，这一步可以省去。

5）分装

①基础培养基：基础培养基一般分装于三角烧瓶中，灭菌后备用。

②琼脂平板：将溶化的固体培养基（已灭菌），按无菌操作倾入无菌平皿内，轻摇平皿，使培养基铺于平皿底部，凝固后备用。一般内径为 90mm 的平皿中倾入培养基的量约为 13～15mL，如为 MH 琼脂则每个平皿倾入培养基的量为 25mL。内径为 70mm 的平皿内，倾入培养基约 7～8mL 较为适宜。

③半固体培养基：半固体培养基一般分装于试管内，分装量约为试管长度的 1/3，灭菌后直立凝固待用。

④琼脂斜面：制备琼脂斜面应将培养基分装在试管内，分装量为试管长度的 1/5，灭菌后趁热放置斜面凝固，斜面长约为试管长度的 2/3。

⑤液体培养基：液体培养基一般分装在试管内，分装量为试管长度的 1/3，灭菌后备用。

6）灭菌：培养基的灭菌可根据其性质和成分的不同选择不同的灭菌方法。普通基础培养基一般用高压蒸汽法灭菌，此类培养基分装量少时，用 103.4kPa/cm² 的压力灭菌 15min 即可，若分装量多则用此压力灭菌 30min。培养基中若含糖和明胶时，则以 68.45kPa/cm² 的压力灭菌 15min 为宜。培养基中如含有糖、血清、牛乳、鸡蛋等不耐高温高压的物质则选用间歇蒸汽灭菌法灭菌。含尿素、血清、腹水等物质的培养基选用过滤除菌为宜。

7）检定：培养基制备后是否符合要求，需要进行质量检查。检查内容包括无菌检测和效果检测。无菌检测是将制备好的培养基置于 35℃ 环境培养 18～24h，若无菌生长说明被检培养基无菌。效果检测则用标准菌株接种在被检培养基上，观察细菌在该培养基上生长的菌落和形态等是否典型。

8）保存：制备好的培养基注明名称、配制的日期等，置保鲜袋内存放于冰箱（4℃）或冷暗处，保存时间一般不超过两周。培养基贮存时间不宜过长，应根据实际需要制备。

（二）接种工具与无菌技术

1.接种工具　接种环和接种针是最常用的接种工具。由三部分组成，即接种环（针）、金属杆和绝缘柄。环（针）一般由镍合金制成。环的直径一般 2～4mm，针的长度 50～80mm。使用时右手持笔式握住绝缘柄，将环（针）放于酒精灯火焰的外焰中灭菌，冷却后，取菌，接种后再灭菌。

2.无菌技术　微生物检验的标本中可能有致病菌，具有传染性，操作不当有可能导致感染。另外，微生物广泛分布于自然界及正常人体，这些微生物可能污染实验环境、实验材料等，因而影响实验结果的判断。因此，微生物检验工作中，工作人员必须牢固树立无菌观念，严格执行无菌操作技术，避免标本中的致病菌引起感染，同时避免环境中的杂菌污染标本。

（1）无菌室、超净工作台、生物安全柜使用前必须消毒。

（2）微生物检验所用物品在使用前应严格进行灭菌，在使用过程中不得与未灭菌物品接触，如有接触必须更换无菌物品。

（3）接种环（针）在每次使用前后，均应在火焰上烧灼灭菌。

（4）无菌试管或烧瓶在拔塞后及回塞前，管（瓶）口应通过火焰1～2次，以杀灭管（瓶）口附着的细菌。

（5）细菌接种、倾注琼脂平板等应在超净工作台或生物安全柜内进行操作。

（6）使用无菌吸管时，吸管上端应塞有棉花，不能用嘴吹出管内余液，以免口腔内杂菌污染，应使用洗耳球轻轻吹吸。

（7）微生物实验室所有污染性废弃物、细菌培养物等不能拿出实验室，亦不能随意倒入水池需进行严格消毒灭菌处理后，用医用废物袋装好，送医疗废物集中处置部门处置。

（8）临床微生物检验工作人员须加强个人防护，工作时穿工作衣、戴口罩及工作帽。必要时穿防护衣、戴防护镜及手套，离开时更衣、洗手。实验台在工作完毕应进行消毒灭菌。

（三）常用的接种方法

1. 平板划线接种法　用于细菌的分离培养。将标本划线接种到固体培养基表面，由于划线的作用使细菌分散开，培养后单个细菌可繁殖成肉眼可见的细菌集团，称为菌落，有利于从含有多种细菌的标本中分离出目的菌。这种将混有杂菌的标本在固体培养基表面分离开来的过程叫分离培养。将分离后的单个菌落接种到另一个培养基中生长出的细菌称为纯种菌，此方法为纯培养。

（1）分区划线法：接种环经火焰灭菌，待冷却后，挑取标本少许涂于培养基表面一角，并以此为起点进行连续平行划线，接种环与平板表面成30°～40°角，划线范围约占培养基表面积的1/5，此为第一区。烧灼接种环，杀灭环上残留细菌，待冷却后，转动平板约70°，将接种环通过第一区3～4次划线后，再继续连续平行划线，范围约占培养基表面积的1/5，依次划第三区、第四区，将平板表面划完（图4-1）。此法用于含菌量多的标本的分离培养。

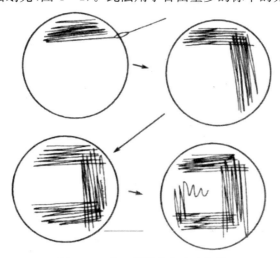

图4-1　分区划线分离法示意图

（2）连续划线法：将标本涂于平板培养基的1/5处，然后由此开始在平板表面连续平行划线，直至画满整个平板（图4-2）。此法用于含菌量少的标本的分离培养。

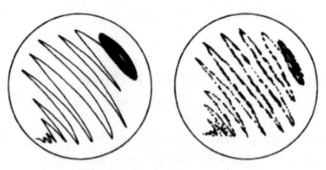

图 4－2　连续划线分离法示意图

2.斜面接种法　主要用于纯培养、保存菌种或生化反应所用的斜面培养基的接种。挑取少量菌落将其立即伸入斜面培养基底部，由下而上在斜面上划一条直线，返回底部由下而上在斜面上蛇行划线即可(图 4－3)。

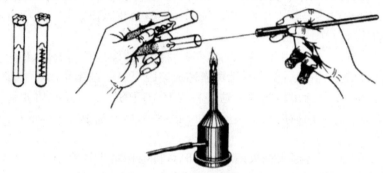

图 4－3　斜面接种法示意图

3.穿刺接种法　主要用于观察动力的半固体培养基或生化反应所用的高层斜面培养基(双糖铁培养基)接种。用接种针取细菌少许，从培养基中央平行于管壁垂直刺入，接近管底但不可接触管底(距管底约 0.4cm)，然后将接种针沿原路退出(图 4－4)。若是高层斜面培养基接着再在斜面划线接种(图 4－5)。

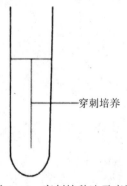

穿刺培养

图 4－4　穿刺接种法示意图

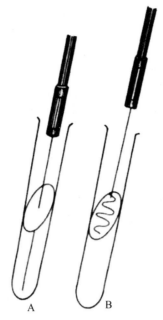

图 4－5　高层斜面接种法示意图

4.液体接种法　多用于增菌培养基(肉汤)或生化反应所用的液体培养基的接种。用灭菌接种环取菌少许,倾斜试管,在试管内壁与液面交接处的管壁上轻轻研磨,使细菌混合于培养液中(图 4－6)。

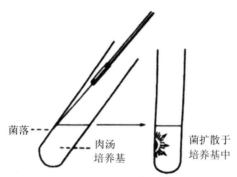

图 4－6　液体接种法示意图

5.倾注平板法　用于尿液、牛乳和饮水等标本细菌计数。将标本稀释液 1mL 加入已灭菌的平皿内,倾入已溶化并冷却至 45℃左右的琼脂培养基,混匀,待凝固后倒置、培养。根据培养基内的菌落数和稀释倍数,即可计算出标本的细菌数。

6.涂布接种法　多用于药敏试验。用无菌棉拭子蘸取菌液,在琼脂平板表面均匀涂抹接种 3 次,每次旋转 60°,最后在平板内壁来回涂抹 2 周。

(四)细菌的培养方法

根据培养细菌的目的和细菌类型选择合适的培养方法。培养方法分为一般培养法、二氧化碳培养法和厌氧培养法等三种。

1.一般培养法　也称为需氧培养法,适用于需氧和兼性厌氧菌的培养。将已接种过的培养基,置 37℃培养箱内 18～24h。少数生长缓慢的细菌,需培养 3～7 天直至一个月才能生长。为使培养箱内保持一定湿度,可在其内放置一杯水。培养时间较长的培养基,接种后应将试管口塞棉塞后用石蜡凡士林封固,以防培养基干裂。

2.二氧化碳培养法　有些细菌(如布鲁菌、脑膜炎奈瑟菌和淋球菌等)需要在含有 5%～10% CO_2 的空气中才能生长,尤其是初代分离培养要求更为严格。二氧化碳培养法有以下几种:

(1)二氧化碳培养箱培养法:二氧化碳培养箱可以调节箱内的二氧化碳的含量、温度和湿度。将已接种过的培养基直接放入箱内孵育,即可获得二氧化碳环境。

(2)烛缸法:将已接种标本的培养基置于标本缸或干燥器内,再放入小段点燃的蜡烛于缸内,用凡士林密封缸盖。燃烧的蜡烛因缺氧自行熄灭,此时容器内产生的二氧化碳含量约为 5%～10%。连同容器一并置于 37℃ 温箱中培养。

(3)化学法(重碳酸钠盐酸法):将已接种标本的培养基置于标本缸或干燥器内,按标本缸每升容积加重碳酸钠 0.4g 与浓盐酸 0.35mL 的比例,分别将两者置于平皿内,将该平皿也放入标本缸,用凡士林密封缸盖后,倾斜标本缸,使盐酸与重碳酸钠接触生成二氧化碳。

(五)细菌的生长现象

1.细菌在液体培养基中的生长现象

(1)混浊:大多数细菌在液体培养基中生长后,使培养基变混浊。

(2)沉淀:少数链状细菌在液体培养基底部生长形成沉淀,如链球菌和炭疽芽胞杆菌等。

(3)菌膜:专性需氧菌在液体培养基表面生长形成菌膜,如枯草杆菌和结核分枝杆菌等。

2.细菌在固体培养基上的生长现象

(1)菌落:细菌在固体培养基上分离培养,由单个细菌繁殖形成的肉眼可见的细菌集团称为菌落。不同的细菌菌落特性不同,可用于鉴别细菌。菌落的特性包括大小、形状、颜色、气味、透明度、光滑度、湿润度、黏度、边缘和溶血性等。

根据表面光滑度的不同,细菌的菌落大体分为三型:

1)光滑型菌落(S 型菌落):表面光滑、湿润、边缘整齐。新分离的细菌大多为光滑型菌落。

2)粗糙型菌落(R 型菌落):表面粗糙、干燥,呈皱纹或颗粒状,边缘不整齐。R 型细菌多为 S 型细菌变异,失去表面多糖或蛋白质而形成,其细菌抗原不完整,毒力及抗吞噬能力均比 S 型细菌弱。但也有少数细菌新分离的毒力株为 R 型,如结核分枝杆菌和炭疽芽胞杆菌等。

3)黏液型菌落(M 型菌落):表面光滑、湿润、黏稠、有光泽,似水珠样。多见于有厚荚膜或丰富黏液层的细菌,如肺炎克雷伯菌等。

另外,细菌在血琼脂平板上生长可出现不同的溶血现象。如出现 α 溶血(亦称不完全溶血),菌落周围出现 1～2mm 的草绿色溶血环,可能为细菌代谢产物使红细胞中的血红蛋白变为高铁血红蛋白所致;β 溶血(又称完全溶血),菌落周围出现完全透明的溶血环,系由细菌产生溶血素使红细胞完全溶解所致;γ 溶血(即不溶血),菌落周围无溶血环。

有些细菌在代谢过程中产生水溶性色素,使菌落及周围培养基出现颜色变化,有些细菌产生脂溶性色素,使菌落本身出现颜色变化,此外,有的细菌在琼脂平板上生长繁殖后,可产生特殊气味,如铜绿假单胞菌产生生姜味、白假丝酵母菌产生酵母味等。

(2)菌苔:多个菌落融合成片称为菌苔。

3.细菌在半固体培养基中的生长现象

(1)无鞭毛的细菌:只沿穿刺线呈线状生长,穿刺线清晰,周围培养基澄清透明。

（2）有鞭毛的细菌:可沿穿刺线呈扩散生长,穿刺线模糊,周围培养基呈羽毛状或云雾状混浊。

三、细菌生化反应鉴定技术

不同的细菌具有不同的酶系统,因而在代谢过程中对底物的分解能力不相同,所产生的代谢产物也不同。利用生化试验来检测这些代谢产物,可以鉴别和鉴定细菌,称为细菌的生化反应。在临床细菌检验工作中,除根据细菌的形态与染色及培养特性对细菌进行初步鉴定外,细菌的生化反应对绝大多数分离的未知菌属(或种)的鉴定具有重要作用,无论是用手工鉴定,还是应用自动化仪器进行鉴定,都是通过生化反应来实现的,因此,掌握细菌生化反应的原理、方法及应用对于鉴定和鉴别细菌具有重要意义。

（一）糖（醇）类代谢试验

1.糖发酵试验

（1）原理:不同细菌含有分解不同糖(醇)的酶,因而分解糖形成的产物不同,有些细菌分解糖(醇)产酸产气,有些只产酸不产气,有的不分解糖类。根据指示剂(溴甲酚紫)的变色反应可鉴别细菌。

（2）方法:将待检菌无菌操作接种于糖(醇)发酵培养基中,于 37℃ 培养 18～24h,观察结果。

（3）结果:①只产酸,溴甲酚紫呈黄色;为＋②产酸又产气,溴甲酚紫呈黄色,小倒管内有气泡;为＋③不分解糖,溴甲酚紫不变色仍呈紫色为－。

（4）应用:是鉴定细菌最常用最基本的生化反应,特别是肠杆菌科细菌的鉴别。

2.甲基红试验（MR 试验）

（1）原理:有些细菌分解葡萄糖产生丙酮酸后,将其继续分解产生甲酸、乙酸、乳酸等大量混合酸,使培养基 pH 降至 4.4 以下,加入甲基红指示剂显红色,为阳性;若细菌产酸量少或将酸转化为醇、醛、酮等,使培养基 pH 在 5.4 以上,加入甲基红指示剂显黄色,为阴性。

（2）方法:将待检菌接种于葡萄糖蛋白胨水培养基中,置 37℃ 培养 18～24h 后,滴加入甲基红试剂,轻摇后观察结果。

（3）结果:红色为甲基红试验阳性,黄色为甲基红试验阴性。

（4）应用:甲基红试验主要用于肠杆菌科细菌的鉴别。

3.V－P 试验

（1）原理:有些细菌能分解葡萄糖产生丙酮酸,丙酮酸脱羧成乙酰甲基甲醇,后者在强碱环境下,被空气中氧氧化为二乙酰,二乙酰与胍基化合物反应生成红色化合物。

（2）方法:将待检菌接种于葡萄糖蛋白胨水培养基中,置 37℃ 培养 18～24h 后,加入含0.3%的肌酸或肌酐(含胍基)的 40%KOH 溶液 0.1mL,充分振荡后观察结果。

（3）结果:红色为 V－P 试验阳性,不变色为 V－P 试验阴性。

（4）应用:主要用于肠杆菌科细菌的鉴别。

（二）蛋白质类和氨基酸的代谢试验

1.靛基质（吲哚）试验

（1）原理:有些细菌产生色氨酸酶,可分解蛋白胨中的色氨酸,生成靛基质(吲哚),靛基质与对二甲基氨基苯甲醛作用,生成玫瑰靛基质,呈红色。

(2)方法:将待检菌接种于蛋白胨水培养基中,置37℃培养18～24h后,沿管壁缓缓加入靛基质试剂(对二甲基氨基苯甲醛),观察结果。

(3)结果:试剂与培养基两液面交界处出现红色为阳性,无色为阴性。

(4)应用:主要用于肠杆菌科细菌的鉴定。

2.硫化氢试验

(1)原理:有些细菌分解蛋白质中的含硫氨基酸,生成硫化氢,硫化氢与培养基中的铁盐或铅盐结合生成黑色硫化亚铁或硫化铅。

(2)方法:将待检菌接种含硫酸亚铁或醋酸铅的培养基中,于37℃培养18～24h后,观察结果。

(3)结果:出现黑色为阳性。无色为阴性。

(4)应用:主要用于肠杆菌科属间鉴定。

3.尿素酶(脲酶)试验

(1)原理:有些细菌产生脲酶,可水解尿素生成氨和CO_2,由于氨使培养基呈碱性,从而使指示剂(酚红)呈红色。

(2)方法:将待检菌接种于尿素培养基中,于37℃培养18～24h后,观察结果。

(3)结果:红色为阳性,不变色者为阴性。

(4)应用:主要用于肠杆菌科属间鉴定。

4.苯丙氨酸脱氨酶试验

(1)原理:有些细菌能产生苯丙氨酸脱氨酶,可使培养基中的苯丙氨酸脱氨,形成苯丙酮酸,苯丙酮酸与三氯化铁作用,形成绿色化合物。

(2)方法:将待检菌接种于苯丙氨酸培养基中,置37℃培养18～24h后,加入含10%的三氯化铁试剂,观察结果。

(3)结果:绿色为阳性,不变色者为阴性。

(4)应用:主要用于肠杆菌科细菌的鉴定。

5.氨基酸脱羧酶试验

(1)原理:有些细菌可产生氨基酸脱羧酶,使氨基酸脱羧生成胺和二氧化碳,胺使培养基呈碱性,从而使指示剂(溴甲酚紫)呈紫色。

(2)方法:将待检菌分别接种于1支氨基酸(赖氨酸,鸟氨酸或精氨酸)脱羧酶培养基和1支氨基酸对照管(无氨基酸),各覆盖至少0.5cm高度的无菌石蜡油,于37℃培养18～24h后,观察结果。

(3)结果:对照管应为黄色,表示有菌生长。试验管紫色为阳性,黄色为阴性。

(4)应用:主要用于肠杆菌科细菌的鉴定。

(三)碳源利用试验

枸橼酸盐利用试验:

1.原理　有些细菌能利用培养基中的枸橼酸盐为唯一碳源,铵盐为唯一氮源,在生长过程中分解枸橼酸盐产生碳酸盐,分解铵盐产生氨,使培养基呈碱性,指示剂(溴麝香草酚蓝)呈蓝色。

2.方法　将待检菌接种于枸橼酸盐斜面培养基上,于37℃培养24～48h后,观察结果。

3.结果　培养基变深蓝色为阳性;颜色不变保持绿色为阴性。

4.应用　主要用于肠杆菌科属间的鉴别。

（四）酶类试验

1.触酶（过氧化氢酶）试验

（1）原理：有些细菌具有触酶，能催化过氧化氢生成水和氧气，出现气泡。

（2）方法：用接种环挑取待检菌置于洁净玻片上，加 3% H_2O_2 试剂 1～2 滴，立即观察结果。

（3）结果：若 1min 内出现大量气泡为阳性，无气泡为阴性。

（4）应用：主要用于革兰阳性球菌的初步分类。葡萄球菌阳性，链球菌阴性。

2.氧化酶（细胞色素氧化酶）试验

（1）原理：某些细菌具有氧化酶，能将盐酸四甲基对苯二胺或盐酸二甲基对苯二胺氧化生成红色化合物。

（2）方法：取洁净滤纸条，蘸取待检菌少许，然后加氧化酶试剂于菌上，或将氧化酶试剂直接滴加于待检菌菌落上，立即观察结果。

（3）结果：立即出现红色为阳性，继而变为深红色甚至深紫色。

（4）应用：主要用于肠杆菌科细菌与非发酵菌的鉴别，前者为阴性，后者为阳性。

3.凝固酶试验

（1）原理：金黄色葡萄球菌能产生血浆凝固酶，使血浆中纤维蛋白原转变为不溶性纤维蛋白。凝固酶有两种，一种是结合凝固酶，在细菌细胞壁上，可用玻片法检测，另一种是游离凝固酶，分泌到菌体外，可用试管法检测。

（2）方法

1）玻片法：在 1 张洁净玻片中央加 1 滴生理盐水溶液，用接种环取待检菌与其混合制成菌悬液（需做阳性对照及阴性对照），若经 10～20s 内无自凝现象发生，则加入兔新鲜血浆 1 环，与菌悬液混合，立即观察结果。

2）试管法：试管中加入 0.5mL 1：4 稀释的新鲜兔血浆，再加入 0.5mL 待检菌肉汤培养物（需做阳性对照及阴性对照），混匀后置 37℃ 水浴中，每 30min 观察 1 次结果。

（3）结果

1）玻片法：5～10s 内出现凝集者为阳性。

2）试管法：3h 内出现凝固为阳性。

（4）应用：凝固酶试验仅用于致病性葡萄球菌的鉴定。

4.DNA 酶试验

（1）原理：某些细菌产生 DNA 酶，能分解培养基中的 DNA，使长链 DNA 水解成寡核苷酸链。由于长链 DNA 可被酸沉淀，寡核苷酸链则溶于酸，在琼脂平板上加入酸后，菌落周围形成透明环。

（2）方法：将被检细菌接种到 DNA 琼脂平板上，35℃培养 18～24h 后，用 1mol/L 盐酸覆盖琼脂平板。

（3）结果：菌落周围出现透明环者为阳性；无透明环者为阴性。

（4）应用：可用于葡萄球菌、沙雷菌及变形杆菌的鉴定，三者均为阳性。

5.硝酸盐还原试验

（1）原理：某些细菌能还原培养基中的硝酸盐为亚硝酸盐，亚硝酸盐与醋酸作用，生成亚硝酸,亚硝酸与试剂中的对氨基苯磺酸作用生成重氮磺酸,再与α—萘胺结合,生成 N—α—萘胺偶氮苯磺酸(红色化合物)。

(2)方法:将待检细菌接种于硝酸盐培养基中,35℃培养 18~24h,加入甲液(对氨基苯磺酸 0.8g、5mol/L 醋酸 100mL)和乙液(α—萘胺 0.5g、5mol/L 醋酸 100mL)等量混合液,观察结果。

(3)结果:立即出现红色者为阳性。若加入试剂不出现红色,需要检查硝酸盐是否被还原,可于培养管内加入少许锌粉,如无色,说明亚硝酸盐进一步分解,硝酸盐还原试验为阳性。若加锌粉后出现红色,说明锌使硝酸盐还原为亚硝酸盐,而待检细菌无还原硝酸盐的能力,硝酸盐还原试验为阴性。

(4)应用:硝酸盐还原试验可用于肠杆菌科细菌、假单胞菌及厌氧菌的鉴定。如肠杆菌科的细菌、铜绿假单胞菌、嗜麦芽窄食单胞菌、韦荣球菌等硝酸盐还原试验阳性。

6.卵磷脂酶试验

(1)原理:有些细菌产生卵磷脂酶(α—毒素),在钙离子存在时,此酶可迅速分解卵磷脂,生成混浊沉淀状的甘油酯和水溶性磷酸胆碱,在卵黄琼脂平板上菌落周围形成不透明的乳浊环,或使血清、卵黄液变混浊,以此鉴别细菌。

(2)方法:将被检菌划线接种或点种于卵黄琼脂平板上,于 35℃培养 3~6h。

(3)结果:若 3h 后在菌落周围形成乳浊环,即为阳性,6h 后乳浊环可扩展至 5~6mm。无乳浊环,即为阴性。

(4)应用:主要用于厌氧菌的鉴定。产气荚膜梭菌、诺维梭菌卵磷脂酶试验阳性,其他梭菌为阴性。

7.胆汁溶菌试验

(1)原理:肺炎链球菌可以产生自溶酶,一般培养 24h 后菌体可以发生自溶,自溶酶可以被胆汁所激活加速细菌的自溶。

(2)方法

1)平板法:取 10%脱氧胆酸钠溶液一接种环,滴加于被测菌的菌落上,置 35℃ 30min 后观察结果,菌落消失判为阳性。

2)试管法:取 2 支含 0.9mL 被检菌液,分别加入 10%脱氧胆酸钠溶液和生理盐水(对照管)0.1mL,摇匀后置 35℃水浴 10~30min,观察结果。加胆盐的菌液变透明,对照管仍混浊判为阳性。

(3)应用:主要用于肺炎链球菌和甲型溶血性链球菌的鉴别。

(五)复合生化试验

1.克氏双糖铁(KIA)试验

(1)原理:克氏双糖铁培养基制成高层斜面,其中含有葡萄糖和乳糖(1∶10)、硫酸亚铁、酚红。若细菌只分解葡萄糖而不分解乳糖,因葡萄糖量较少,所生成的酸量少,斜面和底层均先呈黄色,后因斜面上少量酸接触空气而氧化,加之细菌分解氨基酸生成氨中和斜面部分酸,因此斜面部分又变成红色;若细菌分解葡萄糖、乳糖则产生大量酸,使斜面与底层均呈黄色;若细菌产生硫化氢,可与培养基中的硫酸亚铁作用,形成黑色的硫化亚铁。

(2)方法:用接种针挑取待检菌,先穿刺接种到 KIA 深层,退回后在斜面上划线,于 37℃培养 18~24h 后,观察结果。

(3)结果:常见的 KIA 反应有如下几种。

1)斜面碱性(K)/底层碱性(K):不发酵糖类,如铜绿假单胞菌。

2)斜面碱性(K)/底层酸性(A):发酵葡萄糖、不发酵乳糖,如志贺菌。

3)斜面碱性(K)/底层酸性(A)(黑色):发酵葡萄糖、不发酵乳糖,产生硫化氢,如沙门菌和变形杆菌等。

4)斜面酸性(A)/底层酸性(A):发酵葡萄糖和乳糖,如大肠埃希菌、克雷伯菌属和肠杆菌属。

(4)应用:主要用于肠杆菌科细菌的鉴别。

2.动力-吲哚-脲酶(MIU)试验

(1)原理:MIU 培养基,为半固体培养基,其中除含有 200g/L 尿素和酚红指示剂外,其蛋白胨较原克利斯顿森尿素培养基高 10 倍。产生尿素酶的细菌分解培养基中的尿素产碱,使酚红显桃红色。产生色氨酸酶的细菌可以水解蛋白胨中的色氨酸形成吲哚,加入吲哚试剂后形成红色玫瑰吲哚。因此,该试验可同时观察细菌动力、尿素分解和吲哚产生的情况。

(2)方法:取待检细菌穿刺接种到 MIU 培养基内,于 37℃培养 18~24h 后,观察结果。

(3)结果:接种线变宽,变模糊,培养基变混浊为动力试验阳性;培养基全部变成桃红色为尿素酶试验阳性;加入吲哚试剂后,试剂与培养基的接触界面形成玫瑰红色为吲哚试验阳性。

(4)应用:MIU 常与 KIA 共同用于肠杆菌科细菌的鉴别。

四、细菌的其他鉴定技术

(一)免疫学鉴定

免疫学检测是应用免疫学试验的原理和方法,用已知的抗原(或抗体)来检测标本中的抗体(或抗原),是细菌感染性疾病重要的诊断方法。

1.抗原检测 许多免疫学方法都可以检测细菌的抗原,较常用的方法有凝集反应、荧光免疫显微技术、酶联免疫吸附试验(ELISA)等。

(1)凝集反应:玻片凝集试验、反向间接凝集试验、协同凝集试验可检测传染病患者早期血液、脑脊液和其他分泌液中可能存在的抗原。如取流行性脑脊髓膜炎患者的脑脊液,用脑膜炎奈瑟菌特异性诊断血清可直接检测脑膜炎奈瑟菌。

(2)荧光免疫显微技术:荧光免疫技术是以荧光显微镜为检测工具,用荧光素标记抗体,检测固定标本上的细菌抗原的技术。常用于脑膜炎奈瑟菌、淋病奈瑟菌、链球菌、致病性大肠埃希菌、志贺菌、沙门菌等细菌的检测。

(3)酶联免疫吸附试验(ELISA):具有高度的特异性和敏感性,可用于细菌抗原及细菌代谢产物的检测,是临床细菌检验中应用最为广泛的免疫学检测技术。

除上述方法外,对流免疫电泳、免疫印迹试验、化学发光免疫技术等亦可用于临床标本中细菌抗原的检测。

2.抗体的检测 人体感染病原性细菌后,细菌抗原刺激机体免疫系统发生免疫应答而产生特异性抗体。产生抗体的量常随感染过程而改变,表现为效价(滴度)的改变。因此用已知细菌抗原检测患者血清中有无相应抗体及其效价的动态变化,可作为某些传染病的辅助诊断,特别适用于不能人工培养或难于培养的病原体引起的感染性疾病。

常用于检测细菌特异性抗体的免疫学方法有:①直接凝集试验:如肥达试验(用于辅助诊断伤寒、副伤寒)、外-斐试验(用于辅助诊断斑疹伤寒)等。②沉淀试验:如性病研究实验室试验(用于辅助诊断梅毒)等。③ELISA:诊断各类微生物引起的感染性疾病等。

(二)药敏鉴定试验

细菌对药物的敏感试验是在体外测定药物抑制或杀死细菌能力的试验,有些药敏试验亦可用于鉴定某些细菌。

1.杆菌肽敏感试验　A群链球菌可被低浓度的杆菌肽所抑制,而其他链球菌大多数不受抑制。试验时取待检细菌肉汤培养物均匀涂布在血琼脂平板上,贴上杆菌肽纸片(0.04u/片),35℃培养18~24h,观察结果。抑菌圈大于10mm为敏感,抑菌圈小于10mm时为耐药。该试验为鉴定A群链球菌的首选试验。

2.O/129敏感试验　O/129即二氨基二异丙基蝶啶,该化合物对弧菌属、邻单胞菌属等的菌株有抑制作用。试验时取80mg二氨基二异丙基蝶啶溶于10mL无水酒精中。吸取此液1mL于200片直径6mm的无菌滤纸片中,充分浸匀后,35℃烘干备用。将待检细菌的蛋白胨水培养物均匀地涂布在碱性琼脂平板上,贴上O/129纸片,35℃培养18~24h,观察结果出现抑菌圈为敏感,无抑菌圈者为阴性。O/129抑菌试验主要用于鉴定弧菌属、邻单胞菌属、气单胞菌属、发光杆菌属及假单胞菌属。弧菌属、邻单胞菌属、发光杆菌属均为敏感。气单胞菌属、假单胞菌属为耐药。

3.Optochin敏感试验　肺炎链球菌对Optochin(乙基氢化羟基奎宁)敏感,而其他链球菌则对Optochin耐药。将待检菌液均匀地涂布在血琼脂平板上,贴上Optochin纸片,35℃培养18~24h,观察结果。抑菌圈直径大于14mm为敏感,抑菌圈小于14mm时,参照胆汁溶菌试验,以证实是否为肺炎链球菌。Optochin敏感试验主要用于鉴定肺炎链球菌及其他链球菌。

(三)毒素检测

毒素是细菌代谢过程中产生的毒性物质,包括外毒素和内毒素等。

外毒素的检测常有体内法(即动物试验,如幼猫试验检测金黄色葡萄球菌肠毒素)和体外法(多为免疫学试验,如检测白喉外毒素的Elek平板毒力试验)。外毒素检测可用于待检菌的鉴定,也可区分细菌是否为产毒株。

内毒素检测常用鲎试验,方法是:取3支盛有鲎试剂的安瓿,各加入0.1mL无热原质生理盐水使试剂溶解,在上述安瓿瓶中,分别加入0.1mL检样、0.1mL无菌蒸馏水、0.1mL标准内毒素,混匀后于37℃水浴箱中孵育1h。鲎试剂不形成凝胶,判定为阴性,鲎试剂形成凝胶,判定为阳性。该试验简单、快速、灵敏和准确,常用于检测药物制剂中有无内毒素存在,也可帮助查明病原菌类型,有助于临床合理用药。

(四)分子生物学检测

1.聚合酶链反应　聚合酶链反应(PCR)即试管内DNA的扩增技术,是一种体外进行DNA基因片段扩增的方法,该方法具有特异性强、灵敏度高、快速、简便、重复性好和易自动化等突出优点。PCR基本操作分为DNA模板制备、PCR循环和PCR产物测定3个步骤。对于目前传统培养方法不能及时准确检出或培养时间较长的病原体可应用PCR技术检测。如结核分枝杆菌培养需6~8周,需要的时间长,影响诊断;麻风分枝杆菌迄今不能用人工方法培养,病原诊断仅能从组织活检中取材做抗酸染色镜检,检出的阳性率低;沙眼衣原体感染时常无典型症状,而且需要用组织培养;军团杆菌、肺炎支原体、立克次体等用PCR检测均可做出快速鉴定。

另外,PCR技术在检测细菌的毒素方面也有广泛应用,根据不同细菌毒素基因序列设计合成各自特异的引物,扩增特异的毒素基因片段。如金黄色葡萄球菌产生的肠毒素、霍乱肠毒素、ETEC 产生的 LT 和 ST、EHEC 产生的 Vero 毒素等都可通过 PCR 进行基因检测。

2.核酸杂交　单链核酸分子在适宜条件下,与具有碱基互补序列的异源核酸形成双链杂交体的过程称为核酸分子杂交。核酸分子杂交是分子生物学研究中应用最为广泛的技术之一,是定性或定量检测特异 DNA 和 RNA 序列片段的重要工具。该技术特异性强、敏感、简便和快速,可直接检出临床标本中的病原菌的基因。核酸杂交的方法是制备特定序列 DNA 片段,进行标记后用作探针,在一定条件下,按碱基互补配对原则与标本中已变性的待检细菌 DNA 进,行杂交,通过检测杂交信号确定是否发生杂交反应,从而鉴定标本中有无相应的待检细菌基因。目前,核酸分子杂交技术已广泛用于致病性大肠埃希菌、沙门菌、志贺菌、空肠弯曲菌、结核分枝杆菌、衣原体等多种病原体的检测。也可根据毒素基因中的特异碱基序列而制成探针,直接检测分离菌株或临床标本中某一毒素基因,如霍乱弧菌产生的霍乱毒素等的检测。

(冯银霞)

第二节　细菌对抗菌药物敏感性检验

随着临床抗菌药物长期、广泛和大量的使用,细菌的耐药性越来越严重,甚至产生超级细菌,给临床治疗带来很大的困难。了解病原微生物对各种抗菌药物的敏感(或耐受)程度,可以指导临床合理选用抗菌药物,因此,能够准确地报告细菌对抗菌药物的敏感性是临床微生物实验室的主要工作之一。

一、基本概念

1.细菌对抗菌药物敏感性试验　是指在体外测定抗菌药物抑制或杀灭细菌能力的试验。

2.敏感(S)　指待检菌可被常规剂量测定药物在感染部位达到的浓度所抑制或杀灭。

3.耐药(R)　指待检菌不能被常规剂量测定药物在感染部位达到的浓度所抑制。

4.中介(M)　指待检菌对常规剂量测定药物在感染部位达到的浓度的反应性低于敏感株,但在测定药物浓集部位的体液(如尿液)或使用高于正常给药量临床上使用有效。

5.最低抑菌浓度(MIC)　能抑制待检菌生长的最低药物浓度。

6.最低杀菌浓度(MBC)　能杀灭待检菌的最低药物浓度。

抗菌药物敏感试验的意义在于:①预测抗菌治疗的效果。②指导抗菌药物的临床应用。③发现细菌耐药机制的存在,帮助临床医生合理选择药物,避免产生或加重细菌的耐药。

临床微生物实验室应选择先进、方便的方法进行常规的抗菌药物敏感试验。常用的药敏试验方法包括纸片扩散法、稀释法、抗菌药物梯度法(E－test)和自动化仪器法。

二、药敏试验方法

(一)纸片扩散法

纸片扩散法又称 Kirby－Bauer(K－B)法,该方法操作简便、选药灵活、成本低廉,被 WHO 推荐为定性药敏试验的基本方法,是目前临床实验室应用最广泛的药敏试验方法。

1.原理　将含有定量抗菌药物的纸片贴在接种有待检菌的琼脂平板上,纸片中所含的药物吸收琼脂中的水分溶解后不断地向纸片周围扩散,形成递减的浓度梯度。在纸片周围抑菌浓度范围内待检菌的生长被抑制,从而形成无菌生长的透明圈即抑菌圈。抑菌圈的大小反映待检菌对测定药物的敏感性,并与该药对待检菌的最低抑菌浓度(MIC)呈负相关,即抑菌圈越大,MIC越小。

2.实验材料

(1)水解酪蛋白(MH)琼脂:是对需氧和兼性厌氧菌进行药敏试验的标准培养基,pH7.2～7.4。对营养要求较高的细菌进行药敏试验时,应在MH琼脂中加入相应的营养添加剂。制平板时,直径90mm平板倾注25mL,使琼脂厚度为4mm,最好现用现配,也可置于塑料密封袋中4℃保存备用,最长可保存1周。使用前应将平板置35℃温箱孵育15min,使其表面干燥。

(2)抗菌药物纸片:选择直径6.35mm,吸水量为20μl的专用药敏纸片,经浸泡药物溶液后使每片的含药量相当于表4-1所示,冷冻干燥密封置于-20℃保存。需要反复使用的可置于4℃冰箱中保存。使用前置室温平衡1～2h,避免开启储存容器时产生冷凝水,使纸片潮解。

表4-1 部分药物纸片扩散法及稀释法结果解释标准(CLSI)

药物及菌名	纸片含量 (μg/片)	抑菌圈直径(mm)			相应的MIC(μg/mL)		
		耐药	中介	敏感	耐药	中介	敏感
(1)β-内酰胺类							
阿莫西林/克拉维酸							
不产青霉素酶葡萄球菌	20/10	≤19		≥20	≥8/4		≤4/2
其他细菌	20/10	≤13	14～17	≥18	≥32/16	16/8	≤8/4
氨苄西林/舒巴坦	10/10	≤11	12～14	≥15	≥32/16	16/8	≤8/4
替卡西林/克拉维酸							
假单胞菌属	75/10	≤14		≥15	≥128/2		≤64/2
其他革兰阴性杆菌	75/10	≤14	15～19	≥20	≥128/2	64/2～32/2	≤16/2
葡萄球菌	75/10	≤22		≥23	≥16/2		≤8/2
(2)青霉素类							
氨苄西林							
肠杆菌科	10	≤13	14～16	≥17	≥32	1	≤8
嗜血杆菌属	10	≤18	19～21	≥22	≥4	2	≤1
肠球菌属	10	≤16		≥17	≥16		≤8
链球菌属	10	≤21	22～29	≥30		0.25～2	≥0.12
不产青霉素酶葡萄球菌	10	≤28		≥29	≥0.5		≤0.25
羧苄西林							
肠杆菌科	100	≤19	20～22	≥23	≥64	32	≤6
假单胞菌属	100	≤13	14～16	≥17	≥512	256	≤128
美洛西林							
肠杆菌科	75	≤17	18～20	≥21	≥128	32～64	≤16
假单胞菌属	75	≤15		≥16	≥128		≤64
甲氧西林	5	≤9	10～13	≥14	≥16		≤8
苯唑西林							
金黄色葡萄球菌/里昂葡萄球菌	1	≤10	11～12	≥13	≥4		≤2
凝固酶阴性葡萄球菌	1	≤17		≥18	≥0.5		≤0.25
哌拉西林							
肠杆菌科	100	≤17	18～20	≥21	≥128	32～64	≤16

（3）菌液

1）药敏试验标准比浊管的配制：取 0.2mL 0.25%BaCl$_2$ 加入 9.8mL 1%H$_2$SO$_4$，充分混匀，其浊度为 0.5 麦氏比浊标准，相当于 10^{8}CFU/mL 的含菌量，使用前要充分混合均匀，每半年重新配制一次。

2）被检菌液的制备：一般采用比浊法控制菌悬液的浓度。有两种方法可以选择。①生长法：接种环挑取分纯的被检菌菌落 4～5 个，接种于 3～5mL MH 肉汤，置 35℃ 孵箱培养 4h。用生理盐水或肉汤校正菌液浓度至与 0.5 麦氏比浊标准相同。②直接调制法：用接种环挑取适量菌落，充分混匀在生理盐水中，或振荡混匀，将细菌悬液浓度校正至与 0.5 麦氏比浊标准相同。校正浓度后的菌液应在 15min 内接种完毕。

3.实验方法

（1）接种：用无菌棉拭子蘸取菌液，在管内壁挤出多余菌液，在琼脂平板表面均匀涂抹接种 3 次，每次旋转 60°，最后沿平板内壁来回涂抹 2 周。接种时，注意无菌操作。接种后室温干燥 5min。

（2）贴抗菌药物纸片：用纸片分配器或无菌镊子将选定的含药纸片紧贴于琼脂表面，用镊尖轻压纸片使其与琼脂紧贴。各纸片的中心距离＞24mm，纸片距平板内缘＞15mm，纸片贴上后不可再移动，因为纸片与培养基接触后其所含的药物已开始扩散到培养基中。用无菌镊子贴不同含药纸片前，须将镊子尖端在酒精灯上灭菌。

（3）培养：贴好纸片的平板置 35℃ 孵箱中，16～18h 后判读结果。苛养菌应在含 5%CO$_2$ 培养 20～24h。苯唑西林、甲氧西林、奈夫西林和万古霉素的药敏试验需培养 24h。平板最好单独平放，最多不超过两个叠放，使平板受热均匀。

4.结果判断　用游标卡尺或直尺量取抑菌圈直径，肉眼观察无明显细菌生长的区域作为抑菌圈边缘（图 4-7）。依据 CLSI 对细菌抑菌圈直径和最低抑菌浓度解释标准，对待测菌做出"敏感"、"耐药"和"中介"的判断。

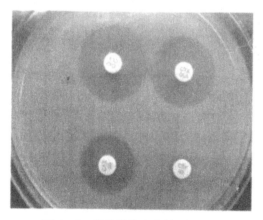

图 4-7　纸片扩散法药敏试验结果

5.影响因素

（1）培养基：培养基成分、pH、硬度、湿度和深度等，都可影响药物扩散。

（2）药敏纸片：纸片质量是影响药敏试验结果的主要因素。纸片含药量直接影响抑菌圈的大小，它与纸片的重量、吸水性、直径有关。保存条件以低温干燥为佳，纸片保存不当可使药效降低。β-内酰胺类药敏纸片应冷冻储存，且不超过 1 周，否则效价降低。

(3)接种菌量:待检菌液的浓度、接种量应达到规定的麦氏比浊标准,菌液浓度过大可使抑菌圈缩小,反之亦然。

(4)操作质量:涂布细菌方法、纸片贴放位置、纸片移动、孵箱内平板的放置方法等都将影响结果。

(5)培养条件、温度和时间的控制:置35℃孵育16～24h,量取抑菌圈直径。苯唑西林、甲氧西林、奈夫西林和万古霉素的药敏试验需培养24h。

(6)抑菌圈测量工具的精确度:常用精确度为0.10mm的游标卡尺。

(7)质控菌株:其本身的药敏特性是否合格,有无变异。

6.质量控制

(1)质控菌:控制影响药敏试验因素的主要措施是采用标准菌株进行质控。标准菌株来源于国家微生物菌种保藏中心,如金黄色葡萄球菌ATCC25923、大肠埃希菌ATCC25922、铜绿假单胞菌ATCC27853、粪肠球菌ATCC29212等。标准菌株应每周在MH琼脂上传代一次,4℃保存。

(2)质控方法:在同一条件下,将新鲜传代质控菌株用与常规实验相同的测定药物进行相同方法操作,测定质控菌株的抑菌圈,以对照监测。原则上要求每天做临床测定的同时做质控,在实验条件恒定的情况下,每周测2次即可。

(3)抑菌圈质控范围:标准菌株的抑菌圈应落在规定范围内,这个范围为95%的可信限,即日间质控得到的抑菌圈直径在连续20个数值中仅允许1个超出这个范围。如果经常有质控结果超出该范围,则不应报告,应从上述影响因素中找原因,并及时纠正。每日标准菌株的测定结果的均值应接近允许范围的中间值,变化数不得超过2mm,否则说明操作中有不规范之处,应予以调整。

(二)稀释法

稀释法可直接定量检测抗菌药物在体外对病原菌的抑制或杀菌浓度,有利于临床根据MIC、药物代谢等拟定合理的治疗方案。

1.原理 以一定浓度的抗菌药物与培养基进行一系列不同倍数稀释,经培养后观察待检菌的最低抑菌浓度,根据CLSI提供的MIC解释标准判断细菌对抗菌药物的敏感程度。稀释法中使用肉汤培养基为肉汤稀释法,使用琼脂培养基为琼脂稀释法。

2.方法

(1)肉汤稀释法

1)培养基:使用水解酪蛋白(MH)液体培养基,需氧菌、兼性厌氧菌在此培养基中生长良好。在该培养基中加入补充营养成分可支持流感嗜血杆菌、链球菌生长。液体培养基配制完毕后25℃校正pH至7.2～7.4。

2)药物稀释:药物原液的制备和稀释遵照CLS1的指南进行,有宏量稀释法和微量稀释法。宏量稀释法肉汤含量每管≥1.0mL(通常2mL),微量稀释法每孔含0.1mL。

3)菌种接种:配制0.5麦氏标准浓度的菌液,用肉汤(宏量稀释法)、蒸馏水或生理盐水(微量稀释法)稀释菌液。稀释菌液于15min内接种完毕,35℃孵育16～20h。嗜血杆菌属、链球菌属孵育时间20～24h。葡萄球菌、肠球菌对苯唑西林和万古霉素的药敏试验孵育时间为24h。

4)结果判断:以在试管内或小孔内无肉眼可见细菌生长的最低药物浓度为最低抑菌浓度

（MIC）。

（2）琼脂稀释法

1）培养基：配制水解酪蛋白（MH）琼脂并校正 pH 至 7.2～7.4；将已稀释的抗菌药物按 1∶9 加入预先在 45～50℃水浴中平衡融化的 MH 琼脂中，充分混匀后倾入平皿，使琼脂厚度为 3～4mm。将凝固的含药 MH 平板放入密封袋置于 2～8℃备用，贮存日期为 5 天。易降解的抗菌药物在配制好平板后，应在 48h 之内使用。

2）菌种接种：将 0.5 麦氏浓度菌液稀释 10 倍，以多点接种器吸取接种于琼脂表面，稀释菌液于 15min 内接种完毕，使平皿接种菌量为 1×10^4 CFU/点。35℃孵育 16～20h。嗜血杆菌属、链球菌属孵育时间 20～24h。

3）结果判断：将平板置于暗色、无反光的表面上判断终点，以抑制细菌生长的药物稀释度为终点。药敏试验结果可用 MIC 报告，也可对照 CLSI 标准用敏感、中介、耐药报告。

（三）E－test 法

E－test 法是一种结合了扩散法和稀释法的原理和特点、对抗菌药物直接测量 MIC 的药敏试验。试验所用的 E 试条是一条宽 5mm、长 50mm 的无孔试剂载体，一面固定有一系列预先制备的、对倍稀释梯度的抗菌药物，另一面标出所含药物浓度的刻度。

操作时将 E 试条紧密贴放在接种有细菌的琼脂平板上，试条 MIC 刻度朝上，浓度最大处靠平板边缘。90mm 平板上可放 E 试条 1～2 条，140mm 平板最多可放 6 条。经孵育过夜，抗菌药物在琼脂内向四周呈梯度递减扩散，敏感菌在一定范围内的生长受到抑制，围绕试条可见椭圆形抑菌圈，圈的边缘与试条交点的刻度浓度即为抗菌药物抑制细菌的最小抑菌浓度（图 4－8）。

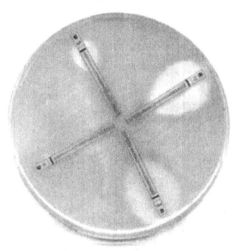

图 4－8　E－test 法药敏试验结果

E－test 法操作简单、影响因素少、结果直观准确、稳定性高，连续浓度梯度与琼脂稀释法相关性好。常用于苛养菌、厌氧菌、酵母菌、分枝杆菌的药物敏感试验。

（四）联合药物敏感试验

联合药物敏感试验是用两种抗菌药物同时对待检菌进行药敏试验。常用的方法有棋盘稀释法和单药纸片搭桥法。棋盘稀释法是目前临床实验室常用的联合抑菌定量方法。联合用药结果有：

①协同作用:两种抗菌药物联合使用后,药效大于同样浓度的两种药物抗菌作用的总和。

②无关作用:两种药物联合使用后,与单独一种抗菌药物作用相同。

③累加作用:两种药物联合使用后,其活性等于两种药物抗菌作用的总和。

④拮抗作用:两种药物联合使用后,其活性小于单独一种药物的抗菌作用。

三、细菌的耐药性检查

判断细菌对抗菌药物的耐药性还可进行以下检测:

1. β—内酰胺酶检测　主要有碘淀粉测定法和头孢硝噻吩纸片法。β—内酰胺酶能裂解青霉素类和头孢菌素类抗生素的 β—内酰环,使此类药物失去抗菌活性。通过检测细菌产生的 β—内酰胺酶,可了解细菌的耐药性。

2. 双纸片协同试验　双纸片协同试验是主要用于筛选产超广谱 β—内酰胺酶(ESBL)革兰阴性杆菌的纸片琼脂扩散试验。

3. 耐药基因检测　临床可检测的耐药基因主要有:葡萄球菌与甲氧西林耐药有关的 MecA 基因,大肠埃希菌与 β—内酰胺类耐药有关的 blaTEM、blaSHV、blaOXA 基因,肠球菌与万古霉素耐药有关的 vanA、vanB、vanC、vanD 基因。检测抗菌药物耐药基因的方法主要有:PCR、PCR—RFLP 分析、PCR—SSCP 分析、PCR—线性探针分析、生物芯片技术、自动 DNA 测序等方法。

(王志军)

第三节　病原性球菌检验

球菌分布广泛,种类繁多。对人致病的球菌称为病原性球菌,因临床上通常引起机体化脓性感染,故又称化脓性球菌。根据革兰染色性的不同,分为革兰阳性球菌和革兰阴性球菌两类。前者主要包括葡萄球菌属、链球菌属及肠球菌属等;后者主要包括奈瑟菌属、卡他布兰汉菌等。

一、葡萄球菌属

葡萄球菌属广泛分布于自然界,大多数无致病性,并构成人体的正常菌群。其中少数可引起人和动物的化脓性感染和食物中毒,金黄色葡萄球菌为其中最重要的致病菌,医务人员的带菌率可高达 70%,是引起医院感染的重要微生物。

(一)生物学特性

1. 形态与染色　革兰阳性,呈圆球形,直径 $0.5 \sim 1.5 \mu m$,无鞭毛和芽胞,某些菌株可形成荚膜。在固体培养基上常呈葡萄状排列(图 4—9);在液体培养基或脓液中可呈单个、成双或短链状排列,少数堆积如葡萄状。当菌体衰老、死亡、被吞噬后或在青霉素的作用下形成 L 型细菌后可变为革兰染色阴性。

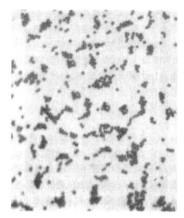

图4-9　葡萄球菌革兰染色镜检形态

2.培养特性　需氧或兼性厌氧,营养要求不高,最适生长温度为35～37℃,最适pH为7.4。在20％～30％二氧化碳环境中,有利于毒素的产生。某些菌株耐盐性强,能耐受10％～15％的氯化钠,故可用高盐培养基分离葡萄球菌。葡萄球菌在各种培养基上的生长特点如下:

(1)肉汤培养基:经35℃培养24小时后呈均匀混浊。

(2)普通琼脂平板:经35℃培养24小时后,可形成直径2～3mm的圆形、凸起、光滑、湿润、边缘整齐的不透明菌落。不同菌株产生不同脂溶性色素,如金黄色、白色和柠檬色色素。

(3)血琼脂平板:菌落较大,多数致病性葡萄球菌能产生溶血毒素,使菌落周围红细胞溶解而形成透明的溶血环即β溶血环,非致病性葡萄球菌无此现象。

(4)高盐甘露醇平板:为葡萄球菌的选择性培养基。致病性葡萄球菌能分解甘露醇形成淡橙黄色菌落。

(5)高盐卵黄平板:致病性葡萄球菌可产生卵磷脂酶,使菌落周围形成白色沉淀圈。

3.生化反应　触酶阳性,据此可与链球菌区别。多数菌株能分解葡萄糖、麦芽糖和蔗糖,产酸不产气。致病菌株甘露醇发酵阳性,耐热DNA酶阳性,凝同酶试验多为阳性,但有些凝同酶阴性的菌株也可致病。

4.抗原结构

(1)蛋白抗原:为完全抗原,有种属特异性,无型特异性。主要为存在于细胞壁上的葡萄球菌A蛋白(SPA)。SPA的意义主要有:①具有抗吞噬、促细胞分裂、引起超敏反应和损伤血小板等作用,与致病有关。②能与IgG分子的Fc段结合,而IgG分子的Fab段仍能与相应抗原特异性结合,据此可开展协同凝集试验来检测多种微生物抗原。

(2)多糖抗原:为半抗原,具有型特异性,可用于葡萄球菌分型。

5.分类　葡萄球菌属于微球菌科。葡萄球菌目前有35个种及17个亚种。主要有以下几种分类方法。

(1)根据色素和生化反应等可分为金黄色葡萄球菌、表皮葡萄球菌及腐生葡萄球菌。

(2)根据噬菌体分型,金黄色葡萄球菌可分为5个噬菌体群和26个型。

(3)根据是西产生凝固酶可分为凝固酶阳性和凝固酶阴性(CNS)两大类。凝固酶阳性主要包括金黄色葡萄球菌、中间型葡萄球菌和猪葡萄球菌。凝固酶阴性主要包括表皮葡萄球菌和腐生葡萄球菌等。

6.抵抗力　是抵抗力最强的无芽胞细菌。耐盐、耐热、耐干燥。加热 60℃1 小时或 80℃ 30 分钟才能被杀灭;在干燥的脓、痰、血中能存活 2～3 个月。对碱性染料、消毒剂、多种抗生素敏感。在 5%苯酚、0.1%升汞溶液中 10～15 分钟后死亡;1∶10 万～1∶20 万甲紫溶液可抑制其生长;由于近年来抗生素的广泛使用,耐药菌株逐年增多,尤其是耐甲氧西林金黄色葡萄球菌(MRSA)已经成为医院感染最常见的致病菌。

(二)临床意义

1.致病物质

(1)血浆凝固酶:是一种能使经过枸橼酸钠或肝素抗凝的人或家兔的血浆发生凝固的酶,凝固物沉积在菌体表面,从而保护病原菌不被吞噬或免受抗体等作用,大多数致病性葡萄球菌能产生此酶,因此,凝固酶是鉴别葡萄球菌是否具有致病性的重要指标。

(2)耐热核酸酶:耐热,100℃15 分钟不被破坏,能水解 DNA 和 RNA,具有免疫原性。

(3)溶血毒素:多数致病性葡萄球菌能产生溶血毒素,能溶解人和多种动物的红细胞。对人类有致病作用的主要是 α 溶血毒素,对白细胞、血小板及多种组织细胞有毒性作用,能使局部小血管收缩,导致局部缺血和坏死。

(4)肠毒素:金黄色葡萄球菌的某些溶血菌株能产生一种引起急性胃肠炎的肠毒素。此种菌株污染牛奶、肉类、鱼虾、糕点等食物后,在室温(20℃以上)下经 8～10 小时能产生大量毒素,人摄食该菌污染的食物 2～3 小时后可引起中毒症状,表现为急性胃肠炎。按等电点和免疫原性等不同,目前发现肠毒素有 A、B、C_1、C_2、C_3、D、E、G 和 H 等 9 个血清型,均能引起食物中毒。以 A、D 型多见,B、C 型次之。

肠毒素是一种可溶性蛋白质,耐热,100℃煮沸 30 分钟不被破坏,主要作用于肠壁,能够抵抗胃肠液中蛋白酶的水解作用,并通过传入神经到达呕吐中枢而引起呕吐,可引起人、猫、猴急性胃肠炎。

(5)杀白细胞素:大多数致病性葡萄球菌能产生,是具有免疫原性,不耐热的蛋白质,能通过细菌滤器。只损伤中性粒细胞和巨噬细胞,导致中毒性炎症反应以及组织坏死等病变。杀白细胞素抗体能阻止葡萄球菌感染的复发。

(6)表皮剥脱毒素:又称表皮溶解毒素,约有 50%的金黄色葡萄球菌可产生此毒素,能使表皮内连接细胞层裂开,导致表皮脱落,引起人类烫伤样皮肤综合征,多见于新生儿、幼儿、免疫功能低下或患有代谢缺陷的成人。

(7)毒性休克综合征毒素:引起机体多个器官系统的功能紊乱或毒性休克综合征。

2.所致致病

(1)侵袭性疾病:主要引起化脓性炎症。

1)局部化脓性炎症:如毛囊炎、疖、痈、蜂窝组织炎、伤口感染等。由于产生的血浆凝固酶使局部有纤维蛋白的凝固和沉积,限制了细菌向周围扩散,故感染病灶局限化,与周围组织界限明显。

2)内脏器官感染:如气管炎、肺炎、脓胸、中耳炎等。

3)全身感染:如果原发病灶处理不当,细菌会侵入血流向全身扩散,引起败血症;或转移到肝、肾、脾等器官引起脓毒血症。

(2)毒素性疾病

1)食物中毒:进食含有肠毒素的食物 1～6 小时即可发病,引起胃肠炎。患者以呕吐为主要症状,伴有腹痛、腹泻。发病急,病程短,1～2天内可恢复。

2)烫伤样皮肤综合征:多见于新生儿、幼儿、免疫功能低下或患有代谢缺陷的成人,由表皮剥脱毒素引起。开始皮肤有红斑,1～2天表皮起皱,出现大疱,最后表皮脱落。

3)毒性休克综合征:主要由毒性休克综合征毒素引起。主要表现为高热、低血压、猩红热样皮疹伴脱屑,严重时出现休克。

4)假膜性肠炎:本质是一种菌群失调症。长期大量使用抗生素后,造成葡萄球菌肠毒素引起的以腹泻为主的临床症状,排出水样便和黏膜状物。

临床上的致病性葡萄球菌以凝固酶阳性的金黄色葡萄球菌最常见,凝固酶阴性的葡萄球菌近年来成为重要的条件致病菌和免疫受损者的感染菌。表皮葡萄球菌可引起人工瓣膜性心内膜炎、静脉导管炎、血管移植物感染和人工关节感染等,是医院感染的重要病原菌。腐生葡萄球菌主要引起泌尿系统(女性、孕妇)感染、前列腺炎和败血症等的重要病原菌。因此,从输液导管、人工植入组织中分离出表皮葡萄球菌和从脓尿标本中分离出腐生葡萄球菌应为病原菌。

预防葡萄球菌感染应加强食品卫生监督管理,防止葡萄球菌引起的食物中毒。应注意个人卫生,保持皮肤清洁,创伤应及时消毒处理。严格无菌操作,防止医院内交叉感染。合理使用抗生素,选择敏感药物进行治疗,预防耐药菌株的形成。

(三)微生物学检验

1.标本采集 根据不同病症和体征采集不同的标本,如脓液、伤口分泌物、血液、脑脊液、粪便、呕吐物或剩余食物等。

2.检验程序(图4—10)

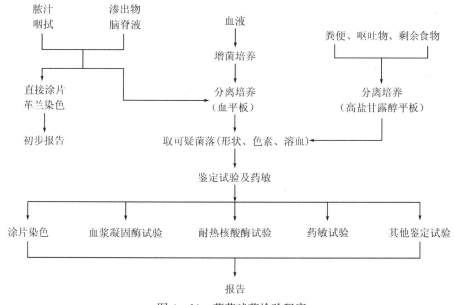

图4—10 葡萄球菌检验程序

3.检验方法

(1)直接镜检:标本直接涂片,革兰染色镜检,见革兰阳性、呈葡萄状排列的球菌,即可初步报告"查见革兰阳性球菌,葡萄状排列,疑为葡萄球菌"。无菌体液如脑脊液和关节穿刺液等,直接涂片检查具有重要价值;其他体液标本查见细菌的同时伴有炎性细胞则也有参考价值。

（2）分离培养

1）脓液、脑脊液标本：接种于血平板或含硫酸镁、对氨基苯甲酸的血平板上，经 35℃24 小时培养后，观察菌落形态、性状、溶血及色素产生等情况。

2）粪便、呕吐物或剩余食物等有污染菌的标本：应接种在高盐甘露醇平板或高盐卵黄平板等选择性培养基上，经 35℃24 小时培养后，观察可疑菌落。

3）血标本：疑为败血症患者，抽取静脉血 5mL，注入 50mL 葡萄糖肉汤增菌培养，迅速摇匀，以防凝固。若患者已接受磺胺类药物或抗生素治疗，需用含有硫酸镁、对氨基苯甲酸的肉汤增菌培养。经 35℃24 小时培养后，开始观察有无细菌生长，若有溶血或者均匀混浊及胶冻状生长，则接种到血平板，做进一步鉴定；若无细菌生长，则继续培养，48、72 小时后再观察，并移至血平板上确定有无细菌生长。一般增菌可培养 7 天。

经上述分离培养及增菌后生长的菌落，均应涂片革兰染色，如发现革兰阳性球菌则用普通培养基做纯培养，进一步做鉴定试验。如同一性状的菌落较多时，纯培养可省略，可以用同一性状的菌落直接进行鉴定。

（3）鉴定试验：取可疑菌落进行鉴定。

1）涂片染色：可见革兰阳性葡萄状排列球菌。

2）鉴别试验：

①与链球菌鉴别：触酶试验阳性可与链球菌区别。

②与微球菌鉴别（表 4—2）

表 4—2　葡萄球菌属与微球菌属的鉴别

鉴定项目	葡萄球菌属	微球菌属
形态、排列	球形、葡萄状	球形、四联状
发酵葡萄糖产酸	+	—
溶葡萄球菌素（200μg/mL）敏感	+	—
呋喃唑酮（100μg/片）	S（>15mm）	R（6～10mm）
杆菌肽（0.04U/片）	R	S
甘油—红霉素（0.4μg/mL）培养基产酸	+	—

③葡萄球菌属内种间鉴别（表 4—3）。

表 4—3　葡萄球菌属内种间鉴别

鉴定项目	金黄色葡萄球菌	表皮葡萄球菌	腐生葡萄球菌
色素	金黄色	白色	白色、柠檬色
凝固酶	+	—	—
甘露醇发酵	+	—	—
耐热核酸酶	+	—	—
新生霉素	S	S	R
溶血毒素	+	—	—
SPA	+	—	—

（4）肠毒素的测定：

1）生物学试验：采用幼猫腹腔注射（肉汤培养物或呕吐物），4 小时内发生呕吐腹泻和体温升高或死亡现象者，提示金黄色葡萄球菌肠毒素的存在。

2）免疫学方法：近年来常用 ELISA 法，在 25 分钟内即可完成，肠毒素检出的最小量可至

$10^8 \mu g/mL$。

金黄色葡萄球菌的鉴定依据：①涂片染色镜检为革兰阳性球菌,呈葡萄状排列。②血平板上菌落为金黄色,有 β 溶血现象。③血浆凝固酶试验阳性。④甘露醇发酵试验阳性。⑤耐热核酸酶试验阳性。⑥新生霉素敏感。

二、链球菌属

链球菌种类繁多,广泛分布于水、乳、粪便以及人或动物的口腔、鼻咽部和肠道。对人致病的主要有 A 群链球菌和肺炎链球菌。A 群链球菌主要引起各种化脓性感染、败血症和超敏反应。肺炎链球菌可引起支气管肺炎和大叶性肺炎。

(一)生物学特性

1.形态与染色 革兰阳性,呈圆形或卵圆形,直径 $0.5 \sim 1.0 \mu m$,无鞭毛和芽胞,某些菌株在血清肉汤中可形成荚膜。在固体培养基或脓液中可呈单个、成双或短链状排列,易与葡萄球菌葡萄混淆。在液体培养基中呈链状排列,长短不一。肺炎链球菌呈矛头状,尖端相背,钝端相对,有荚膜,常成双排列。

2.培养特性 需氧或兼性厌氧,少数专性厌氧。营养要求较高,在含有葡萄糖、血清、血液的培养基中生长良好。最适温度为 $35 \sim 37$℃,最适 pH 为 $7.4 \sim 7.6$。在 $5\% \sim 10\%$二氧化碳环境中生长更好。链球菌在各种培养基中的生长特点如下:

(1)血清肉汤培养基:溶血性菌株呈絮状或颗粒状沉淀生长,菌链较长;不溶血菌株呈均匀混浊生长,菌链较短。

肺炎链球菌在血清肉汤培养基中呈混浊生长,如培养时间过长,可因产生自溶酶而使培养基变澄清、仅管底留有沉淀。

(2)血琼脂平板:经 35℃培养 24 小时后,可形成直径 $0.5 \sim 0.75mm$ 灰白色或乳白色、圆形、凸起、光滑、半透明或不透明的细小菌落。不同菌种在菌落周围出现不同的溶血现象。

肺炎链球菌在血平板上经 35℃培养 24 小时后,可形成直径 $0.5 \sim 1.5mm$ 灰白色、圆形、扁平、光滑、半透明或不透明的细小菌落,菌落周围有草绿色溶血环,易与甲型链球菌混淆,但肺炎链球菌菌落扁平兼有多数同心环,培养 48 小时后,因产生自溶酶菌落中央塌陷呈脐窝状。

3.生化反应 触酶阴性,可与葡萄球菌区别。能分解葡萄糖产酸不产气,对其他糖类的分解因菌株不同而异。

A 群链球菌对杆菌肽敏感,PYR 试验阳性;B 群链球菌 CAMP 试验阳性,可水解马尿酸钠;D 群链球菌七叶苷试验阳性;肺炎链球菌分解菊糖,对 Optochin(乙基氢化羟基奎宁)敏感,胆汁溶菌阳性,荚膜肿胀试验阳性,可与甲型链球菌相鉴别。

4.抗原结构 链球菌抗原结构复杂,其主要抗原有:

(1)群特异性抗原:简称 C 抗原,有群特异性,是细胞壁的多糖成分,是链球菌血清群分类的依据。

(2)型特异性抗原:简称表面抗原,是链球菌细胞壁的蛋白质抗原。位于 C 抗原的外层,其中又分为 M、T、R、S 四种抗原。与人类致病性有关的是 M 抗原,它是 A 群链球菌的主要致病物质,是引起超敏反应的异嗜性抗原。根据 M 抗原可将 A 群链球菌分成 80 个型。

(3)非特异性抗原:简称 P 抗原,无特异性,不能用作分类。与葡萄球菌、肺炎链球菌的 P 抗原有交叉反应

(4)荚膜多糖抗原:亦称型特异性抗原,存在于肺炎链球菌的荚膜中,有大量多糖多聚体组成。能溶于水,有型特异性,早根据凝集反应、沉淀反应及荚膜肿胀试验作肺炎链球菌的分型。目前,肺炎链球菌至少有 85 个血清型。

5.分类　链球菌的分类方法很多,主要有以下几种:

(1)根据溶血能力分类:

1)甲型(α)溶血性链球菌:通称草绿色链球菌,灰白色、针尖状菌落,在菌落周围有 1～2mm 宽的草绿色溶血环(α 溶血环)。草绿色溶血环是由于细菌产生了过氧化氢,使血红蛋白氧化为正铁血红素所致,而不是溶血素的作用。甲型链球菌多为条件致病菌。

2)乙型(β)溶血性链球菌:通称溶血性链球菌,灰白色小菌落,在菌落周围有 2～4mm 宽的透明溶血环(β 溶血环)。主要是此菌产生溶血素导致红细胞完全溶解。乙型链球菌致病力最强。

3)丙型(γ)链球菌:通称不溶血性链球菌,灰白色小菌落,在菌落周围无溶血环(γ 溶血)。丙型链球菌一般无致病性。

(2)根据抗原结构分类:Lancefield 根据群特异性抗原的不同,将乙型溶血性链球菌分为 A～V 共 20 个群,对人致病的 90% 为 A 群(化脓性链球菌)。

6.抵抗力　本属细菌抵抗力不强。对各种常用的消毒剂敏感,一般加热 60℃ 30 分钟即可被杀灭。在干燥的痰中能存活数周。对金霉素、青霉素、红霉素和磺胺类药物敏感,但也存在耐药菌株。

(二)临床意义

1.致病物质　致病性链球菌对人具有较强的侵袭力,这与其产生的多种毒素和酶有关。

(1)M 蛋白:是 A 群链球菌的主要致病物质。有抗吞噬和抗杀菌物质的作用,还与心肌、肾小球基底膜有共同抗原成分,可引起超敏反应。

(2)溶血毒素:由 A 群链球菌产生。有溶解红细胞,破坏白细胞、血小板及毒害心脏的作用,主要有溶血素 O(SLO)和溶血素 S(SLS)两种。

1)SLO:耐热,对氧敏感,易被氧化而失去溶血能力。免疫原性强,感染后 2～3 周即可产生抗 SLO 抗体(抗 O 抗体),可持续数月至数年。检测血清中的抗 O 抗体可辅助诊断链球菌引起的风湿热、肾小球肾炎等超敏反应性疾病。

2)SLS:对热和酸敏感,对氧稳定,免疫原性弱。血平板上菌落周围的 β 溶血环是 SLS 所致。

(3)致热外毒素:曾称红疹毒素,由 A 群链球菌产生。可引起发热、红疹和全身不适等,称为猩红热。

(4)侵袭性酶:透明质酸酶能分解结缔组织间的透明质酸;链道酶(链球菌 DNA 酶)能分解脓液中具有高度黏性的 DNA,使脓液稀薄;链激酶(链球菌溶纤维蛋白酶)使血块溶解或阻止血浆凝固;胶原酶能水解肌肉和皮下组织中的胶原蛋白纤维。上述酶的作用均有利于细菌在机体内扩散。

(5)荚膜:是肺炎链球菌重要致病因素。

2.所致致病

(1)A 群链球菌:主要引起化脓性炎症、中毒性和超敏反应等疾病。

1)局部化脓性炎症:由伤口侵入,引起皮肤及皮下组织化脓性感染,如疖、痈、蜂窝组织炎、丹毒等。经呼吸道侵入,常伴有扁桃体炎、咽炎、脓胸、中耳炎等。由于溶血性链球菌产生多种侵袭性酶有利于细菌在机体内扩散,故感染的特点为脓液稀薄带血性,病灶周围界限不清,有明显扩散的倾向。

2)全身感染:溶血性链球菌可沿淋巴管或血液扩散,引起淋巴管炎、淋巴结炎和菌血症等。

3)毒素性疾病:猩红热是一种小儿急性呼吸道传染病,临床表现为发热、咽炎、全身弥散性红色皮疹。

4)超敏反应性疾病:急性肾小球肾炎和风湿热。发病原因主要与 A 群链球菌感染后引起Ⅱ、Ⅲ型超敏反应有关。

(2)B 群链球菌:又称无乳链球菌,是鼻咽部、肠道、泌尿生殖道的正常菌群。是引起牛乳腺炎的病原菌,近年来发现是新生儿败血症和脑膜炎的主要病原菌,也可引起成人尿路感染,偶致败血症。

(3)C 群链球菌:咽喉部正常菌群,偶可引起菌血症、心内膜炎、脑膜炎和呼吸泌尿生殖.道感染。

(4)肺炎链球菌:可引起大叶性肺炎或支气管肺炎、心内膜炎、中耳炎、败血症等。

(5)甲型链球菌:为口腔和鼻咽部正常菌群,可因拔牙等原因进入血流,引起亚急性细菌性心内膜炎。

预防链球菌感染应注意空气、牛乳、器械等的消毒。早期彻底治疗咽炎、扁桃体炎,防止大叶性肺炎、风湿热、急性肾小球肾炎或亚急性细菌性心内膜炎等疾病的发生。治疗可采用磺胺类药物和抗生素。

(三)微生物学检验

1.标本采集　根据临床上不同疾病类型,采集不同的标本,如脓液、咽拭子、炎性分泌物、血液、脑脊液、痰液及尿液等。

2.检验程序(图 4—11)

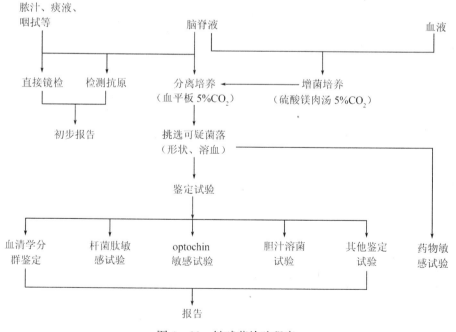

图 4—11　链球菌检验程序

3.检验方法

(1)直接镜检:将脓液、脑脊液的离心沉淀物等标本直接涂片,革兰染色镜检,如见革兰阳性链状排列的球菌,或见革兰阳性矛头状双球菌,有肥厚荚膜,即可作出初步报告。

(2)分离培养

分离培养:

1)脓液、咽拭子:可接种于血平板,35℃24小时培养后,观察菌落特征和溶血情况。

2)血液标本:先进行增菌培养,如增菌液发生上层溶血,下层沉淀生长;出现溶血或呈均匀混浊或有绿色荧光等现象,可进一步转种血平板进行分离培养。经培养7天后,仍无细菌生长者,报告为阴性。疑为草绿色链球菌引起的亚急性细菌性心内膜炎标本,应延长至4周。

(3)鉴定试验:取可疑菌落进行鉴定。

1)革兰染色镜检:可见革兰阳性链状排列的球菌。

2)鉴别试验:

①与葡萄球菌属鉴别:触酶试验阴性。

②与肠球菌属鉴别(表4-4)。

表4-4 链球菌属与肠球菌属的鉴别

菌属	PYR	6.5%NaCl 生长	45°生长
链球菌属	−	−	−
肠球菌属	+	+	+

③β溶血性链球菌的鉴定:根据 Lancefield 分群的要求提取各菌落的群特异性抗原,与相应的分群血清进行凝集试验。与 B 群抗血清凝集的为无乳链球菌,与 F 群凝集并且菌落直径小于 0.5mm 的为米勒链球菌,与 A、C、G 群抗血清凝集的不能确定种类,还需根据菌落大小和生化反应进一步鉴定(表4-5)。

表4-5 β溶血性链球菌鉴定

菌种名	Lancefield 抗原群	菌落(mm)	杆菌肽	PYR	VP	CAMP	BGUR
化脓链球菌	A	>0.5	S	+	−	−	
米勒链球菌	A	<0.5	S	−	+	−	
无乳链球菌	B		R			+	
马链球菌	C	>0.5	R	−	−	−	+
米勒链球菌	C	<0.5	R	−	+	−	
米勒链球菌	F	<0.5	R	−	+	−	
似马链球菌	G	>0.5	R	−	−	−	+
米勒链球菌	G	<0.5	R	−	+	−	
米勒链球菌	未定群	<0.5	R	−	+	−	

4)α溶血性链球菌的鉴定(表4-6)。

表4-6 α溶血性链球菌的鉴定

菌种	α溶血	Optochin 敏感	胆汁溶菌	胆汁七叶苷
肺炎链球菌	+	+	+	−
甲型溶血性链球菌	+	−	−	−
D 群链球菌	+/−	−	−	+

5)肺炎链球菌与甲型链球菌的鉴别(表4-7)。

表4-7　肺炎链球菌与甲型链球菌的鉴别

	形态	菌落	血清肉汤	盐水	胆汁溶菌	菊糖发酵	Optochin敏感	小白鼠毒力
肺炎链球菌	矛头状、成双有荚膜	稍大、扁平脐窝状	均匀混浊	均匀	+	+	+	+
甲型链球菌	圆形、链状无荚膜	较小、圆形凸起	沉淀生长	自凝	−	−	−	−

6)甲型溶血性链球菌种间鉴定(表4-8)。

表4-8　甲型溶血性链球菌种间鉴定

菌群	VP	脲酶	精氨酸	七叶苷	甘露醇	山梨醇
缓症链球菌群	−	−	−	−	−	−
咽颊炎链球菌	+	−	+	+	−	−
变异链球菌群	+	−	−	+	+	+
唾液链球菌群	+	d	−	+	−	−

(4)抗链"O"试验:是毒素和抗毒素的中和试验。本试验是测定患者血清中抗链球菌溶血素"O"抗体的效价,作为风湿性关节炎、急性肾小球肾炎等疾病的辅助诊断。效价大于400单位或逐步升高即有诊断意义。

鉴定依据:

1)乙型溶血性链球菌:①血平板上呈β溶血。②A群链球菌杆菌肽敏感。③B群链球菌杆菌肽耐药,CAMP试验及马尿酸钠水解试验阳性。

2)甲型溶血性链球菌:①血平板上呈α溶血。②杆菌肽敏感试验耐药、胆汁七叶苷试验、CAMP试验及6.5%NaCl生长试验均阴性。③菊糖发酵试验、胆汁溶菌试及Optochin敏感试验均匀阴性。

3)肺炎链球菌:①革兰阳性矛头状成双排列球菌,有荚膜。②光滑湿润扁平小菌落,草绿色溶血环,培养稍久呈脐窝状。③菊糖发酵试验、胆汁溶菌试及Optochin敏感试验阳性。

三、肠球菌属

肠球菌是人类肠道中的正常菌群,在某些条件下可引起败血症、尿路感染、心内膜炎和伤口感染等。在革兰阳性球菌中是仅次于葡萄球菌的重要医院内感染病原菌。

(一)生物学特性

1.形态与染色　革兰阳性,呈圆形或卵圆形,直径0.5~1.0μm,单个、成双或短链状排列,无鞭毛和芽胞,少数有荚膜。

2.培养特性　需氧或兼性厌氧,营养要求较高。最适温度为35℃,在10℃和45℃均可生长。血琼脂平板上,经35℃培养24小时,形成直径为1~2mm灰白色、圆形、光滑、不透明的菌落。不同菌株可表现为α溶血或γ溶血。在普通平板和麦康凯平板上可见小菌落生长。在液体培养基中,呈混浊生长。在高盐(6.5%NaCl)、高碱(pH9.6)、高胆汁(40%)培养基上能生长,此点可与链球菌鉴别。

3.生化反应　触酶阴性,胆汁七叶苷试验阳性,6.5%NaCl中可生长。多数菌种具有吡咯烷酮芳基酰胺酶,能水解吡咯烷酮β萘基酰胺(PYR)。

4.分类 本菌属于链球菌科。在 Lancefield 血清学分类上属于 D 群。据 16SrRNA 序列分析和核酸杂交等,证实肠球菌已有 21 个种,分成五群,临床标本分离的肠球菌多属于 II 群。分离率最高的是粪肠球菌,其次是屎肠球菌。

(二)临床意义

肠球菌含有多种潜在性毒力因素,主要引起医院感染。最常见的是尿路感染,多与尿路器械操作、留置导尿管和患者尿路结构异常有关;其次是腹部、盆腔等部位的创伤和外科术后感染。肠球菌亦是引起老年患者和严重基础疾患败血症的常见病原菌。

近年来大多数肠球菌对青霉素族抗生素已呈现不同程度耐药,对庆大霉素呈高度耐药的菌株逐年增多,并已出现耐万古霉素菌株,使肠球菌所致的重症感染治疗已成为临床棘手的问题之一。

治疗肠球菌感染,一般采用β内酰胺类和氨基糖苷类联合治疗。如果氨基糖苷类高水平耐药,则此联合治疗不会产生协同效应,必要时改用万古霉素或替考拉宁。

(三)微生物学检验

1.标本采集 根据临床上不同疾病类型,采集不同的标本,如血液、尿液、脓性分泌物等。

2.检验程序(图 4—12)

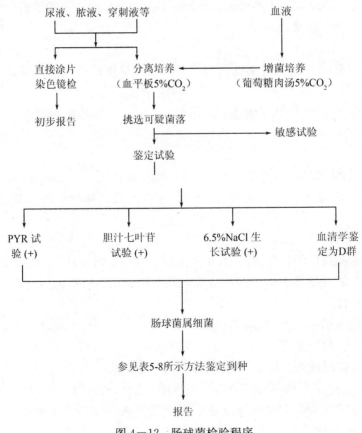

图 4—12 肠球菌检验程序

3.检验方法

(1)直接镜检:直接涂片,革兰染色镜检,如见单个、成双或短链状排列的革兰阳性球菌,可作出初步报告。

（2）分离培养

1）脓液、创伤和尿液标本：可直接接种于血平板或选择性培养基（叠氮钠胆汁七叶苷平板）、麦康凯平板。

2）血液、脑脊液标本：可先进行增菌培养，24小时后，如发生混浊生长现象，可进一步转种血平板进行分离培养。如无变化，培养至7天。

（3）鉴定试验：取可疑菌落进行鉴定。

1）革兰染色镜检：可见革兰阳性单个、成双或短链状排列的球菌。

2）鉴别试验：

①与葡萄球菌属鉴别：触酶试验阴性。

②与链球菌属鉴别：参见链球菌属。

③肠球菌属的种间鉴别（表4—9）。

表4—9 常见肠球菌属种间鉴别

	山梨醇	阿拉伯糖	丙酮酸盐
粪肠球菌	+	-	+
屎肠球菌	-	+	-

四、奈瑟菌属

奈瑟菌属是一群专性需氧革兰阴性球菌。其共同特点是：革兰阴性，球形，成双排列；触酶和氧化酶阳性。其中对人致病的主要有脑膜炎奈瑟菌和淋病奈瑟菌，引起流行性脑脊髓膜炎和淋病。其他多为腐生菌，可寄生在人体的鼻咽腔等部位，一般不致病。奈瑟菌属常见菌种的生物学性状（表4—10）。

表4—10 常见的奈瑟菌和卡他莫拉菌的鉴定

	MTM,−ML,NYC培养基	30%H$_2$O$_2$试验	营养琼脂35℃	巧克力血平板22℃	分解产酸					硝酸盐还原	亚硝酸盐还原	多糖合成	DNA酶	三丁精水解
					葡萄糖	麦芽糖	乳糖	蔗糖	果糖					
脑膜炎奈瑟菌	+	-	V	-	+	+	-	-	-	-	V	-	-	-
淋病奈瑟菌	+	+	-	-	+	-	-	-	-	-	-	-	-	-
嗜乳奈瑟菌	+	-	+	V	+	+	+	-	-	-	V	-	-	-
灰色奈瑟菌	V	-	+	-	-	-	-	-	-	-	+	-	-	-
多糖奈瑟菌	V	-	+	+	+	+	-	V	-	-	+	-	-	-
微黄奈瑟菌	V	-	+	+	+	+	-	V	V	-	+	V	-	-
干燥奈瑟菌	-	-	+	+	+	+	-	+	+	-	+	-	-	-
黏液奈瑟菌	-	-	+	+	+	+	+	+	+	+	+	+	-	-
变黄奈瑟菌	-	-	+	+	+	-	-	-	-	-	V	-	-	-
长奈瑟菌	-	-	+	+	-	-	-	-	-	-	+	-	-	-
卡他莫拉菌	V	-	+	+	-	-	-	-	-	+	-	-	-	+

（一）脑膜炎奈瑟菌

脑膜炎奈瑟菌简称脑膜炎球菌，是流行性脑脊髓膜炎（流脑）的病原体。人类是脑膜炎奈瑟菌的唯一宿主，可定植在人类的鼻咽部黏膜上。

1. 生物学特性

（1）形态与染色：革兰阴性，呈肾形或咖啡豆形，凹面相对，成双排列，直径 $0.6\sim1.0\mu m$，在脑脊液中，本菌常位于中性粒细胞内。无芽胞，无鞭毛，从患者体内新分离的菌株有荚膜和菌毛。

（2）培养特性：本菌为专性需氧菌，初次分离需要在 $5\%\sim10\%$ 二氧化碳环境下才能良好生长，并要保持一定湿度（50%）。对温度要求严格，低于 30℃ 或高于 40℃ 则不长。最适生长温度为 35℃，最适 pH 为 7.5。营养要求较高，必须在含有血液、血清或卵黄的培养基中才能生长良好。培养时间过长，因产生自溶酶而自溶死亡。

1）在巧克力色平板或血琼脂平板上：菌落为灰白色、半透明、凸起、光滑似露珠，不溶血，直径为 $1\sim2mm$ 左右。

2）在卵黄双抗（EPV）平板上：菌落无色较大、易乳化，质地呈奶油状。由于含多粘菌素 B 和万古霉素，可抑制鼻咽部杂菌作用，利用本菌的检出。因菌落色泽与背景反差小，可加入氯化三苯四氮唑，使菌落边缘呈红色，更利于细菌的检出。

3）在血清肉汤中：呈混浊生长，若培养时间过长，可因产生自溶酶而发生自溶现象。

（3）生化反应：氧化酶、触酶试验阳性，只分解葡萄糖和麦芽糖产酸不产气，一般不分解其他糖。

（4）抗原结构及分类

1）荚膜多糖抗原：有群特异性，可将本菌分为 A、B、C、D、X、Y、Z、29E、W135、H、I、K、L 等 13 个血清群，我国流行的菌株以 A 群为主，95% 以上病例由它引起。

2）外膜蛋白抗原和脂多糖抗原：有型特异性，可将脑膜炎奈瑟菌分为 L1～L12 型，我国流行的是 A 群 L10 型。

（5）抵抗力：对外界抵抗力极低。对干燥、寒冷、湿热、消毒剂均很敏感。室温中仅存活 3 小时，55℃5 分钟即死亡。青霉素敏感。

2. 临床意义

（1）致病物质

1）荚膜：可抵抗吞噬细胞的吞噬作用，增强细菌的致病性。

2）菌毛：介导细菌黏附在宿主易感细胞表面，有助于细菌进一步侵入机体。

3）内毒素：是主要的致病物质，作用于小血管或毛细血管，引起血栓、出血，表现为患者皮肤出血性皮疹或瘀斑；作用于肾上腺，引起肾上腺出血。

（2）所致致病：脑膜炎奈瑟菌常寄生于人的鼻咽部，细菌通过飞沫经呼吸道传播，大部分感染者仅表现为上呼吸道感染，成为带菌者；少数可发展为菌血症或败血症，患者出现恶寒、发热、恶心、呕吐，皮肤上有出血性皮疹；最后发展成化脓性脑脊髓膜炎，出现头痛、喷射状呕吐、颈项强直等脑膜刺激征。儿童免疫力弱，感染后发病率较高。6 个月内的婴儿因有母体抗体，患病很少。

对患者要早发现、早隔离、早治疗。我国已经广泛开展应用混合多糖疫苗对儿童进行特异性预防，保护率 90% 以上。治疗首选药物为青霉素 G，过敏患者可用红霉素、氯霉素和三代头胞菌素作为替代药物。

3.微生物学检验　标本采集：根据临床症状和体征采集不同的标本，如鼻咽分泌物、脑脊液、血液、瘀点穿刺液等，由于本菌能产生自溶酶且低温和干燥敏感，故标本采集后应注意保温、保湿并及时送检或床边接种。标本不宜放冰箱保存，接种时培养基要预温。

4.检验程序(图4—13)

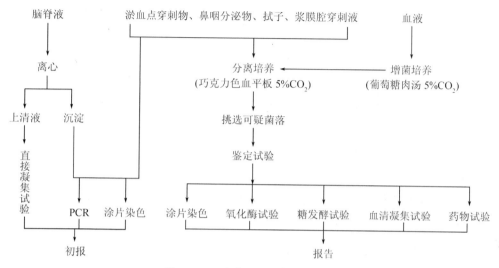

图4—13　脑膜炎奈瑟菌检验程序

5.检验方法

(1)直接镜检：取脑脊液沉淀物涂片或瘀斑、组织液印片，若发现在白细胞内、外有典型肾形的革兰阴性双球菌，可初步报告"查见革兰阴性双球菌，疑似脑膜炎奈瑟菌"。

(2)分离培养

脑脊液、瘀点组织液或血液标本经增菌培养后，转种在经35℃预温的巧克力琼脂或羊血琼脂平板；鼻咽拭子接种在选择性培养基上如卵黄双抗平板、MTM、NCY、ML等培养基；置5%～10%CO$_2$环境中，经培养18～24小时后，挑取可疑菌落，用生理盐水检查无自凝现象，即可做纯培养，进一步鉴定。

(3)鉴定试验

1)革兰染色镜检：可见革兰阴性双球菌。

2)鉴别试验：

①奈瑟菌属与其他相似菌属的鉴别(表4—11)。

表4—11　奈瑟菌属与其他相似菌属的鉴别

菌属	形态	菌落特征	氧化酶	触酶	葡萄糖产酸	硝酸盐还原
奈瑟菌属	球形	灰白色湿润	+	+	+	-
莫拉菌属	球杆状	灰白色湿润	+	+	-	-
不动杆菌属	球杆状	灰白色湿润	-	+	+	-
金氏杆菌属	球杆状	米黄色或灰棕色，湿润	+	-	+	+

②与卡他莫拉菌鉴别：卡他莫拉菌营养要求不高，在普通培养基上20℃即可生长，借此可与脑膜炎奈瑟菌鉴别。奈瑟菌与卡他莫拉菌的鉴别(表4—12)。

表 4−12 奈瑟菌与卡他莫拉菌的鉴别要点

菌名	菌落特征	荚膜	自凝	DNA 酶	葡萄糖产酸	硝酸盐还原
奈瑟菌	灰白色、湿润、边缘整齐	+	−	−	+	−
卡他莫拉菌	灰白色或红棕色、干燥、边缘不整齐、有特殊手感	−	+	+	−	+

3)奈瑟菌属内种的鉴别(表 4−10)。

4)血清学试验:荚膜多糖抗原直接凝集试验阳性。用脑膜炎奈瑟菌群抗体血清与待检菌进行直接凝集试验,再用单价血清鉴定型别。

5)快速诊断方法:目前常用的方法有荧光抗体法、对流免疫电泳、SPA 协同凝集试验和 ELISA 等。

鉴定依据:①革兰阴性肾形成双排列球菌。②巧克力血平板菌落特征典型,普通培养基不生长(10%CO_2 下 24 小时),盐水无自凝现象。③分解葡萄糖和麦芽糖,触酶和氧化酶试验阳性。④血清学试验鉴定与分型。

(二)淋病奈瑟菌

淋病奈瑟菌简称淋球菌,是人类淋病的病原体。主要引起人类泌尿系统急、慢性化脓性感染,人类是唯一的天然宿主。淋病是目前世界上发病率最高的性传播疾病。

1.生物学特性

(1)形态与染色:形态与脑膜炎奈瑟菌极为相似。在急性患者脓液中,本菌常位于中性粒细胞内,慢性淋病多在中性粒细胞外。无芽胞,无鞭毛,从患者体内新分离菌株有荚膜和菌毛。

(2)培养特性:本菌为专性需氧菌,初次分离需要在二氧化碳环境下良好生长。低于 30℃ 不能生长,最适生长温度为 35℃,高于 36.5℃时不生长,最适 pH 为 7.5。营养要求较高,常用血琼脂平板、巧克力平板、EPV 平板或含有万古霉素、多粘菌素及制霉菌素的专用选择性培养基(TM、MT、ML、NYC)培养。

1)在巧克力平板或血琼脂平板上:形成灰白色圆形、凸起、光滑、半透明菌落,直径为 0.5 ~1mm 左右,触之有黏性。若继续培养,菌落面积增大,表面变得粗糙,边缘出现皱缩。T_1 和 T_2 型菌落小而致密,有菌毛有毒力;T_3、T_4、T_5 型菌落较大颗粒状,无菌毛无毒力。

2)血清肉汤中:T_1 和 T_2 型呈凝聚沉淀生长,T_3、T_4、T_5 型混浊生长。

(3)生化反应:触酶、氧化酶试验阳性,只分解葡萄糖产酸不产气,不分解麦芽糖(常借此与脑膜炎奈瑟菌相鉴别)、乳糖和蔗糖。

(4)抗原结构:主要有菌毛蛋白抗原,脂多糖抗原和外膜蛋白抗原。

(5)分类:可根据外膜蛋白抗原将本菌分为 A、B、C、D 等 16 个血清型,在流行病学调查上有重要意义。

(6)抵抗力:对外界抵抗力极低,对干燥、寒冷、湿热和常用消毒剂均敏感。大多数对青霉素、磺胺、土霉素、红霉素和氯霉素均敏感,但易耐药。

2.临床意义

(1)致病物质:主要有菌毛、荚膜、外膜蛋白、IgA、蛋白酶、内毒素。

(2)所致致病:人类是唯一宿主和传染源。主要通过性接触传播,也可通过毛巾、浴缸间

接接触传播和母婴传播,引起下列疾病:

1)泌尿生殖道炎症:单纯性淋病,表现为尿频、尿急、尿痛,尿道口有脓性分泌物,子宫颈红肿、阴道分泌物增多和排尿困难。

2)盆腔炎:表现为子宫内膜、输卵管、盆腔的淋菌性炎症。

3)口咽部及肛门直肠淋病。

4)淋病性眼结膜炎:发生于新生儿经产道感染,眼部出现大量脓性分泌物。

5)播散性淋病:常见于补体(C_7、C_8、C_9)成分缺陷者,表现为菌血症、皮肤损害和关节炎症,少量患者可致化脓性关节炎和脑膜炎。

预防淋病应加强卫生宣传教育工作,彻底治疗患者,治疗首选药物为青霉素。新生儿用1‰硝酸银滴眼,可预防新生儿淋病性眼结膜炎的发生。

(三)微生物学检验

1. 标本采集　根据临床症状和病史采集不同的标本:脓性分泌物、尿道拭子、宫颈口分泌物、结膜分泌物。男性可从尿道、前列腺、精囊等取,用特制的棉拭子深入尿道 2cm 取尿道内膜分泌物,要求采到柱状上皮细胞阳性率高;女性可从尿道、子宫颈部、巴氏腺等取分泌物,用无菌棉拭子用盐水浸润再拧干后,在宫颈内 0.5cm 处转一圈,采取宫颈分泌物。

上述各部位检材,为避免或减少污染,采样时应用无菌盐水清洗局部,取材后应立即送检,最好床边接种,立即培养。如远距离送检,需接种 TM 后运送或采用专门的运送培养基,冬季要保温。

2. 检验程序(图 4—14)

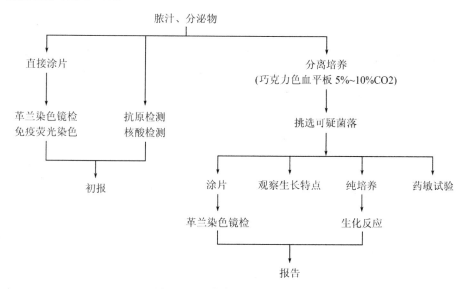

图 4—14　淋病奈瑟菌检验程序

3. 检验方法

(1)直接镜检:取脓性分泌物作直接涂片染色镜检,若发现在中性粒细胞内、外有典型肾形的革兰阴性双球菌,具有初步诊断价值。

(2)分离培养:细菌培养仍是目前世界卫生组织推荐的筛选淋病患者的唯一可靠方法。

采集的标本应及时接种在预温的巧克力平板或 TM 培养基上,置于 5‰～10‰二氧化碳环境中,经 35℃36～48 小时后,取小而透明似水滴状、无色素易乳化菌落进一步鉴定。

(3)鉴定试验

1)革兰染色镜检:可见革兰阴性双球菌。

2)与脑膜炎奈瑟菌和卡他莫拉菌鉴别:见表 4－10。

(3)血清学试验:用协同凝集试验、直接荧光免疫显微技术可检测标本中的抗原,以诊断淋病奈瑟菌感染。ELISA 法简单、快速、敏感性和特异性与细菌培养结果相似,是一种有用的筛选试验。

(4)分子生物学方法:核酸探针杂交技术或核酸扩增技术检测淋病奈瑟菌,用于快速诊断和流行病学调查。

鉴定依据:①革兰阴性肾形成双排列球菌。②巧克力血平板菌落特征典型,普通培养基不生长。③分解葡萄糖,不分解麦芽糖。氧化酶、触酶和 30‰H_2O_2 试验阳性。④血清学试验鉴定与分型。

(冯银霞)

第四节　革兰阴性需氧和兼性厌氧杆菌检验

一、肠杆菌科

(一)概述

1.分类　肠杆菌科是一大群形态、生物学性状相似的革兰阴性杆菌。它们寄居于人和动物的肠道中,广泛分布于自然界,多数是人肠道正常菌群的重要成员,同时也是临床标本中常见的细菌。肠杆菌科细菌种类繁多,主要根据细菌的形态、生化反应、抗原结构以及核酸相关性进行分类。目前,在医学领域最具权威的《伯杰系统细菌学手册》中,将肠杆菌科分为 24 个与医学有关的菌属(表 4－13)。

表 4－13　肠杆菌科细菌的 24 个菌属

西地西菌属	摩根菌属	爱文菌属	沙雷菌属
枸橼酸杆菌属(柠檬酸杆菌属)	多源杆菌属	哈夫尼亚菌属	志贺菌属
爱德华菌属	变形杆菌属	克雷伯菌属	塔特姆菌属
肠杆菌属	普罗威登斯菌属	克卢瓦菌属	致病杆菌属
欧文菌属	拉恩菌属	勒米诺菌属	耶尔森菌属
埃希菌属	沙门菌属	穆勒菌属	约克菌属

2.共同特征

(1)形态与染色:革兰阴性杆菌。多数有周鞭毛,无芽胞,少数有荚膜,致病菌株常有菌毛。

(2)培养特性:生长条件一般。最适生长温度为 37℃,最适 pH 值为 7.2～7.4,兼性厌氧,对营养要求不高,在普通培养基上生长良好,形成灰白、光滑型菌落,在液体培养基中呈均匀混浊生长。常用肠道选择性培养基进行选择培养。肠道选择性培养基主要有:①弱选择性培养基:麦康凯(MAC)琼脂平板和伊红美蓝(EMB)琼脂平板,能抑制革兰阳性菌的生长,而有利于肠道杆菌的生长。②强选择性培养基:SS琼脂平板,能抑制革兰阳性菌和部分肠道非致病菌,而有利于肠道致病菌(如沙门菌、志贺菌)的生长。另外,在MAC平板、SS平板中均含有乳糖和指示剂中性红,肠道致病菌一般不分解乳糖,不产酸,菌落为无色;肠道非致病菌一般分解乳糖,产酸,菌落为红色。在EMB平板中含有乳糖和指示剂伊红、美蓝,肠道致病菌菌落为无色,肠道非致病菌菌落为紫黑色或紫红色。据此,可根据乳糖分解情况来区别肠道致病菌和非致病菌。因此肠道选择培养基也有鉴别作用。

(3)生化反应:非常活泼。主要的生化反应包括:发酵葡萄糖(产酸或产酸产气)、触酶阳性、氧化酶阴性、硝酸盐还原阳性。

(4)抗原结构:复杂。主要包括菌体抗原(O抗原)、鞭毛抗原(H抗原)和表面抗原三种。

1)O抗原:是细菌细胞壁中的脂多糖成分,耐热,不易被破坏。

2)H抗原:是鞭毛蛋白质,不耐热。

3)表面抗原:是包绕在O抗原外侧的多糖,不耐热。表面抗原在不同的菌属中有着不同的名称,如大肠埃希菌的K抗原,伤寒沙门菌的Vi抗原,志贺菌属的B抗原等。

O抗原和H抗原是肠杆菌科细菌血清学分群和分型的依据。表面抗原的存在可阻断O抗原与相应抗体的结合,但表面抗原不耐热,可经60℃ 30min加热处理来消除阻断作用。

(5)变异性:多样。如S－R变异、H－O变异、生化反应变异、耐药性变异等,这些变异在细菌学检验上均有重要意义。

(6)抵抗力:不强。加热60℃ 30min即被杀死,对干燥、化学消毒剂敏感,耐低温、耐胆盐、耐煌绿,培养基中加入胆盐、煌绿可抑制肠道非致病菌,故可用于肠道选择性培养基制备,便于肠道致病菌的分离。

3.临床意义

肠杆菌科细菌是临床标本中经常分离到的一类细菌,约占临床分离细菌总数的50%和临床分离的革兰阴性杆菌总数的80%。引起的感染可分为肠道外感染和肠道内感染。

(1)肠道外感染:除志贺菌较少引起肠道外感染外,许多肠杆菌科细菌能引起肠道外感染,如大肠埃希菌、变形杆菌、克雷伯菌、肠杆菌等均可引起泌尿道、呼吸道、伤口和中枢神经系统的感染,且常为医院感染。鼠疫耶尔森菌可引起烈性传染病鼠疫。

(2)肠道内感染:部分埃希菌属、沙门菌属、志贺菌属和耶尔森菌属,可引起各种急、慢性肠道感染、食物中毒及肠热症等。

4.微生物学常规检验

(1)标本采集:肠道外标本,如血液、尿液、呼吸道分泌物、伤口分泌物、穿刺液等,宜在疾病早期或使用抗菌药物前采集。肠道内标本,宜在疾病早期留取新鲜粪便,挑取含脓血或黏液部分,尽快送检;为有利于志贺菌等菌的检出,培养应在2h内进行;如不能及时送检,应将粪便标本置于运送培养基或pH7.0的甘油缓冲盐水中冷藏待检,且不宜超过24h。

(2)常规检验程序(图4－15)

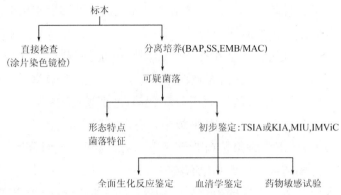

图4-15 肠杆菌科细菌检验程序

（3）检验方法

1）直接检查：痰液、分泌物标本可直接涂片；尿液、穿刺液离心后取沉淀物涂片。涂片经革兰染色，镜检为革兰阴性杆菌。多数肠杆菌科细菌在形态和染色性并无太大的鉴别意义。

2）分离培养

①肠外标本分离培养：无菌部位来源的标本选用血琼脂平板或巧克力平板进行培养，泌尿道、呼吸道或伤口的标本中往往含有杂菌，需加用弱选择性培养基（MAC或EMB）进行分离培养，当标本含菌量少时，应先用肉汤增菌后再分离培养。

②肠内标本分离培养：选用弱选择性培养基（MAC或EMB）和强选择性培养基（SS）进行分离培养。以增加肠道致病菌的检出率。如疑为小肠结肠炎耶尔森菌感染，可用耶尔森菌选择琼脂（CIN）。

3）鉴定：主要是与弧菌科和非发酵菌的鉴别、肠杆菌科内属间的鉴别及属内菌种的鉴定。

①与弧菌科和非发酵菌的鉴别（表4-14）。

表4-14 肠杆菌科与弧菌科、非发酵菌的主要区别

试验	肠杆菌科	弧菌科	非发酵菌
形态	杆状	弧状、杆状	杆状
葡萄糖O/F	F	F	O/—
氧化酶	—	+	+
鞭毛	周毛或无	单毛	单毛、丛毛、周毛、无

②肠杆菌科属间的鉴别：常用苯丙氨酸脱氨酶和葡萄糖酸盐试验将肠杆菌科细菌进行初步分类（见表4-15）。

表4-15 肠杆菌科细菌的初步分类

菌属	苯丙氨酸	葡萄糖酸盐	菌属	苯丙氨酸	葡萄糖酸盐
变形杆菌属	+	—	埃希菌属	—	—
普罗威登斯菌属	+	—	志贺菌属	—	—
摩根菌属	+	—	沙门菌属	—	—
克雷伯菌属	—	+	枸橼酸杆菌属	—	—
肠杆菌属	—*	+*	爱德华菌属	—	—
沙雷氏菌属	—	+	耶尔森菌属	—	—
哈夫尼亚菌属	—	+			

注：* 有例外

目前很多临床细菌室仍习惯用 KIA 试验和 MIU 试验的结果将细菌初步分属(表 4—16)。

表 4—16　肠杆菌科常见菌属的初步生化反应

	KIA				MIU		
	斜面	底层	气体	H$_2$S	动力	吲哚	脲酶
埃希菌属	A/K	A	+/−	−	(+)/−	+	−
志贺菌属	K	A	−*	−	−	d/−	−
沙门菌属	K	A	+/−	d/+	+	−	−
枸橼酸菌属	d	A	+	d	+	−	d(弱)
克雷伯菌属	A	A	+	−	−	d	−
肠杆菌属	A	A	+	−	+	−	−
沙雷菌属	A/K	A	+/−	−	−/d	−/+	−/(−)
哈弗尼亚菌属	A/K	A	+	−	+/−	−	−
爱德华菌属	K	A	+/d	+/−	+	+	+/−
变形杆菌属	K	A	+	+/−	+	−/+	+
普罗威登斯菌属	K	A	−/(+)	−	+/(+)	+	−/+/d
摩根菌属	K	A	(+)	−	+	+	+
耶尔森菌属	K/d	A	d/−	−	−	−/+/d	+/(+)/d

注:+:90%~100%阳性;(+):76%~89%;d:26%~75%;(−):11%~25%;−:0~10%。* 福氏志贺菌血清 6 型,鲍氏志贺菌血清 13 型、14 型。

③属内菌种的鉴定:a. 一化反应鉴定:将单个菌落接种于各种生化鉴定培养基,培养 24~48h 后观察结果,利用菌种简的主要生化特性差别来鉴定菌种。b. 血清学鉴定:用诊断血清进行玻片凝集试验进行分型鉴定。c. 分子生物学鉴定:利用分子生物学技术对肠杆菌科细菌进行鉴定,无须进行培养,直接检测目标菌的基因来鉴定,有快速、特异性强、敏感度高的优点。

(二)埃希菌属

埃希菌属包括五个种,即大肠埃希菌、蟑螂埃希菌、弗格森埃希菌、赫尔曼埃希菌、伤口埃希菌。其中以大肠埃希菌在临床标本中检出最多,其余四种少见。本节以大肠埃希菌为代表来叙述。

1. 生物学特性

(1)形态与染色:为革兰阴性短杆菌,多数有周鞭毛,某些菌株有荚膜(或微荚膜)和菌毛。

(2)培养特性:兼性厌氧,营养要求不高,在普通琼脂平板上,形成中等大小、圆形、光滑、湿润、灰白色的菌落。在血平板上,某些菌株可产生 β—溶血。在 SS 琼脂平板上,大多数菌株生长不良,少数生长者因分解培养基中的乳糖使菌落呈粉红色。在麦康凯琼脂平板上,生长呈粉红色菌落。在伊红美蓝琼脂平板上,生长呈有金属光泽的紫黑色菌落。在液体培养基中,呈混浊生长。

(3)生化反应:发酵多种糖类如葡萄糖、乳糖、麦芽糖、甘露醇等产酸产气,对蔗糖的分解因菌种而异。有些菌株分解葡萄糖产酸不产气,迟缓分解乳糖或不分解乳糖,无动力,易与志贺菌混淆。KIA:AA+−;MIU:++−;IMViC:++−−。

（4）抗原构造

1）O 抗原：为脂多糖，耐热。目前已知 171 种，是血清学分型的基础。

2）H 抗原：为蛋白质，不耐热。目前已知 56 种。

3）K 抗原：为荚膜多糖，耐热，能阻止 O 抗原凝集反应。目前已知 100 种，不是每个菌株都有 K 抗原。

大肠埃希菌血清型用 O:K:H 来表示，字母后加数字，如 $O_6:K_{15}:H_{16}$。

（5）抵抗力：大肠埃希菌抵抗力较强，在自然界中能存活数周至数月。但对理化因素抵抗力不强，加热 60℃ 30min 即死亡，耐低温；对常用化学消毒剂敏感；胆盐、煌绿对其有选择性抑制作用；对链霉素、氯霉素、卡那霉素、磺胺类等敏感，但也易产生耐药性。

2.临床意义

（1）致病因素：有侵袭力、内毒素、肠毒素等。

1）侵袭力：主要由 K 抗原和菌毛构成。K 抗原有抗吞噬作用，菌毛有黏附作用。

2）内毒素：为其细胞壁上的脂多糖（LPS），能引起发热、白细胞反应、休克、弥散性血管内凝血（DIC）。

3）肠毒素：属于外毒素，有两种肠毒素。一种是不耐热肠毒素（LT），加热 65℃ 30min 即被破坏；另一种是耐热肠毒素（ST），100℃ 10~20min 不被破坏。LT 可使肠道细胞中 cAMP 异常增多，ST 可使肠道细胞中 cGMP 异常增多，引起肠液大量分泌造成腹泻。

（2）所致疾病

1）肠道外感染：当定居于肠道的大肠埃希菌移位于肠外组织或器官时，可引起各部位感染，主要为泌尿系统感染，此外还可以引起菌血症、胆囊炎、肺炎和新生儿脑膜炎。大肠埃希菌是临床标本中最常见的革兰阴性杆菌，也是医院感染常见的病原菌。

2）肠道内感染：大肠埃希菌某些菌株能引起轻微腹泻至霍乱样严重腹泻，甚至能引起致死性并发症如溶血性尿毒综合征（HUS）。根据致病机制和临床表现不同将致泻的大肠埃希菌分为五类：

①肠毒素型大肠埃希菌（ETEC）：该菌能产生两种肠毒素，即耐热肠毒素（ST）和不耐热肠毒素（LT），可引起婴幼儿和旅行者腹泻。主要症状有低热、恶心呕吐、腹痛、大量水样便。

②肠致病型大肠埃希菌（EPEC）：是婴儿腹泻的重要病原菌。该菌不产生肠毒素，主要是黏附于小肠黏膜上皮细胞，导致其排列紊乱和功能受损，导致严重腹泻。主要症状有发热、恶心呕吐、大量水样便，伴有黏液，但无血液。

③肠侵袭型大肠埃希菌（EIEC）：该菌不产生肠毒素，主要是侵入结肠黏膜上皮细胞内繁殖，并释放内毒素破坏结肠黏膜上皮细胞，形成炎症和溃疡，主要症状有发热、恶心呕吐、腹痛腹泻、里急后重、水样便至脓血黏液便，类似志贺菌引起的细菌性痢疾。

④肠出血型大肠埃希菌（EHEC）：临床常见血清型为 $O_{157}:H_7$，该菌能产生类志贺样毒素，引起引起出血性肠炎。主要特征为腹痛、水样便至血便，多无发热，成人患者往往自愈。少数患者可发展成为溶血性尿毒综合征，是 4 岁以下儿童急性肾衰竭的主要病原菌。

⑤肠凝聚型大肠埃希菌（EaggEC）：该菌能集聚黏附肠上皮细胞，阻断液体的吸收，并能产生损伤肠黏膜细胞的类志贺样毒素，引起儿童低热、呕吐、持续性水样便，偶有腹痛、发热及血便。与世界各地慢性腹泻有关。

对于大肠埃希菌感染的预防，一方面应增强体质，防止内源性感染；另一方面应加强饮食卫生和水源、粪便的管理,防止外源性感染。

3.微生物学常规检验

(1)标本采集:根据不同疾病采集不同部位的标本:①肠外感染的标本:取血液、痰液、脓液、分泌物等。②肠内感染标本:取腹泻和食物中毒者的粪便、肛拭和残留食物。

(2)肠道外感染标本的常规检验

1)检验程序(图4—16)

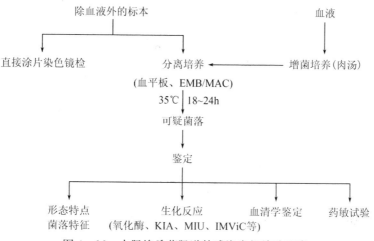

图4—16　大肠埃希菌肠道外感染常规检验程序

2)检验方法:

①直接检查:除血液、粪便标本外,其他标本均进行涂片革兰染色检查。如发现革兰阴性杆菌,可初步报告形态、染色性。

②分离培养:血液标本先增菌培养,待生长后移种血琼脂平板、肠道选择平板(MAC/EMB平板)进行分离培养。其他标本直接接种到血琼脂平板和肠道选择平板上,35℃培养18～24h后观察菌落特征。此外,尿液标本除做分离培养外,还应同时做菌落计数,每毫升尿液中细菌数超过10万个有诊断意义。

③鉴定:取可疑菌落进行革兰染色,若为革兰阴性杆菌,进行氧化酶、触酶和硝酸盐还原试验,氧化酶阴性,后两者为阳性者可做 KIA 和 MIU 等生化反应试验初步鉴定(表4—17)。必要时可用系列生化反应及血清学试验做最终鉴定。

表4—17　大肠埃希菌的基本生化反应

KIA 试验			MIU 试验				M	VP	C	PAD	LYS	OPN	ARG
斜面	底层	气体	H₂S	动力	吲哚	脲酶							
A	A	+	−	+	+	−	+	−	−	−	+	+/−	−/+

注:PAD:苯丙氨酸脱氨酶;LYS:赖氨酸脱羧酶;ORN:鸟氨酸脱羧酶;ARG:精氨酸双水解酶;+/−:50%～90%菌株阳性;−/+:50%～90%菌株阴性

(3)肠道内感染标本的常规检验

1)分离培养:粪便标本接种肠道选择平板上(SS、MAC/EMB),35℃培养18～24h后观察菌落特征。

2)鉴定:菌落特征、菌体形态、生化反应符合大肠埃希菌,且分别具有特殊的血清型(见表4—18)、肠毒素和毒力因子,可根据生化反应、血清学试验及毒素或毒力试验做出鉴定。

表 4-18　引起肠道感染的大肠埃希菌的血清型

婴幼儿腹泻					成人和儿童腹泻		
EPEC			ETEC		EIEC	EHEC	EAEC
O_{20}	O_{26}	O_{44}	$O_6:k_{15}:H_{16}$	$O_8:K_{40}:H_9$	O_{28}	$O_{157}:H_7$	$O_9:K_{99}$
O_{55}	O_{86}	O_{111}	$O_6:K_{25}:H_9$	$O_8:K_{47}:H-$	O_{112}	$O_{26}:K_{62}:H_{11}$	$O_{161}:K_{95}$
O_{114}	O_{119}	O_{125}	$O_{11}:H_{27}$	$O_{15}:H_{11}$	O_{124}		
O_{126}	O_{127}	O_{128}	$O_{20}:H_6$	$O_{25}:K_7:H_{42}$	O_{136}		
O_{142}	O_{158}		$O_{20}:H$	$O_{27}:H_7$	O_{143}		
			$O_{25}:K_{98}:H$	$O_{63}:H_{12}$	O_{144}		
			$O_{27}:H_{20}$	$H_{78}:H_{11}$	O_{152}		
			$O_{73}:H_{45}$	$O_{85}:H_7$	O_{164}		
			$O_{78}:H_{12}$	$O_{115}:[51]^a$			
			$O_{114}:H_{21}$	$O_6:H_6$			
			$O_{127}:H_{12}$	$O_{128}:H_7$			
			$O_{128}:H_{21}$	$O_{139}:H_{28}$			
			$O_{148}:H_{28}$	$O_{149}:H_4$			
			$O_{159}:H_4$	$O_{159}:H_{20}$			
			$O_{159}:H_{31}$	$O_{166}:H_{27}$			
			$O_{169}:H-$				

注:a,为无动力的变异菌株

①ETEC 的检测:通过生化反应、血清学分型、肠毒素测定进行鉴定。主要依赖 ST 和 LT 的检测,检测方法有兔肠结扎试验和乳鼠灌胃试验等生物学方法、免疫学和分子生物学方法。

②EPEC 的检测:通过生化反应、血清学分型进行鉴定。

③EIEC 的检测:通过生化反应、血清学分型、毒力测定、与志贺菌鉴别进行鉴定。本菌与志贺菌相似,如动力阴性,生化反应中葡萄糖产酸不产气、乳糖不发酵或迟缓发酵、赖氨酸脱羧酶阴性,上述特征与一般大肠埃希菌不同。EIEC 与志贺菌的鉴别常用醋酸钠、葡萄糖铵利用和黏质酸盐产酸试验,EIEC 三者均为阳性,志贺菌则均为阴性。毒力可用豚鼠眼睛结膜试验进行检测。

④EHEC 的检测:通过生化反应、血清学分型进行鉴定。本菌迟缓发酵山梨醇,在山梨醇麦康凯平板上呈无色菌落。目前 $O_{157}:H_7$ 血清型检测是临床实验室常规检测项目。凡山梨醇阴性、$O_{157}:H_7$ 阳性分离菌株无须再做毒素检测,几乎所有这类菌均产生 Vero 毒素。

⑤EaggEC 的检测:常用液体培养-凝集试验检测 EaggEC 对细胞的黏附性或用 DNA 探针技术测定。

(三)沙门菌属

沙门菌属广泛分布于自然界,从人和许多动物肠道中可以分离得到该菌。目前沙门菌属的血清型有 2400 多种,少数致病。致病菌中,有些只对人有致病性,有些只对某些动物有致病性,有些对人和动物都有致病性,为人畜共患病。

1.生物学特性

(1)形态与染色:革兰阴性杆菌,有周鞭毛(鸡沙门菌和雏沙门菌除外),有菌毛,无荚膜,无芽胞。

(2)培养特性:兼性厌氧,营养要求不高,在普通琼脂平板上,形成半透明、S 型菌落,可发生 S-R 变异。在肠道选择培养基(SS/MAC/EMB)上,因不发酵乳糖,形成透明或半透明的无色菌落。产生 H_2S 的菌株,在 SS 平板上形成无色黑心菌落。

(3)生化反应:发酵葡萄糖产酸、产气(伤寒沙门菌不产气),不发酵乳糖。多数沙门菌生化反应特征为:KIA:KA++;MIU:+--;IMViC 试验结果为:-+-+/-。

(4)抗原构造:沙门菌属主要有菌体(O)抗原、鞭毛(H)抗原和表面(Vi)抗原(表 4-19)。

表 4-19　常见沙门菌的抗原组分

群	菌名	O 抗原	H 抗原	
			第Ⅰ组	第Ⅱ组
A 群	甲型副伤寒沙门菌	1,2,12	a	—
B 群	乙型副伤寒沙门菌	1,4,5,12	b	1,2
	鼠伤寒沙门菌	1,4,5,12	i	1,2
C 群	丙型副伤寒沙门菌	6,7,vi	c	1,5
	猪霍乱沙门菌	6,7	c	1,5
D 群	伤寒沙门菌	1,9,vi	d	—
	肠炎沙门菌	1,9,12	G,m	—
E 群	鸭沙门菌	3,10	e,h	1,6
F 群	阿伯丁沙门菌	11	i	1,2

1)O 抗原:O 抗原至少有 58 种,是沙门菌分群的依据。每个沙门菌含一种或多种 O 抗原,将含共同 O 抗原的归为一个群,其中每群又含有一种主要的 O 抗原。沙门菌属包括 A~Z、O_{51}~O_{63}、O_{65}~O_{67} 共 42 个群,临床上常见的是 A 群(O_2)、B 群(O_4)、C 群(O_6)、D 群(O_9)、E 群(O_3)、F 群(O_{11})。O 抗原刺激机体产生 IgM 类抗体,O 抗原与相应抗体反应出现颗粒状凝集。

2)H 抗原:是沙门菌分型的依据。H 抗原有 2 相,第一相为特异相,用小写英文字母 a、b、c 表不,直至 z,z 以后用 z 加阿拉伯数字表示,如 z1、z2、z3……z65;第二相为非特异相,用 1、2、3……表示。同时具有两相 H 抗原的细菌称双相菌,仅有一相者称单相菌。H 抗原刺激机体产生 IgG 类抗体,H 抗原与相应的抗体反应出现絮状凝集。

3)表面抗原:主要是 Vi 抗原。新分离的伤寒沙门菌和丙型副伤寒沙门菌有 Vi 抗原,Vi 抗原可阻止 O 抗原与相应抗体发生凝集,故在沙门菌血清学鉴定时需事先加热破坏 Vi 抗原。Vi 抗原免疫原性强,可刺激机体产生低滴度抗体,检测该抗体可筛选带菌者。

(5)变异性:沙门菌属的细菌主要有以下几种变异形式:

1)S-R 变异:自临床标本初次分离的菌株往往都是光滑(S)型,在一定条件下可变成粗糙(R)型菌落,变异后的菌株其菌体抗原丧失,在生理盐水中会出现自凝现象。

2)H-O 变异:是指有鞭毛的沙门菌失去鞭毛的变异。

3)V-W 变异:沙门菌失去 Vi 抗原的变异称为 V-W 变异。初次分离得到的具有 Vi 抗原、不与 O 抗血清发生凝集只与 Vi 抗血清凝集者称为 V 型菌;Vi 抗原部分丧失、既可与 O 抗血清发生凝集又可与 Vi 抗血清凝集者称 VW 型菌;Vi 抗原完全丧失,与 O 抗血清发生凝集而与 Vi 抗血清不凝集者称 W 型菌。V-W 变异的过程是 V 型菌经人工培养,逐渐丧失部分 Vi 抗原而成为 VW 型菌,进而丧失全部 Vi 抗原而成为 W 型菌。

4)相位变异:具有双相 H 抗原的沙门菌变成只有其中某一相 H 抗原的单相菌,称为相位变异。在分析沙门菌抗原时,如遇到单相菌,特别是只有第二相(非特异相)抗原时,需反复传代培养,以诱导出第一相(特异相)抗原后方能做出鉴定。

2.临床意义

(1)致病因素

1)侵袭力:由菌毛和 Vi 抗原构成。有菌毛的沙门菌借菌毛黏附在肠黏膜的上皮细胞上,然后穿过小肠上皮到达固有层。细菌在此部位常被吞噬,但由于 Vi 抗原的保护作用,被吞噬后的细菌在细胞内不被破坏,反而在细胞内继续生长繁殖,并随游走的吞噬细胞将细菌带至机体的其他部位。

2)内毒素:可引起发热、白细胞改变、中毒性休克等一系列病理生理效应。

3)肠毒素:某些沙门菌(如鼠伤寒沙门菌)可产生类似大肠埃希菌的肠毒素。

(2)所致疾病:沙门菌主要通过污染水源和食品经口感染,引起人类和动物的沙门菌病。主要有 4 种类型。

1)伤寒和副伤寒:又称肠热症。由伤寒沙门菌和副伤寒沙门菌引起,副伤寒的病情较轻,病程较短。以伤寒为例叙述疾病的发病过程:病原菌随污染的食品或饮水经口侵入小肠下部黏膜下组织。细菌在此被吞噬细胞吞噬,在吞噬细胞内繁殖,并随吞噬细胞经淋巴管到达淋巴结,在淋巴结内大量繁殖后,经胸导管进入血流形成第一次菌血症,此时患者在临床上出现发热、不适等症状。随血流可播散至肝、脾、肾、胆囊和骨髓等器官,并在其中大量繁殖,再次进入血流形成第二次菌血症,大量的细菌及所释放的毒素,使患者出现持续高热、相对缓脉、肝脾肿大、皮肤玫瑰疹和全身中毒症状。胆囊中的细菌随胆汁进入肠腔,可经粪便排出,肾中的细菌随尿排出体外。再次侵入肠壁淋巴组织的沙门菌使已致敏的淋巴组织发生Ⅳ型超敏反应,导致肠壁淋巴结坏死、溃疡和出血甚至肠穿孔,若无并发症,自 2~3 周病情好转。

2)胃肠炎:此型最为常见,主要由鼠伤寒沙门菌、猪霍乱沙门菌、肠炎沙门菌引起。食入含大量沙门菌的食物 6~24h 后出现轻型或暴发性腹泻,伴有低热,恶心和呕吐。

3)菌血症或败血症:多见于儿童和免疫力低下的人,主要由鼠伤寒沙门菌、猪霍乱沙门菌、肠炎沙门菌引起。主要临床表现为高热、寒战,无明显的胃肠炎症状,常伴发胆囊炎、骨髓炎、肾盂肾炎等局部器官炎症。血培养阳性而粪便培养阴性。

4)携带者:伤寒沙门菌感染过后约 1%～5% 患者可成为携带者,其粪便可持续排菌长达 1 年或一年以上。感染后获得牢固免疫力,极少发生再次感染。

3.微生物学检验

(1)标本采集:依据不同疾病、不同病程采集不同标本。肠热症患者,不同病程的标本细菌培养的阳性率不同(图 4—17),在发病的第一周取血液,第二、三周取粪便,第三周也可取尿液,全病程均可取骨髓做培养。血清学诊断应在病程的不同时期分别采集 2~3 份血液标本待检。

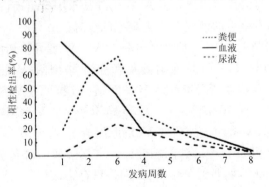

图 4—17 肠热症病程中粪便、血液和尿液细菌培养阳性率

（2）检验程序（图4－18）

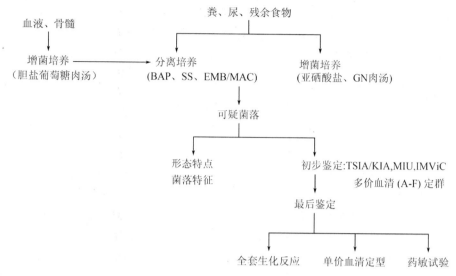

图4－18　沙门菌属的检验程序

（3）检验方法

1）分离培养：

①血液和骨髓：以无菌技术取患者静脉血液5mL或骨髓液0.5mL,注入0.5％胆盐葡萄糖肉汤50mL中,35℃增菌培养,每日观察,若有细菌生长迹象,则移种至血琼脂平板和麦康凯琼脂平板(或EMB琼脂平板)上分离培养。

②粪便：直接接种SS和麦康凯琼脂平板(或EMB琼脂平板),最好做床边接种,或用卡－布(Cary－Blair)运送培养基送检。若粪便标本含菌量较少可用亚硒酸盐增菌肉汤增菌后再接种平板。

③尿液：无菌采集的中段尿经离心沉淀后,取沉淀物接种于GN增菌液增菌后,移种到血琼脂平板和麦康凯琼脂平板上分离培养。

2）鉴定：

①生化反应鉴定：取可疑菌落进行革兰染色,若为革兰阴性杆菌,进行氧化酶、触酶和硝酸盐还原试验,氧化酶阴性,后两者为为阳性者可做KIA和MIU等生化反应试验进一步鉴定(表4－20)。

表4－20　常见沙门菌的主要生化反应

菌名	KIA				MIU			M	VP	C	PAD	LYS	ORN
	斜面	底层	气体	H_2S	动力	吲哚	脲酶						
甲型副伤寒沙门菌	K	A	+	－	+	－	－	+	－	－	－	－	+
乙型副伤寒沙门菌	K	A	+	+++	+	－	－	+	－	+/－	－	+	+
鼠伤寒沙门菌	K	A	+	+++	+	－	－	+	－	+	－	+	+
丙型副伤寒沙门菌	K	A	+	+/－	+	－	－	+	－	+	－	+	+
猪霍乱沙门菌	K	A	+	+/－	+	－	－	+	－	+	－	－	+
伤寒沙门菌	K	A	－	+/－	+	－	－	+	－	－/+	－	+	－
肠炎沙门菌	K	A	+	+++	+	－	－	+	－	+	－	+	+

②血清学鉴定：A. 定属：用 A～F 群多价 O 血清与待检菌做玻片凝集试验，确定菌属。B. 定群：用单价 O 因子血清与待检菌做玻片凝集试验，确定菌群。C. 定型：用单价 H 因子血清与待检菌做玻片凝集试验，确定菌型。若细菌生化反应符合沙门菌，而 A～F 多价 O 血清与细菌不产生凝集现象，应考虑是否有表面抗原(Vi)存在，应加热或传代去除 Vi 抗原后再进行凝集试验。仅出现单相 H 抗原时，须用相位分离的方法诱导出另一相抗原后再进行检查。

③血清学诊断(肥达反应)：用已知伤寒沙门菌 O、H 抗原、副伤寒沙门菌 A、B、C 的 H 抗原，检测受检血清中有无相应的抗体的半定量凝集试验，称为肥达反应。能辅助诊断伤寒、副伤寒。与细菌培养同时进行或在前者失败后进行。

结果解释：①正常值：各地区有所不同，一般伤寒沙门菌 O 抗体效价≥1∶80，H 抗体效价≥1∶160，副伤寒 A、B、C 的 H 抗体效价≥1∶80 才有临床意义；或在疾病早期及中后期分别采集两次血清，第二份血清比第一份血清的效价增高 4 倍以上也具有诊断价值。②O 抗体为 IgM，出现较早，血清内持续时间较短；H 抗体为 IgG，出现较迟，持续时间较长。一般 O 抗体、H 抗体效价均高，则患伤寒、副伤寒的可能性大；O 抗体高、H 抗体不高，可能为疾病的早期或是与伤寒沙门菌有相同 O 抗原的其他沙门菌感染；O 抗体不高、H 抗体高，可能为感染过、预防接种或回忆反应等。

(四)志贺菌属

志贺菌通称为痢疾杆菌，也是主要的肠道病原菌之一，引起人类细菌性痢疾。包括四个群：A 群为痢疾志贺菌，B 群为福氏志贺菌，C 群为鲍氏志贺菌，D 群为宋内志贺菌。其中以痢疾志贺菌引起的细菌性痢疾症状最重，宋内志贺菌引起的最轻。在我国以福氏志贺菌和宋内志贺菌引起的细菌性痢疾最多见。

1. 生物学特性

(1)形态与染色：革兰阴性短杆菌，无鞭毛，无芽胞、无荚膜。某些菌株有菌毛。

(2)培养特性：兼性厌氧，营养要求不高，在肠道选择培养基上，形成透明、半透明的无色菌落。宋内志贺菌常常形成较大、扁平、粗糙型菌落，且能迟缓分解乳糖，培养 48h 后可形成乳糖发酵的粉红色菌落。

(3)生化反应：发酵葡萄糖产酸不产气，不发酵乳糖。KIA∶KA－－；MIU∶－－/＋－；IMViC∶－/＋＋－－。

(4)抗原构造与分类：有 O 抗原、无 H 抗原，部分菌株有 K 抗原。根据生化反应和 O 抗原的不同，将志贺菌属分为 4 个血清群(A、B、C、D)和 40 余个血清型(表 4－21)。

表 4－21　志贺菌属抗原分类

菌种	群	型	亚型
痢疾志贺菌	A	1～10	1a,1b,2a,2b,3a,3b,4a,4b
福氏志贺菌	B	1～6,X、Y 变种	
鲍氏志贺菌	C	1～18	
宋内志贺菌	D	1	

(5)变异性

1)S－R 变异：宋内志菌菌落易由光滑型变为粗造型，出现不典型菌株，从恢复期或慢性细菌性痢疾患者身上常可分离到不典型菌株。光滑型菌落宋内志贺菌的抗原构造为Ⅰ型,粗糙型菌落宋内志贺菌的抗原构造为Ⅱ型,故宋内志贺菌的诊断血清中应含有两相血清才能保证不漏检。

2)耐药性变异:已出现志贺菌对磺胺、四环素、氨苄西林、链霉素、氯霉素等多种药物产生耐药,志贺菌的多重耐药已成为一个严重的医学问题。

3)毒力变异:对链霉素耐药的菌株常伴随毒力减弱,但仍存在免疫原性,因此,可作为口服疫苗预防细菌性痢疾。

(6)抵抗力:本属细菌对理化因素的抵抗力较其他肠杆菌科细菌低。对酸较敏感,标本应及时送检,或在运送时须使用含有缓冲剂的培养基,以免被粪便中其他细菌在代谢中产生的酸所杀灭。

2.临床意义

(1)致病因素

1)侵袭力:该菌的菌毛可黏附肠于肠黏膜上皮细胞表面,进而侵入胞内繁殖,引起炎症反应。

2)内毒素:是志贺菌的主要致病物质。作用于肠壁使其通透性增加,进一步促进毒素的吸收入血,可引起发热、白细胞增加、神志障碍、微循环障碍、中毒性休克及 DIC 等一系列症状;破坏肠黏膜,形成炎症、溃疡,出现典型的黏液脓血便;作用于肠壁的植物神经系统,使肠道功能紊乱,肠蠕动共济失调和痉挛,进而出现腹痛、腹泻及里急后重等症状。

3)外毒素:A 群志贺菌的 1、2 型菌株还可产生外毒素,同时具有细胞毒素、神经毒素和肠毒素 3 种毒性,可引起细胞坏死、神经麻痹和水样腹泻。

(2)所致疾病:志贺菌属引起细菌性痢疾,主要有以下 3 种临床类型。

1)急性细菌性痢疾:包括典型菌痢、非典型菌痢和中毒型菌痢。典型菌痢疾症状典型,有腹痛、腹泻、脓血黏液便、里急后重、发热等症状。经治疗,预后良好。非典型菌痢症状不典型,易漏诊。中毒型菌痢多见于小儿,常无明显的消化道症状而表现为全身中毒症状,若治疗不及时,往往造成死亡。

2)慢性细菌性痢疾:常因急性菌痢治疗不彻底,造成反复发作、迁延不愈,病程超过 2 个月以上视为慢性菌痢。

3)带菌者:有恢复期带菌、慢性带菌和健康带菌 3 种类型。带菌者是重要的传染源,不能从事餐饮行业等。

3.微生物学检验

(1)标本采集:志贺菌极少进入血流,故取粪便或肛拭标本。在发病早期(治疗前)采集黏液脓血便作床边接种,如不能及时接种可置甘油保存液或卡-布运送培养基内送检。

(2)检验程序(图 4-19)

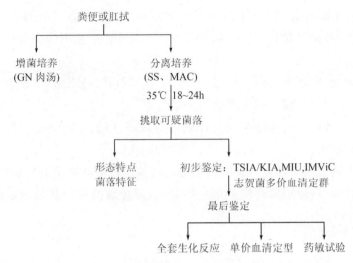

图 4—19　志贺菌属的检验程序

（3）检验方法

1）分离培养：将标本接种 SS 琼脂平板和 MAC 琼脂平板（或 EMB 琼脂平板）上进行分离培养。若标本含菌量少，可先行用 GN 肉汤增菌 4～6h 后再进行移种到选择培养基上进行分离培养。

2）鉴定：

①生化反应鉴定：取可疑菌落进行革兰染色，若为革兰阴性杆菌，进行氧化酶、触酶和硝酸盐还原试验，氧化酶阴性，后两者为为阳性者可做 KIA 和 MIU 等生化反应试验进一步鉴定（表 4—22）。必要时加做生化反应进行各群的鉴别（表 4—23）。

表 4—22　志贺菌属主要生化反应

KIA 试验				MIU 试验			M	VP	C	PAD	LYS	OPN	ARG
斜面	底层	气体	H₂S	动力	吲哚	脲酶							
K	A	—	—	—	—/+	—	+	—	—	—	—	—/+	—

表 4—23　志贺菌属各群主要生化反应结果

菌群	甘露醇	乳糖	ONPG	ORN
痢疾志贺菌	—	—	d[1]	—
福氏志贺菌	+	—	—	—
鲍特志贺菌	+	—	d	—[2]
宋内志贺菌	+	迟缓+	+	+

注：1.痢疾志贺菌 1 型为阳性，其他血清型有时为阳性。2.鲍特志贺菌 13 型为阳性。

②与其他相似菌的鉴别：A. 与 EIEC 的鉴别：志贺菌醋酸盐、葡萄糖铵利用和黏质酸盐产酸试验均为阴性。B. 与伤寒沙门菌的鉴别：伤寒沙门菌硫化氢和动力阳性，能与沙门菌血清（A～F、O9、Vi）凝集，而志贺菌均为阴性。C. 与类志贺邻单胞菌鉴别：志贺菌动力和氧化酶试验为阴性，而类志贺邻单胞菌为阳性。

③血清学鉴定：先分别用志贺菌属 4 种多价诊断血清（A 群 1、2 型，B 群 1～6 型，C 群 1～6 型，D 群）作玻片凝集试验定群，凝集者再用各型单价血清定型。在鉴定中，如遇到生化反应典型而血清不凝集，可考虑存在 K 抗原，需加热破坏后再进行凝集。若血清凝集但生化反

应不典型的菌株,考虑为不典型菌株,可经传代后再做鉴定试验。

（五）克雷伯菌属

克雷伯菌属有肺炎克雷伯菌、产酸克雷伯菌、鼻硬结克雷伯菌、臭鼻克雷伯菌、解鸟氨酸克雷伯菌、植生克雷伯菌和土生克雷伯菌 7 个种。广泛存在于自然界、人和动物的呼吸道、肠道。代表菌种是肺炎克雷伯菌,是重要的条件致病菌和医院感染常见菌。

1.生物学特性

（1）形态与染色:革兰阴性球杆菌,常单个、成双或短链状排列。有较明显的荚膜,无芽胞,无鞭毛,有菌毛。

（2）培养特性:兼性厌氧,营养要求不高,在普通琼脂平板上,形成较大、灰白色、黏液型菌落,相邻菌落可融合,用接种环触之可拉起长丝。在麦康凯或 SS 琼脂平板上,形成较大、红色、黏液型菌落。在血平板上不溶血。

（3）生化反应:分解葡萄糖、乳糖产酸产气,KIA:AA＋－;MIU:－－＋;IMViC:－－＋＋。

（4）抗原构造:克雷伯菌属有 O 抗原和 K 抗原,K 抗原的化学组成是荚膜多糖,用以分型,利用荚膜肿胀试验可分为 82 个血清型,肺炎克雷伯菌肺炎亚种大多属于 3 型和 12 型。

2.临床意义　肺炎克雷伯菌在正常人群的鼻咽部带菌率约有 1％～6％,而在住院患者中带菌率可高达 20％。是条件致病菌,可引起原发性肺炎及其他部位感染。肺炎克雷伯菌是临床标本中常检出的细菌之一。

3.微生物学检验

（1）采集标本:主要有痰液、血液、尿液、脓、脑脊液、粪便、胸腹水等。

（2）检验方法

1）直接检查:脓、痰直接涂片染色镜检,尿、脑脊液取离心沉渣涂片染色镜检。

可见革兰阴性球杆菌,有明显的荚膜。

2）分离培养:血液、脑脊液标本先经肉汤增菌培养,其他标本接种血平板或麦康凯琼脂平板进行分离培养。

3）鉴定

①生化反应:取可疑菌落进行革兰染色,若为革兰阴性球杆菌,进行氧化酶、触酶和硝酸盐还原试验,氧化酶阴性,后两者为为阳性者可做 KIA 和 MIU 等生化反应试验进一步鉴定（表 4－24）。

表 4－24　肺炎克雷伯菌的主要生化反应

KIA 试验				MIU 试验			M	VP	C—	PAD	LYS	OPN	ARG
斜面	底层	气体	H₂S	动力	吲哚	脲酶							
A	A	＋	－	－	－	＋	－	＋	＋	－	＋	－	－

②荚膜肿胀试验:在载玻片的左右两侧各加待检菌液 1～2 接种环,在一侧加抗血清,另一侧不加抗血清作为对照,再在两侧各加 1 滴墨汁（或亚甲蓝）,混匀后加盖玻片,在油镜下镜检,细菌周围可见较大空白圈者即为阳性。对照侧无此现象。

（六）变形杆菌属

变形杆菌属主要有普通变形杆菌、奇异变形杆菌、产黏变形杆菌、潘氏变形杆菌和豪氏变形杆菌 5 个种。广泛存在于自然界、人和动物的肠道中,是条件致病菌和医院感染的常见菌。

1.生物学特性

（1）形态与染色:革兰阴性杆菌,呈多形性,有周鞭毛,运动活泼,有菌毛,无荚膜和芽胞。

(2)培养特性:兼性厌氧,营养要求不高,在普通琼脂平板和血琼脂平板上,普通变形杆菌和奇异变形杆菌多呈迁徙生长。将菌种点种于平板上,细菌以点种点为中心,向外弥漫生长,形成同心圆形波纹状薄膜,此现象称为迁徙生长现象,为本属的一个重要特征。迁徙生长可被 0.1%石炭酸、5%~6%琼脂、胆盐等所抑制。在肠道选择培养上,形成透明或半透明的无色菌落。产生 H_2S 的菌株,在 SS 平板上形成无色黑心菌落。普通变形杆菌、奇异变形杆菌的一些菌株和产黏变形杆菌在血平板上溶血。

(3)生化反应:分解葡萄糖产酸产气,不分解乳糖;KIA:KA++;MIU:++/-+;IM-ViC:+/-+--;迅速分解尿素(2~4h),苯丙氨酸脱氨酶试验阳性。

(4)抗原构造:变形杆菌 X_{19}、X_2、X_k 菌株的 O 抗原,即 OX_{19}、OX_2 和 OX_k 与某些立克次体有共同抗原成分,临床上用 OX_{19}、OX_2 和 OX_k 代替立克次体的抗原,与患者血清进行凝集试验,用以辅助诊断立克次体病,此试验称为外斐试验。

2.临床意义 本菌属细菌中由普通变形杆菌、奇异变形杆菌引起的感染最为常见,主要引起泌尿系感染,发病率仅次于大肠埃希菌,医源性感染较多见。此外还可引起食物中毒、呼吸道感染、创口感染及多个部位感染等。

3.微生物学检验

(1)采集标本:有血液、尿、脑脊液、脓液、痰液、粪便、可疑食物等。

(2)检验方法

1)直接检查:脓、痰、伤口分泌物直接涂片染色镜检,尿、脑脊液取离心沉渣涂片染色镜检。可见革兰阴性杆菌,多形性。

2)分离培养:血液、脑脊液先经肉汤增菌培养,其他标本接种血平板、麦康凯琼脂平板或SS琼脂平板进行分离培养。

3)鉴定:选取可疑菌落进行革兰染色,若为革兰阴性杆菌,多形性,进行氧化酶、触酶和硝酸盐还原试验、KIA 和 MIU 等生化反应试验进一步鉴定(表 4-25)。

表 4-25 变形杆菌属主要生化反应

菌种	KIA				MIU			M	VP	C	PAD	LYS	OPN	ARG
	斜面	底层	气体	H_2S	动力	吲哚	脲酶							
普通变形杆菌	K	A	+	+	+	+	+	+	-	-	+	-	-	-
奇异变形杆菌	K	A	+	+	+	-	+	+	+/-	+/-	+	-	+	-

4)鉴别:变形杆菌属、普罗威登菌属及摩根菌属苯丙氨酸脱氨酶试验均为阳性,而且在致病性上也有共同之处,其鉴别要点见表 4-26。

表 4-26 变形杆菌属、普罗威登菌属和摩根菌属的鉴别

试验	变形杆菌属	普罗威登菌属	摩根菌属
迁徙生长现象	+	-	-
H_2S 试验	+	-	-
明胶液化试验	+	-	-
脂酶试验	+	-	-
西蒙枸橼酸盐试验	V	+	-
鸟氨酸脱羧酶试验	V	-	+

注:V:10%~90%的菌株阳性;+:90%以上菌株阳性;-:90%以上菌株阴性

（七）肠杆菌属

肠杆菌属有 14 个种,分布广泛,是重要的条件致病菌。临床上常见的有:产气肠杆菌、阴沟肠杆菌、坂崎肠杆菌、聚团肠杆菌、格高菲肠杆菌 5 个菌种。

1.生物学特性

（1）形态与染色:革兰阴性粗短杆菌,有周鞭毛,无芽胞,部分菌株有荚膜。

（2）培养特性:兼性厌氧,营养要求不高,在普通培养基上,形成较大的、灰白色或黄色的黏液状菌落;在肠道选择培养基上,形成发酵乳糖的红色菌落。

（3）生化反应:多数菌株分解葡萄糖、乳糖产酸产气;KIA:AA＋－;MIU:＋－－/＋;IM-ViC:－－＋＋。

2.临床意义　肠杆菌属是常见的环境菌群,广泛分布于自然界、人和动物肠道,为条件致病菌,可引起多种感染。产气肠杆菌和阴沟肠杆菌常可从临床标本中分离得到,能引起呼吸道、泌尿道及伤口感染,也可引起败血症、脑膜炎等。坂崎肠杆菌可引起新生儿脑膜炎和败血症,死亡率较高。

3.微生物学检验

（1）采集标本:血液、尿液、脓液、痰液、脑脊液等。

（2）检验方法

1）直接检查:痰液、脓液直接涂片染色镜检。尿液、脑脊液取离心沉渣涂片染色镜检。可见革兰阴性粗短杆菌。

2）分离培养:血液、脑脊液先经肉汤增菌培养,其他标本接种血平板、麦康凯琼脂平板或 SS 琼脂平板进行分离培养。

3）鉴定:选取可疑菌落进行革兰染色,若为革兰阴性粗短杆菌,进行氧化酶、触酶和硝酸盐还原试验、KIA 和 MIU 等生化反应试验进行鉴定（表 4－27）。

表 4－27　肠杆菌属主要生化反应

菌种	KIA				MIU			M	VP	C	PAD	LYS	OPN	ARG
	斜面	底层	气体	H_2S	动力	吲哚	脲酶							
产气肠杆菌	A	A	＋	－	＋	－	－	－	＋	＋	－	＋	＋	－
阴沟肠杆菌	A	A	＋	－	＋	－	＋	－	＋	＋	－	－	＋	＋

（八）其他常见肠杆菌科细菌

1.沙雷菌属　沙雷菌属是引起医院感染的重要菌属之一。临床标本中以黏质沙雷菌最常见。

条件致病菌,可引起肺炎、败血症、脑膜炎、心内膜炎、泌尿道感染等,近来有报道黏质沙雷菌可致社区获得的由佩戴隐形眼镜而引发的红眼病。

黏质沙雷菌是最小的细菌,为革兰阴性小杆菌,有周鞭毛,除臭味沙雷菌有微荚膜外,其余菌种无荚膜,无芽胞。在普通营养培养基上形成白色、红色或粉红色的光滑型大菌落。产生色素有非水溶性的灵红素和水溶性的吡羧酸。在伊红美蓝和麦康凯琼脂平板上形成无色的大而黏稠的菌落。

黏质沙雷菌生化特性为:KIA:KA－－;MIU:＋－－;IMViC:－－/＋＋＋;赖氨酸、鸟氨酸、精氨酸:＋＋－;DNA 酶阳性。DNA 酶阳性为本菌与其他相似菌鉴别的重要项目。常见菌种间鉴别见表 4－28。

表4-28 沙雷菌属常见菌种间鉴别(阳性%)

生化反应	黏质沙雷菌	黏质沙雷菌生物Ⅰ群	液化沙雷菌	深红沙雷菌
DAN酶	98	82	85	99
脂酶	98	75	85	99
明胶酶(22℃)	90	30	90	90
赖氨酸	99	55	95	55
鸟氨酸	99	65	95	0
L-阿拉伯糖	0	0	98	100
D-阿拉伯醇	0	0	0	85
D-山梨醇	99	92	95	1
蔗糖	98	100	98	99
棉子糖	2	0	85	99
红色色素	有	有	无	有

2.耶尔森菌属 耶尔森菌属已知13个种和亚种,其中与人类疾病密切相关的有3个菌种,即鼠疫耶尔森菌、小肠结肠炎耶尔森菌和假结核耶尔森菌,都是人畜共患病病原菌。

(1)鼠疫耶尔森菌:鼠疫耶尔森菌是甲类烈性传染病鼠疫的病原菌,俗称鼠疫杆菌。为自然疫源性疾病,在野生啮齿类动物间传播。人类可通过鼠蚤叮咬或直接接触感染动物而感染,病死率较高。微生物检验时标本应送到本地疾病预防控制中心,在有严格防护措施的专用实验室进行检测。

鼠疫耶尔森菌为革兰阴性球杆菌,两极浓染,有荚膜,无芽胞,无鞭毛。兼性厌氧,最适温度为27~30℃,在普通培养基上生长缓慢。在血琼脂平板上,形成柔软、粘稠的粗糙型菌落。在肠道选择鉴别培养基上,形成无色小菌落。在肉汤培养基中,开始为混浊生长,24小时后为沉淀生长,48h后形成菌膜,稍加摇动后菌膜呈钟乳石状下垂。

鼠疫耶尔森菌分解葡萄糖产酸不产气,对大多数糖不分解;KIA:KA--;MIU:---;IMViC:-+-;赖氨酸、鸟氨酸、精氨酸:---;不液化明胶;当穿刺培养时,培养物表面呈膜状,细菌沿穿刺线呈纵树状生长。与其他种间的生化反应鉴别见表4-29。

表4-29 耶尔森菌属种间鉴别

生化反应	鼠疫耶尔森菌	小肠结肠耶尔森菌	假结核耶尔森菌
生吲哚	-	ND	-
鸟氨酸	-	+	-
25℃动力	-	+	+
蔗糖	-	+	-
鼠李糖	-	-	+
纤维二糖	-	+	-
山梨醇	-	+	-
蜜二糖	(-)	-	+

注:+:90%以上菌株阳性;-:90%以上菌株阴性;(-):76%~89%阴性;d:26%~75%阳性;ND:无资料

(2)小肠结肠炎耶尔森菌:小肠结肠炎耶尔森菌可寄居在鼠、家畜和兔多种动物体内,人类经污染的水或食物,或因直接接触带病原菌的动物而感染,多表现为小肠炎和结肠炎,症状与菌痢和阑尾炎相似。

小肠结肠炎耶尔森菌为革兰阴性球杆菌,无芽胞,无荚膜,22~25℃培养有周鞭毛,呈翻滚螺旋状运动,35℃培养无动力。

兼性厌氧,耐低温,4℃可生长,最适温度为 20～28℃。在普通琼脂平板上生长良好,在肠道选择培养基和新耶尔森菌选择性琼脂平板(NYE)上呈无色、半透明、扁平较小的菌落。

具有嗜冷性,在 4℃增菌 3 周可分离纯化;25℃时动力＋,37℃时动力－;VP 试验 25℃时＋,37℃时－;KIA:KA－－;MIU:＋(25℃)＋/－＋;IMYiC:＋/－＋＋(25℃)－;赖氨酸、鸟氨酸、精氨酸:－＋－。

3.爱德华菌属　爱德华菌属包括 3 个种和 1 个生物群,在临床标本中出现的只有迟钝爱德华菌。该菌革兰染色阴性,直杆状,有周身鞭毛。兼性厌氧,营养要求不高,在血平板上可出现溶血环,在麦康凯或 SS 琼脂平板上形成乳糖不发酵的无色半透明的小菌落。迟钝爱德华菌典型生化反应:KIA:KA＋＋;MIU:＋＋－;IMViC:＋＋－－;赖氨酸、鸟氨酸、精氨酸:＋＋－。迟钝爱德华菌可引起败血症、心内膜炎、脑膜炎、创伤感染等,但引起的疾病在临床上很罕见。

4.枸橼酸杆菌属　枸橼酸杆菌属包括 3 个菌种,即弗劳地枸橼酸杆菌、异型枸橼酸杆菌、无丙二酸盐枸橼酸杆菌。枸橼酸杆菌属广泛分布自然界、人和动物肠道,为条件致病菌,能引起败血症、脑膜炎、脑脓肿等肠道外感染。

革兰阴性杆菌,有周鞭毛,无芽胞,无荚膜。兼性厌氧,营养要求不高,在 MAC、EMB、SS琼脂平板上呈乳糖发酵红色菌落。弗劳地枸橼酸杆菌可产生 H_2S,在 SS 琼脂平板上形成有黑心的菌落。弗劳地枸橼酸杆菌属的生化特性为:KIA:AA＋＋;MIU:＋－－/＋;IMViC:－＋＋＋;赖氨酸、鸟氨酸、精氨酸:－－/＋＋/－。种间鉴别见表 4－30。

表 4－30　枸橼酸杆菌属种间鉴别

生化反应	弗劳地枸橼酸杆菌	异型枸橼酸杆菌	无丙二酸盐枸橼酸杆菌
吲哚	d	＋	＋
H_2S	＋	－	－
KCN 中生长	＋	－	＋
丙二酸盐利用	－	＋	－
侧金盏花醇发酵	－	＋	－
棉子糖发酵	d	＋	－
蜜二糖发酵	d	－	－

5.哈夫尼亚菌属　哈夫尼亚菌属分为蜂房哈夫尼亚菌及蜂房哈夫尼亚菌生物Ⅰ群。常常存在于人和动物(鸟类)的粪便中,属于条件致病菌,在临床很少引起疾病,偶尔与胃肠道感染有关,但往往是混合感染。蜂房哈夫尼亚菌有周鞭毛,无芽胞,无荚膜。兼性厌氧,营养要求不高。哈夫尼亚菌属 KIA:KA－－,MIU:＋－－;甲基红试验 35℃时＋,25℃时－,VP 试验 35℃时－,25℃时＋,赖氨酸、鸟氨酸、精氨酸:＋＋－。蜂房哈夫尼亚菌和蜂房哈夫尼亚菌Ⅰ群可通过发酵麦芽糖、木糖试验鉴别,前者均为＋,后者均为－。

二、弧菌科

弧菌科是一群氧化酶阳性、菌体短小、弯曲成弧形或直杆状、具有单端鞭毛、运动活泼的革兰阴性菌。弧菌科广泛分布于自然界,包括 4 个菌属,即弧菌属、气单胞菌属、邻单胞菌属和发光杆菌属。除发光杆菌属对人无致病性,其他三属均可引起人类感染。其主要特性(表 4

—31)。

表4—31　弧菌属、气单胞菌属、邻单胞菌属的特性

特性	弧菌属	气单胞菌属	邻单胞菌属
甘露醇	+/—	+	—
鸟氨酸	+/—	—	+
精氨酸	+/—	+/—	+
O/129 敏感	S	R	S
TCBS 生长	+	—	—
嗜盐性	+/—	—	—

注:S:敏感;R:耐药;+/—:90%阳性

（一）弧菌属

弧菌属分布广泛,以水中最多。世界卫生组织腹泻病控制中心根据细菌的免疫原性、生化特性、DNA 同源性、致病性和耐盐性等将弧菌分为四类:O1 群霍乱弧菌、不典型 O1 群霍乱弧菌、非 O1 群霍乱弧菌、其他弧菌(副溶血性弧菌)。

人类致病的主要有霍乱弧菌和副溶血性弧菌,分别引起霍乱和食物中毒。

1.霍乱弧菌　霍乱弧菌是霍乱的病原菌,该病为一种急性烈性肠道传染病,发病急,传染性强,病死率高,属于国际检疫传染病,为我国法定的甲类传染病。

霍乱弧菌包括两个生物型:古典生物型和埃尔托(Eltor)生物型。自 1817 年以来,全球共发生了七次世界性大流行,前六次病原是古典生物型,第七次病原是埃尔托生物型。

1992 年 10 月在印度东南部又发现了一个引起霍乱流行的新血清型菌株(O139)。

(1)生物学特性

1)形态与染色:革兰阴性,弧形或逗点状,单端鞭毛,运动活泼,无芽胞,有菌毛,有些菌株有荚膜。取患者米泔水样粪便做悬滴观察,可见该菌呈穿梭样或流星状运动;做涂片染色镜检,可见"鱼群状"排列。

2)培养特性:需氧或兼性厌氧菌,营养要求不高,最适温度 35℃,耐碱不耐酸,最适 pH8.8～9.0。在碱性蛋白胨水中,经 35℃培养 6～9h 形成菌膜,可达到快速增菌的目的。碱性琼脂平板上,经 35℃培养 18～24h,形成较大、圆形、扁平、无色透明或半透明似水滴状菌落。在硫代硫酸盐—柠檬酸盐—胆盐—蔗糖琼脂平板(TCBS)上,因发酵蔗糖产酸形成较大黄色菌落。在亚碲酸钾琼脂平板上,因还原亚碲酸钾成金属碲,使菌落中心呈灰褐色。在血平板上,Eltor 生物型有 β 溶血。在 SS 平板上不长,在 MAC 平板上多可生长。

3)生化反应:霍乱弧菌的主要生化特征见表 4—32。

表4—32　霍乱弧菌的生化特征

菌种	氧化酶	硝酸盐还原	赖氨酸脱羧酶	鸟氨酸脱羧酶	精氨酸脱羧酶	VP	耐盐试验				产酸					
							0%	1%	7%	10%	葡萄糖	乳糖	蔗糖	甘露醇	阿拉伯糖	水杨苷
霍乱弧菌	+	+	+	+	—	d	+	+	—	—	+	(+)	+	+	—	—

注:+:90%阳性;—:90%以上阴性;d:10%～89%阳性;(+):迟缓反应

4)抗原结构与分型:有 O 抗原和 H 抗原。H 抗原为弧菌属所共有,特异性低。O 抗原特

异性高,根据弧菌 O 抗原不同将霍乱弧菌分成多个血清群,其中 O1 群、O139 群引起霍乱,O2～O138 群只引起人类胃肠炎,不引起霍乱流行,称为非 O1 群霍乱弧菌。

O1 群霍乱弧菌根据菌体本含有 A、B、C 三种抗原因子的不同又可分为三个血清型:含 AC 者为原型(稻叶型),含 AB 者为异型(小川型),含 ABC 者称中间型(彦岛型)。

O1 群霍乱弧菌根据生物学特性的差异又分为古典生物型和埃尔托(Eltor)生物型两个生物型(表 4-33)。

表 4-33 霍乱弧菌的生物分型

生物学特性	古典生物型	埃尔托生物型
V-P	-	+
羊红细胞溶血	-	+
鸡红细胞凝集	-	+
多粘菌素 B 敏感试验	S	R
IV组噬菌体裂解	+	-
V组噬菌体裂解	-	+

5)抵抗力:抵抗力弱。不耐热,在 100℃,1～2min 可被杀死。耐碱不耐酸,在正常胃酸中仅生存 4min。对消毒剂敏感,水中加 0.5ppm 氯 15min 可被杀死,0.1%高锰酸钾浸泡蔬菜、水果可达到消毒目的。对链霉素、氯霉素、四环素敏感,但 Eltor 生物型对一定浓度的多粘菌素 B 及庆大霉素有耐药。Eltor 生物型抵抗力较古典生物型强。

(2)临床意义

1)致病物质:致病物质有鞭毛、菌毛和霍乱肠毒素,霍乱肠毒素是主要的致病物质。

2)所致疾病:引起霍乱。人类是唯一易感者。传播途径主要是通过污染的水源或食物经口感染。病原菌到达小肠后,通过鞭毛运动穿过肠黏膜表面的黏液层,通过菌毛黏附于肠黏膜上皮细胞表面并迅速繁殖,产生肠毒素,使肠黏膜细胞的分泌功能亢进,造成肠液大量分泌,使患者出现剧烈腹泻和呕吐,腹泻物呈米泔水样,多无腹痛。由于大量水分和电解质丧失而导致脱水,代谢性酸中毒、低容量性休克及心律不齐和肾衰竭,死亡率高达 25%～60%。但若及时给患者补充液体及电解质,死亡率可小于 1%。

霍乱病后可获得牢固的免疫力,一般认为局部 SIgA 可在肠黏膜与病原菌之间形成免疫屏障,有阻断黏附和中和毒素的作用。

改善卫生条件,加强水源、粪便管理,注意饮食卫生,是预防的重要措施进行疫苗接种,可提高人群免疫力。

及时发现、隔离、治疗患者。治疗关键是补液,同时应用抗菌药物如链霉素、氯霉素、强力霉素、复方 SMZ-TMP 等。

(3)微生物学检验

1)标本采集:在发病早期及未服用抗生素前采样。可采取患者粪便、呕吐物或肛拭子。标本采集后应及时接种于碱性蛋白胨水中。24h 以上才能送检的标本,应置于文-腊二氏保存液或卡-布运送培养基中保存送检。

2)检验程序(图 4-20)

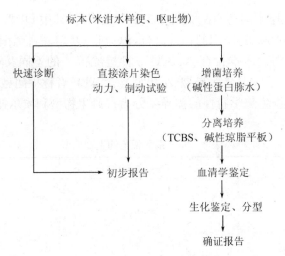

图4—20　霍乱弧菌的检验程序

3)检验方法

①直接镜检：

A.直接涂片染色镜检：取标本直接涂片革兰染色镜检，如见鱼群样排列的革兰阴性弧菌，可初步报告。

B.动力及制动试验：取患者米淋水样便或呕吐物，悬滴法镜检（最好用暗视野），可见流星样运动的细菌。加入O1群霍乱弧菌多价血清后动力消失，制动试验阳性，可早期报告。

②增菌培养：取标本接种于碱性蛋白胨水中，35℃增菌培养6~9h，出现明显菌膜，即可分离培养。

③分离培养：将标本或增菌培养物接种碱性琼脂平板和TCBS琼脂平板进行分离培养，取可疑菌落进行鉴定。

④血清学鉴定：A.确定血清群：取可疑菌落与O1群多价抗血清作凝集试验，确定是属于O1群还是非O1群霍乱弧菌。B.确定血清型：若为O1群霍乱弧菌，再取可疑菌落与单价分型血清A、B、C做凝集，确定血清型。C.确定生物型：作生化试验进行生物分型，确定是古典生物型还是埃尔托生物型（图4—21）。

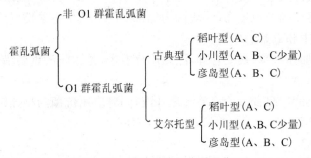

图4—21　霍乱弧菌的分群及分型

2.副溶血性弧菌　副溶血性弧菌是一种嗜盐性细菌，主要来自海产品，如墨鱼、海鱼、海虾、海蟹、海蜇，以及含盐分较高的腌制食品，如咸菜、腌肉等，引起食物中毒。

（1）生物学特性

1）形态与染色：革兰阴性，直或微弯的杆菌，在不同培养基上菌体形态差异较大。两极浓染。有单鞭毛，运动活泼。无芽胞，无荚膜，有菌毛。

2)培养特性:需氧或兼性厌氧,营养要求不高,最适温度35℃,最适pH为7.7～8.0,最适NaCl浓度为3.5％,在无盐培养基中不生长。在碱性蛋白胨水中,6～9h形成菌膜。在3.5％NaCl琼脂平板上,呈蔓延生长,菌落边缘不整齐、凸起、光滑湿润、不透明;在SS平板上,不生长或长出1～2mm扁平无色半透明的菌落,蜡滴状,不易挑起,挑起时呈粘丝状。在羊血琼脂平板上,形成2～3mm、圆形、凸起、光滑湿润、灰白色菌落,某些菌株可形成β溶血。在TCBS琼脂平板上,不发酵蔗糖,菌落绿色(与霍乱弧菌相区别)。

3)生化反应:致病菌株能使人或兔红细胞发生溶血,对马红细胞不溶血,称神奈川试验阳性。副溶血性弧菌的生化特征(表4－34)。

表4－34　副溶血性弧菌的生化特征

菌种	氧化酶	吲哚	枸橼酸盐	尿素酶	硫化氢	赖氨酸脱羧酶	鸟氨酸脱羧酶	精氨酸双水解酶	VP	耐盐试验				产酸					
										0％	1％	7％	10％	葡萄糖	乳糖	蔗糖	甘露醇	阿拉伯糖	水杨苷
副溶血性弧菌	+	+	d	－	－	+	+	－	－	－	+	+	－	+	－	－	+	－	－

注:＋:90％阳性;－:90％以上阴性;d:10％～89％阳性

4)抵抗力:抵抗力弱。不耐热,90℃ 1min即死亡。耐碱不耐酸,在2％的冰醋酸或食醋中5min死亡。对消毒剂敏感。对氯霉素敏感,对青霉素、磺胺嘧啶耐药。

(2)临床意义

1)致病物质:致病因子有黏附因子(主要为菌毛)、毒素(如耐热性溶血素)。耐热性溶血素具有溶血毒、细胞毒、心脏毒和肠毒素等作用。

2)所致疾病:所致疾病为食物中毒,常由被污染的海产品及盐腌制品所引起。由副溶血性弧菌引起的食物中毒一般表现为发病急,潜伏期2～24h,一般为10h发病。主要的症状为腹痛、腹泻、恶心、呕吐、低热,粪便似水样,偶有血便。病程自1～6日不等,可自限,一般恢复较快。

3)免疫性:病后免疫力不强。

(3)微生物学检查

1)标本采集:采取患者的粪便、肛拭、可疑食物等。标本采集后立即送检,如不能及时送检,应将标本置于3.5％NaCl蛋白胨水或卡－布培养基中送检。

2)检验方法。

①增菌培养:取标本0.5～1mL接种于3.5％NaCl蛋白胨水中,35℃增菌培养6～9h,出现菌膜,即可分离培养。

②分离培养:将标本或增菌培养物接种在TCBS琼脂平板和3.5％NaCl琼脂平板进行分离培养,取可疑菌落进行鉴定。

③鉴定:根据其形态、染色、多形性、动力、菌落等特点,结合生化试验进行鉴定。

(二)气单胞菌属

气单胞菌属广泛分布于自然界,与人类疾病相关的有豚鼠气单胞菌、温和气单胞菌、嗜水气单胞菌、简氏气单胞菌、维氏气单胞菌、舒氏气单胞菌和易损气单胞菌等。当机体抵抗力下降时,可引起腹泻或肠道外感染。

1.生物学特性

(1)形态染色:革兰阴性直杆菌,有时呈球杆状或丝状,单极鞭毛,运动极为活泼(除杀鲑气单胞菌外),无芽胞,有窄的荚膜。

（2）培养特性：需氧或兼性厌氧，营养要求不高，在普通培养基上经35℃ 24～48h 形成1～3mm 大小，微白色半透明的菌落；在血平板上，形成较大、扁平菌落，有β溶血；在肠道选择培养基上，形成扁平、无色菌落；在 TCBS 琼脂上生长不良；液体培养基中呈均匀混浊。

（3）生化反应：发酵葡萄糖产酸，氧化酶和触酶试验阳性，在 6% NaCl 中不生长。

2.临床意义

（1）致病物质：主要致病物质为溶血毒素和细胞毒素。

（2）所致疾病：本属细菌自然栖生于水中，主要引起人类肠内感染和肠外感染，前者主要表现为腹泻，后者主要为伤口感染和败血症等。

3.微生物学检验

（1）标本采集：根据不同疾病采集粪便或肛拭子、血液、脓液、脑脊液、尿液等标本。

（2）检验方法

1）直接涂片：标本直接涂片革兰染色镜检，呈革兰阴性短杆菌。标本做悬滴法观察，可见细菌运动活泼。

2）分离培养：血液标本经肉浸液或胰化酪蛋白大豆肉汤增菌后，转种血琼脂平板；脓液、分泌物等直接接种血琼脂平板；粪便标本接种肠道选择鉴别培养基。部分标本可接种于PBS，置 4℃冷增菌后，于1、3、5、7、14 天转种血琼脂平板，经35℃培养24～48h，观察菌落。

3）鉴定：根据其形态、染色、动力、菌落等特点，结合生化试验进行鉴定（表4-35）。

表4-35 气单胞菌属的生化特征

试验	嗜水气单胞菌	豚鼠气单胞菌	维氏气单胞菌温和生物型	维氏气单胞菌维氏生物型	简氏气单胞菌	舒氏气单胞菌	脆弱气单胞菌
氧化酶	+	+	+	+	+	+	+
DNA 酶	+	+	+	+	ND	+	ND
尿素酶	-	-	-	-	-	-	ND
吲哚	+	+	+	+	-	+	+
精氨酸双水解酶	+	+	+	-	+	+	+
赖氨酸脱羧酶	+	-	+	+	+	+	+
鸟氨酸脱羧酶	-	-	-	-	-	-	-
VP 试验	+	-	+	+	+	+	+
葡萄糖产气	+	+	+	+	+	+	+
阿拉伯糖	+	+	+	-	+	+	+
乳糖	-	+	-	-	ND	-	ND
蔗糖	+	+	+	+	+	+	-
肌醇	-	-	-	-	-	-	-
甘露醇	+	+	+	+	+	+	+
水杨苷	+	+	+	+	-	+	-
纤维二糖	V	+	V	V	-	+	-
七叶苷水解	+	+	-	+	-	+	-
β 溶血	+	+	+	+	+	V	V
头孢噻吩	R	R	S	S	R	S	R
氨苄西林	R	H	R	R	R	R	S

注：+，>90%阳性；-，<10%阳性；ND，未定；S，敏感；R，耐药

4）鉴别：

①与肠杆菌科及非发酵菌的鉴别：本属细菌氧化酶阳性，能发酵葡萄糖。

②与邻单胞菌和弧菌属的鉴别：本属细菌对 O/129 耐药，TCBS 平板上不生长。

（三）邻单胞菌属

邻单胞菌属只有一个种即类志贺邻单胞菌。存在于水、鱼、动物和人类肠道，能引起人类水样腹泻和食物中毒，在机体免疫力降低时，也可引起肠道外感染，如：蜂窝织炎、骨髓炎、脑膜炎和败血症。

本菌为革兰阴性杆菌，可成双或短链状排列。1～5 根极端鞭毛，运动活泼。

兼性厌氧，营养要求不高，在肠道选择鉴别培养基上，形成不发酵乳糖的无色菌落；在血平板上，形成灰白色不溶血的小菌落；在含氨苄西林的培养基中不生长。TCBS 平板上不生长。

氧化酶、触酶阳性，硝酸盐还原阳性，发酵葡萄糖产酸不产气，吲哚阳性，O/129 敏感，赖氨酸脱羧酶、鸟氨酸脱羧酶和精氨酸双水解酶均为阳性。

与志贺菌属的鉴别：氧化酶和动力试验为阳性，志贺菌属均为阴性。

与气单胞菌属和弧菌属的鉴别：该菌 O/129 敏感，TCBS 平板上不生长。

三、非发酵革兰阴性杆菌

非发酵革兰阴性杆菌是一大群不发酵葡萄糖或仅以氧化形式利用葡萄糖的需氧或兼性厌氧、无芽胞的革兰阴性杆菌。包括 13 个菌属的数十个菌种，临床上常见的有假单胞菌属、产碱杆菌属、不动杆菌属、莫拉菌属、金氏杆菌属、黄杆菌属、土壤杆菌属、黄单胞菌属、丛毛单胞菌属等。多为条件致病菌，近年来由该类细菌引起感染的报告日益增多，尤其在医院感染中铜绿假单胞菌、不动杆菌占重要地位。

非发酵菌的鉴定，先进行科、属间的鉴别，然后再进行属内种间的鉴定（表 4－36）。

表 4－36　常见的非发酵菌革兰阴性杆菌的初步分类

试验	菌属					
	假单胞菌属	产碱杆菌属	不动杆菌属	莫拉菌属	黄杆菌属	丛毛菌属
氧化酶	＋	＋	－	＋/－	＋/－	＋
O/F 试验	O/－	－	O/－	－	O	－
动力	＋/－	＋	－	－	＋/－	＋
鞭毛	极生	周生	无	无	无	极生

注：＋:90％以上阳性；－:90％以下阳性；＋/－:约70％为阳性；O 为氧化

（一）假单胞菌属

假单胞菌属为一群严格需氧、有鞭毛、无芽胞、无荚膜的革兰阴性杆菌。氧化酶和触酶试验阳性。可产生水溶性色素，如绿脓素、红脓素等。对理化因素的耐受性较强，对多种抗菌药物有耐药性。

1.铜绿假单胞菌　铜绿假单胞菌是假单胞菌属的代表菌种，因产生水溶性色素绿脓素，使脓液或培养基呈绿色，所以称之为绿脓杆菌。该菌广泛分布于自然界和人体，为条件致病菌，是医院感染的常见菌。

（1）生物学性状

1）形态与染色：革兰阴性杆菌，球杆状或长丝状，长短不一。单个、呈双或短链状排列。

无芽胞,有荚膜,一端有 1～3 根鞭毛,运动活泼,临床分离株常有菌毛。

2):培养特性:专性需氧,部分菌株兼性厌氧,营养要求不高,在普通琼脂平板和 SS 平板上生长良好,可生长温度范围是 25～42℃,最适生长温度 35℃,4℃不生长而 42℃生长是该菌的鉴别点之一。在血平板和麦康凯平板上可形成不同形态的菌落:①典型型:菌落呈灰绿色,大小不一,扁平湿润,边缘不齐,伞状伸展,金属光泽,生姜气味。②大肠菌样型:菌落圆形凸起,灰白色半透明,似大肠埃希菌菌落。③黏液型:菌落光滑凸起,呈黏液状。④侏儒型:细小,无光泽半透明菌落。⑤粗糙型:菌落中央凸起,边缘扁平,表面粗糙。在血平板上常可见透明溶血环;在液体培养基中,呈混浊生长和菌膜生长;在 SS 琼脂平板上,形成无色半透明小菌落,一般不易与沙门菌和志贺菌菌落相区别,但经 48h 培养菌落中央呈棕绿色。在普通琼脂平板上,可产生多种色素,主要为绿脓素(为铜绿假单胞菌特征性色素)和青脓素(荧光素),前者为蓝绿色。

从临床标本分离的铜绿假单胞菌约有 80%～90%产生绿脓素和青脓素。

3):生化反应:葡萄糖、木糖氧化;触酶、氧化酶阳性;利用枸橼酸盐、还原硝酸盐并产生氮气;液化明胶,吲哚阴性;赖氨酸、鸟氨酸、精氨酸－－＋。在各种临床标本中,常见假单胞菌的主要特征见表 4－37。

表 4－37　常见假单胞菌的主要特征

菌种	氧化酶	O/F	半乳糖苷酶	绿脓素	荧光素	动力	4℃生长	42℃生长	赖氨酸脱羧酶	鸟氨酸脱羧酶	精氨酸双水解酶	明胶液化	淀粉水解	SS琼脂生长	硝酸盐还原
铜绿假单胞菌	+	+	-	+	+	+	-	+	-	-	+	+	-	+	+
荧光假单胞菌	+	+	-	-	+	+	+	-	-	-	+	+	-	-	-
恶臭假单胞菌	+	+	-	-	+	+	V	-	-	-	+	-	-	-	-
产碱假单胞菌	+	+	-	-	-	+	-	+	-	-	V	-	-	-	V
施氏假单胞菌	+	+	-	-	-	+	-	V	+	-	-	-	+	+	+

注:V 表示不定

4)抵抗力:抵抗力比其他无芽胞菌强。耐干燥、紫外线,不耐热,临床分离菌株对多种抗生素不敏感。

(2)临床意义

1)致病物质:铜绿假单胞菌能产生多种致病性的毒素和侵袭性酶。

2)所致疾病:是条件致病菌,在抵抗力低下时引起皮肤、呼吸道、泌尿道及烧伤创面等感染,还可导致菌血症、败血症、心内膜炎及婴幼儿严重腹泻等。

铜绿假单胞菌是医院感染的常见菌,该菌可从医院内许多消毒不严的器皿及一些溶液中分离出来,常见为洗涤水、消毒液和药物(液体)等;医院内铜绿假单胞菌所致的呼吸道感染常见的入侵途径是雾化吸入、氧气吸入,各种侵袭性检查和治疗,如纤维支气管镜、导管、胆道、手术后引流等,破坏了机体皮肤或黏膜屏障,常引起本菌侵袭。

3)免疫性:该菌免疫原性强,可刺激机体产生特异性抗体,具有一定的抗感染作用。

(3)微生物学检验

1)标本采集:按疾病和检查目的分别采取不同的临床标本,如伤口分泌物、尿液、脓及穿刺液、血液、脑脊液、胸腹水、关节液等。医院环境检测可从空气、水、物体表面等处采样。

2)检验方法

①直接涂片染色镜检:脑脊液、胸腹水、尿液离心后取沉淀物涂片,绿色脓液、分泌物直接涂片,革兰染色镜检,为革兰阴性杆菌,有1~3根鞭毛。

②分离培养:血液和体液标本可先增菌后再转种血琼脂平板和麦康凯平板,其他标本直接接种。

③鉴定:根据形态、染色、菌落特征,并做生化反应进行鉴定。

④鉴别:与其他假单胞菌的鉴别见表4-37。

(二)产碱杆菌属

产碱杆菌属在伯杰系统细菌手册中被分为2个种:粪产碱杆菌和木糖氧化产碱杆菌;后者又分为2个亚种:木糖氧化产碱杆菌木糖氧化亚种和木糖氧化产碱杆菌脱硝亚种。典型菌种是粪产碱杆菌。

1.生物学特性 革兰阴性短杆菌,常成单、双或成链状排列,具有周鞭毛,无芽胞,多数菌株无荚膜。

专性需氧,最适生长温度25~37℃,营养要求不高,普通培养基上生长良好。麦康凯和SS平板上,形成不发酵乳糖的无色透明菌落;在血平板上,形成灰色、扁平、有水果味的较大菌落;在含蛋白胨的肉汤中产氨,可使培养基pH增至8.6以上,为该菌的重要特征。

触酶、氧化酶阳性,不分解任何糖类,O/F为产碱型。利用柠檬酸盐,部分菌株能还原硝酸盐,其他生化反应多为阴性。

2.临床意义 本属中临床分离最常见的是粪产碱杆菌,大部分感染是条件致病,主要来自潮湿环境,如雾化器、呼吸机和灌洗液等,血、痰、尿、脑脊液等中常检出该菌,是医院感染的病原菌之一。

3.微生物学检验

(1)标本采集:根据临床疾病不同采集不同标本,如血、尿、痰、脓液、脑脊液等。

(2)检验方法:

1)直接涂片染色镜检:脑脊液、尿液离心取沉淀涂片,脓液和痰液可直接涂片,革兰染色镜检,为革兰阴性短杆菌,有周鞭毛。

2)分离培养:方法同铜绿假单胞菌。

3)鉴定:根据形态、染色、菌落特征,并做生化反应进行鉴定。

(三)不动杆菌属

不动杆菌属归于奈瑟菌科,并已命名6个基因种,即洛菲不动杆菌、溶血不动杆菌、鲍曼不动杆菌、琼氏不动杆菌、醋酸钙不动杆菌、约翰逊不动杆菌。临床上分离出来的绝大多数为鲍曼不动杆菌。

1.生物学特性 革兰阴性球杆菌,常成双排列,无芽胞、无鞭毛,有荚膜。

专性需氧,营养要求不高,普通培养基和麦康凯培养基上生长良好,最适生长温度35℃。在血平板上,形成灰白色、圆形凸起、表面光滑、边缘整齐的黏液型菌落。溶血不动杆菌可产

生 β 溶血。在麦康凯平板上,形成粉红色菌落,溶血不动杆菌为无色菌落,洛菲不动杆菌为黄色菌落。

触酶阳性,氧化酶阴性,O/F 为氧化型,动力、硝酸盐还原阴性,IMViC:－－－＋/－。

2.临床意义　不动杆菌广泛分布于自然界和人的皮肤,为条件致病菌。在临床标本中,最常见的是鲍曼不动杆菌,本菌的分离率是仅次于铜绿假单胞菌而居第二位的非发酵菌,医院内感染最常见的部位是呼吸道、消化道、泌尿生殖尿道和伤口。

3.微生物学检验

(1)标本采集:根据临床疾病的不同采集不同的标本,如血液、脑脊液、痰液、尿液和脓液等。

(2)检验方法

1)直接涂片染色镜检:为革兰阴性球杆菌,常成双排列,有荚膜。在吞噬细胞内也有存在,易误认为奈瑟菌属细菌。

2)分离培养:同铜绿假单胞菌。

3)鉴定:根据形态、染色、菌落特征,并做生化反应进行初步鉴定。

4)鉴别:不动杆菌属的主要菌种鉴别要点见表4－38。

表4－38　不动杆菌主要菌种的鉴别要点

试验	醋酸钙不动杆菌	鲍曼不动杆菌	溶血不动杆菌	琼氏不动杆菌	约翰逊不动杆菌	洛菲不动杆菌
氧化酶	+	+	+/−	−	−	−
葡萄糖氧化	+	+	+/−	−	−	−
木糖氧化	−	+	−	+	−	+
乳糖氧化	+	+	−	+	+	+
精氨酸双水解酶	+	+	+	+	−/+	−
鸟氨酸脱羧酶	+	+	−	−	−	−
苯丙氨酸脱氨酶	+	+	−	−	−	−
丙二酸盐利用	+	+	−	+	−/+	−
枸橼酸盐利用	+	+	+	+/−	+	−
明胶液化	−	−	+	−	−	−
37℃生长	+	+	+	+	−	−
42℃生长	−	+	−	−	−	−

四、其他革兰阴性苛养菌

苛养菌指对生长环境、营养要求比较苛刻,在一般培养基上不生长或难生长,体外培养需要添加一些特殊因子才能够生长的一类细菌。常见的革兰阴性苛氧菌有嗜血杆菌属、鲍特菌属、军团菌属、布鲁菌属。

革兰阴性苛养菌的基本特征:①革兰阴性杆菌,在血琼脂平板上菌落细小,在麦康凯、伊红亚甲蓝和中国蓝琼脂平板上不生长,则提示为苛养菌。②革兰阴性杆菌,在血琼脂平板18～24h 不生长,放置48～72h 才生长,则提示为苛养菌。③临床表现疑似感染,但在普通培养不生长,并排除厌氧菌,应怀疑苛养菌,应另行培养,并采用高营养培养基,延长培养时间。培养时要置于 CO_2 环境,并保持一定湿度。

（一）嗜血杆菌属

嗜血杆菌属隶属于巴斯德菌科。因在人工培养时须提供含有生长因子 X、V 的血液而得名。该属细菌共有 17 个种,其中与临床有关的有 9 个种:流感嗜血杆菌、副流感嗜血杆菌、溶血嗜血杆菌、副溶血嗜血杆菌、杜克嗜血杆菌、埃及嗜血杆菌、嗜沫嗜血杆菌、副嗜沫嗜血杆菌、迟缓嗜血杆菌。代表菌为流感嗜血杆菌。

1. 生物学性状　流感嗜血杆菌简称流感杆菌,为革兰阴性短小杆菌,在陈旧培养物中呈长杆状或丝状等多形性,本菌无鞭毛、无芽胞,黏液型菌株有荚膜。

需氧或兼性厌氧,在 $5\% \sim 10\%$ CO_2 环境中生长良好。生长时需要 X 因子(氯化血红素)、V 因子(辅酶 I)或二者之一。在巧克力琼脂平板上,形成圆形、光滑、透明似露珠的小菌落。

当流感嗜血杆菌和金黄色葡萄球菌在血平板上共同培养时,由于葡萄球菌能合成较多的 V 因子渗入到培养基里,可促进其生长,故离葡萄球菌菌落近的流感嗜血杆菌的菌落较大,离葡萄球菌菌落远的流感嗜血杆菌菌落较小,称为"卫星现象"。这一特点有助于对流感嗜血杆菌的鉴定。

2. 临床意义　流感嗜血杆菌主要寄生于人的鼻、咽、眼及阴道黏膜中,常与正常菌群共生,人是唯一的传染源和带菌者。致病物质是荚膜、菌毛、内毒素。主要引起急性咽炎、气管支气管炎、肺炎、中耳炎、结膜炎、鼻窦炎、脑膜炎、菌血症等,常继发于流感、麻疹、肺结核等病的呼吸道感染。

治疗首选药物是氨苄西林、阿莫西林,次选磺胺、头孢菌素、红霉素及氨曲南等。

3. 微生物学检验

(1)标本采集:根据感染部位的不同可采取血液、脑脊液、鼻咽分泌物、痰液、脓液等标本。

(2)检验方法

1)直接涂片染色镜检:查到革兰阴性短小杆菌或多形态杆菌,结合临床症状,可做初步诊断。

2)分离培养:用巧克力琼脂平板,35℃培养 18～24h,形成圆形、光滑、透明似露珠的小菌落。为提高检出率,平板中可加入抗菌药物如万古霉素、杆菌肽、克林霉素等,抑制杂菌的生长。

3)鉴定:根据形态、染色、菌落特征、卫星现象、X、V 因子需求试验并结合生化反应进行鉴定。标本或培养物可用直接荧光抗体法等血清学试验,进行早期诊断和菌型鉴定。

（二）鲍特菌属

鲍特菌属主要包括百日咳鲍特菌、副百日咳鲍特菌、支气管鲍特菌。百日咳鲍特菌为代表菌。

1. 生物学特性　革兰阴性球杆菌,无芽胞、无鞭毛,光滑型菌株有荚膜。

专性需氧,营养要求很高,生长需要组氨酸和半胱氨酸等,初次分离培养需用含甘油、马铃薯、血液的鲍—金培养基。经 35～37℃培养,2～3d 后形成细小、光滑、银灰色、不透明似水银滴状菌落,周围有狭窄的溶血环。

生化反应不活泼,触酶、氧化酶阳性,不发酵糖类,吲哚、硝酸盐还原、脲酶、硫化氢、枸橼酸盐利用均为阴性。

新分离菌株为光滑型,称 I 相菌,具有菌体(O)和表面(K)抗原。I 相菌有荚膜,有毒力,人工培养后可发生变异,荚膜和毒力逐渐消失,形成Ⅳ相菌,即为粗糙型菌落的无毒株。Ⅱ、

Ⅲ相为过渡相。

2.临床意义 百日咳鲍特菌的致病物质包括荚膜、菌毛、内毒素及外毒素。其中百日咳外毒素是百日咳的主要毒力因子。

百日咳鲍特菌是百日咳的病原菌,主要通过飞沫经呼吸道传播,主要症状为阵发性剧咳,病程较长,故名百日咳。

病后产生持久的免疫力,可接种疫苗预防。

治疗首选红霉素、氨苄西林等,对青霉素不敏感。

3.微生物学检验 在发病第一周检出阳性率最高,卡他期取鼻咽拭子或咳碟法接种于鲍—金培养基分离培养,置35℃培养2～5天,出现可疑菌落时,经涂片染色镜检、生化反应、Ⅰ相免疫血清作凝集试验进行鉴定。

(三)军团菌属

1976年在美国费城召开全美退伍军人会议,期间暴发流行一种严重肺炎,与会者149人发病,有34人死亡。从死者肺组织中分离到一种新菌,命名为军团菌。军团菌属包括39个种和61个血清型,从人体分离的已有19种,其中主要致病菌为嗜肺军团菌。

1.生物学特性 革兰阴性小杆菌,人工培养呈多形性。常规革兰染色不易着色,多用Dieterle镀银法或Giemsa法染色,分别染成黑褐色和红色。有1根至数根端生或侧生鞭毛,无芽胞,无荚膜。

专性需氧,2.5%～5% CO_2 环境中生长良好,最适生长温度为35℃,营养要求较苛刻,需半胱氨酸和铁盐。在活性炭—酵母浸液(BCYE)琼脂培养基中,3～5d形成圆形、凸起、灰白色有光泽的菌落。在F—G(Feeley—Gorman)琼脂培养基中,3～5d可见针尖大小菌落,在紫外线照射下可发出黄色荧光。

触酶、氧化酶阳性,不分解糖类,可液化明胶,脲酶、硝酸盐还原阴性。

2.临床意义 嗜肺军团菌的致病物质主要是菌毛、毒素和多种酶类。

嗜肺军团菌可引起军团菌病,主要通过呼吸道感染,有流感样型(轻症型)、肺炎型(重症型)和肺外感染三种临床类型。近年来,许多报道指出中央空调冷却塔用水污染军团菌而导致医院内感染,军团菌亦是医院感染的病原菌之一。

嗜肺军团菌为胞内寄生菌,细胞免疫在抗感染中起主要作用。

治疗首选红霉素,对治疗效果不佳者可联合使用利福平和其他抗生素。

3.微生物学检验

(1)标本采集:可采集下呼吸道分泌物、胸水、活检肺组织及血液等。

(2)检验方法

1)直接涂片染色镜检:涂片作革兰染色检查意义不大,直接法荧光抗体染色镜检有诊断意义。

2)分离培养:血液标本用BCYE培养基增菌后再进行分离培养。组织标本无菌研磨制成悬液后进行分离培养。水样标本离心后取沉渣进行分离培养。分离培养需接种于血琼脂平板、巧克力琼脂平板及BCYE琼脂平板,置35℃ 2.5% CO_2 的孵箱中培养。24小时内有细菌生长,可排除军团菌;在48小时后血琼脂平板、巧克力琼脂平板上不生长,BCYE琼脂平板上生长,可能为军团菌。

3)鉴定:根据菌落特征、形态、染色(革兰染色、荧光抗体染色等)及生化反应等鉴定。

4)血清学检查:检查患者血清中抗军团菌IgM、IgG抗体有助于特异性诊断,常用方法为

IFA 和 ELISA 法。

（四）布鲁菌属

布鲁菌属是一类革兰染色阴性短小杆菌，有 6 个生物种：牛布鲁菌、羊布鲁菌、猪布鲁菌、犬布鲁菌、绵羊附睾布鲁菌、沙林鼠布鲁菌，使人致病的是前四个生物种，因最早由美国医师 David Bruce 首先分离出，故得名。哺乳动物中牛、羊、猪等家畜最易感，称之为布鲁菌病。我国流行的主要是牛、羊、猪布鲁菌，其中尤以羊布鲁菌最常见。

1. 生物学特性　革兰阴性短球杆菌，无鞭毛，无芽胞，光滑型菌株有荚膜，革兰染色经常着色不佳，常用柯兹洛夫斯基染色法，布鲁菌呈鲜红色，其他菌和背景呈绿色。

专性需氧，需 $5\%\sim10\%$ CO_2，最适生长温度为 35℃，最适 pH 为 6.6～6.8。营养要求高，培养时需加入维生素 B_1、烟酸、酵母生长素。在血琼脂平板或肝浸液琼脂平板上，35℃培养 5～7 天长出无色透明、光滑型小菌落。无溶血现象。

触酶、氧化酶阳性，脲酶、硝酸盐还原阳性，分解葡萄糖产酸。

布鲁菌主要含有两种抗原物质：A 抗原和 M 抗原。两种抗原在各种布鲁菌中含量不同：牛布鲁菌 A：M＝20：1；羊布鲁菌 A：M＝1：20；而猪布鲁菌 A：M＝2：1。

布鲁菌对日光、热、常用消毒剂等均很敏感。但其在外界环境中的抵抗力较强，在水中可生存 4 个月，在土壤、皮毛和乳制品中可生存数周至数月。对常用的广谱抗生素较敏感。

2. 临床意义　布鲁菌的致病物质主要是内毒素、荚膜与侵袭性酶（透明质酸酶、过氧化氢酶等）。

布鲁菌引起布鲁菌病。主要通过接触病畜及其分泌物或被污染的畜产品，经皮肤黏膜、消化道和呼吸道等多种途径感染。细菌多次侵入血流而使患者呈现不规则的波浪状发热，故布鲁菌病又称为波浪热。因布鲁菌为胞内寄生菌，抗菌药物及抗体等均不易进入细胞内，因此，本病较难根治，易转为慢性，反复发作。家畜感染可引起母畜流产。

机体感染布鲁菌后可产生一定免疫力，以细胞免疫为主。

治疗首选利福平和多西环素联合用药，同时辅以免疫增强剂配合治疗，可提高治愈率。

3. 微生物学检验

（1）标本采集：急性期取血，慢性期取骨髓。

（2）检验方法

将标本接种双相肝浸液培养基（一半为斜面，一半为液体）置 37℃，$5\%\sim10\%$ CO_2 环境中培养。大多在 5～7d 形成菌落，若 30d 时仍无菌生长可报告为阴性。可通过菌落特点、涂片染色镜检形态、生化反应试验及玻片凝集等确定型别。

（3）血清学检查：是诊断布鲁菌常用的方法，对早期和复发诊断都具有重要意义。

（五）弯曲菌属

包括 30 个种和亚种，对人类致病的主要是空肠弯曲菌和胎儿弯曲菌胎儿亚种，前者是人类腹泻最常见的病原菌之一，后者在免疫功能低下时可引起败血症、脑膜炎等。

1. 生物学特性　革兰阴性、细长呈弧形、螺旋形、S 形或海鸥展翅状。陈旧培养物可呈球形或长丝状。一端或两端具有单鞭毛，运动活泼，呈投标样或螺旋状运动。无芽胞、无荚膜。

微需氧菌，初次分离时需在含 $5\%O_2$、$85\%N_2$、$10\%CO_2$ 气体环境中生长，传代培养时能在 $10\%CO_2$ 环境中生长。最适生长温度随菌种而异：空肠弯曲菌、大肠弯曲菌在 42℃生长，25℃不生长；胎儿弯曲菌在 25℃生长，而 42℃不生长；简明弯曲菌在 25℃和 42℃均不生长。但各种菌在 37℃皆可生长。营养要求高，常用的选择培养基有 Skirrow 琼脂、Butzler 培养基和 Campy－BAP 培养基,这些培养基以血琼脂为基础,加入多种抗生素,能抑制肠道正常菌群,而有利于本菌分离。空肠弯曲菌属初次分离时,经 48h 培养可形成两种菌落:一种为扁平湿润、灰白色半透明、边缘不整齐、常沿接种线扩散生长呈拖尾样外观的菌落;另一种为圆形凸起、半透明、针尖状、有光泽、单个细小菌落。两种菌落均不溶血。

该菌属生化反应不活泼。不分解糖类、不液化明胶、不分解尿素,V－P 和甲基红试验均阴性。触酶、氧化酶均为阳性,大多数弯曲菌还能还原硝酸盐,空肠弯曲菌马尿酸水解试验阳性。

该菌对外界抵抗力较弱,在室温下迅速死亡,但耐寒,在 4℃冰箱或水中可存活 4 周。

2.临床意义　弯曲菌主要通过食物和水传播,食用未煮熟的鸡、饮用未经处理的水和未经消毒的牛奶均可引起弯曲菌肠炎的发生。本菌借助鞭毛和外膜蛋白在肠黏膜定居,然后入侵上皮细胞,通过产生的肠毒素、细胞毒素和内毒素等多种毒力因子致病。主要引起人类肠炎和肠道外感染。空肠弯曲菌是引发散发性细菌性肠炎的最常见菌种之一,胎儿弯曲菌主要引起肠道外感染,其中胎儿亚种为主要的人类致病菌,可引起菌血症、心内膜炎、脑膜炎等。

3.微生物学检验

(1)标本采集:本菌为微需氧菌,标本采集后应立即送检。粪便、肛拭子及剩余食物可接种于卡－布运送培养基中送检,血液或脑脊液应立即注入布氏肉汤中送检。

(2)检验方法

1)直接镜检:粪便、肛拭子、脑脊液离心沉淀物直接涂片染色镜检,可见革兰阴性弧形、螺旋形、S 形或海鸥展翅状小杆菌。取标本作悬滴法镜检,可见投标样或螺旋状运动的细菌。

2)分离培养:粪便和肛拭子标本直接接种于改良弯曲菌琼脂平板;血液或脑脊液标本接种布氏肉汤增菌后,转种弯曲菌平板,置 42℃、37℃,在微需氧环境下培养 24～72h,观察菌落特征。

3)鉴定:取可疑菌落进行革兰染色镜检形态、动力、生化反应试验初步鉴定。

4)鉴别:弯曲菌属的主要菌种的鉴别特征见表 4－39。

表 4－39　弯曲菌属主要鉴别要点

| 试验 | 胎儿弯曲菌 | | 空肠弯曲菌 | | 大肠弯曲菌 | 黏液弯曲菌 | 海鸥弯曲菌 |
	胎儿亚种	性病亚种	空肠亚种	道伊菜亚种			
氧化酶	+	+	+	+	+	+	+
触酶	+	+	+	V	+	－	－
需氧生长	－	－	－	－	+	－	－
硝酸盐还原	+	－	+	+	+	+	V
脲酶	－	－	－	－	－	－	－
H$_2$S	－	－	－	－	+	－	－
醋酸吲哚水解	－	－	+	+	－	－	－
3.5%NaCl	－	－	－	－	－	－	－
25℃生长	+	+	－	－	－	－	－
42℃生长	－	－	+	+	+	+	+
头孢噻吩	S	S	R	S	S	R	R

(六)螺杆菌属

自 1983 年 Marshall 和 Warren 发现了幽门螺杆菌(Hp)以后,迅速在国际消化病学界引起了巨大轰动,它的发现对消化病学、特别是胃十二指肠病学的发展起了极大的推动作用。

螺杆菌属中与人类疾病关系密切的主要是幽门螺杆菌(Hp)。

1.生物学特性 革兰阴性、细长呈螺旋形、S形或海鸥状。陈旧培养物可呈球形或长丝状。菌体的一端有2～6条带鞘的鞭毛,运动活泼,无芽胞。在胃黏膜层中呈鱼群样排列。

微需氧菌,最适温度37℃,最适pH7.0,相对湿度98％以上为宜。营养要求高,以布氏琼脂为基础培养基,但需加用适量全血或胎牛血清作为补充物才能生长。常以万古霉素、TMP、两性霉素B等组成抑菌剂防止杂菌生长。生长缓慢,3～4天培养形成圆形、光滑、半透明、针尖状菌落,有轻度的β溶血。

该菌属生化反应不活泼。不分解糖类,而氧化酶、触酶、脲酶、碱性磷酸酶、γ-谷氨酰转肽酶、亮氨酸肽酶这七种酶反应是作为幽门螺杆菌生化鉴定的依据。其中脲酶强阳性,是鉴定的重要依据。

抵抗力弱,对热、干燥、常用化学消毒剂敏感,对青霉素和氨基糖苷类等抗生素敏感。

2.临床意义 幽门螺杆菌的传播途径主要是消化道,与消化性溃疡,慢性胃炎,特别是十二指肠溃疡有密切关系。感染的症状主要是反酸、胃灼热以及胃痛、口臭,这主要是由于幽门螺杆菌诱发胃泌素大量分泌,而发生反酸、胃灼热。具有胃溃疡疾病的患者,幽门螺杆菌更是引起主要症状胃痛的发生,口臭最直接的病菌之一就是幽门螺杆菌了。幽门螺旋杆菌能够引起慢性胃炎,所发生的主要临床表现有:上腹部不适、隐痛,有时发生嗳气、反酸、恶心、呕吐的症状,病程较为缓慢,但是容易反复发作。幽门螺杆菌感染可能与胃癌有关系。

3.微生物学检验 多部位采集胃黏膜组织活检标本两份,立即送检,一份做病理检查,一份做细菌学诊断检查。

(1)直接镜检:直接涂片革兰染色镜检,组织切片荧光抗体染色镜检,制成悬滴暗视野镜检动力。

(2)快速脲酶试验:将标本接种尿素培养基,阳性者培养基由黄变红。

(3)分离培养及鉴定:将活检标本接种于巧克力色血琼脂或Skirro琼脂,分别于30℃、35℃、42℃微需氧环境培养3～5天,对可疑菌落进行革兰染色镜检形态、生化反应、血清学试验等鉴定。

(戴萌萌)

第五节 革兰阳性需氧和兼性厌氧杆菌检验

医学上革兰阳性需氧和兼性厌氧杆菌的种类繁多。本节主要叙述常见棒状杆菌属中的白喉棒状杆菌、李斯特菌属中的产单核李斯特菌及需氧芽胞杆菌属中的炭疽芽胞杆菌和腊样芽胞杆菌。

一、革兰阳性无芽胞杆菌

(一)白喉棒状杆菌

白喉是一种急性呼吸道传染病,患者的喉部常出现灰白色假膜,故名"白喉"。白喉是由白喉棒状杆菌侵犯咽喉部并产生外毒素而引起的局部炎症。

1.生物学特性

(1)形态与染色:革兰阳性杆菌,菌体细长微弯,一端或两端膨大呈棒状,无荚膜、鞭毛和芽胞。排列不规则,镜下常见V、L、Y字形或栅栏状排列。常用奈瑟(Neisser)染色或阿伯特

（Albert）染色，菌体着色不均匀，一端、两端或中央可见明显浓染颗粒，称为"异染颗粒"（图4-22）。异染颗粒是白喉棒状杆菌的鉴别特征。

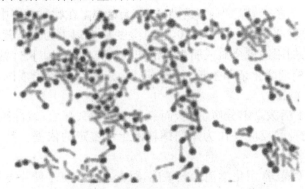

图4-22　白喉棒状杆菌异染颗粒（Albert染色）

（2）培养特性：需氧或兼性厌氧，最适生长温度35℃，pH7.2~7.8。营养要求高，一般培养基上生长不良，在培养基中加入血液、血清或其他体液能促进其生长。在血平板培养基上，形成直径1~2mm、灰白色、不透明的光滑型（S）菌落，轻型菌落周围有狭窄的β溶血环；在吕氏血清斜面或鸡蛋斜面培养基上，生长迅速，10~18小时生长出细小、灰白色、有光泽的光滑型菌落，涂片染色菌体形态典型和异染颗粒明显；在含有0.03%~0.04%亚碲酸钾血平板上，本菌能选择性生长并能吸收亚碲酸钾，使其还原成元素碲，而形成黑色菌落，故此培养基主要在初次分离培养，作为选择和鉴别之用。

（3）生化反应：能发酵葡萄糖和麦芽糖，产酸不产气，触酶和硝酸盐还原试验阳性，氧化酶、脲酶、吲哚试验阴性。

（4）抵抗力：对热抵抗力不强，煮沸1分钟即可死亡。对寒冷、干燥、紫外线的抵抗较强。对常用的消毒剂敏感。

2.临床意义

（1）致病物质：主要是白喉外毒素。当β-棒状杆菌噬菌体（携带编码外毒素的tox基因）侵袭无毒的白喉棒状杆菌时，无毒的内喉棒状杆菌变成产毒的白喉棒状杆菌，产生白喉外毒素。白喉外毒素的作用主要是抑制细胞合成蛋白质。

（2）所致疾病：传染源是白喉患者和带菌者。此菌经空气飞沫或接触污染物品而传播，细菌侵入鼻咽部生长繁殖，产生外毒素，使局部黏膜上皮细胞发生坏死，局部毛细血管扩张充血，白细胞及纤维素渗出，形成灰白色的膜状物，称之为假膜。若假膜覆盖于喉部或脱落于气管内可引起窒息，为早期致死的主要原因。本菌一般不侵入血流，但其外毒素进入血流，迅速与易感细胞结合，常侵入心肌及外周神经，出现心肌炎、软腭麻痹及声嘶等症状。少数可侵害眼结膜、外耳道和阴道等处。

患白喉病后可获得终生免疫，以体液免疫为主。预防白喉，可对8岁以下的易感儿童注射百白破三联疫苗，其中的白喉类毒素可刺激机体产生抗毒素而使机体获得免疫力。对密切接触患者的人群注射白喉抗毒素进行紧急预防，治疗可选用β-内酰胺类抗菌药物包括青霉素，但对磺胺类药物耐药。

3.微生物学检验

（1）标本采集：用无菌长棉拭子，取患者假膜边缘的分泌物，无假膜的疑似患者或带菌者可采集鼻咽部或扁桃体黏膜上的分泌物。应在抗生素使用前采集双份标本，标本如不能及时送检,应将标本浸于生理盐水或 15% 甘油盐水中保存。

(2)检验程序(图 4—23)

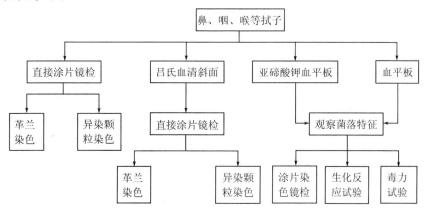

图 4—23 白喉棒状杆菌检验程序

(3)检验方法

1)直接涂片染色镜检:将标本制成两张涂片,分别进行革兰染色和异染颗粒染色,镜检如发现革兰阳性棒状杆菌,有明显异染颗粒,可初步报告"检出革兰阳性棒状杆菌,形似白喉棒状杆菌"。

2)分离培养:将标本同时接种血平板、亚碲酸钾血平板及吕氏血清斜面。吕氏血清斜面上,白喉棒状杆菌生长速度较快,35℃ 培养 12 小时左右形成灰白色小菌落。血平板上,35℃培养 24 小时形成灰白色光滑型菌落。亚碲酸钾血平板上,35℃ 培养至 48 小时后可出现黑色菌落。挑取可疑菌落鉴定。

3)鉴定

①涂片革兰染色和异染颗粒染色镜检。

②生化反应鉴定。

4)毒力试验:毒力试验是鉴定致病菌株的重要依据。毒素的检测可用 Elek 琼脂扩散法、SPA 协同凝集、对流电泳等体外试验或用豚鼠做体内毒素与抗毒素的中和试验。

白喉棒状杆菌的鉴定依据:①革兰阳性杆菌,菌体细长微弯,具有异染颗粒。②吕氏血清斜面上,12 小时形成灰白色小菌落;在亚碲酸钾血平板上,48 小时后呈现黑色菌落。③触酶、硝酸盐还原阳性,氧化酶、脲酶阴性。

(二)产单核李斯特菌

产单核李斯特菌属于李斯特菌属,包含有 6 种细菌,其中只有产单核李斯特菌对人致病。

本菌为革兰阳性短小杆菌或球杆菌,多数一端膨大,似棒状,常呈 V 字形排列,偶可成双排列,陈旧培养物上可变为革兰氏阴性,应注意与双球菌区分。有 1~5 根鞭毛,湿片中可呈"翻筋斗"样运动,无芽胞,无荚膜。

需氧或兼性厌氧,最适生长温度 30~37℃,4℃ 可生长,故常用冷增菌提高其检出率。营养要求不高,普通培养基上可生长。在血平板上,形成圆形、光滑、灰白色小菌落,周围有狭窄 β 溶血环。在液体培养基中,呈均匀混浊生长,表面有薄膜形成。在半固体培养基中,20~25℃时,细菌沿穿刺线向外蔓延,呈倒立伞状生长。

可发酵多种糖类,如葡萄糖、麦芽糖、果糖等,产酸不产气。触酶试验、七叶苷试验、MR 试验、VP 试验阳性。脲酶、氧化酶、硝酸盐还原试验阴性。

本菌分布广泛，可存在于土壤、污水、人或动物粪便中。该菌4℃可生长，容易污染食品（尤其是速冻食品），传播途径主要是粪—口途径，也可通过胎盘或产道感染新生儿。对成年人主要引起流产、败血症、脑膜炎，对新生儿可引起脑膜炎或脑炎。病后免疫主要为细胞免疫。

根据病症采集标本进行微生物学检验。血液标本经增菌培养后，接种血平板，于5%～10%CO_2环境中进行分离培养。脑脊液标本取其离心沉淀物，接种血平板进行分离培养。咽拭子、组织和粪便等标本接种于肉汤培养基中，置4℃冰箱中进行冷增菌，然后再分离培养。

产单核李斯特菌鉴定依据：①革兰阳性球杆菌，在湿片中可呈"翻筋斗"样运动。②4℃仍可生长，可进行冷增菌。③发酵葡萄糖产酸，触酶试验、七叶苷试验、MR试验、VP试验阳性。

二、革兰阳性需氧芽胞杆菌属

需氧芽胞杆菌属是一大群革兰阳性能产生芽胞的大杆菌，大多数在有氧环境下能形成不大于菌体直径的芽胞。包括炭疽芽胞杆菌、枯草芽胞杆菌、蜡样芽胞杆菌等。本属细菌广泛存在于泥土、灰尘中，大多数对人不致病，许多菌种为实验室等环境的污染菌，少数寄生于动物或昆虫体内并对人和动物致病。其中炭疽芽胞杆菌是人畜共患病—炭疽病的病原菌，蜡样芽胞杆菌可引起食物中毒。

（一）炭疽芽胞杆菌

炭疽芽胞杆菌简称炭疽杆菌，主要引起人类和动物炭疽病。

1. 生物学特性

（1）形态与染色：炭疽杆菌为致病菌中最大的革兰阳性杆菌，菌体粗大，两端平截，链状排列，呈竹节状。无鞭毛，有毒菌株在体内或血清培养基中可形成荚膜，在有氧环境中，形成芽胞，芽胞椭圆形，位于菌体中央，小于菌体，折光性强。

（2）培养特性：需氧或兼性厌氧，最适温度30～35℃。营养要求不高，在液体培养基中，呈絮状沉淀生长。在普通琼脂平板上，形成灰白干燥、大而扁平、边缘不齐的粗糙型（R）菌落，低倍镜下观察，菌落边缘呈卷发状，为本菌的主要特征之一。在血琼脂平板上，菌落不溶血或轻度溶血。产毒株在碳酸氢钠血平板上，置5%CO_2环境中进行培养，可产生荚膜，形成有光泽的黏液型（M）菌落，用接种针挑取菌落可见拉丝现象。用此方法可鉴别有毒或无毒菌株。

（3）生化反应：能发酵葡萄糖、麦芽糖、果糖，产酸不产气，不发酵乳糖。触酶、卵磷脂酶、硝酸盐还原试验阳性。枸橼酸盐、脲酶试验阴性。

（4）抵抗力：细菌繁殖体的抵抗力不强，加热60℃30分钟死亡，对一般消毒剂敏感。但芽胞的抵抗力很强，高压蒸汽灭菌15分钟才能杀死芽胞，在干燥的土壤或皮毛中，可存活数十年，牧场一旦被污染，可保持传染性数十年之久，芽胞耐受一般消毒剂，对碘和氧化剂敏感。对青霉素、红霉素、庆大霉素等抗生素敏感，但对头胞菌素耐药。

2. 临床意义

（1）致病物质：致病物质主要有荚膜和毒素。荚膜具有抗吞噬作用，炭疽毒素是造成感染者致病和死亡的主要原因。

（2）所致疾病：传染源主要是患病的草食动物，如牛、马、羊等。因侵入途径不同而产生不同类型的炭疽病，主要有皮肤炭疽、肠炭疽、肺炭疽等，均可并发败血症和脑膜炎，病死率高。病后可获得牢固的免疫力。

炭疽病的预防重点是做好家畜感染的防治和牧场的卫生防护。做好动物检疫，发现病畜要立即隔离治疗;严禁食用病畜,病畜尸体应焚烧或深埋于 2m 以下;对放牧、屠宰、兽医等相关接触人员,应接种炭疽减毒活疫苗。治疗可选用青霉素、链霉素、庆大霉素等抗生素。

3.微生物学检验

(1)标本采集:可采集血奋、呕吐物、痰液、脑脊液、动物尸体、毛皮等或其他可疑污染物。

采集标本时必须遵循以下原则:①尽可能在使用抗生素治疗前采集标本。②不得用解剖的方式采集标本,所需血液和组织标本均应以穿刺方式获得。③必须严格按照烈性传染病检验守则操作,注意生物安全,加强自我防护。

(2)检验程序(图 4-24)

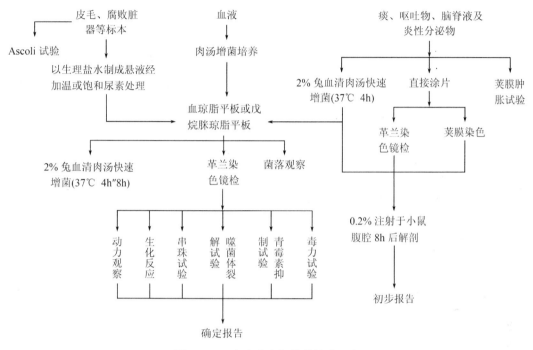

图 4-24　炭疽芽胞杆菌的检验程序

(3)检验方法

1)直接涂片染色镜检:将标本制成涂片,干燥后用 1:1000 升汞固定 5 分钟,杀死芽胞。做革兰染色、荚膜染色镜检,若发现有竹节状排列的革兰阳性大杆菌,并有明显荚膜,可结合临床表现作初步报告。

2)分离培养:将标本接种于血琼脂平板,35℃ 培养 24 小时,观察菌落特征。污染严重的标本经处理后接种于戊烷脒多黏菌素 B 血平板等选择培养基,培养时间可稍长,菌落特征与血平板相同,但稍小。挑取可疑菌落鉴定。

3)鉴定

①涂片革兰染色镜检:革兰阳性大杆菌、竹节状排列,中央芽胞,小于菌体。

②动物试验:取血平板纯培养物接种于肉汤培养基培养后,取 0.5~1mL 皮下接种于小白鼠,观察 48~96 小时,死于炭疽的小白鼠可见接种部位呈胶胨样水肿,肝脾肿大、出血,血液呈黑色且不凝固。取小白鼠心血或肝脾涂片染色镜检,可见典型的炭疽杆菌。

4)鉴别试验

①串珠试验:将炭疽杆菌接种于含有 0.05～0.5U/mL 青霉素的培养基中,由于青霉素的作用,细胞壁受损,炭疽杆菌可发生形态变异。显微镜下可见大而均匀的圆球并相连成串珠状排列,而类炭疽杆菌则无此现象。本试验具有较高的鉴别价值。

②噬菌体裂解试验:将炭疽杆菌肉汤培养物涂布于普通琼脂平板,再将炭疽杆菌噬菌体滴于平板中央或划一直线,置于 37℃ 培养 18 小时,出现噬菌斑或噬菌带。

③青霉素抑制试验:将待检菌分别接种于含有 5U/mL、10U/mL、100U/mL 青霉素的普通琼脂平板,炭疽杆菌一般在含有 5U/mL 青霉素的平板上可以生长,在含有 10～100U/mL 青霉素的平板上生长受到抑制。

④碳酸盐毒力试验:将有毒的炭疽杆菌接种于含有 0.5% 碳酸氢钠和 10% 马血清的琼脂平板上,置于 10%CO_2 环境中培养 24～48 小时,可形成荚膜,菌落呈黏液型(M)。而无毒株不形成荚膜,菌落呈粗糙型(R)。

炭疽杆菌的鉴定依据:①形态为革兰阳性大杆菌,两端平截,竹节排列,中央芽胞,小于菌体。②普通琼脂平板上菌落为灰白干燥、大而扁平、边缘不齐的粗糙型(R)菌落,低倍镜下可见边缘呈卷发状。③串珠试验、噬菌体裂解试验、碳酸盐毒力试验阳性。

(二)蜡样芽胞杆菌

蜡样芽胞杆菌简称蜡样杆菌,因在普通琼脂平板上形成似白蜡状粗糙菌落而得名。广泛分布于自然界,为条件致病菌,可引起食物中毒,甚至败血症。

1.生物学特性

(1)形态与染色:革兰阳性,粗大杆菌,两端钝圆,链状排列,有鞭毛,无荚膜,有芽胞。芽胞椭圆形,位于菌体中央或次级端,小于菌体。

(2)培养特性:营养要求不高,专性需氧。最适生长温度 30～35℃。液体培养基中,呈均匀混浊生长,常形成菌膜。在普通琼脂平板上,菌落乳白色、边缘不齐,常沿划线蔓延扩散呈片状,如同白蜡。在血平板上,菌落浅灰色、毛玻璃样、有 α 或 β 溶血环。在卵黄琼脂平板上,生长迅速,培养 3 小时可见到卵磷脂分解形成的白色混浊环,称为乳光反应。

(3)生化反应:能发酵葡萄糖、麦芽糖、蔗糖,产酸不产气。卵磷脂酶、V-P、枸橼酸盐试验阳性。吲哚和硫化氢试验阴性。

(4)抵抗力:耐热,加热 100℃20 分钟死亡。芽胞的抵抗力强,煮沸 30 分钟,干热 128℃60 分钟才能杀死芽胞。对氯霉素、红霉素、克林霉素、庆大霉素敏感,对青霉素、头孢菌素、氨苄西林、呋喃类不敏感。

2.临床意义　蜡样芽胞杆菌为条件致病菌,可通过食品(淀粉制品和乳制品等)传播,引起暴发性食物中毒,还可引起肺炎、脑膜炎、创伤感染、败血症等。食物中毒有明显的季节性,以夏秋季最为多见。蜡样芽胞杆菌引起食物中毒时,含菌量需达到 10^5/g(mL)以上才能发病。食物中毒分为两种类型:①呕吐型:由耐热的肠毒素引起,食后 5 小时内发病,以恶心、呕吐为主要症状,少数伴有腹泻。②腹泻型:由不耐热的肠毒素引起,8 小时后发病,主要症状有腹痛、腹泻和里急后重,偶有呕吐和发热。

3.微生物学检验

(1)标本采集:可疑食物或者患者的呕吐物、粪便等。

(2)检验程序(图4—25)。

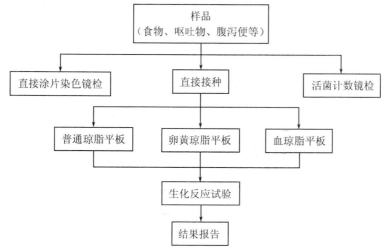

图4—25 蜡样芽胞杆菌的检验程序

(3)检验方法

1)直接涂片染色镜检:将采集的标本用无菌盐水制成悬液直接涂片,染色镜检,若发现有链状排列的革兰阳性大杆菌,可初步报告。

2)分离培养:将可疑食物或粪便制成悬液,接种于普通琼脂平板上及血平板上,呕吐物可直接划线接种。取可疑菌落进行鉴定。

3)活菌计数:将待测标本用生理盐水分别稀释成 $10^{-2} \sim 10^{-1}$ 采用涂布法或平板倾注法进行计数。一般认为蜡样芽胞杆菌 $> 10^5/g$ 或 $> 10^5/mL$,才有发生食物中毒的可能。

4)鉴定:

①涂片革兰染色镜检:革兰阳性大杆菌,链状排列,中央或次极端芽胞,小于菌体。

②生化反应鉴定:卵磷脂酶、V—P、枸橼酸盐试验阳性。

蜡样杆菌的鉴定依据:①形态为革兰阳性大杆菌,链状排列,中央或次极端芽胞,小于菌体。②普通琼脂平板上菌落为白蜡状,血平板上菌落为浅灰色、毛玻璃状,有溶血。③卵磷脂酶、V—P、枸橼酸盐试验阳性。

（王志军）

第六节 分枝杆菌属细菌检验

分枝杆菌属细菌是一类细长略弯,有分枝生长趋势的杆菌。本属细菌的主要特点是细胞壁含有大量的脂质,因此不易着色,若经加热或延长染色时间而着色后,能抵抗3%盐酸酒精的脱色作用,故又称抗酸杆菌。

一、结核分枝杆菌

结核分枝杆菌简称结核杆菌,是引起人和动物结核病的病原体。对人致病的主要有人型、牛型和非洲型结核分枝杆菌。其中,人型结核分枝杆菌的发病率最高。结核分枝杆菌可经多途径感染,侵入全身多个器官,其中以肺结核最为多见。

（一）生物学特性

1.形态与染色 是细长略弯,呈单个、分枝状、束状、索状排列的杆菌。无芽胞、无鞭毛,近年来发现有荚膜。革兰染色阳性,但不易着色。常用姜-尼(Ziehl-Neelsen,Z-N)抗酸染色后菌体呈红色。

2.培养特性 专性需氧,培养时给予 $5\%\sim10\%CO_2$ 可促进生长。最适生长温度 $35℃$,pH6.5～6.8。营养要求高,必须在含有血清、卵黄、甘油、马铃薯等有机物以及某些无机盐的特殊培养基上才能生长,常用罗氏培养基,生长缓慢,15～20 小时繁殖一代,2～4 周才能生长出乳白色或淡黄色、表面干燥呈颗粒状或结节状、形似菜花样的粗糙型菌落,牛型结核分枝杆菌的菌落为光滑型。在液体培养基中,形成菌膜。有毒株在液体培养基中呈索状生长。

3.生化反应 结核分枝杆菌生化反应不活泼。不发酵糖类。耐热触酶、耐热磷酸酶试验阴性,可与非结核分枝杆菌鉴别。人型结核分枝杆菌硝酸盐还原试验、烟酸试验和烟酰胺酶试验为阳性,可与牛型结核分枝杆菌鉴别。

4.抵抗力 结核分枝杆菌由于细胞壁内含有大量的脂质,对理化因素的抵抗力较强。耐干燥,在干燥的痰中可存活 6～8 个月,黏附在尘埃上的细菌可保持传染性 8～10 天。耐酸碱,可抵抗 3%盐酸或 6%硫酸或 4%氢氧化钠长达 30 分钟,因此可用酸或碱对细菌标本进行前处理以杀死杂菌。耐染料,可抵抗结晶紫、孔雀绿等染料,将染料加入培养基中可抑制杂菌生长。对湿热敏感,加热 65℃30 分钟或 95℃1 分钟即可被杀死。对紫外线敏感,日光照射 2小时即可被杀死。对 75%乙醇敏感。对抗菌药物如异烟肼、利福平、链霉素、卡那霉素敏感,但易产生耐药。

5.变异性 结核分枝杆菌可发生菌落、形态、毒力和耐药性的变异。菌落可由粗糙型变为光滑型。卡介苗就是结核分枝杆菌的毒力变异株,是 Calmette 与 Guerin 两人将牛型结核分枝杆菌在含有甘油、胆汁、马铃薯的培养基上经 13 年 230 次转种而获得的减毒株,现广泛应用于结核病的预防。结核分枝杆菌对抗菌药物可产生耐药性甚至产生多重耐药。

（二）临床意义

1.致病物质 结核分枝杆菌不产生内毒素、外毒素和侵袭性酶类,其致病主要是细菌在体内大量繁殖引起炎症,细菌菌体成分及其代谢产物引起超敏反应,从而导致了一系列组织学上的变化。

(1)脂质:结核分枝杆菌细胞壁所含的脂质约占细胞壁干重的 60%,与细菌的毒力有密切的关系。①磷脂:能刺激单核细胞增生,引起结核结节的形成。②索状因子:具有破坏细胞线粒体膜,影响细胞呼吸,并能抑制白细胞游走,引起慢性肉芽肿等作用。③蜡质 D:可刺激机体发生迟发型超敏反应。④硫酸脑苷脂:能抑制吞噬细胞中的吞噬体与溶酶体结合,降低溶酶体对细菌的杀伤作用,使细菌能在吞噬细胞内长期存活。

(2)蛋白质:结核分枝杆菌具有多种蛋白质成分,如结核菌素等。其与蜡质 D 结合可诱导机体发生迟发型超敏反应,引起组织坏死和全身中毒的症状,并参与结核结节的形成。

(3)荚膜:有抗吞噬和抗杀菌物质的作用。

2.所致疾病 人类对结核分枝杆菌高度易感,可通过呼吸道、消化道以及损伤皮肤等多种途径感染机体,引起多种组织和脏器的结核病,其中以肺结核最为常见。结核分枝杆菌可经淋巴-血液播散,引起脑结核、肾结核、结核性胸膜炎等。

3.免疫性 结核分枝杆菌是胞内感染菌,其免疫主要为细胞免疫。结核的免疫属于感染性免疫或带菌免疫,当体内有结核分枝杆菌或其成分存在时,机体有免疫力,一旦体内的结核分枝杆菌或其成分从体内全部消失,机体的免疫力也就随之消失。

4.结核菌素试验　结核菌素即结核杆菌蛋白质,目前常用的结核菌素制剂是纯蛋白衍生物(PPD)。

(1)原理:是用结核菌素进行皮肤试验以检查受试者对结核分枝杆菌能否有细胞免疫及迟发型超敏反应。

(2)方法:受试者前臂掌侧皮内注射 PPD5U,48～72 小时后,观察结果。

(3)结果及意义(表 4-40)。

表 4-40　结核菌素试验结果及意义

红肿硬结的直径	结果	意义
＜5mm	阴性反应	无结核杆菌感染或未接种过卡介苗或细胞免疫功能低下
5mm～15mm	阳性反应	表示曾感染过结核杆菌或接种过卡介苗
≥15mm	强阳性反应	表示有活动性结核

(4)用途:①选择卡介苗的接种对象和测定接种效果。②辅助诊断婴幼儿结核病。③在流行病学中,作为调查人群感染结核杆菌的一个指标。④测定肿瘤患者的细胞免疫功能。

(三)微生物学检验

1.标本采集　根据病变部位的不同采集不同的标本。

(1)痰:留取清晨第一口痰 3～5mL。合格的痰标本应是患者深吸气后,由肺部深处咳出,以干酪痰、血痰或黏液痰为合格标本。用 WHO 推荐的国际通用螺旋盖痰瓶,或用密封塑料盒、蜡纸盒收集后送检。

(2)其他标本:如脓液、穿刺液(脑脊液、胸水、心包液、关节液、鞘膜积液)、尿液、类便等标本。

2.检验程序(图 4-26)

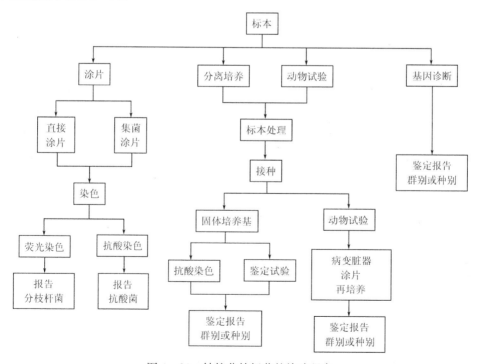

图 4-26　结核分枝杆菌的检验程序

3.检验方法

(1)抗酸染色镜检：

1)直接涂片：①薄涂片：取 0.01mL 标本均匀涂抹呈 10mm×10mm 圆形范围。②厚涂片：取 0.1mL 标本均匀涂抹呈 20mm×15mm 椭圆形范围。二者行姜-尼抗酸染色、镜检，报告方式见表 4-41。

2)集菌涂片：将标本浓集后再涂片，可以提高标本阳性检出率。先将标本用酸、碱、消化酶或高压加热进行处理，如痰液 5~10mL 加 2~3 倍 0.5%氢氧化钠煮沸 30 分钟或高压灭菌 20 分钟，消化标本中的黏液和蛋白，细菌从中释放出。集菌方法包括沉淀法和漂浮法：①沉淀集菌法：将处理后的标本离心沉淀，取沉淀物涂片。②漂浮集菌法：是往处理后的标本内加入汽油或二甲苯 1mL，放入振荡器振荡 30 分钟，再加入生理盐水静置 30 分钟，然后吸取液体和汽油层之间的乳油样物质涂片。再进行抗酸染色、镜检。

(2)荧光染色镜检：用金胺 O 染色，在暗背景下，抗酸杆菌发出荧光，报告方式见表 4-41。此方法的优点是简便、快速、视野覆盖面大和阳性检出率高。

表 4-41 姜-尼抗酸染色(A)和荧光染色(B)镜检结果报告标准

报告方法	镜检结果	
	姜-尼抗酸染色	荧光染色
-	300 个视野未发现抗酸杆菌	50 个视野未发现抗酸杆菌
±	300 个视野发现 1~2 条	50 个视野发现 1~9 条
+	100 个视野发现 1~9 条	50 个视野发现 10~99 条
2+	10 个视野发现 1~9 条	每个视野发现 1~9 条
3+	每个视野发现 1~9 条	每个视野发现 10~99 条
4+	每个视野发现 9 条以上	每个视野发现 100 条以上

(3)分离培养

1)培养基的选择：通常使用的固体培养基有改良罗氏(L-J)培养基、小川培养基、米氏 7H10 和 7H11，液体培养基有米氏 7H9 和苏通(Sauton)氏培养基。

2)标本的前处理：前处理的目的：一是杀死杂菌，二是液化标本。常用的方法有①40g/L NaOH 法：1 份痰液加 2 份 40g/L NaOH 溶液，充分震荡，置 35℃水浴中消化 15~30 分钟，期间震荡 2~3 次，以 3000r/min 离心 15 分钟，倒去上清液，沉淀物用于接种培养。在前处理过程中，要尽可能减少对分枝杆菌的伤害，要严格掌握前处理时 NaOH 的浓度和时间。②4% H_2SO_4 法：多用于尿标本的前处理。取标本加 2~4 倍量的 4% H_2SO_4 溶液混合，置室温下作用 20 分钟，期间震荡 2~3 次，以 3000r/min 离心 15 分钟，倒去上清液，沉淀物用于接种培养。③胰酶-苯扎溴铵法：先用 1g/L 的胰酶液化后，再用 0.3%苯扎溴铵处理 5 分钟，即可接种培养。

3)接种与培养：取碱处理过的标本 0.1mL，接种于酸性罗氏培养基斜面上，酸处理过的标本则接种在改良罗氏培养基斜面上。转动试管使标本接触全部培养基斜面。每份标本接种 2 支，平卧放置斜面于 35℃5%~10%CO_2 环境中培养 24 小时，然后直立放置继续培养。

4)结果：①3 天内有菌落生长，可报告非分枝杆菌生长。②7 天内发现菌落生长者，经抗酸染色证实后可报告快速生长抗酸杆菌。7 天以后发现菌落生长者，经抗酸染色证实后可报告抗酸杆菌生长。③满 8 周后仍未见菌落生长者可报告为培养阴性。

（4）鉴定：依据生化反应鉴定。

（5）动物试验：动物试验对于排菌量少或某些非典型病例的诊断以及毒力的测定有一定价值。多接种于豚鼠皮下或小白鼠的静脉，4～8周后解剖检查，观察内脏组织有无发生病变，并作形态、培养等检查。

（6）其他诊断技术：用 ELISA 法、PCR 技术等方法可快速诊断结核分枝杆菌感染。

二、麻风分枝杆菌

麻风分枝杆菌简称麻风杆菌，是麻风病的病原体。麻风是一种慢性传染病，在世界各地均有流行。

（一）生物学特性

1.形态与染色　较结核杆菌短而粗，抗酸染色阳性，呈束状或团状排列。麻风分枝杆菌是一种典型的胞内寄生菌，患者渗出物标本涂片中可见细胞内存在大量麻风分枝杆菌，这种细胞的细胞质呈泡沫状，称麻风细胞。可与结核分枝杆菌相区别：革兰染色阳性，无荚膜、鞭毛，不形成芽胞。

2.培养特性　麻风分枝杆菌体外培养尚未成功，故目前可用动物犰狳接种建立模型，进行细菌鉴定、筛选药物及治疗方法等各种研究。

（二）临床意义

麻风的传染源是患者，患者的分泌物中可检出麻风分枝杆菌，经飞沫、直接接触等途径传播；潜伏期长，一般为1～5年，长者可达数十年。麻风分枝杆菌侵入机体后，主要表现为皮肤、黏膜和神经末梢的损害，晚期可侵犯深部组织和器官，形成肉芽肿。

麻风病根据其临床表现、免疫病理变化和细菌检查结果等分为3种临床类型。

1.瘤型麻风　瘤型麻风传染性强且病情严重，占麻风比例的20％～30％。该型患者细胞免疫功能缺陷而体液免疫正常。细菌主要侵犯皮肤、黏膜，严重时可累计神经、内脏。在皮肤和黏膜下形成结节性红斑，称为麻风结节。面部结节融合可呈"狮面"状。

2.结核样型麻风　约占本病的60％～70％，常为自限性疾病，病情较稳定，病损可自行消退。细菌主要侵犯皮肤、外周神经，很少侵犯内脏。该型患者细胞免疫正常，巨噬细胞将麻风杆菌杀灭，很少被检出，传染性小，故称闭锁型麻风。

3.界线类综合征　约占麻风病例的5％，介于上述两型之间，具有上述两型的特点，可向两型转变。

此病尚无特异性预防方法，对患者要早发现，早隔离，早治疗，对密切接触者要做定期检查，治疗主要用砜类（氨苯砜、苯丙砜）、利福平、氯法齐明及丙硫异烟胺等药物。多主张2至3种药物联合使用，以减少耐药菌株的出现。

三、非典增分枝杆菌

分枝杆菌属除结核分枝杆菌和麻风分枝杆菌外，还有非典型分枝杆菌。非典型分枝杆菌分为光产色菌（Ⅰ群）、暗产色菌（Ⅱ群）、不产色菌（Ⅲ群）和速生菌（Ⅳ群）4群。它们广泛分布于自然界中，多数对人类致病性较弱，可寄居于人体。非典型分枝杆菌与结核菌群的生物学性状相似，其中部分能引起人类或动物患病，当机体局部或全身抵抗力降低时，可导致肺内、外或淋巴结类似结核的病变。非典型分枝杆菌与结核分枝杆菌的区别见表4-42。

表 4-42 非典型分枝杆菌与结核分枝杆菌的主要区别

特点	结核分枝杆菌	非典型分枝杆菌
菌落特征	粗糙、颗粒状	光滑或粗糙
菌落颜色	乳白色或米黄色	黄色或橘红色
耐热触酶试验	−	+
中性红试验	+	±
索状因子	+	±
豚鼠致病性	+	−

（王志军）

第七节 厌氧菌检验

一、概述

厌氧菌是一群必须在无氧环境中才能生长繁殖的细菌。自然界的厌氧菌种类繁多，分布也较广泛，根据其能否形成芽胞，可分为有芽胞厌氧菌和无芽胞厌氧菌两大类。有芽胞厌氧菌只有 1 个属，该属细菌为杆菌，因其内的芽胞比杆菌宽，使杆菌膨大呈梭状，故名梭状芽胞杆菌属，简称为梭菌属，在自然界中往往以芽胞形式存在，一旦进入机体后，在一定条件下以出芽方式形成繁殖体时，则可产生多种外毒素及侵袭性酶，致病性较强。无芽胞厌氧菌包括 40 多个菌属，广泛存在于人体体表和腔道中，是体内的正常菌群，容易引起内源性感染。

厌氧菌感染在临床上很常见，约 60% 以上的临床感染与厌氧菌有关，其中绝大多数是由无芽胞厌氧菌引起的内源性感染（约占 90%）。临床上许多疑为细菌感染而常规检验阴性的病例，很可能是厌氧菌感染。因此要提高临床上对感染性疾病的诊断率，就必须加强对厌氧菌的检验。

（一）分类

厌氧菌的生物学分类，主要依据细菌的形态染色、特殊结构等分类。临床上常见的重要厌氧菌见表 4-43。

表 4-43 临床上常见的重要厌氧菌

有芽胞厌氧菌 革兰阳性杆菌	无芽胞厌氧菌			
	革兰阳性杆菌	革兰阴性杆菌	革兰阳性球菌	革兰阴性球菌
梭菌属	丙酸杆菌属 双歧杆菌属 乳酸杆菌属	拟杆菌属 梭杆菌属	消化球菌属 消化链球菌属	韦荣球菌属

（二）微生物学常规检验

1. 标本的采集与送检

（1）标本采集：采集厌氧菌标本应注意：标本不能被正常菌群污染，尽量避免接触空气。不同感染部位标本采集方法各不相同（表 4-44）。

表 4-44　不同部位标本采集法

标本来源	收集方法
封闭性脓肿	针管抽取
妇女生殖道	后穹隆穿刺抽取
下呼吸道分泌物	肺穿刺术
胸腔	胸腔穿刺术
窦道、子宫腔、深部创伤	用静脉注射的塑料导管穿入感染部位抽取
组织	无菌外科手术切开
尿道	膀胱穿刺术

（2）标本的运送：标本采集后应尽快送检，避免标本干燥和接触空气。

1）注射器运送法：可用于运送各种液体标本。

用无菌注射器抽出标本后排尽空气，并将针头插入无菌橡皮塞中，立即送检。

2）无氧小瓶运送法：通常用于少量脓液标本的运送。用无菌小瓶装入 0.5mL 的培养基，培养基内含有 0.0003% 刃天青氧化还原指示剂，有氧时粉红色，无氧时无色。经抽气换气法去除瓶内氧气后密封，高压灭菌备用。运送时挑选无色小瓶，用空针抽取 0.5～1mL 标本，排尽空气后通过橡皮塞注入瓶中即可。

3）大量液体标本运送法：将液体标本装满标本瓶，加盖密封运送。

4）组织块运送法：组织块放在密闭的厌氧罐中运送，罐内有用酸化硫酸铜（0.25% 吐温-80，加 0.25%～0.5% 硫酸铜配制而成，使其 pH1.5～2）浸泡过的钢丝绒，表面有金属铜能吸收氧。

标本应尽快送到实验室，一般应在 20～30 分钟内处理完毕，最迟不超过 2 小时。标本如不能及时接种，可将标本置室温保存，不应放在冰箱里，因低温对厌氧菌有害，且低温下标本吸收氧气较多。

2.检验程序（图 4-27）

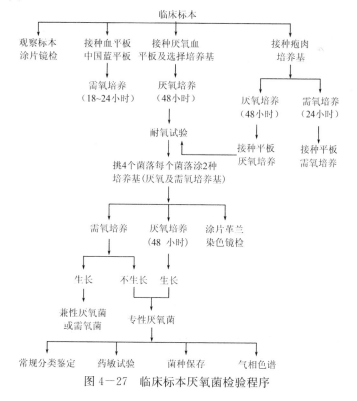

图 4-27　临床标本厌氧菌检验程序

3.检验方法

(1)肉眼观察:根据标本性状(脓性、恶臭、带血、黑色、硫磺样颗粒、紫外灯照射下是否有砖红色荧光等),可以初步作出判断。

(2)直接镜检:标本在接种前应进行染色及镜检,若恶臭标本染色镜检发现细菌染色不均匀,呈多形态性,常有厌氧菌的可能。

(3)分离培养

1)初代培养:厌氧菌的初代培养比较困难,需要提供一个类似于感染部位的厌氧环境和营养丰富的培养基。

A.培养基有两类:①非选择培养基:厌氧血平板(强化血琼脂平板)是以牛心浸液及布氏肉汤为基础,加入0.5%酵母浸液、5μg/mL 氯化血红素、10μg/mL 维生素 K_1 及 5%～10%脱纤维血而制成的平板。该培养基营养丰富,几乎能培养出所有的厌氧菌。②选择培养基:能有目的选择常见厌氧菌常见的有七叶苷胆汁平板(BBE,用于选择培养脆弱类杆菌)、卡那万古冻溶血琼脂平板(KVLB,用于选择培养拟杆菌和普雷沃菌)、FS平板(用于选择培养梭杆菌)、VS(用于选择培养韦荣球菌)、CCFA(用于选择培养艰难梭菌)。

B.标本接种:初代培养应同时接种固体和液体两种培养基。每份标本分离培养应同时接种三个平板,分别置在有氧、无氧和含有 5%～10%CO_2 环境中培养。

C.常用的厌氧培养法:①庖肉培养基法:庖肉培养基法是用牛肉渣加适量肉汤,表面覆以无菌的凡士林制备而成。肉渣中含有谷胱甘肽和不饱和脂肪酸,能吸收培养基中的氧气,加之培养基表面有凡士林隔绝空气,使培养基内形成厌氧环境,此法适用于所有厌氧菌特别是梭状芽胞杆菌的培养。②焦性没食子酸法:焦性没食子酸法是在一清洁的玻璃板上放置一块消毒纱布或滤纸,在纱布上加 1g 焦性没食子酸和 20%氢氧化钠 0.5mL,立即盖上已接种标本的平板,平板四周用石蜡密封,阻止氧气进入,此法简便,一般实验室均可应用。③厌氧罐法:厌氧罐法是利用能密封的罐子,利用物理或化学方法造成无氧环境。常用抽气换气法和冷触媒法。前者是抽出罐内空气,充入氮气,如此反复三次,最后充入 10%H_2、10%CO_2、80%N_2 的混合气体,并用钯做触媒,催化 O_2 和 H_2 结合成水,达到厌氧环境。后者是在罐内放置产气袋和催化剂钯粒,产气袋内有硼氢化钾、碳酸氢钠和枸橼酸制成的药片,使用时剪开产气袋一角,加入 10mL 水,立即盖好罐盖,产气袋内发生化学反应产生氢气,氢气在钯粒的催化下与罐内的氧气结合成水,达到厌氧环境。两者都是利用罐内预置的亚甲蓝指示液检查无氧状态,有氧时亚甲蓝显蓝色,无氧时被还原为无色。厌氧罐法适用于工作量较大的实验室,具有设备简单、操作方便、所占空间小等优点。④厌氧气袋法:厌氧气袋法将接种好的平板培养基,置入特制的塑料袋内,内装气体发生管、钯粒和亚甲蓝小管并密封袋口,其原理同厌氧罐的冷触媒法,使用时折断气体发生小管,使发生反应产生 H_2,在催化剂钯的作用下,H_2 与袋中剩余 O_2 生成 H_2O,使袋内环境达到无氧,经约半小时左右,再折断亚甲蓝小管,如无色说明厌氧状态良好。此法简便易行,携带方便,尤其适合床边接种和基层医院使用。⑤厌氧手套箱法:厌氧手套箱法为一自动控制的密闭的大型金属箱,由手套操作箱和传递箱两部分组成,操作箱内还附有小型恒温培养箱。通过自动化装置自动抽气、换气,保持箱内的厌氧状态。厌氧手套箱是目前最先进的厌氧培养设备,但价格昂贵培养成本高,也是国际上公认的最好的厌氧培养方法。

(2)次代培养和厌氧菌的确定:当初代厌氧培养有细菌生长时,为确定是否为厌氧菌,必须做耐氧试验。即从每个平板上挑取 4～5 个不同性状的菌落,每个菌落分别接种 2～3 个平板。然后分别放有氧、无氧和含 5%～10%CO₂ 环境培养 48 小时。

二、梭菌属

梭菌属即梭状芽胞杆菌属,为革兰阳性厌氧杆菌。该属细菌广泛存在于土壤、人和动物的肠道中,多数是腐生菌,对人致病的主要有破伤风梭菌、产气荚膜梭菌、肉毒梭菌,可分别引起破伤风、气性坏疽和肉毒中毒。

(一)破伤风梭菌

1.生物学特性

(1)形态与染色:革兰阳性,细长杆状,芽胞正圆,宽于菌体,位于顶端,呈鼓槌状,有周鞭毛,无荚膜。

(2)培养特性:专性厌氧,在血平板上,形成中心紧密、周边松散似羽毛状的灰白色菌落,有狭窄的 β 溶血环。在庖肉培养基中,使肉渣部分消化,微变黑,产生少量气体,有腐败恶臭。

(3)生化反应:一般不发酵糖类,液化明胶,产生 H₂S,吲哚阳性,硝酸盐还原阴性。

(4)抵抗力:该菌的芽胞抵抗力甚强,在干燥的土壤和尘埃中可存活数十年。能耐煮沸 1 小时、干热 150℃1 小时。繁殖体对青霉素敏感。

2.临床意义　致病物质主要是破伤风痉挛毒素,另外还有溶血毒素。

破伤风梭菌主要通过创伤进入机体,细菌不侵入血流,仅其毒素进入血流,作用于脊髓前角运动神经细胞,引起肌肉强直性痉挛而导致破伤风,临床表现为苦笑面容、牙关紧闭和角弓反张等。

破伤风梭菌引起感染的条件是伤口形成厌氧微环境,如伤口坏死组织多,局部缺血;伤口窄而深,或伴有需氧菌混合感染,均易造成厌氧微环境。

机体对破伤风的免疫是抗毒素免疫,病后免疫力不强。一般预防应接种百白破三联疫苗,其中的破伤风类毒素可刺激机体产生抗毒素而使机体获得免疫力。紧急预防是对伤口进行清创、扩创、H₂O₂ 消毒处理并直接注射破伤风抗毒素治疗应早期注射抗毒素和抗生素如青霉素等。

3.微生物学常规检验　根据破伤风的典型临床表现和病史即可作出诊断,故一般不做细菌检验

(1)标本采集:从可疑的感染伤口采取脓液、组织液和坏死组织块等。

(2)检验方法

1)直接涂片染色镜检:取标本直接涂片,革兰染色镜检,若发现革兰阳性细长杆菌,呈鼓槌状,可初步报告结果。

2)分离培养:将标本接种庖肉培养基增菌培养 2～4 天,若有细菌生长,转种血平板,厌氧培养 2 天,取可疑菌落进行鉴定。

3)鉴定:

①涂片染色镜检:取菌落涂片染色镜检,可见革兰阳性细长杆菌,呈鼓槌状。

②生化反应鉴定:不发酵糖类,液化明胶,产生 H₂S,吲哚阳性,硝酸盐还原阴性。

③动物试验:常用小白鼠做毒力试验和保护性试验,以确定毒素的有无和性质。

取 2 只小鼠,一只皮下注射破伤风抗毒素 0.5mL,作为保护试验(对照),然后各给两只小

鼠后肢肌肉注射庖肉培养物0.1mL,观察12～24小时。未接种抗毒素的小鼠出现尾巴强直竖起:后肢肌肉强直痉挛,甚至死亡。接种抗毒素的小鼠不发病,称保护试验阳性,说明培养物中有破伤风毒素的存在。

(二)产气荚膜梭菌

1.生物学特性

(1)形态与染色:革兰阳性,粗大杆菌,芽胞椭圆形,小于菌体,位于次极端,无鞭毛,有荚膜。

(2)培养特性:专性厌氧,繁殖迅速,在庖肉培养基中,生长迅速,35℃培养12～16小时,产生大量气体,肉渣不被消化,变为粉红色。在牛乳培养基中,能分解乳糖产酸而使酪蛋白凝固,同时产生大量气体将凝固的酪蛋白冲成蜂窝状,气势凶猛,称为"汹涌发酵"现象,是本菌的特点之一。在血琼脂平板上,形成圆形、光滑、边缘整齐的菌落,菌落周围有双层溶血环,内环是由θ毒素所致的完全溶血环,外环是由α毒素所致的较宽的不完全溶血环,此靶形溶血也是本菌特征之一。在卵黄琼脂平板上,由于本菌产生卵磷脂酶,分解卵黄中的卵磷脂,导致菌落周围出现乳白色的混浊圈,若在培养基中加入α毒素的抗血清,则不出现混浊圈,该现象称为Nagler反应

(3)生化反应:本菌分解糖的能力强,可发酵葡萄糖、麦芽糖、乳糖和蔗糖产酸产气,液化明胶,产生H_2S,吲哚阴性,卵磷脂酶阳性。

2.临床意义 产气荚膜梭菌致病物质有外毒素、侵袭性酶和荚膜,外毒素有12种,其中α毒素(卵磷脂酶)毒性最强,能溶解细胞膜上的磷脂,破坏细胞膜,导致组织坏死、出血、水肿等。

所致疾病有:①气性坏疽:是严重的创伤感染,由A型产气荚膜梭菌产生α毒素引起,主要症状为组织坏死、水肿胀气、有捻发音、恶臭剧痛,严重者导致毒血症、败血症,死亡率高。②食物中毒:由A型产气荚膜梭菌污染食物,产生肠毒素引起,主要症状为腹痛、腹泻、很少恶心呕吐,1～2天可恢复。③坏死性肠炎:由C型产气荚膜梭菌产生的β毒素引起,主要症状为腹痛、腹泻、血便预防气性坏疽应及时对伤口进行清创、扩创、H_2O_2消毒处理,治疗是在感染早期注射多价抗毒素和抗生素如青霉素等,并辅以高压氧舱治疗。目前尚无类毒素预防。

3.微生物学常规检验

(1)标本采集:一般取外伤深部的分泌物、穿刺物、坏死组织块;菌血症时期采血液;食物中毒患者采取可疑食物、呕吐物及粪便。

(2)检验方法

1)直接涂片染色镜检:取标本涂片,革兰染色镜检,如查到革兰阳性粗大杆菌并伴有其他菌,可初步报告。

2)分离培养:取标本在庖肉培养基增菌培养8～10小时转种血平板和卵黄琼脂平板,厌氧培养24小时,取可疑菌落进行鉴定。

3)鉴定:

①涂片染色镜检:取菌落涂片染色镜检,可见革兰阳性粗大杆菌,有荚膜。

②生化反应鉴定:可发酵葡萄糖、麦芽糖、乳糖和蔗糖产酸产气,液化明胶,产生H_2S,吲哚阴性,卵磷脂酶阳性。

③汹涌发酵试验:接种牛乳培养基培养,观察"汹涌发酵"现象。

④Nagler 试验:接种卵黄琼脂平板和含 α 毒素抗血清的卵黄琼脂平板进行培养,观察菌落周围乳白色混浊圈的出现情况。

⑤动物试验:将庖肉培养基纯培养物 1mL 接种小白鼠,10 分钟后处死小白鼠,置 37℃ 培养 5~8 小时后,如小鼠躯体膨胀,出现泡沫肝,取肝或腹腔渗出液涂片染色,见典型产气荚膜梭菌即可报告。

(三)肉毒梭菌

肉毒梭菌是一种厌氧性腐生菌,广泛分布于土壤及动物粪便中,污染食品后,在厌氧条件下,产生毒性极强的肉毒毒素,经消化道吸收,引起以肌肉麻痹为主要表现的神经中毒症状,死亡率极高。

肉毒梭菌为革兰阳性,粗大杆菌,芽胞椭圆形,大于菌体,位于次极端,呈汤匙状或网拍状,有周鞭毛,无荚膜。

专性厌氧,在血平板上,菌落较大,边缘不齐,β 溶血;庖肉培养基中,消化肉渣,变黑,腐败恶臭;在卵黄琼脂平板上,除 G 型外,均产生混浊圈和珠光层。

除 G 型外,均发酵葡萄糖和麦芽糖,不发酵乳糖,液化明胶,产生 H_2S,吲哚阴性。

致病物质为肉毒毒素。肉毒毒素耐酸,在胃液中 24 小时不被破坏,但不耐热,煮沸. 很快被破坏。肉毒毒素毒性剧烈,是目前已知最毒的外毒素,比氰化钾毒 1 万倍,对人的致死量约为 $0.1~1.0\mu g$。

肉毒梭菌污染罐头、腊肠、发酵豆制品等食品后,在厌氧条件下生长繁殖并产生大量肉毒毒素,该毒素具有嗜神经性,抑制神经肌肉接头处乙酰胆碱的释放,影响神经冲动的传递,导致肌肉弛缓性麻痹。患者可出现眼肌麻痹(复视、斜视、眼睑下垂)、咽肌麻痹(吞咽用难、语言障碍、声音嘶哑)、呼吸肌、心肌等麻痹表现,严重者可出现死亡。

肉毒梭菌的检测通常不做肉毒梭菌的培养,而是检测肉毒毒素,将可疑食物的滤液接种小鼠眼睑,观察小鼠的中毒症状。

治疗用多价抗毒素。预防应注意低温保存食物,高温破坏毒素,尚无类毒素预防。

三、无芽胞厌氧杆菌

常见无芽胞厌氧杆菌主要有以下几种(表 4—45)。

表 4—45 无芽胞厌氧杆菌

菌种	生物学特性	临床意义
拟杆菌属(脆弱类杆菌)	G⁻ 杆菌,两端浓染,有荚膜,专性厌氧,血平板上形成圆形、灰白色菌落,大多不溶血。在胆汁七叶苷(BBE)培养基中使培养基变黑。	人类肠道及女性生殖道的正常菌群,可引起内源性感染。是临床上最常见的厌氧感染病原菌。
梭杆菌属(具核梭杆菌、坏死梭杆菌)	G⁻ 杆菌,梭形,专性厌氧,在血平板形成灰白色、不规则圆形面包屑样菌落	人和动物的口腔、上呼吸道、肠道、泌尿生殖道的正常菌群,以口腔最为多见。
丙酸杆菌属(痤疮丙酸杆菌、贪婪丙酸杆菌和颗粒丙酸杆菌)	G⁺ 杆菌,棒状或略弯,V 形排列,厌氧或兼性厌氧,在血平板上,形成圆形、灰白色菌落,多数菌株不溶血。在葡萄糖肉汤生长呈混浊并有颗粒沉淀。	主要寄居于人和动物的皮肤、皮脂腺、肠道中,与痤疮、酒渣鼻有关。

四、无芽胞厌氧球菌

常见无芽胞厌氧球菌主要有以下几种(表4-46)。

表4-46 无芽胞厌氧球菌

菌种	生物学特性	临床意义
韦荣球菌属(小韦荣球菌)	G^-球菌,菌体极小,专性厌氧,在血琼脂平板上形成中等大小、灰白色至黄色混浊菌落,不溶血。硝酸盐还原试验阳性,产碱韦荣球菌触酶试验阳性	口腔、咽部、胃肠道及女性生殖道的正常菌群,可作为条件致病菌引起内源性感染。
消化链球菌属(厌氧消化链球菌)	G^+球菌,大小不等,常成双或呈短链状排列,专性厌氧菌,在血平板上形成灰白色、不溶血小菌落,发酵葡萄糖不发酵乳糖,对聚茴香脑磺酸钠特别敏感	人和动物的正常菌群。在厌氧菌感染中仅次于脆弱类杆菌
消化球菌属(黑色消化球菌)	G^+球菌,成双、短链或成堆。生长缓慢,血平板上厌氧培养2~4天才形成黑色不溶血的小菌落。不发酵糖,触酶阳性为其特点。	人的体表与腔道中的正常菌群。引起内源性感染。

(刘晓)

第八节 其他原核型微生物检验

一、螺旋体

螺旋体是一类细长、柔软、弯曲呈螺旋状、运动活泼的原核细胞型微生物。

螺旋体广泛存在于自然界和动物体内,种类繁多。引起人类疾病的螺旋体主要有钩端螺旋体属、密螺旋体属及疏螺旋体属。

(一)钩端螺旋体

1. 生物学特性　钩端螺旋体(简称钩体),属于钩端螺旋体属,引起人类和动物的钩端螺旋体病(简称钩体病)。

(1)形态与染色:体态细长,螺旋细密,运动活泼,一端或两端弯曲呈钩状,似"C、S、8"等字形,故名钩体。因螺旋细密,故在光学显微镜下看不清其螺旋,暗视野显微镜下观察,似细小珍珠排列的细链,Fontana镀银染色,呈棕褐色;革兰染色阴性,但不易着色。

(2)培养特性:钩端螺旋体是目前可以在人工培养基上培养的螺旋体,但营养要求高,生长缓慢,需氧或微需氧,最适生长温度为28~30℃,最适pH7.2~7.6。常用含10%兔血清的柯氏(Korthof)培养基培养。在液体培养基中,经1周左右,肉眼可见呈半透明云雾状混浊;在固体培养基上,经2周左右,可形成扁平、透明、不规则的细小菌落。非致病菌株13℃可生长,依此可鉴别致病株。

(3)抵抗力:较弱。对热、干燥、酸、碱、多种消毒剂及抗生素均敏感,但耐受磺胺类药物。在夏秋季的水和湿土中可存活数周至数月,此点在钩端螺旋体病传播上有重要意义。

2. 临床意义　钩端螺旋体的主要致病物质有内毒素样物质、溶血素等。

钩端螺旋体引起钩体病,是一种自然疫源性的人畜共患传染病。钩体在自然界中主要感染野生动物和家畜,其中以鼠类和猪为重要的储存宿主和传染源。动物大多为隐性感染,钩端螺旋体可在其肾脏长期大量繁殖,并不断随尿液排出,污染水源和土壤。当人与疫水或疫土接触时,钩端螺旋体可经完整或破损的皮肤黏膜侵入机体而引起感染。钩端螺旋体病的特点是起病急、高热、疲乏无力、全身酸痛、眼结膜充血、腓肠肌压痛、表浅淋巴结肿大等。故早期症状可概括为"寒热、酸痛、一身乏、眼红、腿痛、淋巴结大"。后期则出现各组织器官出血和坏死,病情较为凶险,甚至死亡。钩体病痊愈后可获得对同型钩体的牢固免疫力。

3. 微生物学检验

(1)标本采集:发病7~10日取血作培养;2周后取尿液培养;有脑膜炎症状者取脑脊液(CSF);有眼部症状者取房水。

(2)检验方法

1)直接镜检:标本离心后用暗视野显微镜观察形态和运动,或经Fontana镀银染色后用光镜检查形态,亦可用直接免疫荧光抗体法检查。

2)分离培养:标本接种柯氏液体培养基,置28~30℃培养2~4周,每隔5~7天用暗视野显微镜观察1次。若发现培养基呈云雾状混浊,用暗视野显微镜观察有钩端螺旋体存在时,即刻转种于新鲜培养基分离培养,待出现明显生长现象后,即可用已知诊断血清进行群和型的鉴定。若培养40天后仍未发现生长,可报阴性。

3)血清学检测:通常在发病初期和发病第3~4周各取一份血清,检测抗体效价的变化。有脑膜刺激症状者可取脑脊液检测抗体。常用方法有显微镜凝集试验(MAT)或称凝溶试验、间接凝集试验、间接免疫荧光法、ELISA等。

显微镜凝集试验:用钩端螺旋体标准菌株分别与不同倍比稀释度的患者血清(经56℃30分钟灭活)混合,若患者血清中有相应抗体存在时,则标准株钩体凝集成团,形似蜘蛛样;若血清中抗体效价较高时,凝集的钩体被溶解。一般患者血清凝集效价≥320或恢复期血清比早期血清效价高4倍以上才有诊断意义。

4)动物试验:是分离钩端螺旋体的敏感方法,尤其适用于被杂菌污染的标本,可以得到纯化株。常用动物有幼龄豚鼠和金地鼠。将标本接种于动物腹腔,一般3~7天发病,观察动物体温、厌食、流泪、竖毛等症状。第一周末,取心血及腹腔液用暗视野显微镜检查并作分离培养。动物病死后,可见皮下和肺部有大小不等的出血灶,呈蝴蝶状,有诊断价值。肝和脾脏组织显微镜下可见大量钩体存在。

(二)梅毒螺旋体

梅毒螺旋体是属于密螺旋体属中苍白密螺旋体的苍白亚种,是引起人类梅毒的病原体。

1. 生物学特性

(1)形态与染色:菌体纤细,两端尖直,螺旋(8~14个)规则致密,呈锐角弯曲,运动活泼,方式多样,呈旋转式、蛇行式、伸缩式运动。观察运动方式,有助于与其他螺旋体的鉴别。常用Fontana镀银染色,呈棕褐色。

(2)培养特性:不能在无生命的人工培养基上生长繁殖。毒力株(Nichols株)在家兔睾丸内或眼前房内可以生长繁殖并保持毒力,但速度缓慢,且不能多次传代。

(3)抵抗力:抵抗力极弱。对冷、热、干燥、一般消毒剂均敏感。离体后1~2小时即死亡。血液中的梅毒螺旋体,在4℃置3天后即可死亡,故在4℃血库存放3天以上的血液无传染性。对青霉素、四环素、红霉素及砷制剂等敏感。

2. 临床意义　梅毒螺旋体的致病物质主要有外膜蛋白、透明质酸酶。

人是唯一的传染源。主要通过性接触或间接接触传播,引起获得性梅毒;另外也可经胎盘传播,引起先天性梅毒。

(1)获得性梅毒:又称后天梅毒。临床过程大致分为三期:Ⅰ期梅毒(硬下疳期)、Ⅱ期梅毒(梅毒疹期)及Ⅲ期梅毒(晚期梅毒)。具有反复潜伏和再发的特点。

Ⅰ期梅毒:在感染3周左右,多在外生殖器出现无痛性硬性下疳,其溃疡渗出液中有大量的梅毒螺旋体,传染性极强。约经1个月,下疳自愈,梅毒螺旋体进入血液潜伏,经2~3个月后,进入Ⅱ期。

Ⅱ期梅毒:全身皮肤黏膜出现梅毒疹,淋巴结肿大,梅毒疹及淋巴结中有大量的梅毒螺旋体,传染性强。如不治疗在3周~3个月症状消退,但常反复发作。经2年或更长时间的潜伏后,进入Ⅲ期。

Ⅲ期梅毒:病变累及全身组织和器官,表现为皮肤黏膜溃疡性坏死或内脏器官肉芽肿样病变(梅毒瘤),严重者可引起心血管及中枢神经系统病变,导致动脉瘤、脊髓痨或全身麻痹等。此期在病灶中不易找到梅毒螺旋体,传染性小,破坏性大,可危及生命。

(2)先天性梅毒:又称胎传梅毒。梅毒螺旋体可致胎儿全身感染,在内脏及组织中大量繁殖,引起流产或死胎。或在出生后出现锯齿形牙、马鞍鼻、间质性角膜炎和神经性耳聋等特殊体征。

机体对梅毒螺旋体的免疫属于传染性免疫。预防措施主要是加强卫生宣教,治疗时应及早彻底,首选药物是青霉素。

3.微生物学常规检验

(1)标本采集:可采取硬下疳渗出物、梅毒疹渗出液、淋巴结抽出液等作直接镜检。

(2)检验方法

1)直接镜检:取标本制成湿片,暗视野显微镜下检查,如见有运动活泼的密螺旋体,即有诊断意义;或将标本制成干片,用镀银染色法染色,光镜下可见棕褐色的密螺旋体;也可用直接荧光抗体染色,荧光显微镜下可见发荧光的梅毒螺旋体,此法简单易行且特异。

2)血清学试验:包括非梅毒螺旋体抗原试验和梅毒螺旋体抗原试验。

人体感染梅毒螺旋体后,可产生非特异性的抗脂类抗体(反应素)和特异性抗梅毒螺旋体抗体。非梅毒螺旋体抗原试验是用心磷脂、卵磷脂及胆固醇为抗原检测患者血清中的抗脂类抗体,具有非特异性,用作梅毒的筛选试验;梅毒螺旋体抗原试验是用梅毒螺旋体为抗原检测患者血清中的抗梅毒螺旋体的抗体,具有特异性,用作梅毒的确认试验(表4-47)。

表4-47 梅毒螺旋体血清学试验

试验类型	试验名称
非梅毒螺旋体抗原试验	性病研究实验室试验(VDRL)
	快速血浆反应素环状卡片试验(RPR)
	不加热血清反应素试验(USR)
梅毒螺旋体抗原试验	荧光梅毒螺旋体抗体吸收试验(FTA-ABS)
	梅毒螺旋体血凝试验(TPHA)
	ELISA
	蛋白印迹试验

3)核酸检测(PCR)。

（三）其他螺旋体

其他螺旋体主要特点见表4－48。

表4－48 其他螺旋体主要特点

种类	形态特点	所致疾病	微生物学检验
伯氏螺旋体	疏螺旋体	莱姆病	ELISA检测IgM和IgG抗体
回归热螺旋体	疏螺旋体	人类回归热	发热时,取外周血制片暗视野镜检或染色后光镜检查螺旋体

二、支原体

支原体是一类没有细胞壁、能通过滤菌器、可在无生命培养基中生长繁殖的最小的原核细胞型微生物。

支原体广泛分布于自然界,种类繁多,其中对人致病的主要有肺炎支原体、人型支原体、生殖道支原体和解脲脲原体等。

（一）生物学特性

1.形态与染色 个体微小,大小一般为 $0.2\sim0.3\mu m$,很少超过小 $1\mu m$。无细胞壁,呈高度多形性,如球状、球杆状、丝状等。有的支原体在细胞膜外有一层由多糖构成的荚膜,与其致病性有关。革兰染色阴性,但不易着色,常用吉姆萨(Giemsa)染色,呈淡紫色。

2.培养特性 营养要求较高,对低渗透压敏感,故须在培养基内加入 $10\%\sim20\%$ 灭活的小牛(或马)血清等含胆固醇及长链脂肪酸的物质,以提供合成细胞膜的原料和稳定细胞膜。最适温度37℃,最适 pH7.6～8.0(解脲脲原体最适 pH 为 6.0～6.5)。在微需氧或 $5\%\sim10\%CO_2$ 和 $90\%N_2$ 的厌氧环境中生长较好。生长缓慢,人型支原体、解脲脲原体需培养2～4天,肺炎支原体需培养 21 天或更久。

在含 1.4%琼脂的固体培养基上,菌落呈圆形、光滑、边缘整齐,中央较厚,不透明,周边为一层薄薄的透明区,呈"油煎蛋"样。

3.生化反应 根据能否分解葡萄糖、水解精氨酸和尿素可初步进行鉴别(表4－49)。

表4－49 支原体生化反应鉴别

种类	葡萄糖	精氨酸	尿素
肺炎支原体	＋	－	－
人型支原体	－	＋	－
生殖道支原体	＋	－	－
解脲脲原体	－	－	＋

4.抵抗力 对热、干燥、低渗及多种消毒剂敏感。但对醋酸铊、结晶紫和亚碲酸盐有较强的抵抗力,可用于分离培养时抑制其他细菌生长。耐冷冻,液氮或－70℃能长期冻存,需要检验时可置 35℃水浴中迅速融化。4℃放置不宜超过 3 天。支原体没有细胞壁,对青霉素、头孢菌素等不敏感但对红霉素、四环素、阿奇霉素、环丙沙星等敏感。

（二）临床意义

支原体广泛存在于人和动物体内,大多数不致病,为口腔、呼吸道及泌尿生殖道的正常菌群。少数致病性支原体主要引起呼吸道及泌尿生殖道感染。另外,支原体也是造成细胞培养污染的一个重要因素。

1.肺炎支原体　通过飞沫经呼吸道传播,引起原发性非典型肺炎,是呼吸道和肺部的急性炎症。多发生在秋冬季,儿童和青年易感。临床主要表现为发热、头痛、咳嗽、咽痛和肌痛等。

2.解脲脲原体、人型支原体和生殖道支原体:主要通过性接触传播,引起泌尿生殖道感染。解脲脲原体是引起人类非淋菌性尿道炎的主要病原体之一,亦可通过胎盘感染胎儿,引起自发性流产、早产、死胎和低体重儿等。

另外,因支原体可通过滤菌器,常污染细胞培养,故应引起高度重视。

(三)微生物学检验

1.标本采集　根据不同的病症采集不同标本,如咽拭子、鼻咽洗液、痰、支气管分泌物、尿道和宫颈分泌物或各种分泌物等,因支原体有黏附细胞的作用,所以最好采用拭子标本。支原体对干燥敏感,应注意即采即种或置于转运培养基(蔗糖磷酸盐缓冲液)中,4℃冰箱保存不宜超过3天,液氮或-70℃可长期保存。

2.检验方法

(1)肺炎支原体鉴定

1)分离培养:先将标本接种于加有葡萄糖以及酚红、亚甲蓝指示剂的液体培养基中增菌,1周后若培养基由紫色变为绿色,液体清晰,可考虑支原体生长。再立即转种于固体培养基上,一般10天左右长出菌落,数次传代后形成典型"油煎蛋"样菌落。

2)生化反应:分解葡萄糖产酸不产气;不分解精氨酸和尿素。

3)生长抑制试验(GIT):将可疑肺炎支原体的菌落连同琼脂一起切下,接种于专用的液体培养基中,孵育一周后,取0.3mL培养液涂布于固体平板表面,待稍干,将浸有肺炎支原体抗体的滤纸片贴于其上,经37℃孵育2～4周后,在滤纸片周围出现抑菌环为试验阳性。该试验特异性高于其他试验。

4)溶血试验:在生长有疑似肺炎支原体的培养基上,加一层含有8%豚鼠红细胞的琼脂,置37℃温箱中培养过夜,若在菌落周围出现溶血环为阳性。

5)其他试验:冷凝集试验(患者血清与人O型血红细胞在4℃条件下发生凝集)、MG株链球菌凝集试验、TTC还原试验、红细胞吸附试验等可协助诊断。

(2)解脲脲原体鉴定

1)分离培养:取0.1～0.2mL标本接种在pH(6.0±0.5)的含有尿素和酚红的液体培养基内增菌,置于95%N_2和5%CO_2环境中,37℃孵育1～2天,如培养基由橘黄色变为粉红色即为解脲脲原体生长的指征。再立即转种固体培养基,2天后可见典型"油煎蛋"样菌落为阳性结果。

2)生化反应:能分解尿素产氨,使酚红指示剂变粉红色;不能分解葡萄糖和精氨酸。

3)代谢抑制试验(MIT):解脲脲原体能分解尿素产氨,当加入特异性抗血清后,能抑制相应菌株的生长,则培养基中的酚红指示剂不显色。

4)生长抑制试验(GIT):操作步骤同于肺炎支原体的鉴定。观察结果须用低倍显微镜,在镜下观察滤纸片周围的抑菌环及宽度。该法具有特异性,但敏感性较差。也可利用PCR方法进行鉴定,其特点是敏感、快速、稳定、可靠。

(3)其他支原体鉴定:人型支原体培养方法与解脲脲原体相似。能分解精氨酸,不分解葡萄糖和尿素。生殖道支原体的培养需要厌氧环境,而且生长缓慢,较难培养,一般不适宜实验室常规应用。临床常用PCR方法进行检测。

（4）支原体与细菌 L 型的鉴别：在支原体检验中应注意与细菌 L 型相区别（表 4－50）。

表 4－50　支原体与细菌 L 型的区别

生物学特性	支原体	细菌 L 型
形态与大小	多形态,大小基本一致	多形态,大小相差悬殊
培养	一般培养基	高渗低琼脂培养基
菌落	小,直径 0.1～0.3mm	大,直径 0.5～1.0mm
细胞壁	无	无,可返祖
细胞膜	含高浓度胆固醇	不含胆固醇
对低渗敏感性	敏感	敏感

三、衣原体

衣原体是一类能通过滤菌器,专性活细胞内寄生,有独特发育周期的原核细胞型微生物。与细菌类似的特征有:圆形或卵圆形,革兰阴性;有类似革兰阴性菌的细胞壁结构;含有 RNA 和 DNA 两种类型核酸;以二分裂方式进行繁殖;对多种广谱抗生素敏感等。

衣原体广泛寄生于人类、哺乳类动物及禽类,仅少数能致病,对人类致病的主要有沙眼衣原体、肺炎衣原体和鹦鹉热衣原体。目前在发达国家由衣原体感染所引起的性传播疾病增加很快,已大大超过淋病奈瑟菌的感染,成为最常见的性传播疾病。

（一）生物学特性

1.形态、染色和发育周期　衣原体有独特的发育周期,在其发育周期内,可观察到有两种不同的颗粒:

（1）原体:是衣原体在细胞外的存在形式。圆形或卵圆形,小而致密,外有细胞壁（富含半胱氨酸的外膜蛋白）,内有致密拟核。无繁殖力,有感染性。是发育成熟的衣原体。吉姆萨染色呈紫色。

（2）始体（亦称网状体）:是衣原体在细胞内的存在形式。圆形或卵圆形,大而疏松,无细胞壁,无致密拟核,呈纤细网状。有繁殖力,无感染性。是衣原体的繁殖型。吉姆萨染色呈蓝色。

衣原体的发育周期:当衣原体入侵机体后,原体首先吸附于有特异性受体的易感细胞表面,然后被细胞吞入其内,由于细胞膜包在原体周围而形成空泡,原体在空泡内细胞壁变软,逐渐发育、增大形成始体,在空泡中开始进行二分裂繁殖。约经 18～24 小时后,始体开始浓缩形成具有坚韧细胞壁的子代原体。最后,成熟的子代原体随宿主细胞的破裂而释出,再去感染新的易感细胞,又开始了新的发育周期。每个发育周期约需 48～72 小时。如此往复,交替进行（图 4－28）。

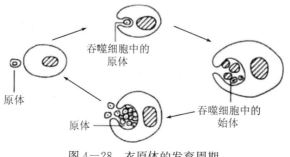

吞噬细胞中的原体

吞噬细胞中的始体

原体

原体

图 4－28　衣原体的发育周期

衣原体感染宿主细胞后,在其细胞质内繁殖形成形态各异的斑块,称为包涵体。经染色后在光镜下可见,有助于衣原体的鉴别。

2.培养特性 衣原体为专性活细胞内寄生,常用的培养方法有鸡胚接种、动物接种和细胞培养。动物接种法一般只在研究中应用。目前临床最常用的方法为细胞培养法,是诊断衣原体的金标准。为了提高分离培养的阳性率,可先用放线菌酮等代谢抑制剂处理单层 McCoy 细胞(用于培养沙眼衣原体)或 Hela-229 细胞(用于培养肺炎衣原体和鹦鹉热衣原体),使其生长代谢缓慢;或先用 X 线照射细胞,使其处于非分裂状态;还可将接种标本的细胞进行离心,有利于衣原体吸附于易感细胞表面。鸡胚接种对 4 种衣原体都适用,其在 6~8 日龄鸡胚卵黄囊中生长繁殖后,可在卵黄囊膜中找到包涵体、原体和始体颗粒。

3.抵抗力 抵抗力较弱,耐冷不耐热,56℃5~10 分钟灭活,-70℃可存活数年,冷冻干燥法可保存活力 30 年以上,对四环素、红霉素、多西环素、利福平等均敏感。

(二)临床意义

衣原体可引起人类的多种疾病,主要包括:

1.沙眼 由沙眼衣原体沙眼生物变种引起,通过眼-手-眼传播。主要在眼结膜上皮细胞内繁殖,引起局部炎症。表现为眼部发痒、分泌物增多、流泪、滤泡增生、血管翳、结膜瘢痕等,重者可致盲。

2.包涵体结膜炎 由沙眼生物变种某些血清型引起。包括成人和婴儿两类。成人多因性接触经手至眼感染或因接触污染的游泳池水而受染。婴儿系经产道时受染。

3.泌尿生殖道感染 经性接触感染,由沙眼生物变种某些血清型引起,感染率占非淋菌性泌尿生殖道感染的 50%~60%。衣原体感染引起的男性尿道炎最常见,在女性也可引起盆腔炎、输卵管炎、宫颈炎、尿道炎等。

4.性病淋巴肉芽肿 由性病淋巴肉芽肿生物变种引起。主要通过性接触传播。衣原体常侵犯男性腹股沟淋巴结,引起化脓性淋巴结炎和慢性淋巴肉芽肿。在女性多侵犯会阴、肛门、直肠等,引起会阴、肛门、直肠组织狭窄与梗阻。

5.肺炎衣原体肺炎 肺炎衣原体所致的急性肺部炎症,主要通过呼吸道的飞沫或污染物感染。临床症状类似支原体肺炎,但较轻。

6.鹦鹉热亦称鸟热 由鹦鹉热衣原体引起。主要由感染鹦鹉热衣原体的禽类等动物的粪便污染环境,以气溶胶方式传播于人。临床表现为非典型肺炎,患者多呈急性发病,发冷、头痛及喉痛、不适,体温 38℃,很快升到 39~40℃,干咳、少量黏痰,有时咳铁锈色痰等。

衣原体感染后,免疫力不强。预防应注意个人卫生(尤其是眼部卫生),管理好家禽(如鸡、鸭、鸽子等)。加强卫生宣教。积极治疗患者,可选取青霉素、四环素、利福平等药物内服或局部外用。

(三)微生物学检验

1.标本采集 根据不同疾病采集不同标本,如泌尿生殖道分泌物、结膜刮片、鼻咽拭子分泌物、痰、血液及其他活组织标本。标本可置于 2SP 培养基(含蔗糖、磷酸钾缓冲液、胎牛血清和抗生素)内送检,保存不得超过 5 天。因衣原体的生物活性极不稳定,故检验标本应低温(-70℃或液氮)保存。

2.检验方法

(1)直接检查

1)吉姆萨染色:标本固定后,经吉姆萨染色,镜检细胞内呈蓝色的始体或紫红色的原体。

2)碘液染色:标本固定后,经碘液染色,镜检细胞内棕褐色的圆形或卵圆形包涵体,分布于细胞质内或细胞核旁,呈散在型、帽型、桑葚型或填塞型等。

3)直接荧光抗体染色:标本经处理以后,经荧光抗体染色,在荧光显微镜下观察细胞内发荧光的衣原体。

(2)分离培养:用链霉素将标本(洗涤)处理后,接种于鸡胚卵黄囊或细胞进行分离培养,35℃培养48～72小时,取卵黄囊膜或培养细胞染色镜检。也可用 ELISA 检测衣原体。

(3)血清学检测:常用微量免疫荧光法(推荐方法)和 EIA 检测患者血清中的抗体。

(4)分子生物学检测 PCR 技术等。

四、立克次体

立克次体是一类以节肢动物为传播媒介、严格活细胞内寄生的原核细胞型微生物。

立克次体的生物学性状介于细菌与病毒之间,较接近于细菌。专性活细胞内寄生性,类似于病毒,但其形态结构、化学组成(含 DNA 和 RNA)、二分裂繁殖方式及对抗生素敏感等特性均与细菌相似。据此,在分类学上将立克次体归于广义的细菌范畴。

对人致病的主要有普氏立克次体、莫氏立克次体和恙虫病立克次体。

(一)生物学特性

1.形态与染色　呈多形态,多为球杆状。革兰染色阴性,但着色不均。常用吉姆萨(Giemsa)染色,呈紫红色,两极浓染。

2.培养特性　除五日热巴通体外,均为专性活细胞内寄生。常用培养方法有动物(豚鼠、小鼠)接种、鸡胚(卵黄囊)接种和细胞(鸡胚成纤维细胞、L929 细胞、Vero 单层细胞)培养。培养温度为 32～35℃,二分裂方式繁殖,6～10 小时繁殖一代。

3.抗原构造　立克次体有群和种两种特异性抗原。立克次体群特异性抗原与变形杆菌某些 X 菌株(X_{19}、X_k、X_2)的菌体抗原(O 抗原)有相同的成分,可出现交叉反应(表 4-51)。因立克次体培养困难,抗原来源受限,故临床上常用变形杆菌 X 菌株 O 抗原代替立克次体作为相应抗原,来检测血清中的抗立克次体的抗体及其含量,以协助诊断立克次体病。这种交叉凝集反应,称为外一斐(Weil-Felix)反应。

表 4-51　主要立克次体与变形杆菌抗原的交叉反应

立克次体种类	变形杆菌抗原		
	OX_K	OX_2	OX_{19}
普氏立克次体	-	+	+++
莫氏立克次体	-	+	+++
恙虫病立克次体	+++	-	-
Q 热立克次体	-	-	-
五日热巴通体	-	-	-

4.抵抗力　对干燥、低温抵抗力较强,在干燥的虱、蚤粪中能保持传染性在半年以上。一般消毒剂短时间内可将其杀灭。对四环素、氯霉素、多西环素等抗生素敏感。

(二)临床意义

人患立克次体病主要经节肢动物如人虱、鼠蚤、蜱和螨的叮咬而感染。可以是人虱、鼠蚤粪便中的立克次体污染伤口所致,也可以是在蜱、螨叮咬时直接进入人体,Q 热则是通过呼吸道、消化道和接触而传染的。

立克次体的致病物质主要有内毒素和磷脂酶 A 两类。前者可引起发热、血管内皮细胞损伤、微循环障碍和中毒性休克等。后者能溶解宿主细胞膜,有利于立克次体的穿入细胞。由立克次体所引起的疾病统称为立克次体病,我国常见的立克次体病是斑疹伤寒和恙虫病。

1. 普氏立克次体　引起流行性斑疹伤寒。患者是唯一传染源,人虱为主要传播媒介,通过人－虱－人方式传播,故又称虱型斑疹伤寒。表现为高热、头痛、皮疹,也可伴有神经系统、心血管系统或其他脏器损害等症状。

2. 莫氏立克次体(斑疹伤寒立克次体)　引起地方性斑疹伤寒。鼠是天然储存宿主和重要传染源,鼠蚤、鼠虱为媒介,传播方式为鼠－鼠虱、鼠蚤－鼠和鼠－鼠蚤－人,又称鼠型斑疹伤寒。临床症状与流行性斑疹伤寒相似,但发病缓慢,病情轻,很少侵害神经系统、心肌等。

3. 恙虫病立克次体　引起恙虫病,本病主要流行于东南亚、西南太平洋岛屿,又称东方立克次体病,国内主要见于东南及西南地区。恙虫病为自然疫源性传染病,传染源是鼠类(野鼠或家鼠)。恙螨是传播媒介又是贮存宿主,传播方式为鼠－恙螨－人。患者在被恙螨叮咬处出现红色丘疹,成小疱后破裂,溃疡处形成黑色焦痂,是恙虫病的特征之一。还可引起发热、皮疹,全身淋巴结肿大及各内脏器官的病变。

(三)微生物学检验

由于立克次体的传染性较强,极易引起实验室感染,故在操作过程中,必须保证在安全防护的条件下进行,严格遵守实验室操作规程,以防发生感染。

1. 标本的采集与处理

(1)血液标本:在病程 1 周内,用抗生素前采集患者静脉血 5~10mL。若在病程 1 周后采集,应让血液凝固,取血清作血清学诊断,再将血块制成 20%~50%悬液接种,以减少血清中抗体对病原体分离的影响。如做血清学检测,应分别采集 3 份血液标本,即:病程初期、病后10~14 天、病后 21~28 天。

(2)活检或尸检材料:可用印片直接检查、固定后病理检验,还可用研磨成 10%~20%悬液低速离心后取上清液接种。为了预防细菌污染,可在标本悬液中加入青霉素 100~1000IU/mL,室温处理 0.5 小时,以除去污染细菌。

2. 检验方法

(1)直接检查:因检材中立克次体含量很少,直接镜检意义不大。

1)荧光抗体染色检测:多用于脏器的检查。将病变脏器切开,吸去血渍,印片后用荧光抗体染色镜检。必要时可作病理学检查。发现带荧光的立克次体可以诊断。

2)PCR 和核酸探针检查:可用作快速诊断方法。

(2)分离培养:斑疹伤寒、恙虫病和 Q 热立克次体的分离多用动物接种,而巴通体可用人工培养基培养,埃立克体常用细胞培养。

1)动物接种:除恙虫病立克次体接种小白鼠外,其余皆用健康雄性豚鼠接种。用检材悬液 1~2mL,种入 2~3 只动物腹腔内,观察有无发热(>40℃)和豚鼠阴囊肿胀反应。有反应者在发热期采血或取脏器制成悬液接种于鸡胚卵黄囊,培养后取卵黄囊膜涂片,用荧光抗体染色检查。

2)鸡胚接种:将检材接种鸡胚卵黄囊培养后,用荧光抗体染色检查。

3)细胞培养:埃立克体常用细胞进行培养。

（3）血清学试验:应用外－斐反应,检查血清中的立克次体抗体。抗体效价高于 160 或早、晚期双份血清抗体效价相差 4 倍以上才有诊断意义。此外还有酶联免疫吸附试验(ELL-SA)、补体结合(CF)等。

（4）分子生物学检测　PCR 检测技术

五、放线菌

放线菌是一类呈分枝状生长的原核细胞型微生物,由于在感染的组织中菌丝呈放射状排列,因此称为放线菌。放线菌是介于细菌和真菌之间又接近于细菌的丝状原核细胞型微生物,目前在进化上已经把放线菌列入广义的细菌。

大多为需氧性腐生菌,分布于土壤,如星形诺卡菌、巴西诺卡菌,常为外源性致病菌。部分菌为厌氧或微需氧菌,分布于人和动物口腔及腔道,多为内源性条件致病菌,如衣氏放线菌和牛放线菌,对人致病的主要是衣氏放线菌,牛放线菌主要引起牛的放线菌病。

（一）衣氏放线菌

1.生物学性状

（1）形态染色:为革兰阳性、非抗酸性、无隔丝状菌。有分枝,菌丝断裂后成链球状或链杆状,无荚膜,无芽胞,无鞭毛。

（2）培养特性:本菌培养比较困难,厌氧或微需氧,初次分离时加 5%CO_2 能促进生长,但生长缓慢。血平板上 37℃3～4 天后才能形成肉眼可见的灰白色或淡黄色粗糙菌落,镜下可见由蛛网状菌丝组成。在脓液中可找到肉眼可见的黄色小颗粒,称为"硫磺颗粒",是放线菌在病灶组织中形成的菌落。

（3）生化反应:发酵葡萄糖、乳糖、蔗糖、甘露醇产酸不产气,吲哚阴性,触酶阴性。硝酸盐还原阳性(80%)、分解木糖可与牛放线菌区别。

2.致病性　衣氏放线菌是口腔和生殖道等黏膜腔常见的正常菌群,当机体抵抗力下降、口腔卫生不良、拔牙或外伤时引起内源性感染,如面颈部、胸部、腹部、盆腔、骨骼和中枢神经系统感染,面颈部感染约占 60%,所致疾病统称为放线菌病,表现为软组织的化脓性炎症,呈慢性无痛性过程,常伴有瘘管形成。脓液中常含有"硫磺颗粒",该颗粒中有大量的放线菌菌丝。

3.微生物学检验

（1）标本采集:主要采集脓液和痰液。首先检查标本中有无"硫磺颗粒",可用灭菌注射器抽取未破脓肿的脓液作检查。

（2）检验方法及鉴定

1）直接镜检:将"硫磺颗粒"置玻片上,以盖玻片轻压后镜检。在低倍镜下见颗粒呈菊花状,核心部分由分枝的菌丝交织形成,周围部分是放射状排列的棒状菌丝,菌丝末端有透明发亮的菌鞘,特点即可作出诊断。

2）分离培养:将标本"硫磺颗粒"以无菌操作捣碎,接种于血琼脂或脑心浸液琼脂平板,观察微菌落的特点。

（二）星形诺卡菌

1.生物学性状

（1）形态染色:革兰阳性,菌体呈丝状,也可以杆状或球状存在,菌丝体呈粗细不等的串珠状,形态基本与厌氧性放线菌相似,但菌丝末端不膨大,抗酸染色弱阳性。若延长脱色时间,即失去抗酸性,此点可与结核分枝杆菌区别。

(2)培养特性:为专性需氧菌,在普通培养基、沙保培养基、置室温或37℃培养均可生长,但生长缓慢,菌落表面干燥、有皱褶或呈颗粒状,呈黄色或深橙色。

(3)生化反应:触酶阳性,分解糖类。

2.临床意义　星形诺卡菌主要通过呼吸道引起人的原发性、化脓性肺部感染,产生类似肺结核症状。也可经肺部病灶转移到皮下组织,产生脓肿及多发性瘘管,或扩散至其他脏器。在病变组织或脓液中可见黄、红、黑等色素颗粒。

3.微生物学检验

(1)标本采集:采集痰液、渗出液、脓液和脑脊液标本。

(2)检验方法及鉴定

1)直接镜检:如标本中有色素颗粒,取其制成压片,用革兰染色和抗酸染色检查。镜检可见色素颗粒呈菊花状,有革兰阳性纤细的菌丝体和长杆菌,菌丝末端不膨大,抗酸染色具一定抗酸性,可初步确定为诺卡菌。但在脑脊液或痰中发现抗酸性的长杆菌,必须与结核分枝杆菌相鉴别。

2)分离培养及鉴定:将标本接种沙保琼脂培养基,置22℃需氧环境,培养2～4d后可见有黄、橙或红色等色素的菌落,有泥土气味。将菌落涂片染色镜检通过形态进行鉴定。

3)鉴定要点:①菌体呈丝状,革兰阳性,弱抗酸性,生长缓慢,菌落较小,触酶阳性,分解糖类。②与分枝杆菌鉴别:星形诺卡菌革兰染色性强,抗酸染色性弱,盐酸乙醇易脱色;结核分枝杆菌革兰染色性弱,抗酸染色性强,不易脱色。③与放线菌鉴别:菌丝末端不膨大,有弱抗酸性,放线菌菌丝末端膨大,无抗酸性。

(王志军)

第九节　病原性真菌检验

一、浅部感染真菌

浅部感染真菌主要侵犯人和动物皮肤、毛发及指(趾)甲,具有嗜角质蛋白的特性。一般不侵犯皮下组织及内脏,人类常常由于接触患者或患病动物而被感染。浅部感染真菌最常见的为皮肤癣真菌。

(一)皮肤癣菌

皮肤癣菌又称皮肤丝状菌,属于多细胞真菌,寄生于皮肤的角蛋白组织,引起癣病。对人致病的有20余种,临床常见的有3个菌属:毛癣菌属、小孢子癣菌属和表皮癣菌属。

1.生物学特性

(1)毛癣菌属:有20余种,对人致病的有13种,该属常见的有包括红色毛癣菌、须毛癣菌、紫色毛癣菌、许兰毛癣菌和断发毛癣菌。可侵犯毛发、皮肤、指(趾)甲,引起人类体癣、头癣、手癣、足癣及甲癣等。病变组织中可见有隔菌丝和关节孢子,病发的孢子可分为发内型孢子和发外型孢子。在沙保弱培养基上,菌落呈绒毛状、蜡状或粉末状,颜色可为红色、白色、紫色、黄色及橙色等。显微镜下可见细长棒状薄壁的大分生孢子,梨状或葡萄状的小分生孢子,菌丝形态多种多样,可呈球拍状、螺旋状、鹿角状或结节状。

（2）小孢子菌属：有 15 个种，对人类致病的有 8 种，常见的有石膏样小孢子菌、犬小孢子菌和铁锈色小孢子菌。主要侵犯皮肤和毛发，引起头白癣、头癣、体白癣及体癣等。病变的皮屑中可见分枝断裂的菌丝。在沙保弱培养基上呈绒毛状或粉末状的菌落，颜色为灰色、棕黄色或橘红色。镜下可见厚壁梭形大分生孢子，菌丝侧枝末端可见卵圆形的小分生孢子，菌丝有隔，呈结节状、梳状或球拍状。

（3）表皮癣菌属：有 2 个种，本菌属只有絮状表皮癣菌对人致病。可侵犯皮肤和指（趾）甲，不侵犯毛发，引起人类体癣、股癣、甲癣、手癣及足癣等。感染的皮屑、甲屑中可见分枝断裂的有隔菌丝。在沙保弱培养基上，菌落开始呈白色鹅毛状，继而转为黄绿色粉末状。镜检可见卵圆形或巨大薄壁大分生孢子，无小分生孢子，菌丝较细，有分隔，偶见结节状或球拍状菌丝。

三个属的皮肤癣真菌的特征（图 4-29、表 4-52）。

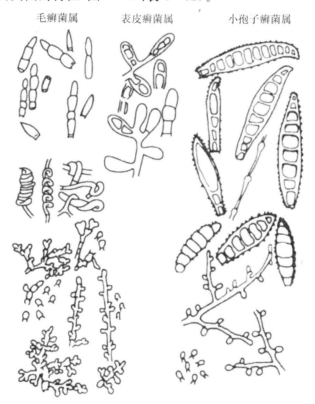

毛癣菌属　　表皮癣菌属　　小孢子癣菌属

图 4-29　皮肤癣菌各属的形态

表 4-52　各属皮肤癣菌的主要特性

	侵犯部位			形态特征			
	皮肤	毛发	指甲	大分生孢子	小分生孢子	菌丝	菌落特点
毛癣菌属	+	+	+	棒状、壁薄、少见	梨形、棒状、多见	多样	绒毛、蜡状、粉末状、灰白、红、紫等
小孢子菌属	+	+	-	纺锤形、壁厚、多见	棒状、卵圆形、少见	球拍状破梳状	绒毛、粉末，灰色、橘红、橘黄
表皮癣菌属	+	-	+	梨形、壁较薄、多见	无	单纯菌丝	白色鹅毛状转为黄绿色粉末状

2.临床意义 皮肤癣菌是临床上最为常见的浅部感染真菌,主要通过直接或间接接触(如鞋袜、浴巾、帽子等)而感染。主要侵犯皮肤、毛发、指(趾)甲等部位,引起各种癣病。皮肤癣菌具有嗜角质蛋白的特性,在局部大量繁殖后,通过机械性刺激和代谢产物的作用,引起局部炎症和病变。一种癣菌可引起多种病变,同一部位的病变亦可由不同的癣菌引起。我国以红色,癣菌为最多,其次为紫色毛癣菌、须毛癣菌等。

3.微生物学检验

(1)标本采集:根据病变部位不同,分别取皮屑、病发或甲屑等标本,取标本前先用75%乙醇消毒。

(2)检验方法

1)直接镜检:皮屑用10%KOH,甲屑用25%KOH(含有5%甘油)处理软化,将制成的标本置于载玻片上,显微镜下可见透明、有隔、分枝的菌丝及成链的关节孢子,小孢子菌属感染的病发中只有发外型孢子,毛癣菌属感染的病发中有发外型孢子和发内型孢子。

2)分离培养与鉴定:将标本用75%乙醇处理5分钟后,用生理盐水洗3次,然后接种于含0.05%氯霉素的沙保弱培养基上,25℃培养4周,每周观察菌落颜色和形态。挑取菌落镜检菌丝和孢子以协助鉴定,亦可棉兰染色后或小培养后镜检。也可根据需要做毛发穿孔试验、特殊营养需要试验和脲酶试验等进行鉴定。

毛发穿孔试验是取大约1cm长的正常毛发,放入已加入25mL蒸馏水和2～3滴10%酵母浸液的平皿内,68.95kPa、高压蒸汽灭菌10分钟。将待检真菌接种于灭菌的平皿内,25℃培养4周,每周取出毛发置载玻片上,经乳酚棉兰染色法染色后,低倍镜下观察,直至第4周。同时用已知红色毛癣菌、石膏样毛癣菌作阴性和阳性对照。毛发有裂口或凹陷的穿孔试验阳性;毛发无穿孔,试验阴性。

(二)表面感染真菌

表面感染真菌主要寄生于人体皮肤和毛干的最表层,不接触组织细胞。秕糠马拉癣菌是我国主要的表面感染真菌。

1.临床意义 秕糠马拉癣菌为条件致病菌,在健康人的皮肤上可分离出,具有嗜脂性。由于不接触组织细胞,因此很少引起宿主细胞反应。它侵犯皮肤角质层,感染后可引起皮肤表面出现黄褐色的花斑癣,俗称汗斑,好发于颈、胸、腹和上臂。引发感染取决于两方面的因素:内在因素主要见于油性皮肤、出汗、遗传及免疫缺陷等;外在因素主要见于相对高温高湿环境和应用肾上腺皮质激素等药物治疗。

2.微生物学检验

(1)直接镜检:可将透明胶带粘贴于皮肤表面,数分钟后取下,直接贴于载玻片上镜检或染色(革兰染色或棉蓝染色)后镜检。镜下可见孢子和菌丝。孢子为圆形或卵圆形,壁厚,芽颈较宽,常成簇分布;菌丝分枝、有隔、粗短,呈腊肠状。

(2)分离培养与鉴定:将鳞屑接种于含菜籽油或橄榄油的培养基上,37℃培养3～4天后开始生长,20天左右形成约5mm、乳酪色、表面光滑的酵母样菌落。

(三)皮下组织感染真菌

引起皮下组织感染的真菌主要有着色真菌和孢子丝菌。

1.着色真菌

(1)临床意义:该菌多为自然界的腐生菌,存在于土壤、腐木、农作物的杆叶中。通过破损的皮肤而感染,潜伏期约 1 个月,长者可达数月至 1 年。多发生于四肢皮肤,皮损早期为小丘疹,有鳞屑,表面干;或湿润,并缓慢向周围组织扩散,丘疹增大形成斑块、结节,结节融合后呈疣状或菜花若发生继发感染,病灶可化脓结痂。皮损反复发生、结疤、感染、长期不愈,可引发象皮肿,甚至畸形、癌变。免疫功能低下时,可侵犯中枢神经系统或经血行播散。

(2)微生物学检验

1)直接镜检:皮屑用 10%～20%KOH 溶液加热处理后镜检,镜下可见单个或成群的厚壁孢子,有横隔,直径 6～10μm。从乳头状增殖的病损部位挤压出的分泌物镜检阳性率较高。

2)分离培养与鉴定:将标本接种于沙保弱培养基,该菌生长缓慢,菌落颜色从灰黑色至黑色,有绒毛状或天鹅绒状气生菌丝。菌丝粗短有分隔,呈棕色分生孢子有 3 种类型:①树枝型:菌丝末端有分生孢子柄,柄端分叉长出孢子。②剑顶型:围绕菌丝末端或菌丝横隔处长有一圈分生孢子。③花瓶型:在菌丝分隔处长出花瓶状的分生孢子柄,在瓶口长出成丛的小分生孢子。

2.孢子丝菌 孢子丝菌是广泛分布在土壤、植物、木材上,属腐生性真菌。最常见的孢子丝菌为申克孢子丝菌,它是一种双相性真菌。在组织内或者营养丰富的含半胱氨酸的血平板上 37℃培养时形成酵母型菌落,而在自然环境中或在沙保弱培养基上 25～28℃培养时形成丝状菌落。

(1)临床意义:申克孢子丝菌主要通过微小的伤口侵入皮肤,经过数周后创口局部出现炎症性小结节,逐渐扩大形成炎症性斑块或增生性糜烂。也可沿淋巴管分布,引起亚急性和慢性肉芽肿,使淋巴管形成几个至几十个串珠状的链状硬结,称为孢子丝菌性下疳。亦可经口进入肠道或经呼吸道进入肺,随后沿血行播散至其他器官。

(2)微生物学检验

1)直接镜检:取患者病损部位的组织、渗出物或其他标本(脓液、血液、痰液、痂皮或活检组织块)等做涂片或切片,革兰染色或 RAS 染色后,镜下可见染色阳性、卵圆形或梭形孢子,位于中性粒细胞或巨噬细胞内外,极易与组织结构相混淆。

2)分离培养与鉴定:将标本接种于沙保弱培养基上,25℃培养 2～3 天后开始生长,菌落初为白色,表面湿润,以后变为淡咖啡色至黑褐色。菌落涂片镜检,可见有隔的分枝细菌丝,菌丝两侧伸出细长的分生孢子柄,末端长出 2～8 个梨状或球形的小分生孢子,呈梅花状排列。接种于胱氨酸葡萄糖血琼脂培养基上,37℃2～3 天后可形成乳白色或淡褐色酵母型菌落,镜下可见革兰阳性,圆形或卵圆形的孢子。

3)抗体检测:取患者血清和申克孢子丝菌抗原做凝集试验,若抗体效价大于 1：320 有诊断意义。

4)动物接种:将标本接种于小白鼠腹腔内,2 周内引起腹腔炎,取腹腔脓液作涂片染色,显微镜下可见革兰阳性、卵圆形或梭形小体。

二、深部感染真菌

深部感染真菌是指可侵袭机体深部组织和内脏甚至是全身的真菌,包括条件致病性真菌和致病性真菌。前者是人体的正常菌群,当机体免疫力下降时才引起内源性感染,常见的有白色念珠菌、卡氏肺孢子菌、曲霉菌和毛霉菌等。后者引起外源性感染,致病性较强,可引起慢性肉芽肿样炎症、溃疡及坏死等病变,最常见的是新型隐球菌。

（一）白色念珠菌

白色念珠菌（或称白假丝酵母菌）在自然界中分布广泛，正常情况下是存在于人的口腔、上呼吸道、肠道及阴道等各部位的正常菌群，当机体免疫力低下或发生菌群失调时，可侵犯机体多个部位，引起各种白色念珠菌病。

1. 生物学特性　白色念珠菌呈圆形或卵圆形，直径 3～6μm，革兰染色阳性，但着色不均。以出芽的方式繁殖，可形成芽生孢子，孢子伸长成芽管，不与母细胞脱离而形成假菌丝。在血清中芽管形成快，无荚膜，此点有别于其他念珠菌。

白色念珠菌在普通琼脂、血平板和沙保弱培养基上生长良好。大多数需氧，在沙保弱培养基上，25℃或35℃培养1～3天长出类酵母型菌落：表面光滑，奶油色，有浓厚的酵母气味。培养稍久，菌落增大，呈现蜂窝状，干燥变硬有皱褶，中央有气泡。置显微镜下观察，表面多为卵圆形芽生细胞，底层可见假菌丝。在玉米粉吐温－80培养基上，25℃培养1～3天后，高倍镜下可见假菌丝顶端有典型的厚膜孢子，此为白色念珠菌与其他非致病性酵母菌的鉴别要点。

白色念珠菌能同化葡萄糖、麦芽糖、半乳糖、蔗糖（少数例外）、木糖、海藻糖。硝酸盐阴性，脲酶阴性。

2. 临床意义　白色念珠菌是条件致病菌，机体免疫力低下是本菌入侵的主要原因。尤其是近年来抗生素药物、免疫抑制剂、激素等在临床上的乱用和滥用，造成本菌感染率日益增高。血培养阳性率仅次于大肠埃希菌和金黄色葡萄球菌。白色念珠菌可侵犯人体多个部位而引起各种念珠菌病：①皮肤、黏膜念珠菌病：皮肤感染多发生于皮肤皱褶处，如腋窝、腹股沟、乳房下、肛门周围以及甲沟等皮肤潮湿的部位。黏膜感染可见鹅口疮、口角炎、阴道炎等，其中以鹅口疮最为常见。②内脏念珠菌病：如肺炎、支气管炎、食管炎、肠炎、膀胱炎及肾盂肾炎等。③中枢神经系统念珠菌病：如脑膜炎、脑脓肿等。

3. 微生物学检验

（1）标本采集：根据病情可分别采取痰、尿、粪便、黏膜分泌物、脑脊液、胸水、脓液、皮屑及血液等，也可采集活体组织或尸体检验标本。

（2）检验程序（图4－30）

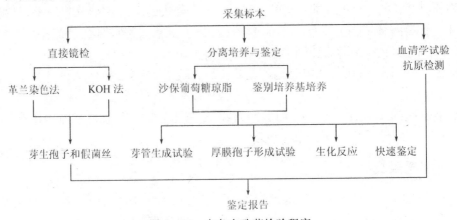

图4－30　白色念珠菌检验程序

（3）检验方法

1）直接镜检：脓液、痰液、尿液、脑脊液离心沉淀物、活检组织等标本可以直接涂片，革兰染色镜检,镜下可见革兰阳性、着色不均、成群的芽生孢子或有假菌丝,即可诊断。不透明标本用 100g/L KOH 消化后,革兰染色镜检。

2)培养检查:标本接种在沙保弱琼脂平板上,25℃或37℃培养,24 小时即可见到光滑、奶油色的类酵母型菌落,镜检可见芽生孢子和假菌丝。

3)鉴定试验

①芽管形成试验:将待检菌接种于 0.5～1.0mL 人或动物(小牛、兔等)血清中,35℃孵育 2～3 小时(不得超过 4 小时,以防其他产假菌丝的酵母发芽),取一接种环血清于载玻片上,镜下观察真菌细胞是否形成放大镜柄状芽管,形成者为阳性(白假丝酵母菌)。

②厚膜孢子形成试验:将待检菌作密集划线接种于玉米粉吐温－80 琼脂平板,置 25℃培养 24～72 小时,镜检可见大量的假菌丝和真菌丝,顶端有 1～2 个典型的厚膜孢子。该菌在 30℃以上不产生厚膜孢子,是与都柏林念珠菌的重要鉴别点。常见的热带念珠菌、近平滑念珠菌及克柔念珠菌等均不形成厚膜孢子。

③生化反应:能同化葡萄糖、麦芽糖、半乳糖、蔗糖(少数例外)、木糖、海藻糖。硝酸盐阴性,脲酶阴性。

4)快速鉴定:白色念珠菌在快速显色培养基上 35℃48 小时孵育,可呈现有光泽的绿色或蓝绿色酵母型菌落。

5)药敏试验:白色念珠菌对两性霉素 B、三唑类(如氟康唑、伏立康唑、伊曲康唑、泊沙康唑等)、棘白菌素类(卡泊芬净、米卡芬净等)、5－氟胞嘧啶等药物敏感,但对 5－氟胞嘧啶易产生耐药性。

(二)新型隐球菌

新型隐球菌属于隐球菌属,因该菌用一般染色法不被着色难以被发现,故名。目前发现隐球菌属中与人类感染有关的菌种有新型隐球菌、白色隐球菌、罗伦隐球菌、浅黄隐球菌、地生隐球菌、指甲隐球菌,其中新型隐球菌为主要的人类致病菌。

1.生物学特性　新型隐球菌为圆形或卵圆形,组织中菌体较大,直径 4～20μm。经人工培养后菌体变小,仅 2～5μm。出芽繁殖,不形成假菌丝。革兰阳性,但不易着色,用印度墨汁负染色后镜下可见透亮的菌体外有一层透亮的厚荚膜,宽度可比菌体大 1～3 倍。

营养要求不高,在沙保和血琼脂培养基上,25℃和 35℃均能生长,而非致病性的隐球菌 35℃不能生长。培养 2～5 天后即形成酵母型菌落,初为乳白色、光滑、湿润、透明发亮的小菌落,以后菌落增厚,第 10 天时菌落直径可达 1.5cm 左右,颜色由乳白色变为橘黄色,终为棕褐色,表面黏稠混浊,中央凸起,逐渐低平,边缘整齐。背面无色,少数菌落日久液化,可以沿试管斜面流向管底。

脲酶阳性,据此可与假丝酵母菌区别,对各种糖类均不发酵,能同化葡萄糖、麦芽糖和蔗糖,不同化乳糖、密二糖,硝酸盐还原阴性,脲酶阳性。

2.临床意义　新型隐球菌又称溶组织酵母菌,广泛分布于自然界,常寄生于鸟类,随粪便排出,故鸟粪(尤以鸽粪)中检出率较高。人常由于吸入带菌的鸽粪、灰尘等感染。

新型隐球菌致病物质主要是荚膜。经呼吸道侵入人体后,可引起肺炎、脑膜炎等全身各个组织脏器急性、慢性或亚急性炎症。多发生于免疫力低下者,如艾滋病、糖尿病、白血病、系统性红斑狼疮、恶性肿瘤及大量使用免疫抑制剂者等。新型隐球菌病是艾滋病最常见的并发症之一,在国外艾滋病合并新型隐球菌性脑膜炎是艾滋病亡的主要原因。在国内已将新型隐球菌病列为乙类传染病。

3. 微生物学检验

(1)标本采集:采集脑脊液、痰液、脓液、尿液、粪便、血液及活体组织等标本。

(2)检验程序(图4—31)

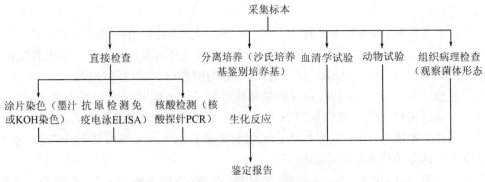

图4—31 新型隐球菌检验程序

(3)检验方法

1)直接检查:液体标本需离心沉淀,黏稠标本应加盐水或用10% KOH处理后,涂片,墨汁负染,镜检。可见圆形或卵圆形透亮的菌体,周围有透亮的厚荚膜,有时可看到芽生孢子,可初步诊断。其他染色方法及结果见表4—53。

表4—53 新型隐球菌各种染色方法及结果

染色方法	菌体颜色	荚膜显色
墨汁染色	菌体透亮、背景淡黑色	透亮光圈
革兰染色	深蓝色	不着色
0.1%甲苯胺蓝	紫红色	不着色
黏蛋白卡红(PAS)	紫红色	红色

2)培养:将标本接种于含50～125μg/mL氯霉素的沙保弱培养基上,氯霉素可抑制细菌生长,提高隐球菌阳性检出率。于25℃和35℃培养2～5天后即形成乳白色的、有光泽的酵母型菌落。

3)生化反应:对各种糖类均不发酵,能同化葡萄糖、麦芽糖和蔗糖,不同化乳糖、密二糖,硝酸盐阴性,脲酶阳性。

4)其他检测:可用血清学试验进行抗原、抗体的检测;也可用PCR、DNA扩增等方法进行核酸检测;还可对动物进行毒力试验和分离抗原;对组织、细胞标本可用组织病理检查。

(三)其他常见真菌

1. 卡氏肺孢子菌 卡氏肺孢子菌广泛分布于自然界,可寄生人和多种动物体内。过去一直被认为是原虫,称为卡氏肺囊虫,现在根据形态学和分子遗传学分析,大多数学者认为应归属于真菌。

本菌主要经呼吸道感染,大多感染后无症状。当机体抵抗力低下时,潜伏的卡氏肺孢子菌可在肺内大量增殖扩散,引起间质性肺炎,又称卡氏肺孢子菌性肺炎。此病是艾滋病最常见、最严重的并发症,病死率极高。临床上患者主要表现为发热、咳嗽、呼吸困难、缺氧等症状,早期诊断及时治疗,病变可恢复。

卡氏肺孢子菌有滋养体和包囊两种形态,包囊是感染型,滋养体是繁殖型,以二分裂法进行繁殖。临床可采集患者的痰或支气管分泌物等标本直接涂片,经吉姆萨染色后镜检查包囊,可见包囊内有 8 个囊内小体,小体胞质呈淡蓝色,核呈紫红色;或取肺灌洗液经离心沉淀后,取沉渣检查。也可用 ELISA、PCR 等方法帮助诊断。

2.曲霉与青霉　曲霉与青霉的主要特性(图 4-32、33、表 4-54)。

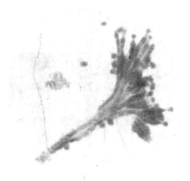

图 4-32　青霉素

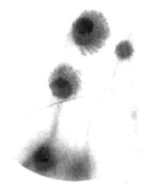

图 4-33　曲霉素

表 4-54　曲霉与青霉的主要特性

种类	形态	临床意义
曲霉	菌丝有隔,有足细胞和顶囊,以分生孢子繁殖,分生孢子呈放射状排列,形成一个菊花样的分生孢子头。	分布广泛,条件致病,引起呼吸系统曲霉病,进而引起全身感染。黄曲霉产生黄曲霉毒素与原发性肝癌有关
青霉	菌丝有隔,无足细胞和顶囊,以分生孢子繁殖,分生孢子呈扫帚状排列	分布广泛,条件致病,引起呼吸系统青霉病,进而引起全身感染

(刘晓)

第十节　病毒的检验

一、病毒检验的操作技术

(一)标本的采集与运送

1.标本的采集　病毒标本应在发病初期或急性期采集,而且要注意不同病毒感染采集不同标本,如呼吸道感染取鼻咽洗漱液或痰液,肠道感染取粪便,脑内感染取脑脊液,有病毒血症者取血液。带有杂菌的标本应加入高浓度青霉素、庆大霉素,血液标本以肝素钠抗凝。作血清学诊断的标本应取双份血清(发病初期和恢复期),如抗体效价增高 4 倍以上才有诊断意义。

2.标本的运送　病毒不耐热,室温易失活,标本应立即送检,若不能及时送检,可置 4℃ 保存数小时,−70℃ 可较长时间保存。如需远距离传送时,应将标本置于装有冰块的冰壶内尽快送检。组织、粪便标本可置于含抗生素的 50% 甘油缓冲盐水中低温下保存运送。

(二)病毒的分离培养

由于病毒必须在活细胞内才能增殖,因此需根据病毒的不同,选择敏感动物、鸡胚或离体活组织细胞来分离培养。

1.动物接种　是最初的病毒分离培养法。常用的动物有小鼠、家兔、豚鼠等。根据病毒种类不同选择敏感动物和适合的接种部位,接种后一般以动物发病、死亡作为感染的指标。动物死亡后应立即剖检,确定病原体。

2.鸡胚接种　一般采用孵化 9~12 天的鸡胚。常用接种途径有尿囊腔、羊膜腔、绒毛尿囊膜和卵黄囊。可根据病毒种类、接种目的不同,选择适当接种途径。

鸡胚尿囊腔接种与收获的操作方法是取 9~12 天鸡胚在检卵灯下画出气室和胎位,并在胚胎旁无大血管处作一标记,然后用碘酒和酒精消毒,并以磨卵器磨一小孔,注意不得损伤卵膜,最后将注射器里的标本从小孔刺入壳膜,少许即可到达尿囊腔,接种量为 0.1~0.2mL,以胶布封口,置温箱内孵育三天。为防止出血,在收获前先将鸡胚放入 4 度冰箱过夜,次日取出鸡胚,用碘酒和酒精消毒气室部分卵壳,撕去卵膜,用无菌毛细吸管插入尿囊腔吸取尿囊液,置无菌试管中待检。

3.组织细胞培养　从人或动物体中取出的活组织或分散的单层活细胞,模拟体内生理条件在培养瓶中加以培养使之生长繁殖,称为组织培养。是目前主要的病毒分离培养技术,常用的组织培养细胞有人胚肾细胞、猴肾细胞、人羊膜细胞、HeLa(人宫颈癌细胞)等。病毒感染细胞后,其增殖指标有细胞的形态学改变、红细胞吸附、空斑形成单位、干扰现象及细胞培养液 PH 改变等。

(三)病毒的实验室检查

1.显微镜检查

(1)光学显微镜检查病毒包涵体:在普通光学显微镜下,病变组织或脱落细胞的胞浆或胞核内的包涵体呈现嗜酸性或嗜碱性染色,大小和数量不等。包涵体检查可作为病毒检查的辅助诊断,不是特异性诊断。

(2)电子显微镜检查病毒颗粒:可从病毒形态上做出明确的鉴别诊断。电镜检查主要有负染色法和免疫电镜法。负染色法是利用重金属盐(磷钨酸盐)溶液浸染病毒悬液标本后在电镜下观察,由于电子光束不易透过金属背景而能通过病毒颗粒,因而病毒颗粒具有亮度,在周围较暗的背景上显示亮点。此法虽简便易行、分辨率高,但敏感性低,只有标本中的病毒颗粒含量达到 $10^6 \sim 10^7$ 个/mL 才能检验出。免疫电镜法灵敏度更高,该法是在病毒悬液标本中加入特异性抗体,使标本中的病毒颗粒凝集,负染色后用电镜观察,可提高病毒的检出率。

2.病毒的抗原、抗体和核酸的检测　有免疫荧光技术、放射免疫技术和酶免疫技术等均可用来检测病毒抗原或抗体(IgG 或 IgM),辅助病毒的诊断。核酸杂交技术、PCR 技术检测病毒特异性基因片段已在许多病毒性疾病的检验中得到应用,使临床病毒性诊断迈向一个新的水平。

3.血清学检查

(1)中和试验:中和试验是指在动物体内、鸡胚或组织培养中测定病毒被特异性抗体中和而失去感染性的一种试验。

(2)补体结合试验:即用已知病毒的可溶性抗原来测定患者血清中有无相应抗体的存在。由于补体结合抗体出现较早,故可用于早期诊断。

(3)血凝现象及血凝抑制试验:流感病毒、乙型脑炎病毒等能凝集鸡或人的红细胞,称为血凝现象。特异性抗体与病毒结合后,阻抑了病毒表面的血凝素与红细胞结合,称为血凝抑制试验。本试验简便、快速且特异性高,常用于流感、副流感、麻疹病毒感染的诊断和流行病学检查。

二、呼吸道病毒

呼吸道病毒是指一大类以呼吸道为侵入门户,引起呼吸道局部病变或伴有全身症状的病毒。常见的呼吸道病毒有流行性感冒病毒、麻疹病毒、风疹病毒、腮腺炎病毒、腺病毒、冠状病毒、鼻病毒和呼吸道合胞病毒等。

(一)流行性感冒病毒

流行性感冒病毒(简称流感病毒),是流行性感冒的病原体。属正粘病毒科,分甲、乙、丙 3 型,其中甲型流感病毒最易发生变异,曾引起多次全球性流行。

1.生物学特性

(1)形态与结构:多呈球形,直径 80～120nm。结构分 3 层。

1)内层:为病毒的核心,由 RNA 和包绕其外的核蛋白及 RNA 多聚酶组成。RNA 有 7～8 个节段,核蛋白构成病毒衣壳,呈螺旋对称型。

2)中层:为基质蛋白(M 蛋白),有保护核心和维护病毒形状的作用。

3)外层:为双层脂质构成的包膜,其中镶嵌有两种刺突即血凝素(HA)和神经氨酸酶(NA)。HA 呈柱状,与病毒的吸附和穿入宿主细胞有关,具有免疫原性,可诱生中和抗体,吸附红细胞使红细胞凝集。NA 呈蘑菇状,可水解宿主细胞表面的糖蛋白末端的 N-乙酰神经氨酸,使成熟病毒从宿主细胞上解离释放,其抗体无中和作用但可阻止病毒的释放。

(2)培养特性:可用鸡胚和细胞培养。初次分离宜接种鸡胚羊膜腔,传代适应后再接种鸡胚尿囊腔。细胞培养常用人胚肾、猴肾细胞或狗肾传代细胞,无明显细胞病变,但可用红细胞吸附试验检查病毒是否存在。雪豹是最易感动物。

(3)分型及变异:根据核蛋白和 M 蛋白的不同将流感分成甲、乙、丙 3 型。甲型流感病毒的 HA、NA 易发生免疫原性变异,据此将甲型流感病毒又分成不同亚型。乙型和丙型流感病毒免疫原性比较稳定。目前发现 HA 有 15 个亚型(H1～H15),NA 有 9 个亚型(N1～N9),均可从禽类中分离到,但在人类流行株中鉴定出来只有 H1、H2、H3、H5 及 N1、N2 等几个亚型。抗原变异幅度的大小直接影响到流感流行的规模。如变异幅度小,属量变,称为抗原漂移,仅引起中、小型流行;如变异幅度大,形成新的亚型,属质变,称为抗原转变,由于人群普遍对新的亚型缺乏免疫力,故常引起大规模甚至世界性的大流行。

(4)抵抗力:耐冷、不耐热,加热 56℃30 分钟被灭活;0～4℃能存活数周,-70℃以下可长期保存;对干燥,紫外线,乙醚,甲醛,酸类等敏感。

2.临床意义 流感病毒主要通过飞沫传播,侵入呼吸道并在局部黏膜细胞内增殖,引起细胞变性脱落,黏膜充血水肿。经1~3天潜伏期后,患者出现鼻塞、咳嗽、流涕、咽痛等局部症状,毒素样物质进入血流后,引起发热、乏力、头痛和全身肌肉酸痛等全身症状,病程不超过1周;抵抗力差者可继发细菌感染。病后可获得对同型病毒短暂免疫力。

流感病毒传染性强,传播快,流行期间应尽量避免人群聚集,公共场所要注意空气流通,用乳酸或食醋熏蒸进行空气消毒。对易感人群接种流感疫苗,可有效防治流感的发生。金刚烷胺、干扰素和某些中草药对于流感的防治有一定疗效。

3.微生物学检验

(1)标本采集与处理:在患者发病后3天内采集最佳,采集鼻咽拭子、咽漱液,置于PH7.2的无菌肉汤振荡后,置4℃自然沉淀10分钟,取上清液3mL,按每毫升加青霉素250U和链霉素250μg,混匀置4℃2小时即可接种。

(2)标本直接检查:①显微镜检查:用电镜直接检查,也可用于特异抗体进行免疫电镜检查,可提高检出率。②抗原检测:检测标本的流感病毒抗原,常用的方法有血凝抑制试验、ELISA和免疫荧光法等。③核酸检测:可用点杂交法或RT-PCR技术检测标本中的核酸。

(3)病毒分离培养与鉴定:取抗生素处理后的标本接种鸡胚羊膜腔或尿囊腔,36℃孵育三天后,收获羊水和尿囊液进行血凝试验和血凝抑制试验进行鉴定和分型。

(4)血清学诊断:取患者的急性期和恢复期的双份血清,进行血凝抑制试验、补体结合试验或中和试验检测抗体,抗体效价超过4倍以上才有诊断意义。

(二)其他呼吸道病毒

其他呼吸道病毒的形态结构,致病性以及特异性防治见表4-55。

表4-55 其他呼吸道病毒的主要特征

病毒名称	形态结构	致病性	特异性防治
麻疹病毒	RNA、球形有包膜	麻疹,早期患儿口颊处有柯氏斑,继而全身皮肤出现红色斑丘疹,少数合并肺炎、脑膜炎。亚急性硬化性全脑炎和麻疹病毒感染有关	易感儿童接种麻疹减毒活疫苗,接触者注射丙种球蛋白
腮腺炎病毒	RNA、球形有包膜	流行性腮腺炎,可并发睾丸炎、卵巢炎和脑膜炎	接种减毒活疫苗
副流感病毒	RNA、球形有包膜	幼儿急性呼吸道感染	目前尚无特异性防治方法
呼吸道合胞病毒	RNA、球形有包膜	婴幼儿呼吸道感染	疫苗正在研制中
腺病毒	DMA、球形无包膜	急性咽炎、流行性角结膜炎和肺炎等	目前尚无特异性防治方法
风疹病毒	RNA、球形有包膜	风疹,孕妇妊娠头3个月内感染引起胎儿畸形或先天性风疹综合征	减毒活疫苗,接触患者的孕妇注射丙种球蛋白

三、肠道病毒

(一)肠道病毒的共同特征

1.形态 球形,体积小,直径约20~30nm。

2.结构 核心为单股RNA,衣壳呈20面体对称,无包膜。

3.抵抗力 耐乙醚,耐酸(pH3~5),不易被胃酸或胆汁灭活,在污水和粪便中可存活数对紫外线、干燥、热都很敏感,56℃30分钟可灭活病毒。

4.培养　用组织细胞培养,常用猴肾,人胚肾和 HeP－2 和 HeLa 传代细胞等。柯萨奇病毒接种新生乳鼠,并根据对新生乳鼠的致病特点可将其分成 A、B 组。

5.致病性　主要通过粪－口途径传播,多为隐性感染。在肠道细胞增殖后,可经病毒血症侵犯神经系统及其他组织,临床表现多样化。

(二)肠道病毒种类及致病

肠道病毒的种类与特性见表 4－56。

表 4－56　肠道病毒主要种类与特性

病毒种类	致病性	特异性防治
脊髓灰质炎病毒	脊髓灰质炎(小儿麻痹症)、无菌性脑炎、发热	口服减毒活疫苗糖丸,接触患者的儿童应肌注丙种球蛋白
柯萨奇病毒 A 组	上呼吸道感染、疱疹性咽炎、手－足－口病、无菌性脑炎等	尚无特异性防治方法
柯萨奇病毒 B 组	上呼吸道感染、心肌炎、皮疹、流行性肌痛、胸膜炎、麻痹、无菌性脑炎等	尚无特异性防治方法
埃可病毒	无菌性脑炎、呼吸道感染、婴幼儿腹泻、皮疹	尚无特异性防治方法
新型肠道病毒	出血性结膜炎、胸膜炎、肌肉麻痹、手－足－口病	尚无特异性防治方法

(三)轮状病毒

轮状病毒是引起婴儿急性胃肠炎的主要病原体,不属于肠道病毒,但由于其传播途径与肠道病毒相同,故在此简要介绍。

轮状病毒属于呼肠病毒科。病毒颗粒呈球形,直径 70nm,有双层衣壳,壳微粒排列呈车轮状,因此得名。基因组为双股 RNA,由 11 个不连续节段组成。经粪－口途径传播,A 组引起 6 个月至 2 岁的婴儿腹泻,多在秋冬流行,临床表现为发热、呕吐和大量水样便,严重者可出现脱水及中毒症状。B 组引起成人腹泻,C 组引起腹泻只有个别病列报道。

感染后机体产生 SIgA 对同型病毒有中和作用。轮状病毒分离培养一般不出现 CPE,诊断主要靠电镜、免疫电镜、ELISA、聚丙烯酰胺凝胶电泳(PAGE)以及分子生物学等方法从粪便标本中检出病毒抗原。

特异性疫苗目前还处在研制阶段。

四、肝炎病毒

肝炎病毒是引起病毒性肝炎的主要病原体。目前公认的肝炎病毒有甲型肝炎病毒(hepatitis A virus, HAV)、乙型肝炎病毒(hepatitis B virus, HBV)、丙型肝炎病毒(hepatitis C virus, HCV)、丁型肝炎病毒(hepatitis D virus, HDV)及戊型肝炎病毒(hepatitis E virus, HEV)。此外,EB 病毒、巨细胞病毒等也能引起肝炎,但不列入肝炎病毒范畴。

(一)甲型肝炎病毒

1.生物学性状　甲型肝炎病毒(HAV)是甲型肝炎的病原体,分类上属于小 RNA 病毒科肝病毒属。HAV 呈球形,直径约 27nm,核心为单股 RNA,衣壳呈 20 面体对称,无包膜。

HAV 的易感动物是黑猩猩、狨猴和猕猴,亦可在原代狨猴肝细胞、非洲绿猴肾细胞、人胚肺二倍体细胞中增殖,但不引起细胞病变,可用免疫荧光法检测 HAV。HAV 仅有一个血清型,与 HBV 等肝炎病毒无交叉抗原。

HAV 对外界的抵抗力较其他小 RNA 病毒强。对乙醚、氯仿及酸性环境有抵抗力;60℃

加热 1 小时后仍具有感染性。HAV 经 100℃5 分钟、甲醛溶液或氯处理可被灭活。

2.临床意义　甲型肝炎的传染源多为患者和隐性感染者。主要通过粪－口途径传播，HAV 随患者粪便排出，污染环境、水源、食物、海产品（如毛蚶）及食具等可造成散发性或爆发性流行。

HAV 潜伏期 15～30 天，平均 28 天。HAV 以隐性感染为多见，只是少数出现临床表现。HAV 经口进入人体，先在肠黏膜和局部淋巴结增殖，继而进入血流形成短暂的病毒血症，最终侵犯肝脏在肝细胞内增殖。病毒常在患者血清谷丙转氨酶升高前 5～6 天就存在于患者的血液和粪便中，2 周开始后，随着血清特异性抗体的出现，血清和粪便的传染性逐渐消失。甲型肝炎预后良好，一般不转为慢性。

HAV 感染后可获得持久的免疫力。甲型肝炎的预防是加强卫生宣教，管理好粪便和水源。特异性预防可接种甲型肝炎疫苗，对密切接触患者的易感者可注射免疫球蛋白进行紧急预防。

3.实验室检验　甲型肝炎患者一般不进行病原学分离检查，微生物检查以检测 HAV 的抗体和抗原为主。

（1）检测抗－HAVIgM：是早期诊断甲型肝炎的标志物，检测方法常用 ELISA 和 RIA。

（2）检测抗－HAVIgG：要了解既往感染史、进行流行病学调查及分析人群的免疫力，需检测抗－HAVIgG。

还可应用免疫电镜、RIA、ELISA 法检测病毒抗原或用核酸杂交法及 PCR 技术检测 HAV 的 RNA，但不常用。

（二）乙型肝炎病毒

1.生物学性状

（1）形态与结构：乙型肝炎病毒（HBV）是乙型肝类的病原体。电镜下观察乙型肝炎患者血清，可见有 3 种形态的 HBV 颗粒。

1）大球形颗粒：又称为 Dane 颗粒，是有感染性的完整的 HBV 颗粒，呈球形，直径 42nm，具有双层衣壳，外衣壳相当于一般病毒的包膜，由脂质双层和蛋白质组成。HBV 的表面抗原（HBsAg）镶嵌于包膜的脂质双层中，用去垢剂去除病毒的外衣壳，可暴露出病毒的内衣壳，是 HBV 的核心抗原（HBcAg），用酶作用降解 HBcAg 后，可暴露出 e 抗原（HBeAg）。内部核心为双股有缺口的 DNA 和 DNA 多聚酶。HBeAg 可自肝细胞分泌存在于血清中，而 HBcAg 仅存在于感染的肝细胞内。

2）小球形颗粒：直径为 22nm，是由 HBV 在肝细胞内复制时产生多余的外衣壳装配形成，主要成分是 HBsAg，内无 DNA 和 DNA 多聚酶，无传染性。

3）管型颗粒：直径为 22nm，长度不等，约 100～500mn，是由小球形颗粒"串联而成"。

（2）抗原组成：HBV 的抗原较复杂，主要的抗原组分有以下四种

1）表面抗原（HBsAg）：位于 Dane 颗粒外衣壳和小球形颗粒及管型颗粒中，血清中 HBsAg 阳性是判断 HBV 感染的主要标志。HBsAg 具有免疫原性，可刺激机体产生特异性且有保护性的抗－HBs，因此 HBsAg 是制备疫苗的最主要成分。

2）核心抗原（HBcAg）：存在于 Dane 颗粒内衣壳上，被外衣壳所覆盖，故不易在血清中检出。HBcAg 可在感染的肝细胞表面表达，因此在肝细胞穿刺活检中可检出。HBcAg 免疫原性强，能刺激机体产生抗－HBc，无保护性，血清中若检出高效价的抗－HBc 抗体，尤其 IgM

型抗体,提示 HBV 在肝细胞内复制。

3)e 抗原(HBeAg):是由肝细胞内 HBcAg 经胞内蛋白酶降解后形成,为可溶性蛋白质,可由肝细胞内分泌到血液中,故 HBeAg 的检出是 HBV 在肝细胞内复制及血清有传染性的一个指标。HBeAg 可刺激机体产生抗-HBe,此抗体能与肝细胞表面的 HBeAg 结合,故对 HBV 感染有一定的保护作用,故曾被认为是预后良好的征象,但需注意抗-HBe 阳性患者血清中仍有 HBV 在体内大量增殖的现象,血清有传染性。

4)前 S 抗原:存在于 Dane 颗粒外衣壳上,分为前 S_1 和前 S_2 两种抗原。前 S_2 抗原仅存在于 HBsAg 阳性血清中,在急性乙肝中检出率较高,随病情恢复逐渐下降。它可刺激机体产生一种中和抗体,有清除病毒的作用。前 S_1 抗原能增进 HBsAg 的免疫原性,同时有助于 HBV 吸附肝细胞。

(3)培养特性:HBV 最易感的动物是黑猩猩,常用来进行人类 HBV 的致病机制研究和对疫苗效果及安全性检测。HBV 尚不能在细胞中培养。目前采用的是将 HBV 病毒基因转染肝癌细胞株培养,用于抗 HBV 药物的筛选和致病机制的研究。

(4)抵抗力:抵抗力较强,对低温、干燥、紫外线均有耐受性。不被 70% 乙醇灭活,因此这一常用的消毒方法并不能用于 HBV 的消毒。高压灭菌法或 100℃ 煮沸 10 分钟、0.5% 过氧乙酸、环氧乙烷、3% 漂白粉、5% 次氯酸钠均可使 HBV 灭活。

2.临床意义

(1)传染源:主要传染源是潜伏期、急性期和慢性活动期乙型肝炎患者,特别是无症状的 HBsAg 携带者的血液中有 HBV 的存在,是乙型肝炎的主要传染源。

(2)传播途径

1)血液传播:人对 HBV 非常易感,极少量的 HBV 阳性血液经微小的皮肤黏膜破损进入人体即可造成感染。因此,输血、注射、手术、拔牙、肝脏移植、公用剃须刀和牙刷等均可传播。

2)母婴传播:主要是分娩经产道时通过婴儿的微小伤口感染或产后经哺乳感染新生儿。极少数的婴儿在宫内已被感染,故婴儿出生是立即注射免疫球蛋白或疫苗能有效地阻断母婴传播。

3)性传播:由于感染者精液、阴道分泌物等中有 HBV 存在,故通过性接触也有可能传染。

(3)临床意义:HBV 在肝细胞内增殖对肝细胞有直接损害作用外,主要是引起机体对肝脏产生免疫病理损害。HBV 在肝细胞内增殖可使细胞膜表面存在 HBsAg、HBeAg 或 HBcAg,致敏的 T 细胞对带有病毒抗原的靶细胞发挥杀伤效应以清除病毒。这是 T 细胞介导的双重效应,既清除病毒,也造成肝细胞的损伤。免疫应答的强弱与临床过程的轻重及转归有密切联系,因而临床表现呈多样性,主要有无症状病毒携带者、急性肝炎、重症肝炎或慢性肝炎,少数慢性感染者可发展为肝硬化和肝癌。当病毒感染波及的肝细胞数量不多、免疫应答处于正常范围时,T 细胞可摧毁病毒感染的细胞,释放至细胞外的 HBV 则可被抗体中和而清除,临床表现为急性肝炎,并可较快恢复痊愈。相反,若受染的肝细胞为数众多,机体的细胞免疫应答超过正常范围,引起大量细胞迅速坏死、肝功能衰竭时,可表现为重症肝炎。当机体免疫功能低下,病毒在感染细胞内复制,T 细胞只能杀伤部分受染的肝细胞,病毒仍可不断释放,又无有效的抗体中和病毒时,病毒则持续存在并感染其他肝细胞,造成慢性肝炎。慢性肝炎造成的肝病变又可促进成纤维细胞增生,引起肝硬化。

3.实验室检验　目前对于乙肝病毒的检测主要是运用 ELISA、RIA 等免疫学方检测血液标本中的 HBV 抗原、抗体或用 PCR 及分子杂交法检测 HBV－DNA。由于 HBV 具有高度传染性，在标本的采集、运送及实验操作时必须充分防护。

（1）HBV 抗原、抗体检测：目前临床实验室主要检测 HBsAg 和抗－HBs、抗－HBc、HBeAg 和抗－HBe（俗称"两对半"）。

1）HBsAg 和抗－HBs：HBsAg 是 HBV 感染最早出现的标志，可出现在无症状携带者、急性乙肝、慢性乙肝血清中。抗－HBs 为保护性抗体，抗－HBs 阳性表明患者已康复或痊愈，也表明可能接种过乙肝疫苗。血液中从 HBsAg 消失到抗－HBs 出现的这段间隔期，称为"核心窗口期"，可以短至数天或长达数月。此时，抗－HBc 是 HBV 感染的唯一血清学标志物。

2）HBcAg 和抗－HBc：HBcAg 被 HBsAg 所覆盖，因此在血清中不易检出，只存在于受染的肝细胞，临床上通常不检测 HBcAg，而是检测其相应的抗体－抗－HBc，包括抗－HBcIgM，和抗－HBcIgG。抗－HBcIgM 是 HBV 近期活跃复制的标志，抗－HBcIgG 出现迟于前者但可持续多年，一般为急性感染恢复期或慢性持续性感染。

3）HBeAg 和抗－HBe：HBeAg 阳性表明 HBV 在活跃复制并具有传染性抗－HBe 是在 HBeAg 消失后出现，其阳性表示病毒复制减少，传染性减弱，病情趋向好转。但有部分患者抗－HBe 阳性而病毒仍在复制，可表现病情加重。

HBV 抗原、抗体的血清学标志与临床关系较为复杂，必须对几项指标同时分析，方能有助于临床诊断（表 4－57）。

表 4－57　HBV 抗原抗体检测结果的临床意义

HBsAg	HBeAg	抗－HBe	抗－HBc	抗－HBs	临床意义
＋	－	－	－	－	无症状携带者
＋	＋	－	＋	－	急性或慢性乙型肝炎(有传染性,俗称"大三阳")
＋	－	＋	＋	－	急性感染趋向恢复(俗称"小三阳")
－	－	＋	＋	＋	既往感染恢复期
－	－	－	＋	－	既往感染或"窗口期"
－	－	－	－	＋	既往感染或接种过疫苗

（2）HBV 核酸检测：诊断 HBV 感染最直接的证据是血清中存在 HBV－DNA，可用 PCR 及分子杂交法定性或定量检测。采样用 PCR 技术的优点是可在 HBsAg 出现 2～4 周前检出 HBV－DNA，可作为 HBsAg 阴性 HBV 感染的诊断、对 HBV 感染者的传染性判断、研究 HBV 基因变异及对抗病毒疗效的评价等。

4.防治原则

（1）切断传播途径：严格筛选献血员、消毒医疗器械以减少医源性传播。

（2）主动免疫：注射乙肝疫苗是最有效的预防方法。新生儿应用疫苗免疫 3 次（0、1、6 个月）可获得 90％以上的抗－HBs 阳性率。

（3）被动免疫：含高效价抗－HBs 的人血清可用于被动免疫预防。

乙肝的治疗一般认为用广谱抗病毒药物和调节机体免疫功能的药物联合治疗。贺普丁、病毒唑、干扰素及清热解毒、活血化瘀的中草药等，对部分病例有一定疗效。

（三）丙型肝炎病毒

丙型肝炎病毒（HCV）归属于黄病毒科丙型肝炎病毒属。HCV 呈球形，直径 55nm 左右，核心为单股 RNA,有脂蛋白包膜。HCV 的易感动物是黑猩猩,并可连续在体内传代,细胞培养至今尚未成功。HCV 抵抗力较弱,对热、酸、紫外线、甲醛及有机溶剂敏感。

HCV 主要通过血液传播、性传播和母婴传播。引起急性或慢性丙型肝炎,表现为黄疸和 ALT 升高,20%可发展为肝硬化和肝癌。

临床上常用的 HCV 检测方法主要有两类:①检测 HCV 抗体:常用 ELISA 法检测抗－HCV。②检测病毒核酸(RNA):常用 RT－PCR 法检测。

目前无有效疫苗预防,切断传播途径尤其是控制输血传播仍是目前最主要的预防措施。

(四)其他肝炎病毒

公认的肝炎病毒除了甲型、乙型外,还有丙型、丁型和戊型肝炎病毒,其主要特点见表 4－58。

表 4－58　五种肝炎病毒的主要特点

型别	形态结构	传播途径	实验室检测	预后	疫苗
HAV	RNA、球形无包膜	粪－口	HAV 抗体 HAV－RNA	急性感染,预后好	有
HBV	DNA、球形有包膜	血液、母婴、性	HBsAg 和抗－HBs、抗－HBc、HBeAg 和抗－HBe	有慢性倾向,易转化为肝硬化和肝癌	有
HCV	RNA、球形有包膜	血液、母婴、性	HCV 抗体 HCV－RNA	有慢性倾向,易转化为肝硬化和肝癌	无
HDV	RNA、球形外被 HBsAg,为缺陷病毒	血液、母婴、性	HDV 抗体 HDV－KNA	加重 HBV 感染	无
HEV	RNA、球形无包膜	粪－口	HEV 抗体 HEV－RNA	急性感染,预后好	无

目前还发现了与人类肝炎相关的病毒。如庚型肝炎病毒(HGV),属黄病毒科,为单股正链 RNA。主要通过输血等非肠道途径传播,呈全球分布。TTV 型肝炎病毒是 1997 年日本学者首先在一例心脏手术输血后引起不明病因的转氨酶升高者血清中发现的,是一类新型 DNA 病毒属细小 DNA 病毒科,通过血液和血制品传播,也可经消化道传播。

(王志军)

第五章 生物化学检验

第一节 血清蛋白质测定

体液蛋白质测定可满足临床对不同疾病的诊断、鉴别诊断和疗效观察的需求。测定样本可来自血清(浆)、尿液和脑脊液等,其中,以血清(浆)样本为主。本章主要介绍血清总蛋白、血清清蛋白和前清蛋白的测定方法,以及血清蛋白质电泳技术。

一、血清总蛋白测定

测定血清总蛋白的方法有凯氏定氮法、双缩脲法、染料结合法、化学比浊法等。临床上以双缩脲法最常用。双缩脲法测定血清总蛋白方法如下:

1. 实验目的

掌握:双缩脲法测定血清总蛋白的实验原理及操作方法。

熟悉:血清总蛋白测定的临床意义。

了解:双缩脲法测定血清总蛋白的方法学评价及注意事项。

2. 实验原理 血清中蛋白质的两个相邻肽键($-CO-NH-$)在碱性溶液中能与二价铜离子作用产生稳定的紫红色配合物。此反应和两个尿素分子缩合后生成的双缩脲($H_2N-OC-NH-CO-NH_2$)在碱性溶液中与铜离子作用形成紫红色产物的反应相似,故将蛋白质与碱性铜的反应称之为双缩脲反应。反应生成的紫红色配合物在 540nm 处有明显吸收峰,吸光度在一定范围内与血清蛋白质含量成正比,经与同样处理的蛋白质标准液比较,即可求得蛋白质含量。

3. 器材与试剂

(1)器材:自动生化分析仪或分光光度计。

(2)试剂:可购商品试剂或自行配制。

1)6.0mol/L NaOH 溶液:使用新开瓶的优质氢氧化钠,以减少碳酸盐的污染。称取 NaOH 240g,溶于新鲜制备的蒸馏水(或刚煮沸冷却的去离子水)约 800mL 中,待冷却后定容至 1U 置于聚乙烯塑料瓶中,密塞,放置于室温中保存。

2)双缩脲试剂:称取未风化、没有丢失结晶水的硫酸铜结晶($CuSO_4 \cdot 5H_2O$)3g,溶于新鲜制备的蒸馏水(或刚煮沸冷却的去离子水)500mL 中,加入酒石酸钾钠($NaKC_4H_4O_6 \cdot 4H_2O$,用以结合 Cu^{2+},防止在碱性条件下形成 CuO 沉淀)9g 和 KI(防止碱性酒石酸铜自动还原并防止 Cu_2O 的离析)5g,待完全溶解后,在搅拌下加入 6mol/L NaOH 溶液 100mL,并用蒸馏水定容至 1L,置于塑料瓶中盖紧保存。此试剂室温下可稳定半年,若储存瓶中有黑色沉淀出现或试剂在波长 540nm 的吸光度不在 0.095~0.105 之间,则需要重新配制。

3)双缩脲空白试剂:试剂中不含硫酸铜,其余成分与双缩脲试剂相同。

4)蛋白质标准液:可用牛血清清蛋白或正常人的混合血清,经凯氏定氮法定值后作为总蛋白测定的标准液。也可购买有批准文号的商品试剂盒。

4. 操作步骤

(1)自动生化分析仪法:请参照试剂盒说明书操作。

(2)手工操作法:取试管 5 支,标明测定管(U)、标本空白管(B)、标准管(S)、试剂空白管(RB)、标准空白管(SB),按表 5-1 操作。

表 5-1 双缩脲法测定血清总蛋白

加入物/mL	RB	B	U	SB	S
血清	—	0.10	0.10	—	—
蛋白标准液	—	—	—	0.10	0.10
蒸馏水	0.10	—	—	—	—
双缩脲空白试剂	—	5.0	—	5.0	—
双缩脲试剂	5.0	—	5.0	—	5.0

混匀,置于 25℃保温 30min 或 37℃保温 10min,在波长 540nm 处比色,用蒸馏水调零,测各管吸光度。

5. 结果计算

$$血清总蛋白(g/L)=\frac{A_U-A_{RB}-A_B}{A_S-A_{RB}-A_{SB}}\times 总蛋白标准液浓度(g/L)$$

6. 参考区间 健康成人血清总蛋白浓度为 60.0~80.0g/L。长久卧床者低 3.0~5.0g/L,60 岁以上约低 2.0g/L。新生儿总蛋白浓度较低,随后逐月缓慢上升,大约一年后达成人水平。

7. 临床意义

(1)血清总蛋白浓度增高

1)蛋白质合成增加:常见于多发性骨髓瘤患者,主要是异常球蛋白增加,导致血清总蛋白增加。

2)血浆浓缩:凡体内水分排出大于摄入时,均可引起血浆浓缩。如急性脱水(呕吐、腹泻、高热等),外伤性休克(毛细血管通透性增大),慢性肾上腺皮质功能减退(尿排钠增多引起继发性失水)。

(2)血清总蛋白浓度降低

1)蛋白质合成障碍:当肝功能严重受损时,蛋白质合成减少,以清蛋白降低最为显著。

2)蛋白质丢失:严重烧伤,大量血浆渗出;大出血;肾病综合征尿中长期丢失蛋白质;溃疡性结肠炎可从粪便中长期丢失一定量的蛋白质。

3)营养不良或消耗增加:营养失调、长期低蛋白饮食、维生素缺乏症或慢性肠道疾病引起的吸收不良均可使体内缺乏合成蛋白质的原料;长期患消耗性疾病,如严重结核病、恶性肿瘤和甲状腺功能亢进等,均可导致血清总蛋白浓度降低。

4)血浆稀释:血浆中水分增加,血浆被稀释,如静脉注射过多低渗溶液或各种原因引起的水钠潴留。

8. 注意事项

(1)胆红素、葡聚糖、酚酞、磺溴酞钠及严重溶血对本法有较大干扰,可采用标本空白管来消除。但若标本空白管吸光度过高,将影响测定结果的准确性。

(2)高脂血症患者的混浊血清会干扰比色结果,可用以下方法消除干扰:取 2 支带塞试管或离心管,各加待测血清 0.1mL,再加蒸馏水 0.5mL 和丙酮 10.0mL,塞紧并颠倒混匀 10 次后离心,弃去上清液,并倒立试管,用滤纸吸去残余液体。依次向两支试管中加入双缩脲试剂及双缩脲空白试剂,混匀,待沉淀溶解后再进行与上述相同的其他操作和计算。

(3)本法也可用于血清总蛋白浓度的标化,其操作步骤与测定标本时完全相同,但显色温度须控制在(25±1)℃的范围内,并使用经过校正的高级分光光度计(波长带宽≤2nm,比色皿光径为准确 1.0cm)进行比色,然后按以下公式计算标化结果:

$$血清总蛋白(g/L) = \frac{A_U - A_{RB} - A_B}{0.298} \times \frac{5.1}{0.1}$$

式中:0.298 为蛋白质双缩脲配合物的比吸光系数,即按双缩脲试剂的标准配方,在上述规定的测定条件下,双缩脲反应液中蛋白质浓度为 1.0g/L 时的吸光度。

二、血清清蛋白测定

目前,测定血清清蛋白的方法有电泳法、免疫法和染料结合法,以染料结合法最常用。清蛋白具有与阴离子染料溴甲酚绿(bromocresol green,BCG)和溴甲酚紫(bromocresol purple,BCP)结合的特点,而球蛋白基本不结合这些染料,故可直接测定血清清蛋白。其中 BCG 法最常用。溴甲酚绿法测定血清清蛋白方法如下:

(一)实验目的

掌握:溴甲酚绿法测定血清清蛋白的实验原理及操作方法。

熟悉:血清清蛋白测定的临床意义。

了解:溴甲酚绿法测定血清清蛋白的方法学评价及注意事项。

(二)实验原理

血清清蛋白(albumin,Alb)在 pH4.2 的缓冲液中带正电荷,在有非离子型表面活性剂存在时,可与带负电荷的染料溴甲酚绿结合生成蓝绿色复合物,在波长 630nm 处有吸收峰,其颜色深浅与清蛋白浓度成正比,与同样处理的清蛋白标准液比较,可求得血清中清蛋白含量。

(三)器材与试剂

1.器材 自动生化分析仪或分光光度计。

2.试剂 可购商品试剂或自行配制。

(1)0.5mol/L 琥珀酸缓冲储存液(pH4.0):称取 NaOH 10g 和琥珀酸 56g,溶于 800mL 蒸馏水中,用 1mol/L NaOH 溶液调 pH 值至 4.1±0.05,再加蒸馏水定容至 1L,置于 4℃冰箱保存。

(2)10mmol/L BCG 储存液:称取 BCG(M_w=720.02)1.8g,溶于 5mL 1mol/L NaOH 溶液中,加蒸馏水定容至 250mL。

(3)叠氮钠储存液:称取叠氮钠 4.0g 溶于蒸馏水中,定容至 100mL。

(4)聚氧化乙烯月桂醚(Brij-35)储存液:称取 Brij-35 25g,溶于约 80mL 蒸馏水中,加热助溶,待冷却后定容至 100mL。室温可稳定一年。

(5)BCG 试剂:将 400mL 蒸馏水和 100mL 琥珀酸缓冲储存液加于 1L 容量瓶中,用刻度吸管准确加入 8.0mL BCG 储存液,并用少量蒸馏水冲洗管壁上残留的染料,然后加入 2.5mL 叠氮钠储存液、2.5mL Brij-35 储存液,最后定容至刻度,混匀后置于加塞聚乙烯瓶内保存,室温可稳定半年。

(6)BCG 空白试剂:试剂中不含 BCG,其余成分与 BCG 试剂相同。

(7)40.0g/L 清蛋白标准液:称取人血清清蛋白 4.0g,叠氮钠 50mg,加蒸馏水缓慢搅拌助溶后,定容至 100mL,密封置于 4℃冰箱可稳定保存半年。也可购买商品化的血清清蛋白标准液。

(四)操作步骤

1. 自动生化分析仪法　请参照试剂盒说明书操作。

2. 手工操作法

(1)样品处理:取洁净试管 3 支,按表 5—2 操作。

表 5—2　BCG 法测定血清清蛋白

加入物/mL	空白管	标准管	测定管
血清	—	—	0.02
Alb 标准液	—	0.02	—
蒸馏水	0.02	—	—
BCG 试剂	4.0	4.0	4.0

(2)样品测定:在波长 630nm 处用空白管调零,用定量加液器加 BCG 试剂,混匀,立即在 (30±3)s 内测定吸光度。

(五)结果计算

$$血清清蛋白(g/L)=\frac{A_T}{A_S}\times 清蛋白标准液浓度(g/L)$$

血清球蛋白一般不直接测定,可用血清总蛋白浓度减去清蛋白浓度,即为球蛋白浓度,并可计算出血清清蛋白与球蛋白比值(A/G 值)。

(六)参考区间

健康成人为 35.0~55.0g/L;4~14 岁儿童为 34.0~48.0g/L。

A/G 值:1.5.~2.5。

(七)临床意义

1. 血清清蛋白浓度增高　多见于严重脱水所致的血浆浓缩。

2. 血清清蛋白浓度降低　临床上较为常见。当血清清蛋白低于 20.0g/L 时,易出现水肿症状。

(1)急性降低:主要见于大出血和严重烧伤。

(2)慢性降低:见于肾病蛋白尿、肝功能受损、肠道肿瘤及结核病伴慢性出血、营养不良和恶性肿瘤等。

文献报道,还有罕见的因清蛋白合成障碍所致的先天性清蛋白缺乏症,此类患者血清中几乎没有清蛋白。

3. A/G 值下降　当清蛋白减少或球蛋白增高时,会使 A/G 值下降,严重者 A/G 值<1.0,这种情况称为 A/G 值倒置。

(八)注意事项

1. BCG 是一种 pH 指示剂,其变色域为 pH3.8(黄色)~5.4(蓝绿色),因此本法测定的关键就是控制反应液的 pH 值。

2. 配制 BCG 试剂也可用其他缓冲液如枸橼酸盐或乳酸盐缓冲液。但以琥珀酸盐缓冲盐的校正曲线线性最好,灵敏度高,成为首选配方。

3.试剂中的聚氧化乙烯月桂醚(Brij—35)也可用其他表面活性剂代替,如吐温—20或吐温—80,终浓度为2mL/L,灵敏度和线性范围不变。

4.严重混浊的脂血标本,需加做标本空白管:取血清0.02mL,加入BCG空白试剂5.0mL,在波长630nm处用BCG空白试剂调零,测定标本空白管吸光度。然后用测定管吸光度减去标本空白吸光度后再计算结果。

5.蛋白质标准是一个复杂问题。实验证明,BCG不但与清蛋白呈色,而且与血清中多种蛋白质成分呈色,其中以α_1—球蛋白、运铁蛋白、结合珠蛋白更为显著,但其反应速度较清蛋白稍慢。由于在30s内呈色对清蛋白特异,故BCG与血清混合后,在30s读取吸光度,可明显减少非特异性呈色反应。为了减少本法基质效应的影响,最好用参考血清作标准。

6.BCP对人血清清蛋白特异性更高,但与牛、猪(新鲜或冻干)血清反应性仅为BCG反应的1/3,而临床多以动物血清作质量控制,故BCP法不适用。

三、血清前清蛋白测定

前清蛋白(pre—albumin,PA)是由肝细胞合成的一种糖蛋白,在电泳中迁移在清蛋白之前而得名。PA相对分子质量为54000,比清蛋白小,其半衰期较清蛋白短,因此比清蛋白更能早期反映肝细胞损伤。

血清PA测定目前以免疫浊度法应用最多,其次是免疫扩散技术。免疫浊度法根据其测定原理的不同,可分为免疫散射比浊法和免疫透射比浊法两大类。前者是指待检样品中抗原、抗体形成的复合物颗粒被一定波长的光照射时发生散射,通过散射光强度与抗原量的关系求出待检样品中PA量。后者则是基于待检样品中抗原—抗体复合物形成后浊度增加,使透过光强度减弱,根据吸光度值计算PA量。本节主要介绍免疫透射比浊法测定血清前清蛋白。

(一)实验目的

掌握:免疫透射比浊法测定血清前清蛋白的基本原理及操作。

熟悉:血清前清蛋白测定的临床意义。

了解:免疫透射比浊法测定血清前清蛋白的特点和注意事项。

(二)实验原理

当光线通过一个混浊介质溶液时,由于溶液中存在混浊颗粒,光线被吸收一部分,吸收的多少与混浊颗粒的量成正比,这种测定光吸收量的方法称为透射比浊法。免疫透射比浊法是利用抗原和抗体的特异性结合形成复合物,通过测定复合物形成量的多少对抗原或抗体进行定量的方法。

当抗体(即抗PA)浓度过量却固定时,可与样品中的抗原(PA)反应形成抗原—抗体复合物,其复合物的量与吸光度值成正比,即与样品中PA量成正比。

(三)器材与试剂

1.器材 自动生化分析仪或紫外分光光度计。

2.试剂

(1)20mmol/L磷酸盐缓冲液(pH7.4)。

(2)50g/L聚乙二醇(PEG6000)溶液:称取5g PEG—6000、NaN₃100mg,用20mmol/L磷

酸盐缓冲液(pH7.4)溶解,并加至 100mL 刻度,混匀,4℃保存。

(3)样品稀释液:20mmol/L 磷酸盐缓冲液(pH7.4)100mL,加 Brij－3530mg 溶解后于4℃保存。

(4)羊抗人 PA 抗血清应用液:抗 PA(效价 1：60)1mL,加 50g/L 聚乙二醇(PEG)溶液5.0mL,混匀,4℃放置 24h,3000r/min 离心 30min,弃去沉淀,上清液为抗 PA 应用液。

(5)PA 标准血清:根据说明书指定的量,加蒸馏水复溶。复溶后,用样品稀释液稀释成相当于标准血清 PA 浓度为 50mg/L、100mg/L、200mg/L、300mg/L、400mg/L。

(四)操作步骤

1.自动生化分析仪的主要分析参数(以 ENCOREI 为例)

方法类型,终点法;反应温度,30℃;波长,340nm;杯径,1cm;样品量,4 倍稀释血清 40μL;PA 参考品,上述五种浓度 PA 标准血清,4 倍稀释后各取 40μL;6 倍稀释抗 PA 量,250μL;20mmol/L 磷酸盐缓冲液(pH7.4)量,30μL;开始读数时间,90s;最终读数时间,270s;读数间隔时间,10s;样品空白,定时空白方式(抗原、抗体混合后 6s 和反应平衡后各读一次 A$_{340}$)。

2.手工操作　取试管 3 支,按表 5－3 操作。

表 5－3　免疫透射比浊法测定血清前清蛋白操作步骤

加入物/mL	空白管	标准管	测定管
血清	—	—	0.02
PA 标准液	—	0.02	—
生理盐水	0.02	—	—
羊抗人 PA 抗血清	1.0	1.0	1.0

混匀,置于 37℃保温 10min,在波长 340nm 处比色,用空白管调零,测定吸光度 A$_S$ 和 A$_U$

(五)结果计算

$$PA 含量(mg/L)=\frac{A_U}{A_S}×标准管 PA 含量(mg/L)$$

(六)参考区间

正常成人为 250～400mg/L。不同年龄正常人血清 PA 水平见表 5－4。

表 5－4　不同年龄正常人血清 PA 水平(透射比浊法)

年龄	例数	平均值/(mg/L)
0～4 天	103	118(73～144)
1 月～4 岁	25	116(67～171)
5～11 岁	24	149(91～220)
12～20 岁	22	207(124～302)
20～64 岁		
男	45	307(207～376)
女	62	264(193～355)
65～74 岁	45	238(195～289)
75～80 岁	14	216(184～292)
85～98 岁	26	204(113～263)

（七）临床意义

1. 在肝病诊断中的意义　由于 PA 半衰期比 Alb 短，肝脏疾病时 PA 较 Alb 下降更快，有 30％的肝病患者血清 Alb 正常而 PA 降低。特别是急性、亚急性重症肝炎起病后一周内，PA 的降低远比血清 Alb 敏感。

大量临床观察表明，各型肝炎患者血清 PA 水平均有不同程度降低，其中，以肝硬化和重症肝炎降低最显著。动态监测血清 PA，可作为重型肝炎预后判断的灵敏指标，PA 明显上升者，往往预后良好，PA 持久降低者，预后不良。

2. 在恶性肿瘤诊断中的意义　据大量文献报道，PA 测定对恶性肿瘤的诊断有一定价值，且测定血清 PA 比甲胎蛋白、癌胚抗原等常规肿瘤标志物的检测更简单方便，PA 或可用于恶性肿瘤的普查。

研究证实，血清 PA 与类黏蛋白（orosomcoid，OM）同时测定，可求出类黏蛋白/PA 值（OPR）。在肺癌的诊断、疗效评估和预后判断方面，OPR 比 PA 单项指标更敏感，因而更具价值。

3. 在营养不良评估中的意义　血清 PA 在无感染情况下，是儿童营养不良的灵敏指标。在蛋白质－热卡不足型营养不良中，随着营养状况的改善，多数患者血清 PA 水平显著升高，而血清 TP、Alb 未见明显升高。

PA 与视黄醇结合蛋白、运铁蛋白可作为评价患者营养状态的灵敏生化指标。一般认为，血清 PA 低于 110mg/L，视黄醇结合蛋白低于 16mg/L，运铁蛋白低于 1.5g/L，Alb 低于 30.0g/L，即为营养不良，需要及时补充营养。如 PA 升至 135mg/L，表示营养状况已恢复到稳定状态。

此外，在感染或组织损伤引起的急性时相反应期间，血清 PA 也可降低。

（八）注意事项

1. 宜空腹采静脉血，血清、血浆均可用，以用血清者居多。血清贮于 4℃或－20℃，10 天内稳定；室温放置，2 天内稳定。如当天不能测定，推荐将血清保存于－20℃，1 周内完成测定。

2. 本法易受血脂干扰。明显脂浊的血清，最好作高速离心（100000g 离心 20min）处理，以除尽乳糜微粒和大部分前 β－脂蛋白。

3. 自动生化仪分析时，轻度溶血（Hb＜5.0g/L）和胆红素（TBil＜170μmol/L）对本法无干扰，这可能与本法采用定时空白方式（相当于样品空白）有关。所谓定时空白方式，即抗原、抗体混合后（A_1）和反应达平衡后（A_2）各读一次吸光度，A_1 为空白吸光度，代表试剂、样品和抗血清在抗原、抗体反应前的吸光度值。用反应平衡后测得的吸光度值 A_2 减去 A_1，即可校正溶血、胆红素的干扰。

4. 自动生化仪分析时，设有抗原过量监测。在反应开始后 150～270s 期间，$\triangle A_{340}$/min 值变化应小于 3.5％。如此值大于 3.5％，仪器对测定结果显示"抗原过量"，此时应提高样品的稀释倍数后重新测定。

四、血清蛋白质电泳

电泳是指带电粒子在电场中向本身所带电荷相反的电极移动的现象。电泳技术是指利用电泳现象对混合物进行分离分析的技术。电泳技术的分类方法很多，比如，按有无支持物可分为区带电泳和自由电泳两大类;其中,区带电泳根据支持物的不同,又可分为滤纸电泳、薄层电泳(薄膜和薄板)、凝胶电泳(琼脂、琼脂糖、淀粉胶、聚丙烯酰胺)、转移电泳和毛细管高压电泳等。电泳技术除了用于小分子物质的分离分析外,最主要用于蛋白质、核酸等生物大分子乃至病毒与细胞的研究。由于电泳法设备简单,操作方便,具有高分辨率及可选择性等特点,已成为医学检验中常用的技术。本节主要介绍醋酸纤维素薄膜电泳法分离血清蛋白质。

(一)实验目的

掌握:醋酸纤维素薄膜电泳分离血清蛋白质的基本原理。

熟悉:电泳基本操作过程和临床意义。

了解:电泳过程中相关注意事项。

(二)实验原理

血清蛋白质的等电点(pI)大都低于 7.0,在 pH8.6 的缓冲液中,它们都在电场中向阳极移动。因各种蛋白质 pI 不同,在同一 pH 值下带电荷量有差异,同时各蛋白质的相对分子质量大小与分子形状各不相同,因此在同一电场中泳动速度也不同,具体见表 5-5。带电荷多而相对分子质量小者,泳动较快;反之则较慢,因此可将血清蛋白质分离成数条区带。

表 5-5 人血清蛋白质的等电点及相对分子质量

蛋白质名称	等电点(pI)	相对分子质量
清蛋白	4.88	6900
α₁-球蛋白	5.06	200000
α₅-球蛋白	5.06	300000
β-球蛋白	5.12	90000~150000
γ-球蛋白	6.85~7.50	156000~300000

由于染色时染料与蛋白的结合量与分离区带中的蛋白量成正比,因此将蛋白染色区带剪下,经洗脱、比色或经透明处理后直接用光密度计扫描,即可计算出各区带蛋白的相对百分数。如同时测定出血清总蛋白浓度,则可计算出各区带蛋白的绝对浓度。

(三)器材与试剂

1. 器材

(1)电泳仪:电压 0~600V,电流 0~300mA。

(2)电泳槽:铂(白)金丝电极的水平电泳槽。

(3)加样装置:微量加样器或 0.2cm×1.5cm 有机玻璃片或 X 线胶片或特制电泳加样器。

(4)染色皿、漂洗皿、无齿镊子。

(5)光密度计、721 型分光光度计。

(6)醋酸纤维素薄膜:醋酸纤维素薄膜(cellulose acetate membrane,CAM)规格:2cm×8cm(比色法),6cm×8cm(扫描法)。

2. 试剂

(1)巴比妥-巴比妥钠缓冲液(pH8.6,离子强度 0.06):称取巴比妥钠 12.36g、巴比妥 2.21g,于 500mL 蒸馏水中加热溶解,冷却至室温后,用蒸馏水定容至 1L。经 pH 计校正后备用。

(2)染色液

1)丽春红 S 染色液:称取丽春红 S 0.4g、三氯醋酸 6g,溶于蒸馏水中并定容至 100mL。

2)氨基黑 10B 染色液:①第一种配方(推荐配方):称取氨基黑 10B 0.1g,溶于 20mL 无水乙醇中,加冰醋酸 5mL,甘油 0.5mL;另取磺柳酸 2.5g,溶于少量蒸馏水中,加入前液,混合摇匀,再以蒸馏水定容至 100mL。②第二种配方:称取氨基黑 10B 0.5g,溶解于 50mL 甲醇中,加入冰醋酸 10mL 和蒸馏水 40mL,混合后置于具塞试剂瓶中储存。

(3)漂洗液

1)40%(体积分数)醋酸溶液:适用于丽春红 S 染色的漂洗。

2)甲醇 45mL、冰醋酸 5mL、蒸馏水 50mL,混匀。适用于氨基黑 10B 染色的漂洗。

(4)透明液临用前配制。

1)液体石蜡或十氢萘。

2)冰醋酸-95%乙醇混合液(体积比 2.5∶7.5)。

3)N-甲基-5-吡咯烷酮-柠檬酸(3.03mol/L N-甲基-5-吡咯烷酮,0.15mol/L 柠檬酸):称取柠檬酸 15g,溶于 150mL 水中,加入 N-甲基-5-吡咯烷酮 150mL,混匀,加蒸馏水至 500mL。

(5)洗脱液

1)0.1mol/L NaOH 溶液:适用于丽春红 S 染色的洗脱。

2)0.4mol/L NaOH 溶液:适用于氨基黑 10B 染色的洗脱。

(四)操作步骤

1.准备

(1)电泳槽的准备:将电泳槽置于水平平台上,两侧注入等量的巴比妥缓冲液,使其在同一水平面,液面与支架距离 2～2.5cm,支架宽度调节在 5.5～6cm,用三层滤纸或双层纱布搭桥。

(2)CAM 的准备:选择厚薄一致、透水性能好的 CAM,在无光泽面距一端 1.5cm 处用铅笔轻画一横线作点样标记。然后将 CAM 无光泽面朝下,漂浮于盛有巴比妥-巴比妥钠缓冲液的平皿中,使之自然浸湿下沉,待充分浸透后,用无齿镊子将其取出。

2.点样

(1)将薄膜条置于洁净滤纸中间,无光泽面朝上,用滤纸轻按吸去 CAM 上多余的缓冲液。

(2)取新鲜血清样本 3～5μL,均匀涂布于点样用的有机玻璃片或 X 线胶片上,或用加样器蘸少许血清,垂直印在 CAM 无光泽面画线处,待血清完全渗入薄膜后移开,形成一定宽度、粗细均匀的直线。

3.电泳

(1)将点样后的薄膜无光泽面向下,点样端靠近负极,悬空平铺于电泳槽支架两端,要求薄膜紧贴支架并绷直,中间不能下垂,如一电泳槽同时放置几张薄膜,则薄膜之间应隔几毫米,此时,缠绕在支架上的滤纸或纱布可将薄膜两端与缓冲液连通,平衡 5min。

(2)用导线将电泳槽的正、负极分别与电泳仪的正、负极对应连接,打开电源,调整电压为 8～15V/cm 膜长或电流 0.3～0.5mA/cm 膜宽。通电 45～60min(冬季电泳时间需适当延长)。待电泳区带展开 3.5～4.0cm,即可关闭电源。

4.染色　用无齿镊子取出薄膜条,直接浸入丽春红 S 或氨基黑 10B 染色液中,染色 5～10min。染色过程中不时轻轻晃动染色皿,使染色充分。

5.漂洗　准备3~4只漂洗皿,装入漂洗液。用无齿镊子从染色液中取出薄膜条,尽量沥去染色液,依次浸入漂洗液中反复漂洗,直至背景漂洗净为止。

6.洗脱比色法定量

(1)氨基黑10B染色法:将各蛋白区带仔细剪下,分别置于各试管内。另从空白背景剪一块平均大小的膜条置于空白管中,在清蛋白(Alb)管内加入6mL 0.4mol/L NaOH溶液(计算时吸光度×2),其余各管加入3mL 0.4mol/L NaOH溶液,于37℃水浴20min,并不断摇晃试管,待颜色脱净后,取出冷却。以620nm波长比色,以空白管调零,读取各管吸光度值。

(2)丽春红S染色法:用0.1mol/L NaOH溶液脱色,加入量同上。10min后向Alb管中加入40%醋酸溶液0.6mL(计算时吸光度×2),其余各管加0.3mL,以中和部分NaOH,使色泽加深。以520nm波长比色,以空白管调零,读取各管吸光度值。

7.光密度计扫描法定量

(1)透明:不需保留电泳结果的薄膜可用液体石蜡或十氢萘浸透后,取出,夹在两块优质薄的玻璃板间,供扫描用;如要保留电泳结果的薄膜可用冰醋酸－乙醇法或N－甲基－5－吡咯烷酮－柠檬酸法透明。将薄膜浸入透明液中2~3min(延长一些时间亦可),然后取出,以滚动方式平贴于洁净无划痕的载玻片上(勿产生气泡);将此玻片竖立片刻,除去一定的透明液后,于70~80℃(N－甲基－5－吡咯烷酮－柠檬酸法透明,90~100℃)烘烤15~20min,取出冷却至室温,即可透明。此透明薄膜可长期保存,供教学示教用。

(2)扫描定量:将已透明的薄膜置于光密度计的暗箱内,选择波长520nm,描记各蛋白区带峰,并计算各区带蛋白质的相对含量(%)。

(五)结果计算

$$各区带蛋白质相对质量(\%)=\frac{A_x}{A_t}\times100\%$$

式中:A_x表示各区带蛋白质(Alb,α_1、α_2、β和γ－球蛋白)的吸光值;A_t表示各区带蛋白质的吸光值总和。

区带蛋白绝对浓度(g/L)＝血清总蛋白(g/L)×各区带蛋白质相对含量(%)

(六)参考区间

每个实验室应根据不同的实验条件和检测对象设定参考区间,表5－6至表5－8的参考区间仅供参考。

表5－6　氨基黑10B染色洗脱法参考区间

蛋白质组分	占总蛋白的百分数/(%)
Alb	57.5~71.7
α_1－球蛋白	1.8~4.5
α_5－球蛋白	4.0~8.3
β－球蛋白	6.8~11.4
γ－球蛋白	11.2~23.0

表 5-7　氨基黑 10B 染色直接扫描法参考值

蛋白质组分	g/L	占总蛋白的百分数/(%)
Alb	48.8±5.1	66±6.6
α_1-球蛋白	1.5±1.1	2.0±1.0
α_5-球蛋白	3.9±1.4	5.3±2.0
β-球蛋白	6.1±2.1	8.3±1.6
γ-球蛋白	13.1±5.5	17.7±5.8

表 5-8　丽春红 S 染色直接扫描参考区间

蛋白质组分	g/L	占总蛋白的百分数/(%)
Alb	35~52	57~68
α_1-球蛋白	1.0~4.0	1.0~5.7
α_5-球蛋白	4.0~8.0	4.9~11.2
β-球蛋白	5.0~10.0	7.0~13.0
γ-球蛋白	6.0~13.0	9.8~18.2

（七）临床意义

正常血清蛋白质电泳通常可分离出 5 条区带，即 Alb，α_1、α_2、β 和 γ-球蛋白。脐带血清、胎儿血清、部分原发性肝癌血清，在 Alb 与 α_1-球蛋白之间可增加一条甲胎蛋白带。多发性骨髓瘤可分离出 6 条区带，多出的 1 条称为 M 蛋白带。在下列疾病中可见醋酸纤维素薄膜蛋白电泳图明显异常。

1. M 蛋白血症　单克隆 γ-球蛋白（M 蛋白）血症，主要见于多发性骨髓瘤、巨球蛋白血症、重链病以及一些良性 M 蛋白增多症。在 β-球蛋白、γ-球蛋白或 γ-球蛋白区带后出现一条致密浓集的 M 蛋白带。

2. 蛋白缺乏症　主要包括 α_1 抗胰蛋白酶缺乏症、γ-球蛋白缺乏症等。临床上较少见。电泳图表现为 α_1-或 γ-球蛋白部位蛋白缺乏或显著降低。

3. 肾病　见于急慢性肾炎、肾病综合征、肾功能衰竭等，表现为 Alb 降低，α_5-、β-球蛋白升高。

4. 急慢性炎症　表现为 α_1、α_2 和 β 三种球蛋白均增高。

5. 肝病　包括急性、慢性肝炎和肝硬化。急性肝炎时变化不明显，慢性肝炎和肝硬化时主要表现为 Alb 降低、β-和 γ-球蛋白增高，出现 β-和 γ-球蛋白难分离而相连的"β-γ 桥"，此现象往往是由于 IgA 增高所致，反映肝脏有不同程度的纤维化。

（八）注意事项

1. 应取新鲜、无溶血标本。如为扫描法，丽春红 S 染色加入血清量在 0.5~1.0μL/cm，氨基黑 10B 染色加 1~1.5μL/cm 血清。如血清总蛋白超过 80.0g/L，用氨基黑 10B 染色时应将血清稀释 2 倍后加样。若不稀释，Alb 中蛋白含量太高，区带染色不透，反而出现空泡，甚至蛋白膜脱落在染色液中，致使定量不准确。

2. 常用的缓冲液为巴比妥缓冲液。缓冲液液面要保证一定高度，同时电泳槽两侧的液面应保持同一水平线，否则通过薄膜时有虹吸现象，会影响蛋白质分子的泳动速度。

3. 电泳前，CAM 必须在巴比妥缓冲液中浸泡透彻。通电时，不得接触槽内缓冲液或

CAM,以防触电。

4.选择的染料应对蛋白质的各组分亲和力相同,吸光度与蛋白质的浓度成正比,并要求水溶性好、染料稳定、吸光度敏感,形成的染料蛋白质复合物稳定且易洗脱比色。目前常用丽春红S、氨基黑10B和尼基黑作为染料,其中尼基黑对蛋白质吸光度比氨基黑10B敏感3倍以上。用光密度计扫描定量一般用丽春红S染色,比色法定量既可用丽春红S也可用氨基黑10B染色。在血清蛋白的正常浓度范围内,丽春红S能与各蛋白质组分成正比例地结合而氨基黑10B却对Alb染色过深,导致Alb结果偏高,球蛋白偏低。

5.电泳后区带应无拖尾,各区带明显分开。电泳图谱分离不清或不整齐的最常见原因有:①点样过多。②点样不均匀、不整齐,样品触及薄膜边缘。③薄膜过湿,样品扩散。④薄膜未完全浸透或温度过高导致局部干燥或水分蒸发。⑤薄膜与滤纸桥接触不良。⑥薄膜位置歪斜、弯曲,与电流方向不平行。⑦缓冲液变质。⑧样品不新鲜。⑨CAM质量不高等。

(陈雪松)

第二节 糖代谢紊乱的测定

一、血清(浆)葡萄糖测定

血液中的葡萄糖称为血糖。临床血糖的测定主要用来筛查糖尿病和糖尿病前期患者以及糖尿病患者常规血糖监测。血糖检测的项目包括空腹血糖、餐后血糖、随机血糖等。测定标本常为血清或血浆。测定血糖的方法主要为三大类:氧化还原法、缩合法及酶法。国际上推荐的参考方法是己糖激酶法,由于试剂比较昂贵,不适用于常规分析。我国目前血糖测定的常规方法为葡萄糖氧化酶法。

(一)葡萄糖氧化酶法测定血清(浆)葡萄糖

1.实验目的

掌握:葡萄糖氧化酶法测定血清(浆)葡萄糖的基本原理;学生实验结果的误差分析(分析前和分析中误差)。

熟悉:比色法测定葡萄糖手工操作程序;葡萄糖氧化酶法测定血清(浆)葡萄糖的注意事项。

了解:血糖测定的临床意义。

2.实验原理 葡萄糖氧化酶(glucose oxidase,GOD)首先将葡萄糖氧化为葡萄糖酸(D-葡萄糖酸δ内酯),同时消耗氧气,生成强氧化剂过氧化氢。过氧化氢在过氧化物酶(peroxidase,POD)的催化下分解为水和氧气,同时将色原性氧受体(4-氨基安替比林等)氧化生成红色醌类化合物,该反应属于Trinder反应。依据红色醌类化合物的生成量与葡萄糖含量成正比进行比色测定。

3.器材与试剂

(1)器材:半自动生化分析仪、紫外分光光度计等。

(2)试剂

1)0.1mol/L磷酸盐缓冲液(pH7.0):称量5.3g无水磷酸二氢钾和8.67g无水磷酸氢二钠,将它们溶于800mL蒸馏水中,用1mol/L氢氧化钠(或1mol/L盐酸)调节该磷酸盐缓冲液

pH 值至 7.0,最后用蒸馏水定容至 1L。

2)酶试剂:称量 1200U 过氧化物酶、1200U 葡萄糖氧化酶、10mg 4－氨基安替比林和 100mg 叠氮钠,全部溶于 80mL 磷酸盐缓冲液中。用 1mol/L NaOH 调节上述溶液 pH 值至 7.0 后,用磷酸盐缓冲液将其定容至 100mL,置于 4℃储存(可稳定 3 个月)。

3)酚溶液:将 100mg 重蒸馏酚溶于 100mL 蒸馏水中(棕色瓶储存)。

4)酶酚混合试剂:酶试剂及酚溶液等量混合,4℃储存(可稳定 1 个月)。

5)12mmol/L 苯甲酸溶液:称量 1.4g 苯甲酸,溶于 800mL 蒸馏水中,加温助溶,冷却后加蒸馏水定容至 1L 储存。

6)100.0mmol/L 葡萄糖标准储存液:称量 1.802g 无水葡萄糖,溶于 12mmol/L 苯甲酸溶液 70mL 中,最后用 12mmol/L 苯甲酸溶液定容至 100mL(2h 后方可使用)。

7)5.0mmol/L 葡萄糖标准应用液:吸取 5.0mL 葡萄糖标准储存液于 100mL 容量瓶中,用 12mmol/L 苯甲酸溶液定容至 100mL,混匀。

4.操作步骤

(1)自动生化分析仪法:请参照试剂盒说明书操作。

(2)手工操作法:取试管 3 支,按表 5－9 操作。

表 5－9　葡萄糖氧化酶法测血糖

加入物/mL	空白管	标准管	测定管
血清(浆)	—	—	0.02
葡萄糖标准应用液	—	0.02	—
蒸馏水	0.02	—	—
酶酚混合试剂	3.0	3.0	3.0

将配制好的三支管混匀后,置于 37℃水浴中,孵育 15min,在波长 505nm 处比色,以空白管调零,分别读取标准管和测定管吸光度值并记录。

5.结果计算

$$血清(浆)葡萄糖(mmol/L) = \frac{测定管吸光度}{标准管吸光度} \times 5.0mmol/L$$

6.参考区间　空腹血清(浆)葡萄糖为 3.9～6.1mmol/L。

7.临床意义

(1)筛查高血糖或低血糖。如筛查健康、无临床症状、糖尿病前期人群、糖尿病高危人群等的血糖,也常用于筛查妊娠糖尿病。

(2)帮助诊断糖尿病。空腹血糖和随机血糖都可帮助诊断糖尿病。

(3)监测糖尿病患者血糖水平。糖尿病患者需要经常监测血糖,以判断血糖控制状况,及时改善治疗方案,预防并发症。

(4)机体在创伤、外科手术、心肌梗死、过度紧张等状况下血糖也会一过性升高。

8.注意事项

(1)学生实验时将临床来源的一切血标本视为污染物,做好必要的生物防护。

(2)某些药物对实验结果会造成影响。类固醇激素、利尿剂、肾上腺素、雌激素、水杨酸等药物能升高血糖;对乙酰氨基酚等药物可降低血糖。

(3)葡萄糖氧化酶仅对 β－D－葡萄糖有特异性。溶液中的葡萄糖约 36% 为 α 型,64% 为

β型。终点法中,15min 孵育时间可使 α 型自发变旋到 β 型。新配制的葡萄糖标准液主要是 α 型,须放置 2h 以上(最好过夜),变旋平衡后方可应用。

(4)该反应是 Trinder 反应,由于有强氧化剂过氧化氢的存在,因此该反应液中还原物质如胆红素、谷胱甘肽、尿酸、Vc 等会消耗过氧化氢,使 GOD～POD 偶联法生成的葡萄糖和有色物质少而结果假性偏低。

(5)葡萄糖氧化酶法可用于脑脊液葡萄糖含量测定,但不适用于尿液葡萄糖含量测定。因为尿液中含有尿酸等还原性物质会干扰 GOD－POD 反应,造成结果假性偏低。

(6)若样本的血糖浓度超过了 22.0mmol/L,超出试剂的线性范围,建议用生理盐水将样本稀释,结果乘以稀释倍数。

(7)测定标本用血清或血浆。血浆最好以草酸钾－氟化钠为抗凝剂。抗凝管制备方法为称取 6g 草酸钾,4g 氟化钠,加蒸馏水溶解至 100mL。吸取 0.1mL 抗凝液至各支试管中,置于 80℃烤箱中烤干。该抗凝管可抗凝 2～3mL 血液(3～4 天不凝固),同时能抑制葡萄糖的分解。

(二)己糖激酶法测定血清(浆)葡萄糖

1. 实验目的

掌握:己糖激酶法测定血清(浆)葡萄糖的基本原理;学生实验结果的误差分析(分析前和分析中误差)。

熟悉:己糖激酶法与葡萄糖氧化酶法测定葡萄糖原理及操作程序等的异同。

了解:血糖测定的临床意义。

2. 实验原理　己糖激酶(hexokinase,HK)催化葡萄糖和三磷酸腺苷(ATP),发生磷酸化反应,生成葡萄糖－6－磷酸(G－6－P)和二磷酸腺苷(ADP)。葡萄糖－6－磷酸脱氢酶(G－6－PD)催化葡萄糖－6－磷酸和二磷酸腺苷和 NAD 或 NADP,发生氧化还原反应,生成 6－磷酸葡萄糖酸(6－PGA)以及 NADH 或 NADPH 和 H^+。还原型 NADH 或 NADPH 的生成速度与葡萄糖浓度成正比。在波长 340nm 监测 NADH 或 NADPH 吸光度升高速率,计算血清中葡萄糖浓度。

3. 器材与试剂

(1)器材:半自动生化分析仪、紫外分光光度计等。

(2)试剂

1)酶混合试剂:己糖激酶测定葡萄糖多用试剂盒,配方基本相同,见表 5－10。

表 5－10　酶混合试剂的组成成分与浓度(pH7.5)

组成成分	浓度
三乙醇胺盐酸缓冲液	50mmol/L
MgSO₄	2mmol/L
ATP	2mmol/L
NADP	2mmol/L
HK	>1500U/L
G－6－PD	2500U/L

依据试剂盒说明书配制酶试剂,置于棕色瓶中,放置于 4℃冰箱储存(可稳定 7 天)。

2)5.0mmol/L 葡萄糖标准应用液:见"葡萄糖氧化酶法测定血清(浆)葡萄糖"。

4. 操作步骤

(1)自动生化分析仪法：请参照试剂盒说明书操作。

以自动分析仪器（速率法）为例，见表 5-11。

表 5-11　自动生化分析仪速率法的主要参数

主要参数	值
系数	8.2
孵育时间	30s
监测时间	60s
波长	340nm
吸样量	0.5mL
温度	37℃

加样：37℃预温 1000μL 酶混合试剂，加 20μL 血清（浆），吸入自动分析仪，监测吸光度升高速率（△A/min）。

结果计算：血清（浆）葡萄糖(mmol/L)＝△A/min×1/6.22×1.02/0.02＝△A/min×8.2

(2)手工操作法：见表 5-12。

表 5-12　己糖激酶法测定血清（浆）葡萄糖

加入物/mL	测定管(U)	对照管(C)	标准管(S)	空白管(B)
血清（浆）	0.02	0.02	—	—
葡萄糖标准应用液	—	—	0.02	—
酶混合试剂	2.0	—	2.0	2.0
生理盐水	—	2.0	—	0.02

将 4 支试管充分混匀，37℃水浴 10min。蒸馏水调零，在波长 340nm，比色杯光径 1.0cm，分别读取各管吸光度（A_U、A_C、A_S 和 A_B）。

5. 结果计算

$$血清（浆）葡萄糖(mmol/L)=\frac{A_U-A_C-A_B}{A_S-A_B}\times 5.0 mmol/L$$

6. 参考区间　健康成年人空腹血清（浆）葡萄糖为 3.9～6.1mmol/L。

7. 临床意义　见"葡萄糖氧化酶法测定血清（浆）葡萄糖"。

8. 注意事项

(1)己糖激酶方法的特异性比葡萄糖氧化酶法高，是测定血清葡萄糖的参考方法，适用于自动生化分析仪。轻度溶血、脂血、黄疸、Vc、氟化钠、肝素、EDTA 和草酸盐等不干扰该法测定。若血红蛋白超过 5g/L 的溶血标本，因从红细胞释放出较多的有机磷酸酯和一些酶，干扰本法测定。

(2)G-6-PD、NAD^+ 或 $NADP^+$、HK 的纯度均要求高纯度。

(3)学生实验时将临床来源的一切血标本视为污染物，做好必要的生物防护。

(4)测血糖时样本的采集、收集、储存一定按要求执行，避免葡萄糖分解。

二、葡萄糖耐量试验

口服葡萄糖耐量试验：

(一)实验目的

掌握：口服葡萄糖耐量试验原理；口服葡萄糖耐量试验测定前患者的准备。

熟悉：葡萄糖耐量曲线的绘制；口服葡萄糖耐量的临床意义。

了解：口服葡萄糖耐量试验的注意事项。

（二）实验原理

口服葡萄糖耐量试验（oral glucose tolerance test，OGTT）是检查口服标准剂量葡萄糖后人体清除葡萄糖的能力，即检测人体调节血糖的功能。该实验主要用于检测糖尿病、胰岛素抵抗，有时也检测反应性低血糖和肢端肥大症等人群。

（三）器材与试剂

见血糖测定使用的器材和试剂。

（四）操作步骤

1. 自动生化分析仪法　请参照试剂盒说明书操作。

2. 手工操作法

（1）次日晨空腹抽取血液 2mL，抗凝，测定空腹血浆葡萄糖（FPG）。

（2）将 75g 无水葡萄糖溶于 200～300mL 水中，5min 内饮完。（体重不低于 43kg 的成人无水葡萄糖量为 75g，儿童和孕妇除外）饮完葡萄糖后开始计时。

（3）口服葡萄糖后，每隔 30min 抽血测定血浆葡萄糖量，包括 FPG，总共检测 5 次血糖值。其中 2h PG 值非常关键，为临床诊断的关键。（可以根据不同的实验目的延长监测时间）

（4）以监测时间点为横坐标，葡萄糖含量为纵坐标，空腹血糖值为 0 点值，在口服葡萄糖后 30min、1h、1.5h、2h 时间点对应血糖值绘制糖耐曲线。

（五）参考区间

健康成年人：空腹血糖（fasting plasma glucose，FPG）＜6.1mmol/L；2h PG ＜7.8mmol/L。

（六）临床判断

1. 正常耐糖量　FPG＜6.1mmol/L，并且 2h PG＜7.8mmol/L。

2. 空腹血糖受损（impaired fasting glucose，IFG）　6.1mmol/L≤FPG＜7.0mmol/L，2h PG＜7.8mmol/L。

3. 糖耐量受损（impaired glucose tolerance，IGT）　FPG＜7.0mmol/L，7.8mmol/L≤2h PG＜11.1mmol/L。

4. 糖尿病（diabetes）　FPG≥7.0mmol/L，2h PG≥11.1mmol/L。

（七）临床意义

1. 诊断糖尿病和糖耐量异常。

2. 诊断妊娠糖尿病。

3. 筛查糖尿病高危人群。

（八）注意事项

1. 检查前三天正常饮食（每天碳水化合物量一般控制在 250～300g），检查前空腹 8～12h。

2. 告诉医生服用的所有处方药和非处方药，遵从医生建议停用某些影响血糖的药物。

3. 根据胰岛素分泌节律，检查最好在早晨。

4. 很多因素可影响 OGTT 结果的准确性。除非第一次 OGTT 结果明显异常，一般建议在做第一次检测后，间隔一定时间再做该检测才可最终判断 OGTT 是否异常。

三、糖化蛋白测定

人体血液中的糖化蛋白主要是葡萄糖与血液中的血红蛋白、清蛋白、胶原蛋白等发生自发的共价糖基化反应。该反应是慢性的、非酶促的、不可逆反应，与血糖的浓度和高血糖持续的时间相关。临床上检测的糖化蛋白主要是糖化血红蛋白 HbA1c，其次是糖化血清蛋白。血红蛋白是红细胞中运输 O_2 的蛋白，成人血红蛋白主要由 HbA、HbA2 和 HbF 组成，其中 HbA 占血红蛋白的 95%～98%。对 HbA 进行色谱分析发现了几种次要血红蛋白，包括 HbA1c。红细胞的寿命通常为 120 天，因此临床上糖化血红蛋白 HbA1c 主要用于评估糖尿病患者 2～3 个月的平均血糖浓度，评价糖尿病患者在此期间的血糖控制效果。

临床上测定糖化蛋白的方法有比色法、免疫化学法、高效液相层析法、毛细管电泳法、电泳法、等电聚焦法、离子交换层析法、亲和层析法等。国内以比色法、高效液相层析法和离子交换层析法等较为常见。

（一）免疫比浊法测定 HbA1c

1. 实验目的

掌握：免疫比浊法测定 HbA1c 的基本原理。

熟悉：免疫比浊法与终点比色法原理的区别；免疫比浊法测定 HbA1c 的操作程序；HbA1c 的临床意义。

2. 实验原理　本法利用 TTAB（tetradecyl trimethyl ammonium bromide，四癸基三甲铵溴化物，一种去污剂）作为溶血试剂（TTAB 不溶解白细胞），溶解红细胞后释放出血红蛋白，用浊度抑制免疫学方法测定全血中红细胞的血红蛋白 HbA1c 浓度，本法不需预处理除去不稳定的 HbA1c。

先加入抗体缓冲液，样本中的糖化血红蛋白（HbA1c）分子由于只有一个特异性的 HbA1c 抗体结合位点，因此 HbA1c 和抗 HbA1c 抗体发生反应，生成可溶性的抗原－抗体复合物。然后加入多聚半抗原缓冲液，多聚半抗原和反应液中过剩的抗 HbA1c 抗体结合，生成不溶性的抗体－多聚半抗原复合物，可用比浊法测定。

同时在另一个通道上可利用比色法测定血红蛋白（Hb）浓度。在该通道中，溶血血液中的血红蛋白转变成具有特征性吸收光谱的血红蛋白衍生物，用重铬酸盐作校准参照物，进行比色，测定 Hb 浓度。根据 Hb 含量及 HbA1c 含量计算出 HbA1c 含量（%）。

3. 器材与试剂

（1）器材：糖化血红蛋白测定仪。

（2）试剂

1）HbA1c 测定试剂

①R_1 试剂：0.025mol/L MES 缓冲液；0.015mol/L Tris 缓冲液（pH 为 6.2）；HbA1c 抗体（≥0.5mg/mL 绵羊血清）和稳定剂。

②R_2 试剂：0.025mol/L 5－吗啉乙基磺酸（5－morpholinoethane sulfonic acid，MES）缓冲液；0.015mol/L Tris 缓冲液（pH 值为 6.2）；≥8μg/mL HbA1c 多聚半抗原和稳定剂。

③定标液：9g/L TTAB：人血和绵羊血制备的溶血液和稳定剂。

2）Hb 测定试剂：0.02mol/L pH 值为 7.4 的磷酸盐缓冲液和稳定剂。

3）溶血试剂：9g/L TTAB 溶液。

4）质控物：包括正常值和异常值两种。

5）0.9％：NaCl 溶液。

4. 操作步骤

（1）自动生化分析仪法：请参照试剂盒说明书操作。

（2）手工操作法

1）将 1.0mL 溶血试剂加入 $10\mu L$ 肝素或 EDTA 抗凝血小试管中，轻轻旋涡混匀 1～2min（避免形成气泡），待溶血液的颜色由红色变为棕绿色后即可使用。此溶血液室温 15～25℃ 可稳定 4h，2～8℃ 可稳定 24h。

2）根据不同型号生化分析仪及配套试剂设定参数，测定 HbA1c 浓度和 Hb 浓度。

详细操作程序见仪器和配套试剂盒说明书。

5. 结果计算

1）IFCC 计算公式

$$HbA1c 含量 = \frac{HbA1c}{Hb} \times 100\%$$

2）DCCT/NGSP 计算公式（糖尿病控制和并发症试验/美国糖化 Hb 标准化公式）

$$HbA1c 含量 = (87.6 \times \frac{HbA1c}{Hb} + 2.27)\%$$

6. 参考区间

IFCC 计算公式　参考区间：2.8％～3.8％。

DCCT/NGSP 计算公式　参考区间：4.8％～6.0％。

7. 注意事项

（1）临床来源的标本、人血来源的定标液和质控物都按潜在生物危险品处理，操作时做好生物安全防护。

（2）TTAB 有刺激性，避免接触皮肤和眼睛。

（3）不需用溶血试剂对质控物进行预处理。

（4）干扰：三酰甘油 <9.12mmol/L，胆红素浓度 $<855\mu$mol/L，抗坏血酸 <2.84mmol/L，类风湿因子 <750U/mL 时对本实验无干扰。

（5）本实验特异性高，抗 HbA1c 的非 HbA1c 血红蛋白无交叉反应。

（6）分析灵敏度：HbA1c 最低为 2.0g/L，Hb 最低为 3.0g/L。如果样品中 HbA1c 浓度超过标准品的最高值时，需用溶血试剂将溶血液作 1∶1 稀释（或原始血样作 1∶200 稀释）后重新测定 HbA1c 和 Hb 浓度，结果乘以相应稀释倍数。

（7）任何原因使红细胞寿命减少的疾病均可影响实验结果，使实验结果偏低。

8. 临床意义

（1）评价糖尿病患者 2～3 个月期间的血糖控制情况。血液中的红细胞在 120 天生命期中与血液中的葡萄糖会发生慢性、不可逆、非酶促反应。该反应与血糖浓度以及高血糖持续时间有关，主要受红细胞生命期血糖的平均浓度影响。DCCT/NGSP 方法正常 HbA1c 参考区间为 4.8％～6.0％。当糖尿病患者血糖控制不佳时，HbA1c 可高于正常值的 2～3 倍。糖尿病 HbA1c 理想的控制范围应在 7％以下。HbA1c 测定有利于指导临床医生对糖尿病患者治疗方案的修订以及评估糖尿病患者的慢性并发症。

（2）此试验只代表测试者 2～3 个月期间的平均血糖浓度,因此不能代替糖尿病患者天内或天与天间的血糖测定,故不能取代血糖、尿糖的检测。

（3）HbA1c 水平低于确定的参考区间,可能表明存在以下情况,如最近有低血糖发作、红细胞寿命短或 Hb 变异体的存在,解释结果时要格外小心。

（二）果糖胺法测定糖化清蛋白

1. 实验目的

掌握:果糖胺法测定糖化清蛋白的原理。

熟悉:糖化清蛋白的概念;果糖胺法测定糖化清蛋白实验的操作程序;糖化清蛋白测定的临床意义。

了解:对比糖化血红蛋白与糖化清蛋白测定临床应用的广泛性。

2. 实验原理　血液中的葡萄糖能与血清蛋白质分子 N 末端氨基发生非酶促糖基化反应,生成高分子酮胺结构;果糖胺（fructosamine）是血浆蛋白酮胺的普通命名。由于所有糖化血清蛋白都是果糖胺,而清蛋白是血清蛋白质中含量最多的组分,故测定果糖胺主要是测定糖化清蛋白。在碱性溶液中,硝基四氮唑蓝（NBT）能将这种酮胺结构还原,生成紫红色甲䐶。同时以具有同样氨基－1－脱氧－5－酮糖结构的 1－脱氧－1－吗啉果糖（DMF）为标准操作进行比色测定。

3. 器材与试剂

（1）器材:半自动生化分析仪、紫外分光光度计等。

（2）试剂

1）0.1mol/L 碳酸盐缓冲液（pH10.8）:将 9.54g 无水碳酸钠和 0.84g 碳酸氢钠溶于蒸馏水中,最后定容至 1000mL。

2）0.11mmol/LNBT 试剂:称取 100mg 氯化硝基四氮唑蓝,用配制好的碳酸盐缓冲液溶解并最终定容至 1000mL,置于冰箱中保存。（可稳定 3 个月）。

3）100mL:40.0g/L 牛血清清蛋白溶液。

4）4.0mmol/L DMF 标准液:称取 99.6mg DMF,溶于上述 100mL 牛血清清蛋白溶液中。

4. 操作步骤

（1）自动生化分析仪法:请参照试剂盒说明书操作。

（2）手工操作法

1）实验操作见表 5－13 所示。

表 5－13　血清果糖胺/糖化清蛋白测定

加入物/mL	空白管	待测管
血清（血浆）	—	0.1
蒸馏水	0.1	—
NBT（37℃预热）	4.0	4.0

混匀,置于 37℃水浴 15min,取出试管冷却,在 15min 内,温度低于 25℃,波长 550nm 处,比色杯光径 1cm,以空白管调零后读取测定管吸光度。从校正曲线查出血清果糖胺/糖化清蛋白浓度结果。

2）绘制校正曲线:取 4 支试管,分别用 40.0g/L 的牛血清清蛋白溶液稀释 4mmol/L DMF 标准液,制成 1mmol/L,2mmol/L,3mmol/L,4mmol/LDMF 标准液,以 40.0g/L 牛血

清清蛋白为空白,与 4 支 DMF 标准液试管同样操作,读得各浓度 DMF 相应的吸光度值。以 0mmol/L、1mmol/L、2mmol/L、3mmol/L、4mmol/L DMF 标准液浓度为横坐标,相应吸光度值为纵坐标,制成校正曲线。

5.参考区间　健康成年人血清果糖胺/糖化清蛋白:(1.9±0.25)mmol/L。

6.临床意义

(1)血清蛋白半寿期较短(清蛋白半寿期 17 天),因此糖化清蛋白可反映糖尿病患者过去 1~2 周内的平均血糖控制情况。

(2)血糖浓度暂时波动对本实验结果影响不大,本实验结果主要用于评估糖尿病患者过去 1~2 周内的血糖控制效果,联合天内和天与天间的血糖浓度,综合判断糖尿病患者的血糖水平,以便调整有效的治疗方案。

7.注意事项

(1)糖化血清蛋白在 4mmol/L 浓度内时与吸光度值呈线性关系。

(2)控制好反应条件如 pH 值、反应温度和反应时间。

(3)37℃加温 15min 时间后应立即冷却,否则颜色将继续加深,影响比色测定结果。所以在测定时宜加测已知浓度 DMF 的质控管,以观察与校正曲线的符合程度。

(4)用定值冻干糖化清蛋白作标准可使测定结果更稳定。

(5)实验室最好建立自己的参考区间。

(孙宇琦)

第三节　脂类代谢紊乱的测定

血脂是指血清(浆)中所含脂类物质的总称,包括总胆固醇(TC)、甘油三酯(TG)、磷脂(PL)和游离脂肪酸(FFA)等。血液中的脂类物质是以脂蛋白的形式存在、运输及代谢的。血清(浆)脂蛋白由脂质和蛋白质组成,按密度不同主要分为乳糜微粒(CM)、极低密度脂蛋白(VLDL)、低密度脂蛋白(LDL)、高密度脂蛋白(HDL)等。载脂蛋白是脂蛋白中的蛋白质部分,参与脂蛋白的合成与代谢。血脂代谢异常将导致高脂蛋白血症,高脂蛋白血症是指血浆中 CM、VLDL、LDL、HDL 等脂蛋白有一类或几类浓度过高的现象。一般根据血清(浆)外观、总胆固醇、甘油三酯以及脂蛋白含量将高脂蛋白血症进行分型。临床实验室常规检测血脂项目包括 TC、TG、HDL－C、LDL－C,有条件的实验室可检测 apo AⅠ,apo B,LP(a)等指标。血脂准确测定应从分析前质量控制开始,即患者的准备、样品的采集与储存等。有许多分析前因素影响血脂的水平,包括:生物学因素,如性别、年龄、种族;行为因素,如饮食、吸烟、饮酒;临床因素,如疾病;血标本收集与处理,如禁食状态、抗凝剂等。临床实验室在分析过程中应选用合格的测定试剂、标准品及仪器,采用标准化操作规程,坚持开展室内质控及参加室间质量评价活动。

一、血清(浆)脂类测定

(一)磷酸甘油氧化酶法测定甘油三酯

甘油三酯(TG)的常规测定方法分为化学法和酶法。化学法的测定过程包括抽提、皂化、氧化、显色四个阶段,其特点是操作复杂,影响因素多,不能实现自动化。酶法测定 TG 具有操作简便、快速、微量等优点,既适合于手工操作又适合于自动化检测。

1.实验目的

掌握:磷酸甘油氧化酶法测定 TG 的基本原理。

熟悉:磷酸甘油氧化酶法测定 TG 的实验操作过程。

了解:TG 检测的临床意义。

2.实验原理 样品中甘油三酯在脂肪酶(LPL)的作用下水解成甘油和脂肪酸;甘油在甘油激酶(GK)的作用下生成3－磷酸－甘油;3－磷酸－甘油在甘油－3－磷酸氧化酶(GPO)的作用下氧化为磷酸二羟丙酮和过氧化氢(H_2O_2);H_2O_2 在过氧化物酶(POD)的作用下,与4－氨基安替比林(4－AAP)和酚作用,生成红色的醌亚胺;醌亚胺的生成使 505nm 波长处吸光度上升,吸光度的变化与 TG 的含量成正比。通过与同样处理的甘油三酯标准品比较,即可计算出样品中 TG 的含量。

$$甘油三酯 + H_2O \xrightarrow{LPL} 甘油 + 脂肪酸$$

$$甘油 + ATP \xrightarrow{GK} 3－磷酸－甘油 + ADP$$

$$3－磷酸－甘油 + O_2 \xrightarrow{GPO} 磷酸二羟丙酮 + H_2O_2$$

$$H_2O_2 + 4－AAP + 4－氯酚 \xrightarrow{POD} 醌亚胺 + H_2O$$

3.器材与试剂

(1)甘油三酯测定试剂

试剂主要组成成分:

脂肪酶(LPL)	4.5kU/L
甘油激酶(GK)	1kU/L
甘油－3－磷酸氧化酶(GPO)	2kU/L
过氧化物酶(POD)	2kU/L
4－氨基安替比林(4－AAP)	0.3mmol/L
酚	1.5mmol/L

(2)甘油三酯标准品(标示值见瓶签)

4.操作步骤

(1)自动生化分析仪法

请参照试剂盒说明书操作。

1)基本参数

方法:终点法	样品/试剂:1/100
主波长:505nm	反应温度:37℃
副波长:none	反应时间:10min
样品用量:3μL	试剂用量:300μL

2)操作流程图

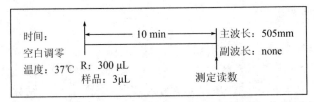

3)参照自动生化分析仪说明书设置测定参数,通过标准品校准后进行样品的测定。

（2）手工操作法：手工操作步骤按表 5-14 进行。

表 5-14　磷酸甘油氧化酶法测定 TG 操作步骤表

加入物/μL	空白管	标准管	测定管
样品	—	—	3
标准品	—	3	—
蒸馏水/生理盐水	3	—	—
试剂	300	300	300

混匀，37℃恒温 10min，在 505nm 波长处，以空白管调零，测定吸光度 A。

5.结果计算

$$样品\ TG\ 含量(mmol/L)=\frac{测定管吸光度}{标准管吸光度}\times 标准液浓度$$

6.参考区间

血清（浆）TG：<1.7mmol/L（<150mg/dL）。

临界性高 TG 血症：2.83~5.65mmol/L（250~500mg/dL）。

明确的高 TG 血症：5.65mmol/L（>500mg/dL）。

7.临床意义

（1）血清（浆）TG 含量增高见于：家族性高 TG 血症、家族性高脂蛋白血症、动脉粥样硬化、冠心病、糖尿病、糖原累积病、甲状腺功能减退、肾病综合征、妊娠、口服避孕药、酗酒等。

（2）血清（浆）TG 含量降低见于：甲状腺功能亢进、肾上腺皮质功能减退和肝功能严重损伤等。

8.注意事项

（1）样品 TG 易受饮食的影响，餐后样品中的 TG 含量明显升高。因此要求样品为空腹不溶血的血清、血浆（EDTA 或肝素抗凝），并要求 72h 内不饮酒。样品应在低温条件下运输保存，样品中 TG 在 2~8℃保存可稳定 7 天，-20℃保存可稳定数月。

（2）试剂 2~8℃密闭避光储存可稳定 12 个月，开瓶上机 2~8℃避光储存可稳定 30 天。试剂变混浊或空白吸光度值大于试剂说明书要求的吸光度值时，表明试剂已失效，应弃去。

（3）本实验方法的检测上限为 11.48mmol/L，如果样品中 TG 含量超过 11.48mmol/L，则采用自动生化分析仪的减量模式进行测定，或者采用生理盐水稀释高浓度样品后测定，报告结果乘以稀释倍数。

（4）关于样品中游离甘油的影响：由于酶法测定 TG 是采用测定水解后生成的甘油，而样品中存在着的游离甘油（FG）将影响样品 TG 测定的准确度。一般正常人 FG 约占总 TG 的 6.1%，有人主张可以从 TG 测定结果减去 0.11mmol/L（或 10mg/dL）。但患者样品中 FG 的含量是无法预测的，所以最好采用双试剂两步法消除样品中 FG 的影响。试剂 1 的主要成分包括 GK、GPO、POD、酚等；试剂 2 的主要成分包括 LPL、4-AAP 等。首先样品中的 FG 经试剂 1 中甘油激酶作用，最后生成过氧化氢，再经过过氧化物酶分解成水，使 FG 的影响被消除，因试剂 1 不含脂肪酶，TG 不水解；在反应体系中再加入试剂 2，样品中的 TG 经脂肪酶的作用产生过氧化氢，在过氧化物酶的作用下，与 4-氨基安替比林和酚作用，生成红色的醌亚胺，最后计算出样品中 TG 的含量。

（二）胆固醇氧化酶法测定总胆固醇

总胆固醇（TC）包括游离胆固醇和胆固醇酯，常规测定方法分化学法和酶法。化学法的测定过程包括抽提、显色,其特点是操作复杂,影响因素多,不能实现自动化。酶法测定 TC 具有简便、快速、微量等优点,既适合于手工操作又适合于自动化检测。

1. 实验目的

掌握:胆固醇氧化酶法测定 TC 的基本原理。

熟悉:胆固醇氧化酶法测定 TC 的实验操作过程。

了解:TC 检测的临床意义。

2. 实验原理 样品中的胆固醇酯在胆固醇酯酶(CE)的作用下水解生成游离胆固醇,生成的游离胆固醇及样品中的游离胆固醇在胆固醇氧化酶(COD)的作用下,生成 4－胆甾－3－烯酮和过氧化氢(H_2O_2),H_2O_2 在过氧化物酶(POD)的作用下,与 4－氨基安替比林(4－AAP)和酚作用,生成红色的醌亚胺;醌亚胺的生成使 505nm 波长处的吸光度上升,吸光度的变化与 TC 的含量成正比。通过与同样处理的总胆固醇标准品比较,即可计算出样品中 TC 的含量。

$$胆固醇酯 + H_2O \xrightarrow{CE} 胆固醇 + 脂肪酸$$

$$胆固醇 + O_2 \xrightarrow{COD} 4-胆甾-3-烯酮 + H_2O_2$$

$$H_2O_2 + 4-AAP + 酚 \xrightarrow{POD} 醌亚胺 + H_2O$$

3. 器材与试剂

(1)总胆固醇测定试剂试剂

主要组成成分:

胆固醇酯酶(CE)	3kU/L
胆固醇氧化酶(COD)	0.3U/L
过氧化物酶(POD)	2kU/L
4－氨基安替比林(4－APP)	0.3mmol/L
酚	1.5mmol/L

(2)胆固醇标准品(标示值见瓶签)

4. 操作步骤

(1)自动生化分析仪法

请参照试剂盒说明书操作。

1)基本参数

方法:终点法	样品/试剂:1/100
主波长:505nm	反应温度:37℃
副波长:none	反应时间:10min
样品用量:3μL	试剂用量:300μL

2)操作流程图

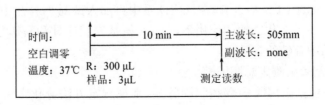

3)参照自动生化分析仪说明书设置测定参数,通过标准品校准后进行样品的测定。

(2)手工操作法

手工操作步骤按表5－15进行。

表5－15　胆固醇氧化酶法测定 TC 操作步骤表

加入物/μL	空白管	标准管	测定管
样品	—	—	3
标准品	—	3	—
蒸馏水/生理盐水	3	—	—
试剂 R	300	300	300

混匀,37℃恒温 10min,在 505nm 波长处,以空白管调零,测定吸光度 A。

5.结果计算

$$样品 \ TG \ 含量(mmol/L) = \frac{测定管吸光度}{标准管吸光度} \times 标准液浓度$$

6.参考区间

理想范围:＜5.2mmol/L(＜200mg/dL)。

边缘升高:5.23～5.69mmol/L(201～219mg/dL)。

升高≥5.72mmol/L(≥220mg/dL)。

7.临床意义

(1)血清(浆)TC 含量增高见于:家族性高胆固醇血症、家族性高脂蛋白血症、动脉粥样硬化、冠心病、肾病综合征、甲状腺功能减退、糖尿病、妊娠等。

(2)血清(浆)TC 含量降低见于:家族性无 β－脂蛋白血症、家族性低 β－脂蛋白血症、甲状腺功能亢进、肝脏疾病、营养不良、慢性消耗性疾病、脑出血等。

8.注意事项

(1)样品为空腹不溶血的血清、血浆(EDTA 或肝素抗凝)。样品应在低温条件下运输保存,样品中 TC 在 2～8℃保存可稳定 7 天、－20℃保存可稳定 6 个月。

(2)试剂 2～8℃密闭避光储存可稳定 12 个月,开瓶上机 2～8℃避光储存可稳定 30 天。试剂变混浊或空白吸光度值大于试剂说明书要求的吸光度值时,表明试剂已失效,应弃去。

(3)本实验方法的检测范围上限为 19.42mmol/L,如果样品中 TC 含量超过 19.42mmol/L,则采用自动生化分析仪的减量模式进行测定,或者采用生理盐水稀释高浓度样品后测定,报告结果乘以稀释倍数。

(4)试剂与样品用量可根据不同仪器的需要,在试剂样品体积比例不变的条件下,适当增加或减少试剂与样品的用量。

(5)关于胆固醇酯酶和胆固醇氧化酶的质量。胆固醇酯酶可来源于动物组织和细菌,胆固醇氧化酶可来源于多种微生物源性。由于酶的来源不同,其性质有所区别,对试剂的 pH 值、稳定剂、表面活性剂的要求也不同。试剂中酶的质量将会影响测定结果。

(6)若需测定样品中游离胆固醇的含量,将试剂成分中的胆固醇酯酶去掉即可。

二、血清(浆)脂蛋白的测定

(一)磷钨酸－镁沉淀法测定高密度脂蛋白－胆固醇

高密度脂蛋白(HDL)按密度不同可分为 HDL_1、HDL_2 和 HDL_3 等亚组分,临床上一般是测定总的 HDL,也可以分别测定其亚组分。因为 HDL 组成中含蛋白质、胆固醇、磷脂等,磷脂测定比较困难,通常以测定胆固醇含量代表 HDL 水平。高密度脂蛋白－胆固醇(HDL－C)的常规测定方法分化学沉淀法和直接测定法。化学沉淀法常用的沉淀剂有磷钨酸－镁($PTA－Mg^{2+}$ 法)、硫酸葡聚糖(DS 法)、肝素－锰(HM 法)、聚乙二醇(PEG 法)等,在我国推荐磷钨酸－镁沉淀法作为测定 HDL－C 的常规方法。操作过程包括沉淀、离心等,其特点是操作复杂,影响因素多,只能手工操作,不能实现自动化。直接法测定 HDL－C 具有简便、快速、微量、不需沉淀处理等优点,适合于自动化检测。

1. 实验目的

掌握:磷钨酸－镁沉淀法测定 HDL－C 的基本原理。

熟悉:磷钨酸－镁沉淀法测定 HDL－C 的实验操作过程。

了解:HDL－C 检测的临床意义。

2. 实验原理　应用磷钨酸－镁沉淀剂沉淀血清(浆)样品中的 LDL、VLDL 和 Lp(a)后,上清液中只含有高密度脂蛋白,然后用胆固醇氧化酶法测定其中的胆固醇含量(与酶法测 TC 相同)。

$$胆固醇酯＋H_2O \xrightarrow{CE} 胆固醇＋脂肪酸$$
$$胆固醇＋O_2 \xrightarrow{COD} 4－胆甾－3－烯酮＋H_2O_2$$
$$H_2O_2＋4－AAP＋酚 \xrightarrow{POD} 醌亚胺＋H_2O$$

以 HDL 中的胆固醇含量(即 HDL－C)作为 HDL 的定量依据,通过与同样处理的高密度脂蛋白－胆固醇标准品比较,即可计算出样品中 HDL－C 的含量。

3. 器材与试剂

(1)沉淀剂:称取磷钨酸钠 0.44g 和氯化镁($MgCl_2·6H_2O$)1.10g,溶于蒸馏水 80mL 中,以 1mmol/L NaOH 调 pH 值至 6.15,再加蒸馏水定容至 100mL,此试剂可稳定一年。

(2)总胆固醇测定试剂

试剂主要组成成分:

胆固醇酯酶(CE)	3kU/L
胆固醇氧化酶(COD)	0.3U/L
过氧化物酶(POD)	2kU/L
4－氨基安替比林(4－APP)	0.3mmol/L
酚	1.5mmol/L

(3)HDL－C 标准品(标示值见瓶签)

4. 操作步骤

(1)HDL 的分离:取样品和沉淀剂各 $200\mu L$,充分混匀,置于室温放置 10min 后,3000r/min,离心 15min,吸取上清液按表 5－16 进行操作。如果上清液混浊,则需再以转速 10000r/min,离心 15min。

表 5-16　磷钨酸－镁法测定 HDL－C 的操作表

加入物/μL	空白管	标准管	测定管
上清液	—	—	50
标准品	—	50	—
蒸馏水/生理盐水	50	—	—
试剂 R	2000	2000	2000

混匀,37℃恒温 5min,在 500nm 波长处,以空白管调零,测定吸光度 A。

(2)上清液中 HDL－C 的测定:操作步骤按表 5-16 进行。

5.结果计算

$$样品\ HDL－C\ 含量(mmol/L) = \frac{A_U}{A_C} \times 标准液浓度$$

6.参考区间　0.9～2.0mmol/L。

7.临床意义　流行病学及临床研究证明 HDL－C 与冠心病呈负相关,HDL－C 的含量低于 0.9mmol/L 是冠心病危险因素。HDL－C 的含量降低多见于心、脑血管病,肝炎,肝硬化,高 TG 血症,糖尿病,肥胖,吸烟等。饮酒和长期体力活动会使 HDL－C 的含量增高。

8.注意事项

(1)样品为空腹不溶血的血清(浆)(EDTA 或肝素抗凝)。样品应在低温条件下运输保存,样品中 HDL－C 在 2～8℃保存可稳定 7 天,－20℃保存可稳定数周。

(2)试剂 2～8℃密闭避光储存可稳定 12 个月,开瓶上机 2～8℃避光储存可稳定 30 天。试剂变混浊或空白吸光度值大于试剂说明书要求的吸光度值时,表明试剂已失效,应弃去。

(3)本实验方法的检测范围上限为 3.00mmol/L,如果样品中 HDL－C 含量超过 3.00mmol/L,则采用生理盐水稀释高浓度样品后测定,报告结果乘以稀释倍数。

(4)当血清(浆)严重混浊时,应将样品以生理盐水 1∶1 稀释后再沉淀,测定值乘以稀释倍数即为实际值。

(5)当样品胆固醇的浓度大于 15.3mmol/L 时,应将样品以生理盐水 1∶1 稀释后再沉淀,测定值乘以稀释倍数即为实际值。

(6)试剂与样品用量可根据不同仪器的需要,在试剂样品体积比例不变的条件下,适当增加或减少试剂与样品的用量。

(7)HDL 的分离受到一系列因素的影响,与温度、pH 值、离心力等有关,并且沉淀后放置时间不能过长。离心过程中应该防止温度升高使沉淀不完全,室温应为 15～25℃之间,且离心后应立即吸取上清液,应于 4h 内进行测定,否则结果会偏高。

(二)直接法测定血清高密度脂蛋白－胆固醇

1.实验目的

掌握:直接法测定 HDL－C 的基本原理。

熟悉:直接法测定 HDL－C 的实验操作过程。

了解:HDL－C 检测的临床意义。

2.实验原理　使用经化学修饰后胆固醇酯酶及胆固醇氧化酶对不同脂蛋白胆固醇具有不同的反应选择性,其中 CM、VLDL、LDL 与酶的反应性延迟低下,而 HDL 不受影响,从而可直接测定出样品中高密度脂蛋白－胆固醇的含量。

$$HDL-C+化学修饰的 CEH 和 COD \rightarrow 4-胆甾-3-烯酮 + H_2O_2$$

$$H_2O_2 + 4-AAP + 酚 \xrightarrow{POD} 醌亚胺 + H_2O$$

3. 器材与试剂

(1)HDL-C 测定试剂

试剂 1 主要组成成分:

抗坏血酸酶	3kU/L
HSDA	1mmol/L

试剂 2 主要组成成分:

化学修饰胆固醇酯酶(CEH)	1kU/L
胆固醇氧化酶(COD)	5kU/L
过氧化物酶(POD)	20kU/L
4-氨基安替比林(4-AAP)	2mmol/L

(2)HDL-C 标准品(标示值见瓶签)

4. 操作步骤:自动生化分析仪法:请参照试剂盒说明书操作。

(1)基本参数

方法:终点法

样品/试剂:1/100

反应温度:37℃

反应时间:10min

样品用量:4μL

试剂 1 用量:300μL

试剂 2 用量:100μL

(2)操作流程图

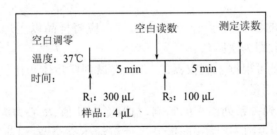

(3)操作步骤按表 5-17 进行。

表 5-17　直接法测定 HDL-C 操作步骤表

加入物/μL	空白管	标准管	测定管
样品	—	—	4
标准品	—	4	—
蒸馏水/生理盐水	4	—	—
试剂 R_1	300	300	300
混匀,37℃恒温 5min,在 600nm 波长处,以空白管调零测定吸光度 A_1			
试剂 R_2	100	100	100

混匀,37℃恒温 5min,在 600nm 波长处测定吸光度 A_2,计算 $\triangle A = A_2 - A_1$。

(4)参照自动生化分析仪说明书设置测定参数,通过标准品校准后进行样品的测定。

5. 结果计算

$$样品 HDL-C 含量(mmol/L) = \frac{\Delta A_U}{\Delta A_C} \times 标准液浓度$$

6. 参考区间　0.83~1.96mmol/L。

7. 临床意义　同上。

8. 注意事项

(1)样品为空腹不溶血的血(浆)(EDTA 或肝素抗凝)。样品应在低温条件下运输保存,样品中 HDL-C 在 2~8℃保存可稳定 7 天,-20℃保存可稳定数周。

(2)试剂 2~8℃密闭避光储存可稳定 12 个月,开瓶上机 2~8℃避光储存可稳定 30 天,试剂变混浊或空白吸光度值大于试剂说明书要求的吸光度值时,表明试剂已失效,应弃去。

(3)本实验方法的检测范围上限为 2.59mmol/L,如果样品中 HDL,C 含量超过 2.59mmol/L或 TG≥9.00mmol/L,TC≥13.00mmol/L,则采用自动生化分析仪的减量模式进行测定,或者采用生理盐水稀释高浓度样品后测定,报告结果乘以稀释倍数。

(4)试剂与样品用量可根据不同仪器的需要,在试剂样品体积比例不变的条件下,适当增加或减少试剂与样品的用量。

(三)直接法测定血清低密度脂蛋白-胆固醇

低密度脂蛋白-胆固醇(LDL-C)的常规测定方法分化学沉淀法和直接测定法。化学沉淀法常用的沉淀剂有肝素-柠檬酸钠、聚乙烯硫酸(PVS 法)等,在我国推荐聚乙烯硫酸沉淀法作为 LDL-C 的常规方法。采用聚乙烯硫酸选择性沉淀样品中的 LDL,LDL-C 的浓度可以从总胆固醇与上清液胆固醇之差计算出。操作过程包括沉淀、离心等,其特点是操作复杂,影响因素多,不能实现自动化。直接法测定 LDL-C 具有简便、快速、微量、不需沉淀处理等优.点,适合于自动化检测。

1. 实验目的

掌握:直接法测定 LDL-C 的基本原理。

熟悉:直接法测定 LDL-C 的实验操作过程。

了解:LDL-C 检测的临床意义。

2. 实验原理　采用能特异水解样品中 HDL、VLDL 及 CM 的表面活性剂,释放其胆固醇与酶试剂反应,产生的 H_2O_2 在无偶联剂时被消耗而不显色。当加入试剂 R_2 时,低密度脂蛋白被水解,与胆固醇酶试剂反应,从而测定 LDL-C。

HDL、VLDL 及 CM + 表面活性剂 + CEH 和 COD → 4-胆甾-3-烯酮 + H_2O_2

H_2O_2 + POD → 清除 H_2O_2

LDL-C + CEH 和 COD → 4-胆甾-3-烯酮 + H_2O_2

H_2O_2 + 4-AAP + 酚 $\xrightarrow{POD}$ 醌亚胺 + H_2O

醌亚胺昀生成使 505nm 波长处吸光度上升,吸光度的变化与 LDL-C 的含量成正比。通过与同样处理的 LDL-C 标准品比较,即可计算出样品中 LDL-C 的含量。

3. 器材与试剂

(1)LDL-C 测定试剂

试剂 1 主要组成成分:

HSDA	1mmol/L
表面活性剂	适量

试剂 2 主要组成成分：

化学修饰胆固醇酯酶(CEH)	1kU/L
胆固醇氧化酶(COD)	5kU/L
过氧化物酶(POD)	20kU/L
4－氨基安替比林(4－AAP)	2mmol/L

(2)LDL－C 标准品(标示值见瓶签)

4.操作步骤

自动生化分析仪法:请参照试剂盒说明书操作。

(1)基本参数

方法:终点法	样品/试剂:1/100
主波长:505nm	反应温度:37℃
副波长:700nm	反应时间:10min
样品用量:4μL	试剂 2 用量:100μL
试剂 1 用量:300μL	

(2)操作流程图

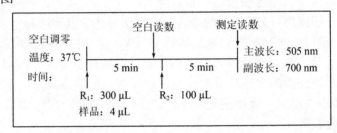

(3)操作步骤按表 5－18 进行。

表 5－18　直接法测定 LDL－C 的操作表

加入物/μL	空白管	标准管	测定管
样品	—	—	4
标准品	—	4	—
蒸馏水/生理盐水	4	—	—
试剂 R₁	300	300	300
混匀,37℃恒温 5min,在 505nm 波长处,以空白管调零测定吸光度 A₁			
试剂 R₂	100	100	100

混匀,37℃恒温 5min,在 505nm 波长处测定吸光度 A_2,计算 $\triangle A = A_2 - A_1$。

(4)参照自动生化分析仪说明书设置测定参数,通过标准品校准后进行样品的测定。

5.结果计算

$$样品 LDL－C 含量(mmol/L) = \frac{\triangle A_U}{\triangle A_C} \times 标准液浓度$$

6.参考区间　＜3.12mmol/L。

7.临床意义　LDL－C 作为冠心病(CHD)危险因子的指标,一般认为,LDL－C＞

4.40mmol/L,有发生 CHD 的高度危险性。LDL－C 增高是动脉粥样硬化发生发展的主要脂类危险因素。

8.注意事项

(1)样品为空腹不溶血的血清、血浆(EDTA 或肝素抗凝)。样品应在低温条件下运输保存,样品中 LDL－C 在 2~8℃保存可稳定 7 天,－20℃保存可稳定 30 天。

(2)试剂 2~8℃密闭避光储存可稳定 12 个月,开瓶上机 2~8℃避光储存可稳定 30 天。试剂变混浊或空白吸光度值大于试剂说明书要求的吸光度值时,表明试剂已失效,应弃去。

(3)本实验方法的检测范围上限为 10.34mmol/L,如果样品中 LDL－C 含量超过 10.34mmol/L,则采用自动生化分析仪的减量模式进行测定,或者采用生理盐水稀释高浓度样品后测定,报告结果乘以稀释倍数。

(4)试剂与样品用量可根据不同仪器的需要,在试剂样品体积比例不变的条件下,适当增加或减少试剂与样品的用量。

(5)Friedewald 公式计算法具有简便、快速的特点,主要利用 TC、TG、HDL－C 的测定结果,计算出 LDL－C 的含量。LDL－C(rag/dL)＝TC－HDL－C－TG/5;LDL－C(mmol/L)＝TC－HDL－C－TG/2.2。但当样品中存在 CM、TG＞4.52mmol/L(400mg/dL)、样品中存在异常 β－脂蛋白等高脂蛋白血症时,不宜采用 Friedewald 公式计算法。

(四)免疫比浊法测定脂蛋白(a)

脂蛋白(a)[Lp(a)]是一个 LDL 分子结合 apo A 组成的二聚体,两者通过二硫键相连接,具有致动脉粥样硬化的作用。常规测定方法主要是免疫比浊法,该法具有简便、快速、微量等优点,适合于自动化检测。

1.实验目的

掌握:免疫比浊法测定 Lp(a)的基本原理。

熟悉:免疫比浊法测定 Lp(a)的实验操作过程。

了解:Lp(a)检测的临床意义。

2.实验原理　样品中 Lp(a)与其相应抗体[羊抗人 Lp(a)抗体]在液相中相遇,产生抗原抗体反应,使胶乳颗粒凝集,产生一定浊度。浊度高低反映样品中 Lp(a)的含量,通过与同样处理的 Lp(a)标准品比较,即可计算出样品中 Lp(a)含量。

3.器材与试剂

(1)Lp(a)测定试剂

试剂 1 主要组成成分:

缓冲液　　　　　　　　　　50mmol/L

试剂 2 主要组成成分:

羊抗人 Lp(a)抗体　　　　　适量

(2)Lp(a)标准品(标示值见瓶签)

4.操作步骤

自动生化分析仪法:请参照试剂盒说明书操作。

(1)基本参数

方法:终点法　　　　　　　样品/试剂:3/340

主波长:600nm　　　　　　反应温度:37℃

副波长：none　　　　　　　　　反应时间：10min

样品用量：3μL　　　　　　　　　试剂 1 用量：255μL

试剂 2 用量：85μL

（2）操作流程图

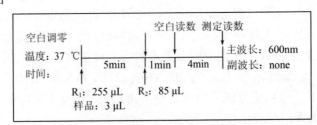

（3）工作曲线的制作：将标准品浓度由低到高顺序排列后，按表 5－19 操作。

表 5－19　LP(a)工作曲线制作操作表

加入物/μL	C_1	C_2	C_3	C_4	C_5
标准品	3	3	3	3	3
试剂 R_1	255	255	255	255	255
混匀，37℃恒温 5min					
试剂 R_2	85	85	85	85	85

混匀，37℃恒温 1min，在 600nm 波长处以空白管调零测定吸光度 A_1，4min 后测定吸光度 A_2，计算△A＝A_2－A_1，绘制校准曲线图。

（4）样品测定：操作步骤按表 5－20 进行。

表 5－20　免疫比浊法测定 Lp(a)的操作表

加入物/μL	空白管	测定管
样品	—	3
蒸馏水/生理盐水	3	—
试剂 R_1	255	255
混匀，37℃恒温 5min		
试剂 R_2	85	85

混匀，37℃恒温 1min，在 600nm 波长处以空白管调零测定吸光度 A_1，4min 后测定吸光度 A_2，计算△A＝A_2－A_1。

（5）参照自动生化分析仪说明书设置测定参数，通过标准品校准后进行样品的测定。

5. 结果计算　使用多点非线性/半对数校准模式，以样条函数为计算模式，根据标准品的值与吸光度变化值作剂量－响应曲线，样品中 Lp(a)的含量可根据其吸光度变化值在剂量－响应曲线上计算出来。

6. 参考区间　＜300mg/L。

7. 临床意义　血清（浆）Lp(a)水平是动脉粥样硬化性疾病的独立危险因素，与动脉粥样硬化成正相关。

8. 注意事项

（1）样品为空腹不溶血的血清（浆）（EDTA 或肝素抗凝）。样品应在低温条件下运输保存,样品中 Lp(a)在 2~8℃保存可稳定 7 天,−20℃保存可稳定 30 天。

(2)试剂 2~8℃密闭避光储存可稳定 12 个月,开瓶上机 2~8℃避光储存可稳定 30 天。试剂变混浊或空白吸光度值大于试剂说明书要求的吸光度值时,表明试剂已失效,应弃去。

(3)本实验方法的检测范围上限为 982mg/L,如果样品中 Lp(a)含量超过 982mg/L,则采用自动生化分析仪的减量模式进行测定,或者采用生理盐水稀释高浓度样品后测定,报告结果乘以稀释倍数。

(4)试剂与样品用量可根据不同仪器的需要,在试剂样品体积比例不变的条件下,适当增加或减少试剂与样品的用量。

三、载脂蛋白测定

免疫比浊法测定载脂蛋白 A I 和载脂蛋白 B:

载脂蛋白 A I (apo A I)是 HDL 的主要结合蛋白,具有预防动脉粥样硬化的作用。载脂蛋白 B(apo B)是 LDL 的主要结合蛋白,与动脉粥样硬化形成有关。apo A I、apo B 的常规测定方法主要是免疫比浊法,该法具有简便、快速、微量等优点,适合于自动化检测。

(一)实验目的

掌握:免疫比浊法测定 apo A I 和 apo B 的基本原理。

熟悉:免疫比浊法测定 apo A I 和 apo B 的实验操作过程。

了解:apo A I 和 apo B 检测的临床意义。

(二)实验原理

样品中 apo A I 和 apo B 与其相应抗体(羊抗人 apo A I 和 apo B 血清)在液相中相遇,立即形成不溶性抗原—抗体复合物,并产生一定浊度。浊度高低反映样品中 apo A I 和 apo B 的含量。通过与同样处理的标准品比较,即可计算出样品中 apo A I 和 apo B 的含量。

(三)器材与试剂

1. apo A I 和 apo B 测定试剂

试剂 1 主要组成成分:

缓冲液　　　　　　　　　　　　50mmol/L

试剂 2 主要组成成分:

羊抗人 apo A I 和 apo B 抗体　　　适量

2. apo A I 和 apo B 标准品(标示值见瓶签)

(四)操作步骤

自动生化分析仪法:请参照试剂盒说明书操作。

1. 基本参数

方法:终点法　　　　　　　　　样品/试剂:1/100

主波长:340nm　　　　　　　　反应温度:37℃

副波长:700nm　　　　　　　　反应时间:10min

样品用量:3μL　　　　　　　　试剂 1 用量:240μL

试剂 2 用量:60μL

2.操作流程图

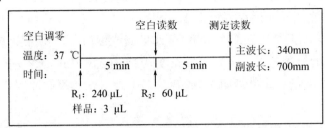

3. 工作曲线的制作　将标准品浓度按由低到高的顺序排列后,按表5-21操作。

表5-21　apo AⅠ和apo B工作曲线制作操作表

加入物/μL	C₁	C₂	C₃	C₄	C₅
标准品	3	3	3	3	3
试剂R₁	240	240	240	240	240
混匀,37℃恒温5min,在340nm波长处以空白管调零测定吸光度A₁					
试剂R₂	60	60	60	60	60

混匀,37℃恒温 5min,在 340nm 波长处以空白管调零测定吸光度 A_2,计算 $\triangle A = A_2 - A_1$,绘制校准曲线图。

4. 样品测定　操作步骤按表5-22进行。

表5-22　免疫比浊法测定 apo AⅠ、apo B 的操作表

加入物/μL	空白管	测定管
样品	—	3
蒸馏水/生理盐水	3	—
试剂R₁	240	240
混匀,37℃恒温5min,在340nm波长处以空白管调零测定吸光度A₁		
试剂R₂	60	60

混匀,37℃恒温 5min,在 340nm 波长处以空白管调零测定吸光度 A_2,计算 $\triangle A = A_2 - A_1$。

5. 参照自动生化分析仪说明书设置测定参数,通过标准品校准后进行样品的测定。

(五)结果计算

使用多点非线性/半对数校准模式,以样条函数为计算模式,根据标准品的值与吸光度变化值作剂量—响应曲线,样品中 apo AⅠ和 apo B 的含量可根据其吸光度变化值在剂量—响应曲线上计算出。

(六)参考区间

apo AⅠ:1.00~1.50g/L。apo B:0.50~1.10g/L。

(七)临床意义

apo AⅠ是高密度脂蛋白的主要结构蛋白,所以一般情况下 apo AⅠ可代表 HDL 的水平,与 HDL 呈明显正相关。病理情况下 HDL 的脂类与组成往往发生变化,apo AⅠ含量不一定与 HDL 成比例改变。同时测定 apo AⅠ与 HDL-C 对病理状态的分析更有帮助。apo AⅠ含量降低主要见于冠心病、脑血管病、家族性混合型高脂血症、apo AⅠ缺乏症(如:Tangier 病是罕见的遗传性疾病)、家族性低 α－脂蛋白血症、鱼眼病等。

apo B 是低密度脂蛋白的主要结构蛋白,所以一般情况下 apo B 可代表 LDL 的水平,与 LDL 呈明显正相关。高 apo B 是冠心病的危险因子,apo B 是各项血脂指标中较好的动脉粥样硬化标志物,降低 apo B 可以减少冠心病发病及促进动脉粥样斑块的消退。

（八)注意事项

1. 样品为空腹不溶血的血清(浆)(EDTA 或肝素抗凝)。样品应在低温条件下运输保存,样品中 apo AⅠ和 apo B 在 2～8℃保存可稳定 3 天,－20℃保存可稳定 2 个月。

2. 试剂 2～8℃密闭避光储存可稳定 12 个月,开瓶上机 2～8℃避光储存可稳定 30 天。试剂变混浊或空白吸光度值大于试剂说明书要求的吸光度值时,表明试剂已失效,应弃去。

3. 本实验方法的检测范围上限为 2.50g/L,如果样品中 apo AⅠ和 apo B 含量超过 2.50g/L,则采用自动生化分析仪的减量模式进行测定,或者采用生理盐水稀释高浓度样品后测定,报告结果乘以稀释倍数。

4. 试剂与样品用量可根据不同仪器的需要,在试剂样品体积比例不变的条件下,适当增加或减少试剂与样品的用量。

（奴尔艾合麦提·吐地)

第四节　电解质测定及血气分析

体液中以离子形式存在的无机盐称为电解质,它们具有维持体液渗透压的作用,保持着体内液体的正常分布,主要有钠离子(sodiumion,Na$^+$）、钾离子(potassiumion,K$^+$）、钙离子(calcium,Ca^{2+})、氯离子(chlorine,Cl$^-$)、镁离子(magnesium,Mg^{2+})等。机体通过各种途径对无机离子在体液中的分布进行调节,使机体各部分体液渗透压和容量维持在正常范围内。血清(浆)中无机离子浓度的改变与某些疾病有密切的关系,故临床上对其测定非常重视,常用于待查、术前检查、药物影响、平衡紊乱的诊断和预后评估,尤其是急诊检验。

一、离子选择电极法测定血清电解质

钾、钠离子是人体内主要的电解质,具有促进体液交换、维持渗透压、促进物质吸收和合成、维持组织细胞兴奋性、维持酸碱平衡等功能。钠离子是细胞外液中的主要阳离子,含量最多,占阳离子总量的 90％以上,平均浓度为 140mmol/L;钾离子次之,平均浓度为 4.5mmol/L。血清中钠、钾离子浓度的改变与某些疾病有密切的关系,故临床上对血清钾、钠浓度的测定非常重视,且多数情况下是同时被测定的。钾、钠的测定方法有多种,包括原子吸收分光光度法、火焰光度法、酶法、分光光度法和离子选择电极(ion selective electrodes,ISE)法。离子选择电极法简便、灵敏,适合装备于大型自动生化分析仪,所以目前大多数实验室已普遍使用离子选择电极法。

氯离子是细胞外液中的主要阴离子,主要分布于血清(浆)、尿液中,在汗液及脑脊液中也有分布。氯和钠以氯化钠形式存在,在维持体内水、电解质及酸碱平衡方面起重要作用。氯化物的测定通常利用银或汞与氯离子结合生成不解离的氯化银或氯化汞,然后用不同的方法对标本中的氯化物进行测定。测定方法有硝酸汞滴定法、分光光度法(硫氰酸汞比色法)、库仑－安培计滴定法和离子选择电极法。

血液游离钙亦称离子钙（iCa 或 Ca^{2+}），是体内钙具有生理作用的部分。在出现酸碱失衡、外科大手术、新生儿低钙血症状时，离子钙比血清总钙更能有效地指导诊断与治疗。在血浆 pH7.4 时，Ca^{2+} 约占血浆总钙的 50%。离子钙的测定方法有生物学法、透析法、金属指示剂法、超滤法、离子选择电极法。目前应用最多的是离子选择电极法，此法简便、快捷、重复性好、敏感、准确性高，测定结果不受血浆蛋白的影响，能反映机体钙代谢的真实情况。与总钙相比，离子钙是反映体内钙状况的更理想的指标。

离子选择电极法测定血清钾、钠、氯、钙：

（一）实验目的

掌握：离子选择电极法测定血清钾、钠、氯、钙的原理。

熟悉：电解质分析仪的使用方法和日常维护及血清钾、钠、氯、钙测定的临床意义。

了解：测定钾、钠、氯、钙的其他方法。

（二）实验原理

离子选择电极（ion selective electrodes，ISE）法是以测定电池的电位为基础的定量分析方法，可以通过简单的电动势测量直接测定溶液中某一离子的活度。电解质分析仪将 K^+、Na^+、Cl^-、Ca^{2+}、pH 等电极（测量电极）组装在一起，与参比电极（银/氯化银电极）相连接，置于待测的电解质溶液中，形成一个测量电池。测量电池的电位分别随标本中 K^+、Na^+、Cl^-、Ca^{2+}、H^+ 活度（浓度）的改变而改变，电位的变化与离子活度的对数符合能斯特（Nernst）方程。

$$E = E^{\ominus} + \frac{2.303RT}{nF} \lg(a_x \times f_x)$$

式中：E 为离子选择电极在测量溶液中的电位；$E^{\ominus}$ 为离子选择电极的标准电极电位；R 为摩尔气体常数[8.314J/(K·mol)]；n 待测离子的电荷数；T 为绝对温度（K）；F 为法拉第常数（96487C/mol）；a_x 为待测离子的浓度；f_x 为待测离子的活度系数。

（三）器材与试剂

1. 器材　电解质分析仪及常用的四种电极。

（1）钾电极：对钾离子具有选择性响应的缬氨霉素液膜电极。此敏感膜的一侧与电极电解液接触，另一侧与样品液接触，膜电位的变化与样品中钾离子活度的对数成正比。

（2）钠电极：由对钠离子具有选择性响应的特殊玻璃毛细管组成。钠电极与参比电极之间的电位差随样品溶液中钠离子活度的变化而改变。

（3）氯电极：由氯化铁、氯化银、硫化汞为膜性材料制成的固体膜电极，对标本中的 Cl^- 有特殊的响应。标本中 Br^- 和 I^- 有一定干扰，但因量少可忽略不计。

（4）参比电极：通常由 Ag/AgCl 组成，保持一个恒定不变的电位。

2. 试剂

（1）有商品化的配套试剂，包括高、低浓度斜率液，去蛋白液，电极活化液。高、低浓度斜率液除用 NaCl 溶液、KCl 溶液外，还要加入一定量的醋酸钠或磷酸二氢钠和磷酸氢二钠溶液，以调节特定 pH 值来模拟血清的离子活度。

（2）冻干的质控血清，瓶间误差应小于 1%。

（四）操作步骤

不同的电解质分析仪，操作方法不同，应严格按仪器说明书要求进行操作。一般程序如下。

1. 仪器开机进入系统自检,检测各主要部件的功能是否正常,如仪器主板、打印机、液路检测(由液检器完成)、分配阀及阀检器等,可智能识别判断故障,自动提示。

2. 激活仪器操作界面,进入活化电极程序,该程序具有电极活化计时功能,能精确把握活化时间,以提高电极的使用寿命,确保电极稳定性。时间为 30min 倒计时,可按"NO"键直接退出活化电极程序。

3. 进入主菜单,首先进行系统定标,可自动进行选择基点与斜率定标(用高、低浓度斜率液进行两点定标,不可以直接测血清标本)。

4. 间接电位法的样品由仪器自动稀释后再进行测定;直接电位法的样品可直接吸入电极管道进行测定。

5. 测定结果由微处理机处理后打印数值。

6. 测定完毕,清洗电极和管道。

7. 关机或进入待命状态,一旦有标本即可上机分析。

(五)结果计算

血清钾、钠、氯、钙浓度:仪器直接计算钾、钠、氯、钙的浓度。

(六)参考区间

1. 钠　血清 136～145mmol/L;尿液 130～260mmol/24h。

2. 钾　血清 3.5～5.5mmol/L;尿液 25～100mmol/24h。

3. 氯　血清 96～108mmol/L;脑脊液 120～132mmol/L;尿液 170～250mmol/24h;汗液 0～35mmol/L。

4. 血清钙离子　成人 1.12～1.34mmol/L,儿童约比成人高 0.05mmol/L。

(七)临床意义

1. 血清钠测定的临床意义

(1)血钠降低:血清钠浓度低于 135mmol/L,为低钠血症。临床上常见于:①稀释性低钠血症:肾病综合征的低蛋白血症、肝硬化、腹水、右心衰竭时的有效血容量减低等都可引起抗利尿激素增多,血钠被稀释。②消耗性低钠血症:多见于胃肠道失钠(如幽门梗阻、呕吐、腹泻,以及胃肠道、胆道、胰腺术后造瘘及引流等)。③尿钠排出增多、见于严重肾盂肾炎、肾小管严重损害、肾上腺皮质功能不全、糖尿病及应用利尿剂治疗等。④皮肤失钠:见于大量出汗时,如只补充水分而不补充钠;大面积烧伤、创伤,体液及钠从创口大量丢失等。

(2)血钠增高:血清钠高于 145mmol/L 为高钠血症。可见于:①肾上腺皮质功能亢进(如 Cushing 综合征、原发性醛固酮增多症)。②严重脱水:见于严重高渗性脱水。③中枢性尿崩症导致的尿量大而供水不足时。④心力衰竭时、肝硬化时常有钠潴留发生。

2. 血清钾测定的临床意义

(1)血清钾增高(>5.5mmol/L):

①肾功能不全,尤其在少尿或无尿情况下,排钾功能障碍可导致血钾增高,若同时又未限制钾的摄入量则更易出现高钾血症,这种情况在急性肾功能不全尤易发生。

②肾上腺皮质功能不全,可发生高血钾,但很少增高至钾中毒的情况;醛固酮缺乏或应用抗醛固酮药物时,因排钠滞钾而致血钾增高的趋势。

③酸中毒,由于 H^+ 进入细胞内,细胞内 K^+ 向细胞外转移,引起高血钾。

④大量组织损伤、急性血管内溶血,可导致高血钾。这是由细胞内 K^+ 大量逸至血液中所致。

⑤输入大量库存血,因库存血时间越久,红细胞内钾逸出越多,这是因为离体红细胞能量消耗,Na^+-K^+ 泵活性逐渐减弱,红细胞膜钾离子通透性增加,大量钾逸入血浆中。

(2)血清钾降低(<3.5mmol/L):

①钾供应不足,如长期禁食、幽门梗阻、厌食等,钾摄入量不足,而肾脏对钾的保留作用差,尿中几乎仍照常排钾,致使血钾降低。

②钾的不正常丢失,如频繁呕吐、腹泻、消化道内瘘管、胃肠道引流等丧失大量消化液,使钾丢失;又如长期使用利尿剂,钾自尿中大量排泄而致血清钾降低。

③激素的影响,如原发性和继发性醛固酮增多症,或应用大剂量肾上腺皮质类固醇或促肾上腺皮质激素(ACTH),使钾排泄增多,血清钾降低。

④酸碱平衡失调,如代谢性碱中毒时,肾脏对 $HCO3^-$ 重吸收减少,K^+ 随之排泄增多,肾小管性酸中毒,H^+ 排泄障碍或 $HCO3^-$ 重吸收障碍,前者使 K^+-Na^+ 交换增多,钾排泄增加;后者尿中排泄 $HCO3^-$ 增多,使肾小管 K^+ 增加,K^+ 排泄增加,致使血清钾降低;又如糖尿病性酸中毒经纠正,细胞外钾向细胞内转移,同时尿量增多,尿内含大量乙酰乙酸、$\beta-$羟丁酸,K^+ 随之排泄增多,可出现低钾血症。

⑤周期性麻痹,发作期间血清 K^+ 明显降低。主要是由于血清钾大量移入细胞内,使细胞内外梯度差扩大,使肌肉动作电位不易产生和传布,从而出现肌肉麻痹,发作间歇期血清 K^+ 的水平亦偏低。

⑥血液透析,也可能引起低钾血症。

3.血清氯测定的临床意义

(1)血清氯离子减低:临床上低氯血症常见。常见原因有氯化钠的异常丢失或摄入减少,如严重呕吐、腹泻使胃液、胰液或胆汁大量丢失,长期限制氯化钠的摄入;阿狄森病;抗利尿激素分泌过多的稀释性低钠、低氯血症。

(2)血清氯离子增高:临床上高氯血症常见于高钠血症、失水大于失盐、氯化物相对浓度增高;高氯血症代谢性酸中毒;过量注射生理盐水等。

(3)脑脊液低氯症:脑脊液为细胞外液的一部分,低钠血症均伴有脑脊液低氯症。重症结核性脑膜炎时,氯化物浓度显著降低;化脓性脑膜炎时偶见减少;普通型脊髓灰质炎与病毒性脑炎时基本正常。重型中枢神经系统感染时,抗利尿激素分泌增多,因水潴留而发生稀释性低钠、低氯血症,脑脊液氯化物也相应减低。

4.血清钙测定的临床意义

(1)血清钙离子增高

①原发性甲状旁腺亢进,促进骨钙吸收,肾脏和肠道对钙吸收增强,使血钙增高。

②恶性肿瘤,某些恶性肿瘤可产生甲状旁腺素(PTH)样物质,如肾癌、支气管腺癌等可产生 PTH,以致促进骨钙吸收释入血中,使血清钙增高。

③维生素 D 中毒,可引起高钙血症。这是维生素由于促进肾脏和肠道对钙的重吸收所致。

④肾上腺皮质机能降低,常可出现高血钙。正常时肾上腺皮质类固醇有拮抗维生素 D 和甲状旁腺素抑制肠道内钙的吸收,由于肾上腺皮质机能减低,这种拮抗作用减弱,就易引起高

血钙。

⑤骨髓增殖性疾病,特别是白血病和红细胞增多症,发生骨髓压迫性萎缩,引起骨质脱钙,钙进入血中,出现高血钙,也可能从白血病细胞分泌甲状旁腺样物质所致。

(2)血清钙离子降低

①甲状旁腺功能减退,如甲状腺手术中误切了甲状旁腺、原发性甲状旁腺功能减退,或由于自身免疫和炎症等原因所引起,都可出现低钙血症。

②慢性肾功能衰竭,可因 $1,25-(OH)_2-D_3$ 生成不足而致血钙降低,引起继发性 PTH 分泌亢进,可导致肾性佝偻病。

③急性胰腺炎,亦可发生低血钙。

(八)注意事项

1. 电解质分析仪

(1)一般 24h 处于开机状态。

(2)钾电极是对钾离子具有选择性响应的缬氨霉素液膜电极,寿命有限,注意定期更换。钠电极多采用硅酸铝玻璃电极膜制成,使用期较长。

(3)每个工作日后,必须清洗电极和管道,以防蛋白质沉积。定期用含有蛋白水解酶的去蛋白液浸泡管道,并按厂家规定程序对仪器进行定期维护保养。

(4)在样品测量时注意样品管道内的样品不能有气泡存在,否则会造成测量结果不稳定或误差,应重复一次样品测量。

(5)仪器安装平稳,避免震动,避免阳光直射以及潮湿。

2. 标本

(1)血液凝固时血小板破裂会释放出少量的钾离子,因此血浆或全血钾要比血清钾低 0.2~0.5mmol/L。报告时必须注明是血清还是血浆。

(2)红细胞内钾浓度远远高于血清中的钾浓度,所以测定血清钾时一定要防止溶血,轻微溶血(500mgHb/L)就能引起血钾升高 3%。

(3)标本应在室温下保存,不要冷冻,否则 Na^+-K^+-ATP 酶不能维持内外平衡,而造成细胞内钾外移,使测定结果增高。如果白细胞数量增加,即便在室温放置也会引起血钾降低。

(4)输入葡萄糖液影响测定结果。

(5)脂血样本可高速离心分离后用 ISE 法检测。

(6)标本采集后尽快测定,不要超过 1h,否则标本 pH 值会发生变化。

(7)测定钙离子最好用血清,也可以用肝素抗凝的全血。使用肝素作为抗凝剂时浓度不能太高,每毫升血液中肝素浓度应小于 50U。不能使用草酸盐、枸橼酸盐、EDTA 等作抗凝剂。

3. ISE 电位法有直接电位法和间接电位法,现多采用直接电位法。直接电位法是指样品或标准液不经稀释直接进行电位分析,因为 ISE 只对水相中的解离离子选择性地产生电位,故不受能改变血清中水体积比例的高蛋白血症和高脂血症等情况的影响。间接电位法要用指定离子强度与 pH 值的稀释液作高比例稀释样品和标准液,再进行测量,会受到样品中脂类和蛋白质占据体积的影响。一些没有电解质紊乱而有严重的高血脂和高蛋白血症的血清样品,用间接电位法测定会得到假性低钠、低钾血症。

4.取血后应迅速分离和测定,以免因血浆中 HCO_3^- 与红细胞内氯离子发生转移导致血浆结果偏高。

5.尿液测定时,应离心尿样,以去除细胞、晶体等,将 1 份尿液用 9 份尿样稀释液稀释。

6.仪器后箱内 220V 电压对人身安全有危险性,在没有拔除电源插头以前,千万不要打开仪器后盖。

7.因样品中可能含有致病细菌或病毒,对仪器更换下来的所有连接管、泵管、电极以及废液收集瓶,都应作专门处理后废弃。

二、血清氯化物的测定

氯化物的测定通常利用银或汞与氯离子结合生成不解离的氯化银或氯化汞,然后用不同的方法对标本中的氯化物进行测定。常用测定方法有:①硝酸汞滴定法:以目测判断滴定终点,手工操作,效率低,误差大,精密度不好,一般建议不采用此方法。②硫氰酸汞比色法:准确度和精密度良好,既可手工操作,又可作自动化分析,是临床使用的常规方法。③库仑电量滴定法:准确度高,被推荐为氯测定的参考方法。④离子选择电极法:已成为使用最广泛的测定方法,准确度和精密度良好。⑤同位素稀释质谱法:一般使用 ^{37}Cl,为氯测定的决定性方法。⑥酶法:准确简便,但国内尚未推广应用。下面仅介绍临床检测中常用的一种方法,即硫氰酸汞比色法。

硫氰酸汞比色法测定血清氯:

(一)实验目的

掌握:硫氰酸汞比色法测定血清氯的原理和方法。

熟悉:比较氯化物测定的各种方法的优缺点以及测定的临床意义。

了解:测定血清氯的其他方法。

(二)实验原理

样品中的氯离子与未解离的硫氰酸汞[$Hg(SCN)_2$]溶液混合时,氯离子首先与汞结合形成难以解离的氯化汞($HgCl_2$),并释放出相应当量的硫氰酸离子,此离子与试剂中的铁离子结合,生成橙红色的硫氰酸铁[$Fe(SCN)_3$],其色泽深度与氯的含量成正比。其反应式如下:

$$2Cl^- + Hg(SCN)_2 \rightarrow HgCl_2 + 2SCN^-$$
$$3SCN^- + Fe^{3+} \rightarrow Fe(SCN)_3(橙红色)$$

(三)器材与试剂

1.器材　721 或 722 型分光光度计。

2.试剂

(1)饱和硫氰酸汞溶液:称取硫氰酸汞 2.0g,溶于 1L 去离子水中,室温放置 48h,并经常摇动,应用时取上清液。

(2)硝酸汞溶液:称取硝酸汞 6.0g,用 50mL 去离子水溶解,加入 1mL 浓硝酸,并用去离子水定容至 100mL。

(3)显色应用液:称取硝酸铁[$Fe(NO_3)_3 \cdot 9H_2O$]13g,加去离子水约 400mL 溶解,再加入 1.5mL 浓硝酸、500mL 饱和硫氰酸汞溶液和 5mL 硝酸汞溶液,最后用去离子水定容至 1000mL,用塑料瓶存放,置于室温保存。

(4)氯化物标准储存液(1mol/L):准确称取经干燥、恒重的氯化钠 29.225g,加去离子水溶解后定容至 500mL,4℃保存,若未长菌,可长期使用。

（5）氯化物标准应用液（100mmol/L）:取氯化物标准储存液 10mL 于 100mL 容量瓶中,加去离子水至刻度,摇匀备用。

（6）空白试剂:称取硝酸铁 13g,溶于 400mL 去离子水中,加浓硝酸 1.5mL,再用去离子水定容至 1000mL。

（四）操作步骤

取试管 4 支,标明测定管、样品空白管、标准管和试剂空白管,按表 5-23 操作。

表 5-23　硫氰酸汞比色法测定氯化物操作步骤

加入物/mL	测定管	标准管	样品空白管	试剂空白管
血清	0.05	—	0.05	—
氯校准应用液	—	0.05	—	—
空白试剂	—	—	3.0	—
显色应用液	3.0	3.0	—	3.0

混匀,室温放置 10min,以试剂空白管调零,在 460nm 波长处比色,读取各管吸光度。

（五）结果计算

$$氯化物（mmol/L）=\frac{测定管吸光度-样品空白管吸光度}{标准管吸光度}\times100mmol/L$$

（六）参考区间

血清（浆）氯化物为 96~108mmol/L;脑脊液氯化物为 120~132mmol/L;尿液氯化物为 170~250mmol/24h。

（七）临床意义

1.血清（浆）氯化物增高　氯在体内的变化基本与钠平衡。高氯血症性代谢性酸中毒,细胞外的碳酸氢钠减少,为了维持电解质平衡,含氯量必须增加。其所增加的氯是由于肾小管重吸收氯相对大于钠所致。临床上高氯血症还常见于高钠血症,失水大于失盐,氯化物相对浓度增高;注射过量生理盐水等。

2.血清（浆）氯化物减低　临床上低氯血症较为多见。常见原因有代谢性碱中毒时,碳酸氢根过多,在钠含量正常情况下必须排出氯以维持电解质平衡;还有氯化钠的异常丢失或摄入减少,如严重呕吐、腹泻使消化液大量丢失,长期限制氯化钠的摄入,阿狄森病,抗利尿激素分泌增多的稀释性低钠、低氯血症。

3.脑脊液低氯症　脑脊液为细胞外液的一部分,低钠血症均伴有脑脊液低氯症。重症结核性脑膜炎时,氯化物含量显著降低;化脓性脑膜炎时偶见减少;普通型脊髓灰质炎与病毒性脑炎时基本正常。重型中枢神经系统感染时,抗利尿素分泌增多,因水潴留而发生稀释性低钠、低氯血症,脑脊液氯化物亦相应减低。

4.尿液氯化物排泄量的增减情况基本上同尿钠一致。

（八）注意事项

1.本法对氯离子并非特异,其他一些卤族元素如 F^-、Br^-、I^- 与之起同样呈色反应。但在正常人血液中,上述元素含量较低,故可忽略不计。若接受大量含上述离子药物治疗,可使血清中氯测定结果偏高。

2.本法线性范围较窄（75~125mmol/L）。若血清标本中氯化物含量在 125mmol/L 以上或低于 75mmol/L 时，应将血清用去离子水进行适当稀释或将血清用量适当加倍后进行检测，其结果乘以稀释倍数或除以标本加大的倍数。

3. 显色应用液的呈色强度与硫氰酸汞和硝酸汞的含量有关。如呈色过强，线性范围在 125mmol/L 以下，则要增加硝酸汞的用量；若呈色太弱，则要增加硫氰酸汞的用量。使用前二者要进行调整，使其色泽在 460nm 波长处，用 1cm 光径比色杯测定的吸光度值在 0.4 左右为宜。

4. 本法呈色温度不低于 20℃。室温过低，易产生混浊，影响比色，并且吸光度会随温度升高而增高，故本法测定时必须同时测标准管。

5. 每批标本测定，应同时测定正常和异常值的质控血清，所得值应该在允许误差范围内，否则应寻找原因。

三、血清总钙测定

人体内 99% 的钙存在于骨骼中，形成磷酸钙和碳酸钙。血液中钙含量甚微，全部在血清中，细胞内几乎无钙。血清中的钙 40% 与血浆蛋白结合，不能进入组织间隙，称为非扩散钙（nondiffusional calcium）；60% 是可扩散钙，其中一部分与柠檬酸、重碳酸根等形成不解离的复合钙，另一部分是发挥生理作用的离子钙（游离钙），占血浆总钙的 45%。血清钙是指非扩散钙和扩散钙的总和。在正常情况下两者处于动态平衡。

血清总钙的测定方法很多，有原子吸收光谱法、滴定法、火焰光度法、同位素稀释质谱法、酶法和分光光度法。国际临床化学联合会推荐同位素稀释质谱法为决定性方法，但该方法费用高。临床上最常用的是分光光度法。分光光度法需要合适的金属指示剂或选择性结合钙离子后引起变色的染料化合物。本节重点介绍甲基百里香酚蓝、邻－甲酚酞络合酮、偶氮胂 Ⅲ这三种方法。

（一）甲基百里香酚蓝法测定血清总钙

1. 实验目的

掌握：甲基百里香酚蓝法测定血清总钙的原理。

熟悉：甲基百里香酚蓝法测定血清总钙的操作方法、注意事项。

了解：甲基百里香酚蓝法测定血清钙的方法学评价。

2. 实验原理　在碱性条件下，血清钙与甲基百里香酚蓝（methylthymol blue，MTB）结合生成蓝色络合物，显色后的吸光度值与钙浓度成比例关系。加入适当的 8－羟基喹啉，可消除镁、铜及镉离子对测定的干扰，与同样处理的标准液进行比较，可求得血清总钙的含量。

3. 器材与试剂

（1）器材：分光光度计。

（2）试剂

1）MTB 溶液：称取甲基百里香酚蓝（MTB）152.0mg、8－羟基喹啉 650.0mg、聚乙烯吡咯烷酮（polyvinylpyrrolidone，PVP）2.0g，溶于 100mL 二甲亚砜中，加去离子水至 1000mL，调 pH 值至 3.8~4.0。

2）碱性溶液：2－氨基－2－甲基－1,3－丙二醇 21.0g，乙醇胺 200mL，溶于去离子水并加至 1000mL，pH 值约为 12.5。

3）消色剂：乙二醇－双（2－氨基乙醚）－四乙酸［ethylene glycol－bis（2－amino－ethylether)N,N,N′,N′—tetraacetic acid,EGTA]0.5g,2—氨基—2—甲基—1,3—丙二醇 2.1g,加去离子水至 100mL,溶解。

4)钙标准液(2.5mmol/L):精确称取经 110℃ 干燥 12h 的碳酸钙 250mg,置于 1L 容量瓶内,加稀盐酸(1 份浓盐酸加 9 份去离子水)7mL 溶解后,加去离子水约 900mL,然后用 500g/L 醋酸铵溶液调节 pH 值至 7.0,最后加去离子水至刻度,混匀。

4. 操作步骤　取试管 3 支,标明测定管、样品空白管和标准管,按表 5—24 操作。

表 5—24　血清钙的 MTB 法操作步骤

加入物/mL	空白管	标准管	测定管
血清	—	—	0.05
标准液	—	0.05	—
去离子水	0.05	—	—
MTB 溶液	1.5	1.5	1.5
碱性溶液	1.5	1.5	1.5

充分混匀,室温放置 5min 后比色,在 612nm 波长处,以空白管调零,读取各管吸光度值。

5. 结果计算

$$血清钙(mmol/L) = \frac{测定管吸光度}{标准管吸光度} \times 2.5mmol/L$$

6. 参考区间

成人:2.08~2.60mmol/L(8.3~1.4mg/dL)。

儿童:2.23~2.80mmol/L(8.9~11.2mg/dL)。

7. 临床意义

(1)血钙增高:常见于下列疾病:甲状旁腺功能亢进症,维生素 D 过多症,多发性骨髓瘤,肿瘤的广泛骨转移,阿狄森病,结节病。

(2)血钙降低:可引起手足抽搐,常见于下列疾病。

1)各种原因引起的甲状旁腺功能减退。

2)肾病综合征,由于血浆清蛋白降低,使蛋白结合钙降低,最终可导致血浆总钙量改变,但这种变化一般不影响离子钙的浓度。

3)佝偻病和骨软化病,体内缺乏维生素 D,使钙吸收障碍,血清钙、磷均偏低。

4)吸收不良性低血钙,在严重乳糜泻时,饮食中的钙与不吸收的脂肪酸生成钙皂而排泄。

8. 注意事项

(1)MTB 是一种优良的金属络合剂,也是酸碱指示剂。其水溶液在 pH6.5~8.5 为浅蓝色,在 10.5~11.6 为灰色,在 12.7 以上为深蓝色。为保证测定的精密准确,必须在强碱性环境进行显色反应(通常是用 12±0.3)。

(2)MTB 溶液在 pH<4.0 的酸性溶液中稳定,而在碱性条件下不稳定,容易在空气中逐渐氧化褪色,故显色剂宜新鲜配制。

(3)所用的玻璃器材必须严格清洗,以防止微量钙和其他金属离子的污染。

(4)EGTA 能螯合钙。消除钙质与 MTB 的显色反应,用作消除干扰实验。在操作中测定管和空白管加显色剂后测量吸光度值,然后各加消色剂 0.02mL,以空白管调零,在 612nm 重新测吸光度值。若此吸光度值在 0.01 以下,表示无干扰物存在。若此吸光度值较高,表示有干扰,应从原来测定的吸光度值减去此值,得到消除干扰后的校正吸光度值。

（5）标本不能溶血。

（6）高脂血症时,亦可在测定管中加消色剂 0.02mL。

（二）邻-甲酚酞络合酮比色法测定血清总钙

1.实验目的

掌握:邻-甲酚酞络合酮法测定血清总钙的原理。

熟悉:邻-甲酚酞络合酮法测定血清总钙的操作方法、注意事项。

了解:邻-甲酚酞络合酮比色法测定血清钙的方法学评价。

2.实验原理　邻-甲酚酞络合酮是金属络合指示剂,同时也是酸碱指示剂;在 pH11.0 的碱性溶液中与钙、镁络合生成紫红色螯合物,加入 8-羟基喹啉可以消除镁的干扰。与同样 处理的钙标准液比色,可求得血钙含量。

3.器材与试剂

（1）器材:分光光度计。

（2）试剂

1）邻-甲酚酞络合酮显色剂:称取 8-羟基喹啉 500mg,置于烧杯中,加浓盐酸 5mL,使 其溶解并转入 500mL 容量瓶中,再加入邻-甲酚酞络合酮 25mg,待完全溶解后,加 Triton X -100 1mL,混匀,然后加去离子水至刻度,置于聚乙烯瓶内保存。

2）1mol/L AMP 碱性缓冲液:称取 2-氨基-2-甲基-1-丙醇（2-amino-2-methyl -1-propanol,AMP）89.14g,置于 1L 容量瓶内,加 500mL 去离子水溶解,待完全溶解后加 至刻度,置于聚乙烯瓶内室温保存。

3）显色应用液:试剂 1 和试剂 2 等量混合,临用时配制。

4）钙标准液（2.5mmol/L）:精确称取经 110℃ 干燥 12h 的碳酸钙 250mg,置于 1L 容量瓶 内,加稀盐酸（1 份浓盐酸加 9 份去离子水）7mL 溶解后,加去离子水约 900mL,然后用 500g/ L 醋酸铵溶液调节 pH 值至 7.0,最后加去离子水至刻度,混匀。

4.操作步骤　取试管 3 支,标明测定管、样品空白管和标准管,按表 5-25 操作。

表 5-25　邻-甲酚酞络合酮比色法测定血钙操作步骤

加入物/mL	空白管	标准管	测定管
血清	—	—	0.05
钙标准液	—	0.05	—
去离子水	0.05	—	—
显色应用液	4.0	4.0	4.0

充分混匀,室温放置 10min 后,在 575nm 波长处,以空白管调零,读取各管的吸光度。

5.结果计算

$$血清钙(mmol/L)=\frac{测定管吸光度}{标准管吸光度}\times 2.5mmol/L$$

6.参考区间

成人:2.03～2.54mmol/L（8.11～10.15mg/dL）。

儿童:2.25～2.67mmol/L（8.98～10.78mg/dL）。

7.临床意义　见甲基麝香草酚蓝法测定血清总钙。

8. 注意事项

(1)用血清或肝素抗凝血浆标本,不能用钙螯合剂(如乙二胺四乙酸二钠盐,EDTA－Na₂)及草酸盐作抗凝剂的标本。

(2)邻－甲酚酞络合酮试剂灵敏度很高,所用的器皿如有微量的钙污染亦即会引起测定误差,测定最好用一次性的塑料管,所有试剂应在聚乙烯瓶内保存。如果条件不允许而用玻璃试管和器皿时,一定要经稀盐酸泡洗,再用去离子水冲净后方可使用。

(3)用来作血清钙测定的碱性缓冲液较多,可根据条件选用,常用的有乙二胺－氰化钾、乙二胺－醋酸钾－盐酸、乙二胺－乙二醇、乙醇胺－硼酸、2－氨基－2－甲基－1－丙醇等。用乙二胺－乙二醇缓冲液测定较稳定。乙醇胺－硼酸缓冲液缓冲容量较大,能使空白试剂的吸光度保持在较低读数。

(4)若试剂吸光度较高,则标准曲线不通过零点,产生负截距。遇此情况,可在试剂中加入适量的 EDTA－Na₂(注意:试剂应呈淡紫色,不可无色)或用 1.25mmol/L、2.50mmol/L 标准液做两点定标。

(5)钙测定时,在试剂中加入 8－羟基喹啉可起络合镁离子的作用,以消除标本中镁离子的干扰。

(三)偶氮胂Ⅲ比色法测定血清总钙

1. 实验目的

掌握:偶氮胂Ⅲ比色法测定血清总钙的原理。

熟悉:偶氮胂Ⅲ比色法测定血清总钙的操作方法、注意事项。

了解:偶氮胂Ⅲ比色法测定血清钙的方法学评价。

2. 实验原理　在碱性条件下,血清钙与偶氮胂Ⅲ(arsenazoⅢ)络合形成紫蓝色的偶氮胂Ⅲ－Ca^{2+} 复合物,最大吸收峰在 650nm 处。通过比较标本、标准和试剂反应后的吸光度值,可求得血清(浆)钙含量。加入 8－羟基喹啉－5－磺酸可避免镁的干扰。

3. 器材与试剂

(1)器材:721 或 722 型分光光度计。

(2)试剂

1)显色剂:偶氮胂Ⅲ 0.04g,8－羟基喹啉－5－磺酸 1.13g,溶于硼酸－KCl－NaOH 缓冲液(pH9.0,50mmol/L)并稀释至 1L,每升加 Triton X－100 0.5mL。

2)钙标准液(2.5mmol/L):精确称取经 110℃ 干燥 12h 的碳酸钙 25mg,置于 1L 容量瓶中,加稀盐酸(1 份浓盐酸加 9 份去离子水)7mL 溶解后,加去离子水约 90mL,然后用 500g/L 醋酸铵溶液调 pH 值至 7.0,最后加去离子水至刻度,混匀。

4. 操作步骤　取试管 3 支,标明测定管、样品空白管和标准管,按表 5－26 操作。

表 5－26　偶氮胂Ⅲ比色法测定血钙操作步骤

加入物/mL	空白管	标准管	测定管
血清	—	—	0.02
钙标准液	—	0.02	—
去离子水	0.02	—	—
显色应用液	2.0	2.0	2.0

充分混匀,置于室温 3min,以空白管调零,在 650nm 波长处读取各管的吸光度值。

5. 结果计算

$$血清钙(mmol/L)=\frac{测定管吸光度}{标准管吸光度}\times 2.5mmol/L$$

6. 参考区间

成人:2.04~2.58mmol/L(8.2~10.3mg/dL)。

儿童:2.21~2.78mmol/L(8.8~11.1mg/dL)。

7. 临床意义　见甲基麝香草酚蓝法测定血清总钙。

8. 注意事项

(1)钙、镁等无机离子的测定受试管清洁度影响较大,因此必须保证试管清洁,或使用一次性试管,严防外源性 Ca^{2+} 的污染。

(2)严重脂血标本可产生正干扰,消除的办法是做标本空白管(0.05mL 血清加 5mL 蒸馏水后于 650nm 波长处测吸光度值,然后与被测定管吸光度值相减)。

(3)在碱性条件下,镁对钙测定有干扰,加入 8-基喹啉-5-磺酸可消除镁的干扰。

四、血清无机磷测定

成人体内 70%~80%的磷分布于骨骼中,其余则以磷酸化合物的形式存在,大部分构成软组织成分,只有小部分存在于体液中。人体内的磷元素不能直接测定,通常测定的是血清中无机磷的含量,即两种无机磷酸盐($H_2PO_4^-$,HPO_4^{2-})所含的磷。由于 $H_2PO_4^-$ 和 $HPCT_4^{2-}$ 这两种阴离子在不同 pH 值的环境中能快速相互转换,在 pH7.4 血清中,一价和二价阴离子的比例为 1:4;酸中毒时两者浓度大致相等;碱中毒时两者比例为 1:9;在 pH4.5 的尿液中两者比例为 100:1,因而不能确切地说出无机磷酸盐的相对分子质量。

最古老、最常用的方法是基于磷酸盐离子和钼酸盐反应生成磷钼酸盐复合物,然后用分光光度法测定。磷钼酸盐复合物可以用紫外吸收法(340nm)直接测定,也可以用还原剂将磷钼酸盐复合物还原成有色的钼蓝,然后用比色法测定。此外,还有染料结合法、黄嘌呤氧化酶法、放射性核素稀释质谱法等方法可以测定血清无机磷。本实验介绍直接紫外法测定血清无机磷。

(一)实验目的

掌握:直接紫外法测定血清无机磷的原理。

熟悉:直接紫外法测定血清无机磷的操作方法、注意事项。

了解:血清无机磷的其他测定方法。

(二)实验原理

血清无机磷在酸性环境中与钼酸铵反应生成磷钼酸铵复合物,直接在 340nm 或 325nm 波长处测定吸光度。

(三)器材与试剂

1. 器材　紫外分光光度计。

2. 试剂

(1)360mmol/L 硫酸:准确吸取浓硫酸(AR)2mL 加至 98mL 水中,混匀即可。

(2)0.15mmol/L 钼酸铵:称取钼酸铵(AR)111.2mg、NaN_3 50mg 至小烧杯中,加蒸馏水50mL 溶解并转入 100mL 容量瓶中,加入 Triton X-100 0.2mL,加蒸馏水定容至 100mL。

（3）应用液：根据当日测定的标本数量，取适量的1液和2液等量混合（现用现配）。

（4）无机磷标准储存液（1mL相当于含磷1mg）：称取无水磷酸二氢钾（KH_2PO_4）4.39g，用去离子水溶解后转入1L容量瓶中，加10mol/L硫酸10mL，再加水稀释至刻度，置于冰箱中保存。

（5）无机磷标准应用液（1mL相当于含磷0.040mg）：取无机磷标准储存液4mL，加入100mL容量瓶中，加50g/L三氯醋酸溶液稀释至刻度，置于冰箱中保存。

（四）操作步骤

取试管3支，标明样品测定管、空白管和标准管，按表5-27操作。

表5-27　直接紫外法测定无机磷操作步骤

加入物/mL	空白管	标准管	测定管
血清	—	—	0.1
无机磷标准品	—	0.1	—
去离子水	0.1	—	—
显色应用液	3.0	3.0	3.0

混匀，室温放置5min后用分光光度计，在波长340nm处，比色杯光径10mm，以空白管调零，读取各管的吸光度。

（五）结果计算

$$血清无机磷（mmol/L）=\frac{测定管吸光度}{标准管吸光度}×1.292mmol/L$$

（六）参考区间

成人：0.9~1.62mmol/L。

儿童：1.45~2.10mmol/L。

（七）临床意义

1.血清无机磷增高

（1）甲状旁腺功能减退，由于甲状旁腺激素分泌减少，肾小管对磷的重吸收增强使血磷增高。

（2）慢性肾炎晚期、尿毒症等磷酸盐排泄障碍而使血磷滞留。

（3）维生素D过多，促进肠道的钙、磷吸收，使血清钙、磷含量增高。

（4）多发性骨髓瘤、淋巴瘤、白血病及骨折愈合期等可使血磷增高。

2.血清无机磷降低

（1）甲状旁腺功能亢进时，肾小管重吸收磷受抑制，尿磷排出增多，血磷降低。

（2）维生素D缺乏所致的软骨病与佝偻病伴有继发性甲状腺增生，使尿磷排泄增多，而血磷降低。

（3）糖类吸收利用时，葡萄糖进入细胞内被磷酸化，磷可降低。

（4）肾小管变性病变时，肾小管重吸收磷功能发生障碍，血磷偏低；长期服用酸类药物，因含有$Mg(OH)_2$或$Al(OH)_3$，能与磷结合，生成不溶性磷酸盐，导致吸收障碍，也可使血磷降低。

（八）注意事项

1.本反应在5~120min内显色稳定，3h后，标准管吸光度无改变；而测定管吸光度随时间的延长而上升,这可能与血清中含有极微量的还原性物质有关。

2.黄疸和脂血标本应做标本空白,溶血标本会使结果偏高,不宜采用。

3.本法所有的试剂也适用于生化自动分析仪终点法测定。

4.Tween-80、Tween-20(0.4%,体积分数)和 Triton X-100(0.2%,体积分数)三种表面活性剂均适用于本法,所测结果基本相同,因此可选其中的一种。吐温浓度以 0.4%为佳。浓度太大,试剂颜色加深,吸光度增高。浓度太低,易产生混浊。

五、血清镁测定

成人体内 50%~80%的镁以磷酸盐、碳酸盐、氟化物的形式存在于骨骼中,其余的分布于肌肉及其他软组织中,45%在细胞内液,细胞外液中仅占 5%。红细胞内镁含量为血浆的 3倍,是细胞内液含量仅次于钾的阳离子。血清中镁 54%为离子型,13%与磷酸盐、枸橼酸盐等形成复合物,22%与清蛋白结合,7%与球蛋白结合。前两者为可超滤镁,占 2/3;后两者为结合镁,占 1/3。

镁的测定方法很多,有比色法、荧光法、离子选择电极法、离子层析法、原子吸收分光光度法、同位素质谱法等。其中以同位素质谱法为决定性方法,原子吸收分光光度法为参考方法。但国内外多数实验室仍采用金属显色染料直接显色和比色分析,其中甲基麝香草酚蓝、钙镁试剂已广泛应用于镁的自动分析或手工操作。本节重点介绍甲基麝香草酸蓝法。

(一)实验目的

掌握:甲基麝香草酚蓝法测定血清镁的原理。

熟悉:甲基麝香草酚蓝法测定血清镁的操作方法、注意事项。

了解:血清镁的其他测定方法。

(二)实验原理

甲基麝香草酚蓝(methylthymol blue,MTB)是一种金属络合剂,在碱性溶液中能与血清镁、钙离子络合生成蓝紫色的复合物。此复合物在 600nm 波长处的吸光度与样本中的镁含量成正比。在试剂中加入 EGTA 可掩盖钙离子的干扰,表面活性剂可防止蛋白干扰,以避免复合物吸收峰的偏移。

(三)器材与试剂

1.器材 721 或 722 型分光光度计。

2.试剂

(1)MTB 溶液:称取甲基百里香酚蓝(MTB)20mg 和聚乙烯吡咯烷酮(polyvinylpyrrolidone,PVP)0.6g 置于小烧杯中,加 1mol/L 盐酸 10mL,使其溶解后转入 100mL 容量瓶中,加去离子水至刻度,混匀,置于棕色瓶中保存。

(2)碱性缓冲液:称取无水亚硫酸钠 2g、叠氮钠 100mg、甘氨酸 750mg 和乙二醇-双(2-氨基乙醚)-四乙酸[ethylene glycol-bis(2-amino-ethylether)N,N,N′,N′-tetraacetic acid,EGTA]90mg 于小烧杯中,加 1mol/L 氢氧化钠溶液 23mL,使其溶解后,转入 100mL 容量瓶中,加去离子水至刻度。

(3)显色剂:精确取 MTB(AR)20mg 和聚乙烯吡咯烷酮 0.6g 于烧杯中,加 1mol/L 盐酸 10mL,使其溶解后转入 100mL 容量瓶中,加去离子水至刻度,混匀,置于棕色瓶中保存。

(4)显色应用液:临用前将上述 1 液和 2 液等量混合即可。

(5)1mmol/L 镁标准液:精确称取硫酸镁($MgSO_4 \cdot 7H_2O$)246.48mg 于 1L 容量瓶中,加去离子水约 50mL 溶解。再精确称取经 110℃干燥 12h 的碳酸钙 250mg 于小烧杯中,加去离子水 40mL 及 1mol/L 盐酸 6mL,加温至 60℃,使其溶解,冷却后转入上述容量瓶中,再加入叠氮钠 1g,然后用去离子水加至刻度,混匀。储存于塑料瓶中可长期保存。此溶液含镁 1mmol/L(2.43mg/dL)、钙 2.5mmol/L(10mg/dL)。

(四)操作步骤

取试管 3 支,标明样品测定管、空白管和标准管,按表 5—28 操作。

表 5—28　甲基麝香草酚蓝法测定血清镁操作步骤

加入物/mL	空白管	标准管	测定管
血清	—	—	0.1
镁标准液(1mmol/L)	—	0.1	—
去离子水	0.1	—	—
显色剂	4.0	4.0	4.0

混匀,室温放置 5min 后用分光光度计,在波长 600nm 处,比色杯光径 10mm,以空白管调零,读取各管的吸光度。

(五)结果计算

$$血清镁(mmol/L) = \frac{测定吸管光度}{标准吸管光度} \times 1.0 mmol/L$$

(六)参考区间

成人血清镁:0.67～1.04mmol/L。

儿童血清镁:0.5～0.9mmol/L。

(七)临床意义

1.血清镁降低　镁摄入减少和丢失增多都可产生低镁血症。其最主要的原因是长期进食不良、长期消化液丢失和长期只靠输液而无镁的补充。一般镁缺乏都产生血钙过高,镁缺乏的症状为神经肌肉和心脏的兴奋性升高。

2.血清镁升高

(1)高镁血症的一个主要原因是服用治疗剂(如硫酸镁)过量。肾功能不全,特别是尿少的患者接受镁剂注射后(少数可因口服或灌肠)容易发生镁中毒(当血清镁离子高于 3mmol/L 时,通常会出现中毒症状)。镁过多的症状表现为拮抗神经冲动传递,导致肌肉无力。

(2)尿毒症、急性和慢性肾功能衰竭、慢性肾小球肾炎。

(3)内分泌疾病,如甲状腺功能减退症、甲状旁腺功能减退症、阿狄森病和糖尿病昏迷。

(4)多发性骨髓瘤、严重脱水症、系统性红斑狼疮等。

(八)注意事项

1.镁显色剂显色的条件是 pH11.7,否则试剂的灵敏度降低。

2.标本应避免溶血,因红细胞内含镁量为血浆的 3 倍,血红蛋白大于 7g/L 时出现正干扰。

3.不能采用含有枸橼酸盐、草酸盐、乙二胺四乙酸二钠(EDTA—Na_2)等能与镁结合的抗凝剂的血浆。

4.所用器材要防止镁的污染。在镁标准液中含有 2.5mmol/L 钙离子可以防止 EDTA

对镁离子的络合。

5.MTB 溶液与碱性溶液分别置于室温至少可稳定 6 个月。

6.所用试管应经稀盐酸处理及去离子水清洗、干燥。

7.EGTA 是一个金属络合剂,在碱性条件下能络合钙而不是络合镁,但浓度过高也能络合镁,因此称量必须准确。

六、血气分析

生命的基本特征是新陈代谢。机体需要不断地从环境中摄入营养物、水、无机盐和氧气,同时不断地排出废物,呼出二氧化碳。O_2 主要在机体内参与能量代谢,使代谢物释放出大量能量,以维持生命活动,在代谢过程中,不断产生 CO_2 并排出体外。这种消耗 O_2 产生 CO_2 的过程,是依赖于机体的气体交换系统来完成的,血液在气体交换中起着重要作用。正常人血液的酸碱度即 pH 值始终维持在一定的水平。血液酸碱度的相对恒定是机体进行正常生理活动的基本条件之一。机体每天在代谢过程中,均会产生一定量的酸性或碱性物质并不断地进入血液,这些都可能影响到血液的酸碱度,机体通过酸碱平衡调节机制调节体内酸碱物质含量及其比例,维持血液 pH 值在正常范围内的过程,称为酸碱平衡。体内酸性或碱性的物质过多,超出机体的代偿能力,或者肺和肾功能障碍使调节酸碱平衡的功能障碍,均可使血浆中 HCO_3^- 与 H_2CO_3 的浓度及其比值的变化超出正常范围而导致酸碱平衡紊乱。血气分析是评价患者机体酸碱平衡状态的必要指标,已普遍应用于临床,对急、重症患者的监护和抢救尤为重要。

(一)实验目的

掌握:血气分析常用指标的定义、检测方法和标本要求。

熟悉:血气分析仪日常维护和指标测定的临床意义及血气分析仪基本结构和使用。

了解:血气分析仪的进展。

(二)实验原理

血液的酸碱度(pH)、氧分压(PO_2)、二氧化碳分压(PCO_2)三项指标,主要通过血气分析仪直接测定,利用公式推算出其他酸碱平衡指标。血气分析仪是应用电化学分析技术和原理,采用电极对血液的 pH 值、PCO_2 和 PO_2 进行测定的临床分析仪器。

血气分析仪由电极测量室(或样品室)、液气管路系统和电路系统等基本部分组成。电极测量室的测量毛细管管壁上分别插有 pH 值、PCO_2 和 PO_2 三支测量电极和一支 pH 参比电极。

1.pH 电极 pH 电极由玻璃电极(指示电极)、饱和甘汞电极或 Ag/AgCl 电极(参比电极)和电极间的液体组成。利用电位法测定标本 pH 值,实际上是测定标本的氢离子活度。电位高低与氢离子活度的负对数成正比,结果以 pH 值的形式输出。

2.PCO_2 电极 PCO_2 电极是一种气敏电极,由 pH 玻璃电极、饱和甘汞电极和装有电极液(外缓冲液)的电极套组成的复合电极。电极套头部装有 CO_2 透气膜,此膜为聚四氟乙烯膜或硅胶膜,能选择性地透过 CO_2 分子,而带电荷的 H^+ 和 HCO_3^- 则不能通过。血液中 CO_2 分子通过膜与碳酸氢盐平衡改变了 pH 值而被测定,结果换算成 PCO_2。

3.PO_2 电极 PO_2 电极由铂阴极、Ag/AgCl 阳极和一盛有 PO_2 电极缓冲液(含 KCl 的磷酸盐缓冲液)的有机玻璃套组成。玻璃套的顶端覆盖一层能选择性透过 O_2 的聚丙烯膜。在铂丝阴极外加-0.65V极化的直流电压,当样本中的O_2透膜扩散到铂阴极表面时被还原,所产生的电解电流与PO_2成正比。

4. 参比电极 pH测量系统的故障大多数为参比电极影响所致,因此参比电极的安装和更换是极其重要的。饱和KCl溶液易渗出产生结晶,参比电极膜及电极套要定期更换,否则会影响pH值测试结果。

在微机控制下,管路系统中的泵体运动,待测血液样标本进入电极测量室的测量毛细管内,管路系统停止抽吸。在电极测量室中,样品被四个电极同时感应测量,产生pH、PCO_2和PO_2三项参数的电极电信号,这些电信号分别经放大、模拟数字转换后送到微机处理系统处理。最后测量结果被显示或输出打印。

(三)器材与试剂

1. 器材 血气分析仪:大体可分为电极系统、管路系统和电路系统三大部分。

(1)电极系统

1)pH电极:其玻璃电极的毛细管是由具有氢功能的钠或锂玻璃熔融吹制而成,电极支持管则由绝缘优良的铅玻璃制成,内部是银/氯化银电极,电极内充液为中性磷酸盐和氯化钾的混合液。pH电极产生的电位高低与样本中氢离子浓度有关,符合Nernst方程,结果以pH形式计。

2)pH参比电极:为饱和甘汞电极,是金属(Hg)、该金属难溶盐(Hg_2Cl_2)和与该盐有相同阴离子的溶液(KCl溶液)三者构成的电极。pH电极和pH参比电极共同完成对pH值的测量。

3)PCO_2电极:一种气敏电极,由pH玻璃电极、饱和甘汞电极和装有电极液的电极套组成的复合电极。套头部为CO_2透气膜,成分是聚四氟乙烯或硅橡胶膜,可选择性透过CO_2分子,让其溶解、水化、解离至平衡,从而增加H^+浓度,使pH值下降并被测定,结果换算成PCO_2。

4)PO_2电极:是一种克拉克电极(Clark electrode),由铂(阴极)、银/氯化银(阳极)组成,装在有机玻璃套内,内部充满PO_2电极缓冲液,套前端覆盖一层能选择性渗透O_2的膜,成分是聚丙烯、聚乙烯或聚氟乙烯。PO_2电极原理与极谱分析原理相同,以氧化还原为依据。当外加电压达一定值时,O_2在阴极表面被还原产生电流,发生极化现象,标本的氧离子渗过膜扩散到阴极表面,发生去极化作用,最终形成不随外加电压升高而增大的所谓极限电流,极限电流与PO_2成正比。

(2)管路系统:管路系统是在电子计算机控制下,为完成自动定标、测量、冲洗等功能而设置的,包括以下几部分。

1)气路系统:用来提供PCO_2和PO_2电极定标时所用的两种气体,可分为以下两种类型。

①压缩气瓶供气方式(外配气方式):由两个压缩气瓶来供气。一种为含5%CO_2、20%O_2,其余为N_2的气体;另一种为含10%CO_2、不含O_2,其余为N_2的气体。经减压后输出的气体,先经湿化器饱和湿化后,再送到测量室中,对PCO_2和PO_2电极进行定标。

②气体混合器供气方式(内配气方式):将空气压缩机产生的压缩空气和气瓶送来的纯CO_2气体用仪器本身的气体混合器产生定标气体。产生的气体也要经湿化器饱和湿化后,再送到测量室中,对PCO_2和PO_2电极进行定标。

2)液路系统:有两种功能。一是提供pH电极系统定标用的两种缓冲液;二是自动将定标和测量后停留在测量毛细管中的液体冲洗干净。通常有四个分别盛放缓冲液Ⅰ、缓冲液Ⅱ、冲洗液和废液的瓶子。有的仪器还配有专门的清洁液。血气分析仪一般均采用蠕动泵抽吸液体。电磁阀用来控制液体的通断。转换装置则在电子计算机控制下,让不同液体按预先设置的程序进入测量室。

(3)电路系统:完成对仪器测量信号的放大、模数转换、温控、结果显示和打印等,现已发展到由电脑控制完成自动分析。

2.试剂 应使用血气分析仪生产商提供的配套试剂。

(1)定标缓冲液,包括缓冲液Ⅰ(pH7.383)和缓冲液Ⅱ(pH6.840)。

(2)标准气体,由两个压缩气瓶提供定标气,一个含有 5%CO_2 和 20%O_2,另一个含有 10%CO_2,不含 O_2。

(3)冲洗和清洁液,包括:①冲洗液是带有表面活性剂与防腐剂的溶液。②清洁液作清洁管道用。③去蛋白液是含有蛋白酶的溶液,定期使用以清除管道内黏附的血浆蛋白质。

(四)操作步骤

1.仪器待命 自动化血气分析仪 24h 开机,能定时自动定标,仪器处于待命状态,一旦有标本即可上机分析。

2.进样 将标本混匀,打开进样器,自动和手动进样,注意血液必须无凝块,否则会造成管道堵塞。

3.测定 血液样本进入电极测量室的测量毛细管后,被四个电极同时感应测量,产生 pH、PCO_2 和 PO_2 三项参数的电极信号。

4.输入数据 输入患者的资料、操作者的资料和其他相关检测指标结果等。

5.报告 仪器自动计算,打印出结果,发出报告。

(五)结果计算

仪器自动计算,打印出结果。

(六)参考区间

1.酸碱度 动脉血 pH:7.35~7.45。静脉血 pH:7.32~7.42。

2.动脉血氧分压 10.0~13.3kPa(75~100mmHg)。

3.动脉血二氧化碳分压 4.67~6.00kPa(35~45mmHg)。

(七)临床意义

1.酸碱度(pH 值) 血液的酸碱度必须维持在一定范围内,才能维持细胞的正常代谢。pH>7.45 为碱血症,pH<7.35 为酸血症,但 pH 值常不能排除有无酸碱失衡;单凭 pH 值不能区别是代谢性还是呼吸性酸碱平衡失调。

2.动脉血氧分压(PO_2) PO_2 是指血浆中物理溶解的 O_2 所产生的张力。氧分压与氧在血液中溶解量的多少成正比。PO_2 是缺氧的敏感指标,肺通气和换气功能障碍可造成 PO_2 下降。PO_2 低于 7.31kPa(55mmHg)即有呼吸衰竭。氧分压降低使脑血流量增加(脑血管扩张),可减轻脑组织缺氧;氧分压低于 4.00kPa(30mmHg)以下即有生命危险。PO_2 升高主要见于输 O_2 治疗过度,上升幅度与所用 O_2 的浓度有关。

3.二氧化碳分压(PCO_2) 以物理形式溶解在动脉血中的 CO_2 产生的张力称为 PCO_2。PCO_2 既是血气指标,又是酸碱指标,起着双重作用,是人体血气内稳和酸碱内稳的联系环节。PCO_2 的平均值为 40mmHg。PCO_2 可用于:①判断肺泡通气状态:PCO_2 升高,肺泡通气量降低;PCO₂ 降低,肺泡通气量升高。②判断呼吸性酸碱失衡的性质:$PCO_2 < 35mmHg$ 时,为低碳酸血症,提示肺通气过度,存在呼吸性碱中毒;$PCO_2 > 50mmHg$ 时,为高碳酸血症,提示存在肺通气不足(原发或继发的),结果是 CO_2 潴留,发生呼吸性酸中毒。③判断代谢性酸碱失衡的代偿情况:在代谢性酸中毒时,PCO₂ 降低提示已通过呼吸代偿;在代谢性碱中毒时,PCO₂ 增高提示已有代偿。

（八）注意事项

不同类型的仪器有不同的特点和性能,但也有共同的要求,要严格按操作规程进行操作。

1.标本采集要求　患者体温、吸入氧的浓度等数据必须正确输入,否则对测定结果有较大影响。在测定前血标本必须充分混匀,特别对能测定血红蛋白的全自动血气分析仪更应该注意,否则血红蛋白浓度既测不准确又缺乏重复性。由于血红蛋白的测定误差,也影响了剩余碱、氧饱和度、氧含量等结果的可靠性。

2.气体　对气体的要求因各厂家仪器型号不同而有差异。

3.血气分析仪

(1)缓冲液(4mol/L KCl 溶液):参比电极内充缓冲液,在保养时需经常更换。

(2)pH 电极:由于血液蛋白对电极污染出现反应异常,因玻璃电极不可随便拆换,可用 0.1g/dL 胃蛋白酶盐酸溶液浸泡 30min,然后用 pH7.383 的缓冲液冲洗。若经酶处理仍无改善,可检查参比电极,更换氯化钾溶液和参比电极膜。

(3)PCO₂ 电极:技术性能基本等同于 pH 电极,但 PCO₂ 电极需装尼龙网及渗透膜以及注入外缓冲液。其渗透膜应平整,不能有皱纹、裂缝和针眼,并保持清洁。渗透膜及尼龙网与敏感玻璃膜紧贴,不能夹有空气。有气泡可致反应速度变慢,显示不稳定,引起测定误差。

(4)PO₂ 电极:PO₂ 电极用久后,其阴极端的磨砂玻璃上会有 Ag 或 AgCl 沉积,使电极灵敏度改变,此时应在细砂纸上滴上数滴 PO₂ 电极外缓冲液,摩擦去掉沉积,用 PO₂ 电极外缓冲液洗净即可得到好的效果。

(5)参比电极:pH 测量系统的故障大多数为参比电极影响所致,因此参比电极的安装和更换是极其重要的。饱和 KCl 溶液易渗出产生结晶,参比电极膜及电极套要定期更换,否则会影响 pH 值测试结果。

(6)仪器 24h 开机,处于稳定的工作状态。如不能 24h 开机运转时,开机后应待仪器预热到 37℃1~2h 后再使用,否则可能出现明显的漂移现象。

(7)电极要经常清洗,清洗时应用随机所带清洁剂。电极填充缓冲液,在 PO₂ 电极、PCO₂ 电极保养时需更换。

4.定期定时做好仪器质量控制。通常有 2 个或 3 个不同浓度的质控物,仪器生产厂家一般都可提供商品质控物。

（任冲）

第五节　血清酶活性测定

酶是一类由活细胞产生的具有催化活性的蛋白质,人体内绝大多数代谢反应均是在酶的催化作用下完成的。正常情况下,血清中酶的活性相对较低且较为恒定,但在某些病理情况下,如细胞膜通透性增加或细胞坏死、细胞内酶合成异常、酶排泄障碍等,常导致血清中酶活性的改变。目前,已有 20 多种酶及同工酶成为临床常规的检测项目,其测定在疾病的诊断、鉴别诊断、疗效评估和预后判断等方面发挥重要作用。目前,血清酶活性的测定方法按照监测时间的不同分为固定时间法和连续监测法。

一、固定时间法测定血清酶活性

酶活性测定的固定时间法是通过测定酶促反应开始后一段时间内底物的减少量或产物的增加量以求取酶促反应速率的方法。该方法一般是在酶促反应一开始即计时,到达规定时间时(计时必须准确)加入终止剂(强酸、强碱、蛋白沉淀剂等)终止酶促反应,加入显色剂呈色,测出底物或产物的变化。该法的主要优点:操作简便,对仪器要求不高,用分光光度计即可测定,不用考虑显色剂对酶活性的影响,是早期测定酶活性的常用方法。主要缺点:难以确定反应时间段是否处于线性期,故难以保证测定结果的真实性。

(一)赖氏法测定血清丙氨酸氨基转移酶

1. 实验目的

掌握:赖氏法测定血清丙氨酸氨基转移酶的实验原理和测定的临床意义。

熟悉:赖氏法测定血清丙氨酸氨基转移酶校准曲线的绘制。

了解:赖氏法测定血清丙氨酸氨基转移酶的方法性能、试剂配制及注意事项。

2. 实验原理　血清中的丙氨酸氨基转移酶(ALT),在 37℃、pH7.4 的条件下,可催化基质(底物)缓冲液中丙氨酸与 α一酮戊二酸之间发生氨基转移反应,生成丙酮酸和谷氨酸,丙酮酸的生成量与样品中 ALT 活性有关。丙酮酸与 2,4一二硝基苯肼发生反应,生成丙酮酸一2,4一二硝基苯腙,后者在碱性条件下呈红棕色,与丙酮酸标准品配制的系列标准液比较,可计算样品中 ALT 活性。

$$L-丙氨酸+\alpha-酮-二酸 \xrightarrow{ALT} \alpha-丙酮酸+L-谷氨酸$$

$$\alpha-丙酮酸+2,4-二硝基苯肼 \xrightarrow{碱性条件} 丙酮酸-2,4-二硝基苯腙(红棕色)$$

3. 器材与试剂

(1)磷酸盐缓冲液(0.1mol/L,pH7.4)

1)磷酸二氢钾溶液(0.1mol/L):称取 KH_2PO_4 13.61g,溶解于蒸馏水中,加水至 1L,4℃保存。

2)磷酸氢二钠溶液(0.1mol/L):称取 Na_2HPO_4 14.22g,溶解于蒸馏水中,加水至 1L,4℃保存。

取 1)液 80mL 和 2)液 420mL 混匀,即为 pH7.4 的磷酸盐缓冲液。加氯仿数滴,4℃保存。

(2)基质缓冲液(丙氨酸 200mmol/L,α一酮戊二酸 2.0mmol/L):精确称取 D(L)一丙氨酸 1.79g,α一酮戊二酸 29.2mg,先溶于磷酸盐缓冲液(0.1mol/L,pH7.4)约 50mL 中,用 1mol/L NaOH 溶液调 pH 值至 7.4,再加磷酸盐缓冲液至 100mL,4~6℃保存,可稳定 2 周。(注:每升基质缓冲液中可加入麝香草酚 0.9g 或氯仿数滴防腐,4℃保存,至少可稳定 1 个月)。

(3)2,4一二硝基苯肼溶液(1.0mmol/L):称取 2,4一二硝基苯肼(AR)19.8mg,溶于 1.0mol/L盐酸 100mL,置于棕色玻璃瓶中,室温保存,若有结晶析出,应重新配制。

（4）NaOH 溶液（0.4mol/L）称取 NaOH 16g，溶解于蒸馏水中，并加蒸馏水至 1L，置于具塞塑料试剂瓶内，室温中可长期稳定。

（5）丙酮酸标准液（2.0mmol/L）：准确称取丙酮酸钠（AR）22.0mg，置于 100mL 容量瓶中，加 0.05mol/L 硫酸至刻度。丙酮酸不稳定，开封后易相互聚合为多聚丙酮酸而变质，需干燥后使用。

4.操作步骤

（1）标本的测定

1）测定前取适量待测血清和基质缓冲液，37℃水浴预温 5min 后使用，具体操作按表 5－29 进行。

表 5－29 赖氏法测定 ALT 操作步骤

加入物/mL	测定管	对照管
血清	0.1	0.1
基质缓冲液（已预温至 37℃）	0.5	—
	混匀，37℃水浴 30min	
2,4－二硝基苯肼溶液	0.5	0.5
基质缓冲液	—	0.5
	混匀，37℃水浴 20min	
0.4mol/L NaOH 溶液	5.0	5.0

2）充分混匀，室温放置 5min，在波长 505nm 处，以蒸馏水调零，读取各管吸光度。

（2）校准曲线绘制

1）按表 5－30 加入相应试剂。

表 5－30 赖氏法测定 ALT 校准曲线绘制

加入物/mL	0	1	2	3	4
0.1mol/L 磷酸盐缓冲液	0.1	0.1	0.1	0.1	0.1
2.0mmol/L 丙酮酸标准液	0	0.05	0.10	0.15	0.20
基质缓冲液	0.50	0.45	0.40	0.35	0.30
2,4－二硝基苯肼溶液	0.5	0.5	0.5	0.5	0.5
	混匀，37℃水浴 20min				
0.4mol/L NaOH 溶液	5.0	5.0	5.0	5.0	5.0
相当于酶活性浓度（卡门氏单位）	0	28	57	97	150

2）充分混匀，室温放置 5min，在波长 505nm 处，以蒸馏水调零，读取各管吸光度。

3）以各管吸光度减"0"号管吸光度的差值为纵坐标，对应的酶活性单位为横坐标，绘制校准曲线。

5.结果计算 根据测定管吸光度减去对照管吸光度的差值，在校准曲线上查得血清 ALT 的卡门氏单位。

6.参考区间 5～25 卡门氏单位。

7.临床意义 ALT 广泛分布于全身各组织，尤以肝中含量最为丰富，且主要存在于肝细胞的胞浆中。当肝细胞受损时，此酶可释放入血，使血中该酶活性浓度增加，故测定 ALT 主要用于肝脏疾病的诊断,是反映肝细胞损害的一个灵敏的指标。

(1)急性病毒性肝炎、药物或酒精中毒等引起的急性肝损坏,血清 ALT 常明显升高。

(2)脂肪肝、慢性肝炎、肝硬化、肝癌等,血清 ALT 常轻度、中度升高或正常。

应注意,重症肝炎由于大量肝细胞坏死,此时血中 ALT 可仅轻度增高,临终时常明显下降,但胆红素却进行性升高,即所谓的"酶胆分离",常是肝坏死的征兆。

(3)心血管疾病、骨骼肌疾病、外伤、休克、剧烈运动等也可导致 ALT 升高。

(4)某些药物及化学物质可不同程度地损伤肝细胞,引起 ALT 的升高,如氯丙嗪、苯巴比妥、四氯化碳、乙醇、铅和有机磷等。

8.注意事项

(1)血清中 ALT 室温(25℃)可以保存 2 天,4℃冰箱可保存 1 周,-25℃可保存 1 个月。红细胞内 ALT 约为血清中的 7 倍,应避免溶血。

(2)一般血清对照管吸光度与试剂空白管(以蒸馏水代替血清,其他和对照管同样操作)吸光度接近。所以,成批标本测定时,一般不需要每份标本都做自身血清对照管,以试剂空白管代替即可。严重脂血、黄疸及溶血血清可增加测定的吸光度,糖尿病酮症酸中毒患者血中的大量酮体亦能和 2,4-二硝基苯肼作用呈色,引起测定管吸光度的增加。因此,检测此类标本时,应做血清标本对照。

(3)基质液中的 α-酮戊二酸和显色剂 2,4-二硝基苯肼均为呈色物质,称量必须准确,每批试剂的试剂空白管吸光度上下波动不应超过 0.015,如超出此范围,应检查试剂及仪器等方面问题。

(4)丙酮酸不稳定,见空气易发生聚合反应,生成多聚丙酮酸,而失去其原有的化学性质,在制备校准曲线时,不会出现显色反应。此时应将变性的丙酮酸放在干燥箱中(40~55℃)2~3h,或放置于干燥器中过夜后再使用。

(5)底物 α-酮戊二酸与产物丙酮酸均能与 2,4-二硝基苯肼发生反应生成各自相应的 2,4-二硝基苯腙,尽管在 505nm 处丙酮酸苯腙的显色强度是 α-酮戊二酸苯腙的 3 倍,但试剂中仍需限制 α-酮戊二酸的浓度。此外,2,4-二硝基苯肼在碱性条件下自身亦呈色,故 2,4-二硝基苯肼浓度亦不足。赖氏法考虑到 2,4-二硝基苯肼和底物 α-酮戊二酸的浓度不足,酶作用产生的丙酮酸的量不能与酶活性成正比,故没有制定自身的单位定义,而是以实验数据套用速率法的卡门氏单位。卡门法是早期的酶偶联速率法,卡门氏单位定义为血清 1mL,反应液总体积 3mL,反应温度 25℃,波长 340nm,比色杯光径 1.0cm,每分钟吸光度下降 0.001 为一个卡门氏单位(相当于 0.48U)。赖氏法校准曲线所定的单位是用比色法的实验结果和卡门分光光度法实验结果作对比后求得的,以卡门氏单位报告结果,校准曲线仅至 150 卡门氏单位。

(6)赖氏法因受底物 α-酮戊二酸浓度与 2,4-二硝基苯肼浓度不足的影响,使得 ALT 的测定不是在最佳条件下进行,反应中丙酮酸的生成量与 ALT 活性不呈直线关系,而呈现一种特殊的曲线关系(抛物线状),因此,校准曲线不适于用直线回归法进行处理。目前,国内不少学者推荐使用曲线回归法处理 ALT 校准曲线,应选择相关程度最佳的曲线进行处理。

(7)加入 2,4-二硝基苯肼溶液后,应充分混匀,使反应完全。加入 NaOH 溶液的方法和速度要一致,如液体混合不完全或 NaOH 溶液的加入速度不同均会导致吸光度读数的差异。呈色的深浅与 NaOH 的浓度也有关系,NaOH 浓度越大呈色越深,因此 NaOH 浓度要准确。

（二）苄醛偶氮萘酚法测定血清单胺氧化酶

1. 实验目的

掌握：血清单胺氧化酶测定的临床意义。

熟悉：苄醛偶氮萘酚法测定血清单胺氧化酶的原理。

了解：苄醛偶氮萘酚法测定血清单胺氧化酶的注意事项。

2. 实验原理　单胺氧化酶（monoamine oxidase，MAO）是一组作用于不同单胺的酶类，参与单胺的氧化过程。本实验以苄胺偶氮-β-萘酚为底物，在 O_2 与 H_2O 参与下，经 MAO 作用生成苄醛偶氮萘酚、氨和过氧化氢，用环己烷抽提苄醛偶氮-β-萘酚后比色测定，与已知量的对苄醛偶氮-β-萘酚相比即可求出 MAO 的活性单位。

3. 器材与试剂

（1）Tris-HCl 缓冲液（0.1mol/L，pH7.2）：称取 Tris 12.1g，用蒸馏水溶解，加入 1mol/L 盐酸约 85mL，调节 pH 值至 7.2，加蒸馏水至 1L。

（2）苄胺偶氮-β-萘酚基质（底物）缓冲液（0.5mmol/L）：称取苄胺偶氮-β-萘酚 13.8mg 于小烧杯中，加入 0.1mol/L Tris-HCl 缓冲液约 20mL，水浴加热并搅动，尽量溶解出色素部分，倒入 100mL 容量瓶中，重复此操作，直至用 Tris-HCl 溶解的色素部分达 100mL，弃去黑色不溶物质。放置于冰箱可保存 3 周。

（3）对苄醛偶氮-β-萘酚标准液（100μmol/L）：准确称取对苄醛偶氮-β-萘酚 2.77mg，用无水乙醇溶解并稀释至 100mL。4℃ 冰箱可保存数月。

（4）10% 过氯酸（质量浓度）。

（5）环己烷。

4. 操作步骤

（1）取 10mL 带塞试管 3 支，按表 5-31 操作。

表 5-31　苄醛偶氮萘酚法测定 MAO 活性

加入物/mL	测定管	标准管	空白管
血清	0.5	—	—
对苄醛偶氮-β-萘酚标准液	—	0.5	—
蒸馏水	—	—	0.5
基质缓冲液（已预温至 37℃）	2.0	2.0	2.0
	混匀，37℃ 水浴 60min		
10% 过氯酸	3 滴	3 滴	3 滴
环己烷	4.0	4.0	4.0

（2）加塞振荡 5min，置于 37℃ 水浴 30min，其间用玻璃棒搅拌 2 次，取出离心（3000r/min，10min），取上清液，于 500nm 波长处以空白管调零比色测定。

5. 结果计算

MAO 活性单位的定义：1mL 血清在 37℃ 与基质作用 60min 产生 1nmol 对苄醛偶氮-β-萘酚为一个单位。

$$MAO\ 活性(U/mL)=\frac{测定管吸光度值}{标准管吸光度值}×100U/mL$$

6. 参考区间　12～40U/mL。

7.临床意义 MAO是一种可催化各种单胺类氧化生成相应的醛,然后进一步氧化成酸的酶,广泛分布于体内各组织器官,以肝、心、肾、脑等组织中含量较多,细胞内单胺氧化酶主要存在于线粒体膜外面,并与膜紧密结合,另有少量存在于细胞浆中,能促进纤维结缔组织的形成。血清单胺氧化酶主要来自结缔组织,其活性增高与体内结缔组织增生密切相关。

(1)血清单胺氧化酶的活性高低能反映肝纤维化的程度。纤维化发生在汇管区之间或汇管中心区之间时,MAO活性明显增高,阳性率在80%以上;在假小叶周围有广泛纤维化形成时,则几乎全部增高,且升高的幅度最大。

(2)临床上MAO的测定主要用于肝硬化的诊断。肝硬化时血清MAO活性平均比正常升高3倍,且阳性率可达到80%以上,早期肝硬化患者尤为明显;而急、慢性肝炎时血清MAO活性大多数正常,仅部分有轻度增高;急性坏死性肝炎时由于MAO从坏死的肝细胞线粒体上脱落导致血清酶活性升高;慢性肝炎活动期血清MAO活性有增高的趋势;严重脂肪肝患者MAO亦升高。

(2)神经系统病变如阿尔兹海默病(Alzheimer病)、帕金森病(Parkinson病)和抑郁症患者血清和脑内MAO活性明显升高。血清MAO活性升高还见于甲状腺功能亢进、糖尿病、肢端肥大症、心力衰竭所致的肝瘀血等疾病。

8.注意事项

(1)对苄醛偶氮-β-萘酚不易溶解,配制前必须在热水浴中逐步洗下其色素,直至仅剩下黑色不溶物质。

(2)环己烷的作用是从酶作用的产物中提取生成的苄醛化合物,为了充分抽提,需置于37℃水浴30min,并搅拌1~2次,使其充分乳化,完全抽提。

(3)环己烷抽提物的吸收峰在480nm,为减少胆红素的干扰常采用500nm作为检测波长。

(4)环己烷与水不能互溶,因此比色杯必须先用无水乙醇和乙醚清洗干净,干燥后才能使用。否则,会形成混浊导致无法测定。

(三)磷酸苯二钠比色法测定血清碱性磷酸酶

1.实验目的

掌握:血清碱性磷酸酶测定的临床意义。

熟悉:磷酸苯二钠比色法测定血清碱性磷酸酶的实验原理。

了解:磷酸苯二钠比色法测定血清碱性磷酸酶的注意事项。

2.实验原理 碱性磷酸酶(ALP)在碱性条件下(pH10.0)作用于磷酸苯二钠,使之水解释放出游离酚和磷酸。酚在碱性溶液中与4-氨基安替比林作用,并经铁氰化钾氧化生成红色醌类化合物,根据红色深浅计算ALP的活力。

3.器材与试剂

(1)碳酸盐缓冲液(0.1mol/L,pH10.0):称取无水碳酸钠6.36g、碳酸氢钠3.36g、4-氨基安替比林1.5g,溶于约800mL蒸馏水中,将此溶液转入1L容量瓶内,加蒸馏水至刻度,置于棕色瓶中储存。

(2)磷酸苯二钠基质液(20mmol/L):先将蒸馏水约400mL煮沸,迅速加入磷酸苯二钠2.18g(磷酸苯二钠如含2分子结晶水,则应称取2.54g),使其溶解,冷却后用煮过的冷蒸馏水加至500mL,再加氯仿2mL,置于4℃冰箱保存。

(3)铁氰化钾溶液:称取铁氰化钾2.5g,硼酸17g,各自溶于蒸馏水约400mL中,两液混合后,加蒸馏水至1L,置于棕色瓶中避光保存(如出现蓝绿色即变质)。

(4)酚标准储存液(1mg/mL):称取重蒸馏苯酚1.0g,溶解于0.1mol/L盐酸中,并定容至1L。

(5)酚标准应用液(0.05mg/mL):取酚标准储存液5mL,加蒸馏水稀释至100mL。此液仅能保存2～3天。

4.操作步骤

(1)校准曲线制作

1)按表5－32加入相应试剂。

表5－32　磷酸苯二钠法测定ALP校准曲线制作

加入物/mL	B	1	2	3	4	5
0.05mg/mL酚标准应用液	0	0.2	0.4	0.6	0.8	1.0
蒸馏水	1.1	0.9	0.7	0.5	0.3	0.1
碳酸盐缓冲液	1.0	1.0	1.0	1.0	1.0	1.0
铁氰化钾溶液	3.0	3.0	3.0	3.0	3.0	3.0
相当于金氏单位	0	10	20	30	40	50

2)立即充分混匀,在波长510nm处比色,以B管调零,读取各管吸光度。以吸光度为纵坐标,相应酶活性金氏单位为横坐标绘制校准曲线。

(2)标本测定

1)取试管标明对照管和测定管,按表5－33操作。

表5－33　磷酸苯二钠比色法测定血清ALP操作步骤

加入物/mL	测定管	对照管
血清	0.1	—
碳酸盐缓冲液	1.0	1.0
	混匀,37℃水浴5min	
基质液(已预温至37℃)	1.0	1.0
	混匀后,置于37℃水浴15min	
铁氰化钾溶液	3.0	3.0
血清	—	0.1

2)立即充分混匀,在波长510nm处比色,用蒸馏水调零,读取各管吸光度。

5.结果计算　根据测定管吸光度减去对照管吸光度的差值,在校准曲线上查得样品中ALP的金氏单位。

注:ALP金氏单位定义:100mL血清在37℃与底物作用15min,产生1mg酚为1个金氏单位。

6.参考区间

成人:3～13金氏单位。

儿童:5～28金氏单位。

7.临床意义　碱性磷酸酶广泛分布于人体的肝脏、肾脏、骨骼、肠、胆汁等部位,但以肝

新编临床医学检验技术

脏、肾脏和骨骼中含量较多。正常人血清中的 ALP 主要来源于肝脏,小部分来自骨骼。临床上,血清 ALP 活力测定主要用于肝胆疾病和骨骼疾病的诊断和鉴别诊断。

(1)血清 ALP 活性升高

1)肝胆疾病:胆管阻塞性疾病,如梗阻性黄疸,ALP 常明显升高;肝内局限性胆道阻塞,如肝癌、肝脓肿等,ALP 一般中度升高;累及肝实质细胞的肝胆疾病,如肝炎,ALP 常轻度升高。

2)骨骼疾病:由于骨的损伤或疾病使成骨细胞内所含高浓度的碱性磷酸酶释放进入血液中,引起血清碱性磷酸酶活力增高,如成骨肉瘤、纤维性骨炎、成骨不全症、佝偻病、骨软化病、恶性肿瘤骨转移和骨折修复愈合期等。

此外,骨骼的迅速生长、妊娠、脂肪餐等可引起血清 ALP 活性生理性升高。

(2)血清 ALP 活性降低:血清 ALP 活性降低比较少见,主要见于呆小症、磷酸酶过少症、维生素 C 缺乏症。

8.注意事项

(1)基质液中不应含有游离酚,如含有酚则空白管显红色,说明磷酸苯二钠已经开始分解,不宜使用。

(2)铁氰化钾溶液中加入硼酸有稳定显色作用。该液应避光保存,如出现蓝绿色不宜使用。

(3)加入铁氰化钾溶液后必须立即混匀,否则显色不充分,影响实验结果。

(4)黄疸血清及溶血血清应分别做各自的对照管,一般血清标本可以共用对照管。

(四)碘-淀粉比色法测定血清淀粉酶

1.实验目的

掌握:碘-淀粉比色法测定血清淀粉酶的实验原理和血清淀粉酶测定的临床意义。

熟悉:碘-淀粉比色法测定血清淀粉酶的步骤。

了解:碘-淀粉比色法测定血清淀粉酶的注意事项。

2.实验原理 血清中 α-淀粉酶(AMY)催化淀粉分子中 $\alpha-1,4-$糖苷键水解,产生葡萄糖、麦芽糖及含有 $\alpha-1,6-$糖苷键支链的糊精。在底物(已知浓度)过量的条件下,反应后加入碘液与未被水解的淀粉结合生成蓝色复合物,其蓝色的深浅与未经酶促反应的空白管比较,推算出淀粉酶的活力单位。

3.器材与试剂

(1)缓冲淀粉溶液(0.4g/L):称取氯化钠 9g,无水磷酸氢二钠 22.6g(或 $Na_2HPO_4 \cdot 12H_2O$ 56.94g)和无水磷酸二氢钾 12.5g,溶于约 500mL 蒸馏水中,加热至沸。另取一小烧杯,精确称取可溶性淀粉 0.4g,加入蒸馏水约 10mL,使溶液呈糊状后,加入上述沸腾溶液中,水洗烧杯一并倒入,冷至室温后,加入 37%甲醛溶液 5mL,用蒸馏水定容至 1L,该溶液 pH 值为 7.0 ± 0.1,置于 4℃冰箱保存。

(2)碘储存液(0.1mol/L):于蒸馏水约 400mL 中,溶解碘酸钾 1.7835g 及碘化钾 22.5g,缓慢加入浓盐酸 4.5mL,边加边搅拌,用蒸馏水定容至 500mL,充分混匀,储存于棕色瓶中,塞紧,置于 4℃冰箱保存。

(3)碘应用液(0.01mol/L):取碘储存液,用蒸馏水稀释 10 倍,混匀,储存于棕色瓶中,4℃冰箱保存可稳定 1 个月。

4.操作步骤

(1)血清用生理盐水作 10 倍稀释,然后按表 5－34 操作。

表 5－34　碘－淀粉比色法测定血清淀粉酶操作步骤

加入物/mL	测定管	空白管
缓冲淀粉溶液(已预温至37℃)	1.0	1.0
稀释血清	0.2	—
	混匀,37℃水浴 7.5min	
碘应用液	1.0	1.0
蒸馏水	6.0	6.2

(2)混匀,在波长 660nm 处,以 10mm 光径比色杯,蒸馏水调零,读取各管吸光度。

5.结果计算　淀粉酶单位(苏氏单位,U)定义:100mL 血清中的淀粉酶,在 37℃作用 15min 水解淀粉 5mg 为 1 个单位。

$$淀粉酶(U)=\frac{空白管吸光度-测定管吸光度}{空白管吸光度}\times\frac{0.4}{5}\times\frac{15}{7.5}\times\frac{100}{0.02}$$

$$=\frac{空白管吸光度-测定管吸光度}{空白管吸光度}\times 800$$

6.参考区间　血清:80～180U。尿液:100～1200U。

7.临床意义　人体内淀粉酶主要由胰腺、唾液腺分泌。流行性腮腺炎,尤其是急性胰腺炎时,血和尿中的 AMY 显著增高。急性胰腺炎发病后 8～12h 血清 AMY 开始增高,12～24h 达峰值,2～5 天下降至正常,如超过 500U 即有诊断意义,达 350U 时应怀疑此病。淀粉酶的相对分子质量为 40000～50000,可通过肾小球滤过膜滤过,尿 AMY 于急性胰腺炎发病后 12～24h 开始升高,下降也比血清 AMY 慢,因此,在急性胰腺炎后期测定尿 AMY 更有价值。此外,急性阑尾炎、肠梗阻、胰腺癌、胆石症、溃疡病穿孔、肾功能衰竭及吗啡注射后等均可见血清 AMY 增高,但常低于 500U。

8.注意事项

(1)酶活性在 400U 以下时,与底物的水解量成线性。如测定管吸光度小于空白管吸光度一半时,应加大血清稀释倍数或减少稀释血清加入量,测定结果乘以稀释倍数。

(2)淀粉酶是一种钙依赖性金属蛋白酶,草酸盐、枸橼酸盐、EDTA－Na₂ 等抗凝剂及氟化钠由于螯合或沉淀了血中的钙,均有抑制作用,肝素则无抑制作用。卤族元素和其他阴离子有激活作用,如 Cl⁻,所以操作时应用生理盐水稀释血清。

(3)唾液中含高浓度淀粉酶,采集标本和测定过程中应防止唾液污染。

(4)淀粉产品来源不同,其淀粉分子平均链长及直链淀粉与支链淀粉比例均有差异。具有螺旋结构的、由 α－1,4－糖苷键形成的较长糖链与碘结合生成蓝色复合物;中等长度的具有螺旋结构的糖链,与碘结合生成红色复合物;糖链更短者无螺旋结构,不与碘结合。因而,不同产品配成的底物,按上述方法其空白管吸光度可有明显差异。根据经验,空白管吸光度应在 0.40 以上。

(5)缓冲淀粉溶液若出现混浊或絮状物,表示溶液受污染或变质,不能再用。

(6)本法亦适用于其他体液淀粉酶的测定。尿液应用生理盐水先作 20 倍稀释后再测定。

(五)比色法测定乳酸脱氢酶总酶活性

1.实验目的

掌握:比色法测定乳酸脱氢酶总酶活性的实验原理。

熟悉:乳酸脱氢酶总酶活性测定的临床意义。

了解:比色法测定乳酸脱氢酶总酶活性的注意事项。

2.实验原理 乳酸脱氢酶(LDH)以 NAD^+ 为受氢体,催化 L－乳酸脱氢,生成丙酮酸。丙酮酸与 2,4－二硝基苯肼反应生成丙酮酸－2,4－二硝基苯腙,后者在碱性的溶液中呈红棕色。其颜色的深浅与丙酮酸的浓度成正比,根据测得的丙酮酸含量计算 LDH 的活性。

3.器材与试剂

(1)底物缓冲液(pH 8.8,0.3mol/L 乳酸锂):称取二乙醇胺 2.1g,乳酸锂 2.9g,加蒸馏水约 80mL,用 1mol/L HCl 调节 pH 值至 8.8,加蒸馏水至 100mL。

(2)NAD^+ 溶液(11.3mmol/L):称取 NAD^+ 15mg(若含量为 70%,则称取 21.4mg),溶于 2mL 蒸馏水中,4℃可保存 2 周。

(3)2,4－二硝基苯肼溶液(1mmol/L):称取 2,4－二硝基苯肼 198mg,加 10mol/L 盐酸 100mL,待溶解后加蒸馏水至 1L。棕色瓶中室温放置。

(4)NaOH 溶液(0.4mol/L)。

(5)丙酮酸标准液(0.5mmol/L):准确称取丙酮酸钠(AR)11mg,以底物缓冲液溶解后,移入 200mL 容量瓶中,用底物缓冲液定容至刻度。临用前配制。

4.操作步骤

(1)校正曲线的制作

1)按表 5－35 加入相应试剂。

表 5－35　比色法测定乳酸脱氢酶总酶活性校正曲线的制作

加入物/mL	B	1	2	3	4	5
丙酮酸标准液	0	0.025	0.05	0.10	0.15	0.20
底物缓冲液	0.5	0.475	0.45	0.40	0.35	0.30
蒸馏水	0.11	0.11	0.11	0.11	0.11	0.11
2,4－二硝基苯肼溶液	0.50	0.50	0.50	0.50	0.50	0.50
混匀,37℃水浴 15min						
0.4mol/L NaOH 溶液	5.0	5.0	5.0	5.0	5.0	5.0
相当于 LDH 活性(金氏)单位	0	125	250	500	750	1000

2)充分混匀,室温放置 5min 后,于 440nm 波长处比色,比色杯光径为 1.0cm,以 B 管调零,读取各管吸光度。以吸光度为纵坐标,相应的酶活性单位为横坐标绘制校正曲线。

(2)酶活性的测定

1)按表 5－36 加入相应试剂。

表 5－36　LD 活性的测定

加入物/mL	测定管	对照管
血清	0.01	0.01
底物缓冲液	0.50	0.50
混匀,37℃水浴 5min		
NAD+ 溶液	0.1	－
混匀,37℃水浴 15min		
2,4－二硝基苯肼溶液	0.5	0.5
NAD+ 溶液	－	0.1
混匀,37℃水浴 15min		
0.4mol/L NaOH 溶液	5.0	5.0

2)充分混匀,室温放置 5min 后,于 440nm 波长处比色,比色杯光径为 1.0cm,用蒸馏水调零,读取各管吸光度。以测定管与对照管吸光度之差值查校正曲线,即得 LDH 活性。

LDH 活性单位定义:以 100mL 血清,37℃,作用底物 15min,产生 1μmol 丙酮酸为 1 个金氏单位。

5.参考区间　190～437 金氏单位。

6.临床意义　LDH 是糖无氧酵解中催化丙酮酸转化为乳酸的极重要的酶,广泛存在于心脏、肝脏、骨骼肌、肺、脾脏、脑、红细胞、血小板等组织细胞的胞浆和线粒体中。血清 LDH 活性增高主要见于心肌梗死、肝病、肺梗死、溶血性疾病、恶性肿瘤等。同时,某些肿瘤转移后所致的胸、腹水中 LDH 活性往往也升高。目前临床测定 LDH 活性常用于心肌梗死、肝病和恶性肿瘤的辅助诊断,是传统心肌酶谱之一。

7.注意事项

(1)缓冲液除用二乙醇胺外,还可用 Tris 或焦磷酸缓冲液。甘氨酸对 LDH 有抑制作用,故不采用甘氨酸缓冲液。

(2)底物的选择:乳酸锂、乳酸钾、乳酸钠都可以作为 LDH 的底物。乳酸锂因纯度高、易称量、稳定性好为首选。后两种为水溶液,若保存不当,则容易产生酮酸类物质,从而抑制酶促反应,且含量不够准确,目前少用。

(3)因红细胞中含丰富的 LDH(约为血清的 100 倍),故标本严禁溶血,此外,抽血前应避免剧烈运动。

(4)样品以血清为宜,如用血浆,宜采用肝素作抗凝剂,因草酸盐、EDTA 对 LDH 有抑制作用,不宜采用。另外,因血小板含丰富的 LDH,血清和血浆 LDH 有一定差异。

(5)标本采集后应迅速分离血清或血浆。由于 LDH4、LDH5 对冷不稳定,标本如不能及时测定,不应储存于冰箱中,可在室温下保存,血清标本室温可存放 2～3 天。

(6)比色应在 5～15min 内完成,否则吸光度值会降低。

(六)肌酸显色法测定血清肌酸激酶

1.实验目的

掌握:肌酸显色法测定血清肌酸激酶的原理。

熟悉:血清肌酸激酶测定的临床意义。

了解:肌酸显色法测定血清肌酸激酶的注意事项和影响因素。

2.实验原理 磷酸肌酸和二磷酸腺苷(ADP)在肌酸激酶(CK)的作用下生成 ATP 和肌酸,后者与双乙酰和 α-萘酚结合生成红色化合物。在一定的范围内,红色化合物的颜色深浅与肌酸激酶的活性成正比,从而可以得出肌酸激酶的活性。

$$磷酸肌酸 + ADP \xrightarrow{CK} 肌酸 + ATP$$

$$肌酸 + 双乙酰 + \alpha - 萘酚 \xrightarrow{Mg^{2+}} 红色化合物$$

3. 器材与试剂

(1)器材

1)各类型全自动生化分析仪或者半自动生化分析仪。

2)分光光度计。

3)恒温水浴箱。

4)精确称量天平。

5)微量加样器。

(2)试剂

1)Tris-HCl 缓冲液(pH7.4):称取 Tris2.42g,加蒸馏水溶解至 100mL,加入 0.2mol/L HCl 88.8mL,无水硫酸镁 0.34g,调 pH 值至 7.4,室温可保存数月。

2)12mmol/L 磷酸肌酸溶液:称取磷酸肌酸钠盐 43.6mg,加蒸馏水溶解至 10mL,溶解后于-20℃冰箱内中保存。

3)4mmol/LADP 溶液:称取 ADP 钠盐 23.3mg,加蒸馏水溶解至 10mL,保存于-20℃冰箱或冰盒中。

4)混合底物溶液:临用前将试剂 1、2 及 3 等量混合,在 9mL 混合底物溶液中加入盐酸半胱氨酸 31.5mg,调 pH 值至 7.4,置于-20℃冰箱可保存 1 周。若空白管吸光度太高,表明有游离肌酸产生,应弃去重新配制。

5)50g/L 硫酸锌溶液:准确称取硫酸锌(ZnSO$_4$·7H$_2$O)5g,加入少许蒸馏水溶解,并定容至 100mL。

6)60g/L 氢氧化钡溶液:称取氢氧化钡[Ba(OH)$_2$·8H$_2$O]6g,溶于 90mL 热蒸馏水中,煮沸数分钟,冷却后加蒸馏水至 100mL,过滤。

取 50g/L 硫酸锌溶液 5mL,加少许蒸馏水和酚酞指示剂 2 滴,用氢氧化钡溶液滴定至出现粉红色为止。根据滴定结果,用蒸馏水稀释氢氧化钡溶液,使其恰与等体积的硫酸锌溶液中和。

7)储存碱溶液:称取氢氧化钠(NaOH)30g,无水碳酸钠 64g,加入蒸馏水溶解,并稀释定容至 500mL,置于塑料瓶保存。

8)α-萘酚溶液:称取 α-萘酚 400mg,加储存碱溶液 10mL。需新鲜配制,否则空白管吸光度偏高。

9)双乙酰溶液:先配成 10g/L 水溶液,置于冰箱中可保存数月。临用前用蒸馏水作 20 倍稀释。

10)1.7mmol/L 肌酸标准液:精确称取无水肌酸 22.3mg,加蒸馏水至 100mL,冰箱可保存数月。

11)待测样本:患者血清或者质控血清。

4.操作步骤

(1)自动生化分析仪法:请参照试剂盒说明书操作。

(2)手工操作法

1)取 8 支试管,分别标明为空白管、标准管、对照管和测定管。

2)按照表 5—37 操作。

表5—37　肌酸显色法测定血清肌酸激酶操作表

加入物/mL	空白管	标准管	对照管	测定管
血清	—	—	—	0.1
肌酸标准液	—	0.1	—	—
蒸馏水	0.1	—	—	—
混合底物溶液	0.75	0.75	0.75	0.75
混匀,37℃水浴 30min				
氢氧化钡溶液	0.5	0.5	0.5	0.5
硫酸锌溶液	0.5	0.5	0.5	0.5
蒸馏水	0.5	0.5	0.5	0.5
充分振荡,混匀后离心(2000r/min)10min,另取试管 4 支继续操作				
上清液	0.5	0.5	0.5	0.5
α—萘酚溶液	1.0	1.0	1.0	1.0
双乙酰溶液	0.5	0.5	0.5	0.5
混匀,37℃水浴 15~20min				
蒸馏水	2.5	2.5	2.5	2.5

(3)混匀,在 540nm 波长处,用空白管调零比色,读取吸光度值。

5.结果计算

CK 活性单位(U/L)

$$= \frac{测定管吸光度-对照管吸光度}{标准管吸光度} \times 标准管浓度(\mu mol/L) \times \frac{1}{反应时间(h)} \times \frac{1}{血清用量}$$

$$= \frac{测定管吸光度-对照管吸光度}{标准管吸光度} \times 0.17 \times \frac{1}{0.5} \times \frac{1}{0.1}$$

$$= \frac{测定管吸光度-对照管吸光度}{标准管吸光度} \times 3.4$$

6.参考区间

常用单位:0.5~3.6U/mL。

国际单位:8~60U/L。

7.临床意义　CK 通常存在于心脏、肌肉以及脑等组织的细胞浆和线粒体中,是一个与细胞内能量运转和肌肉收缩有直接关系的激酶。年龄、性别和种族对 CK 含量都有一定影响。新生儿 CK 常为正常成年人的 2~3 倍,过 6~10 周可逐步下降至接近成年人水平。CK 含量和肌肉运动密切相关,其量和人体肌肉总量有关。

正常人血浆中酶活性很低。CK 测定主要用于心肌梗死的诊断,对其他系统疾病的诊疗也具有一定意义。

(1)急性心肌梗死,CK 在发病 2～4h 开始升高,12～48h 达到峰值,2～4 天恢复正常,其升高程度较 AST、LDH 大,且出现早,与心肌损伤的程度基本一致,心电图不易诊断的心内膜下心肌梗死和复发性心肌梗死时 CK 活性亦升高。动态监测有助于心肌梗死的病情观察和预后估计。

(2)多发性肌炎、进行性肌营养不良、严重肌肉创伤等 CK 明显升高。

(3)脑血管意外、脑膜炎、甲状腺功能减退、全身性惊厥、休克、破伤风以及某些感染性疾病等均可导致 CK 活性升高。

(4)一些非疾病性因素,如剧烈运动,各种插管及手术,肌内注射氯丙嗪、抗生素,以及进行一些心脏疾病治疗,如心导管、电复律时均可引起 CK 活性升高。

(5)甲状腺功能亢进、系统性红斑狼疮、慢性关节炎及应用类固醇制剂、避孕药和化疗可使 CK 活性降低。

8.注意事项

(1)Mg^{2+} 为激活剂,半胱氨酸提供巯基,氢氧化钡和硫酸锌沉淀蛋白并中和反应。

(2)本实验的许多试剂都易失效,因此最好在每次实验前临时配制。肌酐、精氨酸、胍乙酸等也可与 α—萘酚及双乙酰试剂产生颜色反应。故肾功能衰竭患者应用自身血清做空白对照,以消除肌酐的影响。

(3)α—萘酚为白色或略带黄色的结晶,若颜色过深,应在乙醇中重结晶后再用。

(4)血清 CK 活性大于 200U/L 时,应用已知 CK 活性正常的血清稀释后重测,其结果乘以稀释倍数。

(5)肌酸呈色不稳定,振摇充分与否直接影响呈色的深浅及过程,用旋涡混合器充分振摇 15s,37℃水浴 5min 后,颜色可达最高点,并持续 30min 以上。

二、连续监测法测定血清酶活性

连续监测法,也称为"动力学法"或"速率法",是指每隔一定时间(2～60s),连续多次测定酶反应过程中某一反应产物或底物量随时间变化的数据,求出酶反应初速度,从而间接计算酶活性的方法。由于无需终止酶促反应,也不需要添加呈色试剂,就可测定反应物的变化,监测反应的整个过程,易于选择线性反应期来计算酶的活性。

连续监测法具有测定方法简单、结果准确等众多的优点,随着全自动生化分析仪的推广使用,目前已取代"固定时间法"而成为临床实验室测定酶活性浓度最常用的方法。

(一)连续监测法测定丙氨酸氨基转移酶

1.实验目的

掌握:连续监测法测定丙氨酸氨基转移酶的原理。

熟悉:血清丙氨酸氨基转移酶测定的临床应用。

了解:血清丙氨酸氨基转移酶测定的影响因素和评价。

2.实验原理　采用酶偶联反应测定血清丙氨酸氨基转移酶(ALT)活性,ALT 催化 L—丙氨酸和 α—酮戊二酸反应生成的丙酮酸,被乳酸脱氢酶(LDH)还原成乳酸,并使 NADH 氧化成 NAD^+,在 340nm 波长下吸光度降低,NADH 的氧化速率与 ALT 活力成正比。

$$L—丙氨酸＋α—酮戊二酸 \xrightarrow{ALT} 丙酮酸＋L—谷氨酸$$

$$丙酮酸＋NADH＋H^+ \xrightarrow{LDH} 乳酸＋NAD^+$$

3.器材与试剂

(1)器材

1)各类型全自动生化分析仪及半自动生化分析仪。

2)紫外分光光度计。

3)恒温水浴箱。

4)微量加样器。

(2)试剂

1)试剂的成分和浓度:试剂 1(R₁):Tris 缓冲液(pH7.5,100mmol/L)、L－丙氨酸(500mmol/L)、LDH(1200U/L)、NADH(0.18mmol/L)。

2)试剂 2(R₂):α－酮戊二酸(15mmol/L)。

3)待测标本:患者血清或质控血清。

4.操作步骤

(1)自动生化分析仪法:各实验室可根据本室的分析仪型号及试剂盒操作说明书而定。

(2)手工操作法

1)按照表 5－38 操作。

表 5－38　手工法测定血清丙氨酸氨基转移酶操作

加入物/μL	空白管	测定管
R₁	1000	1000
蒸馏水	100	—
标本	—	100
	混匀,置于 37℃温育 5min	
R₂	100	100

2)以空白管调零,在波长 340nm 处,延滞期 30s,连续监测吸光度下降速率 60s。根据线性反应期吸光度下降速率(△A/min),计算出 ALT 活性单位。

5.结果计算

$$ALT\ 活力(U/L)=\Delta A/min\times\frac{10^6}{6220}\times\frac{1.2}{0.1}=\Delta A/min\times 1929$$

注:6220 为 NADH 在 340nm 处的微摩尔吸光系数。

6.参考区间　参考值:5～40U/L。

7.临床意义　ALT 生理变异较小,性别、年龄、进食、适度运动对酶活性无明显影响。

ALT 在肝细胞中含量较多,当肝脏受损时,此酶可释放入血,导致血中酶活性浓度增加。因此 ALT 常作为判断肝细胞损伤的灵敏指标,但其他疾病或因素亦会引起 ALT 不同程度的增高。

(1)ALT 测定对肝炎的诊断、疗效观察和预后估计均具有重要价值。

1)急性肝炎:显著升高,尤其对无黄疸、无症状肝炎的早期诊断更有帮助,其阳性率高,阳性出现时间较早,其活性随肝病的进展而改变。ALT 持续处于高水平或反复波动,表示病变仍在进行或转为慢性肝炎。若黄疸加重,ALT 反而降低,即所谓的"胆酶分离"现象,常是肝坏死的先兆。

2)重症肝炎或亚急性肝坏死:监测 ALT 可以观察病情的发展,并作预后判断。在症状恶化的同时,ALT活性反而降低,说明肝细胞坏死后增生不良,预后不佳。

3)慢性肝炎或脂肪肝:ALT轻度增高(100～200U),或属正常范围,且AST＞ALT。

4)肝硬化、肝癌:ALT轻度或中度增高,提示可能并发肝细胞坏死,预后严重。

5)其他原因引起的肝脏损害:如心功能不全时,肝瘀血导致肝小叶中央带细胞的萎缩或坏死,可使ALT明显升高;某些化学药物如异烟肼、氯丙嗪、苯巴比妥、四氯化碳、砷剂等可不同程度地损害肝细胞,引起ALT的升高。

(2)胆道疾病、心肌和骨骼肌损伤也可引起ALT升高。

8.注意事项

(1)最好采用血清标本:草酸盐、肝素、枸橼酸盐虽不抑制酶的活性,但可引起反应液轻度混浊,影响测定结果。严重脂血症或黄疸血清可使测定管吸光度明显增加,检测此类标本时,应做血清对照管。红细胞内ALT含量为血清中3～5倍,应避免使用溶血标本。

(2)血清不宜反复冰冻保存,以免影响酶活性。血清置于4℃冰箱1周,酶活性无显著变化,不推荐冰冻保存ALT测定标本。

(3)使用连续监测法测定酶的活性时,要求使用分光光度计的带宽≤6nm,比色杯光径为1.0cm,具有(37±0.1)℃的恒温装置。

(4)试剂空白测定值:以蒸馏水代替血清,测定ALT活性单位,规定测定值应小于5U/L。试剂空白的读数来自工具酶中的杂酶及NADH自发氧化。在报告结果时应扣除每批试剂的空白测定值。

(5)本法是由ALT和LDH催化的特异性很强的酶促反应。但在连续监测法测定系统中存在两个副反应,一个是血清中存在的α-酮酸(如丙酮酸)能消耗NADH,另一个是血清中谷氨酸脱氢酶(GLDH)增高时,在有氨存在条件下,也能消耗NADH。这两个副反应均可引起测定结果偏高。解决方法:采用过量的NADH(终浓度0.14～0.2mmol/L),将血清同不含α-酮戊二酸的所有试剂一起预温,使其他副反应充分进行,再加入α-酮戊二酸以启动酶反应,可完全排除这种干扰。一般血清中NH_4^+的含量甚微,此干扰反应不大。

线性范围随试剂配方和操作条件的不同,其上限也不同。有的报道线性上限为200～250U/L,超过此上限的所得结果偏高,应将血清样品作适当稀释后重测。日立7170全自动生化分析仪,线性上限可达到1500U/L。本法国内报道的批内变异系数＜2.9%。

(6)在AACC(美国临床化学学会)或IFCC(国际临床化学学会)推荐的试剂盒中,含有磷酸吡哆醛(P-5'-P),它是转氨酶的辅基,能使血清中ALT显示最大活性。文献报道,在某些病理状态下,血清中存在着脱辅基的ALT酶蛋白,当使用含P-5'-P的底物时可使血清ALT活性提高7%～55%。变化幅度大小与血清中原有P-5'-P含量有关,健康人血清中P-5'-P含量适中,底物中P-5'-P对增高ALT活性作用不大。但肾脏病患者血清P-5'-P水平偏低,底物中P-5'-P可显著升高血清ALT活性。根据我国的实际情况和习惯,国家卫生部临床检验中心的推荐方法,试剂中不加P-5'-P,以求保持测定结果与历史资料的一致性。

(二)连续监测法测定γ-谷氨酰基转移酶

1.实验目的

掌握:连续监测法测定γ-谷氨酰基转移酶的原理。

熟悉:连续监测法测定γ-谷氨酰基转移酶的实验操作和公式计算。

了解:血清检测γ-谷氨酰基转移酶的临床应用。

2.实验原理 γ-谷氨酰基转移酶(GGT)可使 L-γ-谷氨酰-3-羧基-4-硝基苯胺中的谷氨酰基转移到受体双甘肽分子上,同时释放出黄色的 2-硝基-5-氨基苯甲酸,在405nm 处其吸光度的增高速率与 GGT 活性成正比。在 405~410nm 处监测吸光度的变化,利用连续监测法酶活性的计算公式计算吸光度增高速率(△A/min),从而求出 GGT 活性。

L-γ-谷氨酸-3-羧基-4 硝基苯胺+双甘肽 $\xrightarrow{\text{GGT}}$ γ-谷氨酰基甘氨酰甘氨酸+2-硝基-5-氨基苯甲酸(黄色化合物,λ=405nm)

3.器材与试剂

(1)器材

1)各类型全自动生化分析仪及半自动生化分析仪。

2)恒温水浴箱。

3)微量加样器。

(2)试剂

1)试剂成分和反应液中的参考浓度

Tris-HCl 缓冲液	110mmol/L
L-谷氨酰-3-羧基-4-硝基苯胺	6mmol/L
双甘肽	110mmol/L
pH	8.1(25℃)

2)待测标本:患者血清或质控血清。

4.操作步骤

(1)自动生化分析仪法

请参照试剂盒说明书操作。

(2)手工操作法

1)37℃预温的底物缓冲液。

2)在光径为 1.0cm 的石英比色皿中加入血清 $100\mu L$ 及预温的底物缓冲液 $1000\mu L$;在37℃,波长 405nm 处连续监测 60s 吸光度的变化,求出△A/min。

5.结果计算

$$GGT(U/L) = \Delta A/min \times \frac{10^6}{9490} \times \frac{1.1}{0.1} = \Delta A/min \times 1159$$

注:9490 为 2-硝基-5-氨基苯甲酸在 405nm 处的微摩尔吸光系数。

6.参考区间

男性:11~50U/L。

女性:7~32U/L。

7.临床意义

(1)GGT 在体内分布较广,如肾、肝、胰等脏器均有此酶。血清中 GGT 主要来自肝脏,具有较强的特异性,临床上常通过测定此酶活性来协助诊断胆汁淤积及肝占位性病变。

1)病毒性肝炎:急性肝炎 GGT 可升高,但不及阻塞性黄疸明显。慢性活动性肝炎时GGT 常高于正常的 1~2 倍,如果长期升高,可能有肝坏死倾向。

2)肝癌:肝癌患者 GGT 活性显著升高,尤其是恶性肿瘤肝转移及肝癌手术复发时更明显,阳性率可达 90%。GGT 升高幅度与癌组织大小及范围有关,当肿瘤切除后,GGT 可降至正常,复发时又升高,故动态观察可监测疗效、判断预后。

3)肝内或肝外胆管梗阻:肝内外阻塞性黄疸患者血清 GGT 均显著升高,其幅度与阻塞程度呈正相关,阻塞越严重,升高越显著。

(2)肾脏中 GGT 含量虽高,但肾脏疾病时,血液中该酶活性增高却不明显。可能肾单位病变时,GGT 经尿排出,所以测定尿中酶活性可能有助于诊断肾脏疾病。

(3)药物性、酒精性肝病、脂肪肝等:GGT 均有升高,显著性升高是酒精性肝病的重要特征。但一般营养性脂肪肝时,血清 GGT 活性多数不超过正常值的 2 倍。

8.注意事项

(1)以 L-γ-谷氨酰-α-萘胺或 L-γ-谷氨酰-对硝基苯胺等人工合成的底物进行比色法测定即重氮试剂法。由于底物水溶性差,缓冲液和 pH 值对结果影响较大,现已较少应用。目前国内外多采用 L-γ-谷氨酰-3-羧基-4-硝基苯胺作为底物,检测的准确性和精确性优势都比较明显。

(2)测定波长为 405nm,因为在此波长下羧基底物比非羧基底物有更高的吸光度,而空白吸光度更低。2-硝基-5-氨基苯甲酸的微摩尔吸光系数,由于各仪器的性能与精度有差别,需要各实验室自行测定。

(3)甘氨酸对 GGT 反应有抑制作用,所用双甘肽制剂中甘氨酸含量应少于 0.1%。血清中 GGT 的活力在室温或 4℃可稳定 7 天,在冷冻状态下可稳定 2 个月。

(4)溶血标本,血红蛋白在 500mg/L 以上可使 GGT 活性减低。双波长速率法测定时,胆红素浓度<752μmol/L,血红蛋白浓度<2g/L,甘油三酯浓度<20.5mmol/L 时对反应没有明显干扰。

(三)连续监测法测定血清胆碱酯酶

胆碱酯酶(ChE)是一类催化酰基胆碱水解的酶类,又称酰基胆碱水解酶。人体主要有两类胆碱酯酶:①假性胆碱酯酶也即血清胆碱酯酶,又称丁酰胆碱酯酶或称拟乙酰胆碱酯酶(PChE)或胆碱酯酶Ⅱ。临床常规检查的即为此类酶,通常简称为 ChE。②全血中乙酰胆碱酯酶(AChE)又称真性胆碱酯酶或胆碱酯酶Ⅰ。

1.实验目的

掌握:连续监测法测定血清胆碱酯酶的原理。

熟悉:血清检测胆碱酯酶的临床作用和 F 值的计算公式。

了解:血清胆碱酯酶的生理作用和评价。

2.实验原理 胆碱酯酶(ChE)催化水解丁酰硫代胆碱产生硫代胆碱,硫代胆碱与 5,5-二硫代-2-硝基苯甲酸(DTNB)产生黄色的硫代硝基苯甲酸,通过测定 410nm 处吸光度的增加速率,可以计算出样品中胆碱酯酶活力。

$$丁酰硫代胆碱 \xrightarrow{ChE} 丁酸+硫代胆碱$$
$$硫代胆碱+5,5-二硫代-2-硝基苯甲酸 \rightarrow 5-硫代-2-硝基苯甲酸$$

3.器材与试剂

(1)器材

1)各类型全自动生化分析仪或半自动生化分析仪。

2)恒温水浴箱。

3)微量加样器。

(2)试剂

反应混合物中各种试剂的最终浓度如下:

1)试剂1(R₁)

磷酸盐缓冲液	50mmol/L;
DTNB	0.25mmol/L;

2)试剂2(R₂)

丁酰硫代胆碱	6.0mmol/L;
pH(37℃)	7.7;

4.操作步骤

(1)自动生化分析仪法:根据各个实验室生化仪的型号,并参照试剂盒说明书操作。

(2)手工操作法

1)按照表5-39操作。

表5-39　连续监测法测定血清胆碱酯酶操作步骤

加入物/μL	空白管	测定管
R₁	750	750
蒸馏水	10	—
标本	—	10
	混匀,置于37℃温育1~5min	
R₂	250	250
	混匀,置于37℃温育1~5min	

2)待20s延滞期后,在波长410nm处,连续监测线性反应期吸光度变化速率(30s),以吸光度增加速率(△A/min)计算血清中ChE的活性浓度。

5.结果计算

$$ChE 活性(U/L)=\Delta A/min\times F(410nm,1cm 光径)$$

注:F值为4726,F值在不同的生化仪上可能不同,建议各个实验室建立自己的F值。

6.参考区间　4500~13000U/L。

7.临床意义　胆碱酯酶(ChE)是由肝合成而分泌入血的,它们和血浆清蛋白一样,是肝合成蛋白质功能的指标。人和动物的ChE有两类。一类是真胆碱酯酶(AChE),分布于红细胞及脑灰质等中。另一类是拟胆碱酯酶(PChE),分布于肝、脑白质及血清等中。由于ChE在肝脏合成后立即释放到血浆中,故它是评价肝细胞合成功能的灵敏指标。ChE的主要功能为催化乙酰胆碱的水解。有机磷毒剂是AChE及PChE的强烈抑制剂,测定血清ChE与测定全血ChE一样,是协助有机磷中毒诊断及预后估计的重要手段。

(1)增高:见于神经系统疾病、甲状腺功能亢进、糖尿病、高血压、支气管哮喘、Ⅳ型高脂蛋白血症、肾功能衰竭等。

(2)减低:血清ChE测定的临床意义在于酶活力降低。血清ChE减少主要见于肝病和有机磷中毒。各种慢性肝病,如肝炎(包括病毒性肝炎,阿米巴肝炎),肝脓肿和肝硬化患者中,约有50%患者ChE活性降低。各种肝病时,病情越差,血清ChE活性越低,持续降低无回升迹象者多预后不良。有机磷和氨基甲酸酯类杀虫剂中毒时,血清ChE活性明显降低,并与临床症状一致。

肝炎、肝硬化、营养不良、恶性贫血、急性感染、心肌梗死、肺梗死、肌肉损伤、慢性肾炎、皮炎及妊娠晚期等,以及摄入雌激素、皮质醇、奎宁、吗啡、可待因、可可碱、氨茶碱、巴比妥等药物时也可引起ChE的减低。

(3)血浆或血清中 AChE 的含量甚微,临床上测定红细胞中的 AChE 常用于有机磷中毒的诊断。此外,羊水中乙酰胆碱酯酶的测定可以用于神经管缺陷的产前诊断。

8.注意事项

(1)临床常规 ChE 的测定主要有两类方法。一类以乙酰胆碱为底物,测定水解反应生成的酸。常用指示剂测 pH 值法。特别是纸片法简便快速,适用于急诊有机磷中毒的快速筛查,但此类方法准确度较差。另一类以人工合成底物测定胆碱衍生物的生成。丁酰硫代胆碱法是目前测定血清 ChE 最常用的方法。本法简便、快速,易于自动化。但只能测定血清 ChE,不能测定红细胞 AChE。

(2)试剂空白吸光度≤0.5,浓度为 5000U/L 的 ChE 引起的△A/min≥0.3。

(3)血清样本 20℃可以保存 3 天,4℃可稳定 14 天,-20℃可稳定 3 年。

(4)血红蛋白≤1000mg/dL,胆红素≤40mg/L,甘油三酯≤1000mg/dL 对测定结果没有明显的干扰,但是应避免严重溶血标本。

(四)连续监测法测定血清肌酸激酶

1.实验目的

掌握:连续监测法测定血清肌酸激酶的原理。

熟悉:连续监测法测定血清肌酸激酶的临床意义、操作步骤。

了解:血清肌酸激酶检测方法的影响因素和评价。

2.实验原理 采用酶偶联反应测定肌酸激酶(CK)活性浓度。磷酸肌酸和 ADP 在 CK 作用下,生成肌酸和 ATP。ATP 和葡萄糖在己糖激酶(HK)催化下,生成葡萄糖-6-磷酸(G-6-P)。G-6-P 在葡萄糖-6-磷酸脱氢酶(G-6-PD)作用下脱氢,同时使 NADP$^+$ 还原生成 NADPH。NADPH 可引起在 340nm 处吸光度值的增高,并且其生成速率与 CK 活性成正比。因此,监测 NADPH 在 340nm 处吸光度变化,可计算出 CK 的活性浓度。

$$磷酸肌酸 + ADP \xrightarrow{CK} 肌酸 + ATP$$

$$ATP + 葡萄糖 \xrightarrow{HK} ADP + 葡萄糖-6-磷酸$$

$$葡萄糖-6-磷酸 + NADP^+ \xrightarrow{G-6-PD} 6-磷酸葡萄糖 + NADPH$$

3.器材与试剂

(1)器材

1)半自动生化仪或者分光光度计。

2)恒温水浴箱。

3)微量加样器。

(2)试剂

1)目前各实验室多购买商品试剂盒,国际临床化学联合会(IFCC)推荐的配方为:HK 300U/L,G-6-PD 2000U/L,ADP 2.0mmol/L,AMP 5.0mmol/L,5′-腺苷二磷酸 10mmol/L,NADP 2.0mmol/L,N-乙酰半胱氨酸(NAC)20mmol/L,磷酸肌酸 30mmol/L,葡萄糖 20mmol/L,醋酸镁 10mmol/L,EDTA 2.0mmol/L,咪唑缓冲液(pH6.7)0.1mmol/L。

2)手工法试剂的配制

①128mmol/L 咪唑-醋酸盐缓冲储存液(pH7.0,25℃):取咪唑 8.27g,溶于蒸馏水约 950mL 中,加 EDTA-Na₂ 0.95g 及醋酸镁 2.75g,完全溶解后,用 1mol/L 醋酸调 pH 值至 6.7(25℃),稀释至 1L,置于 4℃可稳定 2 个月。

②试剂1:取上述缓冲储存液90mL,加入ADP 98mg,AMP 211mg,二腺苷-5′-磷酸锂盐(AP5′A)1.1mg,D-葡萄糖414mg,NADP二钠盐181mg及N-乙酰半胱氨酸375mg,用1mol/L醋酸调pH值至6.7(30℃),再加HK 260~290U及G-6-PD 175U,以蒸馏水稀释到100mL,此液制备后,在340nm处的吸光度应小于0.35,在4可稳定5天,室温稳定6h,-20℃至少1周。

③试剂2:取磷酸肌酸二钠盐1.25g,以蒸馏水溶解并稀释到10mL,此液制备后在340nm处的吸光度应小于0.15,在4℃稳定3个月,-20℃至少1年。

(3)待测标本:患者血清或质控血清。

4.操作步骤

(1)自动生化分析仪法

各实验室可根据本室的自动分析仪型号及说明书操作,主要参数如下:

方法	连续监测法
波长	340nm
温度	37℃
标本与试剂体积比	1:50
延迟时间	120s
反应时间	120s

(2)手工操作法

以具有37℃恒温比色池的分光光度计为例。

1)将试剂12mL加入测定管中,加血清100μL,混合,放入37℃水浴至少5min。

2)在37℃水浴中预温应用试剂2至少5min。

3)加入试剂2200μL,混合,转入3mL比色杯(1.0cm光径),立即放入恒温比色槽内。

4)待120s延滞期后,在波长340nm处,连续监测线性反应期吸光度变化速率(120s),以吸光度增加的速率($\triangle$A/min)计算血清中CK的活性浓度。

5.结果计算

$$CK(U/L)=\triangle A/min\times\frac{10^6}{6220}\times\frac{2.3}{0.1}=\triangle A/min\times3698$$

式中:6220为NADPH在340nm处的微摩尔吸光系数;2.30为反应液的总体积(mL);0.10为血清用量(mL);$\triangle$A/min为平均每分钟的吸光度变化值。

6.参考区间

男性:38~174U/L(37℃)。

女性:26~140U/L(37℃)。

7.临床意义　同肌酸显色法测定血清肌酸激酶。

8.注意事项

(1)最好使用血清作标本,也可用肝素抗凝血浆。因CK活性不稳定,室温仅能稳定4h,4℃仅稳定8~12h,因此标本采集后应尽快分离血清,及时测定。如果不能及时测定,应避光、低温保存。-20℃可长期保存,活性损失最小。温度升高引起的酶失活为不可逆的。

(2)Mg^{2+}、Ca^{2+}、Mn^{2+}的存在对CK有激活作用。EDTA可防止N-乙酰半胱氨酸由于二价离子催化发生的氧化,有利于试剂的稳定。血清Ca^{2+}是Mg^{2+}的竞争性抑制剂。加入2mmol/L的EDTA可消除Ca^{2+}的影响;Mg^{2+}为10mmol/L时,虽与EDTA结合,但不影响对 CK 的激活。

（3）Cl^-、SO_4^{2-}、PO_4^{3-}、枸橼酸、氟化物可抑制 CK 活性。血清中存在有内源性的抑制剂，CK 活性随血清稀释倍数增加而增加，故不宜用盐水稀释，而应用已知 CK 活性正常的血清稀释后重新测定。

（4）红细胞及几乎所有组织中均含有腺苷酸激醇（AK），可催化 2 分子 ADP 生成 ATP＋AMP，反应中产生的 ATP 导致表观 CK 活性增加。氟化物、AMP 及 AP5'A 可抑制 AK 活性。F^- 可与 Mg^{2+} 反应形成不溶性的 MgF_2，故不宜用氟化物作抑制剂。AMP 是 AK 的竞争性抑制剂，可使 AK 催化反应的产物受到抑制。AP5'A 竞争性地抑制肌肉及红细胞的 AK，对肝及肾的 AK 很少抑制。5mmol/L AMP 与 $10\mu mol/L$ AP5'A 合用，能有效地抑制红细胞及肝的 AK。

（5）红细胞内不含 CK，轻度溶血无影响，但中、重度溶血可因红细胞内释放出的 AK、ATP 及 G—6—P，影响延滞期及产生副反应，使 CK 检测值假性升高。

（6）本法线性范围至少达 300U/L，超出线性检测范围的血清用已知 CK 活性正常的血清稀释后再测，结果乘以稀释倍数。试剂空白的速率（$\triangle A/min$）应小于 0.001，即小于 3.7U/L。

（任冲）

第六节　肝脏疾病的生物化学检验

肝脏是人体最重要的器官之一，体内几乎所有的物质代谢都与肝脏有关，因此当肝脏有病变时常常会导致许多物质的代谢紊乱。肝功能检验是临床生物化学检验的重要内容之一，围绕肝的生理功能，从物质代谢、胆汁酸的合成与分泌、胆色素代谢和血清酶学等方面进行肝脏功能的检测与评价，为临床医师对肝脏疾病的诊断和疗效观察提供有效的证据。本章实验内容主要是血清胆红素、胆汁酸、乙醇和血浆氨的测定。

一、胆红素测定

血清中胆红素有两种存在形式：间接胆红素、直接胆红素。血清中胆红素能与重氮试剂直接而迅速反应的胆红素部分，称为直接胆红素；而需要加速剂使之迅速反应的胆红素部分，称为间接胆红素。在加速剂存在的情况下，所有的胆红素都参与反应，其测定结果称为总胆红素。根据总胆红素和直接胆红素，可以计算出间接胆红素。

胆红素测定的方法有重氮试剂法、胆红素氧化酶法、钒酸盐氧化法、干化学法、高效液相色谱法（high performance liquid chromatography，HPLC）法，其中 HPLC 是参考方法。重氮试剂法有多种，其方法之间的主要区别是加速剂不同，所用的加速剂有苯甲酸钠—咖啡因、甲醇、二甲亚砜、尿素和去污剂（表面活性剂）。加速剂的作用机制在于破坏间接胆红素分子内部的氢键，增进溶解度，使之与重氮试剂反应，生成偶氮胆红素。

（一）钒酸盐氧化法测定血清总胆红素和直接胆红素

1. 实验目的

掌握：钒酸盐氧化法测定血清总胆红素和直接胆红素的原理。

熟悉：钒酸盐氧化法测定血清总胆红素和直接胆红素的操作步骤及临床意义。

了解：钒酸盐氧化法测定血清总胆红素和直接胆红素时的注意事项。

2. 实验原理　在 pH3.0 左右，表面活性剂和钒酸钠作用于样品中的总胆红素，将其氧化成胆绿素,使胆红素所特有的黄色减少,通过测定钒酸钠作用前后吸光度的变化,可计算出样品中总胆红素的浓度。

在 pH3.0 左右,有表面活性剂和间接胆红素抑制剂的条件下,样品中的直接胆红素被氧化剂钒酸钠氧化为胆绿素。胆红素的黄色特异性吸光度下降,通过测定钒酸盐氧化前后吸光度的变化,计算出样品中直接胆红素的浓度。

3. 器材与试剂

(1)总胆红素试剂 1

0.1mol/L 枸橼酸盐缓冲液(pH2.9)

9.1g/L 溴化十六烷基三甲铵溶液

(2)总胆红素试剂 2

10mmol/L 磷酸盐缓冲液(pH7.0)

4mmol/L 钒酸钠溶液

20g/L EDTA-Na_2 溶液

(3)直接胆红素试剂 1

0.1mol/L 酒石酸盐缓冲液(pH2.9)

20mmol/L 硫酸羟胺溶液

2g/L 羟乙磷酸溶液

(4)直接胆红素试剂 2

10mmol/L 磷酸盐缓冲液(pH7.0)

4mmol/L 钒酸钠溶液

20g/L EDTA-Na_2 溶液

4. 操作步骤

(1)自动生化分析仪法:请参照试剂盒说明书操作。

(2)手工操作法:总胆红素测定按照表5-40操作,直接胆红素测定按照表5-41操作。

表5-40 血清(浆)总胆红素钒酸盐氧化法操作步骤

加入物/μL	测定管	标准管
血清(浆)	10	—
标准液	—	10
总胆红素试剂 1	280	280
混匀,37℃水浴 5min,主波长 450nm、次波长 546nm,以蒸馏水调零,读取测定管吸光度 A_1 和标准管吸光度 A_1		
总胆红素试剂 2	70	70

表5-41 血清(浆)直接胆红素钒酸盐氧化法操作步骤

加入物/μL	测定管	标准管
血清(浆)	10	—
标准液	—	10
直接胆红素试剂	280	280
混匀,37℃水浴 5min,主波长 450nm、次波长 546nm,以蒸馏水调零,读取测定管吸光度 A_1 和标准管吸光度 A_1		
直接胆红素试剂 2	70	70

混匀,37℃水浴 5min,主波长 450nm,次波长 546nm,以蒸馏水调零,读取直接胆红素测

定管吸光度 A_2 和直接胆红素标准管吸光度 A_2。

5. 结果计算

$$血清（浆）总胆红素（\mu mol/L）=\frac{A_{测定1}-（A_{测定2}\times360/290）}{A_{标准1}-（A_{标准2}\times360/290）}\times C_{标准}$$

$$血清（浆）直接胆红素（\mu mol/L）=\frac{A_{测定1}-（A_{测定2}\times360/290）}{A_{标准1}-（A_{标准2}\times360/290）}\times C_{标准}$$

6. 参考区间

健康成人血清（血浆）总胆红素浓度：$3.4\sim17.1\mu mol/L$（$0.2\sim1.0mg/dL$）。

健康成人血清（血浆）直接胆红素浓度：$0\sim3.4\mu mol/L$（$0\sim0.2mg/dL$）。

7. 临床意义

（1）血清（浆）总胆红素测定的意义

1）黄疸及黄疸程度的鉴别：溶血性、肝细胞性及阻塞性黄疸时均可引起血清胆红素升高。

2）肝细胞损害程度和预后的判断：胆红素浓度明显升高反映有严重的肝细胞损害。但某些疾病如胆汁淤积型肝炎时，尽管肝细胞受累较轻，血清胆红素却可升高。

3）新生儿溶血症：血清胆红素有助于了解疾病严重程度。

4）再生障碍性贫血及数种继发性贫血（主要见于癌或由慢性肾炎引起），血清总胆红素减少。

（2）血清直接胆红素测定的意义：直接胆红素与总胆红素的比值可用于鉴别黄疸类型。

1）比值<20%：溶血性黄疸，阵发性血红蛋白尿，恶性贫血，红细胞增多症等。

2）比值为 40%～60%：主要见于肝细胞性黄疸。

3）比值>60%：主要见于阻塞性黄疸。

但以上几类黄疸，尤其是 2）、3）类之间有重叠。

8. 注意事项

（1）血液标本和标准液应避免阳光直照，防止胆红素的光氧化。胆红素对光的敏感度与温度有关，血标本应避光置于冰箱保存。标本保存于冰箱可稳定 3 天，$-70℃$ 暗处保存，稳定 3 个月。

（2）血红蛋白在 4g/L 以下对测定几乎没有影响。血红蛋白在 8g/L 以下对总胆红素测定没有干扰，但对直接胆红素测定有轻微负干扰。血脂及脂溶性色素对测定有干扰，应尽量取空腹血。

（3）氟化钠对测定没有影响，肝素、枸橼酸盐、草酸盐和 EDTA 在常规用量下对测定没有影响。

（4）本法线性范围总胆红素可达 $684\mu mol/L$，直接胆红素达 $342\mu mol/L$。超过此范围，可减少标本用量，或用 0.154mmol/L NaCl 溶液稀释血清后重测，并将测定结果乘以稀释倍数。

（5）钒酸盐氧化法试剂稳定、保存期长，可室温保存；操作简单，特别适宜于各种生化自动分析仪。

（二）胆红素氧化酶法测定血清总胆红素和直接胆红素

1. 实验目的

掌握：胆红素氧化酶法测定血清总胆红素和直接胆红素的原理。

熟悉：胆红素氧化酶法测定血清总胆红素和直接胆红素的操作过程。

了解：胆红素氧化酶法测定血清总胆红素和直接胆红素的方法性能。

2. 实验原理　胆红素呈黄色，在波长 450nm 附近有最大吸收峰。胆红素氧化酶（bilirubin oxidase，BOD）能催化胆红素氧化，引起 450nm 波长处吸光度下降，下降程度与胆红素被氧化的量相关。在 pH8.2 条件下，间接胆红素及直接胆红素均被氧化，因而检测 450nm 吸光度的下降值可反映总胆红素含量；加入 SDS 及胆酸钠等阴离子表面活性剂可促进其氧化。

在邻苯二甲酸盐缓冲液(pH5.5)中，当有氟化钠(NaF)、N-乙酰半胱氨酸(NAC)和对甲苯磺酸盐(p-toluenesulfonate,TPS)存在时，胆红素氧化酶(BOD)选择性地氧化直接胆红素，生成无色的物质，引起 450nm 波长处的吸光度下降。其吸光度下降值与直接胆红素浓度成正比。

3. 器材与试剂

(1)0.1mol/L Tris-HCl 缓冲液(pH8.2)：称取三羟甲基氨基甲烷(Tris)1.211g,胆酸钠 172.3mg,十二烷基硫酸钠(SDS)432.6mg,溶于去离子水 90mL 中，在室温(25～30℃)用 1mol/L 盐酸调节 pH 值至 8.2(约用 6mL),再加蒸馏水至 100mL,置于冰箱保存，此液含 4mmol/L 胆酸钠、15mmol/LSDS。

(2)BOD 溶液酶：活性为 25000U/L。

(3)0.12mol/L 邻苯二甲酸盐缓冲液(pH5.5)：称取邻苯二甲酸氢钾(M_w204.2)2.45g,溶于蒸馏水中，用 1mol/L NaOH 溶液调节 pH 值至 5.5,再定容至 100mL。

(4)直接胆红素试剂 1(R_1)：0.12mol/L 邻苯二甲酸盐缓冲液、2.5mmol/L NaF、2.5mmol/L NAC、0.1mmol/L EDTA、50mmol/L 对甲苯磺酸(PTS)和 1000U/L 抗坏血酸氧化酶，pH5.5。

(5)直接胆红素试剂 2(R_2)：0.12mol/L 邻苯二甲酸盐缓冲液、150U/L BOD,pH5.5。

(6)总胆红素标准液

1)稀释用血清配制：收集无溶血、无黄疸、无脂浊的新鲜血清，混合，必要时可用滤菌器过滤。取过滤后的血清 1mL,加入新鲜 0.154mmol/L NaCl 溶液 24mL,混合。在 414nm 波长处，1cm 光径，以 0.154mmol/L NaCl 溶液调零点，其吸光度应小于 0.100；在 460nm 波长处的吸光度应小于 0.04。

2)总胆红素标准储存液(171μmol/L)：准确称取符合要求的胆红素 10mg,加入二甲亚砜 2mL,用玻璃棒搅拌，使成混悬液。待胆红素完全溶解后，移入 100mL 容量瓶中，以稀释用血清洗涤数次移入容量瓶中，最后以稀释用血清定容。配制过程中应尽量避光，储存容器用黑纸包裹，置于 4℃冰箱 3 天内有效，但要求配后尽快作标准曲线。

(7)直接胆红素标准液：将二牛磺酸胆红素(ditaurobilirubin,DTB)配于胆红素浓度可忽略不计的人血清中，或用冻干品按说明书要求重建。配制后分装于聚丙烯管内，-70℃保存，可稳定 6 个月。冻干品未重建前置于低温中，至少稳定 1 年。

4. 操作步骤　总胆红素和结合胆红素测定分别按表 5-42 和表 5-43 进行。

表5-42　酶法测定总胆红素操作步骤

加入物/μL	标准空白管	测定空白管	标准管	测定管
血清	—	0.05	—	0.05
总胆红素标准液	0.05	—	0.05	—
加入物	标准空白管(SB)	测定空白管(UB)	标准管(S)	测定管(U)
Tris 缓冲液	1.0	1.0	1.0	1.0
蒸馏水	0.05	0.05	—	—
BOD 溶液	—	—	0.05	0.05

加入 BOD 溶液后立即混匀，置于 37℃水浴 5min,在 450nm 波长处，用蒸馏水调零，读取各管吸光度(A)。用于对照管的比色杯与非对照管的比色杯不得混用。

表 5-43 酶法测定直接胆红素操作步骤

加入物/mL	标准空白管	测定空白管	标准管	测定管
血清	—	0.05	—	0.05
直接胆红素标准液	0.05	—	0.05	—
R_1	1.0	1.0	1.0	1.0
混匀,37℃水浴 5min				
邻苯二甲酸盐缓冲液	0.25	0.25	—	—
R_2	—	—	0.25	0.25

加入 R_2 后立即混匀,置于 37℃水浴 5min,用分光光度计,在 450nm 波长处,用蒸馏水调零,读取各管吸光度(A)。用于对照管的比色杯与非对照管的比色杯不得混用。

5. 结果计算

$$血清总胆红素(\mu mol/L) = \frac{A_{UB} - A_U}{A_{SB} - A_S} \times C_{总胆红素}$$

$$血清直接胆红素(\mu mol/L) = \frac{A_{UB} - A_U}{A_{SB} - A_S} \times C_{直接胆红素}$$

6. 参考区间

健康成人血清(血浆)总胆红素浓度:3.4~17.1μmol/L(0.2~1.0mg/dL)。

健康成人血清(血浆)直接胆红素浓度:0~3.4μmol/L(0~0.2mg/dL)。

7. 临床意义 同钒酸盐氧化法。

8. 注意事项

(1)BOD 浓度的选择:文献报道 BOD 在反应液中终浓度为 0.18~1.14U/mL。国内有些厂家的试剂盒,BOD 在反应液中终浓度按标示值计算很高,但反应速度很慢。选择 BOD 浓度时,可根据所用制品在测定高胆红素血清标本或 342μmol/L 标准液的反应速度,即能否在 5min 反应完全而确定。由于测定结合胆红素时反应液 pH 值偏离 BOD 的最适范围,因此要求 BOD 有较高的浓度,一般使反应液中终浓度不低于 0.5U/mL。

(2)Hb 在 1.0g/L 以下时,对结果影响不大。每升血清中分别加入维生素 C 0.1g、半胱氨酸 0.5g、谷胱苷肽 0.5g、尿素 0.5g、尿酸 0.5g、葡萄糖 10g、乙碘醋酸 1g、清蛋白 40g 对总胆红素及结合胆红素测定几乎无干扰。每升血清中加 L-多巴 0.15g、α-甲基多巴 0.15g 使结果偏低约 10%。

(3)BOD 的最适 pH 值:在 pH7.3~9.0 之间 BOD 酶活性的 pH 曲线变化幅度不大,但最适 pH 值为 8.0~8.2。在测定直接胆红素时,为防止间接胆红素反应,加入 NaF、NAC、TPS 可抑制 BOD 对 δ-胆红素和间接胆红素的氧化作用,当 NaF 和 NAC 的浓度分别为 2mmol/L 及 1~2mmol/L 时,抑制作用达到最大,同时反应液的 pH 值为 5.5,对间接胆红素的氧化降至 1%以下,从而保证了直接胆红素反应的特异性。

(4)直接胆红素标准品:合成的二牛磺酸胆红素(DTB)为水溶性化合物,可与重氮化氨基苯磺酸直接反应,产生吸收光谱与偶氮胆红素相似的偶氮色素。用 J-G 法测得的摩尔吸光系数与间接胆红素相同。20 世纪 80 年代后期以来,国外直接胆红素测定大多用 DTB 作标准品。DTB 反应前后的吸收光谱与间接胆红素相似,最大吸收峰也在 450~460nm 之间。

(5)混浊问题:成人黄疸血清或肝素抗凝血浆,反应 15min 几乎均产生混浊而影响结果。在磷酸盐缓冲液中加入尿素可防止混浊。经电泳证明,混浊是因球蛋白及纤维蛋白原沉淀引起。应避免使用肝素抗凝。

（6）光对 BOD 法测定直接胆红素有较大影响。经过蓝光治疗的新生儿黄疸血清,用 BOD 法测定直接胆红素结果远比钒酸盐氧化法高,属假性增高。新生儿血清在体外经蓝光照射后,用高效液相色谱法未检出直接胆红素,重氮法结果通常保持不变,但 BOD 法结果显著增高。蓝光照射能产生光胆红素,其在 pH3.7 易被 BOD 氧化。此种假性增高对临床监控新生儿黄疸及鉴别生理性黄疸与初期的病理性黄疸有影响。

二、胆汁酸测定

血清总胆汁酸(total bile acid,TBA)测定有层析法、放射免疫法、酶法等。酶法又可分为酶荧光法、酶比色法和酶循环法。其中酶比色法既适合于手工操作,又适合于自动生化分析仪检测,应用较广。近年来发展起来的酶循环法因灵敏度高、特异性好,已得到广泛的应用。酶比色法测定总胆汁酸方法如下:

（一）实验目的

掌握:酶比色法测定总胆汁酸的基本原理。

熟悉:酶比色法测定血清总胆汁酸的操作过程,血清总胆汁酸的参考区间。

了解:血清总胆汁酸测定对肝脏疾病诊断的临床价值。

（二）实验原理

在 3α-羟类固醇脱氢酶(3α-HSD)作用下,各种胆汁酸 C_3 上 α 位的烃基(3α-OH)脱氢形成碳基。同时 NAD 还原成 NADH。随后,NADH 上的氢由黄递酶催化转移给碘化硝基四氮唑(INT),产生红色的甲䐶。甲䐶的产量与总胆汁酸(TBA)成正比,在 500nm 波长处比色。反应式如下:

$$3\alpha-\text{羟基胆酸}+\text{NAD}+\xrightarrow{3\alpha-\text{HSD}}3-\text{氧代胆酸}+\text{NADH}+\text{H}^+$$

$$\text{NADH}+\text{H}^++\text{INT}\xrightarrow{\text{黄递酶}}\text{NAD}^++\text{甲䐶(红色)}$$

（三）器材与试剂

1.试剂 1　黄递酶 1000U,NAD$^+$ 1mmol,碘化硝基四氮唑(INT)0.5mmol,丙酮酸 50mmol 溶于 0.1mol/L 的磷酸缓冲液(pH7.5)1L 中,加表面活性剂适量。

2.试剂 2　3α-羟类固醇脱氢酶(3α-HSD)2000U,溶于 0.1mol/L pH7.5 的磷酸缓冲液 1L 中。

3.终止液　1mol/LHCl。

4.胆汁酸标准液($50\mu\text{mol}/\text{L}$)　24.38mg 甘氨胆酸钠(M_w487.6)溶于 1L 经透析的混合血清中。

（四）操作步骤

1.手工法按表 5-44 操作。

表5-44　血清总胆汁酸酶比色法测定操作步骤

加入物/mL	测定管	测定空白管	标准管	标准空白管
血清	0.3	0.3	—	—
标准液	—	—	0.3	0.3
试剂	10.9	0.9	0.9	0.9
试剂 2	0.3	—	0.3	—
蒸馏水	—	0.3	—	0.3

混匀,37℃水浴10min,加终止液0.3mL,摇匀,在500nm波长处,以蒸馏水调零,读取各管吸光度值。

2.自动分析测定 一般无法做对照管,而是设置两点终点法,读取前后两个吸光度A_1和A_2。

参数设定:

反应温度	37℃
反应类型	终点法
波长	500nm(主)/700nm(次)
血清	25μL
试剂1	200μL
第一点读数时间	280s
试剂2(300s时加入)	50μL
第二点读数时间	600s

(五)结果计算

手工法:

$$TBA(\mu mol/L) = \frac{A_{测定} - A_{测定空白}}{A_{标准} - A_{标准空白}} \times 标准液浓度$$

自动分析法:

$$TBA(\mu mol/L) = \frac{A_{测定2} - A_{测定1}}{A_{标准2} - A_{标准1}} \times 标准液浓度$$

(六)参考区间

健康成人的空腹血清TBA为0.14~9.66μmol/L;餐后2h血清TBA为2.4~14μmol/L。

(七)临床意义

血清胆汁酸水平是反映肝实质损伤的一个灵敏指标,对肝病的诊断有十分重要的价值。

1.急性肝炎 急性肝炎时血清TBA显著增高,可达正常人水平的10~100倍,甚至更高。空腹和餐后TBA对急性肝炎早期诊断的价值与ALT和AST测定相同。急性肝炎初愈患者血清TBA由最初的高值几乎与AST在同一时间降至正常水平,若持续不降或反而上升者则有发展为慢性肝炎的可能。

2.慢性肝炎 慢性肝炎分为轻度、中度和重度三个类型,空腹总胆汁酸(F-TBA)和餐后2h总胆汁酸(P-TBA)测定对慢性肝炎的分型、监测、预后及疗效有着重要意义。慢性肝炎患者如果空腹TBA>20μmol/L应考虑慢性活动性肝炎。

3.肝硬化 肝硬化时,肝脏对胆汁酸的代谢能力减低,血清TBA在肝硬化的不同阶段均增高,增高幅度一般高于慢性活动性肝炎,即使在肝硬化晚期亦如此。当肝病活动降至最低时,胆红素、转氨酶及碱性磷酸酶等指标转为正常,血清TBA仍维持在较高水平。

4.酒精性肝病 酒精性肝病血清TBA可增高,当酒精性肝病(包括肝硬化)发生严重的肝损伤时,血清TBA明显增高,而轻、中度损伤增高不明显。有报道认为,血清TBA测定对酒精性肝病肝细胞损伤诊断的可信度和灵敏度远优于各种酶学检查和半乳糖耐量试验等指标,甚至建议将血清TBA再加上沪氨基己糖苷酶作为酒精性肝病的诊断指标。有人认为,餐后 60min 测定 TBA 对酒精性肝病诊断更有意义。

5.中毒性肝病　在中毒性肝病时血清 TBA 也将异常。

6.胆汁淤积　血清 TBA 测定对胆汁淤积的诊断有较高灵敏度和特异性。肝外胆管阻塞及肝内胆汁淤积包括急性胆管炎、初期胆管性肝硬化、新生儿胆汁淤积、妊娠性胆汁淤积等均可引起 TBA 增高。在胆管阻塞的初期,胆汁分泌减少,使血清中的 TBA 显著增高,且在阻塞的不同阶段几乎保持不变;而血清胆红素水平则随不同阶段而变化。胆汁淤积患者肝组织中的胆汁酸含量明显高于正常人。肝外阻塞经引流缓解后,血清 TBA 水平迅速下降,而其他指标则缓慢恢复。

所有肝病中,餐后血清 TBA 水平及异常率均比空腹时测定更灵敏,有人甚至认为餐后测定 TBA 对各种肝病的诊断灵敏度和特异性高达 100%,而同时测定空腹血清胆汁酸有 40% 的患者在正常范围。急性肝炎是否转为慢性,连续监测餐后血清 TBA 可以观察慢性过程,慢性活动性肝炎是否发生纤维化改变,连续监测餐后血清 TBA 可以了解纤维化过程,不做肝活检即可获得肝损伤的程度。

(八)注意事项

1.由于血清中 TBA 含量低,样品中存在干扰物质的影响相对就大,乳酸脱氢酶(LD)是主要的干扰物质,由 LD 反应中生成的 NADH 往往比 TBA 反应中生成的量要大得多,因此测定前去除血清中 LD 的影响至关重要,方法如下:①血清 67℃加温 30min。②加草酸铵作为 LD 的封闭剂。③碱或酸处理。④用丙酮酸钠抑制 LD 活性。上述 4 种方法中以丙酮酸钠法最好,可免去前处理步骤,直接加入反应体系,不影响体系的 pH 值,且对反应无干扰。

2.除 LD 外,血清中还存在其他脱氢酶(有相应底物存在时)和还原性物质,设置标本空白管和标准空白管,可消除这些物质干扰。自动生化分析法测定 TBA,设计成双试剂两点终点法,样品先与不加 $3\alpha-HSD$ 的反应体系孵育,使样品中的干扰物质先反应(完毕),然后再加入 $3\alpha-HSD$,启动 TBA 反应。

3.脂肪酶、胆固醇(包括 HDL−C、LDL−C)和三酯酰甘油测定试剂中均加有胆酸盐,自动分析时会引起携带污染,必须引起注意。某些先进的仪器可以设定试剂针、样品针和反应杯的补充清洗程序,亦可将 TBA 编排在上述有污染的项目前测定。对某些不具备上述功能的仪器,最好将 TBA 单批测定。

4.试剂中加适量表面活性剂可防止甲䐶沉淀。

5.反应混合物的吸光度受蛋白质影响,故应于甘氨胆酸钠标准液配制于混合血清中。

三、血液乙醇测定

乙醇测定方法有微量扩散法、分光光度法、气相色谱法、酶法和检气法等。其中,测定乙醇的参考方法是气相色谱法,气相色谱法首先是用 NaCl 的饱和液在一封闭的容器中将血清或血样稀释,在封闭容器的上部是挥发的气体。优点是这部分的取样使标本清洁,很少或没有基质的影响,通过标准曲线可以完成峰值的定量;缺点是气相色谱仪昂贵,手续复杂不便推广。微量扩散法简单、实用、快速,可初步评估血液中乙醇的含量。微量扩散法测定血液乙醇的含量:

(一)实验目的

掌握:微量扩散法测定血液乙醇含量的原理。

熟悉:微量扩散法测定血液乙醇含量的操作步骤。

了解:微量扩散法测定血液乙醇含量的临床意义。

(二)实验原理

血液中的乙醇通过扩散进入强氧化剂重铬酸钾－硫酸溶液中,橙黄色的重铬酸钾被还原成蓝绿色的亚铬离子溶液,乙醇则被氧化产生乙醛、乙酸、二氧化碳和水,其氧化程度取决于反应条件。

(三)器材与试剂

1.器材　微量扩散皿。

2.试剂

(1)重铬酸钾－硫酸溶液:取重铬酸钾 0.37g 溶解于 15mL 水中,缓慢加入浓硫酸 2mL,边滴加边搅动,放冷后备用。

(2)饱和碳酸钠溶液。

(四)操作步骤

在微量扩散皿的内槽放入重铬酸钾－硫酸溶液 2.0mL,外槽一侧加饱和碳酸钠溶液 1.0mL,用玻盖封闭,缓慢旋转,使外槽两液混匀,室温下(25～30℃)放置 1h,观察结果。如果血液中有乙醇,以其含量大小呈现出黄绿色至蓝色变化,具体见表 5－45。

表 5－45　血液中乙醇不同含量的颜色变化

乙醇含量/(%)	重铬酸钾－硫酸识别颜色	结果
0.00	鲜黄色	0
0.08	黄色－黄绿色	＋
0.15	黄绿色－绿色	＋＋
0.23	绿色－深绿色	＋＋＋
0.30	深绿色－蓝色	＋＋＋＋

(五)注意事项

1.本实验为半定量方法,应用时需做空白和阳性对照。

2.该方法为非特异性反应,所有挥发性物质均可发生反应。

(六)临床意义

乙醇在体内代谢生成乙醛,乙醛对肝和脑的辅酶 A 的活性具有抑制作用,能抑制脑内 $Na^+－K^+－ATP$ 酶,还是引起酒精性心肌病的一个原因。

乙醇对肝脏损伤较为严重的形式是酒精中毒性肝炎,其具有脂肪肝和肝大的特征,炎症和坏死更为广泛,是向肝硬化进展的关键阶段,严重者最终导致肝功能衰竭和死亡。酒精与胰腺炎之间的关系与肝脏之间的关系基本相同。乙醇易于通过胎盘并且影响胎儿组织,是一种胎儿毒性物质和致畸胎物质。乙醇中毒者最常见的为酒醉综合征,可引起脑功能的改变。乙醇可影响铁的代谢,又是骨髓抑制物,可导致白细胞和血小板的减少,从这两方面影响造血系统。长期饮用乙醇中毒的后果严重,所以需要迅速分析,以便用于开始阶段的适当治疗。而且从法医学角度乙醇中毒必须准确分析。

四、血浆氨测定

氨是氨基酸和胺类分解代谢的产物。正常情况下,氨在肝内经鸟氨酸循环转变为尿素,由肾排出。严重肝脏疾病时,尿素合成障碍,氨不能从血液循环中清除,引起血氨升高。血浆氨浓度的测定一般可归纳为扩散法、波氏比色法、离子交换层析法、氨离子选择电极法、酶法和干化学法。扩散法和波氏比色法灵敏度低,精密度和准确度欠佳;离子交换层析法需要预处理,氨被吸收到阳离子交换树脂上后,用波氏比色法比色,准确度和特异性均较高,已被作为血氨测定的参考方法;氨离子选择电极法虽然精密度和准确度均好,但稳定性受多种因素影响,尚难普及使用;谷氨酸脱氨酶法精密度和准确度较好,可用自动生化分析仪测定,但因血氨标本数较少,使酶试剂盒使用周期太长,易发生变质;干化学法用指示染料与氨反应,一个标本用一条干试纸片,在干化学分析仪上检测,可避免酶法测定试剂在长期使用过程中易变质的缺陷。酶法测定血浆氨方法如下:

(一)实验目的

掌握:酶法测定血浆氨的基本原理。

熟悉:酶法测定血浆氨的操作过程及血浆氨测定的临床意义。

了解:血浆氨测定时患者准备及标本留取时的注意事项。

(二)实验原理

在谷氨酸脱氢酶(GLDH)作用下,血浆中氨与 α-酮戊二酸和 NADPH 反应,生成谷氨酸和 $NADP^+$,反应体系中 NADPH 在 340nm 吸光度的下降程度与反应体系中氨的浓度成正比关系。

$$\alpha-酮戊二酸+NH_3+NADPH+H^+ \xrightarrow{GLDH} 谷氨酸+NADPH^++H_2O$$

(三)器材与试剂

全部试剂必须用无氨去离子水制备。

1. 无氨去离子水 将蒸馏水通过 Dowex50(氢型)或其他强阳离子交换树脂柱,可获得无氨去离子水。

2. 66mmol/L KH_2PO_4 溶液 取 8.98gKH_2PO_4 溶于无氨去离子水中,定容至 1L,4℃保存。

3. 66mmol/L Na_2HPO_4 溶液 取 9.37gNa_2HPO_4 溶于无氨去离子水中,定容至 1L,4℃保存。

4. 66mmol/L 磷酸盐缓冲液(PBS,pH8.0±0.05) 取 66mmol/L KH_2PO_4 溶液 5mL 及 66mmol/L Na_2HPO_4 溶液 95mL,混合,4℃保存,稳定 3 周。

5. 310mmol/L α-酮戊二酸 取 0.45g α-酮戊二酸,溶于 5mL 无氨去离子水中,用 3mol/L NaOH 调 pH 接近 5.0 时,改用 0.1mol/L NaOH 调 pH 至 6.80±0.01,以无氨去离子水定容至 10mL,4℃稳定 10 天。

6. NADPH 储存液 称取 10mg NADPH(M_w767.4,-20℃、干燥器保存)溶于 1mL PBS 中,取出 50μL,以 PBS 稀释到 5mL 为工作液,以 PBS 调零,1cm 光径,340nm 波长读 NADPH 工作液的吸光度,计算 NADPH 储存液的实际浓度:

$$NADPH(mmol/L)=\frac{A_{340}}{6.22}\times100$$

6.22 为 NADPH 的毫摩尔吸光系数,根据上式计算结果确定制备 GLDH 工作液中加入 NADPH 储存液的量,使其浓度达到 0.15mmol/L。

$$需要 NADPH 储存液体积(mL)=\frac{0.15mmol/L×需配 GLDH 体积(mL)}{NADPH 储存液实际浓度(mmol/L)}$$

例如:如果测定出应用液吸光度 A=0.622,代入上式,NADPH 储存液的实际浓度为 10mmol/L,若要配制 100mL GLDH 溶液(含 0.15mmol/L NADPH),需取 10mmol/L NADPH 储存液的体积为

$$需要 NADPH 储存液体积(mL)=\frac{0.15×100}{10}=1.5$$

7.谷氨酸脱氢酶工作液(GLDH 20000U/L,NADPH 0.15mmol/L,ADP 0.6mmol/L) 在 100mL 容量瓶中,加入 PBS 约 80mL,加入 ADP(M_w 487.21)30mg,再加入计算量的 NADPH 储存液和需要量的 GLDH 酶制品(含 2000U/L),以 PBS 稀释到 100mL 刻度,4℃保存可稳定 7 天。

8.氨标准储存液(100mmol/L) 取硫酸铵 1～2g 于 100～110℃烘 2h,置于干燥器中冷却,称取 660.7mg,溶于无氨去离子水中并定容到 100mL,4℃保存。

9.氨校准应用液(100μmol/L) 用无氨去离子水将氨标准储存液稀释成 100μmol/L。

(四)操作步骤

按表 5—46 操作。

表 5—46　酶法测定血浆氨操作步骤

加入物/mL	空白管	标准管	测定管
谷氨酸脱氢酶工作液	1.5	1.5	1.5
无氨去离子	0.3	—	—
氨标准应用液	—	0.3	—
血浆(清)	—	—	0.3
混匀,37℃水浴保温 10min			
α—酮戊二酸	0.06	0.06	0.06

混匀,波长 340nm,以无氨去离子水调零,于 10s 时读取吸光度 A_1,于 70s 时读取吸光 A_2;求各管△A=A_1-A_2。

(五)结果计算

$$血浆氨(\mu mol/L)=\frac{\Delta A_U-\Delta A_B}{\Delta A_S-\Delta A_B}×100\mu mol/L$$

$$\Delta A=A_1-A_2$$

(六)参考区间

健康成年人血浆氨浓度为 18～72μmol/L(30.7～122.6μg/dL)。

(七)临床意义

1.肝昏迷的检测　正常情况下,氨在肝脏转变为尿素,经肾脏排出。严重肝脏疾病时,尿素合成减少,引起血氨增高。高血氨有神经毒,引起肝昏迷(肝性脑病)。成人血氨测定主要用于肝昏迷的检测和处理。

2.儿科 Reye 综合征的诊断　该症有严重低血糖、大块肝坏死、急性肝功能衰竭并伴有肝脂肪变性,在肝功能酶谱增高前,即见血氨增高。

(八)注意事项

1.反应体系加入 ADP 可稳定 GLDH,加快反应速率。NADPH 作为辅酶较 NADH 可缩

短反应时间。

2.α—酮戊二酸加入前应置于37℃水浴10min,为血浆中 LDH、AST 等内源性物质消耗 NADPH 提供反应时间。

3.吸烟对患者和对标本都是氨污染的原因,采血前1h吸一支雪茄烟,将使空腹静脉血浆氨浓度增高 $100\sim200\mu g/L$,所以采血前一天的午夜后应禁止吸烟,严重吸烟的患者,采血前必须淋浴,穿新的内衣。采血医务人员也必须是非抽烟者。

4.血浆氨含量甚微,要减少标本和器皿受实验室空气中氨的污染可采取以下措施:最好在特定实验室中采集标本和进行测定;限制人员进出实验室;器皿必须经过化学处理。

5.血标本必须用血浆标本,不能用血清。血浆标本采用的抗凝剂为草酸钾、EDTA 或肝素,不能用肝素铵抗凝。氟化物抗凝剂将使测定值增高。标本采集后必须立即置冰浴中,尽快离心分离出血浆,并及时进行测定。即使在0℃,从采血到测定开始,滞留15min 以上即可使血氨升高,因为血浆中多肽和谷氨酰胺等易水解释放出 NH_3。

6.静脉采血后,与 $EDTA-Na_2$ 抗凝剂充分混匀后立即置于冰水中,尽快分离血浆,加塞于22～4℃保存,在 2～3h 内分析;—20℃可稳定24h。

7.显著溶血标本不能用,因红细胞中氨浓度为血浆的 2.8 倍。

(崔福鑫)

第七节　肾脏疾病的生物化学检验

肾脏是人体重要的排泄器官,通过排除代谢废物,调节水、电解质和酸碱平衡来维持机体内环境的相对稳定。此外,肾脏还有内分泌功能,如合成、分泌肾素和促红细胞生成素等。通过肾功能检验可以评价肾的生理功能和疾病时肾的受损情况。由于肾脏有很强的代偿储备能力,即使目前最敏感的检查方法也很难检查出肾脏早期和轻微的损害。肾功能检查还受心脏病、贫血、前列腺肥大等肾外疾病因素的干扰,因此不能仅依据肾功能检验某一项或某几项试验结果即作出肾功能的判断,需要结合病史、临床表现和其他辅助检查,全面综合分析,方能得出可靠的结论。

一、血清尿素测定

尿素(urea)的测定方法大体上可归纳为酶学方法和化学方法。酶学方法是间接测定法,先用尿素酶将尿素分解成铵离子($NH4^+$)和碳酸根,然后用 Berthelot(波氏)反应或谷氨酸脱氢酶法,测定反应过程中铵离子的生成量。化学方法是直接测定法。二乙酰一肟的乙酰基直接与尿素缩合反应,生成色原二嗪(diazine)。二乙酰一肟法必须用尿素作为标准液。

(一)二乙酰一肟法测定血清尿素

1.实验目的

掌握:二乙酰一肟法测定血清尿素的基本原理。

熟悉:二乙酰一肟法测定血清尿素的操作方法和参考区间。

了解:血清尿素测定在肾功能损害中的临床意义。

2.实验原理　在酸性溶液中,二乙酰与尿素缩合成粉红色的二嗪化合物,称为 fearon 反应,颜色深浅与尿素含量成正比,与同样处理的尿素标准液相比,即可得样品中尿素的含量。

但因二乙酰不稳定,常用二乙酰一肟代替,二乙酰一肟遇酸水解成二乙酰,反应式如下:

$$二乙酰一肟 + H_2O \xrightarrow{酸} 二乙酰 + 羟基胺$$

$$二乙酰 + 尿素 \xrightarrow{酸、加热} 二嗪化合物(粉红色)$$

3. 器材与试剂

(1)器材:刻度吸管(1mL、10mL)、$20\mu L$ 微量加样器、恒温水浴箱、分光光度计。

(2)试剂

1)0.18mmol/L 二乙酰一肟溶液:称取 20g 二乙酰一肟,溶于 1L 去离子水中,保存于棕色瓶中,4℃冰箱保存可稳定半年。

2)酸性试剂:在三角烧瓶中先加入 100mL 去离子水,然后缓慢加入浓硫酸 44mL 及 85% 磷酸 66mL,冷至室温,加入氨基硫脲 50mg 及硫酸镉($CdSO_4 \cdot 8H_2O$)2g,溶解后用去离子水定容至 1L。保存于棕色瓶中,4℃冰箱保存可稳定半年。

3)尿素标准储存液(100mmol/L):准确称取于 $60\sim65℃$ 干燥至恒重的尿素(M_w60.06)0.6g,溶解于无氨去离子水并定容至 100mL,加 0.1g 叠氮钠防腐,4℃可保存半年。

4)尿素标准应用液(5mmol/L):取上述储存液 5mL,用去离子水定容至 100mL。

4. 操作步骤 取试管三支,按表 5-47 操作。

表 5-47 二乙酰一肟法操作步骤

加入物/mL	空白管	标准管	测定管
去离子水	0.02	—	—
尿素标准应用液	—	0.02	—
血清	—	—	0.02
二乙酰一肟溶液	0.5	0.5	0.5
酸性试剂	5.0	5.0	5.0

混匀,置于沸水浴中加热 15min,立即用自来水冷却 5min。分光光度计选用 540nm 波长,以空白管调零,读取各管吸光度。

5. 结果计算

$$血清尿素(mmol/L) = \frac{测定管吸光度}{标准管吸光度} \times 5mmol/L$$

$$血清尿素氮(mg/L) = 尿素(mmol/L) \times 28mg/mmol$$

6. 参考区间 健康成年人血清尿素浓度:2.9~8.2mmol/L。

7. 临床意义 血液尿素浓度受多种因素的影响,分生理性因素和病理性因素两个方面。

生理性因素:高蛋白饮食引起血清尿素浓度和尿液中排出量显著升高。血清尿素浓度男性比女性平均高 0.3~0.5mmol/L。成人的日间生理变动平均为 0.63mmol/L。妊娠妇女由于血容量增加,尿素浓度比非孕妇低。

病理性因素:有肾脏因素和非肾脏因素。血液尿素增加的原因可分为肾前性、肾性及肾后性三个方面。①肾前性:最重要的原因是失水,引起血液浓缩,使肾血流量减少,肾小球滤过率减低而使血液中尿素滞留。常见于剧烈呕吐、幽门梗阻、肠梗阻和长期腹泻等。②肾性:急性肾小球肾炎、肾病晚期、肾衰竭、慢性肾盂肾炎及中毒性肾炎都可出现血液中尿素含量增高。③肾后性:前列腺肿大、尿路结石、尿道狭窄、膀胱肿瘤致使尿道受压等都可能使尿路阻塞,引起血液中尿素含量增加。血液中尿素减少较为少见,常见于严重的肝病,如肝炎合并广泛性肝坏死。

8.注意事项

(1)本法线性范围仅达 7.14mmol/L,如遇高于此浓度的标本,必须用生理盐水作适当的稀释后重测,结果乘以稀释倍数。

(2)20μL 微量加样器必须校准,使用时务必注意清洁干燥,加量时务必准确。

(3)试剂中加入硫胺脲和镉离子,可增进显色强度和色泽稳定性,但仍有轻度褪色现象(每小时小于 5%)。加热、显色经冷却后,应及时比色。

(4)此法操作简单,特异性强,不受其他非蛋白质含氮化合物如尿酸、肌酸等影响,但应控制好实验条件。

(5)尿液中的尿素也可用此法进行测定。由于尿液中尿素含量高,标本需用蒸馏水以 1:50 稀释。如果呈色后吸光度仍超过本法的线性范围,还需将尿液再稀释,重新测定。

(6)尿素浓度以前习惯用尿素氮(mg/dL)表示,因为一个尿素分子中有 2 个氮原子,所以 1mmol 尿素相当于 28mg 尿素氮(1mmol/L 尿素相当于 2.8mg/dL 尿素氮);另外还有以尿素氮(mmol/L)表示,则 1mmol/L 尿素相当于 2mmol/L 尿素氮。世界卫生组织推荐用尿素(mmol/L)表示,我国卫生部临床检验中心也已规定一律使用此表示方法,不再用“尿素氮”一词。

9.评价

(1)本法试剂单一,方法简便,但试剂具毒性和腐蚀性。在标本数量多时加热开始难以达到 100℃,各管间受热温度也可能不一致,因而本法重复性不佳。若改善加热条件,如采用在水浴锅底部加置高约 5mm 的网垫,在网垫上加热显色,可使 CV 由不加网垫时的 6.46% 降至 2.99%。

(2)线性上限仅达 7.14mmol/L,回收率为 96%~102.1%。

(3)二乙酰一肟法的主要干扰来自血清中存在的含氮化合物。很多化合物在结构中会有尿素的残基,如瓜氨酸、四氧嘧啶和尿囊素,虽然也会产生一种带颜色的产物,但这些化合物在血清中浓度很低,故很少引起明显的干扰。另一些化合物在血清中浓度高,但这些色素的最大吸收峰不同,因此不产生明显干扰。胆红素达 171μmol/L、血红蛋白达 10g/L 均无影响。

(二)脲酶速率法测定血清尿素

1.实验目的

掌握:脲酶速率法测定血清尿素的基本原理。

熟悉:脲酶速率法测定血清尿素的仪器参数设定。

了解:脲酶速率法测定血清尿素的影响因素。

2.实验原理　尿素在脲酶催化下,水解生成氨和二氧化碳。氨在 α-酮戊二酸和还原型辅酶 I 存在下,经谷氨酸脱氢酶(GLDH)催化,生成谷氨酸。同时,NADH 被氧化成 NAD^+,可在 340nm 波长处监测吸光度下降的速率,计算样品中尿素的含量。反应式如下:

$$尿素 + H_2O \xrightarrow{\text{脲酶}} 2NH_4^+ + CO_3^{2-}$$

$$NH_4^+ + α-酮戊二酸 + NADH + H^+ \xrightarrow{\text{脲酶}} 谷氨酸 + NAD^+ + H_2O$$

3.器材与试剂

(1)酶试剂成分和在反应液中的参考浓度具体如下。

试剂成分	参考浓度
Tris 缓冲液(pH8.0)	150mmol/L
谷氨酸脱氢酶(GLDH)	≥0.72U/mL
ADP	1.5mmol/L
NADH	0.23mmol/L
α—酮戊二酸	13.8mmol/L
脲酶	≥35.0U/mL

(2)5mmol/L 尿素标准应用液。

4. 操作步骤

(1)自动生化分析仪两点法,温度 37℃,波长 340nm,延迟时间 30s,读数时间 60s。详细操作程序按照仪器和试剂盒说明书。

(2)手工法取试管 3 支,标明测定管、标准管和空白管,然后按表 5－48 操作。

表5－48　酶法尿素测定操作步骤

加入物/mL	空白管	标准管	测定管
无氨去离子水	0.015	—	—
尿素标准应用液	—	0.015	—
血清	—	—	0.015
酶试剂	1.5	1.5	1.5

表5－48 中各管依次逐管加入已预温的酶试剂,混匀后立即在分光光度计波长 340nm 处监测吸光度下降速率,自动计算出△A/min。

5. 结果计算

$$尿素浓度(mmol/L)=\frac{测定\ \Delta A/min-空白\ \Delta A/min}{标准\ \Delta A/min-空白\ \Delta A/min}\times标准液浓度(mmol/L)$$

6. 参考区间　健康成年人血清尿素浓度:2.9～8.2mmol/L。

7. 注意事项

(1)在测定过程中,各种器材和蒸馏水应无氨离子污染,否则结果偏高。

(2)标本最好用血清。

(3)血氨升高时,可使尿素测定结果偏高,溶血标本对测定有干扰。

8. 评价

(1)本法批内 CV 为 0.78%,批间 CV 为 2.94%;回收率为 93.0%～105.3%,线性上限为 17.85mmol/L。

(2)血红蛋白对测定有一定的干扰,应避免标本溶血。在自动分析仪中测定,因标本被大量稀释,故不受其他含氮化合物、胆红素、血红蛋白及高血脂的干扰。

二、血清肌酐测定

肌酐(Cr)测定方法有化学方法和酶学方法。肌酐的检测目前多用的仍然是碱性苦味酸法,该法是根据 1886 年 Jaffe 发现的碱性苦味酸反应建立的(即肌酐与苦味酸反应生成橘红色的化合物)。手工分析需去除蛋白后再测定,以避免假肌酐干扰;自动化分析则用碱性苦味酸速率法或两点法即能避开假肌酐影响。近几年发展了酶法,如肌酐酰胺水解酶法、肌酐亚氨水解酶法等,但在临床上应用尚少。

(一)去蛋白碱性苦味酸法测定血清肌酐

1. 实验目的

掌握:去蛋白碱性苦味酸法测定肌酐的原理、假肌酐的概念。

熟悉:去蛋白碱性苦味酸法测定肌酐的操作方法、临床意义。

2. 实验原理　血清或血浆标本经除蛋白处理后,肌酐与碱性苦味酸产生 Jaffe 反应,生成橙红色的苦味酸-肌酐复合物,在 510～520nm 间测定吸光度,吸光度与肌酐含量成正比。尿液标本可稀释后直接测定。

3. 器材与试剂

(1)35mmol/L 钨酸溶液

1)于 100mL 去离子水中,加入 1g 聚乙烯醇,加热助溶(勿煮沸),冷却。

2)于 300mL 去离子水中,加入 11.1g 钨酸钠($Na_2WO_4 \cdot 2H_2O$,M_w329.81),使之完全溶解。

3)于 300mL 去离子水中,慢慢加入 2.1mL 浓硫酸,冷却。

于 1L 容量瓶中,将 1)液加入 2)液中,再与 3)液混匀,加去离子水至刻度,室温可稳定保存 1 年。

(2)0.04mol/L 苦味酸溶液:取苦味酸(M_w229.104)9.3g,溶于 500mL 80℃ 去离子水中,冷却至室温,加去离子水至 1L。用 0.1mol/L 氢氧化钠滴定,以酚酞作指示剂。根据滴定结果,用去离子水定容至 0.04mmol/L。0.04mol/L 氢氧化钠 1mL 相当于 0.04mmol/L 苦味酸 1mL(9.1644mg)。

(3)0.75mol/L 氢氧化钠溶液:取氢氧化钠 30g,加去离子水使其溶解,冷却后用去离子水定容至 1L。

(4)肌酐标准储存液(10mmol/L):取 113mg 肌酐(M_w113.12),用 0.1mol/L 盐酸溶解后转入 100mL 容量瓶内,再用 0.1mol/L 盐酸定容至刻度。

(5)肌酐标准应用液(100μmol/L):取 1mL 肌酐标准储存液,用 0.1mol/L 盐酸稀释至 100mL。

4. 操作步骤

(1)取血清或血浆 0.5mL,加入 35mmol/L 钨酸溶液 4.5mL,充分混匀,静置 5min,3000r/min 离心 10min,取上清液;若为尿液标本,用去离子水作 1:200 稀释。

(2)按表 5-49 操作。

表 5-49　去蛋白碱性苦味酸法操作步骤

加入物/mL	空白管	标准管	测定管
去离子水	3.0	—	—
肌酐标准应用液	—	3.0	—
血清无蛋白滤液(或 1:200 稀释尿液)	—	—	3.0
苦味酸溶液	1.0	1.0	1.0
氢氧化钠溶液	1.0	1.0	1.0

混匀后置于室温 15min,在波长 510nm 处,以空白管调零,读取各管吸光度。

5. 结果计算

$$血清肌酐(\mu mol/L) = \frac{A_{测定}}{A_{标准}} \times 100\mu mol/L$$

6. 参考区间

男性:44～133μmol/L。

女性:70～106μmol/L。

7. 临床意义 血清肌酐经肾小球过滤,肾小管既不重吸收,也不分泌,即肾脏对肌酐的排泄能力强,因而肾脏疾病早期血清肌酐通常不高,在反映肾小球滤过率下降方面,血肌酐比血尿素的灵敏度低。但血肌酐受饮食、运动、激素、蛋白质代谢等因素的影响较少,所以诊断特异性比血尿素好。

8. 注意事项

(1)碱性肌酐苦味酸复合物的最大吸光度在485nm,过量苦味酸离子存在于反应液中,在波长低于500nm时会产生明显的吸收。

(2)反应温度以15～25℃为宜,10℃以下,会抑制Jaffe反应。温度升高,可使碱性苦味酸溶液显色增深,但测定管较标准管更为明显。

(3)呈色后标准管色泽较稳定,但测定管吸光度随时间延长而增加,可能与血标本中存在的非特异性物质有关,故在加显色剂后30min内比色为宜。

(4)苦味酸一定要纯,否则需纯化。若含有杂质,则使试剂空白吸光度增加而影响测定结果。

9. 评价

(1)特异性:血浆中的蛋白质和糖、丙酮、维生素C、丙酮酸、乙酰乙酸等均能与碱性苦味酸发生非特异性反应,反应速率稍慢。红细胞中这类物质最多,约有60%,血清或血浆中约有20%,尿液中约有5%。故血清和血浆需制备无蛋白滤液后测定。

(2)回收率:受无蛋白滤液pH值的影响,滤液pH值在3～4.5时,回收率为85%～90%,pH值在2以下时,回收率为100%。

(3)线性范围:肌酐含量在0～1320μmol/L以内线性良好。

(二)不去蛋白速率法测定血清肌酐

1. 实验目的

掌握:不去蛋白速率法测定血清肌酐的基本原理。

熟悉:不去蛋白速率法测定血清肌酐的仪器参数设定。

了解:不去蛋白速率法测定血清肌酐的方法学评价。

2. 实验原理 根据肌酐与苦味酸反应生成橘红色苦味酸肌酐复合物的速率与假肌酐不同,而设置适宜的检测时间。一些假肌酐如乙酰乙酸在20s内已与碱性苦味酸反应,而在20～80s之间,肌酐反应占绝对优势,80s后其他多数干扰物才有较快的反应,故而选择25～60s的反应速率来反映真肌酐的含量。

3. 器材与试剂

(1)0.04mol/L苦味酸溶液。

(2)0.32mol/L氢氧化钠溶液。

(3)碱性苦味酸溶液:根据用量,将0.04mol/L苦味酸和0.32mol/L氢氧化钠等体积混合,可加适量表面活性剂如Triton X－100,放置20min以后即可应用。

(4)肌酐标准应用液(100μmol/L):取1mL肌酐标准储存液(10mmol/L),用0.1mol/L盐酸稀释至100mL。

4.操作步骤　采用自动/半自动分析仪速率法检测,按试剂盒说明书操作,或参照以下参数分析:仪器波长 510nm,比色杯光径 1.0cm,反应温度 37℃,样品体积/反应液体积=1/11。延迟时间 20~30s,测量时间 30s。得到标准管△A/min 和测定管△A/min。

5.结果计算

$$血清肌酐(\mu mol/L)=\frac{测定\ \Delta A/min}{标准\ \Delta A/min}\times 100\mu mol/L$$

6.参考区间

男性:53~97μmol/L。

女性:44~80μmol/L。

7.注意事项

(1)必须严格控制反应时间,以尽量避免快速或慢速反应中假肌酐物质的干扰。

(2)溶血产生的红细胞内非特异性物质将干扰反应。

(3)胆红素可引起负偏差。某些全自动生化分析仪,能设置空白速率参数,去除胆红素的负干扰。

8.评价

(1)特异性:本法基本上可消除生理浓度的葡萄糖、维生素 C 和蛋白质等的干扰。但乙酰乙酸>500μmol/L、维生素 C>2840μmol/L、丙酮酸>1140μmol/L 时有明显的干扰。高胆红素标本有明显的负干扰,溶血标本也有负干扰,标本应避免溶血。

(2)回收试验:回收率为 96.7%~100.4%,平均 98.5%。

(3)线性范围:肌酐在 0~1768μmol/L 范围内线性良好。

(三)肌氨酸氧化酶法测定血清肌酐

1.实验目的

熟悉:肌氨酸氧化酶法测定血清肌酐的基本原理。

了解:肌氨酸氧化酶法测定血清肌野的影响因素。

2.实验原理　样品中的肌酐在肌酐酶的催化下水解生成肌酸。在肌酸酶的催化下肌酸水解产生肌氨酸和尿素。肌氨酸在肌氨酸氧化酶的催化下氧化成甘氨酸、甲醛和 H_2O,最后偶联 Trinder 反应,比色法测定。

3.器材与试剂

(1)试剂 1(HTIB 为 2,4,6-三碘-3-羟基苯甲酸,TAPS 为 N-三羟甲基代甲酸-3-氨基丙磺酸)

试剂成分	参考浓度
TAPS 缓冲液(pH8.1)	30mmol/L
肌酸酶(微生物)	333μKat/L
肌氨酸氧化酶(微生物)	133μKat/L
抗坏血酸氧化酶(微生物)	33μKat/L
HTIB	5.9mmol/L

（2）试剂 2

试剂成分	参考浓度
TAPS 缓冲液(pH8.0)	50mmol/L
肌酸酶(微生物)	500μKat/L
过氧化物酶(辣根)	16.7μKat/L
4-氨基安替比林	2.0mmol/L
亚铁氰化钾	163μmol/L

（3）265μmol/L(3mg/dL)肌酐标准液。

4.操作步骤　按表 5-50 操作。

表 5-50　肌氨酸氧化酶法测定血清肌酐操作步骤

加入物/mL	空白管	标准管	测定管
去离子水	0.05	—	—
肌酐标准液	—	0.05	—
血清	—	—	0.05
试剂 1	2.0	2.0	2.0

混匀,置于 37℃水浴 5min,然后以空白管调零,主波长 546mn,次波长 700nm,读取测定管、标准管吸光度,分别记为 $A_{测定1}$、$A_{标准1}$

试剂 2	1.0	1.0	1.0

混匀,置于 37℃水浴 5min,然后以空白管调零,在主波长 546nm、次波长 700nm 处,比色,读取测定管、标准管吸光度,分别记为 $A_{测定2}$、$A_{标准2}$。

5.结果计算

$$血清肌酐(μmol/L) = \frac{A_{测定2} - A_{测定1}}{A_{标准2} - A_{标准1}} \times 265μmol/L$$

6.参考区间

男性:59~104μmol/L。

女性:45~84μmol/L。

7.注意事项

（1）肌酐的酶法分析是解决肌酐测定中非特异性干扰问题的根本途径。肌酐的酶法分析中以肌酐酶偶联肌氨酸氧化酶法较为常用。

（2）本法为了消除样品中肌酸的干扰,利用自动分析中双试剂法的特点,在第一试剂中加入了肌酸酶,二步反应可以消除内源性肌酸的干扰。

（3）Trinder 反应受胆红素和维生素 C 的干扰,可通过在试剂 1 中加入亚铁氰化钾(或者亚硝基铁氰化钾)和抗坏血酸氧化酶消除干扰。

（4）肝素、枸橼酸、EDTA、氟化钠等在常规用量下对本测定无干扰。

8.评价

（1）精密度:本法批内 CV 为 0.41%~0.84%,批间 CV 为 0.31%~1.01%。

（2）回收试验:101.9%~102.0%。

（3）线性范围:肌酐在 0~4420μmol/L 范围内线性良好。

（四）内生肌酐清除率测定

1. 实验目的

掌握：内生肌酐清除率测定的基本原理和方法。

熟悉：内生肌酐清除率的临床意义。

2. 实验原理　通过测定血和尿中肌酐含量来计算每分钟或24h有多少毫升血浆中的肌酐通过肾脏被清除，此值称为内生肌酐清除率（Ccr）。内生肌酐清除率与个体的身高有关，可用体表面积来校正。

3. 操作步骤　试验前3天，嘱受检者禁食肉类，避免饮用咖啡或茶，停用利尿剂，避免剧烈运动。适量饮水，使尿量不少于1mL/min。收集24h尿样的同时，抽静脉血3mL。同时测定血、尿肌酐含量。

4. 结果计算

$$内生肌酐清除率（L/24h）=\frac{尿中肌酐（\mu mol/L）}{血中肌酐（\mu mol/L）}\times 24h\,尿量（L）$$

$$内生肌酐清除率（mL/min）=肌酐（L/24h）\times \frac{1000}{1440}$$

$$校正后内生肌酐清除率（mL/min）=内生肌酐清除率\times \frac{1.73}{体表面积（m^2）}$$

体表面积可根据人体体表面积计算图查阅。

5. 参考区间

男性：（105±20）mL/min。

女性：（95±20）mL/min。

6. 临床意义　血浆肌酐浓度（Scr）反映肾小球滤过功能，与内生肌酐清除率（Ccr）共同用于慢性肾功能不全的分期如下。

第一期（肾功能不全代偿期）：Scr133～177$\mu mol/L$；Ccr50～80mL/min。

第二期（肾功能不全失代偿期）：Scr178～442$\mu mol/L$；Ccr50～20mL/min。

第三期（肾功能衰竭期）：Scr443～707$\mu mol/L$；Ccr20～10mL/min。

第四期（尿毒症末期）：Scr≥707$\mu mol/L$；Ccr<10mL/min。

7. 注意事项

（1）最常见的误差来源是尿液收集时间记录不准，或部分尿液丢失，因此要准确收集尿液。要避免尿液在膀胱内潴留造成负误差，即要排空膀胱。

（2）收集尿液期间避免做剧烈运动。

（3）不同体表面积对结果影响很大，每个个体都应查图得出此值。

三、尿酸测定

尿酸测定方法可分为脲酶紫外法、脲酶—过氧化物酶偶联法及磷钨酸法三类。其中以脲酶紫外法的分析性能最为优越，是尿酸测定的参考方法。磷钨酸法先用血清或血浆制备无蛋白滤液再进行测定，方法烦琐，需手工测定，现在临床已较少应用。自动化分析可用脲酶—过氧化物酶偶联法，无须做无蛋白滤液。

（一）磷钨酸还原法测定血清尿酸

1. 实验目的

掌握：磷钨酸还原法测定血清尿酸的基本原理。

熟悉:磷钨酸还原法测定血清尿酸的操作方法。

了解:去蛋白滤液制备的影响因素。

2.实验原理 去蛋白滤液中的尿酸在碱性溶液中被磷钨酸氧化生成尿囊素和二氧化碳,磷钨酸被还原为蓝色的钨蓝。钨蓝的生成量与尿酸浓度成正比。

3.器材与试剂

(1)160mmol/L 磷钨酸储存液:钨酸钠 50g,溶解于去离子水 400mL 中,加浓磷酸 40mL、玻璃珠数粒,回流 2h,冷却至室温,用去离子水定容至 1L。置于棕色瓶中保存。

(2)16mmol/L 磷钨酸应用液:取磷钨酸储存液 10mL,用去离子水稀释至 100mL。

(3)0.3mol/L 钨酸溶液:钨酸钠($Na_2WO_4 \cdot 2H_2O$,M_w329.81)100g 溶解于蒸馏水中,并定容至 1L。

(4)0.33mol/L H_2SO_4 溶液:于 900mL 去离子水中加入浓硫酸 18.5mL,冷却后用去离子水定容至 1L。

(5)钨酸试剂:于 800mL 去离子水中加入 0.3mol/L 钨酸溶液 50mL、浓磷酸 0.05mL、0.33moL/L H_2SO_4 50mL,混匀。室温中可稳定数月。

(6)0.99mol/L Na_2CO_3 溶液:取无水碳酸钠 100g,溶于去离子水至 1L。置于塑料试剂瓶中储存,如有混浊可过滤后使用。

(7)6.0mmol/L 尿酸标准储存液:在 60℃溶解 60mg 碳酸锂于 40mL 去离子水中,加入尿酸($C_5N_4O_3N_4$,M_w168.073)100.9mg,待溶解后冷却至室温,移入 100mL 容量瓶中,加入甲醛 2mL,用去离子水定容。于棕色瓶中保存。

(8)300μmol/L 尿酸标准应用液:取尿酸标准储存液 5.0mL、乙二醇 33mL,用去离子水稀释至 100mL。

4.操作步骤 按表 5-51 操作。

表 5-51 磷钨酸还原法操作步骤

加入物/mL	空白管	标准管	测定管
去离子水	0.5	—	—
尿酸标准应用液	—	0.5	—
血清	—	—	0.5
钨酸试剂	4.5	4.5	4.5
	混匀,置于室温 5min,3000r/min 离心 5min		
标准管上清液	—	2.5	—
测定管上清液	—	—	2.5
Na_2CO_3 溶液	0.5	0.5	0.5
	混匀后静置 10min		
磷钨酸应用液	0.5	0.5	0.5

混匀,20min 后,在波长 660nm 处,以空白管调零,读取各管吸光度。

5.结果计算

$$血清尿酸(\mu mol/L) = \frac{A_{测定}}{A_{标准}} \times 300\mu mol/L$$

6.参考区间

男性:149~416μmol/L。

女性:89~357 μmol/L。

7. 临床意义　尿酸测定主要用于各种原因引起的高尿酸血症,以及由此导致的痛风症。

(1)原发性高尿酸血症

1)原发性肾脏排泄尿酸减少,占原发性80%~90%,为多基因性常染色体显性遗传所致。

2)尿酸产生过多,以从头合成嘌呤过多为主,占原发性10%~20%,也是多基因性常染色体显性遗传;而特异性酶缺陷,如次黄嘌呤－鸟嘌呤磷酸核糖转移酶(HGPRT)部分缺乏或完全缺乏等,导致鸟嘌呤和次黄嘌呤不能经补救途径合成嘌呤核苷酸,而使尿酸产生过多者,仅占原发性1%。

(2)继发性高尿酸血症

1)尿酸排泄减少,为引起肾小球滤过减少和/或肾小管排泌尿酸减少的肾脏疾病所致。

2)尿酸产生过多,见于骨髓增殖性疾病如各类白血病、多发性骨髓瘤、红细胞增多症、慢性溶血性贫血、全身扩散的癌症、恶性肿瘤化疗或放疗后和严重的剥脱性牛皮癣等。

8. 注意事项

(1)草酸钾与磷钨酸容易形成不溶性的磷钨酸钾,造成显色液混浊,因此不能用草酸钾作抗凝剂。标本中尿酸在室温可稳定3天;尿液标本冷藏后,可引起尿酸盐沉淀,此时调节pH值至7.5~8.0,并将标本加热到50℃,待沉淀溶解后再进行测定。

(2)尿酸在水中溶解度低(0.06g/L,37℃),但在碱性碳酸盐中易溶解,故配制标准液时可加入碳酸锂或碳酸钠助溶。

(3)制备无蛋白滤液时,若滤液酸度过高,可引起尿酸与蛋白共沉淀,pH<3时尿酸回收率明显降低,滤液pH值为2.4~2.7时,回收率仅为74%~97%;滤液pH值为3.0~4.3时,回收率为93%~103%。

9. 评价

(1)特异性和干扰:血液中许多非尿酸还原性物质,可造成尿酸假性增高。如葡萄糖、谷胱甘肽、维生素C、半胱氨酸、色氨酸、酪氨酸等能使结果偏高17.8~29.3 μmol/L。谷胱甘肽是血液中产生干扰最大的物质,当浓度为1.3mmol/L时可使尿酸增高41.65 μmol/L。谷胱甘肽主要存在于血细胞内,故以血浆或血清为标本时并无明显干扰。蛋白质的巯基和酚羟基能使磷钨酸还原为蓝色,并产生混浊,故需制备无蛋白滤液。

(2)准确度:在沉淀蛋白前加入尿酸标准液,其回收率为96%~102%。标准液在150~600 μmol/L范围内,测定值与真值的相关系数为0.9999。

(3)精密度:日内CV为1.2%~3.5%,日间CV为2.9%~4.4%。

(4)线性范围:在0~892.5 μmol/L范围线性良好。

(二)脲酶－过氧化物酶偶联法测定血清尿酸

1. 实验目的

熟悉:脲酶－过氧化物酶偶联法测定血清尿酸的基本原理和操作过程。

了解:脲酶－过氧化物酶偶联法测定血清尿酸的影响因素。

2. 实验原理　脲酶氧化尿酸,生成尿囊素和 H_2O_2 ,在过氧化物酶催化下, H_2O_2 使3,5－二氯－2－羟苯磺酸(DHBS)和4－氨基安替比林缩合成红色醌类化合物(Trinder反应),尿酸浓度与波长520nm处吸光度成正比。

3. 器材与试剂

(1)酶混合试剂

试剂成分	参考浓度
脲酶	160U/L
过氧化物酶	1500U/L
4—AAP	0.4mmol/L
DHBS	2mmol/L
磷酸盐缓冲液(pH7.7)	100mmol/L

(2)300μmol/L 尿酸标准液。

4. 操作步骤　按表 5—52 操作。

表 5—52　酶偶联法操作步骤

加入物/mL	空白管	标准管	测定管
去离子水	0.1	—	—
标准液	—	0.1	—
血清	—	—	0.1
酶试剂	1.5	1.5	1.5

混匀,置于室温 10min,在波长 520nm 处,以空白管调零,读取各管吸光度。

5. 结果计算

$$血清尿酸(\mu mol/L) = \frac{A_{测定}}{A_{标准}} \times 300\mu mol/L$$

6. 参考区间

男性:149~416μmol/L。

女性:89~357μmol/L。

7. 方法评价

(1)特异性和干扰:脲酶对尿酸催化的特异性高,但 POD 催化反应特异性较差,而且因为血清尿酸浓度较低,因此一些还原性物质如维生素 C 和胆红素对尿酸测定的负干扰比起对葡萄糖、胆固醇和甘油三酯更明显。临床上高胆红素标本较多见,若试剂中加入亚铁氰化钾可部分消除这种负干扰。维生素 C 氧化酶可防止维生素的干扰。

(2)尿酸标准浓度在 178.6~713.8μmol/L 范围内线性良好,回收率为 94.6%~102.3%;批内和批间 CV 在 224.8μmol/L 和 792.8μmol/L 时均小于 5%。

四、胱抑素 C 测定

胱抑素 C(Cystatin C,简称 Cys-C)亦称半胱氨酸蛋白酶抑制剂 C,是一种由 120 个氨基酸组成的低相对分子质量(相对分子质量为 13000)、碱性非糖化蛋白质。它是由机体所有有核细胞产生,产生率恒定。循环血液中 Cys-C 几乎仅经肾小球过滤而被清除,是反映肾小球滤过率变化的理想的内源性标志物。作为肾小球滤过率(GFR)的标志物,Cys-C 的敏感性和特异性均优于血清肌酐。免疫透射比浊法测定血清胱抑素 C 方法如下:

(一)实验目的

熟悉:免疫透射比浊法测定血清胱抑素 C 的基本原理和仪器参数设置。

了解:血清胱抑素 C 测定的临床意义。

（二）实验原理

血清中胱抑素 C 与超敏化的抗体胶乳颗粒反应,产生凝集,使反应溶液浊度增加。其浊度的增加值与血清中胱抑素 C 的浓度成正比,可在波长 570nm 处监测吸光度的增加速率,并与标准品对照,计算出胱抑素 C 的浓度。

（三）器材与试剂

1.器材 全自动生化/免疫比浊分析仪。

2.试剂

（1）试剂 1:Tris 缓冲液。

（2）试剂 2:抗人胱抑素 C 单克隆抗体乳胶颗粒悬浊液。

（3）胱抑素 C:标准品。

（四）操作

主要参数:透射比浊法,反应温度 37℃,主波长 570nm,次波长 800nm,详细参数设定应根据自动生化分析仪和试剂盒说明书。

3μL 血清加入 125μL 试剂 1 中,混匀,孵育 5min,再加 125μL 试剂 2,混匀,延迟时间为60s,检测时间为 90s,记录吸光度增高速率（△A/min）。

（五）结果计算

根据血清样品的△A/min,可从标准曲线上查出血清胱抑素 C 的浓度（mg/L）。

（六）标准曲线

试剂盒配套的高、中、低浓度的标准品,稀释成系列浓度,按照操作方法进行测定,读取各浓度标准管的△A/min,与相应的胱抑素 C 浓度绘制标准曲线。

（七）参考区间

健康成年人血清/血浆胱抑素 C 浓度为 0.59～1.03mg/L。建议各实验室最好建立自己的参考区间。

（八）注意事项

1.血红蛋白＜460mg/dL,抗坏血酸＜2.8mmol/L（＜50mg/dL）,二酰甘油＜10mmol/L,类风湿因子（RF）＜240U/mL 时,对本测定不产生干扰。

2.不同来源的标准品,参考区间会有一定的差异。

（九）评价

1.本法线性范围 0～8mg/L。如标本浓度超出线性范围,血清需用生理盐水稀释后重新测定,结果乘以稀释倍数。

2.本法检测灵敏度为 0.05mg/L,当样品浓度在 0.53～2.02mg/L 时,批内 CV 为 1.41%～1.09%,批间 CV 为 2.10%～1.38%。

五、β_2-微球蛋白测定

β_2-微球蛋白（β_2-MG）是由淋巴细胞、血小板、多形核白细胞产生的一种小分子球蛋白,相对分子质量为 11800,它是细胞表面人类白细胞抗原（HLA）的 β 链（轻链）部分（为一条单链多肽）,分子内含一对二硫键,不含糖,广泛存在于血浆、尿液、脑脊液、唾液以及初乳中。正常人 β_2-微球蛋白的合成率及从细胞膜上的释放量相当恒定,β_2-微球蛋白可以从肾小球

自由滤过,99.9%在近曲小管重吸收并被降解,故正常情况下 β_2－微球蛋白的排出是很微量的,由此血清 β_2－微球蛋白的升高可反映肾小球滤过功能受损或滤过负荷是否增加的情况;而尿液中排出 β_2－微球蛋白增高,则提示肾小管损害或滤过负荷增加;在急慢性肾盂肾炎时,因肾脏受损,故尿 β_2－微球蛋白升高,而膀胱炎患者则 β_2－微球蛋白正常;肾移植患者血、尿 β_2－微球蛋白明显增高,提示机体发生排斥反应,因 β_2－微球蛋白合成加速,虽肾清除增多,而血 β_2－微球蛋白仍增高。一般在移植后 2～3 天血 β_2－微球蛋白上升至高峰,随后逐渐下降。肾移植后连续测定血、尿 β_2－微球蛋白可作为肾小球和肾小管病变的敏感指标。免疫比浊法测定血(尿) β_2－微球蛋白方法如下:

（一）实验目的

熟悉:免疫透射比浊法测定血(尿) β_2－微球蛋白的基本原理和仪器参数设置。

了解:血(尿) β_2－微球蛋白测定的临床意义。

（二）实验原理

血(尿)标本中的 β_2－微球蛋白(β_2－MG)与包被胶乳颗粒上的抗人 β_2－MG 形成免疫复合物,产生的浊度与样品中的 β_2－MG 含量成正比,用比浊法进行测定,可求得样品中 β_2－MG 含量。

（三）器材与试剂

1.器材　全自动生化/免疫比浊分析仪。

2.试剂

(1)R$_1$:0.2mmol/L 氯化铵溶液(含 0.9g/L 叠氮钠)。

(2)R$_2$:抗人 β_2－MG 致敏乳胶微粒(含 0.9g/L 叠氮钠)。

(3) β_2－MG 标准品和质控品。

（四）操作

主要参数:透射比浊法,反应温度37℃,主波长570nm,次波长800nm,详细参数设定应根据自动生化分析仪和试剂盒说明书。

（五）结果计算

建立标准液吸光度(浊度)－浓度工作曲线。计算样品△A/min,并在工作曲线上读取浓度值(mg/L)。

（六）参考区间

随机尿:0.1～0.3mg/L。24h 尿:0.03～0.37mg。血清:1.0～3.0mg/L。

（七）临床意义

临床上检测血或尿中的 β_2－MG 浓度为临床肾功能测定、肾移植成活、糖尿病肾病,重金属镉、汞中毒以及某些恶性肿瘤的临床诊断提供较早、可靠和灵敏的指标。脑脊液中 β_2－MG 的检测对中枢神经系统白血病的诊断有特别的意义。

（八）注意事项

1.本法的检测范围为 0～18mg/L。当样品测定值超过上限时,应将样品稀释,重新测定,结果乘以稀释倍数。

2.在每一批标本中都应把非定值血清质控作为未知标本进行分析,以 2S 为质控警告限,3S 为失控限,绘制质控图,判断是否在控。质控规则参见室内质控操作规程及 SOP 文件。

3.内源性干扰物溶血为 800mg/mL、脂血 1000mg/mL、黄疸 30mg/mL、抗坏血酸

300mg/mL 对测试结果无明显影响。

（九）评价

线性范围:0.5～16mg/L。检测结果的相对不准确度≤±10％。批内 CV＜2.35％,批间 CV＜4.45％。

（奴尔艾合麦提·吐地）

第六章　临床免疫学检验

第一节　免疫球蛋白、循环免疫复合物及补体测定

一、免疫比浊法测定 IgG、IgA、IgM

1. 检测项目名称　IgG、IgA、IgM 测定。
2. 采用的方法　免疫比浊法测定 IgG、IgA、IgM。
3. 参考区间(表 6-1)

表 6-1　各年龄组 IgG、IgA、IgM 参考值(单位:g/L)

年龄	IgG	IgA	IgM
新生儿	9.70±4.00	0.008±0.005	0.13±0.07
4 个月	5.20±1.98	0.24±0.11	0.57±0.34
7 个月	5.40±2.34	0.23±0.18	0.56±0.32
1 岁	6.40±2.80	0.32±0.24	0.82±0.44
3 岁	7.20±3.38	0.64±0.50	0.84±0.44
7 岁	7.80±2.80	0.86±0.52	0.94±0.50
12 岁	10.20±3.84	1.21±0.58	0.85±0.56
15 岁	9.80±3.44	1.39±0.90	0.94±0.52
18 岁	10.30±3.84	1.49±0.96	0.93±0.52
成人	12.87±1.35	2.35±0.34	1.08±0.24

4. 附注
(1)试剂应在有效期内使用,每批试剂均需严格标定。
(2)不同的厂家,不同批号的试剂不能混用。
(3)轻度脂血、溶血、黄疸的标本不影响本法的测定。

5. 临床意义
(1)年龄:年龄与血中 Ig 含量有一定关系,新生儿可由母体获得通过胎盘转移来的 IgG,故血清含量较高,接近成人水平。婴幼儿由于体液免疫功能尚不成熟,免疫球蛋白含量较成人低。

(2)血清免疫球蛋白降低:有先天性和获得性两类。先天性低 Ig 血症主要见于体液免疫缺损和联合免疫缺陷病。一种情况是 Ig 全缺,如 Bruton 型无 Ig 血症,血中 IgG<1g/L,IgA 与 IgM 含量也明显降低。另一种情况是三种 Ig 中缺一或两种,或仅某一亚类缺失。最多见的是缺乏 IgA,患者易患呼吸道反复感染;缺乏 IgG 易患化脓性感染;缺乏 IgM 易患革兰阴性细菌引起的败血症。获得性低 Ig 血症血清中 IgG<5g/L,引起的原因较多,如有大量蛋白丢失的疾病(剥脱性皮炎、肠淋巴管扩张症、肾病综合征等),淋巴系统肿瘤(如淋巴肉瘤、霍奇金病)中毒性骨髓疾病等。

（3）血清免疫球蛋白增高：常见于各种慢性细菌感染，如慢性骨髓炎、慢性肺脓肿。子宫内感染时脐血或出生后 2 日的新生儿血清中 IgM 含量可高于 0.2g/L 或 0.3g/L。在多种自身免疫病、肝脏疾病（慢性活动性肝炎、原发性胆汁性肝硬化、隐匿性肝硬化）患者可有三类 Ig 升高。SLE 以 IgG、IgA 或 IgG、IgM 升高较多见；类风湿性关节炎以 IgM 升高为主。

（4）M 蛋白血症：主要见于浆细胞恶性病变，包括多发性骨髓瘤、巨球蛋白血症等。此病血清中某类 Ig（M 蛋白）升高，而其他类 Ig 水平正常或降低。

二、ELISA 测定 IgE

1.检测项目名称　IgE 测定。

2.采用的方法　ELISA 测定 IgE。

3.参考区间

男性：（31～5500）μg/L 或（631±128）U/mL；

女性：（31～2000）μg/L 或（337±60）U/mL。

注：1U＝2.4ng

4.附注

（1）试剂盒自冷藏处取出后应恢复至室温。

（2）不同的厂家，不同批号的试剂不能混用；不用过期试剂。每批试剂均需用标准品制备标准曲线。

（3）反应过程中每次洗涤时均需按试剂盒说明书规定次数与时间认真洗涤；在下一步反应前孔内残留液体必须在吸水纸上拍干。

（4）连续动态监测，观察其变化情况。

5.临床意义　IgE 升高常见于超敏反应性疾病（如过敏性鼻炎、外源性哮喘、枯草热、变应性皮炎、慢性荨麻疹）、寄生虫感染以及 IgE 型多发性骨髓瘤、AIDS、非霍奇金淋巴瘤、高 IgE 综合征（Job 综合征）患者。

三、循环免疫复合物测定

（一）聚乙二醇沉淀比浊法测定循环免疫复合物

1.检测项目名　循环免疫复合物测定。

2.英文缩写　CIC。

3.采用的方法　聚乙二醇沉淀比浊法测定循环免疫复合物。

4.参考区间　0～8.3（A）。

按试剂盒说明书规定的参考值，或检查一定数量正常人群建立自己实验室的参考值。

5.附注

（1）低密度脂蛋白可引起浊度增加，故应空腹取血。

（2）高 γ 球蛋白血症以及血清标本反复冻融，均易造成假阳性。

（3）此法快速简便，但特异性较差，仅适于筛查。

（二）ELISA 法测定循环免疫复合物

1.检测项目名　循环免疫复合物测定。

2.英文缩写　CIC。

3.采用的方法　ELISA 法测定循环免疫复合物。

4.临床意义　抗体与相应抗原形成免疫复合物,是机体清除病原微生物抗原和被修饰的自身抗原的一种生理机制。正常情况下这些 CIC 被活化的补体系统和单核吞噬细胞系统清除,对机体组织器官不造成损害。当 CIC 大量的持续存在并沉积于血管壁、肾小球基底膜与血管外组织时,可通过活化补体以及与载有 Fc 受体和补体受体的血小板、粒细胞、肥大细胞、巨噬细胞、淋巴细胞等细胞结合,诱导血管活性胺、溶酶体酶的释放以及干扰各种淋巴细胞的功能,导致血管炎、肾小球肾炎、关节炎、皮炎以及其他多种组织的复杂的免疫病理损伤。这种情况最常见于感染性疾病和自身免疫性疾病。CIC 的消长一般可反映疾病的严重性和监测治疗效果。但一次测定意义不大,世界卫生组织(WHO)建议,首次检测后数周必须复测才能证实其与疾病的相关性。ELISA(C1q 结合法)所测 CIC 阳性率在系统性红斑狼疮为 75%～80%;类风湿性关节炎为 80%～85%;血管炎为 73%～78%。PEG 沉淀比浊法与 ELISA 类似但检出率稍低,两法结合不一定完全一致。

四、补体测定

(一)补体经典途径溶血活性(CH50)测定

1.检测项目名。　　补体经典途径溶血活性(CH50)测定。

2.英文缩写　CH50。

3.参考区间　CH50:(25～57)U/mL。

4.附注

(1)待测血清须新鲜,不得溶血。

(2)本试验为筛查试验,CH50 降低只能总体反映补体系统活性低下,不能具体提示何种补体成分缺陷。

5.临床意义　CH50 测定,主要反映补体(C_1～C_9)经经典途径活化的活性。在急性炎症、感染、组织损伤(如风湿热急性期、结节性动脉周围炎、皮肌炎、伤寒、Reiter 综合征和多发性关节炎)、癌肿、骨髓瘤等,常可见补体活性的升高。低补体活性血症多见于急性肾小球肾炎、膜增殖性肾小球肾炎、系统性红斑狼疮活动期、类风湿性关节炎、亚急性细菌性心内膜炎、急性乙型病毒性肝炎、慢性肝病和遗传性血管神经性水肿等。

(二)补体 C_3、C_4 含量测定

1.检测项目名称　补体 C_3、C_4 含量测定。

2.参考区间　C_3 含量:(0.8～1.6)g/L;C_4 含量:(0.1～0.4)g/L。

3.附注

(1)补体容易失活、降解。待测血清在室温不得超过 6h,2℃～8℃不得超过 24h,故应于抽血分离血清后立即测定。否则于－20℃冻存。

(2)不同的厂家,不同批号的试剂不能混用。

(3)轻度脂血、溶血、黄疸的标本不影响本法的测定。

4.临床意义　C_3、C_4 也属急性期反应蛋白,故在全身性感染、风湿热、皮肌炎、Reiter 综合征、心肌梗死、严重创伤及妊娠时血清 C_3、C_4 含量均可增高,但这种测定结果无助于疾病的诊断。在活动性免疫复合物性疾病(如狼疮性肾炎、慢性活动型肝炎、系统性红斑狼疮、类风湿性关节炎等),C_3、C_4 水平应与 CH50 同时降低。遗传性 C_3、C_4 缺陷患者血清 C_3 或 C_4 水平降低。

(赵越)

第二节　自身抗体测定

一、免疫比浊法测定类风湿因子(RF)

1.检测项目名称　类风湿因子(RF)测定。

2.英文缩写　RF。

3.采用的方法　免疫比浊法。

4.参考区间　正常人血清 RF<20U/mL。

5.附注

(1)试剂盒自冷藏处取出后应恢复至室温再行使用,未用完试剂应及时冷藏。试剂盒不得冰冻保存。

(2)待测血清 4℃保存应于 3 天内检测。否则-20℃冻存。检测前试剂盒恢复到室温,避免反复冻融标本。

(3)不同厂家、不同批号的试剂不能混用。不用过期试剂。

6.临床意义

(1)70%～90%的 RA 患者 RF 阳性。但 RF 阴性不能排除 RA 诊断。

(2)除 RA 外,还有许多其他疾病 RF 亦可阳性,如干燥综合征,混合性结缔组织病,2 型混合性冷球蛋白血症,慢性活动型肝炎,亚急性细菌性心内膜炎,全身性红斑狼疮,多种细菌、真菌、螺旋体、寄生虫、病毒感染等。因此,RF 阳性时应结合临床全面检查,对其意义做出综合分析。

(3)健康人群中约有 5%的人 RF 阳性,70 岁以上的人阳性率可高达 10%～25%,但临床意义不太明确。有人认为,RF 阳性常早于临床症状许多年出现,这些人患 RF 的风险较 RF 阴性的人要高 5～40 倍。

(4)胶乳凝集法和免疫比浊法测定的主要是 IgM 类 RF,而双抗原夹心 ELISA 法测定的是各 Ig 类 RF 的总和,为总的 RF。

(5)IgG、IgA、IgM 类 RF 的分类测定成本较高。有人认为,IgM 类 RF 的水平与 RA 的活动性无关;IgG 类 RF 与 RA 患者的关节滑膜炎、血管炎有关;IgA 类 RF 与 RA 患者关节外症状有关;IgG 类、IgA 类 RF 水平升高对进行性关节侵蚀有预测价值。但对这些尚存在不同的看法。

二、ELISA 法测定抗环瓜氨酸肽抗体

1.检测项目名称　抗环瓜氨酸肽抗体测定。

2.采用的方法　ELISA 法。

3.参考区间

(1)定性试验:正常人血清抗 CCP 抗体 P/N 值低于 2.1。

(2)定量试验:抗 CCP 抗体参考值待确定,小于 5RU/mL 供参考。各实验室可按照试剂盒说明书规定的参考值,或检查一定数量正常人群建立自己实验室的参考值。

4.临床意义　抗 CCP 抗体的检测对类风湿性关节炎(RA)的诊断有高度的特异性,并可

用于 RA 的早期诊断。目前认为抗 CCP 抗体对 RA 诊断敏感性为 $50\%\sim78\%$,特异性为 96%,早期患者阳性率可达 80%。抗 CCP 抗体阳性患者比抗体阴性的患者易发展成为影像学能检测到的骨关节损害。

三、间接免疫荧光法(IIF)测定抗核抗体(ANA)

1. 检测项目名称　抗核抗体(ANA)测定。
2. 英文缩写　ANA。
3. 采用的方法　间接免疫荧光法(IIF)。
4. 参考区间　正常参考滴度小于 $1：100$。

荧光模型(阳性反应):抗核抗体(ANA)可与很多基质发生不同程度的反应,但如果专门检测和区分抗核抗体时,应用 HEp-2 细胞和灵长类肝冰冻组织切片的联合基质。对应不同的荧光模型,细胞核显示不同的特异性荧光。如果标本阴性,细胞核无特异性荧光。对每一反应区,应同时观察间期和分裂期的 HEp-2 细胞以及肝细胞是否呈现特异性荧光模型,并且尽可能多观察几个视野。

如果阳性对照不出现特异性的荧光模型或阴性对照出现特异性荧光,则结果不可用,试验必须重做。

5. 临床意义　已证实抗核抗体(ANA)对很多自身免疫性疾病有诊断价值。不同疾病(特别是风湿性疾病)有不同的特征性抗体谱,其中特别重要的如表 6-2 所示。

表 6-2　各种疾病的特征性抗体谱

自身免疫性疾病	ANA 阳性率
系统性红斑狼疮(SLE)	
活动性	$95\%\sim100\%$
非活动性	$80\%\sim100\%$
药物诱导的红斑狼疮	100%
混合性结缔组织病(MCTD,夏普综合征)	100%
类风湿性关节炎	$20\%\sim40\%$
其他风湿性疾病	$20\%\sim50\%$
进行性系统性硬化症	$85\%\sim95\%$
多肌炎和皮肌炎	$30\%\sim50\%$
干燥综合征	$70\%\sim80\%$
慢性活动性肝炎	$30\%\sim40\%$
溃疡性结肠炎	26%

抗 dsDNA 抗体是系统性红斑狼疮最重要的诊断标志之一。dsDNA 与相应自身抗体形成的免疫复合物可导致皮下、肾脏和其他器官的组织损伤,该抗体滴度与疾病的活动性相关。另外,抗 Sm 抗体也是系统性红斑狼疮的特异性标志。此病中还可检出其他抗体,如抗多核苷酸、核糖核酸、组蛋白以及其他核抗原抗体(见表 6-3)。而药物诱导的红斑狼疮中常可检出抗组蛋白抗体。

表6-3　系统性红斑狼疮中的自身抗体

抗原	阳性率
dsDNA	60%～90%
ssDNA	70%～95%
RNA	50%
组蛋白	95%
U1-nRNP	30%～40%
Sm	20%～40%
SS-A(Ro)	20%～60%
SS-B(La)	10%～20%
细胞周期蛋白(PCNA)	3%
Ku	10%
RNP:核糖体P蛋白	10%
Hsp-90:热休克蛋白,90kDA	50%
心磷脂	40%～60%

高滴度的抗UI-nRNP抗体是混合性结缔组织病(MCTD,夏普综合征)的标志(见表6-4),抗体滴度与疾病的活动性相关。

表6-4　混合性结缔组织病中的自身抗体(MCTD,夏普综合征)

抗原	阳性率
U1-nRNP	95%～100%
单链DNA	20%～50%

超过半数的类风湿性关节炎患者中可检出抗组蛋白抗体,而抗U1-nRNP抗体却很少见。抗RANA(类风湿性关节炎核抗原)抗体不能用HEp-2检测。

在其他很多疾病中可检出抗核抗体,如原发性胆汁性肝硬化("核点型",SS-A)和慢性活动性自身免疫性肝炎(SS-A,板层素)。有时,在健康人中也可检出抗核抗体,但常为低滴度(各种免疫球蛋白类型均可出现,主要为IgM)。

有时不易区分抗HEp-2细胞浆成分抗体,只有少数与细胞浆反应的自身抗体与特定疾病相关,如:与原发性胆汁性肝硬化相关的抗线粒体抗体,与多肌炎和皮肌炎相关的抗JO-1、PL-7和PL-12蛋白抗体。在多肌炎中还可偶见抗OJ、EJ和信号识别粒子(SRP)抗体。其他的细胞浆抗体有抗核糖体、高尔基体、溶酶体和细胞骨架成分(如肌动蛋白、波形蛋白和细胞角蛋白)抗体,这些抗体的临床价值不高。抗有丝分裂相关抗原抗体的诊断价值还有待于进一步研究。

6.附注

(1)抗核抗体的靶抗原无种族、种属的特异性,故抗原片多采用动物的细胞。但不同来源的细胞核内所含抗原的种类和量不同,故检测结果有所差异。

(2)各实验室必须在自己具有的实验条件下进行一定数量的正常人调查,定出正常人血清ANA水平上限。

(3)判定阳性或阴性时,首先用低倍镜观察,以"+"以上为阳性。

(4)荧光图谱只有相对的参考意义,不能据此做出某种抗核抗体的肯定诊断。

(5)不同试剂盒所用抗原片种类、固定方法等都不尽相同,因此,报告的结果常不完全相同,必须使用国际参考品标化的阳性血清使结果标准化。

四、间接免疫荧光法(IIF)测定抗 dsDNA 抗体

1.检测项目名称　抗 dsDNA 抗体测定。

2.采用的方法　间接免疫荧光法(IIF)。

3.参考区间　正常人血清抗 dsDNA 抗体滴度小于 1：10。

4.附注

(1)本法需优质荧光显微镜。

(2)待测血清最好于采集当日检测。于 2～8℃保存一周,抗 dsDNA 常由阳性转为阴性。

(3)本法结果对系统性红斑狼疮特异性较高,但敏感性偏低。

(4)试剂盒自冷藏处取出后应恢复至室温方可使用。

五、抗 ENA 抗体测定

核抗原有三个组成部分:组蛋白、DNA、可溶性核抗原。后者是一组可溶于磷酸盐缓冲液或生理盐水中的多肽抗原,故名可提取的核抗原(ENA)。从分子水平识别 ENA 多肽抗体是抗核抗体研究的重大进展,现已发现有临床诊断价值的这类抗体 10 多种,抗 ENA 抗体为其总称。

1.检测项目名称　抗 ENA 抗体测定。

2.采用的方法　免疫印记法。

3.参考区间　正常人血清抗 ENA 抗体阴性。

4.附注

(1)免疫印迹法的优点是一次可同时检测 7 种多肽抗体,但由于其作用的靶抗原多经过热变性处理,使得原先存在于分子表面的抗原表位发生了改变,致使结果阴性。因此,相应多肽抗体阴性,并不能排除某种风湿病的存在。

(2)免疫印迹法判定结果时,应将试剂盒提供的标准带 0 线与反应带的 0 线对齐再进行比较。

(3)为保证实验的可靠性,每个试剂盒都提供了一个已显色的阳性条带,显示此试剂盒所能检测到的所有条带。

(4)每个膜条都有一个 IgG 条带,位于 0 线附近。试验中此条带显色即表明实验操作正确。

(5)阳性条带与标准带的偏差不应超过 1mm,当大于 1mm 时,则不能再判断为相应的自身抗体。

(6)某些多肽抗体形成的者色条带彼此十分靠近,难以区分。必要时可用特异抗原包被反应板的 ELISA 法加以区别。

(7)免疫印迹法常可检测到与非特异细胞蛋白反应的未知抗体,但与以上各种风湿病的标志抗体无关。

(8)膜条温育过程中,注意不要使膜条干燥,不要用手接触抗原膜条,要用试剂盒提供的

镊子夹取膜；膜条与血清温育后，倾倒反应液或冲洗载片时应注意避免交叉污染。

（9）无论是免疫印迹法还是免疫斑点法，阳性区带显色的深浅都不能作为判断抗体滴度高低的依据。

5.临床意义

（1）抗 Sm 抗体和抗 dsDNA 一样，对系统性红斑狼疮有高度特异性，且不论是否活动期，抗 Sm 均可阳性，可作为系统性红斑狼疮的标志性抗体。但 SLE 患者中抗 Sm 阳性者仅占 30%左右，故抗 Sm 阴性时不能排除 SLE 诊断。

（2）抗 U1－nRNP 自身抗体在多种风湿病患者血中均可检出，系统性红斑狼疮患者的阳性率为 30%～50%。

（3）抗 SS－A/Ro 抗体最常见于干燥综合征，也见于系统性红斑狼疮及原发性胆汁性肝硬化，偶见于慢性活动性肝炎。

（4）抗 SS－B/La 抗体几乎仅见于女性患者（男女比例为 1：29），可出现在干燥综合征（40%～95%）及 SLE（10%～20%）患者。

（5）抗 SCL－70 抗体主要见于 PSS 的弥漫型，是该病的标志性抗体，其阳性率为 25%～70%。

（6）抗 JO－1 抗体的相应抗原只位于细胞质，为组氨酰 tRNA 合成酶。

（7）抗 Rib 抗体主要见于 SLE 患者，阳性率为 10%～40%，在其他疾病很少出现，可视为 SLE 的另一标志性抗体。

六、免疫印迹法测定抗核糖体抗体

1.检测项目名称 抗核糖体抗体测定。

2.采用的方法 免疫印迹法。

3.参考区间 正常人抗核糖体抗体阴性。

4.临床意义 抗核糖体抗体几乎只对系统性红斑狼疮有特异性，阳性率为 10%～40%。系统性红斑狼疮患者伴有狼疮性脑病时，此抗体阳性率可达 56%～90%，小儿系统性红斑狼疮患者此抗体阳性率高。在抗核抗体阴性的系统性红斑狼疮患者，抗核糖体抗体阳性有重要诊断价值。

七、间接免疫荧光法（IIF）测定抗线粒体抗体

1.检测项目名称 抗线粒体抗体测定。

2.英文缩写 IIF。

3.采用的方法 间接免疫荧光法（IIF）。

4.参考区间 正常人血清 1：100 稀释时为阴性。

5.临床意义 由于抗 M_1 抗体即为抗心磷脂抗体，它与梅毒、系统性红斑狼疮、干燥综合征等疾病相关，目前不列入 AMA 检测中。

抗 M_2 AMA 对原发性胆汁性肝硬化患者的特异性为 97%，敏感性为 95%～98%。

抗 M_3 抗体见于吡唑酮系列药物诱发的假红斑狼疮综合征患者。

抗 M_4 抗体在 PBC 患者中的阳性率高达 55%，多见于活动期、晚期患者，常与抗 M_2 抗体同时阳性，该抗体可能是疾病迅速发展的风险指标。

抗 M_5 抗体可出现于 SLE 和自身免疫性溶血性贫血患者中,但阳性率不高。

抗 M_6 抗体见于异丙烟肼诱导的药物性肝炎。

抗 M_7 抗体出现于一些原因不明的急性心肌炎和心肌病,它的靶抗原有器官特异性,存在于心肌细胞的线粒体中。

抗 M_8 抗体见于自身免疫性肝炎和闭塞性血栓血管炎,在 PBC 患者中阳性率可高达 55%。

抗 M_9 抗体主要见于 PBC 疾病早期抗 M_2 抗体阴性患者,其中大约有 90% 为 IgM 型。当抗 M_2 抗体为阳性时,抗 M_9 抗体的阳性率下降为 37%。此外,抗 M_9 抗体亦可见于其他急、慢性肝炎患者。

八、间接免疫荧光法测定特异性 ANCA

1. 检测项目名称　特异性 ANCA 测定。

2. 采用的方法　间接免疫荧光法。

3. 参考区间　按试剂盒说明书规定的参考值,正常人血清中上述各种抗体为阴性。

4. 临床意义

(1)蛋白酶 3 是继弹性蛋白酶、组织蛋白酶 G 后于嗜中性粒细胞嗜天青颗粒中发现的第三种中性丝氨酸蛋白酶,是 c-ANCA 的主要靶抗原。抗蛋白酶 3 自身抗体在 Wegener 肉芽肿患者阳性率为 85%,显微镜下多血管炎阳性率为 45%,其他血管炎患者阳性率 5%~20%。该抗体水平与疾病活动性密切相关。常用作判断疗效和疾病复发的评估指标。

(2)髓过氧化物酶是 p-ANCA 的主要靶抗原,约占嗜中性粒细胞蛋白总量(干重)的 5%,相对分子质量 133000~155000,等电点 11.0,是嗜中性粒细胞杀灭吞噬微生物的重要物质。抗髓过氧化物酶自身抗体的阳性率在特发性肾小球肾炎(坏死性新月体型肾小球肾炎)为 65%,变应性肉芽肿性脉管炎为 60%,显微镜下多血管炎为 45%,而在 Wegener 肉芽肿患者阳性率仅 10%。此抗体水平也与病情活动性相关,可用于疗效与预后判断。

(3)抗乳铁蛋白抗体、抗弹性蛋白酶和抗组织蛋白酶 G 抗体等缺乏疾病特异性。

九、电化学发光免疫分析法测定 A-TG、A-TPO

1. 检测项目名称　A-TG、A-TPO 测定。

2. 采用的方法　电化学发光免疫分析法。

3. 参考区间　A-TG<115IU/mL;A-TPO<34IU/mL。

根据试剂盒提供的参考值。各实验室应结合自身情况,用固定的试剂盒建立自己的参考值范围。

4. 附注

(1)本法不受黄疸(胆红素小于 0.66g/L)、溶血(血红蛋白小于 15g/L)、脂血(脂质小于 21g/L)和生物素(小于 60ng/mL)等干扰,亦不受类风湿因子(1500U/mL)的干扰。

(2)接受高剂量生物素(大于 5mg/d)治疗的患者,至少要等最后一次摄入生物素 8h 后才能采血。

(3)待测血清不需要加热灭活,各种标本、标准品和质控液禁用叠氮钠防腐。

5. 临床意义　抗甲状腺球蛋白抗体主要见于:①自身免疫性甲状腺病:包括桥本(Hashi-

moto)甲状腺炎,阳性率为 36%~100%;原发性黏液性水肿,阳性率为 72%;Graves 病,阳性率为 50%~98%。②自身免疫性内分泌病:糖尿病,阳性率为 20%;Addision 病,阳性率为 28%;恶性贫血,阳性率为 27%。③其他:甲状腺癌,阳性率为 13%~65%;非毒性甲状腺肿,阳性率为 SLE 等结缔组织病患者血清 A—TG 检出率为 20%~30%,A—TG 阳性尤其高水平阳性者,对治疗方法的选择应慎重。对部分 A—TG 低水平阳性者做甲状腺活检研究发现,这类患者甲状腺组织中均有局限性的淋巴细胞浸润。

A—TPO 抗体主要以 IgG 类为主,该抗体主要见于自身免疫性甲状腺病,如桥本甲状腺炎(85%~100%)、Graves 病(65%)、原发性黏液性水肿患者;也见于其他器官特异性自身免疫病,如 1 型糖尿病(14%),Addision 病(31%)、恶性贫血(55%)及产后甲状腺炎(15%)等。目前认为,A—TM(A—TPO)为人类自身免疫性甲状腺炎较理想的标志抗体,阳性结果可支持自身免疫性甲状腺疾病的诊断。

A—TG 与 A—TPO 抗体联合进行检测,自身免疫性甲状腺疾病的检出率(1 种抗体阳性)可提高至 98%。外表正常的人群该类抗体阳性被认为是将来易患自身免疫性甲状腺病的危险因子。高滴度抗体似与疾病的严重程度无明确关系,随着病程的延长或缓解,抗体滴度可下降。如在疾病的缓解期抗体水平再度升高,提示有疾病复发的可能。

十、抗心磷脂抗体(ACA)与抗 β_2—GP1 抗体测定

1. 检测项目名称　抗心磷脂抗体(ACA)与抗 β_2—GP1 抗体测定。

2. 采用的方法　ELISA 法。

3. 参考区间　正常人血清 ACA、抗 β_2—GP1 抗体为阴性。

4. 附注　与一般 ELISA 间接法相同。

5. 临床意义　ACA 主要存在于备种自身免疫病(如 SLE、RA、干燥综合征、皮肌炎、硬皮病、白塞综合征等)患者中,在某些恶性肿瘤、药物诱发性和感染性疾病中也多见,如梅毒、麻风、AIDS、疟疾感染者及淋巴细胞增生障碍性疾病。在抗磷脂抗体综合征(ACA 敏感性86%,特异性 75%)、复发性动静脉血栓形成、反复自然流产、血小板减少症及中枢神经系统疾病患者中,ACA 均有较高的阳性检出率,且高滴度的 ACA 可作为预测流产发生及血栓形成的一种较为敏感的指标。脑血栓患者以 IgG 型 ACA 阳性率最高,且与临床密切相关;约70%未经治疗的 ACA 阳性孕妇可发生自然流产和宫内死胎,尤其是 IgM 型 ACA 可作为自然流产或死胎的前瞻性指标;血小板减少症则以 IgG 型 ACA 多见,且与血小板减少程度呈正相关。

抗 β_2—GP1 抗体主要见于抗磷脂抗体综合征(敏感性为 30%~60%,特异性 98%)和SLE 患者。同时测定抗 β_2—GP1 和 ACA,可使抗磷脂抗体综合征的诊断率达 95%。

十一、抗精子抗体、子宫内膜抗体

1. 检测项目名称　抗精子抗体、子宫内膜抗体。

2. 英文缩写　As—Ab、EM—Ab。

3. 采用的方法　间接免疫荧光法。

4. 参考区间　正常参考滴度小于 1:10。

5. 临床意义　AsAb 是由于男性血睾屏障受损,精子或可溶性抗原逸出,使机体产生抗椅

子的自身抗体;而女性则由于精子和精浆中的抗原物质进入阴道和子宫被吸收后分泌产生的抗体。AsAb 是导致不明原因不孕不育症的主要因素之一。

EM－Ab 人工流产刮宫时,胚囊也可能作为抗原刺激机体产生抗体。便会导致不孕、停孕或流产。不少女性因在初次妊娠时做了人工流产,而继发不孕,这种继发不孕患者多数是因体内产生抗子宫内膜抗体所致不孕。抗子宫内膜抗体阳性引起的不孕属于免疫性不孕。

十二、抗卵巢抗体(AoAb)测定

1. 检测项目名称　抗卵巢抗体(AoAb)测定。

2. 英文缩写　AoAb。

3. 采用的方法　ELISA 法。

4. 参考区间　血清中 AoAb 为阴性。参考值范围参照厂家试剂盒说明书,各实验室最好建立自己的参考值。

5. 附注　与一般 ELISA 间接法相同。

6. 临床意义　抗卵巢抗体(AoAb)最早发现于卵巢功能早衰、早绝经患者,此外,也见于卵巢损伤、感染、炎症患者。

AoAb 阳性检出率在卵巢功能早衰、早绝经患者中达 50%～70%,不孕症患者阳性率为20%。AoAb 测定可作为监测人工授精的一项指标。在首次人工授精后的第 10～15 天,某些接受治疗者血清中的 IgM 类 AoAb,高滴度的 AoAb 可影响治疗效果。由于 AoAb 的靶抗原本质和生理功能尚不清楚,对 AoAb 阳性结果的意义应结合临床其他检查综合考虑。

十三、间接免疫荧光法测定抗胰岛细胞抗体

1. 检测项目名称　抗胰岛细胞抗体测定。

2. 英文缩写　ICA。

3. 采用的方法　间接免疫荧光法。

4. 参考区间　正常人血清 ICA 为阴性。

5. 附注

(1)每批试验必须设阳性与阴性对照。

(2)此法常作 ICA 的筛查试验,必要时可用重组 GAD(谷氨酸的脱羧酶同工酶 GAD65)和重组酪氨酸磷酸酶(IA2)建立的双抗原夹心 ELISA 法予以证实。

6. 临床意义

(1)ICA 主要发现于 1 型糖尿病和少数胰岛素依赖型糖尿病患者,起病初期(多为青少年)阳性率可达 85%,成人为 70%～80%。随病程的延长 ICA 检出率下降,病程达 10 年时该抗体阳性率不到 10%。患者直系亲属如 ICA 阳性,则 5 年内发生糖尿病的风险高于 50%。

(2)用重组抗原检测抗 GAD 和抗 IA2 抗体可以用国际标准品制备标准曲线进行定量(U/mL)。健康儿童抗 IA2 阳性提示将很快发生临床症状明显的 1 型糖尿病。

十四、抗肾小球基底膜抗体(GBM－Ab)测定

1. 检测项目名称　抗肾小球基底膜抗体(GBM－Ab)测定。

2. 英文缩写　GBM－Ab。

3.采用的方法　间接免疫荧光法。

4.参考区间　正常人血清1：10稀释抗GBM抗体为阴性。

5.附注

(1)批试验必须设阳性与阴性对照。

(2)此法作为抗GBM抗体的筛查试验,必要时可用ELISA法复查和定量。

6.临床意义　抗肾小球是包括肺出血肾炎综合征在内的所有抗肾小球基底膜型肾小球肾炎的血清学标志。抗肾小球基底膜抗体型肾小球肾炎和典型的肺出血肾炎综合征中的主要靶抗原为IV型胶原NCI结构域中的α3链。在未累及肺的病理中抗GBM抗体的阳性率为60%,而在累及肺的病例中抗GBM抗体的阳性率为80%~90%,这些抗体主要是IgG类抗体,很少以IgA类。临床病程与抗体滴度相关,高滴度的抗GBM循环抗体提示疾病将恶化。在抗GBM抗体阴性但仍怀疑为抗肾小球基底膜抗体型肾小球肾炎时,应进行肾脏组织活检。

十五、抗血小板抗体

1.检测项目名称　抗血小板抗体

2.英文缩写　PIAg—Ab。

3.采用的方法　间接免疫荧光法。

4.参考区间　正常参考滴度小于1：10。

5.临床意义　抗血小板抗体可出现于原发性血小板减少性紫癜(ITP)中,也与系统性红斑狼疮有关。滴度升高(阳性):见于原发性血小板减少性紫癜、系统性红斑狼疮、类风湿性关节炎、败血症、高γ—球蛋白血症、肝病、母婴血小板不合等。

十六、抗中性粒细胞抗体测定

1.检测项目名称　ANCA。

2.英文缩写　ANCA。

3.采用的方法　间接免疫荧光法。

4.参考区间　正常参考滴度小于1：10。

5.临床意义　cANCA对韦格纳氏肉芽肿具有很高的特异性,韦格纳氏肉芽肿是一种以发热以及鼻咽、肺和肾的慢性肉芽肿为特征的疾病,在活动期,cANCA阳性率可高达90%以上,在缓解期为30%~40%。抗体的滴度与疾病的临床活动性相关。在个别病例中,检测该抗体可区分复发和过量的免疫抑制剂治疗所致的败血症综合征。

抗髓过氧化物酶抗体在间接免疫荧光法检测时表现为pANCA的荧光模型,提示急性、危及生命的疾病(急性进行性肾小球肾炎,多微血管炎和其他形式的血管炎),所以对急诊病例应立即进行pANCA和cANCA的血清学检测。在溃疡性结肠炎、原发性硬化性胆管炎和其他疾病中,有时也可检出PANCA,其靶抗原主要为髓过氧化物酶以外的其他抗原,其中部分抗原尚不清楚。

十七、自免肝间接免疫荧光法检测

1.检测项目名称　自免肝间接免疫荧光法检测。

2.采用的方法　间接免疫荧光法。

3. 参考区间　正常参考滴度小于 1∶100

4. 临床意义　体外定性或定量检测人血清或血浆中的各种自免肝炎相关的各种抗体荧光模型(阳性反应):许多基质都可用作抗核抗体(ANA)的检测基质,但人上皮细胞(HEp—2)是检测和区分抗核抗体的最佳基质。标本阳性时,细胞核呈现与数种特征性模型相对应的典型荧光。阴性标本则细胞核无特异性荧光。每次判断结果时,都需同时观察分裂间期和分裂期细胞,最好多观察几个视野。

抗肝肾微粒体(LKM)抗体与鼠肝具有很好的反应性,在肝细胞胞浆中产生均匀的荧光。在大鼠肾中,特别是在皮质区域,近曲小管胞浆呈现细颗粒样荧光,而远曲小管为阴性。肝细胞的荧光强度一般会比近曲小管强。

许多组织基质和 HEp—2 细胞都可用来检测抗线粒体抗体(AMA),但大鼠肾脏冰冻组织切片是检测该抗体的标准基质。近曲和远曲小管细胞浆呈现明显的颗粒样、基底部增强的荧光,肾小球仅有微弱的荧光。阳性标本的荧光模型与阳性对照基本上相同,管腔部位(刷状缘)的荧光为非特异性的,不对其做结果判定。

抗平滑肌抗体(ASMA)在肌层、黏膜肌层和黏膜层腺体间收缩纤维呈现明显的胞浆型荧光。阳性标本的荧光模型与阳性对照基本一致,阴性标本收缩纤维无荧光。对其他组织结构中出现的荧光不做结果判定。

抗心肌抗体(HMA)与灵长类心脏的冰冻组织切片反应,心肌细胞的胞浆显示出典型的横纹状荧光。如果存在罕见的抗润盘抗体,在这些结构中将表现出平滑的荧光。

抗横纹肌抗体与重症肌无力有关,但只有在滴度很高时才有诊断价值。

重症肌无力是一种比较常见的自身免疫病,该病是由于突触后膜上乙酰胆碱受体的不可逆性阻断引起的神经肌肉接头兴奋传递障碍所致。90%的患者中可检出抗乙酰胆碱受体抗体。

该病的典型症状为横纹肌运动无力,尤其以眼部、面部、颈部和四肢肌肉最为明显。可因吞咽和呼吸麻痹而出现并发症。

该病多见于女性,发病年龄以 20～40 岁为多见。50 岁以前和以上的男性很少发病。75%的患者有胸腺异常(胸腺增生、胸腺瘤)。

在重症肌无力中,还常伴有其他自身免疫性疾病,大约半数的患者中可检出一种以上的自身抗体(如:抗核抗体)。

在其他很多疾病中可检出抗核抗体,如原发性胆汁性肝硬化和慢性活动性自身免疫性肝炎。有时在健康人中也可检出抗核抗体,但常为低滴度(各种免疫球蛋白类型均可出现,主要为 IgM)。

十八、抗 AMA M₂、LKM—1、LC—1 和 SLA/LP 抗体

1. 检测项目名称　抗 AMA M₂、LKM—1、LC—1 和 SLA/LP 抗体。

2. 英文缩写　抗 AMA M₂、LKM—1、LC—1 和 SLA/LP 抗体。

3. 采用的方法　免疫印记法。

4. 参考区间　正常参考阴性。

5. 临床意义　检测抗可溶性肝抗原/肝胰抗原(SLA/LP)抗体是诊断自身免疫性肝脏疾病的一种很重要的新工具,抗 SLA/LP 抗体是自身免疫性肝炎的主要标志性抗体。

自身免疫性肝脏疾病包括：自身免疫性肝炎（AIH）、PBC 和原发性硬化性胆管炎（PSC）。

自身免疫性肝炎（AIH，以前又叫类狼疮肝炎或慢性活动性肝炎）主要感染女性患者，临床表现有胆红素、肝脏相关酶类和免疫球蛋白增高以及典型的组织学变化（肝脏活检可见实质细胞坏死以及淋巴细胞和浆细胞的浸润）和出现各种自身抗体。

如果不及时治疗，AIH 可迅速发展成肝硬化。相反，尽早开始使用免疫抑制剂治疗，并且终生坚持，就可使患者有正常的生活。为了做鉴别诊断，可检测相应的血清学参数以排除肝炎病毒目前的感染情况。

循环性自身抗体的检测对诊断 AIH 具有很重要的意义。

十九、抗胰岛细胞抗体

1. 检测项目名称　抗胰岛细胞抗体。

2. 英文缩写　ICA。

3. 采用的方法　间接免疫荧光法。

4. 参考区间　正常参考滴度小于 1∶10。

5. 临床意义　抗胰岛细胞抗体是诊断胰岛依赖性糖尿病高敏感性和高特异性的指标。胰岛素依赖型糖尿病（IDDM）是一种慢性自身免疫性疾病，以胰腺 β 细胞进行性破坏和葡萄糖代谢紊乱为特征。在 IDDM 患者中，约 54% 其血中 ICA 阳性。临床上，ICA 主要用于胰岛素依赖型糖尿病和非依赖型糖尿病的鉴别诊断。在其他自身免疫性疾病的患者血清中，也可出现 ICA 抗体阳性。

二十、抗谷氨酸脱羧酶抗体（GAD）

1. 检测项目名称　GAD。

2. 英文缩写　GAD。

3. 采用的方法　ELISA 定量。

4. 参考区间　正常参考<15IU/mL。

5. 临床意义

（1）糖尿病的分型诊断，一般 GAD 抗体在 1 型糖尿病患者中其检出率高于 ICA 和 IAA，且可维持较长时间，有报告在空腹血糖最初增高时（达糖尿病诊断标准），GAD 抗体阳性率可达 85%～90%。

（2）在 1 型糖尿病的一级亲属中筛查 GAD 抗体，结合 ICA 和 IAA 检查以及 HLA 中易感基因检查，可预测 1 型糖尿病。

二十一、抗肾小球基底膜抗体

1. 检测项目名称　抗肾小球基底膜抗体。

2. 英文缩写　GBM。

3. 采用的方法　免疫印记法。

4. 参考区间　正常参考<20IU/mL。

5. 临床意义　GBM 抗体是抗基底膜抗体型肾小球肾炎特异性抗体，包括 Goodpasture 综合征、急进型肾小球肾炎及免疫复合物型肾小球肾炎，患者可伴有或不伴有肺出血。抗肾小管基底膜自身抗体也可见于药物诱导的间质性肾炎,但它在发病中的作用不明。GBM 抗体阳性的患者约 50%病变局限于肾脏,另 50%有肾脏和肺部病变。仅有肺部病变的抗 GBM 抗体阳性者非常少见。

检测 Goodpasture 综合征患者血清中自身抗体对诊断和治疗均非常重要。约低于 1/3(15%左右)患者有 GBM 抗体,但绝大多数有 ANCA。抗体检测有助于判断预后,GBM 抗体阳性者预后最差,其次是 PR3－ANCA 相关性系统性血管炎、韦格纳血管瘤和 MPO－ANCA 相关性系统性微脉管炎。

二十二、过敏原

1. 检测项目名称　过敏原。
2. 英文缩写　anaphylactogen。
3. 采用的方法　欧蒙印迹法体。
4. 参考区间　小于一个"＋"。
5. 临床意义　慢性荨麻疹患者血清中存在的过敏原,为其预防和治疗提供可靠的科学依据。

(阎鹏)

第三节　自身免疫病的免疫学检验

一、概述

自身免疫病(autoimmune disease,AID)是指由于过度而持久的自身免疫反应导致组织、器官损伤并引起相应器官病变或临床症状的一类疾病。

正常情况下,免疫系统对自身的组织和细胞不产生或仅产生微弱的免疫应答,此现象称为自身免疫耐受(autoimimine－tolerance)。自身免疫耐受是机体维持免疫平衡的重要因素,其机制与胚胎期的免疫接触有关。根据 Bumet 的克隆选择学说,在胚胎期或新生期免疫系统尚未发育成熟时,抗原刺激不会引起免疫应答,只引起相应的淋巴细胞克隆抑制,被抑制的细胞群称为禁忌克隆。通常胚胎期免疫系统能够接触到的抗原都是自身物质。另一方面,几乎所有可暴露的自身抗原都在胚胎期接触过免疫系统,因此出生后免疫系统对自身抗原表现为天然免疫耐受。

当某些原因使自身免疫耐受遭到破坏时,免疫系统就会对自身组织成分发生免疫应答,产生针对自身成分的自身抗体或自身反应性 T 淋巴细胞,此现象称为自身免疫。自身免疫属于正常的生理现象,在健康人体内都有一定量的自身抗体和自身反应性 T 细胞的存在,它们在维持免疫自身稳定中发挥重要作用,大多数自身抗体的效价较低,不足以引起自身组织的损伤,但可协助清除衰老蜕变的自身成分,故亦称为"生理性自身抗体"。

(一)自身免疫病的基本特征

自身免疫病种类繁多,但都具有如下一些共同特征:

1. 多数病因不明,往往女性高发,且具有遗传倾向性。
2. 患者体内可检出高效价的自身抗体和(或)自身反应性 T 淋巴细胞。

3.一般病程较长,多呈反复发作和慢性迁延不愈,疾病转归与自身免疫应答的强度密切相关。

4.肾上腺皮质激素等免疫抑制治疗可缓解症状。

5.常有其他自身免疫病同时存在。

6.可在体外复制出相关动物病理模型。

(二)自身免疫病的分类

目前自身免疫病尚无统一的分类标准,多以受累组织、器官的范围、解剖系统及发病原因等方法进行分类。

1.按自身抗原的分布范围分类 按自身抗原的分布范围分类,可分为器官特异性自身免疫病和非器官特异性自身免疫病两大类。

(1)器官特异性自身免疫病(organ specific autoimmune disease):指病变局限于某一特定器官或组织,其自身抗原为该器官组织的特定成分。

(2)非器官特异性自身免疫病(non—organ specific autoimmune disease):又称"全身性或系统性自身免疫病",是指侵犯多种器官、组织的自身免疫病,其自身抗原为多种器官、组织所共有的成分,如细胞核成分、线粒体等,由于其常累及结缔组织,故又称"结缔组织病"或"胶原病"。

通常,器官特异性自身免疫病的预后较好,而非器官特异性自身免疫病的病变广泛,预后不良。

2.按发病部位的解剖系统分类 按发病部位的解剖系统分类,可分为结缔组织(系统性红斑狼疮、类风湿关节炎、干燥综合征、混合性结缔组织病等)、内分泌系统(桥本甲状腺炎、Graves病、Addison病、胰岛素依赖性糖尿病等)、消化系统(萎缩性胃炎、溃疡性结肠炎、原发性胆汁性肝硬化等)、血液系统(恶性贫血、自身免疫性溶血性贫血、特发性血小板减少性紫癜、特发性白细胞减少症等)等自身免疫病。

3.按发病先后分类

(1)原发性自身免疫病:大多数自身免疫病的发生与遗传因素密切相关,原发病因不明,称为"原发性自身免疫病"。此类疾病可以是器官特异性的,也可以是非器官特异性的。

(2)继发性自身免疫病:某些自身免疫病由特定的外因所致,如药物、外伤、感染等,而与遗传无关,一般愈后良好,称为"继发性自身免疫病",如慢性活动性肝炎、交感性眼炎等。此类疾病多属器官特异性自身免疫病。

二、自身免疫病发生的相关因素

大部分自身免疫病的发病原因和发病机制尚不清楚。但无论何种原因使机体产生了针对自身抗原的自身抗体和(或)自身反应性 T 细胞,都可以通过各种途径导致免疫炎症,使机体发生组织损伤或器官功能障碍,表现出相应的临床症状。

(一)自身抗原因素

1.隐蔽抗原的释放 隐蔽抗原是指在解剖位置上体内某些与免疫系统在解剖位置上隔绝的组织成分,如精子、眼内容物、脑等。正常情况下,其终身不与免疫系统接触,机体对这些组织、细胞的抗原成分无免疫耐受性。在手术、外伤、感染等情况下,隐蔽抗原得以释放,与免疫活性细胞接触进而诱导相应的自身免疫应答,导致自身免疫病的发生。例如:因眼外伤使眼晶状体蛋白和眼葡萄膜色素隔离抗原释放,刺激机体产生特异性的 CTL,CTL 可对健侧眼睛的细胞发动攻击,引发交感性眼炎。临床上常见的还有甲状腺球蛋白抗原释放后,可引起桥本甲状腺炎;精子抗原释放可引起男性不育;脑脊髓和神经髓鞘蛋白抗原释放可引起脱髓鞘脑脊髓炎和外周神经炎等。

2. 自身抗原的改变 生物因素(如细菌、病毒、寄生虫等)、物理因素(如冷、热、电离辐射等)、化学因素(如药物等)均可影响自身细胞抗原的性质,诱导自身免疫应答,导致自身免疫病。如:多种药物可改变血细胞的抗原性引起自身免疫性溶血性贫血和血小板减少性紫癜等;变性的自身 IgG 可刺激机体产生抗变性 IgG 的自身抗体,这类抗体又称为类风湿因子(rheumatoid factor,RF)。RF 与变性 IgG 结合形成的免疫复合物可导致类风湿关节炎。

3. 共同抗原的存在 感染是诱发自身免疫的重要因素。某些病原微生物具有与宿主正常细胞或细胞外基质相似的抗原表位,宿主针对该病原微生物产生的免疫效应产物能与其共同抗原发生交叉反应,引起炎症和组织破坏,导致自身免疫病。

4. 表位扩展 一个抗原分子可存在有优势表位(dominant epitope)和隐蔽表位(cryptic epitope)。正常情况下,优势表位是众多表位中首先激发免疫应答的表位,隐蔽表位并不引起免疫应答。在异常情况时,免疫系统在针对一个优势表位发生免疫应答后,可能对隐蔽表位相继引发免疫应答,此种现象称为表位扩展(epitope spreading)。随着疾病的进程,机体的免疫系统不断扩大所识别自身抗原表位的范围,因而使自身抗原不断受到新的免疫攻击,使疾病迁延不愈并不断加重。表位扩展与类风湿关节炎、系统性红斑狼疮、多发性硬化症、胰岛素依赖性糖尿病的发病相关。

(二)免疫调节机制紊乱因素

1. 多克隆刺激剂的旁路活化 在某些情况下,机体对自身抗原的免疫耐受是由于 T 淋巴细胞对这些自身抗原处于耐受状态所致,B 细胞仍然保持着对自身抗原的免疫应答性。多克隆刺激剂(如 EB 病毒、细菌内毒素等)和超抗原(金黄色葡萄球菌外毒素 TSST-1、肠毒素 SEA 等)可直接激活处于耐受状态的 T 细胞,辅助刺激自身反应性 B 细胞活化产生自身抗体,引发自身免疫病。

2. Th1 和 Th2 细胞的功能失衡 不同的病原微生物感染或组织损伤等因素所产生的炎症反应,能通过分泌细胞因子而影响 Th0 细胞向 Th1 或 Th2 细胞分化。Th1 和 Th2 细胞的比例失调和功能失衡与自身免疫病的发生相关。Th1 细胞功能亢进,可促进某些器官特异性自身免疫病的发生,如胰岛素依赖性糖尿病。Th2 细胞的功能亢进,可促进抗体介导的全身性自身免疫病的发生,如系统性红斑狼疮。

3. MHC-Ⅱ类抗原的表达异常 在正常情况下,大多数组织、细胞仅表达 MHC-Ⅰ类抗原,而不表达 MHC-Ⅱ类抗原。在某些因素(如 IFN-γ)作用下,组织细胞表面可异常表达 MHC-Ⅱ类抗原,从而可能将自身抗原提呈给 Th 细胞,启动自身免疫应答,导致自身免疫病。已发现原发性胆汁性肝硬化的胆管上皮和糖尿病的胰岛 B 细胞表面均表达 MHC-Ⅱ类抗原。

4. 自身反应性淋巴细胞逃避"克隆丢失" 自身反应性淋巴细胞在胸腺(或骨髓)内的分化成熟过程中,通过识别基质细胞所提呈的自身抗原肽-MHC 分子而发生凋亡,此即阴性选择。由于胸腺(或骨髓)功能障碍或微环境发生改变,某些自身反应性淋巴细胞可能逃避阴性选择,该克隆细胞进入外周血即可对相应自身抗原产生应答,引发自身免疫病。

5.淋巴细胞的突变　由于理化因素、生物因素或某些原发因素的影响,可能导致淋巴细胞突变,其抗原识别能力异常,对自身抗原产生免疫应答,从而引发自身免疫病。

6.Fas/FasL 表达的异常　Fas 属 TNFR/NGFR 家族成员,又称 CD95,普遍表达于多种细胞包括淋巴细胞表面。其配体 Fas L(Fas ligand)通常出现于活化的 T 细胞,如 CTL 和 NK 细胞膜上,又可以分泌脱落至细胞外。无论是膜结合型或游离型的 Fas L,与细胞膜上的 Fas 结合后均可诱导细胞凋亡。Fas(CD95)/Fas L(CD95 配体)基因缺陷的患者,因为激活诱导的自身应答性淋巴细胞的凋亡机制受损,易发生多种自身免疫病。凋亡调节蛋白的过度表达,也与自身免疫病的发生相关。正常胰岛细胞不表达 Fas,在 IDDM 发病的过程中,局部 APC 和 CTL 相互作用所产生的 IL-1β 和 NO 可选择性地使 B 细胞表达 Fas,激活的 CTL 表达 Fas L,进而通过细胞间的相互作用或释放可溶性 Fas L 使表达 Fas 的 B 细胞遭到破坏。多发性硬化症、桥本甲状腺炎等多种自身免疫病的发生也与 Fas/FasL 表达异常有关。

（三）生理因素

1.自身免疫病发病率随年龄的增长而升高　临床上,老年人自身抗体的检出率较高,可能是老年人胸腺功能低下或衰老导致免疫系统功能紊乱的缘故所致。

2.某些自身免疫病与性别有关　某些自身免疫病好发于女性,如类风湿关节炎的患者中女性与男性之比为 4∶1。女性发生系统性红斑狼疮和多发性硬化症(MS)的可能性比男性大 10~20 倍。有些自身免疫病好发于男性,如患强直性脊柱炎的男性约为女性的 3 倍。

3.某些自身免疫病与性激素变化有关　系统性红斑狼疮患者的雌激素水平普遍升高。实验显示,给系统性红斑狼疮小鼠应用雌激素可加重其病程。

（四）遗传因素

许多自身免疫病的发生与个体的 MHC 基因型有关。不同型的 MHC 分子结合提呈抗原的能力不同。有些个体的 MHC 分子适合提呈某些自身成分的抗原肽,因此易患某些自身免疫病。例如,携带 HLA-DR3 的个体易患系统性红斑狼疮、重症肌无力、胰岛素依赖性糖尿病;HLA-DR4 与类风湿关节炎有关;强直性脊柱炎患者中 90％ 以上为 HLA-B27 阳性。

三、自身免疫病的免疫损伤机制

引起自身免疫病的原因和机制是多种多样的,自身免疫病实际上是由自身抗体、自身反应性 T 淋巴细胞,或二者共同引起的针对自身抗原的超敏反应性疾病。其自身组织损伤的机制类似于Ⅱ型、Ⅲ型、Ⅳ型超敏反应。针对自身抗原引起的免疫应答,可通过一种或几种方式共同作用导致免疫损伤,继而引发自身性免疫病。

（一）自身抗体引起的免疫损伤

在这种自身免疫病的发生过程中,由针对自身细胞表面或细胞外基质抗原物质的 IgG 类和 IgM 类自身抗体启动细胞和组织的损伤。

1.抗细胞表面抗原的自身抗体引起的免疫损伤　自身抗体直接与靶抗原结合,通过激活补体、吸引中性粒细胞和单核细胞、促进吞噬作用及局部释放炎症介质等,导致细胞和组织损伤。例如:某些药物可吸附在红细胞、血小板或中性粒细胞等血细胞的表面并改变细胞的抗原性,进而刺激机体产生抗红细胞、血小板或中性粒细胞等血细胞的自身抗体,自身抗体与血细胞结合并激活补体系统,可直接导致把细胞的裂解。临床常见的有药物引起的溶血性贫血、自身免疫性血小板减少性紫癜、中性粒细胞减少症等疾病。

2.抗细胞表面受体的自身抗体引起的细胞和组织功能障碍　自身抗体与细胞表面特异性受体结合后,可通过以下机制导致该受体功能障碍。

(1)模拟配体作用:自身抗体与受体结合,模拟其配体的作用,刺激靶细胞功能亢进。例如:Graves病患者血清中存在抗促甲状腺激素受体的自身IgG类抗体,此抗体与TSHR结合,可模拟促甲状腺激素的作用,刺激甲状腺细胞分泌过量甲状腺激素,导致甲状腺功能亢进;某些低血糖症患者体内产生抗胰岛素受体(激动剂样)的自身抗体,此类抗体与胰岛素受体结合,可发挥类似于胰岛素样的效应,引起低血糖症。

(2)竞争性阻断效应:自身抗体与受体结合,可阻断天然配体与受体结合,或改变受体结构,从而抑制受体功能。例如:某些胰岛素耐受性糖尿病患者体内产生抗胰岛素受体(拮抗剂样)的自身抗体,此类抗体可竞争性抑制胰岛素与受体结合,引发糖尿病。

(3)介导受体内化与降解:自身抗体与受体结合后,介导受体内化并降解,或通过激活补体系统而引发细胞损伤。例如:重症肌无力患者体内存在抗神经肌肉接头部位乙酰胆碱受体的自身抗体,该抗体可竞争性抑制乙酰胆碱与受体结合,并促使乙酰胆碱受体内化、降解,从而降低骨骼肌细胞对运动神经元所释放乙酰胆碱的反应性,出现以骨骼肌无力为特征的临床表现。

(二)免疫复合物引起的免疫损伤

可溶性自身抗原与相应抗体结合可形成循环免疫复合物,随血流抵达某些组织部位并沉积下来,激活补体,促进炎性细胞浸润,造成组织损伤,干扰相应器官的正常生理功能,此类疾病属于Ⅲ型超敏反应引起的自身免疫病。系统性红斑狼疮乃为此类疾病的代表,患者体内持续产生针对自身细胞核抗原的自身IgG类抗体,形成大量循环免疫复合物,沉积在肾小球、关节、皮肤及其他器官的毛细血管,进而引起肾小球肾炎、关节炎、皮肤红斑及多部位脉管炎等多器官、多系统病变,最终导致广泛而严重的小血管炎性损伤。其他的免疫损伤机制也可参与系统性红斑狼疮的发病。

(三)自身反应性T细胞引起的免疫损伤

自身反应性T细胞在多种自身免疫病(尤其是器官特异性自身免疫病)的免疫损伤中起重要作用。CD8$^+$CTL和CD4$^+$Th1细胞均可介导自身组织、细胞损伤,其机制为Ⅳ型超敏反应,主要引起淋巴细胞和单核细胞浸润为主的炎性病变。在胰岛素依赖性糖尿病(IDDM)发病中,CD8$^+$和CD4$^+$T细胞浸润胰岛组织,CTL特异性杀伤胰岛B细胞,Th1细胞产生细胞因子引起炎症反应损伤胰岛细胞,致使胰岛素的分泌严重不足。在实验性自身免疫性脑脊髓炎(EAE)发病中,髓鞘碱性蛋白(MBP)特异性Th1细胞介导中枢神经系统损害,过继转移MBP特异性Th1细胞克隆给正常动物,可成功诱发EAE。此外,自身反应性T细胞在慢性淋巴细胞性甲状腺炎、恶性贫血及自身免疫性心肌炎等自身免疫病的发病中也起重要作用。

四、常见的自身免疫病

自身免疫病种类繁杂,各种不同的自身免疫病所累及的器官、组织和部位也不尽相同。本事以临床常见的系统性红斑狼疮、类风湿关节炎、弥漫性甲状腺肿和系统性血管炎等四种自身免疫病为代表做简要介绍。

(一)系统性红斑狼疮

系统性红斑狼疮(systemic lupus erythematosus,SLE)是最常累及年轻妇女的多系统疾病。多发生在 20～30 岁的女性,男女的发病比例约为 1∶10。疾病的严重性往往随病程呈复发与缓解交替起伏,该病高死亡率主要由肾病引起,治疗原则主要是延长存活期。

SLE 病因不清,发病机制复杂,但是患者体内存在有多种抗核抗体,如抗核抗体、抗 DNA 抗体、抗 Sm 抗体等,也可产生抗红细胞、血小板、白细胞和凝血因子等自体抗体。这些自身抗体和抗原形成的大量免病复合物,可沉积在皮肤、肾小球、关节、脑或其他部位的血管基底膜,激活补体及 ADCC,造成组织、细胞免疫损伤,引起肾小球肾炎、关节炎、皮肤红斑等多种脏器损害。被损伤的细胞释放的核抗原又刺激 B 细胞产生更多的自身抗体,进一步加重病理损伤。不同的自身抗体致病机制各异,但多数尚待阐明。

SLE 依据美国风湿病学会(ACR)1997 年制定的分类标准进行诊断,诊断标准有 11 项:抗核抗体阳性;面颊红斑;盘状红斑;光过敏;口鼻溃疡;非侵蚀性关节炎;胸膜炎或心包炎;肾小球肾炎;神经、精神病变;血细胞减少;其他 SLE 血清学特征性自身抗体(抗 Sm、抗 dsDNA、抗心磷脂、狼疮抗凝物、RPR 假阳性)。满足 4 项可诊断为 SLE,其中两项标准是血清学指标:抗核抗体阳性和检测到 SLE 特征性自身抗体。

(二)类风湿关节炎

类风湿关节炎(rheumatic arthritis,RA)是一种以关节组织慢性炎症病变为主要表现的全身性疾病,呈世界性分布,男女患者比例为 1∶3,任何年龄均可发病,但高发期在 40 多岁。其发病机制是患者体内 IgG 分子发生了变性,从而刺激机体产生抗变性 IgG 的自身抗体。这种自身抗体以 IgM 为主,也可以是 IgG 或 IgA 类抗体,临床称之为类风湿因子(rheumatoid factor,RF)。RF 与自身变性 IgG 结合形成的免疫复合物,沉积于关节滑膜,引起类风湿关节炎。RA 病程与 SLE 相似,可时缓时重甚至痊愈,但是炎症常持续加重。RA 的病变主要发生在手与足的对称性小关节,晚期常导致进行性关节破坏、变形。患者除关节疼痛和活动障碍,还常产生系统性病症,如皮下结节、贫血、胸膜炎、心包炎、间质性肺炎、血管炎等。

美国风湿病学会 1987 年的 RA 分类诊断标准有 7 项:①关节晨僵。②至少三个关节部位有关节炎。③手关节性关节炎。④对称性关节炎。⑤类风湿结节。⑥血清类风湿因子含量增高。⑦关节放射性改变。标准①～④至少持续 6 周,至少符合 4 个标准可诊断为 RA。类风湿因子虽然作为 RA 诊断标准之一,在 RA 患者中检出阳性率和滴度高,但是它不是特异性指标。

(三)Graves 病

Graves 病是一种病因未明的自身免疫病,患者血清中出现针对促甲状腺激素受体(thyroid stimulating hormone receptor,TSHR)的抗体,结合能持续刺激甲状腺细胞分泌过量的甲状腺素,从而引发患者出现甲状腺功能亢进(hyperthyroidism)。由于它的效应与促甲状腺激素(TSH)相似,但作用时间较长,故又称为长效甲状腺刺激抗体(long－activating thyroid-stimulating antibody,LATSA),属于 IgG 类抗体。LATSA 还可通过胎盘转移导致新生儿甲状腺功能亢进,但此症状可随来自母亲的 IgG 抗体水平下降而逐渐消失。此类抗体结合 TSHR 的部位及其作用机制均与 TSH 相同,即激活 TSHR 的腺苷酸环化酶,使胞内 cAMP 水平上升,从而导致甲状腺素合成和分泌增加。LATSA 与多种组织细胞(如脂肪细胞)存在明显交叉反应,可使眼眶内脂肪细胞增生而致突眼症状。此外,也有人从甲状腺组织中检出 IgM 和 IgE 类自身抗体,提示本病可能还涉及其他体液免疫应答机制。

Graves 病多发生于 30～40 岁人群,男女比例为 7∶1。LATSA 几乎只存在于 Graves 病患者中,检出阳性率及滴度最高,在其他甲状腺疾病中常为阴性。

(四)系统性血管炎

血管炎是指发生于血管壁及其血管周围的炎症性疾病,可发生于大动脉、小动脉、静脉等血管床,病谱可从急性坏死性血管炎到慢性血管炎,患者多伴有倦怠、发热、体重减轻等症状。累及小血管,多表现为明显紫癜、多神经炎、巩膜层炎、溶血或镜下血尿;累及中等大小血管,则可导致心脏、肾脏、肠道、肢端甚至脑组织的梗死;累及大血管,可表现为主动脉弓综合征或者是血栓性静脉闭塞。检测抗中性粒细胞胞浆抗体对某些小血管炎有一定诊断价值。

五、自身免疫病的免疫学检验

自身免疫病的免疫学检验主要是检测血清中的自身抗体,也可检测淋巴细胞、免疫球蛋白、免疫复合物和补体等,这些检测为临床自身免疫病提供诊断依据,对判断疾病活动程度、观测疗效、指导临床用药具有重要意义。

(一)自身抗体的检测

自身抗体是自身免疫病的重要标志。患者体内存在的高效价的自身抗体和(或)自身反应性 T 淋巴细胞是自身免疫病的重要特征,也是临床诊断的重要依据。自身免疫病常检测的自身抗体主要有抗核抗体、类风湿因子、抗中性粒细胞胞浆抗体等。许多自身免疫病可产生多种自身抗体,而同一种自身抗体可涉及多种自身免疫病,因此临床需要结合多项指标进行综合判断。

1.抗核抗体检测　抗核抗体(antinuclear antibody,ANA)是泛指针对真核细胞核成分的一类自身抗体的总称。检测 ANA 是诊断 SLE 的重要指标,但是 ANA 并非 SLE 所特有,很多疾病也 ANA 阳性,如药物诱导性狼疮、混合性结缔组织病、皮肌炎等疾病。ANA 是活动性 SLE 非常敏感的指标,阳性率＞99%,ANA 阴性基本上可以排除 SLE。此外,ANA 滴度、荧光着色模式及不同类型 ANA 检测对 SLE 与其他系统性自身免疫病的鉴别诊断、SLE 病情观测等也有重要意义。

(1)常见抗核抗体类型

1)抗 DNA 抗体:抗 DNA 抗体包括抗双链 DNA(double stranded DNA,dsDNA)抗体(抗天然 DNA 抗体)和抗单链 DNA(single stranded DNA,ssDNA)抗体(抗变性 DNA 抗体)两大类。抗 dsDNA 抗体是 SLE 的特征性标志之一,阳性率为 60%～90%,其滴度高低与疾病活动性相关,可作为监控治疗的指标。此外,在 MCTD、RA、SS 等自身免疫病中也可有部分,阳性。抗 ssDNA 抗体常见于 SLE 患者(70%～95%)、其他结缔组织病和少数非结缔组织病患者,特异性较差,因此通常不检测抗 ssDNA 抗体。

2)抗 ENA 抗体:可提取性核抗原(extractable nuclear antigen,ENA)是用盐水或磷酸缓冲液提取的核抗原的总称,是非组蛋白核蛋白,属酸性蛋白抗原,由许多小分子 RNA(约 100～215 个核苷酸)与各自对应的特定蛋白质组成核糖核蛋白颗粒(RNP),该组成使其各自的抗原性得以增强,分子中不含 DNA,对核糖核酸酶敏感。ENA 主要包括 U1－RNP、Sm、SS－A、SS－B、Scl－70、Jo－1,Rib 等抗原,不同的自身免疫病可产生不同的抗 ENA 抗体。

①抗 U1－RNP 抗体:U1－RNP 由 U1－RNA 和蛋白质组成,对核糖核酸酶和胰蛋白酶敏感,抗原表位在 73000、32000 和 17500 多肽上。高滴度的抗 U1－RNP 抗体为混合性结缔组织病(mixed connected tissue disease,MCTD;Sharp 综合征)的特征性抗体,阳性率为 95% ～100%。在其他结缔组织病的阳性率较低,SLE 约 30%(几乎总是与抗 Sm 抗体同时出现),SS 约 20%,PSS 约 70%。

②抗 Sm 抗体:抗 Sm 抗体最初在一位叫 Smith 的患者血清中发现,便以其名字的前两个字母命名。Sm 抗原属于 snRNP,由 U1、U2 和 U4－6 五个 snRNA 与多肽组成,对 DNase 和 RNase 均不敏感,但经碘酸盐及胰蛋白酶处理后可被水解,抗原表位在 29000、28000 和 13500 多肽上。抗 Sm 抗体对 SLE 具有高度特异性,与抗 dsDNA 抗体一起,被认为对 SLE 具有确诊价值,阳性率为 20%～40%。

③抗 SS－A(Ro)抗体:SS－A 抗原为一个小核糖核蛋白,由一个 RNA 分子和两种不同的蛋白质(52000 和 60000)组成。抗 SS－A 抗体最常见于干燥综合征(40%～95%),也见于 SLE(20%～60%)以及原发性胆汁性肝硬化(20%),偶见于慢性活动性肝炎。此外,发现抗 SS－A 抗体在新生儿红斑狼疮的发生率几乎为 100%。

④抗 SS－B(La)抗体:SS－B 为 SS 的 B 抗原,属于 SnRNP,是 DNA 和蛋白质的混合物,可被胰蛋白酶、轻度加热或改变溶液 pH 而破坏,抗原表位在 45000、47000 和 48000 多肽上。抗 SS－B 抗体几乎仅见于女性患者(29:1),可出现于干燥综合征(40%～95%)以及 SLE(10%～20%)患者中。在干燥综合征,抗 SS－B 阳性患者,几乎总是会同时出现抗 SS－A 抗体,反之则不然。

⑤抗 Scl－70 抗体:Scl－70 抗原是 DNA 拓扑异构酶Ⅰ的降解产物,抗原表位在 70000 的片段上。抗 Scl－70 抗体是进行性系统性硬化症(弥散型)的标志性抗体,25%～70%的患者抗 Scl－70 抗体阳性,而局限性硬皮病患者此抗体为阴性。

⑥抗 Jo－1 抗体:Jo－1 是组氨酰 tRNA 合成酶,是分子量为 50000 的细胞浆磷酸蛋白。抗 Jo－1 抗体见于多发性肌炎(伴有间质性肺纤维化),阳性率为 25%～35%。

⑦抗 Rib 抗体:核糖体(ribosome,Rib)在核仁合成,然后转入胞质。抗原表位在大亚基的 38000、16500 和 15000 多肽上。抗 Rib 抗体主要见于 SLE,阳性率为 10%～20%,是 SLE 的特异性抗体之一,可能与 SLE 的精神症状有关(存在争议),但与小儿 SLE 的相关性已被证实。

3)抗组蛋白抗体:阳性率最高可达 80%,且常伴有抗 dsDNA 阳性。与许多药物诱导的狼疮综合征相关。

4)抗 PCNA(增生细胞核抗原):对 SLE 有很好的特异性,但灵敏度仅为 3%。

5)抗 Ki(SL)抗体:对 SLE 的灵敏度为 7%～21%。

6)核糖体蛋白 P 抗体:几乎只对 SLE 特异,但灵敏度仅为 10%～20%。

7)抗磷脂抗体:阳性见于原发性抗磷脂综合征(APS)。在 SLE 中阳性率可达 17%～70%,存在高滴度抗磷脂抗体的 SLE 患者,与动静脉血栓、习惯性流产、血小板减少、Coombs 阳性的溶血性贫血和某些罕见症状相关。

(2)检测方法:ANA 大多数属于 IgG 型的抗体,也有部分属于 IgM、IgA、IgD 和 IgE 类。ANA 无器官特异性和种属特异性,可与不同动物来源的细胞核发生反应。ANA 主要存在于血清中,也可存在于其他体液如滑膜液、胸腔积液和尿液中。

目前已知 ANA 至少有百种以上,检测时先进行总 ANA 的筛查,阳性者再进一步检测个别 ANA,对鉴别诊断、病情观测、疗效评价及预后均具有重要意义。ANA 主要采用间接免疫荧光法(indirect immunofluoresence,IIF)检查,抗原基质片常用人喉癌上皮细胞(HEp-2)制作,也可用其他细胞系或动物组织(如鼠肝)制作;检测抗 dsDNA 抗体的抗原基质片,常采用马疫锥虫或绿蝇短膜虫制作,因为虫体内鞭毛动基体由纯环状 dsDNA 构成,不含有其他核抗原。抗原基质片与适当稀释的受检患者血清进行反应,再用荧光标记的抗人免疫球蛋白抗体或其 F(ab')2 染色,然后在荧光显微镜下观察细胞核荧光着色情况,判断荧光核型。

ENA 可用盐水或磷酸盐缓冲液从细胞核中提取,检测抗 ENA 抗体的方法较多,早期常采用双向免疫扩散和对流免疫电泳的方法检测,但是特异性和敏感性较低,目前常采用免疫印迹法和斑点酶免疫法进行检测。

(3)临床意义:ANA 的滴度以及荧光核型对于 SLE 等疾病的自身抗体检测具有重要意义。常见的荧光核型有:均质型、斑点型(核颗粒型)、核膜型(周边型)、核仁型、着丝点型等。

1)均质型(homogeneous,H):HEp-2 细胞核均匀着染荧光,分裂期细胞的浓缩染色体荧光着色增强,染色体周围荧光较弱。与均质型相关的自身抗体主要有抗组蛋白抗体及抗核小体抗体。高滴度均质型主要见于 SLE 患者,低滴度均质型可见于 RA、慢性肝脏疾病、传染性单核细胞增多症或药物诱发的狼疮患者。

2)斑点型(speckled,S):细胞核内出现颗粒状荧光,胞浆部分无荧光着色。分裂期细胞染色体无荧光显色,染色体以外显示颗粒荧光。抗 ENA 抗体、抗 PCNA 抗体呈现斑点型着色,常见于 MCTO、SLE、硬皮病、SS 等自身免疫病。

3)核膜型(membranous,M):主要在细胞核的周边荧光着色,核轮廓鲜明,核中心荧光弱或无;分裂期细胞染色体区出现荧光着色;在灵长类肝组织切片中显特征明显的沿核膜走向的环状荧光。核膜相关的抗体含有板层素性抗体,与中间丝相关,可见于慢性活动性自身免疫性肝病,尤其是 PBC。

4)核仁型(micleolar,N):荧光均匀着色主要在核仁区,分裂期细胞染色体无荧光着色。相关抗体是抗核仁特异性低分子量的 RNA、抗 RNA 聚合酶-1、抗 U3RNP、抗 PM-Scl 等。核仁型在硬皮病中出现率最高,尤其高滴度对诊断硬皮病具有一定特异性,也见于重叠综合征和雷诺现象者。

此外,ANA 滴度高低常与 SLE 临床症状平行。缓解时降低,加重时升高;且先于疾病活动而升高,后于疾病缓解而降低。ANA 滴度变化也与其他检测的指标,如补体、狼疮细胞、血沉、尿蛋白等变化相一致。

2.类风湿因子及相关抗体检测

(1)类风湿因子检测:类风湿因子(rheumatoid factor,RF)是一种存在于人或动物体内抗变性 IgG Fc 的自身抗体,常见的有 IgM、IgG、IgA、IgE 型,其中 IgM 型被认为是 RF 的主要类型。检测 RF 是诊断类风湿关节炎的重要指标之一,但是在其他许多疾病甚至生理情况下亦常出现 RF。

检测 RF 目前主要是使用 RIA、ELISA 或免疫浊度方法,与过去常用的胶乳凝集试验比较,敏感性和特异性有明显提高。

70%～90%RA患者RF为阳性,高滴度RF对RA的诊断具有特异性。RF并非RA所特有,因此RF阴性并不能排除RA,RF阳性也不能简单断定是RA,应综合分析。此外,临床检测RF也可用于以下三个方面:①用于RA病情判断和预后,RF阳性者关节炎程度较阴性者重;RF阳性率及滴度越高,RA患者的关节损伤程度越重;而且RF滴度越高,患者越易发生血管炎、皮下结节,且预后较差。②用于RA患者疗效观测,有效治疗后RF滴度会下降。③用于鉴别诊断,如SLE、硬皮症、皮肌炎等亦可RF阳性,但常见的关节病变如痛风、骨性关节炎等RF为阴性。

(2)相关自身抗体:近年发现数种自身抗体对RF诊断有较大意义,下面予以介绍。

1)抗角蛋白抗体(anti keratin antibody,AKA)又称为抗聚丝蛋白抗体(anti－filaggrin antibody,AFA)或抗角质层抗体(anti comeum antibody,ASCA)。主要见于RA,阳性率为36%～59%,特异性为95%～99%,因此其阴性不能排除RA诊断。可先于临床表现而出现,对RA早期患者和RF阴性患者有较高诊断价值。AKA与RA活动度有关,高滴度预示RA较严重。

2)抗环瓜氨酸肽抗体(anti－cyclic citrullinated peptide,抗CCP):研究发现聚丝蛋白中的瓜氨酸是抗原表位的主要成分,用合成的环化瓜氨酸多肽(CCP)作为抗原基质检测抗CCP,是用于RA早期诊断的一个高度特异的新指标。阳性患者比阴性患者易发展为影像学可见的骨关节损害。

3)抗核周因子(APF):与RA活动度有关,尤其对RA早期患者和RF阴性患者有较高诊断价值。

3.抗中性粒细胞胞浆抗体　抗中性粒细胞胞浆抗体(antineutrophil cytoplasmic antibodies,ANCA)是一组以人中性粒细胞胞质成分为靶抗原,与临床多种小血管炎性疾病密切相关的抗体,是系统性血管炎的标志性抗体。除了系统性坏死性血管炎,ANCA也可见于慢性炎性肠病和自身免疫性肝炎。常采用间接免疫荧光法检测ANCA,主要有三种荧光图形。

(1)胞浆型ANCA(cANCA):主要针对的靶抗原是中性粒细胞胞浆颗粒中的一种丝氨酸蛋白酶,与存在于中性粒细胞嗜天青颗粒中的丝氨酸蛋白酶－蛋白酶3(PR3)非常相似,所以cANCA能与PR3发生特异性反应。阳性见于韦格纳肉芽肿病、变应性肉芽肿性脉管炎、微细型多动脉炎、坏死性肾小球肾炎等。

(2)核周型ANCA(peripheral anti－neutrophil cytoplasmic antibody,pANCA):主要针对的靶抗原是中性粒细胞嗜天青颗粒中的髓过氧化物酶(MPO)。阳性见于微细型多动脉炎、变应性肉芽肿型脉管炎、肺出血－肾炎综合征、肼苯哒嗪诱导的红斑狼疮等。

(3)非典型ANCA(aANCA):主要针对的靶抗原有待进一步研究。相关疾病为慢性炎症性肠病(克罗恩病、溃疡性结肠炎)、原发性硬化性胆管炎等。

4.其他自身抗体　自身免疫病患者的血清中除存在上述自身抗体外,还有许多其他临床疾病相关的自身抗体,常用采用标记技术进行检测(表6－5)。

表 6-5　其他自身抗体的检测方法及其相关疾病

自身抗体	检测方法	相关疾病
抗甲状腺球蛋白抗体	荧光免疫法、ELISA、RIA	桥本甲状腺炎
抗甲状腺过氧化物酶抗体	ELISA	桥本甲状腺炎
抗乙酰胆碱受体抗体	ELISA、RIA	重症肌无力
抗平滑肌抗体	荧光免疫法、ELISA	原发性胆汁性肝硬化、慢性活动性肝炎
抗心肌抗体	荧光免疫法	心脏术后综合征、心肌梗死后综合征、风湿性心脏病
抗线粒体抗体	荧光免疫法、ELISA	原发性胆汁性肝硬化、慢性活动性肝炎、长期持续性肝阻塞
抗胰岛 B 细胞抗体	ELISA	胰岛素依赖性糖尿病
抗精子抗体	荧光免疫法、EUSA	不育症、不孕症
抗心磷脂抗体	ELISA、RIA	SLE、自发性流产、抗磷脂综合征
抗感特异性脂蛋白抗体	ELISA、放射免疫沉淀法、放射免疫自显彰法	自身免疫性肝炎
抗中性粒细胞胞浆抗体	荧光免疫法、ELISA、RIA、IBT	系统性血管炎、Wegner 肉芽肿病
抗子宫内膜抗体	荧光免疫法、ELISA、双向免疫扩散法	不孕症、流产、子宫内膜异位症
抗卵巢抗体	荧光免疫法、ELISA、RIA	卵巢早衰、不孕症、流产、子宫内膜异位症
抗胃壁细胞抗体	荧光免疫法	恶性贫血、Graves 病;桥本甲状腺炎、萎缩性胃炎
抗肾小球基底膜抗体	荧光免疫法	Goodpasture 综合征、狼疮肾炎、增生性肾炎
抗红细胞抗体	Coombs 试验	自身免疫性溶血性贫血
抗血小板抗体	ELISA	原发性血小板减少性紫癜

（二）其他相关的免疫学检测

1.淋巴细胞检测　虽然自身免疫病多与自身抗体有关,但仍有部分疾病不存在相关的自身抗体,而与致敏淋巴细胞有关,还可能与免疫调节异常或其他因素有关。淋巴细胞数量和功能的改变是介导免疫病理损伤的重要因素。检测淋巴细胞数量及功能可反映患者体内免疫细胞状况,为临床治疗提供参考指标。

（1）特异性致敏淋巴细胞:检测致敏淋巴细胞可用器官特异性抗原作诱导剂,进行淋巴细胞增生试验或吞噬细胞移动抑制试验等;皮肤试验也能反映机体致敏情况,但有诱导超敏反应的危险,实验结果需结合临床或其他检查进行综合分析。溃疡性结肠炎、外周神经炎及实验性变态反应性脑脊髓炎等疾病可能与自身反应性致敏淋巴细胞有关。

（2）淋巴细胞数量和比值:在免疫缺陷或免疫失调时易发生自身免疫病,因此进行淋巴细胞数量和亚群比例的检测有一定的意义。检测内容包括淋巴细胞总数、T 细胞和 B 细胞分类计数及 CD4/CD8 比值测定等。SLE、RA、MG 和自身免疫性溶血性贫血等疾病 CD4/CD8 比值升高,原发性胆汁性肝硬化患者 CD4/CD8 比值降低。

2.狼疮细胞试验　狼疮细胞(LE)是胞质内含有大块聚合 DNA 的中性粒细胞。狼疮患者血清中的抗核抗体可诱导 LE 的形成,因此称为"LE 因子"。用患者血清与正常人中性粒细胞一起培养,可使后者变成 LE,该试验称为"狼疮细胞试验"。SLE 患者有 75%～80% 狼疮细胞试验阳性。在 RA、PSS、部分肝炎、结节性多动脉炎、多发性硬化症和 DM 等偶尔也可呈阳性。

3. 免疫球蛋白、补体和免疫复合物的检测　自身免疫病患者由于体内产生了大量自身抗体,故血清中免疫球蛋白含量往往高于正常值,尤以 IgG 升高明显。免疫球蛋白含量的波动与疾病的活动性相关,故动态观察血清或局部体液中免疫球蛋白量的变化,可协助判断疾病进程。

在以Ⅱ、Ⅲ型超敏反应机制发生的自身免疫病中,补体可通过经典或替代途径参与反应。在疾病活动期时消耗大量补体,其总补体活性(CH50)及单一补体含量均可明显降低;而当疾病缓解期,补体含量又可逐渐恢复正常。但致敏性 T 细胞引起的自身免疫性损伤疾病,补体不参与发病,故此类患者血清补体含量无明显变化。

同时自身免疫病的活动期尚可出现循环免疫复合物增加等情况,故在病程中检测补体活性和含量以及免疫复合物对于了解疾病的进程和疗效具有重要意义。

4. 细胞因子的检测　由于自身免疫病的发生与免疫调节紊乱有重要关系,尤其表现为Th1 细胞与 TH2 细胞平衡的失调。由于 Th1 细胞活化分泌大量 IFN$-\gamma$、IL-2、TNF$-\beta$ 等细胞因子,这些细胞因子可促进 TDTH、CD8$^+$ CTL 产生,而抑制 Th2 细胞。TH2 细胞活化可分泌大量 IL$\sim$4、IL-5、IL-10、IL-13,这些细胞因子可促进 B 细胞活化,产生大量自身抗体,抑制 Th1 细胞。这些异常表达的细胞因子在介导免疫病理损伤中起重要作用。此外,近年来发现 Th17 细胞在介导自身免疫病的发生中起重要作用。

临床上已开始尝试用基因工程制备的抗细胞因子抗体治疗某些自身免疫病,其目的就是阻断异常表达过程、降低过高的免疫应答、缓解免疫病理损伤,如用抗 IL-10 单抗治疗 SLE有一定疗效,用抗 TNF$-\alpha$ 抗体治疗类风湿关节炎有显著效果,均说明自身免疫病的发生、发展与多种细胞因子有关。故在疾病进程中检测某些细胞因子不但对研究疾病发生机制有作用,也可了解病程。

(刘颖)

第四节　免疫缺陷病的免疫学检验

免疫缺陷病(immunodeficiency disease,IDD)是由于遗传因素或其他因素造成免疫系统先天发育障碍或后天损伤引起的各种临床综合征。免疫缺陷可致免疫系统在发育、分化、代谢、调节等不同环节上发生障碍,引起机体免疫功能缺陷或低下,临床表现为反复或持续感染,并易伴发过敏性疾病、肿瘤、自身免疫病等。

一、概述

(一)免疫缺陷病的分类

免疫缺陷病按其发病原因可分为两大类:原发性免疫缺陷病和继发性免疫缺陷病。

1. 原发性免疫缺陷病　原发性免疫缺陷病(primary immunodeficiency disease,PIDD)是免疫系统的遗传缺陷或先天发育不全所致的临床综合征。在人群中总的发病率约为 0.01%,种类较多,迄今文献报道的已达 90 余种。按其累及的免疫成分不同,又可分为原发性 B 细胞免疫缺陷病(体液免疫缺陷)、原发性 T 细胞免疫缺陷病(细胞免疫缺陷)、原发性联合免疫缺陷病(T、B 细胞缺陷)、原发性吞噬细胞缺陷病和原发性补体系统缺陷病。各型所占比例分别为：原发性 B 细胞免疫缺陷病(占 50%)、原发性 T 细胞免疫缺陷病(占 18%)、原发性联合免疫缺陷病(占 20%)、原发性吞噬细胞缺陷病(占 10%)、原发性补体系统缺陷病(占 2%)。

2.继发性免疫缺陷病　继发性免疫缺陷病(secondary immunodeficiency disease，SIDD)是免疫系统受到后天因素，如感染、肿瘤、营养不良、代谢性疾病和其他疾病作用引起免疫功能低下所致的临床综合征。按其免疫功能受损类型可分为继发性 T 细胞功能缺陷、继发性低丙种球蛋白血症、继发性吞噬细胞缺陷和继发性补体缺陷。

(二)免疫缺陷病的特征

不同类型免疫缺陷病的临床表现各异，与其缺陷的成分、程度、范围有关，但是均具有以下共同临床特征。

1.易感染　免疫缺陷病患者对病原体的易感性增加，易发生反复感染，且病情迁延不愈、难以控制，是导致患者死亡的主要原因。感染的性质和严重程度主要取决于免疫缺陷的类型及程度。一般而言，以抗体缺陷为主者，易发生化脓性感染；以 T 细胞缺陷为主者，易发生病毒、胞内寄生菌感染、真菌和原虫感染；T、B 细胞联合免疫缺陷对各种病原体易感，机会性感染是其重要特点；补体成分缺陷者，易发生奈瑟菌属感染；中性粒细胞功能缺陷者，易感染金黄色葡萄球菌。

2.易伴发恶性肿瘤　免疫缺陷病患者易发生恶性肿瘤，尤其是 T 细胞缺陷患者恶性肿瘤发生率比正常人高 100~300 倍，多为病毒所致肿瘤和淋巴系统肿瘤。

3.易伴发自身免疫病　免疫缺陷病患者有高发自身免疫病倾向，其自身免疫病发生率高达 14%，而正常人群仅为 0.001%~0.01%，以 SLE、类风湿关节炎和恶性贫血等多见。

二、原发性免疫缺陷病

(一)原发性 B 细胞缺陷病

原发性 B 细胞缺陷(primary B lymphocytes deficiency)是由于 B 细胞发育、分化受阻，或 B 细胞不能接受 Th 细胞传递的信号，导致抗体合成或分泌障碍。患者体内 Ig 水平降低或缺陷，外周血 B 细胞数量减少或缺陷，T 细胞数量正常。根据 Ig 缺陷程度的不同，可分为低丙种球蛋白血症和无丙种球蛋白血症。主要临床表现为反复化脓性感染、肠道病毒感染等。

1.性联无丙种球蛋白血症　性联无丙种球蛋白血症(X－linked agammaglobulinemia，XLA)是一种典型的先天性 B 细胞缺陷病，1952 年由 Bruton 首次报道，又称 Bruton 综合征。该病的发生与 Bruton 酪氨酸：蛋白激酶(Bruton tyrosin kinase，Btk)缺乏有关。编码 Btk 的基因位于 Xq22 染色体上，当该基因缺陷或发生突变时，使得 B 细胞发育过程中的信号传导受阻，导致 B 细胞发育停滞于前 B 细胞阶段，影响 B 细胞分化成熟。该病属 X 连锁隐性遗传，一条染色体带有缺陷基因但表型正常的母亲如将缺陷基因遗传给儿子，可致其发病；遗传给女儿，可使其为携带者。

患儿多在出生 6 个月后发生反复化胺性细菌感染，包括中耳炎、鼻窦炎、支气管炎、肺炎、皮肤感染、败血症等。常见的易感病原体有葡萄球菌、肺炎球菌、溶血性链球菌、流行性感冒杆菌等。患者细胞免疫功能正常，对水痘、麻疹等病毒，以及胞内感染仍有较强的抵抗力。其免疫学主要特征为：血清中各类 Ig 含量明显降低(IgG<2g/L，总 Ig<2.5g/L)，外周血成熟 B 细胞和浆细胞几乎为零，淋巴结无生发中心，患者接种抗原后不产生抗体应答，但 T 细胞数量和功能正常。

2.性联高 IgM 综合征 性联高 IgM 综合征(X－linked high IgM syndrome,XLHM)是一种罕见的原发性 B 细胞缺陷病,为 X 性联隐性遗传。其发病机制是 X－染色体上 CD40L 基因突变,使 T 细胞表达:CD40L 缺陷,与 B 细胞上 CD40 的相互作用受阻,导致 B 细胞活化增生和进行抗体类别转换障碍,只能分泌 IgM,不能产生其他类别的 Ig。

患儿多于 1～2 岁发病,临床表现为反复化脓性感染,尤其是呼吸道感染。血清 IgM 水平高,IgG、IgA、IgE 水平低下,IgD 水平正常或增高。外周血成熟 B 细胞(表达 mLgM 和 mLgD)数量正常,但几乎没有表达 mLgG 和 mLgA 的 B 细胞。

3.选择性 IgA 缺陷 选择性 IgA 缺陷(selective IgA deficiency)是最常见的体液免疫缺陷病,发病率约为 1‰,为常染色体显性或隐性遗传。患者表达 mLgA 的 B 细胞发育障碍,不能分化成为分泌 IgA 的浆细胞,但确切机制尚不清楚。

大多数患者无明显症状,或仅表现为易患呼吸道、消化道、泌尿道感染,少数患者可出现严重感染,超敏反应、自身免疫病发生率增加。免疫学主要特征为:血清 IgA<50mg/L,分泌型 IgA 缺陷,其他 Ig 水平正常。

(二)原发性 T 细胞缺陷病

原发性 T 细胞缺陷(primary T lymphocytes deficiency)是由于 T 细胞的发生、分化受阻而导致的 T 细胞功能障碍。T 细胞缺陷不仅使细胞免疫功能受损,而且由于 T 细胞对 B 细胞产生抗体有辅助调节作用,也会在一定程度上影响体液免疫功能。虽然某些患者血清 Ig 水平正常,但对抗原刺激却不产生特异性抗体。

1.先天性胸腺发育不全 本病亦称为 DiGeorge 综合征,是典型的 T 细胞缺陷性疾病。其发病是由于妊娠早期胚胎第三、四咽囊发育障碍,导致起源于该部位的器官,如胸腺、甲状旁腺、主动脉弓、唇、耳等发育不全。该病属非遗传性疾病,但 90% 以上的患者染色体22q11.2区域有缺失。据报道,母体酒精中毒与 DiGeorge 综合征有关。

患儿表现有特殊面容,表现为:眼距增宽,双耳下移,"鱼形"嘴(人中短),颌小畸形等,并常伴有心脏和大血管畸形。由于甲状旁腺发育不全,患儿出生后 24h 内可发生低钙性手足抽搐。临床表现为易发生病毒、真菌、胞内寄生菌等反复感染,接种卡介苗、麻疹疫苗等可发生严重不良反应。免疫学特征表现为:外周血 T 细胞显著减少,细胞免疫功能严重受损,B 细胞数量正常,但对 TD 抗原刺激不产生特异性抗体。

2.T 细胞活化和功能缺陷 T 细胞膜表面分子或胞内信号转导分子表达异常可导致 T 细胞活化或功能受损。如 TCR 通过 CD3 复合分子和 ZAP－70 等向胞内转导活化信号。TCR 和 CD3 复合分子基因变异可使 T 细胞识别抗原及将抗原信号传入胞内受阻,从而严重影响细胞免疫功能;ZAP－70 基因变异,导致 TCR 信号向胞内下游传导障碍,T 细胞不能增生分化为效应细胞。

(三)原发性联合免疫缺陷病

联合免疫缺陷病(combined immunodeficiency disease,CID)是指 T 细胞和 B 细胞均有分化发育障碍,导致细胞免疫和体液免疫联合缺陷所致的疾病。其发病机制涉及多种,共同特征是:患者全身淋巴组织发育不良,淋巴细胞减少;易发生严重和持续性的细菌、病毒和真菌感染,且常为机会性感染;接种某些减毒活疫苗可引起严重的全身感染,甚至死亡。一般免疫治疗很难有效,骨髓移植治疗有一定效果,但可能发生移植物抗宿主反应。

1.重症联合免疫缺陷病 重症联合免疫缺陷病(severe combined immunodeficiency disease,SCID)较为罕见,是性联或常染色体隐性遗传病,发病率约 1/10 万。患儿在出生后 6 个月即表现为严重的细胞和体液免疫功能缺陷,对各种病原体、机会菌易感,常因严重感染死亡。

(1)性联重症联合免疫缺陷病(X—linked SCID,XLSCID):约占 SCID 的 50%,属 X 连锁隐性遗传。其发病机制是 IL—2 受体 γ 链(IL—2Rγ)基因突变。IL—2Rγ 链是多种细胞因子受体(IL—2R、IL—4R、IL—7R、IL—9R、IL—15R)共有的亚单位,它参与多种细胞因子的信号转导并调控 T 细胞、B 细胞的分化发育和成熟,γ 链突变使 T 细胞发育停滞于祖 T(pro—T)细胞阶段,从而发生 SCID。患者成熟 T 细胞和 NK 细胞缺乏或严重减少,B 细胞数量正常但功能受损,血清 Ig 水平降低,对特异性抗原应答能力下降。

(2)腺苷脱氨酶缺陷症:腺苷脱氨酶(adenosine deaminase,ADA)缺陷症是一种常染色体隐性遗传病,约占 SCID 的 20%。其发病机制是由于定位于第 20 对染色体的 ADA 基因突变导致 ADA 缺乏,使腺苷和脱氧腺苷分解障碍,造成核苷酸代谢产物 dATP 和 dGTP 在细胞内大量累积,对发育早期 T、B 细胞有毒性作用而影响其发育成熟,造成 T 细胞和 B 细胞缺陷。

2.毛细血管扩张性共济失调综合征 毛细血管扩张性共济失调综合征(ataxia telangiectasia syndrome,ATS)也是一种常染色体隐性遗传病,以进行性共济失调,皮肤和球结膜的毛细血管扩张为特征。免疫学改变可见胸腺发育不全或缺失,扁桃体、淋巴结和脾脏中淋巴组织减少,网状细胞增生。患者周围血中淋巴细胞减少,对皮肤致敏抗原的延迟性过敏反应减弱。

(四)原发性吞噬细胞缺陷病

吞噬细胞缺陷主要涉及单核—巨噬细胞和中性粒细胞,表现为吞噬细胞数量减少和功能障碍,包括趋化作用、吞噬作用等。患者易患各种化脓性感染,重者可危及生命。

1.原发性中性粒细胞缺陷 按照中性粒细胞缺陷的程度,临床上分为粒细胞减少症和粒细胞缺乏症(agranulocytosis)。前者外周血中性粒细胞数低于 $1.5\times10^9/L$,而后者外周血几乎没有中性粒细胞。其发病机制是由于粒细胞集落刺激因子(G—CSF)基因突变使粒细胞分化受阻所致。患者多在出生 1 个月内即开始发生各种细菌的反复感染。

2.白细胞黏附缺陷 白细胞黏附缺陷(leukocyte adhesion deficiency,LAD)为常染色体隐性遗传,可分为 LAD—1 和 LAD—2 两型。LAD—1 型是由于整合素 β2 亚单位(CD18)基因突变,使得中性粒细胞、巨噬细胞、T 细胞、NK 细胞表面整合素家族成员表达缺陷,导致中性粒细胞不能与内皮细胞黏附、移行并穿过血管壁到达感染部位。LAD—2 型为一种岩藻糖基因突变,使得白细胞和内皮细胞表面缺乏能与选择素家族成员结合的寡糖配体 Sialyl—Lewisx(Slex),导致白细胞与内皮细胞间黏附障碍。患者主要表现为反复化脓性细菌感染。

3.慢性肉芽肿病 慢性肉芽肿病(chronic granulomatous disease,CGD)多属性联隐性遗传,少数为常染色体隐性遗传。其发病机制是由于编码还原型辅酶Ⅱ(NADPH)氧化酶系统的基因缺陷,使吞噬细胞呼吸爆发受阻,不能产生足量的有氧杀菌物质,如超氧离子、过氧化氢、单态氧离子等,使得吞入细胞内的微生物,尤其是能产生过氧化氢酶的微生物非但不能被杀死,反而得以继续存活、繁殖,并随吞噬细胞游走播散,造成反复的慢性感染。持续的感染可刺激 $CD4^+$ T 细胞增生形成肉芽肿。患者表现为反复的化脓性细菌感染,淋巴结、皮肤、肝、肺、骨髓等器官有慢性化脓性肉芽肿或伴有瘘管形成。

（五）原发性补体系统缺陷病

原发性补体系统缺陷（primary complement system deficiency）属最少见的原发性免疫缺陷病，大多为常染色体隐性遗传，少数为常染色体显性遗传。缺陷可发生在补体系统中几乎所有的成分，包括补体固有成分、补体调控蛋白和补体受体。临床表现为反复化脓性细菌感染及自身免疫病。

1.补体固有成分缺陷　补体两条激活途径的固有成分均可发生遗传性缺陷。C_3 缺陷可导致严重的甚至是致命的化脓性细菌感染；C_4 和 C_2 缺陷使经典途径激活受阻，常引发 SLE、肾小球肾炎等免疫复合物病；$C_5 \sim C_9$ 缺陷可引起奈瑟菌属感染；P 因子、D 因子缺陷使旁路途径激活受阻，易致反复化脓性细菌感染。

2.补体调控蛋白缺陷

（1）遗传性血管神经性水肿是最常见的补体缺陷病，为常染色体显性遗传。其发病是由于 C_1 抑制因子（C_1 inhibitor，C_1 INH）基因缺陷所致。由于 C_1 INH 缺乏，不能控制 C_1 酯酶活性，使 C_2 的裂解过多，产生过多的 C_2a，使血管通透性增高，引起遗传性血管神经性水肿。临床表现为反复发作的皮肤、黏膜水肿，如发生在咽喉可致窒息死亡。

（2）阵发性夜间血红蛋白尿：阵发性夜间血红蛋白尿（paroxysmal nocturnal hemog lobin-uria，PNH）是由于编码 N—乙酰葡糖胺转移酶的 PIG—A 基因突变，导致 GPI 合成障碍，红细胞不能与补体调节成分 DAF 和 MAC 抑制因子（MIRL）结合，从而使红细胞对补体介导的溶血敏感。

3.补体受体缺陷　补体受体主要存在于红细胞和吞噬细胞表面，其表达缺陷可致循环免疫复合物清除障碍，从而发生 SLE 等自身免疫病。

三、继发性免疫缺陷病

继发性免疫缺陷病（SIDD）可涉及免疫系统的各个方面，临床表现和免疫特征与相应的原发性免疫缺陷病相似，发病率高于原发性免疫缺陷病。SIDD 种类多种多样，多数是暂时性的，消除病因后可恢复。少数 SIDD 难以恢复，如由人类免疫缺陷病毒引起的获得性免疫缺陷综合征，又称艾滋病。

（一）继发性免疫缺陷病的常见原因

1.感染　许多病毒、细菌、真菌、原虫感染常可引起机体免疫功能低下，其中以人类免疫缺陷病毒感染所致的艾滋病最为严重。

2.肿瘤　恶性肿瘤尤其是淋巴系统的恶性肿瘤，如白血病、淋巴肉瘤、骨髓瘤、胸腺瘤等常可进行性抑制患者的免疫功能，加上肿瘤患者放疗、化疗，以及营养不良、消耗等因素，致使恶性肿瘤患者常伴有免疫功能缺陷。

3.营养不良　是引起 SIDD 最常见的原因。蛋白质、脂肪、糖类、维生素和微量元素摄入不足，均可影响免疫细胞的发育和成熟，导致不同程度的免疫功能降低。

4.药物　长期使用免疫抑制剂、抗肿瘤药物、大剂量抗生素等均可降低免疫功能。

5.其他　脾切除、胸腺切除、阑尾切除、其他外科大手术、创伤、电离辐射、中毒、妊娠等均可降低机体免疫功能。

（二）获得性免疫缺陷综合征

获得性免疫缺陷综合征（acquired immunodeficiency syndrome，AIDS）又称艾滋病，是由

人类免疫缺陷病毒(human immunodeficiency virus,HIV)感染引起的继发性免疫缺陷病。其特点是:患者以 CD4$^+$ T 细胞减少、细胞免疫功能严重缺陷为主要特征,临床表现为反复机会性感染、伴发恶性肿瘤及中枢神经系统退行性病变。自 1981 年在美国首次报道该病以来,全球感染人数不断上升,蔓延范围越来越广。我国自 1985 年发现第一例患者至今,感染人数也在不断增加。目前尚无有效治疗方法,AIDS 已成为人类最棘手的疾病之一。

1.病原学 1983 年,法国病毒学家 Montagnier 等从 AIDS 患者体内首次分离出一种 RNA 逆转录病毒,WHO 于 1987 年将该病毒正式命名为 HIV。HIY 属逆转录病毒科慢病毒属,可分为 HIV-1 和 HIV-2 两型。目前,全球流行的 AIDS 主要由 HIV-1 所致,约占 95%;HIV-2 主要在西非流行。两者的基因结构相似,但核苷酸和氨基酸序列有区别,对抗体的反应也有不同。

成熟的病毒颗粒直径为 100~120nm,由病毒核心和外膜组成。病毒内部为 20 面体对称的核衣壳,核心为圆柱状,含有病毒 RNA、逆转录酶和核心蛋白(p24,p17)。包膜上嵌有病毒编码的刺突状结构的糖蛋白,其中 gp120 和 gp41 与 HIV 入侵宿主细胞有关。HIV 在体内增生速度很快,每天可产生 109~1010 个病毒颗粒,且易发生变异(突变率约为 $3×10^{-5}$),因此容易逃避宿主免疫系统的作用。

2.致病机制 HIV 的传染源主要是 HIV 携带者和 AIDS 患者。HIV 存在于血液、精液、阴道分泌物、乳汁、唾液和脑脊液中。传播方式主要有:①性传播。②血液传播,输入 HIV 感染者的血液或被 HIV 污染的血制品,以及静脉毒瘾者共用 HIV 污染的注射器和针头等,均可造成传播。③垂直传播,HIV 可经胎盘或分娩时母亲血液传播,产后可通过乳汁传播。

进入机体的 HIV 主要侵犯 CD4$^+$ T 细胞,此外,表达 CD4 分子的单核-巨噬细胞、树突状细胞、神经胶质细胞等也是其侵犯的重要细胞。HIV 通过其包膜上 gp120 与靶细胞表面 CD4 分子高亲和性结合,同时也与表达在靶细胞表面的趋化因子受体 CXCR4 和 CCR5 结合,再由 gp41 插入细胞膜,介导病毒包膜与靶细胞膜融合,使病毒的核衣壳进入靶细胞。HIV 感染靶细胞后,病毒 RNA 逆转录产生的 DNA 可与宿主细胞 DNA 整合,形成潜伏感染,潜伏期可达数月甚至数年。当宿主受到微生物感染、细胞因子等刺激时,受感染的靶细胞转录因子 NF-κB 和 SP1 被激活,启动病毒复制,HIV 在细胞内大量复制,最终导致靶细胞死亡。此外,HIV 感染细胞表面表达的 gp120 分子可与未感染细胞表面的 CD4 分子结合,导致细胞融合形成多核巨细胞,加上抗 HIV 抗体和特异性 CTL 对靶细胞的攻击,使 CD4$^+$ T 细胞进行性减少,从而导致患者全身性、渐进性细胞免疫功能下降。

3.临床特点 多数 HIV 感染者初期无症状或仅表现为流感样症状,潜伏期一般为 6 个月至 4~5 年,随后可出现 AIDS 相关综合征,患者表现为持续发热、体重减轻、腹泻、全身淋巴结肿大等,进一步发展为典型的 AIDS,常出现三大典型症状:①机会性感染,常见病原体是卡氏肺囊虫和白色念珠菌,其他有巨细胞病毒、带状疱疹病毒、隐球菌和鼠弓形虫等,是 AH3S 死亡的主要原因。②恶性肿瘤,AIDS 患者易伴发 Kaposi 肉瘤和恶性淋巴瘤,也是 AIDS 死亡的常见原因。③神经系统损害,大约 60% 的 AIDS 患者会伴有 AIDS 痴呆症。

4.免疫学特征 AIDS 的主要免疫学特征是:①CD4$^+$ T 细胞数量明显减少,CD4/CD8 细胞比例倒置,常低于 0.5。②T 细胞功能严重障碍,细胞激活和应答能力降低。Th1 和 Th2 细胞平衡失调,潜伏期患者 Th1 细胞占优势,分泌 IL-2 刺激 CD4$^+$ T 细胞增生;至 AIDS 期患者 Th2 细胞占优势,分泌 IL-4 和 IL-10 抑制 Th1 功能,同时减弱 CTL 的细胞毒效应。

③抗原提呈细胞功能降低。HIV 侵犯巨噬细胞和树突状细胞后，可损伤其趋化、杀菌和处理抗原能力，同时引起细胞表面 MHC－Ⅱ类分子表达降低，抗原提呈能力下降。此外，感染 HIV 的巨噬细胞和树突状细胞不能有效杀死 HIV，反而成为其庇护所，成为晚期 AIDS 患者血中高水平病毒的主要来源。④B 细胞功能异常，表现为多克隆激活、高 Ig 血症并可产生多种自身抗体。这是由于 gp120 属超抗原，加上 HIV 感染者易合并 EBV 感染，造成多克隆 B 细胞被激活所致。

四、免疫缺陷病的免疫学检测

免疫缺陷病的病因和临床表现多种多样，其缺陷涉及免疫系统的多种成分，因此检测也是多方面、综合性的。实验室检测的内容主要包括体液免疫、细胞免疫、补体和吞噬细胞等方面，如 T 细胞、B 细胞、吞噬细胞数量和功能的测定，免疫球蛋白、补体、细胞因子含量的测定等。检测方法主要采用免疫学方法和分子生物学方法。此外，一些常规和特殊的检测手段，如血液检查、胸腺、皮肤、淋巴结活检等对确诊和明确分型也十分重要。

（一）B 细胞缺陷病的检测

B 细胞缺陷病主要表现为 B 细胞数量减少或缺陷导致体内 Ig 水平降低，以及抗体产生功能障碍。因此，其检测主要包括 B 细胞数量和功能的检测，体内 Ig 水平的检测等。

1. B 细胞数量的检测

（1）B 细胞表面 SmIg 的检测：SmIg 是 B 细胞最具特征的表面标志。检测 SmIg 不仅可以测算 B 细胞的数量，还可以根据 SmIg 的类别判断 B 细胞的成熟情况。所有体液免疫缺陷患者都有不同程度的 B 细胞数量和成熟比例的异常。其检测方法常采用免疫荧光法和流式细胞分析法。

（2）B 细胞表面 CD 抗原的检测：B 细胞表面存在着 CD10、CD19、CD20、CD22 等抗原。CD10 只出现于前 B 细胞，CD19 和 CD20 在不同成熟度 B 细胞表面均存在，CD22 只在成熟 B 细胞表面表达。检测 B 细胞表面 CD 抗原可了解 B 细胞的数量、亚型、分化成熟情况。其检测方法主要采用流式细胞术。

2. 血清 Ig 的测定

（1）血清各类 Ig 的测定：Ig 测定的方法很多，IgG、IgM 和 IgA 多采用免疫浊度法，缺乏仪器设备的条件下也可采用单向免疫扩散法；IgD 和 IgE 由于含量低，多采用 RIA 或 ELISA 等技术测定；IgG 亚类可用 ELISA 和免疫电泳法测定。B 细胞缺陷患者均存在着不同程度的 Ig 水平降低。Ig 缺陷有两种，即：所有 Ig 都缺陷和选择性 Ig 缺陷。前者血清中 IgG、IgM、IgA、IgE 均降低，而 IgD 可正常。后者最常见的是选择性 IgA 缺陷，其血清中 IgA<0.05g/L，外分泌液中测不出 IgA，IgG 和 IgM 正常或偏高。

判断体液免疫缺陷病时应注意：①血清中 Ig 总量的生理范围较宽，不同测定方法检测的结果差异较大，对 Ig 水平低于正常值下限者，应在一段时间内反复测定，才能判断有无体液免疫缺陷。②患者多为婴幼儿，应注意其正常生理水平及变化规律。

（2）同种血型凝集素的测定：同种血型凝集素，即 ABO 血型抗体（抗 A 抗体和抗 B 抗体）。已知它不是先天产生的，而是出生后针对红细胞表面 A 物质和 B 物质应答产生的抗体，因此，检测其滴度是判定机体体液免疫功能简单而有效的方法。通常，除婴儿和 AB 型血外，其他体液免疫功能正常的人，均含有 1：8（抗 A）或 1：4（抗 B）或更高滴度的天然抗体。

这种天然抗体属 IgM 类,可帮助诊断 Bruton 症、SCID、选择性 IgM 缺陷症等。

3. 抗体产生能力的测定

(1)特异性抗体产生能力的测定:正常人接种某种疫苗或菌苗后 5～7 天可产生特异性抗体(IgM 类),若再次接种会产生更高效价的抗体(IgG 类)。因此,接种疫苗后检测特异性抗体产生情况可判断机体是否存在体液免疫缺陷。常用的抗原为伤寒疫苗和白喉类毒素,可在接种后 2～4 周测定相应抗体。接种伤寒疫苗常用直接凝集试验测定抗体效价,接种白喉类毒素常用锡克试验检测相应抗体。

(2)噬菌体试验:人体清除噬菌体的能力被认为是目前观察抗体应答能力最敏感的指标之一。正常人甚至新生儿,均可在注射噬菌体后 5 天内将其全部清除。抗体产生缺陷者,清除噬菌体的时间明显延长。

(二)T 细胞缺陷病的检测

T 细胞缺陷病主要表现为 T 细胞数量减少和功能缺陷,导致机体细胞免疫功能缺陷,并影响机体体液免疫功能。因此,其检测主要包括 T 细胞数量和功能的检测。

1. T 细胞数量的检测

(1)T 细胞总数的测定:T 细胞在外周血中占 60%～80%,当 T 细胞总数低于 1.2×10^9/L 时,提示可能存在细胞免疫缺陷。通常采用免疫荧光技术或流式细胞术检测 T 细胞标志 CD3 以反应外周血中 T 细胞总数。

(2)T 细胞亚群的测定:T 细胞按其功能不同分为许多亚群,如 $CD4^+$ T 细胞、$CD8^+$ T 细胞等,可通过检测 CD3/CD4 和 CD3/CD8 对其亚群进行检测,并观察 $CD4^+$ T 细胞/$CD8^+$ T 细胞比例。正常情况下,外周血中 $CD4^+$ T 细胞约占 70%,$CD8^+$ T 细胞约占 30%。

2. T 细胞功能的检测

(1)皮肤试验:皮肤试验可检测体内 T 细胞的迟发性超敏反应能力,从而反应受试者的细胞免疫功能。常用于皮试的抗原是在自然界中易于接触而使机体致敏的物质,包括结核菌素、白色念珠菌素、毛发菌素、链激酶-链道酶(SK－SD)、腮腺炎病毒等。为避免个体差异、接触某种抗原的有无或多少以及试剂的质量和操作误差等因素影响,试验常用几种抗原同时进行。凡三种以上抗原皮试阳性者为细胞免疫功能正常,两种或少于两种阳性或在 48h 反应直径小 10nm,提示细胞免疫功能缺陷或低下。但 2 岁以下儿童可能因未曾致敏而出现阴性反应,只需对一种抗原反应阳性,即可判定细胞免疫功能正常。

(2)T 细胞增生试验:是体外检测 T 细胞功能的常用技术,用非特异性刺激剂或特异性抗原(最常采用的是 PHA)刺激淋巴细胞,通过观察淋巴细胞增生和转化能力来反映机体的细胞免疫功能。T 细胞缺陷患者会表现增生应答能力降低,且增生低下程度与免疫受损程度一致。新生儿出生后不久即可表现出对 PHA 的反应性,因而,出生 1 周以后的新生儿若出现对 PHA 的刺激反应,即可排除严重细胞免疫缺陷的可能。

(三)吞噬细胞缺陷病的检测

吞噬细胞包括单核细胞、巨噬细胞和中性粒细胞,其缺陷可表现为细胞数量减少和功能缺陷,包括细胞吞噬能力、胞内杀菌作用、趋化运动等减弱或消失。

1. 白细胞计数 外周血中性粒细胞计数,当成人 $<1.8 \times 10^9$/L,儿童 $<1.5 \times 10^9$/L,婴儿 $<1.0 \times 10^9$/L 时,可认为是中性粒细胞减少。在排除其他外来因素的情况下,应考虑是遗传因素的作用。

2.趋化功能检测 趋化运动是吞噬细胞发挥功能的前提。常采用滤膜渗透法(Boyden小室法),用微孔滤膜将趋化因子和白细胞分开,观察白细胞穿越滤膜的能力,从而判断其趋化功能。对于懒白细胞病、家族性白细胞趋化缺陷症等有诊断价值。

3.吞噬和杀伤试验 吞噬和杀伤试验是检测吞噬细胞功能的经典试验。可将白细胞与一定量的细菌悬液混合孵育,取样涂片、染色、镜检,观察白细胞对细菌的吞噬和杀伤情况,用吞噬率和杀伤率表示。慢性肉芽肿患者由于吞噬细胞缺少过氧化物酶而无法杀菌,表现为吞噬率正常,但杀菌率显著降低。

4.NBT还原试验 NBT还原试验是一种检测吞噬细胞还原杀伤能力的定性试验。吞噬细胞杀菌时,能量消耗剧增,耗氧量也随之增加,氢离子的传递使添加的淡黄色NBT被还原成蓝黑色甲䐶颗粒,沉积于胞质中,称NBT阳性细胞。正常值为7%～15%,低于5%表明杀菌能力降低,可用于检测慢性肉芽肿病和6-磷酸葡萄糖脱氢酶缺乏症。

(四)补体系统缺陷病的检测

补体系统的检测包括总补体活性和补体单个成分的测定。补体溶血试验可反应补体系统总的活性,单个补体成分常检测 C_3、C1q、C_4、B因子、C_1 酯酶抑制物等含量。由于补体缺陷涉及成分多,又有多条激活途径,对补体系统缺陷病的分析较为困难。原发性补体缺陷的发病率较低,注意与自身免疫病相鉴别。测定 C_1 酯酶抑制物可协助诊断遗传性血管神经性水肿。

(五)基因检测

采用分子生物学手段,对一些原发性免疫缺陷病的染色体DNA进行序列分析,检测是否存在与缺陷相关的基因突变或缺损的部位。常见的原发性免疫缺陷病的基因突变位点见表6-6。

表6-6 常见的原发性免疫缺陷病基因突变位点

疾病	突变基因
X-SCID	Xq13.1～13.3
XLA	Xq21.3
XLHM	Xq26.3～27.1
ADA缺乏	20q13.2～13.11
PNP缺乏	14q13.1
X-CGD	Xp21.1

(六)AIDS的检测

1.病原学检测 病原学检测是指直接从HIV感染者体内分离出病毒或检测出HIV组分。但病毒分离培养和鉴定需要时间较长,对实验技术和条件要求较高,目前多采用分子生物学技术从患者外周血单个核细胞、骨髓细胞或血浆中检测HIV-cDNA、HIV-RNA等。

2.免疫学检测 主要包括针对HIV感染后产生抗原、抗体的检测和T淋巴细胞的检测。

(1)抗原的检测感染HIV后,血液中最先出现HIV-p24抗原,持续4～6周后消失。检测常采用ELISA抗原捕获法,以确定是否为HIV急性感染。

(2)抗体的检测 HIV感染2～3个月后可出现抗体,并可持续终身,是HIV感染的重要标志。HIV抗体检测分为初筛试验和确认试验。初筛试验常采用ELISA法,敏感性高,特异性不够强。其检测试剂必须是HIV-1/2混合型的,并经卫生部批准或注册,批批鉴定合格的产品,进口试剂还必须提供进口许可证和中国生物制品检定所检定合格证书。确认试验主要用免疫印迹法,敏感性和特异性均很高。HIV 抗体初筛试验通常需要在经过鉴定并取得资格的 HIV 抗体初筛实验室和(或)确认实验室进行,HIV 抗体的确认和检测阳性报告必须由取得资格的确认实验室进行。我国的判定标准为:①HIV 抗体阳性:至少出现 2 条包膜蛋白带(gp41/gp120/gp160)或出现 1 条包膜蛋白带和 1 条 P24 带。②HIV 抗体阴性:无 HIV 特异性条带出现。③HIV 抗体可疑:出现 HIV 特异性条带,但带型不足以确认阳性者。

(3)淋巴细胞的检测:AIDS 患者淋巴细胞总数减少,常$<1.5\times10^9/L$;$CD4^+$ T 细胞数绝对值下降,$<0.5\times10^9/L$ 易发生机会感染,$<0.2\times10^9/L$ 则发生典型 AIDS;CD4/CD8 比值下降,常<0.5,比值越低,细胞免疫功能受损越严重。

3.其他检测　主要是指不直接针对病原体 HIV,但与其感染及 AIDS 病情进展相关的非特异性检测项目,如其他相关微生物检查、Ig 检测、T 细胞增生反应、皮肤迟发型超敏反应、红细胞计数、血沉等。

(樊金宇)

第五节　生殖免疫与免疫学检验

生殖免疫学是随着免疫学及生殖医学的发展而形成的一门重要的边缘学科,是从免疫学角度探索和研究生殖医学的问题,涉及生殖生理、妊娠生理、病理妊娠以及生殖控制等。精子进入卵子形成受精卵是妊娠的开始,但要经过十月怀胎并出生为一个健康的婴儿,将受到多种因素的影响。正常妊娠对胚胎抗原呈免疫耐受,这有赖于一系列的免疫调节。一旦免疫调节失常,免疫耐受状态被打破,可出现过度的免疫反应,使胚胎遭受异常的免疫攻击,导致病理妊娠,如流产、不孕等。免疫性不孕是由针对生殖系统抗原自身免疫或同种异体免疫引起,例如:精子、精浆、卵子的透明带、卵巢产生类固醇激素的细胞及宫内膜细胞作为特异性抗原,刺激机体产生特异性抗体引起不孕。其中常见的疾病为抗精子免疫性不孕和抗透明带免疫性不孕。

一、抗精子免疫性不孕

精子作为一种抗原,与机体免疫系统接触后可引起自身或同种免疫反应,产生抗精子抗体(antisperm antibody,AsAb)。有资料显示,体内存在 AsAb 可导致不孕,该情况占不孕患者的 10%～30%以上。因此,由抗精子抗体导致的免疫性不孕在临床上较常见。

(一)发生机制

1.精液中的抗原　一般认为,凡是分子量超过 10000 的蛋白质分子都具有较强的免疫原性。人精液由精浆(human seminal plasma,HSP)和精子两部分组成,它们含有大量的蛋白质,因此这两部分存在多种抗原。

(1)精浆抗原:其包括:①人类精液可含有 A、B、O 血型抗原。②含有 HLA 抗原。③还含有数十种其他抗原,其中大多数可以在血液中测出,如前白蛋白、白蛋白、球蛋白和转铁蛋白等。

(2)精子抗原:精子抗原种类繁多,目前已涉及 100 多种。按来源特异性分为精子特异性抗原和精子非特异性抗原;按其存在的部位分为包被抗原、膜固有抗原、胞浆抗原和核抗原。

1)特异性精子抗原:包括:①受精抗原－1(fertilization antigen－1,FA－1)是一种精子的膜糖蛋白,主要位于精子的顶体后区,其次为中段和尾部。调查表明,抗精子抗体阳性的不孕妇女宫颈黏液及血清中有 IgG 和 IgA 类 FA－1 抗体,阳性率为 50%~80%。②受精抗原－2(fertilization antigen－2,FA－2)亦为精子膜抗原,主要定位于活的精子顶体区域,也可同时出现在赤道区。FA－2 的生物学作用尚待进一步研究。③卵裂信号－1(cleavage signal－1,CS－1)定位于精子膜上,推测 CS－1 的作用是:CS－1 由精子带入卵子,作为卵裂的初始信号。经检测,免疫性不育患者血清中有 CS－1 抗体。④其他抗原:在精子特异性抗原中还包括:精子/滋养层交叉反应抗原、乳酸脱氢酶－C_4 和精子蛋白－10 等。

非特异性精子抗原:包括肌酸磷酸激酶(reatinephosphokinase,CPK)、甘露糖配体受体(mannose－Iigandreceptors,MLR)、c－myc 蛋白和 c－ras 蛋白等。

2.防止抗精子自身免疫反应的机制

(1)血－睾屏障:血－睾屏障(blood testis barrier)由相邻的支持细胞基部牢固而紧密地连接构成,它还包括血管内皮基膜、结缔组织和曲细精管基膜。血－睾屏障可防止精子与免疫系统接触,致淋巴细胞不能识别精子抗原。因此,在正常情况下,尽管在精子发生、发育过程中有一些新抗原出现,但由于精子被阻挡在男性生殖道内,与机体免疫系统隔绝,成为隐蔽的自身抗原,不引起自身免疫反应。

(2)精浆中的免疫抑制物质:正常的精液中含有一些具有免疫抑制活性的物质,称为精浆免疫抑制物质(seminal plasma immuno－suppressive material,SPIM)。人类精子中含有 30 多种抗原,其中大部分具有很强的免疫原性。它们作为"异物"进入女性生殖道后,通常并不引起全身或局部的细胞与体液免疫反应,其原因与精浆中含有 SPIM 有密切关系。精浆的免疫抑制活性,可能是多种物质的综合反映。这些物质中包括妊娠血浆蛋白 A(PAPP－A)、丝氨酸蛋白酶、前列腺素、多胺氧化酶等。SPIM 随精子一起进入女性生殖道,抑制了局部和全身免疫应答,使精子和受精卵免遭排斥,保障受精卵着床发育。

SPIM 对补体有显著的抑制作用,经精浆作用的正常人血清,总补体溶血活性(CH50)下降,其机制为抑制 C_3 和 B 因子的活化。SPIM 对补体的这种抑制作用,有助于保护精子免遭抗体参与的补体介导的溶细胞反应。另外,SPIM 对 T、B、NK、巨噬细胞和多形核白细胞都有抑制作用。

3.抗精子抗体的产生机制

(1)男性 AsAb 的形成:男性的精子属于隐蔽的自身抗原,正常情况下,因血－睾屏障的存在,使机体免疫系统不接触精子抗原,因此机体不发生抗精子的免疫反应。但当血－睾屏障遭到破坏(如手术、外伤等),使机体的淋巴细胞能够识别精子抗原,从而产生 AsAb。生殖道感染也可造成 AsAb 的发生率增高,可能与存在精子膜抗原有交叉反应的抗微生物抗体有关,或者感染使免疫细胞进入生殖道,与精子抗原接触后产生 AsAb。

精浆中,免疫抑制物质的失效在某些情况下如生殖道的感染、创伤和阻塞又可诱发机体产生抗 SPIM 抗体。有人通过 ELISA 方法检出抗 SPIM 的 IgG、IgA 抗体,并且发现在不育男性的血清中抗体的检出率和水平均明显高于生育组,精浆中 SPIM－Ab 水平增高者的精子密度、精子成活率、精子运动速度均明显降低。

(2)女性 AsAb 的形成:通过性活动,女性生殖道反复接触数以百万计的精子。尽管对女性而言,精子是异己的,但仅有少数敏感的女性产生 AsAb,其原因尚不清楚,可能与免疫反应存在个体差异有关,也可因丈夫精液中缺乏免疫抑制因子所致。生殖道感染或性传播疾病可使局部的非特异性免疫反应加强而产生 AsAb 在生殖道黏膜破损的情况下,精子抗原可通过女性生殖道破损的黏膜上皮屏障与上皮下 B 淋巴细胞相遇,产生 AsAb。

4.抗精子抗体对生殖的影响

(1)AsAb 对精子在女性生殖道内运行的影响:抗精子抗体具有阻止精子穿过宫颈黏液的作用。这是因为当 AsAb 与精子表面抗原结合后,其 AsAb 的 Fc 段黏附于宫颈黏液的蛋白分子团上使精子活动受限所致。AsAb 的分布不仅限于阴道和宫颈,免疫荧光法已证实输卵管是含有免疫球蛋白最多并能充分发生局部免疫反应的组织。即使精子已通过了宫颈,在女性生殖道中的运行仍存在障碍,妨碍受精。

(2)对精子酶的影响:抗精子抗体影响精子酶的活力,抑制透明带和放射冠的分散作用。

(3)影响精子穿过透明带及精卵融合:取人的卵子和事先与抗体孵育过的人精子进行精子一透明带相互作用试验证实,FA-1 的抗体可明显减少精子与透明带的结合,其作用机制尚不清楚。

(二)免疫学检验

1.抗精子抗体的检测　AsAb 可存在于血清、精浆、宫颈黏液和精子表面。血清内的 As-Ab 主要是 IgG 和 IgM,精浆和宫颈黏液内主要是 IgG 和 IgA,少数患者有 IgE,而精子表面的 AsAb 主要是吸附来自精浆的抗体。

(1)体液中抗体的检测:用 ELISA 及生物素一亲和素酶联免疫吸附试验(BA-ELISA)检测血清、宫颈黏液或精浆中的抗体。现将供精者精子吸附于聚氯乙烯反应板,将待检标本与精子结合,加入酶标抗人 Ig 抗体和酶的底物,用酶标仪进行测定,可进行定量。固相酶染色法(SESA):基本原理同,但在玻片上进行,可观察精子的着色部位而进行抗体定位测定。

(2)精子与宫颈黏液接触试验:精子与宫颈黏液接触试验(sperm-cervical mucus contact test,SCMC)是检测精浆及宫颈黏液中局部抗体的简便方法。取 1 滴排卵前期宫颈黏液放在玻片上,加 1 滴精液,加盖玻片使之混匀,室温置 30min 后观察快速颤动而不前进精子的百分率,>50%为阳性,如夫妇间精液和宫颈黏液为阳性则可用供精或供者宫颈黏液做交叉试验,以确定 AsAb 是存在于精液还是存在于宫颈黏液中,此类 AsAb 主要为 IgA。

(3)性交后试验:性交后试验(post-coital test,PCT)是检查性交后活动精子在宫颈黏液中的数量及其成活率和活动度,借以评价性交后若干小时内精子存在及功能表现,反映精子和宫颈黏液的异常情况。当有 AsAb 存在时,精子很快失去动力而表现为 PCT 异常,当然这也与宫颈黏液的 pH、黏液性状有关。

(4)混合抗球蛋白反应:混合抗球蛋白反应(mixed autiglobulin reaction,Mar test)是检测精子表面抗体,其方法为用混合的未加处理的新鲜精液与包被人 IgG 的乳胶颗粒混合,再向混合液中加入特异的抗人 IgG 血清,在胶乳粒与活动精子之间形成混合凝集,证明精子表面有 IgG 抗体存在。这可用作常规筛选方法。多 50%的活动精子同颗粒黏附,表示可能为免疫性不育;10%～50%活动精子与颗粒黏附,可疑为免疫性不育。

(5)免疫珠试验:免疫珠试验(IBT)也是检测精子表面抗体的一种方法,可同时检测 IgA、IgG 和 IgM 类抗精子抗体。用抗人免疫球蛋白抗体包被的丙烯酰胺微球与精子悬液在玻片上混匀,这种有抗体的微球能与结合抗精子抗体的精子结合。在相差显微镜下观察,可见微球随精子移动。≥20%的活动精子同免疫珠黏附时为阳性,但至少有 50%活动精子被免疫珠免疫才被认为有临床意义。

2.精浆免疫抑制物质的检测　大量的临床实验究表明,SPIM活性含量降低与不育(孕)、习惯性流产的发生密切相关。目前常用的SPIM检测方法有抗补体法、间接免疫荧光法、单向免疫扩散法和固相酶联免疫测定法。

(1)抗补体法:将待测精浆加至补体(混合豚鼠血清)中,再加入指示系统(致敏羊红细胞)与不加精浆的对照管比较,观察溶血活性是否降低。

(2)间接免疫荧光法:用间接免疫荧光法对精子表面的SPIM分布进行分析,在荧光显微镜下观察精子体表染色浓厚的荧光斑点定位于精子头部、颈部、尾部。正常男性SPIM位于精子头部者占69.7%,颈部者21.2%,尾部者9.1%。一般认为,精子头部SPIM的分布减少,可能是造成不育和流产的重要原因。

二、抗透明带免疫性不孕

透明带(zona pellucid,ZP)是一层包绕着卵母细胞及着床前孕卵的非细胞性明胶样酸性糖蛋白膜,内含特异性精子受体,在诱发精子顶体反应、精卵识别、结合、穿透和阻止多精子入卵的过程中起着重要作用。实验研究表明,透明带抗原可刺激同种或异种抗体产生免疫应答,透明带经抗血清处理后,失去了与同种精子的结合能力;在体内,透明带抗体能干扰孕卵表面的透明带脱落而妨碍着床。

(一)发生机制

1.透明带的生物特性　精子与卵子接触前,首先必须与透明带结合并穿透之。精子首先与ZP的特异受体位点结合后,依靠精子的酶系统产生局部溶解作用。受精后ZP恢复完整性,保护受精卵的发育,防止受精卵在输卵管内溶解,并保证受精卵向宫腔内运送。哺乳类一旦受精后,其他精子不能与ZP结合,并抵制蛋白溶解,使之不再发生ZP反应,这是因为受精卵膜的皮脂颗粒释放某些物质,可以抑制再次受精。

2.透明带的生化特性　细胞化学研究发现,兔的ZP为唾液酸,也有报道为一复杂的硫酸化合物、中性黏多糖及蛋白质等,以糖蛋白形式与双硫键结合。

3.抗透明带抗体的产生机制　透明带蛋白在卵巢中含量很少。卵母细胞的成熟及透明带的形成晚于机体免疫系统的形成和成熟,因此,透明带抗原可刺激自身免疫系统,产生抗透明带抗体。正常情况下,每月仅一次排卵,极微量的透明带抗原反复刺激诱导机体免疫活性细胞对其产生免疫耐受。但当机体遭受与透明带有交叉抗原性的抗原刺激或透明带抗原变性时,引起免疫活性细胞产生抗透明带抗体。

4.抗透明带抗体对生殖的影响　目前认为,透明带抗体是女性不育的原因之一。它降低生育的机制有:①封闭精子受体,阻止精子与透明带结合。②使透明带变硬,即使受精发生,也因透明带不能从孕卵表面脱落而干扰着床。

(二)免疫学检验

检测抗透明带抗体的方法有免疫沉淀反应、间接免疫荧光、间接血凝、胶乳凝集及放射免疫法。无论何种检测方法,均需透明带抗原。由于人卵透明带来源有限,而许多动物如猪、牛、鼠卵的ZP与人卵的ZP有交叉免疫反应,检测ZP抗体多采用动物特别是猪卵ZP为抗原。现已发现,人血清中存在有能与猪卵ZP结合的异种凝集素。如果试验时,不用猪红细胞吸收待测血清,去除其中的异种凝集素,结果会出现假阳性。也有学者用纯化的猪ZP3组分作为抗原来避免假阳性的出现。一般敏感而常用的检测方法为 ELISA 及 BA－ELISA 法。

（赵越）

第六节　性病的免疫学检验

一、梅毒快速血浆反应素试验（RPR）

1. 检验方法　间接凝集法。
2. 检验标本　静脉血。
3. 送检要求　抽取静脉血 2mL 注入干燥试管送检。
4. 检验部门　性病实验室。
5. 参考区间　阴性。
6. 临床意义　作为诊断梅毒的初筛试验。人体感染梅毒螺旋体后，除产生特异性的抗梅毒螺旋体抗体外，受损的宿主细胞可释放一种具抗原性的类脂质，它又能刺激机体产生抗类脂质的抗体，即反应素。RPR 为非梅毒螺旋体抗原试验，此试验敏感性很高，而特异性较差，一些非梅毒患者血清中可暂时或长期测出反应素，称为生物学假阳性（BFP）。故对结果的解释需结合临床具体分析。

二、甲苯胺红试验（TRUST）

1. 检验方法　间接凝集法。
2. 检验标本　静脉血。
3. 送检要求　抽取静脉血 2mL 注入干燥试管送检。
4. 检验部门　性病实验室。
5. 参考区间　阴性。
6. 临床意义　同 RPR 试验。

三、梅毒螺旋体血凝试验（TPHA）

1. 检验方法　间接血凝法。
2. 检验标本　静脉血。
3. 送检要求　抽取静脉血 2mL 注入干燥试管送检。
4. 检验部门　性病实验室。
5. 参考区间　阴性。
6. 临床意义　作为诊断梅毒的证实试验。本试验特异性虽高，但麻风、传染性单核细胞增多症及某些结缔组织病变可能导致生物学假阳性（BFP）。因此，作出梅毒诊断尚需结合临床症状。

四、梅毒螺旋体明胶凝集素试验（TPPA）

1. 检验方法　明胶凝集法。
2. 检验标本　静脉血。

3.送检要求 抽取静脉血 2mL 注入干燥试管送检。

4.检验部门 性病实验室。

5.参考区间 阴性。

6.临床意义 TPPA 试验敏感性高、特异性强,是梅毒诊断较好的确证试验。TPPA 试验阳性患者,即使经抗梅毒治疗也可终身阳性,因此不能作为治疗效果观察的指标。此类试验特异性强,很少出现假阳性。但据统计,也可有 1‰ 生物假阳性存在,应结合临床症状综合分析。

五、荧光梅毒螺旋体抗体吸收试验(FTA—ABS)

1.检验方法 荧光免疫法。

2.检验标本 静脉血。

3.送检要求 抽取静脉血 2mL 注入干燥试管送检。

4.检验部门 性病实验室。

5.参考区间 阴性。

6.临床意义 FTA—ABS 试验被认为是梅毒诊断的"金标准",特异性高、敏感性强,可用于各期梅毒的诊断(相对其他血清确证试验)。

六、人免疫缺陷病毒抗体(Anti—HIV Ⅰ/Ⅱ)

1.检验方法 ELISA 法、胶体金快速法。

2.检验标本 静脉血。

3.送检要求 抽取静脉血 2mL 注入干燥试管送检。

4.检验部门 性病实验室。

5.参考区间 阴性。

6.临床意义 作为 HIV 感染的筛查。获得性免疫缺陷综合征(AIDS)是由 HIV 引起的(1981 年发现),该病毒主要侵犯人体 T 细胞(尤其是 TH 细胞),使患者细胞免疫功能缺陷,最终因条件致病菌繁殖引起感染致死。HIV 有两个血清型:HIV—Ⅰ 和 HIV—Ⅱ,后者少见。此试验阳性者应进一步作证实试验。

七、单纯疱疹病毒血清学检测(HSV—IgM/IgG)

1.检验方法 酶联免疫吸附试验。

2.检验标本 静脉血。

3.送检要求 抽取静脉血 2mL 注入干燥试管内及时送检。

4.检验部门 性病实验室。

5.参考区间 阴性。

6.临床意义 特异性 HSV—IgM 抗体在首次感染 4d 即可出现,持续 8 周左右,IgG 抗体在 2 周后出现高滴度。HSV 血清学检测适用于对培养或抗原检测等方法阴性者进行确认,诊断隐性患者,性伴侣为疱疹感染的人群筛查、婚检、孕妇及新生儿的筛查等。据报道,HSV—1 在 60%~85% 的成人体内普遍存在,HSV—2 常为隐性感染,其中 90% 为无症状带毒者,故此血清学检测阳性并不能认为现症感染,对结果解释需结合临床综合分析。

八、单纯疱疹病毒抗原检测(HSV－Ag)

1.检验方法　酶联免疫吸附试验。

2.检验标本　水疱液,患处分泌物,痂皮。

3.送检要求　取样最好在水疱出现早期。水疱:使用针头刺破水疱,用灭菌拭子蘸取疱液。溃疡:先用无菌拭子擦去多余的脓液,用灭菌拭子轻轻刮取样本。愈合期结痂:使用灭菌镊子将痂皮掀开,再用生理盐水湿润的火菌拭子在痂的基底部取样。置无菌试管中及时送检。

4.检验部门　性病实验室。

5.参考区间　阴性。

6.临床意义　单纯疱疹病毒(HSV)是人类最常见的病原体,人是其唯一的自然宿主,HSV主要有两个血清型:HSV－1、HSV－2。HSV－1主要侵犯躯体腰以上部位,HSV－2侵犯躯体腰以下部位,主要是生殖器,它是引起性病的主要病原体之一。健康人通过与患者直接密切接触和性接触而被感染:妊娠期胎儿可能通过胎盘传染,分娩时可经产道感染。病毒感染后以隐性感染最为常见。仅有10%～20%的初次感染者出现症状,HSV抗原检测适用于原发感染、有症状患者、有明显疱疹出现的患者。

九、肉芽肿荚膜杆菌

1.检验方法　片染色镜检。

2.检验标本　溃疡面分泌物。

3.送检要求　用生理盐水清洁溃疡面,直接在溃疡面上压片,立即送检。

4.检验部门　性病实验室。

5.参考区间　阴性。

6.临床意义　找到杜诺凡小体可帮助确诊腹股沟肉芽肿。

十、梅毒螺旋体检查

1.检验方法　暗视野显微镜检查法。

2.检验标本　硬下疳组织渗出液、淋巴结穿刺液、羊水。

3.送检要求

(1)皮肤黏膜损害部位取材:先在载玻片上加无菌生理盐水1滴,用无菌棉拭子擦去皮损部位污物,如有痂皮,可用钝刀除去,嘱患者用手挤压皮损周围,使组织渗出,用钝刀轻轻刮取组织液(避免出血),将组织渗出液与载玻片上无菌盐水混合,立即送检。

(2)淋巴结取材:用1mL注射器配12号针头,吸取0.25～0.5mL无菌生理盐水,按无菌操作穿刺淋巴结并注入盐水,再吸入注射器内,如此反复2～3次,抽取淋巴液立即送检。

(3)羊膜穿刺由妇科有经验医生行羊膜穿刺术抽取羊水,立即送检。

4.检验部门　性病实验室

5.参考区间　阴性。

6.临床意义　暗视野检查可作为梅毒诊断的确证试验,被认为是"金标准",若发现梅毒螺旋体,即可确诊为梅毒感染,此法特别适用于血清学试验阴性的早期梅毒诊断。

十一、杜克雷嗜血杆菌染色显微镜检查

1. 检验方法　革兰染色镜检。
2. 检验标本　溃疡分泌物、淋巴结穿刺液。
3. 送检要求
(1) 溃疡：用无菌拭子将溃疡表面的痂皮和污物擦去，再用另一拭子从溃疡基底部取材，置无菌试管立即送检。
(2) 淋巴液：用注射器按无菌操作，从肿大的淋巴结中抽取淋巴液。
4. 检验部门　性病实验室。
5. 参考区间　阴性。
6. 临床意义　发现典型的革兰阴性短杆菌，呈链状或鱼群状排列，结合临床资料可作初步诊断，但革兰染色检查敏感性低于50%，故未检出并不能排除杜克雷嗜血杆菌感染。

十二、线索细胞检查

1. 检验方法　湿片法、干片革兰染色法。
2. 检验标本　阴道分泌物。
3. 送检要求　同白带常规。
4. 检验部门　性病实验室。
5. 参考区间　阴性。
6. 临床意义　当线索细胞占全部上皮细胞的20%以上时一般认为可诊断细菌性阴道炎(BV)。湿片法诊断BV敏感性在80%以上，特异性在90%以上。革兰染色镜检观察阴道上皮细胞中线索细胞的敏感性和特性高于湿片法，分别为89%和93%。

（燕丕宏）

第七节　感染性疾病的免疫学检验

人类的发展史也是人类与传染病做斗争的历史，因此抗感染免疫研究是免疫学研究中的一个永恒的主题。随着抗感染防御和治疗措施的不断发展和完善，社会文明的进步，卫生条件持续改善，经济和生活水平不断提高，现在大规模的烈性传染病的发生已基本控制甚至消灭，但是抗感染的形势依然严峻，新的传染病不断发生（如艾滋病、SARS、禽流等），旧的传染病又卷土重来（如结核病、白喉、登革热、霍乱、鼠疫、疟疾、狂犬病等），给人类和社会造成了严重的灾难，故对感染性疾病的预防、诊断和治疗是预防医学和临床医学面临的主要任务之一。免疫学检验作为发现传染病最快捷的检测技术，从免疫学检测技术建立之初就用于传染病的诊断，在传染病的防治中起着极为重要的作用。

感染性疾病的免疫学检验应根据不同微生物感染的特点采用不同的检测手段，主要包括病原抗原、血清特异性抗体检测等。由于感染类型的不同，病原微生物的差异等多因素原因的影响，对感染性疾病的诊断应结合病原体的分离、培养鉴定以及分子生物学检测，密切结合临床，综合分析，综合判断。本节主要介绍感染的类型与免疫特点、免疫学检测的方法应用和常见感染性疾病的检测。

一、感染的类型与免疫特点

导致感染的病原体有细菌、病毒、真菌和寄生虫等。各类病原体在结构、生物学特性、致病力等方面各有特点,因此它们的感染特征、机体的免疫学防御机制及检测应用也不尽相同,但有一定规律可寻。

(一)机体对微生物免疫应答的一般特性

虽然机体抗微生物感染的应答机制和类型复杂,但是抗微生物免疫有一些共同的特征。

1. 免疫防御由固有和适应性免疫共同介导。固有免疫系统提供了早期抗微生物防御机制,适应性免疫为后续应答提供了更强大、更持久的防御效应。许多病原微生物有逃避和抵抗固有免疫的作用,如抗吞噬作用、抗吞噬细胞胞内杀灭作用、胞内寄生作用等,针对这样的微生物的防御保护作用关键依赖于适应性免疫。因为适应性免疫能增强固有免疫的防御功能,诱导效应细胞清除微生物,并形成记忆细胞,以保护个体防止再感染。

2. 免疫系统能最有效地对不同类型微生物进行选择性应答。不同微生物侵袭和在宿主中的定植方式不同,机体能采用不同的防御机制对不同微生物进行应答,例如体液免疫应答在抗胞外微生物感染中起极重要作用,细胞免疫在抗胞内微生物感染中更有效。

3. 微生物在宿主体内的存活和致病性主要与微生物的侵袭能力或抗免疫效应机制有关。微生物感染是否能在宿主体内存活和致病,取决于微生物与机体免疫应答斗争的结果,主要与微生物的侵袭力、逃避和抗免疫效应机制有关。例如,细菌的荚膜、侵袭性酶类有助于感染的扩散;病毒在胞内定位,甚至隐藏在免疫不易发挥作用的神经组织中,或与宿主 DNA 整合,对微生物有保护作用;有些微生物能破坏机体防御机制,或通过抗原变异逃避已建立的适应性效应机制。

4. 抗感染免疫应答本身也可引起组织损伤和疾病。免疫防御机制对于保护机体抗感染是必需的,但是在某种情况下也可引起免疫性疾病或组织损伤,例如链球菌感染后的肾小球肾炎、乙型肝炎病毒引起的肝组织损伤、HIV 感染等均可引起免疫机制受损。

(二)微生物感染类型与免疫学检测

感染类型可根据病原微生物在宿主体内胞内、外的定位分为胞内微生物感染和胞外微生物感染;也可根据机体感染后不同时段病原微生物的可检测水平或感染模式常将微生物感染分为三类:急性感染、慢性感染和潜伏感染。不同微生物感染类型与免疫学检测对象的选择、技术应用及结果分析密切相关。

1. 细胞内和细胞外感染与免疫学检测　　不同类型的微生物在宿主胞内、外感染的定位不同,机体抗感染的效应机制也有较大差异,主要表现在抗胞外感染主要是由体液免疫介导,抗胞内感染主要是以细胞免疫为主。因此这两类感染免疫学检测的对象有较大差别,除了检测抗原外,在诊断感染疾病中前者的重要检测对象还包括抗体,后者可辅助细胞免疫技术进行检测。

胞内感染的微生物包括专性胞内微生物(obligate intracellular microbe)和兼性胞内微生物(facultative intracellular microbe)。专性胞内微生物是指不能在宿主细胞外生存,只能在宿主细胞内存活和增生的微生物,包括病毒、衣原体、立克次体。兼性胞内微生物既可在细胞内寄生,也可在细胞外生存和繁殖,包括分枝杆菌、单核细胞增生性李斯特菌、嗜肺军团菌、布鲁菌、土拉菌、沙门菌等。抗真菌感染的适应性免疫也主要是细胞免疫。此外,有些真菌如深部感染性真菌新生隐球菌、荚膜组织胞浆菌等也是兼性胞内微生物。寄生虫分为原虫和蠕虫，前者为单细胞性寄生虫，后者为多细胞性寄生虫。通常原虫在胞内寄生，清除感染的机制类似于其他胞内微生物感染，蠕虫是胞外感染，消除感染的机制常依赖于特异性抗体应答，但是机体抗寄生虫感染免疫能力相对较弱，因此寄生虫常引起慢性感染。

2.微生物感染的模式与免疫学检测

(1)急性感染与免疫学检测：急性感染的免疫学特点是急性感染后病原微生物被宿主免疫完全清除。大多数胞外细菌、病毒感染属于这一类型。对急性感染检测病原微生物抗原及特异性 IgM 类抗体有较大的诊断价值。抗原检测对急性感染有确诊价值，但是应注意检测标本应尽早采取，到疾病晚期检出率会因病原抗原被清除而降低或消失。特异性 IgM 应答是短暂的，由脾脏和引流至淋巴结生发中心的浆细胞产生，在感染后 2 周达到高峰，随后维持 2～4 周后降低，因此高水平特异性 IgM 除有诊断价值外，还表示感染在病程中或晚期或正在痊愈中。实际工作中也可采用双血清标本检测特异性抗体水平，第一份血清标本应尽早在发病初采集，第二份标本应在此后 2～3 周采集，若第二份血清标本特异性抗体滴度高于第一份血清标本 4 倍以上，对急性感染病有较大的诊断价值。

(2)慢性感染与免疫学检测：慢性感染的特点是感染的微生物在宿主体内较长期或终身存在，通常发生于宿主免疫防御未能在急性感染期完全将病原体清除的情况下。常见于衣原体、真菌、寄生虫、胞内寄生菌、HIV、HBV、HCV 等。抗原检测在急性期检出率高，在慢性期检出率低甚至阴性。检测特异性抗体类型及其水平对慢性感染的诊断、病情分析有较大的价值。

(3)隐伏感染与免疫学检测：隐伏感染的特点是在急性感染后伴潜伏性感染，在潜伏期无症状，也很难检出感染的微生物抗原，但是有抗体持续存在，因此检测抗原应在发作期检测。引起典型隐伏感染的病原主要是疱疹病毒科成员 HSV、VZV 和 EBV；此外，衣原体也可引起隐伏感染。

二、免疫学监测的应用

感染性疾病的诊断包括病原学诊断、免疫学诊断、分子生物学诊断等，由于免疫学检测具有特异性高、敏感性高和便捷等特点，故在临床感染性疾病的诊断中应用广泛。

(一)微生物抗原的检测

无论是显性感染、隐性感染还是带菌、带毒状态，从机体检出微生物抗原就标志着有感染；再者，一般具有交叉反应性抗原微生物的重叠感染是非常罕见的，所以检测微生物抗原有确诊价值。免疫学检测微生物抗原常用定性检测方法，主要用于两个方面：菌种鉴定和直接检测标本中的抗原。

鉴定菌种最可靠、便捷的方法是血清学反应，也可用于细菌的分群和分型，尤其在肠道细菌检查中应用十分广泛。常采用玻片凝集的方法进行鉴定。

直接检测标本中微生物抗原的基本原则是尽量选择最敏感又特异的检测方法，免疫标记技术应用最广。

(二)微生物特异性抗体的检测

病原微生物感染之后可产生多种抗体，在免疫应答中所起的作用也不尽相同。例如某些肠道杆菌感染后机体会产生菌体抗体、鞭毛抗体、表面抗体、菌毛抗体等；病毒感染后机体也会产生多种抗体,如 HBV 感染机体可产生抗 HBsAg、HBcAg、HBeAg 等抗体,流感病毒感染会产生抗表面抗原血凝素(HA)和神经氨酸酶(NA)、核心蛋白、基质蛋白等抗体。此外,微生物的分泌代谢产物如毒素、酶等,也刺激机体产生抗体。有些抗原成分刺激机体产生 IgM 类抗体(如革兰阴性杆菌的菌体抗原、许多细菌的荚膜抗原),有的刺激产生 IgG 类抗体(如鞭毛、菌毛抗原),有的产生中和抗体(如中和毒素或病毒的抗体),有的刺激产生补体结合抗体等。因此,检测抗体有三个基本原则:①应注意选择不同的诊断抗原和实验方法。②检测抗体要采用定量检测法。③检测结果通常仅有辅助诊断价值。

抗体检测对微生物感染的诊断仅有辅助诊断价值,这是因为感染后机体内产生的抗体尤其是 IgG 可长期存留,微生物之间交叉反应又较普遍,甚至会出现非特异性刺激"回忆反应"。因此,只能应用定量测定法进行检测,通过特异性抗体水平的增高情况进行辅助诊断。检测结果应结合病史、临床表现、传染病流行情况、相关微生物学知识等进行综合分析。尤其是有些试验用的诊断抗原采用的是非特异性交叉反应性抗原,如检测某些立克次体病的外-斐试验、检测梅毒感染的反应素检测试验,在分析结果时更应注意。

此外,也应注意不同抗体产生的动力学特点,及不同抗体所表达的临床意义。IgM 抗体产生早,维持时间短,检测特异性 IgM 类抗体对某些急性传染病及先天性感染诊断价值较大,尤其是对甲型肝炎、风疹病毒、巨细胞病毒、单纯疱疹病毒、梅毒螺旋体、弓形虫等。急性感染过程中抗体水平提高 4 倍以上诊断价值更大。中和抗体水平提高有抗感染保护作用。如果抗 HBcAg 抗体与 HBsAg 较长时间同时检出常表示感染在向慢性感染转化。

(三)细胞免疫功能的检测

由于抗胞内微生物感染的免疫应答以细胞免疫为主,因此检测细胞免疫水平对这些传染病的诊断有一定意义。常用的特异性免疫检测技术主要有皮肤试验和肽-MHC 四聚体检测。

皮肤试验是利用迟发型超敏反应原理进行测定,如对细菌的结核菌素试验、麻风菌素试验,对真菌的荚膜组织胞浆素(菌丝期荚膜组织胞浆菌抗原提取物)试验等。由于成人普遍感染过结核杆菌、真菌,因此假阳性率较高,应注意结合临床仔细分析。皮肤试验在临床诊断中应用较少。

此外,在急性感染中特异性 T 数量会增高数千倍以上,也可用肽-MHC 四聚体技术检测特异性 $CD4^+$ 和 $CD8^+$ T 细胞数量,对急性感染性疾病进行诊断,但是检测试剂和所需仪器昂贵,较难开展。

免疫学检测除用于感染性疾病的诊断外,也可用于病情分析、预后、疗效观测或流行病学调查等。

三、常见感染性疾病的免疫学检验

(一)常见细菌性感染疾病的免疫学检测

临床上除对病原菌进行培养鉴定外,还利用免疫学检验手段进行感染性疾病的诊断与疗效观察。

1.链球菌感染的免疫学检测 链球菌溶血素 O(streptolysin O)是 A 族溶血性链球菌的重要代谢产物之一,对所有真核细胞的细胞膜、细胞质和细胞器都有毒性,故又称溶细胞素。它能刺激机体产生对应的抗体,称为抗链球菌溶血素 O(anti-streptolysin O,ASO)。该抗体能特异性抑制溶血素 O 的溶红细胞活性,因此临床上测定溶血素 O 抗体的含量,能辅助诊断链球菌感染后引起的相关免疫性疾病,如感染性心内膜炎、扁桃体炎、风湿热以及链球菌感染后肾小球肾炎等。该试验的原理是一个中和试验的原理。

溶血性链球菌感染 1 周后,ASO 即开始升高,4～6 周达高峰。由于 ASO 可持续几个月或几年,因此 ASO 阳性不一定是近期感染的指标,应多次动态观察。

2.伤寒和副伤寒沙门菌感染的血清学检测 沙门菌属感染中以伤寒、副伤寒沙门菌和鼠伤寒沙门菌引起的疾病最为常见,前者主要引起伤寒,后者则以食物中毒或败血症为主要临床表现。伤寒、副伤寒沙门菌感染常用肥达(Widal)试验作为协助诊断。

伤寒杆菌属于沙门菌属中的 D 群,副伤寒甲、乙、丙沙门菌分别属于沙门菌属中的 A、B 和 C 群。用伤寒杆菌 O 抗原和副伤寒杆菌甲(A)、乙(B)、丙(C)的 H 抗原作为诊断抗原,检测机体中的相应抗体水平,协助伤寒、副伤寒的诊断。

机体感染伤寒杆菌、副伤寒杆菌 1 周后,能逐渐产生菌体 O 抗原和鞭毛 H 抗原的抗体。将定量伤寒、副伤寒杆菌的诊断菌液分别与患者用生理盐水系列倍比稀释的血清进行凝集反应,根据凝集效价进行结果判定。正常时伤寒 O 凝集效价<1∶80,伤寒 H 凝集效价<1∶160;副伤寒 A、B、C 凝集效价<1∶80。

O 抗原刺激机体产生 IgM 类抗体,产生早,消退快;而 H 抗原刺激机体产生 IgG 类抗体,出现晚,维持时间长。肥达试验作为伤寒、副伤寒的辅助诊断,应结合临床表现、病史、病程及流行病学综合判断。

(1)O 升高,H 正常,伤寒发病早期或沙门菌属中其他菌种引起的交叉反应。

(2)O 正常,H 升高,可能为疾病晚期或以往患过伤寒、副伤寒或菌苗接种后的回忆反应。

(3)O 和 H 均升高,伤寒可能性大。

(4)O 和 H 均升高,另 A、B、C 任何一项升高,可能分别为副伤寒甲、乙、丙。

另外,应注意肥达反应单次效价增高,判断的可靠性差,必要时进行动态观察。若双份血清抗体效价增高>4 倍,则诊断价值较大。早期使用抗生素和肾上腺皮质激素以及免疫功能低下的伤寒患者,肥达反应可出现阴性。

3.结核分枝杆菌感染的检测 随着对结核病研究的不断深入以及现代免疫学技术的应用,结核病的免疫学诊断方法不断推出,诊断价值越来越受到重视。血清免疫学试验包括结核杆菌抗原、抗体和特异性免疫复合物的检测。但由于实验方法的局限以及其他因素的影响,其诊断仍然要和临床结合,综合判断。

结核分枝杆菌抗原、抗体检测的标本除了血清外,还可采用痰液、脑脊液以及胸、腹腔积液等。其临床意义为:

(1)结核杆菌抗原阳性有助于临床诊断。

(2)分枝杆菌 IgG 水平协助诊断活动性结核病。结核分枝杆菌感染机体后,可刺激机体产生 IgM、IgG、IgA 类抗体。一般认为,抗体的产生并不能保护受染宿主抵御感染,因为结核分枝杆菌常寄生于单核一吞噬细胞内。活动性肺结核患者结核 IgG 抗体水平明显增高并与病变活动程度存在平行关系。

(3)特异性免疫复合物对活动性结核的诊断具有一定意义。活动性结核病患者体液中特异性 IgG 类免疫复合物会明显增加,故检测各种体液中的特异性免疫复合物优于特异性 IgG 的检测。

(二)常见病毒性感染疾病的免疫学检测

1.临床常见的病毒感染和免疫学检测　临床常见的病毒感染包括肝炎病毒、呼吸道病毒（流行性感冒病毒、副流感病毒、呼吸道合胞病毒等）、EB 病毒(Epstein-Barr virus)、肠道病毒(脊髓灰质炎病毒、柯萨奇病毒 A 组和 B 组病毒、人类轮状病毒以及其他新型肠道病毒等)、登革病毒(dengue virus,DV)和流行性出血热(epidemic hemorrhagic fever,EHF)病毒感染等。应用分子生物学技术,可以直接检测病毒的 DNA 或 RNA 及其变异结构,但因为条件因素的影响,限制了在临床诊断中的应用。而通过免疫学技术可以检测不同标本中的病毒抗原或抗体,对于流行病学调查和临床诊疗具有重要的意义。

2.病毒性肝炎的免疫学检测　病毒性肝炎是由肝炎病毒引起的传染性疾病,目前已经确定的有甲型、乙型、丙型、丁型和戊型五种病毒,有待阐明的有庚型肝炎病毒、TTV 及 SEN-V 等。病毒性肝炎血清标志物包括病毒本身、病毒抗原成分和抗病毒抗体等。临床上通过各种肝炎病毒血清标志物检测,能准确地进行病毒性肝炎的诊断。

(1)甲型肝炎病毒血清标志物测定:甲型肝炎病毒(hepatitis A virus,HAV)属于小 RNA 病毒科肝病毒属,是一种无包膜的具有单链正股 RNA 的小 RNA 病毒。HAV 是甲型病毒性肝炎的病原体,主要经消化道途径感染。目前只发现一种血清型。

HAV 感染人体后可以产生抗-HAV IgM、IgG、IgA、IgE 等各种类型抗体,目前主要通过粪便中病毒抗原的检测和用 ELISA 法或固相放射免疫法检测血清中抗-HAV IgM 或抗-HAV 总抗体。其临床意义如下。

1)血清中抗-HAV IgM 出现于甲型肝炎感染的早期,发病后数日滴度很快升至峰值,持续时间较短(2～4 周),发病后 1～2 个月滴度和阳性率下降,于 3～6 个月消失。因此,抗-HAV IgM 阳性,常表明急性 HAV 感染或复发。

2)血清中抗-HAV IgG 的出现较抗-HAV IgM 晚,于 2～3 个月达高峰,然后缓慢下降持续多年或终身。单份抗-HAV IgG 阳性表示受过 HAV 感染,但不能区分是否为新近感染,主要适用于流行病学调查和疫苗效果评价等。如果经双份血清(初发期与恢复期)检测,抗-HAV IgG 滴度有 4 倍以上增长,可作为诊断甲型肝炎的依据。

3)应用固相放射免疫法检测 HAV Ag,起病前 2 周粪便中即可测到,发病后 1 周阳性率为 45%,2 周则降至 12%。提示甲型肝炎急性期或无症状感染者,可用于甲型肝炎患者粪中排毒规律或传染期的观察。

(2)乙型肝炎病毒标志物测定:乙型肝炎病毒(hepatitis B virus,HBV)为 DNA 病毒科成员。完整的 HBV 颗粒直径 42nm,亦称 Dane 颗粒,结构分为两部分,即:包膜(含 HBsAg)和核心(HBcAg、双链 DNA、DNA 聚合酶和 HBeAg)。临床上 HBV 感染的免疫学诊断以 HBV 感染的血清标志物的免疫学测定为主,包括:HBsAg、抗-HBs、HBeAg、抗-HBe、抗-HBc、PreS1、抗-PreS1、PreS2 和抗-PreS2 等。

1)乙型肝炎病毒表面抗原(HBsAg)测定:HBsAg 是检测 HBV 感染的主要标志,位于 HBV 颗粒的外壳层,是一种糖蛋白。HBsAg 有不同亚型,各亚型均含有共同的抗原决定簇 a 及两组相互排斥的亚型抗原决定簇 d/y 和 w/r,构成 HBsAg 的四个基本亚型 adr、adw、ayw 和 ayr。各亚型有明显的地理分布差异,并与种族、遗传有关。我国主要的亚型为 adr,新疆、内蒙古、西藏等少数民族地区则以 ayw 为多见。近年来,HBV 基因组序列研究发现,其血清型并不能反映基因组的异质性,因为不同的血清型可属同一基因型,而同一血清型又可分布于不同基因型,并提示人类感染 HBV 病毒基因型的类别可能与疾病的感染谱及疾病的进展有一定的相关性。

HBsAg 主要在感染 HBV 后 1～2 个月在血清中出现,可维持数周、数月至数年,也可能长期存在。血清 HBsAg 阳性提示 HBV 感染,可见于下列多种群体:乙型肝炎潜伏期和急性期;慢性迁延性肝炎、慢性活动性肝炎、肝硬化、肝癌;HBsAg 携带者。HBsAg 也可从许多乙肝患者体液和分泌物中测出,如唾液、精液、乳汁、阴道分泌物等。

HBsAg 阴性的 HBV 感染已有报道(≤3%),可能与 S 基因变异导致其抗原性和免疫原性的改变有关。另外,有报道在 HBsAg 阴性,HBV DNA 阳性的患者中发现其 124 位的半胱氨基缺失,结果导致 HBsAg 的分泌障碍。目前,临床检测发现 HBsAg 和抗－HBs 同时阳性的检出率亦有增高趋势,可能是由于试剂敏感度特别是抗－HBs 的检测率提高所致,其临床意义在于提示有免疫复合物形成、HBV 多种亚型的交叉感染以及机体免疫功能紊乱等。

2)抗乙型肝炎病毒表面抗原抗体(抗－HBs)测定抗－HBs 是机体针对 HBsAg 产生的中和抗体,它是一种保护性抗体,能清除病毒,防止 HBV 感染,在急性乙肝中最晚出现(发病后3 个月),常提示疾病恢复开始,抗体可持续多年,其滴度与特异性保护作用相平行。

抗－HBs 阳性:①表示既往曾感染过 HBV,现已恢复,且对 HBV 有一定免疫力。②是乙肝疫苗接种效果的评价指标。③如以与 HBsAg 形成免疫复合物的形式出现,提示可能参与肝细胞的免疫病理损伤。

3)乙型肝炎病毒 e 抗原(HBeAg)测定:HBeAg 位于 Dane 颗粒的核心部分,为一种可溶性抗原,实际上只是 HBcAg 肽链的一部分,其合成受 HBV 遗传基因调控,HBeAg 的出现为HBV 复制的指标之一。HBeAg 较 HBsAg 稍后出现。

HBeAg 阳性:①提示病毒在复制,且有较强的传染性。②可作为抗病毒药物疗效考核指标之一。③HBeAg 持续阳性,可发展为慢性乙肝。④孕妇 HBeAg 阳性,造成母婴垂直传播率可高达 90%。

4)抗乙型肝炎病毒 e 抗原抗体(抗－HBe)测定:抗－HBe 是 HBeAg 的对应抗体,但它不是中和抗体,无保护作用。

抗－HBe 阳性可能为:①急性乙肝患者中抗－HBe 的出现表示病情恢复,病毒复制减少或终止。②慢性乙肝患者抗－HBe 的出现显示病毒复制减少,并不意味着疾病的恢复,且易发生 HBV DNA 整合现象。③抗－HBe 阴性,而 HBVDNA 检出阳性(50%左右)的慢性乙肝,提示前 C 区变异株可能。

5)抗乙型肝炎病毒核心抗原抗体(抗－HBc)测定:HBcAg 主要存在于 HBV 颗粒中,少数游离的也与高滴度抗－HBc 作用形成免疫复合物,所以一般方法在血清中检测不到。需经去垢剂处理使 HBcAg 暴露后再检测,HBcAg 阳性是 HBV 复制的标志,患者具有传染性。抗－HBc 是 HBcAg 的对应抗体,它不是中和抗体,包括有 IgG、IgA 和 IgM 三型,目前临床检测的主要是总抗－HBc 和抗－HBc IgM。

高滴度的抗－HBc 阳性,表明肝内 HBV 在复制,低滴度则表示既往感染,如果检出抗－HBc IgM 则表示感染早期,意味着有特异性肝损伤,是急性乙肝诊断的主要指标;慢性乙肝活动期可呈阳性,缓解期可消失。

6)乙型肝炎病毒前 S1 蛋白和抗前 S1(PreS1 和抗－PreS1)测定

PreS1 是 HBV 外膜蛋白的成分,由 108～110 个氨基酸组成,通常连接在 PreS2 的氨基末端。PreS1 蛋白的 21～47 位的肽段是 HBV 与肝细胞的结合位点,与 HBV 侵入肝细胞有关。因而,PreS1 的检测在临床上对判断 HBV 的复制和疾病预后具有重要参考价值,抗－PreS1 则是 PreS1 的对应抗体。

PreS1 阳性提示 HBV 复制活跃,具有较强的传染性。抗－PreS1 是 HBV 的中和抗体,能阻止 HBV 入侵肝细胞,抗－PreS1 在急性期和恢复早期出现,预示病毒正在或已被清除,疾病预后良好。

7)乙型肝炎病毒前 S2 蛋白和抗前 S2 蛋白(PreS2 和抗－PreS2)测定:PreS2 也是 HBV 外膜蛋白成分,含 55 个氨基酸,其 C 末端直接与 HBsAg 的 N 末端相连。PreS2 N 端 109～133 位肽段为聚合人血清白蛋白受体(PHSA－R),可与 PHSA 结合,而人肝细胞膜上也有 PHSA－R,也可与 PHSA 结合。推测,HBV 入侵肝细胞有可能通过病毒受体－PHSA－肝细胞膜受体的途径入侵肝细胞。PreS2 具强免疫原性,可诱发机体产生抗－PreS2。其阳性结果的临床意义如上述 PreS1 和抗－PreS1。

8)观察乙型肝炎血清标志物的常见变化和联合检测,在临床对乙肝的诊断、疗效、愈后判断均具有重要的参考价值(表 6－7)。

表 6－7　HBV 血清标志物联合检测常见模式的临床意义

模式	HBsAg	抗－HBs	HBeAg	抗－HBe	抗－HBc	临床意义
1	+	−	+	−	+	急、慢性乙肝,高传染性
2	+	−	−	+	+	急、慢性乙肝或 HBsAg 携带者
3	+	−	−	−	+	急性趋向恢复或慢性乙肝,弱传染性
4	−	+	−	−	+	急性感染康复或既往感染,有免疫力
5	−	−	−	+	+	乙肝恢复期,弱传染性
6	−	−	−	−	+	急性感染"窗口期"或既往感染乙肝
7	−	+	−	−	−	疫苗接种后或 HBV 感染后康复
8	−	+	−	+	+	急性乙肝康复期,开始产生免疫力
9	−	−	−	−	−	非乙肝感染

(3)丙型肝炎病毒标志物测定:丙型肝炎病毒(hepatitis C virus,HCV)属黄病毒科,球形颗粒,直径 30～60nm,由核心和包膜两部分组成。核心部分的基因组约 10kb,为单股正链 RNA,包膜部分由结构蛋白和非结构蛋白区域组成,非结构蛋白区域易发生变异。HCV 为丙型病毒性肝炎的病原体,主要通过血液传播,是引起输血后肝炎的病原体之一。临床上诊断 HCV 感染的主要依据为抗－HCV IgM、抗－HCV IgG 及 HCV－RNA 的测定,健康人检测结果为阴性。

抗－HCV 测定常用 EUSA 法,根据包被抗原不同,目前已发展到第三代试剂(第一代的抗原为 C100－3;第二代的为第一代加 NS3 和 NS4;第三代则在第二代基础上又加上 NS5)。随着试剂代数的增加,其特异性和灵敏度也随之增加。

抗－HCV 为一种非保护性抗体,测定结果阳性是诊断 HCV 感染的重要依据。

1)抗－HCV IgG 于发病后 1～3 个月呈阳性,其检出对丙型肝炎感染的诊断有意义,但对患者的病情和疾病转归无价值,因为病愈后其抗－HCV IgG 仍可持续达数年之久。

2)抗－HCV IgM 阳性常见于:①急性 HCV 感染,是诊断丙型肝炎的早期敏感指标。②是 HCV 活动的指标,在慢性 HCV 感染时,若抗－HCV IgM 阳性只表示病毒活动,常伴有

ALT 增高。③是判断 HCV 传染性的指标。

3)血清抗－HCV IgG 和 IgM 的检测不能对丙型肝炎患者有无传染性及病毒复制作出确切判断,何况从 HCV 感染到血清抗体出现有一段"窗口期"。此外,HCV 可在病毒血症很低时,甚至在血清抗体呈阳性状况下仍处于复制状态。HCV RNA 的检测不仅能直接反映病毒复制与否,而且还能区分有无传染性等。

(4)丁型肝炎病毒标志物测定:丁型肝炎病毒(hepatitis D virus,HDV)是一种缺陷性 RNA 病毒,需要有乙型肝炎病毒作为辅助病毒。即患者只有在感染 HBV 后,才会感染 HDV,因此,临床上常见为乙肝与丁肝病毒同时感染或重叠感染。

HDV Ag 存在于肝细胞内,游离于血清中往往被 HBsAg 包裹,所以常规不易检出。如用去垢剂处理再检,检出率低。临床上检测抗－HDV 多见。阳性时其临床意义包括:

1)抗－HDV 总抗体,一般在急性感染后 3～8 周检出,但滴度不高(<1∶100)。抗－HDV 不是中和抗体,高滴度时提示感染持续存在,一旦 HDV 感染终止,抗－HDV 滴度下降或转阴。

2)如用捕获 ELISA 法检出抗－HDV IgM,对急性 HDV 感染有价值,并有助于区分与 HBV 是混合感染还是重叠感染。前者,抗－HDV IgM 呈一过性,随之出现或不出现抗－HDV IgG;后者则表现为低水平或波动性抗－HDV IgM,抗－HDV IgG 则为高滴度。

(5)戊型肝炎病毒标志物测定:戊型肝炎病毒(hepatitis E vires,HEV)属嵌杯病毒科,是一种单股 RNA 病毒,近球形二十面体颗粒,无包膜,直径 27～38nm,基因组全长为 7.6kb。HEV 的传播方式及临床表现与甲型肝炎相似。病毒感染后,机体可产生抗－HEV IgM 和抗－HEV IgG 抗体,因此临床上以这两种抗体的检测作为近期感染的标志物。健康人测得结果为阴性。

用间接 ELISA 法检测抗－HEV IgG 或 IgM 是目前常用的诊断方法。抗－HEV IgM 是急性期感染标志,消失快(2～4 周),易漏检。抗－HEV IgG 一次阳性有时不能作为近期感染的诊断指标,当其呈动态增高趋势具有诊断意义。

(6)其他肝炎病毒标志物测定:除已知能引起病毒性肝炎的肝炎病毒外,目前尚认为有新的病毒存在,如庚型肝炎病毒(HGV)、TTV 以及 SEN－V 等。目前对这些病毒的生物学特性等了解不多,但这些病毒对肝炎的关系越来越引起人们关注。有关研究采用的手段为分子生物学相关技术。

(三)TORCH 感染的免疫学检测

优生优育筛选检测部分致畸因素被综合称为 TORCH。其中"T"代表弓形虫(toxoplasma gondii),"R"代表风疹病毒(rubella virus)、"C"代表巨细胞病毒(cytomegalovirus)、"H"代表单纯疱疹病毒(herpes simplex virus)、"O"(other infections)指其他相关病原体,如梅毒螺旋体、柯萨奇病毒、衣原体或支原体等的感染。这组病原体可通过宫内感染直接影响胎儿发育,并引起相似临床症状和体征,如围产期感染、流产、死胎、早产、先天性畸形和智力障碍等,值得深入关注。

1. TORCH 感染

(1)弓形虫感染:弓形虫(toxoplasma gondii,TOX)是猫科动物的肠道球虫,亦称刚地弓形体,因其滋养体呈弓形而得名,亦称弓形体。弓形虫可引起人畜共患的弓形虫病,尤其在宿主免疫功能低下时,可造成严重后果,往往是致死性的。

(2)人类巨细胞病毒感染：人类巨细胞病毒(HCMV)或称人疱疹病毒 5 型,与人疱疹病毒 6 型、7 型同属 β 疱疹病毒亚科,是一种双链 DNA 病毒。HCMV 是围生期感染最常见的病原,病毒结构复杂,对宿主或组织细胞培养具有高度种属特异性。

HCMV 感染时对免疫功能低下的高危人群如孕妇、器官移植者可造成严重危害,并且与动脉粥样硬化、冠心病以及潜在性致癌有一定关联,故日益受到人们的重视。

(3)风疹病毒感染：风疹病毒(rubella virus,RV)属被膜病毒科。病毒颗粒直径为 60nm,含单股正链 RNA,仅有一种抗原型。风疹病毒感染引起风疹,其临床表现绝大多数为隐性感染,少数显性感染者症状较轻,以躯体出疹,尤以枕后淋巴结肿胀较为突出。风疹病毒亦可通过母婴垂直传播途径,导致先天性风疹综合征,临床表现为先天性白内障、先天性心脏病、神经性耳聋、小头畸形和智力障碍等。

(4)单纯疱疹病毒感染：单纯性疱疹病毒(herps simplex virus,HSV)属疱疹病毒科,有包膜双链 DNA 病毒,病毒颗粒直径 150～200nm。病毒包膜蛋白与病毒吸附、入侵和刺激机体免疫反应有关。病毒的包膜蛋白至少有 11 种,gC 与补体成分 C_3b 结合,gE 和 gI 与 IgG Fc 部分相互作用,gG 和 gC 则是型特异性蛋白,诱导产生的抗体可将单纯疱疹病毒区分为单纯疱疹病毒-Ⅰ(gC)和Ⅱ型(gG),gH 和 gL 形成复合物,与病毒入侵细胞有关。此外,gD 还诱导产生中和抗体。

HSV 主要引起疱疹性口腔炎、疱疹性角膜炎、疱疹性脑膜炎、疱疹性外阴阴道炎、湿疹性疱疹、新生儿疱疹等。非生殖器官感染的 HSV 多为 HSV-Ⅰ型(占 95%),而生殖器官 HSV 感染主要由 HSV-Ⅱ型所致(占 78%)。怀孕早期感染 HSV 可导致流产,妊娠中、晚期感染者则可引起胎儿和新生儿发病。

2.免疫学检测内容和方法 TORCH 感染免疫学检测包括特异性抗体(IgG、IgA 和 IgM)以及病毒抗原。常用的检测方法为 ELISA、直接或间接荧光素染色或酶标记抗体酶等免疫组化技术。常用的检测标本多为孕妇、婴儿的血清、脐带血和羊水穿刺液等。

病毒特异性抗体(IgG、IgM、IgA 等)的定性或定量检测,对临床感染的分期诊断,鉴别先天性或获得性感染以及急性或既往感染有重要意义。在结果分析时应注意以下几个方面：

(1)IgM 抗体阳性一般代表近期感染或继发活动感染。IgM 分子不能通过胎盘,故一旦脐血中特异性 IgM 抗体阳性,可诊断为新生儿先天性感染和胎儿宫内感染。

(2)IgM 抗体阳性或 IgG 抗体由阴性转为阳性提示原发感染,若 IgG 抗体滴度呈 4 倍以上增高亦可以提示复发性感染或潜伏病毒的激活感染。

(3)来自母亲 IgG 抗体一般于出生后逐渐消失。如果抗体效价持续高水平或呈上升趋势,提示是新生儿自身产生的抗体。

(4)由于 IgM 抗体出现早、消失快,如检测到 IgG 抗体一般只提示既往感染,除非其恢复期血清中抗体效价较急性期升高>4 倍,方有诊断价值。

(5)风疹病毒的原发感染时,如风疹病毒抗体 IgG 或 IgM 由阴性转为阳性者,尤其是早孕(孕周<15 周),可能导致胎儿先天性风疹综合征,造成畸形、死胎、流产或出生后死亡。

(6)抗风疹病毒 IgM 阳性,代表患者有近期感染。风疹病毒再感染者也能测到 IgM 抗体,但滴度低,持续时间短。IgG 抗体与 IgM 抗体应答反应几乎同时出现,IgG 抗体持续时间可达数十年。对育龄妇女检测 IgG 抗体,一方面有助于判断是否原发感染,另一方面可了解对风疹的免疫状况。

病毒抗原检测的常用方法有酶免疫检测、免疫荧光法和免疫组化方法等。

3.项目的选择与临床应用 优生优育筛选试验的对象是孕妇,特别是早孕妇女。其目的在于早发现、早处理。值得注意的是,由于孕妇机体的免疫状况及检测时间的差别,单一的结果仍难以判断的病例,尚需借助其他检测方法来确诊,如 PCR、抗原检测以及羊水穿刺检测等。

一般认为孕妇中上述病原体为原发性感染时,对胎儿的影响远大于激活感染组;而激活感染在孕晚期对胎儿的影响由于胎盘屏障作用的逐渐完善而减弱。目前临床上对 TORCH 感染的治疗尚无有效措施,建议早期筛选确诊。再孕者往往需要经过治疗,IgM 型抗体转阴后应定期监测。

(四)性传播疾病的免疫学检测

性传播疾病(sexually transmitted diseases,STDs)是国际上通用的病名,我国简称为性病,是一组以性行为为主要传播途径的传染病。以往性病只包括梅毒、淋病、软下疳、性病淋巴肉芽肿和腹股沟肉芽肿。目前,除上述五种经典性病外,WHO 将艾滋病、非淋球菌尿道炎、尖锐性湿疣、生殖器疱疹、生殖器念珠菌病、滴虫病、细菌性阴道炎等 20 余种也列人其中。引起性病的病原体种类繁多,包括病毒、衣原体、支原体、细菌、螺旋体、真菌和原虫等。

1.人类免疫缺陷病毒感染及检测 人类免疫缺陷病毒(human immunodeficiency virus,HIV)是获得性免疫缺陷综合征(ac-quired immunodeficiency syndrome,AIDS/艾滋病)的病原体。HIV 是一种逆转录病毒,病毒颗粒呈球形,直径为 100～200nm,包膜上含有糖蛋白 gp120 和跨膜蛋白 gp41。HIV 的基因由两条相同的单链 RNA 组成,还有核蛋白 P24 和逆转录酶。

HIV 感染至发病的潜伏期长短不一,一般为 3 个月以上至数年或 10 余年,甚至长期感染而免疫功能仍正常,即所谓的长期无进展感染。HIV 感染者的临床进展分为三个阶段,即:急性原发性感染期、无症状持续感染期和有症状艾滋病期。一旦进入艾滋病期其主要临床表现为机体免疫功能受损,易患各种机会性感染及某些罕见的肿瘤。

HIV 有两种血清型,即:HIV-1 和 HIV-2。HIV-1 为常见,通常指的 HIV 主要为该型,HIV-2 在某些地区(西非)分离。两者的基因结构相似,核苷酸序列略有不同,而免疫原性以及免疫反应性也有不同。所以,临床上往往同时检测两型。

HIV 感染的血清标志物包括病毒标志、免疫标志和相关标志三大类:①病毒标志:指直接从 HIV 感染者体内分离出病毒或检出病毒组分,如 HIV DNA 阳性或 HIV 病毒颗粒分离培养细胞阳性。②免疫标志:指 HIV 感染后,HIV 抗原物质(P24、gp120、gp41)以及针对抗原刺激产生的相应抗体、T 细胞功能的检查。③相关标志:指与 HIV 感染、AIDS 病情进展密切相关的某些检测内容,如红细胞计数下降、血沉增加,其他微生物的伴随感染等。

(1)特异性抗体的测定:HIV 抗体检测一般采用 ELISA 方法检测,待检标本为血清或血浆,可用于 HIV 感染的流行病学调查和现患者的诊断。HIV 抗体阳性有以下几种可能:①处在 HIV 感染的潜伏期。②HIV 隐性感染期。③艾滋病相关综合征或艾滋病。ELISA 法是标准的 HIV 抗体筛选方法,初试阳性者应重新取样进行双孔复试,复试阳性者应按"全国 HIV 检测管理规范"送有关实验室做免疫印迹确证实验。

免疫印迹试验(western blot),是将 HIV 特异性蛋白抗原先做电泳分离,然后将电泳后的蛋白区带转印到硝酸纤维素膜上,再覆盖以待检血清,血清中 HIV 抗体与膜上的 HIV 抗原结合,经酶标二抗检出,能明确 HIV 某些抗原分子的抗体,如抗 gp120、抗 gp41 和抗 p24 的确定,特异性强。阳性可以确定 HIV 感染的诊断。

(2)特异性抗原的测定:病毒感染到其抗体的检出具有一个"窗口期"。由于各检测方法的灵敏度不同,"窗口期"长短亦不一。病毒感染后抗原的出现早于血清抗体,HIVp24 抗原的检出可以作为早期诊断指标。

(3)T 细胞检查及相关标志物的测定:AIDS 患者可发现 T 淋巴细胞总数减少($<1.5\times10^9$/L),CD4 细胞绝对值下降$\leqslant(2\sim4)\times10^8$/L,CD4/CD8 比值下降在 2:1。如果比值<1.0,提示免疫状况不佳。此外,反映细胞免疫功能的指标均呈下降趋势,如皮试、淋巴细胞对各种有丝分裂原的增生反应性等。

(4)检测项目的选择和临床应用

HIV 感染的感染过程分为三个阶段,整个过程完成随个体差异长短不一。所以,通过流行病学资料分析和免疫功能测定,可了解患者的免疫功能状态,但最终的诊断必须依靠病原学包括抗原、核酸以及相应抗体的测定等。

2.沙眼衣原体感染及检测　衣原体(chlamydiae)是一类专性细胞内寄生的原核细胞型微生物。根据生物学特性将其分为三种,即:沙眼衣原体(C. trachomatis,CT)、鹦鹉热衣原体和肺炎衣原体。这三种衣原体的宿主范畴不同,所致疾病也不同。沙眼衣原体又分为三个生物变种,其中沙眼衣原体变种专性寄生人类,无动物储存宿主,易感部位是黏膜的鳞状、柱状上皮细胞。临床表现为沙眼、结膜炎、泌尿生殖道感染等。

沙眼衣原体感染的实验室诊断方法主要有病原体分离、血清学试验及分子生物学技术。在免疫学诊断方面主要是检测其抗原和特异性抗体。

(1)沙眼衣原体抗原的测定:以病变部位刮取的上皮细胞或受感染组织细胞作为样本,用荧光素标记抗体进行检测,观察组织细胞中是否存在沙眼衣原体抗原。

(2)抗沙眼衣原体抗体的测定:目前抗沙眼衣原体血清抗体检测的意义尚未得到肯定,其原因是不易获得沙眼衣原体感染者的双份血清,即急性期和恢复期血清。

(3)检测项目的选择和临床应用:沙眼衣原体为细胞内寄生性,其分离培养比较困难。而细胞涂片,用荧光素标记抗体去检测其相应抗原,操作简便,适用于大规模的筛选,但结果的判断受主观因素影响大。免疫层析法简便易行,结果判断客观,特异性高,是目前临床上使用最广的一种方法。连接酶反应(ligasechainreaction,LCR)是集改良的 PCR 法和磁珠酶免疫检测法为一体的方法,敏感、特异、安全(除非污染),且适用于非损伤性标本的检测(晨尿),只是成本较为昂贵。

3.梅毒螺旋体感染及检测　梅毒螺旋体(treponema pallidum)是对人有致病性的密螺旋体中最主要的一种,为梅毒(syphilis)的病原体。梅毒作为一种性传播疾病,具有较强的传染性,病程迁延复杂,晚期梅毒可累及全身所有系统的组织和脏器,导致功能失常,组织破坏。梅毒螺旋体可通过胎盘进入胎儿血液,扩散至肝、脾及肾上腺等脏器中并大量繁殖,引起胎儿全身性感染,导致流产、早产、死胎或先天性梅毒儿。引起梅毒的梅毒螺旋体不易体外人工培养,目前临床梅毒的实验室诊断方法仍以免疫学检测为主,可分为非特异性的类脂抗原试验和特异性密螺旋体抗体试验两大类。

(1)类脂抗原试验:类脂抗原试验又称血清反应素试验,属非特异性试验。试验的原理是利用正常牛心肌的脂质作为抗原,检测血清中与其结合反应的物质反应素,作为梅毒诊断的筛选试验,常用的方法有以下几种。

1)性病研究实验室试验(venereal disease research laboratory,VDRL):本实验是用从牛心肌中提取的心类脂,加入一定量的卵磷脂和胆固醇作为抗原,简称 VDRL 抗原。实验时,将加热处理的待检血清加 1 滴于玻片上,再加等量抗原悬液并振摇混合,观察凝集颗粒。可作为定性和定量试验检测患者血清中的反应素。

2)不加热血清反应素试验(unheated serum reagin,USR):为一种改良的 VDRL 法,优点在于采用的抗原统一配制且保持稳定,待检血清标本不必加热灭活,简化操作,结果判定如同 VDRL 法。

3)快速血浆反应素试验(rapid plasma reagin,RPR):在 USR 抗原基础上添加活性炭颗粒成为 RPR 法用抗原,反应在特别的白色纸卡片上进行,阳性结果呈现为白色底板上有黑色的凝集颗粒,结果明显、易判断,易被广泛接受与推广。

上述类脂质抗原试验对一期梅毒的阳性反应出现较早,且有简便、快速等特点,可用于大规模普查筛选,但不可能作为唯一的筛选实验。因为这类方法的特异性不高,常有假阳性反应,如麻风、结核、红斑狼疮、类风湿关节炎、回归热以及一些发热性疾病和免疫接种等都可能出现假阳性。此外,妊娠、老年人以及吸毒者亦会出现假阳性。

(2)密螺旋体抗体试验:用梅毒螺旋体(Nichols 株)经超声波粉碎后作为抗原,来检测患者血清中的相应抗体,特异性高,可作为梅毒的确诊试验。

1)荧光密螺旋体吸收试验(fluorescent treponemal antibody－absorption,FTA－ABSt-est):是一种间接荧光抗体法。测试前,先用 Reiter 螺旋体(一种由梅毒螺旋体 Nichols 株经实验室多次传代获取的灭毒株)超声波裂解物对待检血清标本做吸收试验,目的是除去可能存在的具有交叉反应的抗体以增加结果的特异性。当吸收过的血清与固相已知梅毒抗原结合,经荧光素标记二抗染色后在荧光显微镜下呈现特异性荧光,可判为阳性。

2)梅毒螺旋体血凝试验(treponemal pallidum hemagglutination test,TPHA):是一种间接凝集试验。先以梅毒螺旋体抗原与红细胞结合形成致敏红细胞,当与待检血清标本中特异性抗体相遇,结合呈现红细胞凝集,其滴度≥1:80 判为阳性。用梅毒螺旋体抗原致敏于明胶颗粒,替代上述致敏红细胞,便形成了目前临床上常用的 TPPA 法,解决了醛化红细胞的不稳定性。

3)酶联免疫吸附试验(ELISA):ELISA 法的应用可以将患者血清中特异性抗体分型(IgG 或 IgM 型)。抗梅毒螺旋体 IgM 可存在于梅毒患者的不同期,即早期、潜伏期和晚期,但 IgM 不能通过胎盘或健全的血胎屏障,因此,可作为先天性梅毒或活动性神经梅毒的诊断指标。

4)免疫印迹法(Western blot):将梅毒螺旋体(Nichols 株)菌株细胞经 SDS 破碎,先进行 SDS－PAGE 电泳,然后在电转移到硝酸纤维素膜上,最后检测患者血清中针对梅毒螺旋体的特异性抗体,适用于二、三期梅毒和神经性梅毒的确诊,但不适用于先天性梅毒的诊断。

以上各种方法无论对早期梅毒还是晚期梅毒都有很高的敏感性和特异性,且阳性出现时间早,已成为梅毒诊断的证实实验。但是,患者经药物治疗后临床症状改善,其反应仍不会转阴,故不能用作疗效的评价。

(3)检测项目的选择和临床应用:梅毒根据其传播方式不同可分为获得性梅毒和先天性梅毒;而梅毒患者由于机体反应性的差异,其临床病程又可分为三个不同期。所以,免疫学检测在梅毒的诊断上至关重要。类脂抗原试验对一期梅毒的阳性反应出现较早,具有简便、快速等优点,可用于低危人群的大规模筛选。但由于非特异性抗原的假阳性干扰,不可作为唯一的筛选指标,配合梅毒螺旋体特异性抗体的检测可提高其诊断的特异性。现通常用 TPHA 或 TPPA 法与 PRP 或 VDRL 法结合起来,作为梅毒的筛选实验,并通过抗体滴度测定诊断疾病和观察疗效。

4. 淋病奈瑟菌感染及检测　淋球菌属于奈瑟菌属,称为淋病奈瑟菌(Neisseria gonorhoeae)或淋球菌(gonococcus)。

淋病奈瑟菌所致的泌尿生殖系统化脓性疾病简称淋病。主要通过性接触或直接接触感染,也可通过血行传播。淋病是目前世界上发患者数较多的性传播疾病之一。

淋病奈瑟菌是典型的黏膜表面感染微生物,淋球菌感染后可诱导机体发生体液免疫和细胞免疫应答。由于感染宿主的免疫功能影响,其临床表现颇为复杂。目前,培养检查淋球菌为最可靠的确诊手段,检测患者抗体用于淋病诊断尚未成功,主要是因为淋球菌抗原的异质性,以及与其他奈瑟菌存在交叉抗原。但采用抗淋病奈瑟菌的单克隆抗体建立的直接免疫荧光试验或 ELISA 法来检测、鉴定淋病奈瑟菌已初露端倪。

(五)寄生虫感染的免疫学检测

人体寄生虫主要为原虫和蠕虫。由寄生虫引起的寄生虫病在感染性疾病中也占有相当重要的地位。寄生虫病的病原学诊断虽具有确诊的价值,但由于敏感性较差,易造成漏诊。免疫学诊断方法敏感,结合生物化学等相关检验,其特异性诊断的价值亦有显著提高。

1. 原虫感染的免疫学检测

(1)疟原虫感染的检测:疟原虫(plasmodium)是疟疾的病原体,经雌性按蚊传播。一般的病原学检查方法对原虫血症密度较低的疟疾患者或带虫者的诊断比较困难,近年来借助免疫学技术,建立的免疫学方法不仅满足疾病诊断的需要,而且将该病的流行病学研究推向深入。其检测方法包括下列两种。

1)疟原虫抗原的测定:利用固相放射免疫抑制试验和酶联免疫吸附试验(ELISA)抑制法或双抗体夹心法,即用已知抗体检测红细胞内疟原虫抗原。若使用单克隆抗体,则特异性明显提高。

2)抗疟原虫抗体的测定:常用间接荧光抗体试验、酶联免疫吸附试验及斑点免疫结合试验或间接血凝试验。其中间接荧光抗体试验为国内外广泛采用。一般认为受检血清稀释度在 1：20 以上时才有意义,而间接血凝抗体效价≥1：16 时才有价值。

(2)卡氏肺孢子虫感染的检测:卡氏肺孢子虫(pneumocystis carinii,PC)简称肺孢子虫,广泛存在于人和其他哺乳动物的肺组织内,可引起肺孢子虫肺炎,或称卡氏肺孢子虫病(pneumocystis carinii pneumonia,PCP)。它是一种肺部机会感染的病原体,主要侵犯对象为婴幼儿、体质虚弱及免疫功能低下者(尤其艾滋病患者)。

鉴于大多数正常人都曾患有肺孢子虫隐性感染,血清中可存有特异性抗体,而免疫功能低下时导致的肺孢子虫肺炎患者常常表现为血清特异性抗体水平下降或消失,故检测血清抗体对该病诊断价值不大。采用各种特异性抗体检测患者血清中的特异性抗原包括循环抗原、卡氏肺孢子虫包囊或前包囊等,有较高的敏感性和特异性,但费用较高,其诊断价值亦尚在探讨中。

(3)贾第鞭毛虫感染的检测:贾第虫病是由蓝氏贾第鞭毛虫引起的腹痛、腹泻和吸收不良等症状的一种常见的肠道原虫病。水源感染是造成疾病发生、流行的重要原因,所以在旅游者中发病率较高,故又称旅游者腹泻。其检测方法包括下列两种。

1)贾第虫抗原的测定:利用对流免疫电泳技术来检测贾第虫抗原,既可早期诊断又可用于药物疗效的考核。其敏感性略低于 ELISA 或间接荧光抗体法,但该方法快速、准确、简便且不需要大型仪器、特殊试剂。

2)抗贾第虫抗体的测定:ELISA 法、间接荧光抗体法或间接血凝试验均可用于贾第虫抗体的检测,其中 IgG 型抗体阳性有意义,因为正常人血清中几乎不出现阳性反应,与其他寄生虫病偶有交叉反应。但对无症状的包囊携带者,其阳性检出率及重复性均欠理想。

(4)隐孢子虫感染的检测:人体的隐孢子虫感染(cryptosporidiosis)主要由小隐孢子虫(Cryptosporidium parvum)引起,临床表现以难治性腹泻为特征,是一种人畜共患性疾病。宿主的免疫功能与营养状况是本病发病的重要因素,也是临床症状轻重程度的决定因素。婴幼儿或免疫功能缺陷者如艾滋病患者感染本虫,则可出现持续性水样腹泻,并可致死。

隐孢子虫感染的诊断迄今仍以粪便直接涂片染色为检测手段,一旦查到卵囊即可确诊。隐孢子虫病的免疫学诊断即利用特异性单克隆抗体检查粪便中隐孢子虫卵囊,其敏感性较涂片染色法好。血清中特异性抗体的检测,则有助于隐孢子虫病易感性的判断。因为免疫功能正常者表现为高滴度抗体,而异常患者则呈低滴度。

(5)阿米巴感染的检测:阿米巴病是由溶组织内阿米巴(简称痢疾阿米巴)引起的以肠阿米巴病为主的一种寄生虫病。临床上根据虫体入侵部位不同,分为肠内阿米巴和肠外阿米巴两型。肠内阿米巴病以肠炎为主要特征,表现为发热、腹痛、腹泻;肠外阿米巴病则以阿米巴肝脓肿为主要特征,临床表现为发热、腹痛,但不伴有腹泻。

目前临床上阿米巴病的诊断主要以查到病原体为确诊依据。应用阿米巴纯抗原可做多种免疫血清诊断试验,在体内有侵袭性病变时,抗体检出率较高,但仅作为临床辅助诊断。

2.蠕虫感染的检测 蠕虫为多细胞的无脊椎动物,成虫虫体两侧对称,无体腔或仅有假体腔,人体寄生的蠕虫主要有血吸虫、绦虫和丝虫等。

(1)血吸虫感染的检测:在人体寄生的血吸虫(schistosoma)主要有五种,即:日本血吸虫、曼氏血吸虫、埃及血吸虫、湄公血吸虫和间插血吸虫。在我国流行的是日本血吸虫病。

血吸虫病的确诊有赖于病原学诊断,即从患者粪便或组织内查出虫卵或毛蚴。病原学诊断的敏感性较差,易发生漏诊。利用免疫学检测可弥补其不足之处。临床常用的检测方法有下列三种。

1)环卵沉淀试验(COPT):COPT 是一种抗原抗体反应,虫卵抗原与患者血清中相应抗体能特异性结合,一旦虫卵与抗体结合,虫卵周围形成泡状、指状或条状并有明显折光性的沉淀物。COPT 的操作简便,成本不高,敏感性较高,沿用至今;但反应所需时间长,会有漏检现象。

2)间接红细胞凝集试验(IHA):将血吸虫虫卵或成虫抗原吸附"O"型人红细胞,检测受检者血清中的相应抗体。IHA 的敏感性较高,操作简便,结果直观,是目前国内应用仍较广泛的一种血清学诊断法。但有假阳性,尤其与肺吸虫、肝吸虫等有交叉反应;另外,由于抗原致敏红细胞的稳定性不同,可产生批间误差。

3)酶联免疫吸附试验(ELISA):固相包被已知抗原或抗体,可用于检测受检标本中相应的抗体或抗原,通过酶标记抗体和底物的显色反应结果来进行半定量。以后又逐步进行改良,出现斑点 ELISA、快速 ELISA 以及免疫酶法或酶联免疫印迹试验等。这些改良方法较一般的血清学方法,在保持其高度特异性的前提下,提高了检出率并可缩短检测时间,具有强劲的发展趋势。

(2)包虫病(hydatidosis)检测:亦称棘球蚴病,由棘球绦虫感染所致。人体感染棘球绦虫主要是由于误食其虫卵所致。

临床诊断时对病史可疑者应采用 X 线、B 超、CT 及核素扫描,综合分析后诊断。ELISA 血清免疫学诊断技术的应用,进一步推进了该病诊断的特异性和灵敏度。另一优点是方法的安全性,因为临床上不提倡诊断性穿刺来确诊该病原体,由于囊液的外溢会诱发超敏反应,而原头蚴的渗漏亦会导致继发性感染。

(3)囊虫感染检测囊虫病(cysticercosis):是由绦虫囊尾蚴寄生于人体心脏、脑、眼及肌肉等组织、器官所致的疾病。感染的途径多数为误食含囊尾蚴的肉制品(生的或半生的)。

囊虫侵犯、寄生部位虫量增多可形成虫体结节,引起局部压迫症、水肿以及功能障碍等。

囊虫病的病原学诊断较困难,免疫学检测具有较高的辅助诊断价值。常采用的方法有:ELISA、间接血凝试验或单克隆抗体检测循环抗原等。其中间接血凝法成本低,操作简便但敏感性逊色于 ELISA。ELISA 法特异、敏感,且适宜批量检测。单抗查循环抗原法可用于确定有无现症感染及疗效评价。

(4)丝虫感染检测:丝虫病(hlariasis)是由丝虫经吸血节肢动物传播的一类寄生性线虫病。已知寄生人体的丝虫有八种,我国仅有两种,即:班氏丝虫和马来丝虫。

丝虫病的实验诊断主要依赖血象改变以及微丝蚴的检出(夜间采血查找微丝蚴),免疫学检验只作为辅助诊断,包括用特异性丝虫抗原来检测待检血清中相应抗体,阳性符合率较高(≥90%);亦可用已知单抗来检测患者体内循环抗原的存在与否,其中尿液中循环抗原的检出率较高。

除上述病原体以外,临床上导致感染的微生物种类繁多,所致疾病也复杂多样,临床检测项目也较多,现将临床常见的其他微生物感染检测归纳如下(表 6—8)。由于方法学不同或反应条件差异,检验的结果判定及其意义需要综合分析,综合判断。

表 6—8　其他微生物感染的免疫学检测

病原体	所致疾病	检测方法	临床意义
肺炎支原体	原发性非典型性肺炎	补体结合试验(1:8 以下) 间接 ELISA 冷凝集试验	单份血清抗体效价>1:64 时有意义 双份血清呈 4 倍增高有意义 检测 IgM 抗体(早期诊断)非特异实验效价≥1:(64~128)有意义
肺炎衣原体	肺炎衣原体肺炎	免疫荧光试验	选择 IgM 抗体的检测用作早期诊断
解脲脲原体	非淋球菌性泌尿生殖道炎	代谢抑制试验(MIT)	新生儿测得高效价 IgM 型抗体,示宫内感染临床以分离病原体为主要诊断依据
人型支原体	泌尿生殖系炎症	MIT	血清抗体滴度,1:128 为阳性
伯氏螺旋体	莱姆病	免疫荧光试验、ELISA(IgM 捕获法)	检测 IgM 抗体阳性,早期诊断参考;IgG 抗体呈 4 倍以上增高有意义
立克次体	斑疹伤寒	外一斐试验(<1:160) 补体结合试验(1:8 以下) 免疫荧光试验(<1:16)	血清滴度>1:160 为阳性,且在病程中有 4 倍增高,才有诊断意义需双份血清,增高 4 倍以上有意义 单份血清抗体滴度≥1:128 有意义 双份血清呈 4 倍增高有意义

(燕丕宏)

第八节 神经系统免疫疾病与免疫学检验

机体在维持自身生理平衡和稳定过程中,主要依靠神经系统、内分泌系统和免疫系统的调节和控制。已有大量证据表明这三大调节系统的功能是相互作用、密切相关的,已发现经典的内分泌腺体、神经元和神经胶质细胞能够分泌多种细胞因子及表达其受体,机体免疫细胞也能产生多种肽类激素和肽类神经递质,并有其受体存在,说明在神经、内分泌和免疫系统之间可进行直接的双向联系。肽类激素、神经递质和细胞因子是神经系统、内分泌系统和免疫系统相互交流的"共同语言",它们使三大系统相互调节、相互依赖形成一个网络,以维持内环境的稳定及对外环境的适应。正是由于神经系统和免疫系统所具有的密切联系,因此当机体的免疫系统出现异常的时候,就可以引起某些神经系统的疾病,常见的有重症肌无力和多发性硬化症。

一、重症肌无力

重症肌无力(myasthenia gmvis,MG)由于机体胸腺发育异常或其他原因产生抗乙酰胆碱受体(acetycholine receptor,AchR)抗体,破坏突触后膜运动终板上的乙酰胆碱受体,导致出现肌无力症状的一类自身免疫病。乙酰胆碱受体的抗体介导的体液免疫反应和细胞免疫反应是其主要的病因和发病机制,近来发现,胸腺、T淋巴细胞、神经—肌肉接头(neuromuscular junction,NMJ)其他相关抗体、细胞因子等均在MG发病中起一定作用。MG基本病理机制是终板突触后膜上乙酰胆碱受体(AchR)的减少。由于AchR分子大量丢失,导致神经—肌肉传递功能障碍,从而引发了一系列临床症状的出现,如疲劳、虚弱、四肢无力,呼吸肌受累常常是致命的死因。本病的发病率约为$(0.5\sim5)/10$万。

(一)发病机制

发病原因尚不清楚,可能与下列因素有关:①胸腺异常:90%的MG患者胸腺异常,其中60%~75%为胸腺增生,10%~15%为胸腺瘤,20%~30%为胸腺萎缩。MG发生之所以与胸腺有关,主要是因为胸腺具备参与MG发病的三个基本要素:自身抗原(肌样细胞)、抗原呈递细胞(并指状细胞)和活化的AchR特异的T细胞。②遗传因素:MG与多基因遗传有关。4%以上的患者有家族史,单卵双生的患病一致性为36%。③环境因素:病毒感染、分子模拟及AchR结合新抗原是促发MG的环境因素。④药物:D青霉胺治疗时,患者可出现MG症状。但这种症状是可逆的,停用D—青霉胺,MG样症状可消失。

1.体液免疫 MG患者胸腺中有大量成熟的T细胞和多克隆的B细胞,导致MG自身耐受性受到广泛的特异性破坏,从而引起一种或多种自身抗体产生,如AchRAb、抗肌质网抗体、抗突触前膜和抗横纹肌抗体等。其基本发病机制是胸腺依赖性自身抗原AchR和自身抗体(即抗AchR抗体)结合,通过:①加速受体的内胞饮和降解,阻断乙酰胆碱与受体的结合位点。②在补体参与下,直接破坏AchR,使神经—肌肉信号传递发生障碍而导致MG发生。③直接封闭位于AchR上的离子通道,引起神经—肌肉接头的损害。但AchRAb阳性率与肌无力严重程度无明显关系。

2.细胞免疫 有些患者虽然AchRAb阴性,但肌无力症状同样可以很重,提示除体液免疫应答外,T细胞介导的细胞免疫应答异常在MG发生中可能发挥更重要的作用。AchRAb

的产生必须有 AchR 特异性 CD_4^+ T 细胞参与。由 T 细胞受体－AchR(特异性抗原)－MHC－Ⅱ类分子构成了 MG 免疫应答的基础。

动物实验和临床试验测定均证明,自身 AchR 是导致 MG 的自身抗原。自身 AchR 诱发相应抗体产生的免疫应答过程尚不清楚。目前认为,有一定遗传倾向的个体,在病毒感染等因素作用下,使 AchR 免疫原性发生改变、胸腺内部分细胞改变或因分子模拟机制等原因,导致胸腺内产生抗自身 AchR 抗体,从而使运动神经终板的突触前膜向突触后膜释放乙酰胆碱的功能受阻,造成疲劳等 MG 症状出现。

(二)免疫学检验

MG 主要是体内产生抗 AchR 抗体引起的,因此检测患者血清中是否存在 AchR 抗体可以作为临床诊断 MG 的依据之一。

1.免疫沉淀法 AchR 抗体是否结合到了肌细胞 AchR 上,可用 125I－α－BuTx 环蛇毒素)标记肌细胞抽提物以免疫沉淀法来检测,此方法同样可以用来检测患者血清中的抗 AchR 抗体。血清 1～5mL 加入标记的抽提物中室温下 2h 或 4℃过夜,5000r/min 离心 3min 取沉淀,经离心、洗涤 2～3 次,然后用 γ－计数仪计数。用正常人血清做正常对照。α－BuTx 以 nmol 为单位 Cut－off 值各实验室不同,但是结果大于 0.5mmol＞1/L 通常被认为是阳性。正常个体的值通常小于 0.2nmol/L。

2.ELISA 法 α－BuTx 是从银环蛇毒液中提取的一种肽类分子量为 8000 左右,它能高度选择性与 AchR 结合,这种结合几乎是不可逆的,如用 ELISA 法可用 α－BuTx 预先包被固相载体,然后利用其特异性吸附加入的 AchR 再测定待测血清中的抗 AchR 抗体。

临床上 85%～90% 的全身性重症肌无力患者血清中的抗 AchR 抗体阳性。某些疾病,例如,迟发性运动障碍、肌萎缩侧索硬化、多发性肌炎、原发性胆汁性肝硬化、用青霉胺治疗,的类风湿关节炎和无 MG 表面的胸腺瘤患者可出现抗 AchR 抗体弱阳性,通常与最终发展成 MG 有关。抗 AchR 抗体的量在 MG 患者中变化很大,与疾病的严重程度无明确的相关性。然而在同一个体血清中抗体与疾病的临床表现是很相关的。例如,比抗体滴度原始值降低 50% 以上时通常在临床表现上有显著改善。

二、多发性硬化症

多发性硬化症(multiple selerosis,MS)是一种原因未明的、以中枢神经系统炎性脱髓鞘为特征的自身免疫病。因视神经、脊髓和脑内蛋白质有散在的多灶性脱髓鞘硬化斑而得名。在北欧、北美的发病率在(60～200)/10 万,而在发病率低的地区例如日本只有它们的 1/10。MS 主要影响青壮年,好发年龄段为 15～50 岁,尽管有的病例报告表明,MS 可发生在 10～13 个月的儿童中,但 11 岁以下儿童诊断为 MS 的比例占 0.2% 以下,在 11～16 岁诊断为 MS 的占 2.5%～4%。女性患 MS 的危险性是男性的 1.5～2 倍。MS 患者病情有复发与缓解的倾向,且病情进展因人而异,但多数患者呈慢性进行性加重的趋势。其临床特点为病灶的多数性和时间的多发性。

(一)发病机制

目前,依据以下四方面证据推断 MS 是一种自身免疫疾病:①典型的 MS 患者脑白质中有炎症斑块,并含有浸润的淋巴细胞和单核细胞。②与免疫反应基因有关,病损区的细胞有 MHC－Ⅱ类抗原表达,有免疫活性细胞分泌的细胞因子。③类固醇、硫唑嘌呤、干扰素－β (interferon−β,IFN−β)等免疫抑制剂和免疫调节剂治疗 MS 能改变疾病活动度;MS 的动物模型—实验性自身免疫性脑脊髓炎(experimental autoimmune encephalomyelitis,EAE)能通过注射蛋白脂蛋白(pro−lipoprotein,PLP)抗原而诱导,也可通过髓鞘碱性蛋白(myelin basic protein,MBP)特异的 T 细胞注射敏感动物而转移。④MS 患者脑脊液中 IgG 含量增加,其特征表现为电泳条带分布的有限异质性(寡克隆带),其强度与淋巴细胞浸润及组织损伤的发展密切相关。

1.感染因素导致 MS 的机制　MS 可能是 CNS 病毒感染引起的自身免疫病,感染能引起 MS 的两个主要机制是:分子模拟(molecular mimicry),即外来病原体带有与自身抗原相同或相似的表位,使自身反应性淋巴细胞被激活;旁路激活(bystander activation),由于非特异性炎症导致自身反应性淋巴细胞被激活。

(1)分子模拟:在外周血或组织中被病毒抗原激活的 T 淋巴细胞,由于病毒抗原与神经细胞的自身抗原存在共同抗原表位,因此扩增后的活化 T 细胞,可以通过血−脑屏障进入中枢神经系统识别自身抗原。现已发现与 MS 发生有关的病毒主要是人类疱疹病毒−6(HHV−6)和 EB 病毒。病毒感染与 MS 的关系主要是因为 HHV−6 及 EBV 基因序列中有一些部分与髓鞘中的成分相似(如 HHV−6 中一段序列中 7 个氨基酸与 MBP 的完全相同),当 HHV−6 或 EBV 感染后,激活 T 淋巴细胞,被病毒激活的 T 细胞误将髓鞘作为病毒进行攻击,从而导致自身免疫性反应。

(2)旁路激活:旁路激活机制分两种:一种是通过炎症细胞因子、超抗原和分子识别模式(Toll 样受体活化)等非 TCR 依赖旁路激活自身反应性 T 细胞;另一种是在病原体感染后,导致宿主细胞被破坏,使自身抗原释放出来,被特异性 T 细胞识别,最后导致自身反应性 T 细胞活化。

2.MS 免疫应答反应

(1)CD_4^+ T 细胞:在 MS 急性发作时,CD_4^+ T 细胞数量增多,IFN−γ 分泌增加;如果 MS 患者使用 IFN−γ 治疗,可使病情复发或加重,因此认为 CD_4^+ T 细胞在 MS 的病理过程中发挥主要作用。主要有以下五个方面的依据:①在 MS 患者中,CD_4^+ T 细胞占脑脊液(CSF)的 80%左右。②HLA−DR 或 DQ 的个体易患 MS。③表达 HLA−DR 或 DQ 分子的人源化转基因小鼠易被诱导成 EAE。④在临床试验性治疗中,用一修饰的 MBL 肽类配基诱导交叉反应性 CD_4^+ Th1 细胞活化,结果导致 MS 患者病情加重。⑤CD_4^+ Th 细胞对抗体产生、CD_8^+ 细胞成熟、适应性免疫应答和固有免疫应答均具有调节作用。

(2)CD_8^+ 细胞:在 MS 和其他自身免疫病发病过程中,人们对 CD_8^+ T 细胞作用的了解要比 CD_4^+ T 细胞少得多。在 MS 病理过程中,CD_8^+ T 细胞可能是导致中枢神经系统损伤的主要原因:①除了小胶质细胞,没有中枢神经细胞表达 MHC−Ⅱ类分子 IFN−γ 可以诱导星形胶质细胞表达,但不能诱导少突胶质细胞或者神经元表达 MHC−Ⅱ类分子,因此后者只能被 CD_8^+ T 细胞所识别。②在 CSF 和 MS 脑组织中,发现 CD_8^+ 记忆性 T 细胞寡克隆显著扩增,并且在 CSF 和血液中持续存在相同的 CD_8^+ T 细胞克隆。③在 MS 脑组织中,CD_8^+ T 细胞比 CD_4^+ T 细胞更普遍存在。④MHC−Ⅰ类分子能被诱导表达在神经元上,病毒特异性 CD_8^+ T 细胞可以通过 Fas/Fas L 相互作用直接裂解神经元。⑤已确定多个针对 MBP、蛋白脂蛋白(PLP)和髓磷脂相关糖蛋白(MAG)的 MHC−Ⅰ类分子限制性髓磷脂表位,并且在 MS 患者体内 CD_8^+ 细胞毒性 T 细胞对 MBP 的应答是增强的。⑥髓磷脂特异性 CD_8^+ T 细胞分泌趋化因子(IL～16、IP－10)吸引髓磷脂特异性 CD_4^+ T 细胞到达病变部位。

(3)B 细胞和抗体:早在 1948 年 Kabat 就发现 MS 患者 CSF 中 Ig 增高,而血清中不高。1989 年 Trotter 和 Rust 应用电泳法分离 CSF 蛋白,发现 CSF 中存在 IgG 寡克隆带(oligockmal bands,OCB)。在 MS 患者的脑脊液中,Ig 浓度的升高是最重要和最早期的证据,说明 B 细胞和抗体在 MS 病理上的作用。脑脊液中 Ig 的增加与 MS 恶化有关,一些良性的 MS 患者缺乏 OCB。正常情况下 B 细胞不能通过完整的血－脑屏障,但当出现炎症的时候,B 细胞、抗体和补体就可进入中枢神经系统。MS 患者 CSF 中 Ig 增加而血清中不增加,说明 Ig 是在局部产生的。B 细胞和抗体以多种形式在 MS 发病过程中发挥作用:①B 细胞可作为自身反应性 T 细胞的 APC 细胞。②B 细胞为自身反应性 T 细胞的活化提供协同刺激分子。③B 细胞和结合有 Ig 的组织能募集自身反应性 T 细胞到达 CNS。④髓磷脂特异性抗体的产生和硬化斑块内髓磷脂被破坏是 B 细胞参与 MS 病理过程的最重要体现。

总之,引发 MS 的确切抗原及免疫活化机制仍不清楚,可能是外周的某种感染或髓鞘成分激活免疫系统,活化的免疫细胞及抗体进入中枢神经系统,引起一系列免疫应答反应,损伤髓鞘,产生 MS 的临床表现。

(二)免疫学检验

检查脑脊液的细胞数、蛋白和髓磷脂碱性蛋白的变化,是临床诊断多发性硬化症(MS)的重要辅助手段。

1.脑脊液淋巴细胞的检测　多发性硬化症患者脑脊液的压力一般正常。多数患者细胞数变化不明显,急性期可能有轻度的细胞数增高,仅少数人有轻度或中度增高,通常在 $30×10^6/L$,主要表现为淋巴细胞和浆细胞的增多,但以淋巴细胞为主。

2.脑脊液蛋白的检测　多发性硬化症 40% 患者脑脊液的蛋白有轻度增高,但很少超过 100mg/dL。70%～80% 病例 IgG 增高,90%～98% 病例可见 IgG 寡克隆带(OCB)。但 IgG 增高及 OCB 阳性并非特异,亦可见于神经梅毒、脑炎、风湿性疾病和亚急性硬化性全脑炎以及寄生虫病等其他疾病,但其增高不如多发性硬化症明显。总蛋白正常的 CSF 中出现寡克隆带对 MS 的诊断有重要意义。

3.脑脊液髓磷脂碱性蛋白的检测　髓磷脂碱性蛋白(MBP)浓度的升高,提示中枢神经系统脱髓的程度。急性发作期后 1 周内 90% 的患者 MBP 可暂时增高,2 周后则可恢复至正常。MBP 增高并非特异,脑白质营养不良、脑梗死、脑炎和代谢性脑病等亦可有增高。

(燕丕宏)

第七章　重组 DNA 技术

重组 DNA 技术（recombinant DNA technique）是在体外将目的 DNA 与载体 DNA 结合成具有自我复制功能的重组 DNA 分子（复制子，replicon），然后导入宿主细胞，筛选出含有目的基因的转化子细胞，再进行扩增和表达，从而得到大量的基因产物的过程。这种定向改造细胞或生物的遗传特性所采用的方法和相关的工作称为分子克隆（molecular cloning）或基因工程（genetic engineering）。

一、工具酶

工具酶是重组 DNA 技术中必不可少的工具，在 DNA 的切割、拼接、组合和修饰中发挥着重要作用。常见的工具酶有限制性核酸内切酶、DNA 连接酶、DNA 聚合酶Ⅰ、逆转录酶、碱性磷酸酶等。常见的主要工具酶见表 7-1。

表 7-1　重组 DNA 实验中常见的主要工具酶

酶类	功能
限制性核酸内切酶	识别并在特定位点切开 DNA
DNA 连接酶	通过磷酸二酯键把两个或多个 DNA 片段连接成一个 DNA 分子
DNA 聚合酶Ⅰ	具有 DNA 聚合酶活性、5'→3' 和 3'→5' 外切酶活性，用于合成双链 DNA 分子；修补缺口；DNA 序列分析
Klenow 片段	DNA 聚合酶Ⅰ大片段，具有 DNA 聚合酶活性和 3'→5' 外切酶活性，无 5'→3' 外切酶活性。用于 3'末端标记；cDNA 第二链合成；DNA 序列分析
逆转录酶	按照 RNA 分子中的碱基序列，根据碱基互补配对原则合成 cDNA 链
T₄ 多核苷酸激酶	催化多聚核苷酸 5'-OH 末端磷酸化（进行末端标记实验或用来进行 DNA 的连接）
末端转移酶	在双链核酸的 3'末端加上多聚物尾巴；标记探针 5'末端
DNA 外切酶Ⅲ	从 DNA 链的 3'末端逐个切除单核苷酸
λ 噬菌体 DNA 外切酶	从 DNA 链的 5'末端逐个切除单核苷酸
碱性磷酸酶	切除位于多聚核苷酸 5'末端的磷酸基团

（一）限制性核酸内切酶

限制性核酸内切酶（restriction endonuclease）是一类能够识别双链 DNA 分子中的特异序列，并在识别位点及其周围切割双链 DNA 结构的核酸内切酶，在重组 DNA 技术中有重要地位。

1. 限制性核酸内切酶的分类　根据酶的结构、作用特点不同，可将其分为Ⅰ型、Ⅱ型和Ⅲ型三大类。Ⅰ型和Ⅲ型酶切割位点或识别序列缺乏专一性，因此这两者在重组 DNA 技术中没有太大的实用价值。而Ⅱ型酶能够在识别序列的固定位点切割双链 DNA，识别序列与切割序列一致，而且能产生具有相同末端结构的 DNA 片段，利于片段的再连接，因此，Ⅱ型限制性核酸内切酶具有较大的实用价值，是重组 DNA 技术中最重要的工具酶，简称为限制酶。

2. Ⅱ型限制性核酸内切酶的作用特点　Ⅱ型限制性核酸内切酶能识别由 4~8 个碱基所组成的 DNA 序列，其序列一般具有双轴对称结构，又称回文对称（palindrome）。Ⅱ型限制性核酸内切酶在该特异位点切割 DNA 分子,且切口在识别序列内部,切割后产生 5'磷酸基和 3'—羟基的末端,切口分黏性末端和平末端两类。大多数限制性核酸内切酶产生带有单链突出端的 DNA 片段,称为黏性末端(cohesive end)。黏性末端又可以分为两类:一类是具有 3'末端突起的黏性末端(如 Pst I),另一类是具有 5'末端突起的黏性末端(如 EcoR I)。部分限制性核酸内切酶(如 Hpa I)产生带平端切口的 DNA 片段,称为平末端(blunt end)。几种常见的限制性核酸内切酶酶切位点及末端类型见表 7-2。通常,不同的限制性核酸内切酶识别序列不同,产生的末端类型也不尽相同。

表 7-2　限制性核酸内切酶切口类型

限制性核酸内切酶	识别序列和酶切位点		末端类型
EcoR I	5'…GAATTC…3' 3'…GTTAAG…5'	5'…G　　　AATTC…3' 3'…CTTAA　　　G…5'	5' 黏性末端
Pst I	5'…CTGCAG…3' 3'…GACGTC…5'	5'…CTGCA　　　G…3' 3'…G　　　CGTC…5'	3' 黏性末端
Hpa I	5'…GTTAAC…3' 3'…CAATTG…5'	5'…GTT　　　AAC…3' 3'…CAA　　　TTG…5'	平末端

3.影响酶切活性的主要因素　DNA 纯度和结构、缓冲溶液 PH 值及离子浓度、酶解温度和时间及限制性核酸内切酶本身都会影响限制性核酸内切酶的活性。

(二)DNA 连接酶

DNA 连接酶(DNA ligase)是一种能够催化两条双链间磷酸二酯键的形成,将具有相同黏性末端或平末端的 DNA 连接起来的酶。DNA 连接酶也是重组 DNA 技术重要的工具酶。该连接酶只能作用于双链 DNA 分子而不能连接两个游离的单链 DNA 分子,因此双链 DNA 分子中的某一条链上两个相邻核苷酸之间磷酸二酯键断裂所出现的单链缺口,可以用 DNA 连接酶来修复。

DNA 连接酶主要有两种,T₄ DNA 连接酶和大肠杆菌 DNA 连接酶。T₄ DNA 连接酶可用于双链 DNA 片段互补黏性末端的连接,也可用于连接两条平滑末端的双链 DNA 分子。而大肠杆菌 DNA 连接酶只能催化带有黏性末端的双链 DNA 分子连接。重组 DNA 技术中常用 T₄ DNA 连接酶。

(三)DNA 聚合酶

DNA 聚合酶(DNA polymerase)是指以 DNA 为模板、脱氧核苷酸为原料,催化合成 DNA 的一类酶。此类酶作用的共同特点是在模板指导下将脱氧核苷酸连续地加到双链 DNA 分子引物的 3'—OH 末端,催化核苷酸发生聚合反应。常见的 DNA 聚合酶有 DNA 聚合酶 I、Klenow 片段、耐热 Taq DNA 聚合酶、T₄ DNA 聚合酶等。

1. DNA 聚合酶 I 和 Klenow 片段　DNA 聚合酶 I(DNA polymerase I,DNA—pol I)是从大肠杆菌中发现的第一个 DNA 聚合酶。该酶是一个多功能酶,具有三种酶活性:①5'→3'聚合酶活性,这是 DNA 聚合酶 I 的主要功能,即聚合脱氧核苷酸,使其逐个接到引物的 3'—OH 末端,合成新的 DNA 分子。②5'→3'核酸外切酶活性,能够切除受损伤的 DNA,起修复作用或用于标记 DNA 探针(切口平移法)。③3'→5'外切酶活性,能够消除在聚合作用中掺入的错误的核苷酸,从而具有校正功能。

DNA聚合酶I可被枯草芽孢杆菌蛋白酶或胰蛋白酶降解成为大小两个片段,相对分子质量分别为76000和36000。其中含有C末端的大片段只有5'→3'聚合酶活性及3'→5'外切酶活性,而没有3'外切酶活性,这个片段称为Klenow片段。Klenow片段的3'→5'切酶活性能保证DNA复制的准确性,把DNA合成过程中错配的核苷酸去除,再把正确的核苷酸接上去。Klenow片段在分子生物学研究中具有广泛的用途:①随机引物法标记核酸探针。②标记DNA片段末端。③用于合成cDNA的第二股链。④应用Sanger双脱氧法进行DNA序列测定等。

2. Taq DNA聚合酶　Taq DNA聚合酶是从水生栖热菌中纯化的耐热DNA聚合酶,水生栖热菌是一种生长在温泉、蒸汽管道等处的细菌,它体内的TaqDNA聚合酶可以耐受90℃以上的高温而不失活,最适反应温度为72℃,具有5'→3'聚合酶活性和5'→3'外切酶活性,而无3'→5'外切酶活性,因此缺乏校正功能。由于具有耐高热这一特性,Taq DNA聚合酶主要用于聚合酶链反应(PCR),也可用于DNA测序。

3. T_4 DNA聚合酶　T_4 DNA聚合酶来源于T_4噬菌体感染的大肠杆菌,与Klenow片段活性相似,都具有5'→3'的聚合酶活性及3'→5'的外切酶活性,但其3'→5'的外切酶活性要比Klenow片段强200倍,而且该酶降解单链DNA的速度比降解双链DNA的速度快得多。T_4 DNA聚合酶的主要用途是:①3'黏性末端和平末端的DNA片段标记。②将双链DNA的黏性末端转化平末端。③制备DNA探针等。各种DNA聚合酶的活性比较见表7-3。

表7-3　DNA聚合酶的特性

聚合酶	3'→5'外切酶活性	5'→3'外切酶活性	聚合反应速度	持续合成能力
DNA聚合酶I	低	有	中速	低
Klenow片段	低	无	中速	低
逆转录酶	无	无	低速	中
T_4 DNA聚合酶	高	无	中速	低
Taq DNA聚合酶	无	有	快速	高

(四)其他酶类

其他的工具酶,如碱性磷酸酶等,在基因工程中也发挥着较为重要的作用,在此不予赘述。限制性核酸内切酶的酶切实验方法如下:

1. 实验目的

(1)掌握用限制性核酸内切酶EcoRI切割λDNA及质粒。

(2)熟悉琼脂糖凝胶电泳及酶切结果观察。

2. 实验原理　λDNA是大肠杆菌的一种温和菌体DNA,呈双股线状,分子大小为48.5kb。EcoRI酶可识别DNA中G↓AATTC核苷酸序列,并在箭头处将其切开。λDNA含有5个EcoRI酶识别位点,可将λDNA切成6个大小不同的片断。pBR322 DNA为人工构建的质粒DNA,分子大小为4.3kb,含有1个EcoRI酶切点,切割后由环状DNA变为线形DNA。

3. 材料

(1)λDNA(0.1μg/μL),pBR322 DNA(0.25μg/μL)。

(2)限制性核酸内切酶EcoRI。

（3）10×EcoRⅠ限制性核酸内切酶缓冲溶液。

（4）去离子水。

（5）电泳及染色用材料。

4.操作步骤

（1）取洁净 EP 管 2 支,分别加入以下试剂(表 7-4)。

表 7-4　实验组分

	1 号管	2 号管
10×限制性核酸内切酶缓冲溶液	$2\mu L$	$2\mu L$
λDNA	$10\mu L$	—
pBR322 DNA	—	$10\mu L$
去离子水	$7\mu L$	$7\mu L$
EcoRⅠ	$1\mu L$	$1\mu L$

（2）混匀,置于 37℃ 水浴 1～2h。

（3）用 1% 琼脂糖凝胶电泳检测酶切结果(图 7-1)。

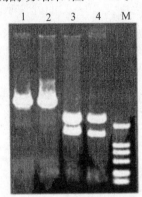

图 7-1　质粒酶切鉴定结果

二、重组 DNA 常用载体

载体(vector)是携带外源基因进入宿主细胞进行扩增表达的 DNA 分子。根据用途不同,载体可分为克隆载体和表达载体两大类。前者主要用于外源基因的扩增,后者主要用于外源基因的表达。

适用于重组 DNA 技术的理想载体必须具备以下条件:①具有自主复制功能,从而保证外源基因在宿主细胞内扩增。②具有多个单一的酶切位点,便于外源基因插入。③具有一个以上的选择性标记,例如具有抗生素的抗性基团便于重组子的筛选和鉴定。④相对分子质量较小,便于容纳较大片段的外源基因并获得较高的拷贝数。目前,重组 DNA 技术中常用的载体有质粒、噬菌体、柯斯质粒、病毒和人工染色体等。

（一）质粒

质粒(plasmid)是细菌染色体以外具有自主复制能力的小型环状双链 DNA 分子,它是重组 DNA 技术中最常用的基因克隆载体。

1.类型　根据其赋予宿主的遗传性状,质粒分为 F 质粒(性质粒)、R 质粒(抗药性质粒)、Col 质粒(产生大肠杆菌素因子)。根据转移性质,又分为接合型质粒及非接合型质粒,前者除可自我复制外,还可以在细菌间转移;而后者为不能自我转移的质粒。根据复制控制类型,又可将质粒分为严密型和松弛型两种,前者每个宿主细胞中质粒拷贝数只能达到1至数个,松弛型质粒每个宿主细胞中质粒拷贝数可达几十到几百个。在重组DNA技术中为提高含有目的基因的转化子细胞表达效率,一般选用松弛型复制控制质粒作为载体。

2.常见的质粒载体　重组DNA技术中所用的质粒大多是天然质粒经人工改造拼接而成,PBR322质粒载体和pUC系列载体是最常见的两种克隆载体。

(1)PBR322质粒载体:PBR322是最早用人工方法构建成功的一种松弛型复制控制质粒,是目前应用最广泛的载体之一。pBR322大小为4363bp,包括三个组成部分:①DNA复制起点(ori)。②氨苄青霉素抗性基因(Amp^r)。③四环素抗性基因(Tet^r)。PBR322的结构如图7-2所示。

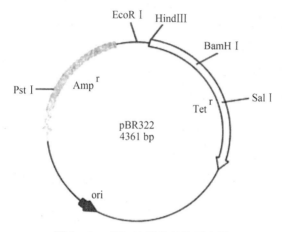

图7-2　pBR322质粒结构示意图

pBR322质粒具有以下特点:①相对分子质量小,因此不仅易于纯化,而且即使携带一段6~8kb的外源DNA片段,操作起来也极为便利。②具有一个复制起始位点(ori),能保证该质粒在大肠杆菌中复制。③具有两个抗生素抗性基因(可作为选择标记),一个是Amp^r,另一个是Tet^r,其中一个作为插入失活基因,另一个可以作为筛选基因。④pBR322基因组序列中有多达24种限制性内切酶的单一切点,其中有多个克隆位点位于Amp^{r}和Tet^{r}两个抗性基因中,选择适当的位点插入外源性DNA片段可导致Tet^{r}基因失活或Amp^{r}失活。⑤具有较高的拷贝数,一般一个细胞中可达到15个。而在蛋白质合成抑制剂(如氯霉素)存在条件下,可达到1000~3000个拷贝,这为重组DNA的制备提供了极大的方便。

(2)pUC系列载体:pUC系列是在pBR322质粒基础上,插入了一个来自M$_{13}$噬菌体在5'端带有一段多克隆位点(multiple cloning site,MCS)的lac Z'基因,而发展成为具有双重检测特性的新型质粒载体系列,是目前重组DNA技术中最常用的大肠杆菌克隆载体。

pUC系列载体主要由如下4个部分组成:①来自pBR332质粒的复制起点(ori)。②含有Amp^r,但其核苷酸序列已经发生了改变,不再含有原来的单一性酶切位点。③具备大肠杆菌β-半乳糖苷酶基因(lac Z)的启动子及其编码α-肽链的DNA序列,这一结构称为lac Z'基因。④位于lac Z'基因中靠近5'端有一段多克隆位点,外源基因插入后并不破坏lac Z'基因的功能。pUC系列载体的结构如图7-3所示。

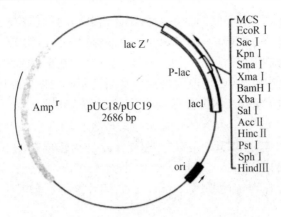

图 7－3　pUC18/pUC19 质粒载体结构图

pUC 系列载体具有许多 pBR332 质粒载体无法比拟的优越性。①具有更小的相对分子质量和更高的拷贝数。其结构中仅保留了 pBR322 的复制子和 Amp^r,其长度仅为 2000～3000bp。同时 pUC 系列载体拷贝数极高,不经氯霉素扩增,平均每个细胞可达 500～700 个拷贝。②适应于组织化学方法筛选重组子。pUC 载体结构中具有 lac Z'基因,当培养基中含有诱导物异丙醇－β－D－硫代半乳糖(IPTG)时,lac Z'基因被诱导表达产生的 β－半乳糖苷酶 N 端肽与宿主菌表达的 C 端肽互补而具有 β－半乳糖苷酶活性(质粒和宿主编码的肽段各自都没有酶活性),两者融为一体而具有酶活性,称为 α－互补,β－半乳糖苷酶能水解 5－溴－4－氯－3－吲哚－β－D－半乳糖(X－gal)使菌落显蓝色(蓝白斑实验),用于鉴定重组 DNA 分子。③pUC 系列的多克隆位点与 M$_{13}$mp 系列对应,因此,可将两种不同黏性末端 DNA 片段(如 EcoR I 和 BamH I)直接克隆到 pUC 系列载体上。

(二)噬菌体

噬菌体(bacteriophage)是一类细菌病毒的总称。常用做载体的噬菌体主要有 λ 噬菌体和 M$_{13}$噬菌体。

λ 噬菌体是一种大肠杆菌双链 DNA 噬菌体,属于温和噬菌体。其克隆效率远远高于质粒载体,获得的文库大而完整。λ 噬菌体线性双链 DNA 分子两端各有一条有 12 个核苷酸构成的彼此完全互补的 5'单链突起序列,是天然的黏性末端。λ 噬菌体感染细菌后,会迅速通过黏性末端之间的互补作用,形成环形双链 DNA 分子,这种由黏性末端结合形成的双链区段称为 cos 位点。

λ 噬菌体载体的主要特点是:①增加了容纳外源 DNA 片段的能力,可以插入 10～20kb 的外源 DNA 片段。②λ 噬菌体感染大肠杆菌要比质粒转化细菌的效率高得多,所以 λ 噬菌体载体常用于构建 cDNA 文库或基因组文库。③具有多种限制酶的识别序列,便于外源 DNA 片段的插入和置换。④重组 DNA 分子的筛选较为方便。

(三)柯斯质粒

噬菌体载体较为有效的克隆范围仅为 15kb 左右,而许多真核基因的分子大小可达 30～40kb,甚至更大。因此,进行真核基因的结构和功能研究需要比噬菌体载体具有更大克隆能力的载体。

柯斯质粒,又称为黏粒(cosmid),是 1978 年由 collins 和 hohn 改建的一种含有 λ 噬菌体 DNA 黏性末端 cos 序列和 pBR322 质粒复制子的质粒载体。它具有较强的克隆能力。

柯斯质粒具有以下特点。①具有 λ 噬菌体的体外包装、高效感染等特性。②具有质粒载体的易于克隆操作、选择及高拷贝等特性。黏粒载体具有质粒的复制起点,因此能够在宿主细胞内像质粒 DNA 一样进行复制,并且在氯霉素作用下,可进一步扩增。此外,黏粒载体通常也具有抗生素抗性基因,可用于重组体分子表型选择标记。③具有高容量的克隆能力,其克隆能力最高可达 52kb,可用于克隆大片段的 DNA 和构建基因组文库。

三、重组 DNA 技术的基本步骤

重组 DNA 技术的基本步骤大致包括:①目的基因的制备。②载体的选择与构建。③目的基因与载体的连接。④重组 DNA 导入宿主细胞。⑤重组 DNA 的筛选与鉴定。⑥外源基因的表达、分离与纯化等过程。重组 DNA 技术过程见图 7-4。

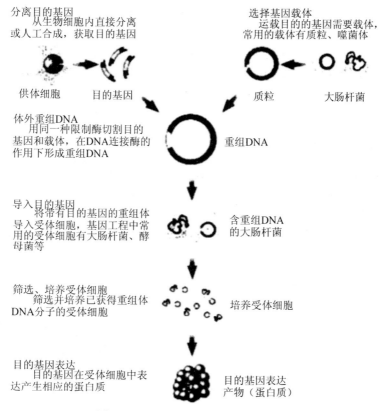

图 7-4　重组 DNA 技术过程示意图

（一）目的基因的制备

目的基因是指被研究的某一基因或 DNA 序列,又称为靶基因(target gene)。获得目的基因的主要方法有:化学合成法、基因组 DNA 文库、cDNA 文库、聚合酶链反应(PCR)。

1.化学合成法　此法适用于已知目的基因的核苷酸序列,或根据某种基因产物的氨基酸序列推导出的该多肽编码基因的核苷酸序列,可以利用 DNA 合成仪通过化学合成原理直接合成目的基因。该方法具有快速、有效、不需收集基因来源的优点,可以用来合成数十个核苷酸长度的寡核苷酸片段。

2.基因组 DNA 文库　用机械法或限制性核酸内切酶随机将基因组 DNA 切割成许多片段,每一个片段与适当克隆载体拼接成重组 DNA。将所有的重组 DNA 分子全部导入宿主细胞并进行扩增,得到分子克隆的混合体,这一含有全部基因片段的分子克隆混合体称之为基因组 DNA 文库(genomic library,G 文库)。

基因组 DNA 文库构建通常包含以下五个步骤:①载体 DNA 的制备。②染色体 DNA 片段的制备。③体外连接与包装。④重组噬菌体感染大肠杆菌。⑤基因文库的鉴定、扩增与保存。

3. cDNA 文库 逆转录酶能利用 RNA 为模板合成 DNA 片段。将细胞全部 mRNA 经逆转录制备成 cDNA 后建立的基因文库,称为 cDNA 文库(C 文库)。建立 cDNA 文库与基因组 DNA 文库的最大区别是 DNA 的来源不同。基因组 DNA 文库是取现成的基因组 DNA,cDNA 文库是取细胞中全部的 mRNA 经逆转录酶生成 DNA(cDNA),其余构建步骤两者相类似。构建 cDNA 文库的基本步骤有 5 步:①制备 mRNA。②合成 cDNA。③制备载体 DNA(质粒或 λ 噬菌体)。④双链 cDNA 的克隆(cDNA 与载体的重组)。⑤cDNA 文库的鉴定、扩增与保存。

4. 聚合酶链反应(PCR) 对于已知的基因,可通过 PCR 反应直接从染色体 DNA 或 cDNA 上高效、快速地扩增出目的基因片段,是最常用的获取目的基因的方法。

(二)载体的选择与构建

制备的目的基因必须与合适的载体连接,才能进入宿主细胞进行复制和表达,因此,必须根据实验目的选择适宜的载体。例如,λ 噬菌体载体和柯斯质粒载体主要用于构建基因组 DNA 文库;pUC 系列载体主要用于构建 cDNA 文库和克隆较小的 DNA 分子片段。

(三)目的基因与载体的连接

目的基因与载体的连接,即 DNA 体外重组,主要依赖于限制性核酸内切酶及 DNA 连接酶的作用。在进行连接时,应遵循以下几个原则:①实验步骤尽可能简便易行。②在目的基因的两端含有能够被一定的限制酶切割的接点序列,有利于回收插入片段和鉴定。③连接后不改变目的基因的可读框。

根据目的基因末端的性质,以及质粒载体与目的基因限制酶切位点的性质,可选择黏性末端连接、平末端连接、人工接头连接、同聚物加尾连接等方式来进行目的基因片段和载体的连接。

1. 黏性末端连接 选用一种对载体 DNA 具有惟一酶切位点的限制酶(如 BamH I)进行酶切,形成具有黏性末端的线性 DNA 分子。再将目的基因也用同一限制酶作同样处理。然后将这两种经过酶切消化的目的基因和载体 DNA 混合,并加入载体 DNA 连接酶,由于它们具有同样的黏性末端,因此能够退火形成重组体(图 7-5)。

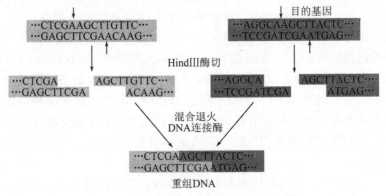

图 7-5 黏性末端连接构建 DNA 重组体

2.平末端连接　带有平末端的 DNA 片段一样可以在 DNA 连接酶催化下连接(图 7—6)。此外,黏性末端经特殊酶处理,变为平末端,也可进行平末端连接,但是只能用 T₄ DNA 连接酶。由于平末端连接属于低效反应,其连接效率比起黏性末端连接低得多。

黏性末端连接和平末端连接的优缺点比较见表 7—5。

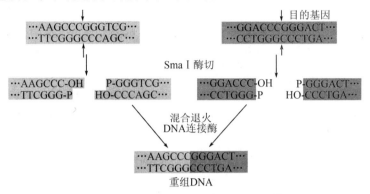

图 7—6　平末端连接构建 DNA 重组体

表 7—5　黏性末端连接和平末端连接的比较

目的基因 DNA 片段末端	重组的要求	优缺点
平末端	要求高浓度的 DNA 和连接酶	(1)非重组体克隆背景较高 (2)质粒与目的基因连接处的限制酶切位点消失 (3)重组质粒可能带有目的基因的串联拷贝
不同的突起末端	用两种不同限制酶消化后需纯化质粒载体以提高连接效率	(1)质粒和目的基因连接处的限制酶切位点常可保留 (2)非重组体克隆背景较低 (3)目的基因只以一个方向插入到载体中
相同的突起末端	线性质粒 DNA 常用磷酸酶处理	(1)质粒和目的基因连接处的限制酶切位点,可保留 (2)重组质粒可能带有目的基因的串联拷贝 (3)目的基因可以两个方向插入到载体中

3.人工接头连接　当载体和目的基因上没有相同的酶切位点时,可将用化学方法合成含有特定限制酶酶切位点的寡核苷酸片段(人工接头,linker)连接到目的基因两端,再在该酶的催化下,获得和载体相同的黏性末端,并进行连接(图 7—7)。

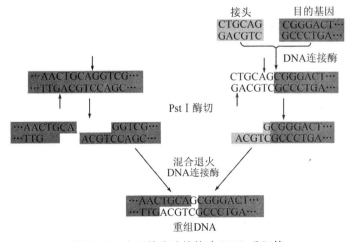

图 7—7　人工接头连接构建 DNA 重组体

4.同聚物加尾连接　　同聚物加尾连接是利用末端脱氧核糖转移酶（TdT酶）可催化dNTP加到单链或双链DNA分子3'末端的特点,在外源DNA片段和载体上加入同聚体(如其中一个3'端接上多聚G,另一个3'端接上多聚C),然后通过互补同聚体之间的氢键相连,在DNA连接酶催化下形成重组DNA分子(图7－8)。

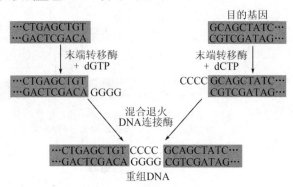

图7－8　同聚物加尾连接构建DNA重组体

(四)重组DNA导入宿主细胞

体外构建的重组DNA分子必须导入合适的宿主细胞中才能进行复制、扩增和表达。

1.宿主细胞的选择应遵循的原则　　目前,重组DNA技术中使用最为成熟的宿主细胞是微生物,如大肠杆菌、枯草杆菌、酵母菌等。作为重组DNA技术的宿主细胞应该具备以下特性:①具有接受外源DNA的能力,易于转化。②表达载体所含的选择性标志物应与宿主细胞基因型相匹配。③限制修饰系统缺陷,如宿主细胞具有针对外源DNA的限制修饰系统,则可使转化的外源基因被降解,而降低转化效率。④遗传稳定性高,易于扩增。⑤内源蛋白水解酶缺乏或含量低,利于目的基因表达产物积累。⑥无致病性,从生物安全角度考虑,宿主细胞不能具有感染寄生性。

2.导入方法　　将重组DNA分子导入宿主细胞时,宿主细胞须经过一些特殊处理,使细胞的通透性发生改变,成为能够允许重组体进入的感受态细胞(competent cell)。在一定的条件下,将重组体与经过处理的感受态细胞混合培养,使重组DNA进入宿主细胞。导入有转化、转染和转导等多种方式。把带有目的基因的重组质粒DNA引入宿主细胞的过程称为转化(transformation)。将重组噬菌体DNA直接引入宿主细胞的过程称为转染(transfection)。若重组噬菌体DNA被包装到噬菌体头部成为有感染力的噬菌体颗粒,再以此噬菌体为运载体,将头部重组DNA导入宿主细胞中,这一过程称为转导(transduction),通常也称为感染。转导的克隆形成效率要比转染高出几个数量级。

(1)$CaCl_2$转化法:将处于对数生长期的细菌置于0℃的$CaCl_2$低渗溶液中处理,细胞膨胀成球形,形成感受态细胞,感受态细胞有摄取外源DNA的能力,使重组DNA进入细胞内。此种方法适用于大多数的大肠杆菌菌株,因其简单、快速、重复性好而被广泛应用。

(2)电穿孔法:宿主细胞在高压脉冲电流作用下,细胞膜形成暂时性的微孔,可以使重组DNA分子进入宿主细胞。该方法操作简单,无需制备感受态细胞,但需要专门的仪器设备。转化效率受电场强度、脉冲频率、脉冲时间等因素的影响,因此,导入前应进行预实验,针对不同的对象,选择最佳条件。

(3)脂质体介导法:带正电荷的脂质体(liposome)可以通过与重组DNA分子上带负电的

磷酸基团结合,形成由阳离子脂质包裹 DNA 的颗粒,随后脂质体上剩余的正电荷与细胞膜上的唾液酸残基的负电荷结合,通过两者的融合将重组 DNA 分子导入细胞。脂质体介导法的优点是转染效率高、对细胞生长的影响小。

(五)重组 DNA 的筛选与鉴定

重组 DNA 分子导入宿主细胞后,由于受到载体自连、多拷贝插入 DNA、反向连接及各种可能的突变(如插入 DNA 或载体插入 DNA)等因素的影响,并非能全部按照预先设计的方式进行重组和表达,因此,为了分离出含有目的基因的重组子,必须对重组 DNA 分子进行筛选。

1. 根据遗传表型进行筛选

(1)利用抗生素抗性基因筛选:抗生素抗性基因筛选是一种使用最为广泛的筛选方法。大多数的载体都带有抗生素的抗性基因(如 Amp^r 和 Tet^r 等),当编码有这些抗性基因的载体携带目的基因进入无抗性细菌后,被转化的阳性细菌获得抗生素抗性基因而存活,未被转化的宿主细胞不能存活。图 7-9 为利用抗生素抗性基因筛选的示意图。

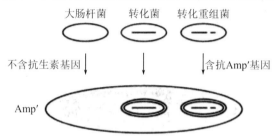

图 7-9 利用抗生素抗性基因筛选

(2)抗性基因插入失活筛选:在含有两个抗性基因的载体中,如果目的基因插入到其中一个基因导致其失活,这样得到的宿主细胞便可以在含另一抗生素的培养基上生长,而不能在两种抗生素都加入的培养基上生长,这样就可以用两个分别含有不同药物的平板对照筛选出含有重组 DNA 分子的菌落。例如,pBR322 质粒载体具有 Amp^r 和 Tet^r 抗生素抗性基因,在这两个基因之间有几个常用的限制酶的酶切位点,便于外源基因插入。如用 BamH I 限制酶切割,则外源基因插入后,会造成 Tet^r 失活。这种重组 DNA 分子导入宿主细胞后,只能在含有氨苄青霉素的培养基上生长,而不能在含有四环素的培养基上生长。而在含有氨苄青霉素和四环素的培养基上都能够生长的细菌只能是未插入目的基因的空载体。图 7-10 为抗生素抗性基因插入失活选择示意图。

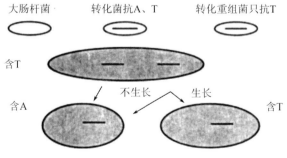

图 7-10 抗性基因插入失活筛选

(3)β-半乳糖苷酶显色反应筛选:β-半乳糖苷酶系统是利用宿主细胞和重组细胞中 β-半乳糖苷酶活性的有无,表现出营养缺陷互补,从而通过直观的显色反应进行重组 DNA 分子的筛选。营养缺陷是指丧失合成一种或一些生长因子的能力。如果宿主细胞属于某一营养缺陷,则在培养这种细胞的培养基中必须加入该营养物质才能生长。如果进入这种细胞的重组 DNA 分子中含有一个能表达该营养物质的基因,就能实现营养缺陷互补,使重组细胞具有完整的系列代谢能力,培养基中即使不添加该营养物质也能生长。

例如,pUC 系列载体带有一个来自大肠杆菌 DNA 的 β-半乳糖苷酶基因(lac Z 基因)的 N 端编码序列(无活性)。而宿主细胞含有 β-半乳糖苷酶 C 端编码序列(无活性),两者之间可以互补(成为 α 互补),产生具有活性的 β-半乳糖苷酶,从而使宿主细菌在 β-半乳糖苷酶诱导剂 IPTG 和底物 X-gal 存在下形成蓝色菌落。

5-溴-4-氯-3吲哚-β-D-半乳糖苷（X-gal）　　　　5-溴-4-氯吲哚（蓝色）　　　β-D-半乳糖苷

如果外源 DNA 片段插入到 pUC 载体中,就会破坏 N 端编码序列,产生无 α 互补功能的 N 端片段,也就不会产生 α 互补,因此产生的菌落是白色的。据此,仅仅通过目测即可轻易地识别和筛选出可能带有重组 DNA 分子的菌落(图 7-11)。

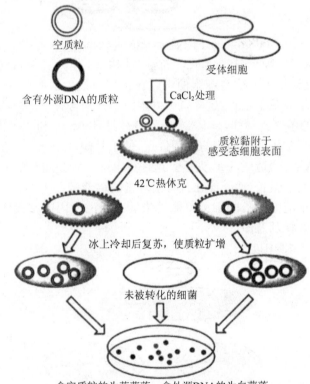

图 7-11　细菌转化和蓝白选择

2.根据重组 DNA 的结构特征进行筛选

(1)凝胶电泳检测:从分子质量上看,带有插入片段的重组 DNA 分子大于空载体,因此可以通过凝胶电泳进行分子质量检测。分子质量小的在电泳时迁移率较大,而重组 DNA 分子迁移率较小,在凝胶中位于后方。该法操作简单、快速,是分离、鉴定和纯化 DNA 片段的常用方法。

(2)限制性内切酶图谱鉴定:重组 DNA 分子由于插入了目的基因,会改变载体 DNA 的限制性内切酶图谱,因此对初步确定是带有外源性 DNA 片段的重组体菌落,挑选少量菌落进行小量培养。然后进行快速抽提得到重组 DNA,用限制性内切酶进行酶切和凝胶电泳分析,就可以判定是否有目的基因的插入。

(3)PCR 鉴定:如果已知目的基因的长度和两端的序列,就可以设计合成一对引物,以小量抽提得到的重组 DNA 为模板进行扩增,通过 PCR 产物的电泳分析可以确定是否有目的 DNA 的插入。此法除具有灵敏、快速的优点外,还可以检测目的基因的完成性。

(4)核酸分子杂交鉴定:利用碱基配对的原理进行核酸分子杂交,是鉴定基因重组体的常用方法。核酸分子杂交的方法有原位杂交、Southern 杂交和斑点杂交,常用的核酸分子杂交方法和适用范围见表 7—6。

表 7—6　常用的核酸分子杂交方法和适用范围

杂交方法	适用范围
菌落印迹杂交	检测转移到纤维素膜上的细菌,经裂解释放的 DNA
斑点杂交	检测未经凝胶电泳分离的,转移到膜上的 DNA 或 RNA
原位杂交	直接检测细胞或组织中的 DNA 或 RNA
Southern 印迹杂交	检测经酶切、凝胶电泳分离后转移到膜上的 DNA
Northern 印迹杂交	检测经凝胶电泳分离后转移到膜上的 RNA

(5)DNA 序列分析鉴定:DNA 序列分析是最后确定分离的 DNA 是否是特异的外源性插入 DNA 的唯一方法,也是最确定的方法。

(六)外源基因的表达、分离与纯化

重组 DNA 技术的主要目的是要使目的基因在某一细胞中得到高效的表达,产生具有生物学活性的多肽或蛋白质。外源基因在受体细胞内的表达,受到复制、转录(转录后加工)、翻译(翻译后加工)等多种因素的制约,还与表达载体的结构和表达体系有关。基因表达体系包括表达载体的构建、受体细胞的建立、表达产物的分离和纯化等,可分为原核表达体系和真核表达体系。

1.原核表达体系　原核生物基因表达具有以下特点:

(1)原核生物只有一种 RNA 聚合酶。

(2)其基因表达是以操纵子为单位。

(3)转录和翻译是偶联、连续进行的。

(4)原核基因一般不含内含子,缺乏转录后加工系统。

(5)表达调控主要在转录水平。大肠杆菌表达系统具有培养简单、生长迅速、经济而又适合大规模生产的特点,是当前采用最多的原核表达体系。

2.真核表达体系　真核表达体系有酵母、昆虫及哺乳类动物细胞。酵母菌是最理想的真核生物基因表达系统,其主要优点是:

(1)基因表达调控研究比较清楚。

(2)遗传操作相对简单。

（3）具有蛋白质翻译后加工和修饰系统。

（4）可将外源基因表达产物分泌到培养基中。

（5）不含毒素，对人体和环境安全。

四、重组 DNA 技术的应用

随着科学技术的发展，重组 DNA 技术在工业、农业、医学、环境等诸多领域已取得了令人瞩目的成就。在生命科学研究领域，人们借助重组 DNA 技术成功研制了基因工程药物和疫苗并应用于临床；找到了各种疾病的致病基因和发病机制；建立了基因诊断、治疗技术，为疾病诊断和治疗提供了新方法和新技术。

（一）基因工程药物

利用基因工程技术开发新型治疗药物是当前最活跃和发展最快的领域。基因工程药物主要指基因工程活性多肽、基因工程疫苗和 DNA 药物等。1982 年，自美国 Lilly 公司率先生产了世界上第一个基因工程药物重组人胰岛素以来，由于重组 DNA 技术在理论和技术上的重大突破，以及它在医药工业上展示的广阔前景，基因工程新型药物的研制和开发引起了世界各国的高度重视。目前已有数百种基因工程药物和疫苗研制成功，并应用于临床。例如：红细胞生成素（EPO）、人胰岛素（insulin）、人生长因子（hGF）、干扰素（IFN）、粒细胞集落刺激因子（G－CSF）、粒细胞－巨噬细胞集落刺激因子（GM－CSF）等。此外，基因工程单克隆抗体已经成为科研和临床诊断的有力武器。

（二）基因诊断

基因诊断以重组 DNA 技术为工具，直接从基因水平检测致病微生物的存在和种类、人类遗传病的基因缺陷等，并进一步从转录或翻译水平分析基因的功能，从而对疾病做出临床诊断或辅助临床诊断的方法。同传统的诊断方法相比，基因诊断具有早期诊断、高灵敏度、高特异性以及适用性强和诊断范围广等特点。用于基因诊断的技术方法主要有核酸分子杂交、聚合酶链式反应（PCR）、单链构象多态性检测（SSCP）、限制酶酶谱分析、DNA 序列测定、DNA 芯片技术等。目前，基因诊断已广泛应用于感染性疾病、遗传病和肿瘤等疾病的临床诊断。

1. 遗传性疾病　现在已知的遗传疾病有数千种，但多数遗传疾病属少见病例，有些遗传疾病在不同民族，不同地区的人群中发病率不同，中国较常见的遗传疾病有地中海贫血、甲型血友病、乙型血友病、苯丙酮尿症、杜氏肌营养不良症（DMD）、葡萄糖－6－磷酸脱氢酶（G－6－PD）缺乏症、唐氏综合征（Down syndrome）等。根据不同遗传疾病的分子基础，可采用不同的技术方法进行诊断，尤其用于胎儿的产前检查和携带致病基因者的预防性检查。

2. 感染性疾病　感染性疾病的病原微生物来源广泛，从原虫、真菌、细菌到病毒，都能引起侵袭性感染的发生。目前，应用基因诊断技术可以通过直接检测致病病原体基因，对微生物感染、带菌（毒）者或潜在性感染做出诊断，还可以对感染性病原体进行分类和耐药性监测。以艾滋病病原体人类免疫缺陷病毒（HIV）检测为例，以前艾滋病的诊断主要采用血清学的方法，虽然可确定是否接触过 HIV 病毒，但不能确定是否存在 HIV 感染。应用 PCR 技术不仅可以从抗体阳性但病毒培养阴性的血标本中检出病毒，还可以从有逆转录酶活性的细胞 DNA 标本中鉴定是否有 HIV 病毒核酸。

3. 肿瘤　肿瘤主要的遗传学改变是癌基因的激活、抑癌基因的失活以及因易位形成的融合基因产生新的功能蛋白。此外，染色体重排也是肿瘤的重要标志。利用基因诊断技术，不仅可以检测与肿瘤相关的基因存在、结构变异及基因多态性，而且可以检测与肿瘤相关基因的表达异常。如癌基因、抑癌基因及其产物（ras 家族、C－myc、C－erbB$_2$、EGF、TGF－α、P$_{53}$、MTS$_1$ 等）可以作为肿瘤标志物用于肿瘤诊断，检测肿瘤复发与转移，判断疗效和预后以及人群普查等方面，而且可以用于肿瘤发生和发展机理研究。

（三）基因治疗

基因治疗一般是指将正常的外源基因导入生物体靶细胞内，以弥补所缺失的基因、关闭或降低异常表达的基因，以治疗某种疾病的方法。1990 年 9 月，Blaese 等人对美国一名患腺苷脱氨酶（ADA）基因缺陷病的 4 岁女孩进行了人类历史上首次基因治疗并获得成功，标志着人类基因治疗临床应用阶段的开始。

基因治疗主要分为两大类：生殖细胞治疗和体细胞治疗。生殖细胞治疗是指在生殖细胞（精子、卵子或分化的受精卵）中引入正常基因或修复缺陷基因以校正遗传缺陷，如果正常基因能整合到基因组，则引入的外源基因能遗传给后代。体细胞治疗是指把外源基因导入患者的体细胞，以治疗或预防基因接纳者个人的疾病，只有特定的个体受益，不能遗传给后代。

目前基因治疗的主要策略如下。

1. 基因补偿　基因补偿是用正常基因代替或修正缺陷基因。基因补偿首先要选择合适的靶基因。选择原则是哪种基因存在缺陷就补偿其相应的正常基因。如常见的遗传性疾病。通常是因某一基因缺陷所致，只要给予相应的正常基因即可奏效。基因补偿还需要合适的接受和表达靶基因的靶细胞。靶细胞可以是与疾病相关的细胞，如肿瘤细胞（与肿瘤有关）、红细胞（与贫血有关）、淋巴细胞（与免疫疾病有关）、神经细胞（与神经性疾病有关）等，也可以是与疾病无关的中介细胞，如成纤维细胞、成肌细胞等。不论哪种类型的靶细胞必须能比较容易地让靶基因转移进入，而且能使靶基因表达。基因补偿治疗单基因病往往很有效。

2. 反义技术　反义技术（antisense）就是针对致病基因或疾病易感基因，阻断或调控它们遗传信息表达的多个环节，从而避免疾病表型的出现，或使疾病表型向正常表型逆转。反义技术包括反义寡核苷酸技术、反义 RNA 技术和核酶（ribozyme）技术。反义寡核苷酸与反义 RNA 技术作用原理相似，都是按照碱基互补配对原则与相应的 mRNA 或基因结合，封阻其表达的。

3. RNA 干扰技术　RNA 干扰技术（RNA interference，RNAi）是通过人为地引入与内源靶基因具有同源序列的双链 RNA，诱导内源靶基因的 mRNA 降解，达到抑制基因表达的目的。该技术具有序列特异性、高效性、高稳定性的特点。RNAi 现象的发现及其分子生物学机制和功能的深入研究，为成功地应用 RNAi 研究与治疗遗传性疾病、病毒感染、免疫缺陷疾病和肿瘤等重大疾病提供了理论基础。

（戴萌萌）

第八章　健康体检操作

第一节　一般检查项目

一、血压

(一)测量方法

1.直接测量法　为有创方式,不适用于健康体检

2.间接测量法　即袖带加压法,以血压计测量,简便易行,但易受多种因素影响。因此,需要体检者在安静环境下休息至少5min再进行测量。

(二)血压标准(表8-1)

表8-1　血压值标准

类别	收缩压(mmHg)	舒张压(mmHg)
正常血压	<120	<80
正常高值	120～139	80～89
高血压		
1级(轻度)	140～159	90～99
2级(中度)	160～179	100～109
3级(重度)	≥180	≥110
单纯收缩期高血压	≥140	<90

(三)血压值变化临床意义

1.高血压　血压测量值受多种因素影响,因此至少3次非同日血压值达到或超过收缩压140mmHg和(或)舒张压90mmHg,即可认为有高血压。

2.低血压　血压低于90/60mmHg时称低血压,急性的持续低血压状态多见于严重病症。慢性低血压可有体质原因,通常体检者自诉平素血压偏低,但一般无自觉不适症状。

3.双侧上肢血压差别显著　正常双侧上肢血压可相差约5～10mmHg,若超过此范围则属异常。

4.上下肢血压差异常　正常下肢血压高于上肢血压达20～40mmHg。

5.脉压改变

(1)脉压增大:结合病史,可考虑甲亢、主动脉瓣关闭不全和动脉硬化等。

(2)脉压减小:可见于主动脉瓣狭窄、心包积液及严重心衰患者。

二、体重与体重指数

机体的发育受种族遗传、内分泌、营养代谢、生活条件及体育锻炼等多种因素影响,正常人各年龄组的身高与体重之间存在一定的对应关系。目前多采用体重指数判定肥胖与否,此法简便、实用,临床应用广泛(表8-2,表8-3)。

$$体重指数(BMI) = \frac{体重(kg)}{身高的平方(m^2)}$$

表 8-2　世界卫生组织标准

项目	BMI
正常	18.5～24.9
超重	25.0～29.9
肥胖	≥30.0

表 8-3　中国标准

项目	BMI
正常	18.5～23.9
超重	24.0～27.9
肥胖	≥28.0

三、腰围与腰臀围比

由于体脂分布不一定均匀,腰围主要反映腹部脂肪量,后者又常含一定程度内脏含脂量,因此腰围是反映中心性肥胖的有效参考指标,简单实用,但目前尚无统一测量方法。经脐腰围是用软尺经肚脐水平位绕腰一周所测量的数值,以厘米为单位,该方法因参照物明显,在健康体检中可操作性较强,推荐使用。

WHO 建议男性腰围>94cm,女性腰围>80cm,可视为肥胖;我国肥胖指标为,男性腰围>90cm,女性腰围>80cm。

腰臀围比(W/H)也可用于评估腹型肥胖。亚洲人比值相对要低些,男性 W/H>0.95,女性 W/H>0.85。

(张丽娜)

第二节　内科查体

一、既往病史和病史采集

(一)既往病史

包括既往的健康状况和过去曾经患过的疾病(包括各种传染病)、外伤手术、预防注射、输血、过敏等,特别是与目前所患疾病有密切关系的情况。

(二)家族史

包括询问双亲与兄弟、姐妹及子女的健康与疾病情况,特别应询问是否有与体检者同样的疾病,有无与遗传有关的疾病。

(三)个人生活史

包括社会经历、职业及工作条件、习惯与嗜好等。

(四)自觉症状

指体检者感受到的明显的症状,如头晕头痛、胸闷胸痛、低热乏力,咳嗽咯痰、胃痛反酸、大便形状及颜色异常、血尿、烦渴消瘦等症状及动态变化等。

二、胸部检查

（一）胸廓形态

正常胸廓的大小和外形个体间具有一些差异。一般两侧大致对称，呈椭圆形。成年人胸廓的前后径较左右径为短，两者的比例约为 $1：1.5$。

1. 扁平胸　胸廓呈扁平状，前后径不及左右径的一半。见于瘦长体型者，亦可见于慢性消耗性疾病，如肺结核等。

2. 桶状胸　胸廓前后径增加，与左右径相等甚或超过左右径，呈圆筒状。见于严重慢性阻塞性肺疾病患者，亦可见于老年或矮胖体型者。

3. 胸廓一侧变形　胸廓一侧膨隆多见于大量胸腔积液、气胸或一侧严重代偿性肺气肿，胸廓一侧平坦或下陷常见于肺不张、肺纤维化、广泛性胸膜增厚和粘连等。

（二）肺部听诊

受检者取坐位或卧位，微张口，稍做深呼吸。一般由肺尖开始，自上而下分别听诊前胸部、侧胸部及背部，注意在上下、左右对称部位进行对比。

1. 正常呼吸音　包括气管呼吸音、支气管呼吸音、支气管肺泡呼吸音及肺泡呼吸音。

2. 异常呼吸音

（1）干啰音：系由于气管、支气管或细支气管狭窄或不完全阻塞，气流吸入或呼出时发生湍流所产生的音响。

干啰音为一种持续时间较长带乐性的呼吸附加音，音调较高，吸气及呼气时均可听及，以呼气时为明显。

临床意义：双侧广泛性干啰音见于支气管哮喘、慢性支气管炎、心源性哮喘，花粉症、棉尘肺等；局限性干啰音见于支气管内膜结核、早期肺癌、支气管肺炎等。

（2）湿啰音：系由于吸气时气体通过呼吸道内的分泌物如渗出液、痰液、血液、黏液和脓痰等，形成的水泡破裂所产生的声音。

湿啰音为呼吸音外的附加呼吸音，断续而短暂，一次常连续多个出现，于吸气时或吸气终末较为明显，有时也可出现于呼气早期，部位较恒定，性质不易变。

临床意义：双侧广泛性湿啰音见于急性肺水肿、慢性支气管炎等。肺部局限固定不变的湿啰音，提示局部有病灶，如肺部炎症、肺结核、肺梗死、支气管扩张症肺膝肿、肺癌继发感染等。两侧肺底部湿啰音见于心功能不全导致肺淤血，支气管炎，支气管肺炎特发性肺间质纤维化等。

（3）胸膜摩擦音：当胸膜面由于炎症而变得粗糙时，随着呼吸便可出现胸膜摩擦音。

胸膜摩擦音通常在呼吸两相均可听到，一般于吸气末或呼气初较为明显，屏气时即消失，深呼吸时则增强，最常听到的部位是前下侧胸壁，因该区域的呼吸动度最大。

临床意义：常见于纤维素性胸膜炎、肺梗死、尿毒症、胸膜肿瘤、少量胸腔积液、严重脱水等疾病。

三、心脏检查

（一）心尖触诊（心尖搏动）

受检者取卧位，检查者用右手全掌置于其心前区，感觉心脏搏动的大体位置，然后逐渐缩小到用手掌尺侧(小鱼际)或示指、中指及环指指腹并拢同时触诊。

心尖区抬举性搏动见于左心室肥厚;胸骨左下缘收缩期抬举性搏动是右心室肥厚的可靠指征。

(二)心脏听诊

心脏听诊在心脏物理检查中极为重要。听诊时受检者取坐位或卧位,必要时可变换体位。

1.心脏瓣膜听诊区

(1)二尖瓣区:位于心尖搏动最强点,又称心尖区。

(2)肺动脉瓣区:位于胸骨左缘第二肋间。

(3)主动脉瓣区:位于胸骨右缘第二肋间。

(4)主动脉瓣第二听诊区:位于胸骨左缘第三肋间。

(5)三尖瓣区:在胸骨下端左缘,即胸骨左缘第四、第五肋间。

2.听诊顺序 通常的听诊顺序为:二尖瓣区→肺动脉瓣区→主动脉瓣区→主动脉瓣第二听诊区→三尖瓣区。

3.听诊内容 听诊内容包括心率、心律、心音、额外心音、杂音及心包摩擦音。

(1)心率:指每分钟心搏次数。正常成人安静、清醒的情况下心率为 $60\sim100$ 次/min,心率超过 100 次/min 称为心动过速;心率低于 60 次/min 称为心动过缓。

(2)心律:指心脏跳动的节律。正常人心律基本规则,听诊所能发现的心律失常最常见的有期前收缩和心房颤动。①期前收缩(曾称早搏):是在原来规则心律的基础上突然提前出现一次心脏搏动,继之有一较长的代偿间歇。按过早搏动的异位起搏点不同可分为房性、室性及房室交界性三种类型,以室性早搏最常见。②心房颤动:其听诊特点为:心律绝对不齐;第一心音强弱不等;脉率低于心率。常见于二尖瓣狭窄、高血压病、冠心病和甲状腺功能亢进症等。

(3)心音:分为第一心音、第二心音、第三心音和第四心音。通常情况下只能听到第一、第二心音。第三心音可在部分青少年中闻及,听到第四心音,多为病理性心音。

临床意义:心音强度的变化主要是心脏本身的疾病所致。当心肌有严重病变如心肌炎、心肌病及心肌梗死等,心音性质可发生改变。

(4)心脏杂音:指心音与额外心音外的异常声音,可与心音分开或相连接,也可完全遮盖心音。听诊时应注意杂音的部位、时相、性质、强度、传导方向以及杂音与体位和呼吸的关系。

收缩期杂音一般分为六级(表8—4)。

表8—4 心脏(收缩期)杂音分级

级别	响度	听诊特点	震颤
1	最轻	很弱,需在安静环境下仔细听诊才能听到,易被忽略	无
2	轻度	较易听到,杂音柔和	无
3	中度	明显的杂音	无
4	响亮	杂音响亮	有
5	很响	杂音很响,向周围甚至背部传导	明显
6	最响	杂音震耳,即使听诊器稍离开胸壁也能听到	强烈

(5)心包摩擦音:是一种音质粗糙、高调、搔抓样的声音,与心搏一致,通常在胸骨左缘第

三、第四肋间易听到。

心包摩擦音常见于各种心包炎、急性心肌梗死、尿毒症和系统性红斑狼疮等。

四、腹部检查

为了避免触诊引起胃肠蠕动增加,使肠鸣音发生变化,腹部检查的顺序调整为视、听、触、叩。

（一）视诊

受检者取低枕仰卧位,两手自然置于身体两侧,充分暴露全腹,上自剑突,下至耻骨联合。

1. 腹部外形　注意腹部外形是否对称,有无全腹或局部的膨隆或凹陷,有腹水或腹部肿块时,还应测量腹围的大小。

腹部膨隆分全腹膨隆和局部膨隆,前者见于肥胖、妊娠、腹水、腹内积气、巨大肿瘤等;后者见于常见于脏器肿大、腹内肿瘤或炎性肿块、胃肠胀气以及腹壁上的肿物和疝等。

腹部凹陷分为全腹凹陷和局部凹陷,前者见于消瘦和脱水者,严重时称舟状腹,见于恶病质,如结核病、恶性肿瘤等慢性消耗性疾病;后者多见于手术后腹壁瘢痕收缩所致。

2. 腹壁静脉　正常人腹壁皮下静脉一般不显露。腹壁静脉曲张常见于门静脉高压致循环障碍或上、下腔静脉回流受阻而有侧支循环形成时,发现腹壁静脉曲张后,应通过指压法鉴别血流方向,辨别腹壁静脉曲张的来源。

3. 胃肠型和蠕动波　正常人一般看不到胃肠的轮廓及蠕动波形,胃肠道发生梗阻时,可显示各自的轮廓。

（二）触诊

触诊为腹部检查的主要方法,受检者取仰卧位,双手平放于躯干两侧,双下肢屈曲并稍分开,做腹式呼吸使腹肌放松。

1. 腹壁紧张度　正常人腹壁有一定的张力,但触之柔软,较易压陷,称腹壁柔软。

全腹壁紧张可见于腹腔内容物增加,如肠胀气或气腹,腹腔内大量腹水。

局部腹壁紧张常见于相应腹内脏器炎症波及腹膜而引起。

2. 压痛及反跳痛　腹腔内的病变,如脏器的炎症、淤血、肿瘤、破裂、扭转均可引起压痛、压痛的部位常提示存在相关脏器的病变。当腹内脏器炎症累及壁层腹膜时可引起反跳痛。

3. 肝脏触诊　可采用单手触诊法或双手触诊及钩指触诊法。受检者取腹部检查位,从髂前上棘连线水平、右腹直肌外侧开始,逐渐移至右季肋缘,或自脐水平逐渐移至剑突,并与受检者的呼吸运动密切配合。正常成人肝脏一般在肋缘触不到,但腹壁松弛的瘦长体型,于深吸气时可于肋弓下触及肝下缘,在 1cm 以内;在剑突下可触及肝下缘多在 3cm 以内。

肝大分为弥漫性及局限性。弥漫性肝大见于病毒性肝炎、肝淤血、脂肪肝早期肝硬化、布一加综合征、白血病、血吸虫病、华支睾吸虫病等。局限性肝大见于肝脓肿、肝肿瘤及肝囊肿（包括肝棘球蚴病）等。

肝脏缩小见于急性和亚急性肝坏死,门脉性肝硬化晚期,病情极为严重。

触及肝脏时应详细体会并描述下列内容:大小、质地、边缘和表面状态、压痛、搏动、肝区摩擦感等。

4. 脾脏触诊　常用双手触诊法,正常情况下脾脏不能触及。临床常见脾脏肿大的意义见表8—5。

表 8-5　脾脏肿大分级及临床意义

脾大程度	定义	临床意义
轻度	脾缘不超过肋下 2cm	急、慢性病毒性肝炎，伤寒、粟粒型结核、急性疟疾、感染性心内膜炎及败血症等
中度	超过 2cm，在脐水平线以上	肝硬化、疟疾后遗症、慢性淋巴细胞白血病、慢性溶血性黄疸、淋巴瘤、系统性红斑狼疮等
高度	超过脐水平或前正中线	慢性粒细胞性白血病、黑热病、慢性疟疾和骨髓纤维化等

5.腹部肿块　除脏器外，正常腹部还可触及腹直肌肌腹及腱划、腰椎椎体及骶骨岬、乙状结肠粪块、横结肠、盲肠等结构。触到除上述内容以外的肿块，应视为异常。需要注意部位、大小、形态、质地、压痛、搏动及移动度等。

（三）叩诊

腹部叩诊的主要作用在于叩知某些脏器的大小和叩痛，腹腔内有无积气、积液和肿块等。一般采用间接叩诊法。

1.肝区叩击痛　以左手掌平放于受检者肝区，右手握拳用轻到中度的力量叩击左手背，出现疼痛称肝区叩击痛，见于肝脓肿、肝炎等。

2.肾区叩痛　受检者取坐位或侧卧位，用左手平放在肋脊角处（肾区），右手握拳由轻到中等的力量叩击左手。存在肾小球肾炎、肾盂肾炎、肾结石、肾结核及肾周围炎时，肾区有不同程度的叩击痛。

3.移动性浊音　主要用于检查有无腹水存在。当腹腔积液在 1000mL 以上时，移动性浊音是阳性，但需要与肠梗阻肠管内大量液体潴留和巨大卵巢囊肿相鉴别。

（四）听诊

1.肠鸣音　通常以右下腹作为肠鸣音的听诊点，正常情况下，肠鸣音大约每分钟 4～5 次。

（1）肠鸣音活跃，见于急性胃肠炎、服泻药后或胃肠道大出血。

（2）肠鸣音亢进，见于机械性肠梗阻。

（3）肠鸣音减弱，见于老年性便秘、腹膜炎、电解质紊乱（低血钾）及胃肠动力低下等。肠鸣音消失，见于急性腹膜炎或麻痹性肠梗阻。

2.血管杂音　常常在腹中或腹部两侧，腹中部的收缩期血管杂音多提示腹主动脉瘤或腹主动脉狭窄，下腹两侧的血管杂音多考虑髂动脉狭窄。

五、神经系统检查

神经系统检查是全身体格检查中的一个重要组成部分。通过仔细检查，能有效获取疾病的定位与定性诊断信息。检查前首先要确定受检者对外界刺激的反应状态，即意识状态。正常人意识清醒，无嗜睡、昏睡及昏迷等情况。

（一）肌力

肌力是指肌肉运动时的最大收缩力。检查时令受检者做肢体伸屈动作，检查者从相反方向给予阻力，测试受检者对阻力的克服力量，并注意两侧比较。

肌力：分六级。

0 级　肌肉完全瘫痪，测不到肌肉收缩。

1 级　仅测到肌肉收缩，但不能产生动作。

2 级　肢体能在床上平行移动,但不能对抗自身重力,即不能抬离床面。

3 级　肢体能抬离床面,但不能对抗阻力。

4 级　能做对抗外界阻力的运动,但比正常者弱。

5 级　正常肌力

(二)肌张力

肌张力指静息状态下肌肉紧张度。通过触摸肌肉的硬度及伸屈肢体时感知的阻力做判断。

肌张力增高分为痉挛性及强直性,分别为锥体束及锥体外系损害所致。

(三)病理反射

病理反射指椎体束病损时,大脑失去了对脑干和脊髓的抑制作用而出现的异常反应。

1. Babinski 征　受检者仰卧,下肢伸直,检查者手持受检者踝部,用钝头竹签沿患者足底外侧缘,由后向前至小趾近足跟部并转向内侧,阳性反应为拇趾背伸,其他四趾呈扇形展开。

2. Oppenheim 征　检查者弯曲示指及中指,沿受检者胫骨前缘用力由上向下滑压,阳性反应意义同 Babinski 征。

3. Gordon 征　用手以一定力量捏压腓肠肌部位。阳性反应意义同 Babinski 征。

以上 3 种测试方法不同,临床意义相同。

4. Hoffmann 征　以左手持患者腕关节,以右手中指及示指夹住受检者中指,稍向上提,使腕部处于轻度过伸位。以拇指迅速弹刮患者中指指甲,引起其余四指的掌屈反应为阳性。通常认为是病理反射,但也有认为是深反射亢进的表现,反射中枢为颈髓 7 节～胸髓 1 节。

(四)脑膜刺激征

脑膜刺激征是脑膜受刺激的表现,见于脑膜炎、蛛网膜下腔出血和颅内压增加等。

1. 颈强直　受检者仰卧,检查者以一手托扶其枕部,另一手置于胸前做屈颈动作,以测试颈肌抵抗力。如感觉颈部阻力增高,在除外颈椎或颈部肌肉局部病变后,认为有脑膜刺激征。

2. Kernig 征　受检者仰卧,一侧髋、膝关节屈成直角,检查者将其抬高小腿抬高伸膝,正常人可将膝关节伸达 135°以上,伸膝受限且伴疼痛与屈肌痉挛为阳性。

3. Brudzinski 征　受检者仰卧,下肢自然伸直,检查者一手托其枕部,一手置于胸前,当头部前屈时,双髋与膝关节同时屈曲为阳性。

(张丽娜)

第三节　外科查体

一、既往病史和病史采集

(一)既往病史

1. 既往的外科手术史　肺部、肝胆、消化系统、泌尿系统、甲状腺、乳腺等。既往明确诊断过的外科的相关疾病。

2. 既往疾病　既往发生过的运动系统的损伤和相关疾病。

3. 与外科疾病有关的恶性肿瘤家族史　肺癌、结肠癌、直肠癌、肝癌、肾癌、乳腺癌、甲状腺癌等。

（二）主要自觉症状

1.与消化道有关的症状 便血，排便习惯改变，大便形状改变等。

2.与排尿有关的症状 尿频、尿急、尿不尽、尿等待、尿线细、尿无力、尿滴沥、排尿困难等。

二、皮肤软组织检查

（一）颜色

全身皮肤的颜色是否均匀正常，有无苍白、发红等异常改变。如仅见肢端苍白，可能与血管性疾病有关。

（二）皮疹

出现斑疹、丘疹、疱疹等建议皮肤科就诊。

（三）瘢痕

多见于手术、外伤或病变愈合后，如有局部瘙痒红肿，建议皮肤科就诊。

（四）皮下结节及肿块

1.血管瘤 局部轻微隆起，呈红色或青紫色，压之可稍褪色，肿块质地软，可有触痛。大多需手术治疗。

2.粉瘤 局部隆起，顶部有尖呈黑色。多为疖肿形成，有反复感染的病例可手术切除。

3.疖肿 发生在皮肤，是单个毛囊及周围组织的急性化脓性感染，表现为红、肿、痛，直径小于2cm。化脓后中心呈白色，有波动感。应及时治疗，防止加重。

4.痈 有多个毛囊同时感染，比疖的炎症浸润范围大，对全身的影响大，应早治疗。

5.脂肪瘤 好发于躯干和四肢，质软可有假囊性感，无痛，体积可巨大。极少有恶变。如无症状可不处理。

6.纤维瘤 位于皮肤及皮下的纤维组织肿瘤，瘤体不大，质硬，生长缓慢。自感或压迫有痛感。直径一般在1cm以内，增大或有症状者应切除。

三、淋巴结检查

人体淋巴结分为深部和浅表两大部分，由于深部淋巴结不能触及，故临床主要检查浅表淋巴结，这些淋巴结平时很小，直径多在0.2～0.5cm之间，质地柔软，表面平滑，与毗邻组织无粘连，亦无压痛，不易触及。

（一）检查方法

1.检查顺序 按耳前、耳后、枕部、颌下、颏下、颈前、颈后、锁骨上、腋窝、滑车上、腹股沟、腘窝的顺序检查。检查时受检者局部肌肉放松，使表面皮肤松弛，由浅入深地进行触诊。

2.触诊 注意淋巴结的大小、数目、硬度、压痛、活动度、波动以及与皮肤和毗邻组织有无粘连，局部皮肤有无红肿、瘢痕、瘘管等，同时询问可能相关的疾病情况并检查可能引起局部淋巴结肿大的原发部位。检查时检查者面对受检者，检查方法如下。

（1）耳前、耳后、枕部淋巴结群：受检者略抬头或偏向检查侧，使肌肉松弛，检查者手贴检查部位，按顺序由浅入深滑动触摸。

（2）检查颌下、颏下、颈部淋巴结群：受检者头向前微低，在颌下、颏下及颈部触摸。

（3）检查锁骨上淋巴结：受检者取坐位或卧位，头部稍向前屈，检查者右手触受检者左侧，左手触受检者右侧，由浅入深触摸至锁骨后深部。

(4)腋窝部淋巴结群:面对受检者,检查者手扶被检测者前臂稍外展,以右手检查受检者左侧,左手检查受检者右侧,触摸腋窝四周及顶部(顺序:尖群、中央群、胸肌群、肩胛下群、外侧群)。

(5)滑车上淋巴结群:以左手抱受检者左前臂,以右手在肱二头肌肌腱内侧肱骨上髁2～3cm处触摸(对侧同)。

(6)腹股沟淋巴结群:受检者平卧,双下肢微曲并放松,在其双侧腹股沟处触。

(二)异常体征临床意义

1.局部淋巴结肿大多见于炎症或恶性肿瘤转移。

2.全身淋巴结肿大,见于血液系统疾病、传染性单核细胞增多症、变态反应性疾病等。

四、头颈部检查

(一)外形

受检者端坐位,暴露颈部,观察受检者头颅大小、外形有无异常,头颈部是否对称。

常见异常及意义:

1.方颅　前额左右突出,头顶呈方形,见于小儿佝偻病。

2.巨颅　颅内压增高所致,可伴有双目下视,巩膜外露的落日现象,见于脑积水。

3.先天性肌性斜颈　是指因胸锁乳突肌挛缩所造成的斜颈,检查可发现患侧胸锁乳突肌挛缩,长期可导致面部发育的不对称、颈椎发育不对称。疤痕挛缩、肌肉萎缩等亦可造成斜颈。

(二)运动

观察头部是否有异常运动,检查颈部屈伸、侧弯及旋转活动是否受限。

1.头部运动异常　头部不随意运动,见于帕金森病,与颈动脉搏动一致的点头运动称Musset征,见于严重主动脉瓣关闭不全。

2.颈部运动受限伴有疼痛　可见于软组织炎症,颈椎结核或肿瘤等。

3.颈部强直为脑膜受刺激的特征　见于各种脑膜炎、蛛网膜下隙出血等。

(三)肿块

受检者头向后仰,观察颈部有无包块,如有,注意检查其部位、大小、质地、活动度,与邻近器官的关系和有无压痛。

常见颈部包块:

1.颈部淋巴结炎性肿大　一般质软,活动度好,可伴有轻度压痛;恶性肿瘤淋巴结转移一般质硬,活动度差,可多个淋巴结融合。

2.甲状腺肿大及甲状腺结节　吞咽时可随吞咽动作上下移动,以此与其他包块鉴别。

(四)颈部血管

受检者安静状态下暴露颈部,观察有无明显的血管充盈及搏动。正常人立位或坐位时颈外静脉不显露。在坐位或半坐位时,颈静脉如明显充盈提示颈静脉压升高,见于右心衰竭、上腔静脉阻塞综合征。平卧时若看不到颈静脉充盈提示低血容量状态。安静状态下如颈动脉搏动明显多见于主动脉关闭不全、甲亢、严重贫血。

颈部血管听诊:患者坐位,钟形听诊器听诊有无杂音,明显杂音应考虑颈动脉或椎动脉狭窄可能。颈动脉狭窄杂音为收缩期吹风样杂音,见于颈动脉粥样硬化狭窄。锁骨下动脉狭窄的杂音可出现于锁骨上窝处。

（五）气管

患者取舒适坐位或仰卧位,将示指与无名指分别置于两侧胸锁关节上,然后将中指置于气管之上,观察中指是否在示指与无名指的中间位置,检查气管有无偏移。甲状腺肿大可将气管向健侧推移。肺不张、胸膜粘连可将气管拉向患侧。

五、甲状腺检查

（一）检查方法

1.视诊　受检者端坐位,解开领口衣扣,暴露颈前部,正视前方,嘱受检者做吞咽动作,观察颈前有无隆起包块。

2.触诊　推荐双手触诊法。有站立在受检者前面或后面两种方法。

（1）站在受检者前面时:用拇指从胸骨切迹向上触摸气管前软组织,一手拇指施压于一侧甲状软骨,将气管推向对侧,另一手示指、中指在对侧胸锁乳突肌后缘向前推挤甲状腺侧叶,拇指在胸锁乳突肌前缘触诊。同样方法检查另一侧。

（2）站立在受检者后面时:用示指从胸骨切迹向上触摸,检查甲状腺峡部,用类似前面的触诊方法,检查甲状腺侧叶。两种方法均嘱受检者做吞咽动作,感受、判断随吞咽上下活动的甲状腺有无肿大和包块,注意其大小、质地、边界、触痛、结节及震颤。正常腺体不能触及。

（二）常见阳性体征的描述与临床意义

1.甲状腺肿大

（1）甲状腺肿大可分为Ⅲ度。

Ⅰ度:不能看出肿大但能触及。

Ⅱ度:能看到肿大又能触及,但在胸锁乳突肌以内。

Ⅲ度:超过胸锁乳突肌外缘。

（2）甲状腺肿大的分型

弥漫型:甲状腺呈均匀性肿大,摸不到结节。

结节型:在甲状腺上摸到一个或数个结节。

混合型:在弥漫肿大的甲状腺上,摸到一个或数个结节。

（3）体检中发现甲状腺肿大应描述:肿大程度,表面是否光滑,硬度如何,与周围组织是否粘连,有无搏动,有无血管杂音。

（4）还需要进行临床意义判断后给出合理建议:

①新发现的应视情况建议进一步检查或行超声检查印证等。

②病史中提供有相关病史如甲亢等时应建议继续医院治疗原发病。

2.甲状腺结节

（1）甲状腺结节是指各种原因导致甲状腺内出现一个或多个组织结构异常的团块。外科触诊发现的甲状腺结节为甲状腺区域内扪及的肿块。甲状腺结节十分常见。触诊发现一般人群甲状腺结节的阳性率为3%～7%;而高清晰超声检查发现甲状腺结节的阳性率达20%～70%。甲状腺结节诊治的关键是鉴别良、恶性。

外科触诊应关注以下内容:①结节的位置,如位于甲状腺的左叶、右叶、峡部。②数目:单发还是多发。③大小、质地:硬、软、质韧等。④活动度:好或者差、与周围组织的界限是否清楚、是否光滑。⑤有无压痛、局部淋巴结肿大等。

（2）分类及病因

①增生性结节性甲状腺肿：碘摄入量过高或过低、食用致甲状腺肿的物质、服用致甲状腺肿药物或甲状腺激素合成酶缺陷等。

②肿瘤性结节：甲状腺良性腺瘤、甲状腺乳头状癌、滤泡细胞癌、甲状腺髓样癌、未分化癌、淋巴瘤等甲状腺滤泡细胞和非滤泡细胞恶性肿瘤。

③囊肿：结节性甲状腺肿、腺瘤退行性变和陈旧性出血伴囊性变、甲状腺癌囊性变、先天的甲状舌骨囊肿和第四鳃裂残余导致的囊肿。

④炎症性结节：急性化脓性甲状腺炎、亚急性甲状腺炎、慢性淋巴细胞性甲状腺炎均可以结节形式出现。极少数情况下甲状腺结节为结核或梅毒所致。

进行临床意义判断后给出合理建议：①新发现的应视情况建议进一步检查或行超声检查印证等。②病史中提供有相关病史如甲状腺腺瘤、结节性甲状腺肿、甲状腺癌等时应建议门诊就诊，明确诊断。

六、乳腺检查

（一）外形

1.单侧乳房明显增大　见于先天畸形、囊肿形成、炎症、肿瘤等。

2.乳房皮肤发红　提示局部炎症或乳腺癌累及浅表淋巴管炎症常伴局部肿、热、痛，癌性局部皮肤呈深红色，不伴疼痛，发展快。

3.乳房水肿　见于乳腺癌和炎症。癌性水肿为癌细胞阻塞淋巴管所致，表现为橘皮征。炎性水肿为毛细血管通透性增加所致，常伴皮肤发红。

4.乳房皮肤回缩　可由外伤或炎症后局部悬韧带短缩导致。局部无外伤史者，近期出现皮肤回缩常提示乳腺癌，甚至可能是早期乳腺癌的征象。

（二）包块

乳房孤立结节或腺体不对称性增厚需加以鉴别。其中质地较硬、表面不规则、边界不清、活动度差者需警惕恶性可能。少数情况下，炎性病变也可有此表现。

（三）溢液

乳头溢液提示乳腺导管病变。单侧乳房单孔血性溢液最常见于导管内乳头状瘤，亦见于乳腺癌和乳管炎。乳腺增生多为双侧多孔黄色、透明或浆液性，少数有棕色溢液。非哺乳期乳汁样溢液首先考虑药物或激素水平等原因。

（四）压痛

乳房局部压痛伴红肿热时，首先考虑炎症。乳腺增生可表现为弥漫性压痛伴乳房内散在结节感。

（五）乳头

近期出现乳头内陷可能为乳腺癌或炎性病变。当单侧乳头瘙痒、变红、粗糙、局部有结痂、渗出时，无论是否伴有乳腺肿块和乳头溢液都应想到Paget'病的可能。

（六）乳晕

肾上腺皮质功能减退时，乳晕区可出现明显色素沉着。当发现乳头乳晕区瘙痒、疼痛时也应想到Paget'病的可能。

（七）乳腺检查注意事项

1.乳腺检查应包括整个乳房和区域淋巴结　注意乳房上界至第二肋,内侧至胸骨缘、外侧至腋中线。需关注容易漏诊的乳房边缘、乳房下方、乳晕区、乳头深部及腋窝。无论乳腺是否异常，均应触诊腋窝。当乳腺丰满或体检者主诉与触诊不符时需采用平卧或健侧卧位检查。

2.不遗漏早期病例　很多乳腺癌早期仅表现为一些局部的特殊体征，如乳腺局部皮肤下陷、周边及乳头乳晕区的小结节、乳头溢液及乳头皮肤改变，充分认识和重视这些体征才能不遗漏早期病例。

七、脊柱和四肢关节检查

（一）外形

受检者站立位，从侧面及背面观察脊柱形状。成人脊柱存在颈曲、胸曲、腰曲和骶曲使脊柱形成"S"形，称生理性弯曲。观察生理弯曲是否存在，脊柱有无前突或后突畸形。嘱受检者弓背弯腰，检查者用示指、中指置于脊柱棘突两侧，自上而下以适当压力划压，沿棘突皮肤可出现一条轻度充血线，观察此线是否正直，以判断有无脊柱侧弯。观察受检者肢体左右两侧形态是否对称，有无成角、短缩或旋转畸形，肢体是否处于功能位或手的休息位。逐一检查各关节有无红肿、畸形，关节附近肌肉有无萎缩等。

常见异常及临床意义：

1.脊柱生理弯曲改变曲度变小或消失多见于颈椎、胸椎的退行性疾病或术后改变。可根据是否存在神经压迫症状和体征决定进一步检查，如X线检查、核磁检查等。成角畸形可见于脊柱结核、脊柱肿瘤等。

2.脊柱侧弯分为先天性、特发性和继发性。先天性脊柱侧弯多较严重，常合并脊柱和肋骨的其他畸形。特发性脊柱侧弯常见于青春期体型瘦高的女性，发病原因不清。外伤或病理性的椎体骨折亦可继发脊柱侧弯，比较多见于老年人。根据脊柱侧弯的原因、严重程度、进展情况以及是否存在神经压迫，决定是否需进一步的诊疗。

3.指关节畸形如梭形关节，见于类风湿关节炎、骨关节病；爪形手，见于尺神经损伤、进行性肌萎缩、脊髓空洞症及麻风。

4.膝关节畸形膝内翻（O型腿）、膝外翻（X型腿）为常见的膝关节畸形，可见于小儿佝偻病。成人多见于老年性骨关节病后期导致明显的内翻屈曲畸形。

（二）运动

正常脊柱活动包括前屈、后伸、侧弯和旋转四种。检查颈段脊柱时应固定被检查者双肩，检查腰段脊柱须用双手固定被检查者骨盆，然后作脊柱旋转活动。在检查时应询问被检查者有无活动疼痛。各关节根据部位和功能不同分别有屈伸、外展内收、旋转等运动功能，检查时不仅要检查是否具备上述功能，还要检查运动范围是否正常。

常见异常及临床意义：

1.脊柱活动受限　外伤、肿瘤、椎间盘突出等导致的疼痛可以使脊柱活动受限。强直性脊柱炎可导致严重的脊柱畸形及活动受限，并可累及骶髂关节等其他部位。

2.肩关节活动受限　肩关节周围炎时，关节各方向的活动均受限，称冻结肩。

3.浮髌试验检查　被检查者平卧位，下肢伸直肌肉放松，检查者一手向远端按压髌上囊部，将可能存在的积液挤向髌骨下方，另一手示指轻压髌骨，髌骨有被积液浮起感觉称为浮髌试验阳性。

（三）水肿

水肿分为全身性水肿和局部性水肿。局限性水肿是指水肿局限于身体某一部位。全身

各部分(主要是皮下组织)组织间隙均有液体留时称为全身性水肿。如水肿部位在用手指按压时出现凹陷,则称为可凹性水肿

1.常见的全身性水肿病因及临床表现

(1)心源性水肿:右心功能不全的主要表现,其特点是最先出现于人体的下垂部位,水肿重者甚至出现胸水、腹水。

(2)肾源性水肿是肾脏疾病的重要表现。早期仅出现于早晨起床时在眼睑及面部出现,后出现全身性水肿。其分布与体位关系不大。

(3)黏液性水肿常在面部及下肢出现,以面部水肿明显,其特点为指压水肿部位皮肤时无明显的凹陷,为非可凹性水肿。因甲状腺机能减退引起。

2.局限性水肿病因及临床表现

(1)静脉回流受阻:上腔静脉受压迫,可出现头颈部、两上肢及上胸部水肿,伴有颈静脉怒张,胸壁浅静脉曲张,有时有纵隔刺激症状,称为上腔静脉综合征,最常见于肺癌患者。下腔静脉受腹腔内肿块压迫或血栓阻塞,可出现下肢与阴囊水肿,亦可有肝脾肿大,称为下腔静脉综合征。

(2)淋巴回流受阻:病或手术损伤淋巴系统引起,多发生于肢体,患部皮肤粗糙、增厚,并起皱褶,皮下组织也增厚称为象皮肿。

(3)神经血管性水肿:多见于面、舌、唇等处,变态反应疾病。其特点是突然发生的、无痛的、硬而有弹性的局部水肿,变化较快,如累及声门则可导致窒息。

八、肛门直肠检查

直肠全长约12~15cm,下连肛管。肛管下端在体表的开口为肛门。位于会阴中心体与尾骨尖之间。

(一)检查方法

受检者取站立弯腰位或膝胸卧位。按"体位+时钟方向"记录。

1.视诊 检查者用手分开受检者臀部,观察肛门及其周围皮肤颜色及皱褶,正常颜色较深,皱褶自肛门向外周呈放射状。并应观察肛门周围有无脓血、黏液、肛裂、外痔、瘘管口、溃疡或脓肿等。

2.触诊 肛门和直肠触诊通常称为肛诊或直肠指诊。检查时受检者取站立弯腰位,膝胸卧位或左侧卧位。检查者右手戴手套或示指带指套,涂以润滑剂,将示指置于肛门外口轻轻按摩,待受检者肛门括约肌适当放松后,再徐徐插入肛门进入直肠内。先检查肛门括约肌的紧张度,再查肛管及直肠的内壁。

(二)异常体征及其临床意义

1.肛口剧烈触痛 常见于肛裂及急性感染者。

2.触痛并伴有波动感 见于肛门、直肠周围脓肿。

3.直肠内触及柔软光滑而有弹性的包块 考虑直肠息肉可能。

4.触及坚硬、凹凸不平的包块 应考虑直肠癌可能。

5.指诊后指套表面带有黏液、脓液或血液 应进一步做内镜检查。

九、男性外生殖器检查

男性外生殖器包括:阴茎、阴囊(包括其内容物)、前列腺和精囊腺。

（一）阴茎

正常成年人阴茎长度为7～10cm。检查顺序如下：

1.包皮　检查有无包皮过长、包茎以及包皮粘连、包皮嵌顿。

异常体征及其临床意义：翻起包皮后应露出龟头，如不能露出尿道外口或龟头，常见于包茎、先天性包皮口狭窄或炎症、外伤后粘连。

2.龟头与阴茎颈　显露龟头和阴茎颈部，观察其表面的色泽、有无充血、水肿、溃疡、分泌物，触诊有无硬结、包块。观察阴茎大小与形态。

异常体征及其临床意义：①如有硬结、暗红色溃疡、易出血或融合成菜花状，应考虑为阴茎癌。②如发现单个椭圆形质硬溃疡，应考虑为下疳，愈合后留有痕迹，考虑为梅毒。③如发现有淡红色小丘疹融合成蕈样，应考虑为尖锐湿疣。成人阴茎过小见于发育不良，提示垂体或肾上腺功能不全。④儿童期阴茎过大呈成人型见于性早熟，如促性腺激素过早分泌，假性性早熟见于睾丸间质细胞瘤。

3.尿道口　将拇指、示指置于上下或两侧，轻轻挤压龟头使尿道口张开，观察有无红肿、分泌物以及溃疡，有无狭窄、尿道下裂、尿道口开口异位。

异常体征及其临床意义：①如发现尿道口有红肿、分泌物以及溃疡，应考虑淋球菌感染或其他病原菌感染。②尿道口狭窄，常见于炎症后、创伤后。③尿道口异位，常见于尿道下裂等先天性畸形。

（二）阴囊

1.检查方法　检查时受检者站立或仰卧位，两腿稍分开。先观察阴囊皮肤和外形。触诊时医生先将双手拇指置于受检者阴囊前面，其余四指放在阴囊后面，双手同时触摸，也可单手触诊。

2.异常体征及其临床意义　①阴囊皮肤增厚呈苔藓样，并有小片鳞屑；或皮肤呈暗红色、糜烂，伴有大量渗出，有时形成软痂，伴有顽固性奇痒，可考虑为阴囊湿疹；经久不愈的湿疹，应除外阴囊湿疹样癌。②阴囊水肿可为全身水肿的一部分，如肾病综合征；也可为局部因素导致，如局部炎症或过敏反应、静脉或淋巴回流受阻等。③阴囊象皮肿（阴囊橡皮病），多为血丝虫病引起。④腹股沟斜疝表现为一侧或双侧阴囊肿大，触之有囊性感，有时平卧后可还纳或用手可推回腹腔，但受检者如用力咳嗽等增高腹压时可再降入阴囊。⑤鞘膜积液表现为阴囊肿大触之有水囊样感，注意应与睾丸肿瘤、附睾肿瘤、腹股沟斜疝等鉴别。

（三）精索

1.检查方法　用拇指和示指触摸精索，从附睾到腹股沟环。

2.异常体征及其临床意义　①如精索呈串珠样肿胀，见于输精管结核。②如精索有压痛并局部皮肤红肿，多为精索急性炎症。③如靠近附睾的精索触及硬结，常由于丝虫病所致。④如精索有蚯蚓团样感，多为精索静脉曲张所致。

（四）睾丸

1.检查方法　用拇指和示指、中指触摸睾丸，动作要轻柔。注意其大小、形态、硬度、有无触痛、有无包块等，并作两侧对比。

2.异常体征及其临床意义　①睾丸急性肿痛，触痛明显，可见于急性睾丸炎、睾丸扭转等。②睾丸慢性肿痛，多见于结核。③一侧睾丸肿大、质硬并伴有结节，应考虑睾丸肿瘤。④睾丸萎缩常见于流行性腮腺炎、精索静脉曲张、外伤后等。⑤双侧睾丸过小，常见于先天性内分泌异常。⑥如触诊阴囊内未及睾丸，应触摸腹股沟管、阴茎根部、会阴部等处，必要时行超声检查腹腔。

（五）附睾

1. 检查方法　用拇指和示指、中指触摸睾丸后外侧，注意其大小、有无压痛和结节等。

2. 异常体征及其临床意义　①附睾急性炎症时肿痛明显，有时会伴有发热。②附睾出现慢性炎症时，可表现为附睾肿大伴有轻度压痛。③附睾肿胀无压痛，质硬并有结节感，伴有输精管增粗且呈串珠状，可考虑为附睾结核。

（六）前列腺

1. 检查方法　应在膀胱排空后进行检查。受检者跪卧于检查台上，取胸膝卧位，或采用右侧卧位，也可采取受检者站立弯腰体位进行检查。首先检查者戴好手套，再涂以适量润滑剂后，用示指缓缓插入肛门，向腹侧触摸，了解前列腺大小、质地、表面是否光滑、有无结节、压痛以及与直肠是否粘连等。

2. 异常体征及其临床意义　①良性前列腺肥大时中央沟变浅或消失，表面光滑，边缘清楚，质地为中等硬度且有弹性，无压痛。②前列腺肿大且伴有明显压痛，多见于急性前列腺炎。③前列腺质硬、无压痛，表面有硬结节或于直肠有者，应除外前列腺癌。

（七）精囊腺

精囊腺位于前列腺外上方。正常人不能触及，如能触及则为病理状态。

精囊腺病变及其临床意义：①精囊病变常继发于前列腺病变。②索条状肿胀、触痛，多见于炎症。③表面呈结节状，多见于结核。④质硬的肿大，应除外精囊腺癌。

（刘晓春）

第四节　眼科查体

一、体检流程

眼科体检流程见图 8—1。

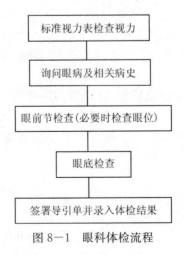

图 8—1　眼科体检流程

二、既往病史和病史采集

体检者进入诊室后首先询问病史，包括：有无眼病病史；有无眼科手术史；有无高血压，糖尿病病史;如果体检者视力较差,还要询问有无屈光不正,以及眼镜度数,有无角膜接触镜佩戴史;特殊体检者考虑到遗传性疾病应询问家族史。

体检者常见的自觉症状主要包括:视力下降、视物变形、视物疲劳、眼前黑影飘动、眼痒、眼异物感、眼胀、眼痛、眼干等,根据体检者的主诉应有针对性地进行重点部位的体查。

三、视力检查

在视力表规定的距离,遮盖不被检眼,先查右眼后查左眼;由大视标开始,每个视标辨认时间不应超过 5s,体检者能顺利认出 2~3 个视标即可指认下一行视标,记录最佳视力。如不能辨认 0.1 行时,被检者应向视力表走近,记录刚好能辨认 0.1 行视标开口方向时离视力表的距离,此距离与规定距离的比值乘 0.1 为该眼的视力。靠近视力表仍不能辨认 0.1 行视标时,则查指数,并记录距多少厘米指数。如距 5cm 处仍不能正确数指,则查手动,记录能正确判断手动的距离。如体检者不能正确判断手动,则查光感。

戴近视镜或远视镜者一般保留眼镜查视力;戴老视镜者一般取下眼镜查远视力。戴框架眼镜及角膜接触镜(隐形眼镜)者记录为矫正视力,否则记录为裸眼视力。

如视力低于 1.0,则需注意询问体检者是否存在屈光不正,是否完全矫正,近期视力是否下降,是否有眼病病史。如体查未见明显异常,则嘱体检者进行验光检查,如验光视力不能矫正至正常,需到眼科门诊行进一步检查。

四、辨色力检查

采用色盲本检查。检查在自然光线下进行,取 0.5m 距离,在 5s 内认出者为正常,时间延长者为色弱。

色觉异常包括先天性和后天性。先天性色觉异常与遗传有关。后天性色觉异常与某些眼病、颅脑病变、全身疾病及中毒有关。如体检者有色觉异常,应建议到门诊就诊。

五、外眼检查

1.眼睑　观察双眼裂大小;是否对称;有无睑裂缺损、内眦赘皮、眼睑内翻、外翻以及闭合不全。观察睑缘表面是否光滑、是否充血、是否附着鳞屑;睫毛是否缺损、其位置与排列方向是否正常,有无睫毛乱生或倒睫,亦或有双行睫毛等先天异常。

如果体检者睑裂变小,上睑下垂,要进一步询问其发病时间、是否影响视力、是否存在晨轻暮重现象,根据情况建议体检者随诊或就诊进一步检查。如体检者睑裂变大、眼球突出、眼睑退缩,需考虑到甲状腺相关眼病可能,建议检查者行甲状腺功能检查。如存在眼睑内翻、外翻、倒睫毛等情况,根据角膜受损及检查者的主诉,给出随诊或就诊的建议。

2.泪囊　询问检查者是否有溢泪主诉。观察泪腺、泪道部位有无异常变化,泪腺区有无肿物,泪点是否正位和是否开放、泪囊区皮肤有无红肿。如泪腺区肿胀,眼睑成"S"形,需考虑泪腺炎可能。按压泪囊区,观察是否有分泌物溢出,如有分泌物溢出,需考虑泪囊炎可能性。

3.结膜　检查时注意结膜组织结构是否清楚、颜色、透明度、有无干燥、充血、出血、结节、滤泡、乳头、色素沉着、肿块、瘢痕以及肉芽组织增生,结膜囊的深浅,有无睑球粘连、异物等。

如果诊断慢性结膜炎和沙眼,活动期炎症或症状明显可建议体检者门诊就诊,否则可以观察随诊。沙眼的诊断要慎重,以下体征中至少有两项才可以诊断:上睑结膜明显的滤泡、乳头,并且重于下睑;上睑瘢痕;角膜上缘血管翳;角膜缘滤泡或瘢痕。

4.角膜 注意角膜的透明度,有无新生血管和瘢痕,边缘溃疡,变性和营养不良,以及角膜上皮病变等。干眼症明显的体检者常见到角膜上皮点状病变,此时应建议体检者就诊并使用人工泪液。如体检者同时合并口干、皮肤干燥等,则需建议体检者风湿免疫科就诊排除干燥综合征。

5.巩膜 观察巩膜有无黄染、色素性病变、巩膜表面血管有无充血扩张、是否有触痛等。

6.前房 观察前房深度、房闪和浮游体。周边前房深度小于等于1/4角膜厚度体检者,需要及时就诊,排除是否存在闭角型青光眼的可能。如前房房闪和浮游体阳性,考虑葡萄膜炎可能,建议体检者进一步检查。

7.虹膜 观察虹膜颜色、纹理,有无肿物、前后粘连,有无萎缩。青光眼患者已行虹膜周切口的需要观察周切口是否通畅。

8.瞳孔 观察瞳孔形状及对光反射。如有异常,需要考虑是否存在葡萄膜炎、视神经疾病、外伤史、手术史等,建议体检者就诊行进一步检查。

六、内眼检查

1.晶状体 观察晶体有无混浊以及混浊的特点。

晶体出现明显混浊即可诊断白内障,根据晶状体混浊程度建议体检者随诊、验光、就诊或手术治疗。但是如何体检者视力良好,仅晶体密度偏高勿诊断,以免加重体检者精神负担。

2.玻璃体 注意有无玻璃体混浊和后脱离。如中老年人或近视眼体检者出现轻度玻璃体混浊、玻璃体后脱离无其他并发症,可建议体检者随诊。但如果玻璃体后脱离合并玻璃体积血、黄斑前膜、黄斑裂孔或孔源性视网膜脱离时,则建议体检者及时就诊。

3.视网膜、视盘、黄斑 注意视盘颜色,形状,视杯大小,盘沿的形状,有无出血。体检中常看到体检者杯盘比大于0.3,要根据体检者家族史,盘沿的形状,有无切迹,有无视盘出血等情况决定让体检者就诊还是观察。如体检者视盘边界模糊、隆起,视盘周围有出血、渗出物,视盘色淡,则需考虑到各种视神经病变可能,建议体检者门诊进一步检查。

注意视网膜血管,动静脉比例,动脉硬化程度,有无出血、渗出、色素沉着、视网膜萎缩等病变。糖尿病患者注意详细检查眼底,如果有病变,要提示体检者就诊,即使眼底正常也要提醒患者定期门诊散瞳检查眼底。高血压动脉硬化,可根据临床判断分为1~3度。如存在其他视网膜病变,建议体检者门诊进一步检查。

注意黄斑区有无玻璃膜疣,有无色素紊乱,有无黄斑前膜、黄斑裂孔、黄斑萎缩、脉络膜新生血管等,注意中心反光是否清晰。结合体检者视力及黄斑病变情况,给予体检者恰当的建议。

七、眼压测定

采用非接触眼压计测量,正常人眼压值为10~21mmHg,两眼压差<4~5mmHg。如果体检者眼压>21mmHg,或双眼差>5mmHg,则需考虑是否存在青光眼可能,结合体检者的眼部体查,建议其门诊进一步检查。

八、眼科体检必备仪器和设备

1.视力表 国际标准视力表,LogMAR视力表或ETDRS视力表。具体检查方法参见视力检查部分。

2.色盲表　假同色图。在同一色彩图中既有相同亮度、不同颜色的斑点组成的图,也有颜色相同、不同亮度的斑点组成的图。检查在自然白色光线下进行,取 0.5m 距离,应在 5s 内辨认正确者为正常。

3.检眼镜　直接检眼镜检查,先用侧照法观察眼的屈光介质有无混浊。观察清楚视盘后再沿血管方向依次检查各象限眼底。可嘱体检者向上、下、内、外方向转动眼球,以检查周边部位眼底,嘱患者注视检眼镜灯光有利于窥见中心凹。

4.裂隙灯　将光线投射在眼部,仔细观察。将裂隙光线投射到透明的角膜或晶状体,形成光学切面,观察这些屈光介质的曲度、厚度、透明度及有无异物、浑浊、沉着物、浸润、溃疡以及前 1/3 玻璃体的状态。将光线调成细小裂隙射入前房,检查有无前房炎症。

5.非接触式眼压计　让体检者头部置于头架上,调整眼压计对准角膜中央,利用一种可控的空气脉冲,将角膜中央部恒定面积($3.6mm^2$)压平,借助微电脑感受角膜表面反射的光线和压平此面积所需要的时间读出眼压计数。

6.眼底照相　建议采用标准 9 象限眼底照相。

(刘晓春)

第五节　耳鼻喉科查体

一、体检流程

耳鼻喉科体检流程见图 8-2。

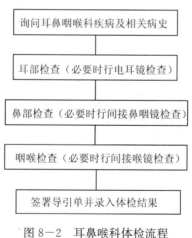

图 8-2　耳鼻喉科体检流程

二、体检项目

(一)耳部检查

1.外耳　重点检查有无耳前瘘管、耳郭畸形、外耳道炎、外耳道湿疹、耵聍栓塞、外耳道胆脂瘤、外耳道新生物。

2.中耳　重点检查有无鼓膜内陷、鼓膜穿孔、中耳乳突炎、耳鸣、听力下降、中耳新生物。

（二）鼻部检查

1.外鼻及鼻前庭　外鼻鼻前庭新生物、鼻前庭炎。

2.鼻腔　重点检查有无过敏性鼻炎、鼻炎鼻窦炎、鼻衄、鼻中隔偏曲、鼻息肉、鼻腔新生物。

（三）咽喉部检查

1.口咽　重点检查有无咽炎、扁桃体炎、咽扁桃体新生物、鼾症。

2.下咽及喉　重点检查有无舌根及会厌、梨状窝、下咽新生物、声带小结、声带息肉、声带新生物、声带麻痹。

三、既往病史和病史采集

（一）手术史

常见扁桃体摘除术、鼻中隔矫正术、鼻息肉摘除术、鼻窦开放术、腭咽成形术、鼓室成形术、鼓膜修补术、鼻部整形术等。

（二）慢性病史

慢性鼻炎、咽炎、喉炎（声音嘶哑）、中耳炎、变应性鼻炎、听力障碍、耳鸣等。

（三）外伤史

鼻外伤、耳外伤、颈部外伤等。

四、耳鼻喉科查体

（一）耳

1.听力　体检中最常应用的是语音检查法，表试验法。

（1）听力减退：常见于老年性感音神经性耳聋、先天性耳聋、外耳道闭锁、外耳道耵聍、异物、听神经损害、局部或全身血管硬化、中耳炎。

（2）耳鸣：多为受检者主动，一般鼓膜无明显异常。受检者需门诊进一步进行相关的听力检查。

2.外耳

（1）耳郭：观察耳郭形状，大小，位置。两侧是否对称，有无畸形、局限性隆起、增厚及皮肤红肿。此外注意耳周有无红、肿、瘘口、瘢痕、赘生物及皮肤损害。

（2）外耳道：双侧外耳道道壁有无缺损，有无疖肿、毛囊炎、耵聍栓塞、胆脂瘤及异物；观察耳郭及外耳道是否有新生物，注意新生物存在的部位、表面色泽，是否光滑，质地、活动度如何、有无触痛出血。

①外耳道炎：弥漫性皮肤增厚并伴少量分泌物。

②外耳道湿疹：皮肤红肿、皮肤糜烂有黄色结痂为急性湿疹；皮肤增厚皮屑、皲裂、结痂为慢性湿疹。

③外耳道耵聍栓塞：外耳道棕黑色团块，触之很硬，与外耳道无间隙。如伴听力障碍建议门诊取出。

3.中耳　观察鼓膜的色泽、活动度，有无穿孔。

（1）鼓室积液：鼓膜呈黄、琥珀、灰蓝色，透过鼓膜可见液平或气泡。建议就诊。

（2）慢性中耳炎：如有穿孔，注意穿孔的位置、大小，鼓室黏膜有无充血水肿，鼓室内有无肉芽、息肉或胆脂瘤。如流脓、听力障碍者建议就诊。

(3)乳突:观察双侧乳突区皮肤有无红肿压痛、流脓、溃烂。

(二)鼻

1.外鼻 有无畸形、缺损、肿胀或异常隆起。

2.鼻腔 鼻前庭皮肤有无红肿、糜烂、皲裂、结痂以及鼻毛脱落。鼻腔观察鼻中隔是否居中,鼻黏膜颜色,是否肿胀、干燥、有无出血、结痂,各鼻道有无分泌物积聚,鼻甲是否肿大,判断鼻甲大小时结合检查者的症状(如是否通气),鼻腔内有无新生物。

(1)慢性鼻炎:鼻黏膜慢性充血,双下鼻甲肥大,可呈桑葚状,鼻道可有黏涕。如伴通气障碍,建议就诊。

(2)变应性鼻炎:鼻黏膜苍白、水肿,鼻腔有水样分泌物,鼻甲肿大。若发作期应就诊。

(3)萎缩性鼻炎:鼻黏膜干燥,黄绿色结痂,可有恶臭,鼻腔宽大,鼻甲萎缩变小。建议就诊。

(4)慢性鼻窦炎:黏膜充血、肿胀或肥厚,中甲肥大,鼻道内常有分泌物积聚,急性鼻窦炎可有局部压痛或叩痛。如有鼻塞、涕倒流、头痛者就诊。

(5)鼻息肉:外观灰白色略透明,表面光滑,质软,触之不痛,不易出血,活动度好。建议就诊。

(6)鼻腔肿物:鼻腔新生物,色红、广基,易出血,常为血管瘤或乳突状瘤,如呈菜花样伴有溃疡多为恶性肿瘤,如有肿物应立即就诊。

(7)鼻中隔偏曲、穿孔:鼻中隔"C"、"S"偏曲、骨刺、骨嵴,凸侧可有黏膜糜烂,对侧下鼻甲可代偿性肥大。如有持续性鼻塞、头痛者建议手术矫正。

(三)咽

1.咽部检查法 观察咽部形态及黏膜色泽。注意有无充血、肿胀、隆起、干燥、脓痂、溃疡、假膜或异物等病变。并观察以下部位。

(1)软腭:嘱受检者"啊"观察软腭有无瘫痪,软腭上有无充血,溃疡,缺损、膨隆及新生物。

(2)悬雍垂:有无水肿、过长。

(3)咽后壁:正常呈淡红色,较光滑,湿润,有散在淋巴滤泡。

(4)腭扁桃体:观察腭舌弓和腭咽弓有无充血,扁桃体有无肿大(Ⅰ、Ⅱ、Ⅲ)、隐窝口有无脓液、豆腐渣样物栓塞,有无溃疡,角化物或新生物。

2.异常发现和医学指导

(1)慢性咽炎:黏膜慢性充血,淋巴增生,较大或融合成片。随诊。

(2)慢性扁桃体炎:腭扁桃体慢性充血,表面不平,隐窝口有黄白干酪样物。如反复急性发作手术。

(3)扁桃体肿物:较少见,若有单侧扁桃体肿大,伴同侧下颌角淋巴结肿大,建议就诊除外恶性肿瘤。

(4)阻塞性睡眠呼吸暂停低通气综合征:咽黏膜肥厚、咽腔狭窄、软腭、舌根肥厚,悬雍垂肥大,常有扁桃体肥大、鼻阻塞等。建议呼吸睡眠监测。

(四)喉

1.检查方法 进行喉部检查之前了解有无声嘶、呼吸困难、喉痛等症状,观察有无三凹征,注意有无喘鸣。

体检喉部检查法包括喉的外部检查、间接喉镜检查。

(1)喉的外部检查:主要是视诊和触诊。先观察甲状软骨是否在颈正中,两侧是否对称。之后进行触诊,触诊甲状软骨、环状软骨、甲环间隙,注意有无肿大的淋巴结。

(2)间接喉镜检查方法:将间接喉镜置入口咽部,镜面朝前下方,将悬雍垂及软腭推向后上方,进行检查。先检查舌根、会厌谷、会厌舌面、喉咽后壁及侧壁,嘱检查者发"衣"声,使会厌抬起暴露声门,检查会厌喉面、杓区、杓间区、杓会厌皱襞、室带、声带。发声时两侧声带内收,吸气时外展。正常情况下,喉咽及喉部的结构两侧对称,梨状窝黏膜为淡粉红色,表面光滑,无积液。双侧声带为白色,声带运动两侧对称。杓区黏膜无水肿。少数患者咽反射敏感,不能顺利完成间接喉镜检查,由于体检条件有限,建议门诊进一步检查。

2.异常发现和医学指导

(1)会厌囊肿:会厌舌面见一个或多个圆形隆起,表面光滑,微黄或淡红色,常有自觉异物感,也可无症状。囊肿较小可随诊,较大需手术摘除。

(2)声带麻痹:一侧或双侧声带麻痹,声带闭合不全。常见于喉返神经麻痹、喉上神经麻痹,混合型喉麻痹。单侧声带麻痹常有声嘶,双侧声带麻痹除有声嘶还伴有不同程度的呼吸困难,常有喘鸣。建议受检者门诊随诊、治疗。

(3)慢性喉炎:双声带慢性充血、肥厚或萎缩,偶有闭合不全。常有声嘶、讲话时费力,喉部不适、干燥感。建议声带休息、临床治疗。

(4)声带小结:双侧声带前、中 1/3 交界处对称性隆起。常有持续性声嘶。声带休息、门诊物理治疗、药物治疗,无效者手术治疗。

(5)声带息肉:声带边缘带蒂也可广基、表面光滑息肉样组织,多为单侧,常有持续性声嘶。一般手术治疗。

(6)声带乳头状瘤:一侧声带或室带处可见白色乳头状肿物。病程缓慢,声嘶进行性加重,肿瘤大者可伴呼吸困难。通常建议手术治疗。

(7)喉癌:会厌喉面、声带前联合、喉室及声门下方肿物(菜花型、溃疡型、结节型及包块型),偶有声带活动受限、固定。常有声嘶进行性加重、咳嗽、咯血、肿物增大可引起呼吸困难。建议受检者电子喉镜下活检,病理检查。

由于耳鼻喉科急性炎症多伴有全身不适,故体检者一般是在全身情况相对稳定的情况下体检,检中极少有急性炎症,一旦体检中发现急性炎症时应嘱检查者立刻就诊。

五、耳鼻咽喉科体检必备仪器和设备

1.压舌板　摆正受检者头位,检查者用压舌板轻压受检者舌前 2/3,使舌背低下,观察咽部形态变化和黏膜色泽:

2.前鼻镜(鼻镜)　检查者左手执大小适合的前鼻镜,右手扶持受检者的额部,调节受检者的头位,镜唇前端勿超过鼻内孔以防损伤鼻黏膜,张开鼻镜镜唇观察鼻前庭和鼻腔。

3.间接喉镜　受检者正坐,上身稍前倾。头稍后仰,张口、将舌伸出。检查者调整额镜对光,使焦点光线照射到悬雍垂,用纱布包裹舌前 1/3,以左手拇指和中指捏住舌前部,把舌拉向前下方,示指推开上唇抵住上列牙齿以求固定。将加温不烫的间接喉镜置于口咽部,镜面朝下,镜背紧贴悬雍垂,将软腭推向上方,检查者可根据需要,略转动调整镜面的角度和位置,以求对喉部、喉咽做完整检查。

4.间接鼻咽镜　受检者正位,头微前倾,用鼻轻轻呼吸。检查者左手持压舌板,压舌前2/3,右手加温而不烫的间接鼻咽镜,镜面向上,置于软腭及咽喉壁之间。检查时转动镜面,按顺序观察后鼻孔和鼻咽部结构。

5.电耳镜　自带光源和放大镜的窥耳器,借此可仔细地观察鼓膜,发现肉眼不能察觉的细微的病变,对于行动不便,婴幼儿尤为方便。

6.音叉　检查者手持叉柄,将叉臂向另一手的第一掌骨外缘轻轻敲击,使其振动,然后将振动的叉臂置于距受试耳外耳道口1cm处,将叉臂末端应与外耳道口在一平面,检查气导听力。将叉柄末端的底部压置于颅面中线上或鼓窦区检查骨导。音叉可以初步鉴别耳聋为传导性或感音神经性。

7.电测听(纯音听力测试法)　在隔音室内进行的纯音听阈测试,是测试受试耳对一定范围内不同频率纯音的听阈,听阈提高是听力下降的同义词。包括气导听阈及骨导听阈测试两种。一般先测试气导再测试骨导,测试前应先和受试者说明检查方法,描述或示范高频与低频得声音特征,请受试者听到测试声立即以规定动作表示,正式测试前先选择听力正常或较好的耳做,检查从1kHz开始,后按2kHz、3kHz、4kHz、6kHz、8kHz、250Hz、500Hz顺序进行,最后再复测一次1kHz。通过测试可以了解有无听力障碍,听力障碍的性质(传导性耳聋或感音神经性耳聋),听力障碍的程度。因为此检查为主观测试,分析时应根据其他结果综合考虑。

由于纯音测听对环境要求较高,测试时间较长,不适于大规模的检查,对有条件的体检中心,对一些由特殊需求的受检者可以进行该项检查。

(张丽娜)

第六节　口腔科查体

一、体检流程

口腔科体检流程见图8-3。

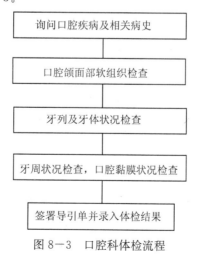

图8-3　口腔科体检流程

二、既往病史和病史采集

详细询问病史,了解受检者有无具有口腔表征或并发症的系统性疾病,如血液系统疾病、心脑血管疾病、代谢性疾病等,并对需要接受口腔疾病治疗的此类受检者进行相关的风险评估。

三、牙体检查

(一)龋病

在以细菌为主的多种因素的作用下,牙体硬组织发生的色(白垩色、黄褐色、黑褐色等)、形(缺损成洞)、质(疏松软化)改变的慢性进行性破坏性疾病。

1.检查方法　使用专用的口腔检查器械(如口镜、探针),仔细检查受检者全口牙的𬌗面、轴面、邻面、颈部等各个部位,是否发生了色、形、质的变化,做出龋病的诊断与鉴别诊断。

2.医学指导

(1)建议及时于口腔科就诊,对龋损进行充填治疗。

(2)正确使用牙刷、牙膏、牙线、牙间清洁器等保健用品,保持口腔卫生,预防龋病的发生。

(二)楔状缺损

牙体唇、颊侧颈部组织发生的因缓慢消耗所致的、形态成楔状的实质性缺损。可能的致病因素为:牙颈部的组织结构薄弱、不良的刷牙方式、龈沟液内的酸性环境、咬合应力集中等。

1.检查方法　使用专用的口腔检查器械(如口镜、探针),仔细检查受检者口内牙齿的颈部的是否存在由两个光滑斜面构成的牙体组织缺损,及牙本质敏感的现象,做出楔状缺损的诊断与鉴别诊断。

2.医学指导

(1)建议使用具有脱敏作用的牙膏,缓解浅楔状缺损的敏感症状。

(2)建议口腔科就诊,充填修复较深的楔状缺损。

(3)改变不正确的刷牙方式,选用软毛牙刷和细磨料牙膏,预防楔状缺损的发生。

四、牙周检查

(一)慢性龈炎

在软垢、牙石、食物嵌塞、不良修复体等刺激因素的促进下,口腔细菌及其毒性产物所致的牙龈组织的慢性炎症,表现为牙龈红肿、出血、龈缘变厚、龈乳头肥大、龈沟溢脓等。

1.检查方法　使用口镜及钝头牙周探针,对受检者口腔卫生状况及牙龈组织的颜色、形状和龈沟出血情况进行探查。检查的部位应包括全口牙或指示牙位的近中唇(颊)乳头、正中唇(颊)缘、远中唇(颊)乳头和舌侧龈缘,通过评分对牙龈炎活动状况的进行相应的诊断。

2.医学指导

(1)建议进行牙周洁治,清除牙石、控制菌斑。

(2)掌握正确的刷牙方法和牙线使用方法,定期进行复查和维护

(二)慢性牙周炎

由菌斑微生物引起的牙周支持组织的感染性疾病,导致了牙周袋形成和牙槽骨吸收,表现为牙齿松动、移位、牙周溢脓等。

1.检查方法 使用口镜及钝头牙周探针,以探诊为主,检查受检者全口牙或指示牙位的牙周袋深度、袋内牙石、牙龈情况,并使用镊子检查牙齿的松动程度。还需结合 X 线牙片了解牙槽骨吸收程度,进一步诊断。

2.医学指导

(1)建议进行系统的牙周治疗。

(2)建议拔除无保留价值的,预后极差的患牙。

(3)掌握正确的刷牙方法,戒烟,控制糖尿病,定期复查复治。

五、牙列检查

(一)牙列缺损与牙列缺失

因龋病、外伤、牙周病、发育障碍等导致的牙列中的部分牙缺失,或上、下颌牙齿全部缺失。

1.检查方法 使用口腔科专用检查器械(如口镜、探针),检查口腔内牙列缺损、牙列缺失以及现有义齿的修复状况,评估口内余留牙的健康状况、牙槽嵴吸收程度。

2.临床意义及医学指导

(1)建议及时修复缺失牙,减轻余留牙的咀嚼力负担,恢复口腔的基本功能。

(2)注意保护好义齿,餐后洗刷干净,睡前摘下,浸泡于清水中。定期检查,及时修改调整。

(3)掌握正确的刷牙方法,去除不良习惯,保护好基牙。

(二)牙颌异常

在生长发育过程中,由不良习惯、疾病、发育异常、遗传等因素所导致的牙列不齐、𬌗关系紊乱,如:牙列拥挤、反𬌗、开𬌗等。

1.检查方法使用口腔科专用检查器械,通过对牙、颌、𬌗、面的检查,对错颌畸形做出初步诊断。

2.临床意义及医学指导

(1)建议矫治错𬌗畸形。

(2)去除不良习惯,进行咀嚼肌功能锻炼。

六、口腔黏膜检查

(一)慢性唇炎

发生于唇红部的以干燥脱屑、渗出结痂为特征的慢性非特异性炎症。

1.检查方法 观察受检者唇红黏膜有无脱屑、渗出、结痂、斑纹等表征。

2.医学指导

(1)建议门诊就诊进行药物治疗。

(2)建议避免温度、化学、机械刺激。去除舔唇、咬唇的不良习惯。

(二)口腔扁平苔藓

发生于皮肤和黏膜上的伴有慢性炎症的角化性病变,口腔的主要表现为黏膜上的白色线状、网状或环状条纹。

1.检查方法 注意检查颊、附着龈、舌背等口腔扁平苔藓的好发部位,与其他口腔黏膜斑纹类疾病鉴别。

2.医学指导

(1)建议进行药物治疗。

(2)建议戒烟酒,少食烫、辣食物。定期复查。

(三)口腔白斑

发生在口腔黏膜上的白色病损,在临床上和组织学上不能诊断为其他疾病。

1.检查方法　注意检查颊、唇、舌、腭、口底等白斑的好发部位,并对病变进行触诊,评估表面的粗糙程度及质地。

2.医学指导

(1)建议于口腔科就诊,去除残冠、残根、不良修复体等局部刺激因素。

(2)必要时手术治疗。

(3)建议戒烟酒,少食烫、辣食物。定期复查。

七、颞颌关节检查

(一)颞颌关节紊乱病

以颞颌关节区疼痛、异常关节音、下颌运动功能障碍为特征的一类疾病。

1.检查方法　检查受检者的张口度、张口型、各咀嚼肌附着区有无压痛、双侧颞颌关节区有无弹响或杂音。

2.医学指导

(1)建议于口腔科就诊,去除咬合错乱因素,进行药物或关节腔冲洗等治疗。

(2)建议避免用力张口、纠正不良咀嚼习惯、不良姿势、冬季注意面部保暖。

(二)颞颌关节强直

因颞颌关节内、外的器质性病变所导致的长期张口困难或不能张口。

1.检查方法　检查受检者的张口度、双侧髁状突的运动情况、面中下部的发育状况,以及咬合关系有无错乱。

2.医学指导　建议关节强直的患者进行手术治疗。

八、涎腺检查

1.检查方法　通过视诊、扪诊以及口内、口外双合诊对受检者的双侧腮腺、颌下腺、舌下腺进行检查,明确腺体有无压痛、肿大以及肿物等阳性体征。

2.医学指导　建议有阳性体征的受检者进行 B 超、CT 等影像学检查,进一步诊治。

九、口腔科查体必备仪器和设备

(一)牙科治疗椅

受检者坐于治疗椅上,检查者通过调整椅位,可全面仔细地检查受检者口腔内的各个部位。

(二)口腔检查器械盒

1.口镜　牵拉口角,反射光线到检查区域。

2.探针　5♯尖探针,探查龋病病损。

3.镊子　取用棉卷或棉球。

(三)钝头牙周探针

检查牙周状况。

(吴妍)

第七节　妇科查体

一、体检流程

妇科体检流程见图8—4。

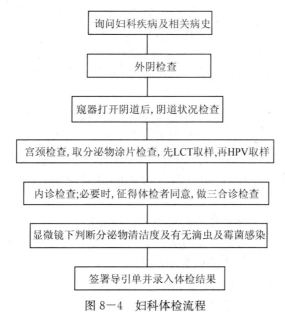

图8—4　妇科体检流程

二、妇科体检前注意事项

妇科体检前注意事项如下。

1.月经期不宜做妇科体检。

2.近期做过人流,上节育环等妇科手术,应在术后恢复一次月经后再行体检。

3.检查前,避免盆浴及冲洗阴道,以防止阴道内的不正常细胞被冲失,影响诊断。

4.如检查前曾使用阴道药物塞剂,应停药3天后再行检查。

5.如近期曾做过宫颈涂片检查,除非临床需要,应最少间隔3个月再行检查。

三、妇检前准备

1.设备　妇科检查床,冷光源,显微镜及载玻片,生理盐水,10%KOH溶液,一次性纸垫,手套,无菌棉签。

2.询问体检者基本信息　包括既往妇科病史,月经史(是否规律,月经量及有无痛经),婚育史,是否带宫内节育器,有无性生活后出血,已停经者是否有绝经后出血。

四、妇科检查

（一）体位

体检者平躺，取膀胱结石位。

（二）外阴检查

1. 检查方法　观察外阴有无畸形，外生殖器的颜色，表面有无溃疡，皮疹，异常赘生物及异常分泌物附着。同时观察是否有阴道壁的膨出及子宫脱垂；如怀疑有阴道壁膨出或子宫脱垂，应要求体检者向下屏气，判断膨出或脱垂的程度。然后触诊外阴有无肿胀及包块，有无压痛。

2. 常见外阴异常

（1）外阴炎：外阴可见局部充血，肿胀，皮肤增厚，粗糙，有小溃疡或湿疹样改变。

（2）外阴硬化性苔藓（外阴白色病损）：外阴皮肤颜色变白，皱缩，弹性差，常伴有皲裂；阴蒂萎缩，小阴唇变小甚至消失。

（3）前庭大腺囊肿：常于大阴唇下方触及囊肿，多为单侧，一般表面无红肿，无触痛。

（三）阴道检查

1. 检查方法　窥器打开阴道，注意动作轻柔，充分暴露子宫颈：观察阴道壁黏膜有无充血、出血点、溃疡、异常赘生物、阴道壁是否有粘连，如做过子宫全切手术，则要注意阴道残端愈合情况，有无异常赘生物。阴道内分泌物的量，颜色，有无异常气味。取少量阴道分泌物在载玻片上分别于生理盐水及 KOH 溶液混合成悬液，在显微镜下检查。

2. 常见阴道异常

（1）滴虫性阴道炎：表现为阴道黏膜充血，分泌物增多，呈灰黄色或黄绿色脓性泡沫状分泌物。镜检可见白细胞及呈波状运动的滴虫。

（2）念珠菌性阴道炎：阴道黏膜充血，分泌物白色稠厚呈凝乳或豆腐渣样。10%KOH 玻片上镜下找到芽孢和假菌丝，即可做出诊断。

（3）细菌性阴道病：阴道分泌物增多，灰白色，稀薄，有鱼腥臭味。镜检白细胞增多。

（4）萎缩性阴道炎：常见于绝经后及卵巢去势后妇女，表现为阴道黏膜充血，镜检分泌物见大量基底层细胞及白细胞。

（5）阴道前壁膨出：检查可见阴道前壁球状膨出，阴道口松弛，该处阴道皱襞消失。

以体检者向下屏气膨出最大程度判定。

Ⅰ度：阴道前壁形成球状物向下突出，达处女膜缘，仍在阴道内。

Ⅱ度：阴道壁展平或消失，部分阴道前壁突出于阴道口外。

Ⅲ度：阴道前壁全部突出于阴道口外。

（四）宫颈检查

1. 检查方法　观察宫颈大小，颜色，外观有无裂伤、息肉、腺体囊肿、宫颈柱状上皮异位（既往称"糜烂"），及触血，宫颈管外口有无脓性分泌物排出。同时于宫颈外口和宫颈管内刷取脱落细胞，送宫颈细胞学检查。

2. 常见宫颈异常

（1）宫颈炎症：妇检见宫颈充血，水肿，有黏液脓性分泌物附着或自宫颈管内流出，宫颈管黏膜质脆，检查时容易诱发出血；镜检分泌物白细胞增多。

(2)宫颈糜烂样改变:既往称之为"宫颈糜烂",表现为宫颈外口处的宫颈阴道部外观呈细颗粒状的红色区。

其他还有宫颈息肉,宫颈腺囊肿,宫颈肥大等。

(五)内生殖器检查

1.检查方法　主要采用双合诊检查。

2.检查顺序　按顺序分别触及和感知以下部位。

(1)阴道壁是否光滑,有无结节及肿物。

(2)宫颈软硬度,有无触痛及举痛。

(3)子宫位置,大小,形状,软硬度及活动度,有无突起,有无压痛及触痛。

(4)双侧附件区有无增厚,压痛及包块。

当盆腔检查怀疑肿物触诊不清时,可在征得体检者同意后行三合诊检查。

3.常见异常情况

(1)子宫肌瘤:子宫肌瘤体征与肌瘤大小,位置,数目及有无变性相关。妇检子宫增大,表面可有不规则突起。有时宫颈口处可见脱出的黏膜下肌瘤。

(2)子宫脱垂:检查时怀疑子宫脱垂可嘱体检者用力向下屏气,根据子宫下降的程度,将子宫脱垂分度。

Ⅰ度　轻型:宫颈外口距处女膜缘<4cm,未达处女膜缘。

Ⅰ度　重型:宫颈已达处女膜缘,阴道口可见子宫颈。

Ⅱ度　轻型:宫颈脱出阴道口,宫体仍在阴道内。

Ⅱ度　重型:部分宫体脱出阴道口。

Ⅲ度　宫颈、宫体全部脱出阴道口。

(3)子宫肌腺病:询问既往史时常诉有痛经及月经量增多,妇科检查可发现子宫呈均匀性增大或有局限性结节隆起,质硬而有压痛,子宫活动性有时较差。

(4)卵巢肿物:妇科检查时于子宫一侧或双侧触及囊性或实型包块,一般需结合盆腔B超检查做出初步诊断。

(5)盆腔炎:检查可有宫颈举痛或子宫压痛或附件区压痛,一侧或双侧附件区触及增厚。多数伴有宫颈脓性分泌物或阴道分泌物镜检白细胞增多。

五、宫颈液基细胞学检查及人乳头瘤病毒检查

(一)宫颈液基细胞学检查规范取样方法

共有3个步骤:

1.采集　将宫颈刷中央突出部分的刷毛插入子宫颈管,周围两侧的刷毛覆盖宫颈外口处,按顺时针方向转动宫颈刷5周。

2.保存　将可拆卸的宫颈刷头部全部放入样本保存瓶中,确保100%的细胞收集。

3.运送　将样本保存瓶盖子拧紧,送至实验室检测。

(二)HPV DNA 检测规范取样方法

1采集　将取样刷插入子宫颈口1~1.5cm,直到刷子最外圈接触到外子宫颈,转动3周,请勿将整个刷子插入子宫颈,取出刷子,避免刷子接触到试管外缘或其他任何物品。

2.保存　将刷子底部放到转移管中,在画线处折断杆子,将整个刷子留在转移管中。

3.运送 扣上试管盖子,送至实验室检测。

六、妇科体检必备仪器和设备

（一）妇科检查床

最好配备能升降妇科检查床;如检查床不能升降,还应配脚凳,方便体检者上下。

（二）冷光灯

检查时照明用。

（三）显微镜

用于检查阴道分泌物清洁度及初步判定有无滴虫或霉菌感染。同时需要配备:载玻片、带滴管的小盐水瓶、带滴管的10%KON溶液等。

（四）妇科检查用品

1.一次性纸垫 体检者检查使用。

2.一次性阴道窥器 应备有普通和小号两种,用于不同年龄段及特殊情况的体检者。

3.一次性手套。

4.生理盐水(配盐水罐),甘油冻或凡士林,用于检查中润滑。

5.消毒长棉签,无菌大棉球,长止血钳,如检查中有出血情况时,压迫止血。阴道分泌物较多时,在取宫颈细胞前,局部清洁。

（五）LCT及HPV检查相关材料。

（吴妍）

第八节 心电图检查

一、心电图概要

体表心电图是既简便又极其实用的临床检查技术,同时也是记录心脏电活动的唯一有效工具。在一定范围内,体表心电图可以用来识别包括解剖、代谢、离子和血流动力学等方面的心脏改变,是患者伴有胸痛、晕厥、心悸、急性呼吸困难时常用的诊断技术,是某些心脏疾病(如急性心肌梗死、长Q-T间期综合征)的独立诊断指标,也是某些病例过程(如心律失常)的唯一指标。因此,体表心电图无论在心脏病诊断,还是在健康体检中都具有重要价值。

尽管心电图很有价值,但使用不当,如过于相信心电图正常时,就会导致判断错误;例如,有很多冠心病患者缺乏胸痛症状,心电图可以表现为正常,即使在稳定型心绞痛,大约5%～10%的患者可表现为正常或边缘正常心电图。

体表心电图反映的只是心脏电场电位的总体变化,所记录的电压值也只能是心脏实际电压的近似值它不能直接显示心脏的局部电活动。所以根据体表心电图来推测心脏某个局部的电位变化情况是不正确的。

如同其他检查方法,心电图的临床应用价值取决于其自身的敏感性和特异性,包括其每一波形成分的敏感性和特异性。在这一问题上,心电图显然要比其他检查方法复杂。因为心电图上有多组波形,生理性、病理生理性以及解剖学上的变化均可以对上述多组波形产生同样或不同的影响。因此,有时很难简单地解释某一心电图异常变化的真正原因。

尽管具有明显的局限性,心电图却仍然是临床上非常实用的检查手段,是记录心脏电活动最简单而实用的方法。经过许多年对大量临床患者的研究,心电图已经成为疾病诊断的重要方法。心电图的变化也常常预示着心脏病变的发展变化,人们也常常根据心电图变化来选择其他进一步的检查手段和调整治疗方案。

二、心电图导联

(一)标准导联

标准导联(图 8-5)由 Einthoven 于 1903 年建立,直到 1940 年,心电图仅有这一套导联体系:

Ⅰ导联:正极置于左手腕,负极置于右手腕。

Ⅱ导联:正极置于左下肢,负极置于右上肢。

Ⅲ导联:正极置于左下肢,负极置于左上肢。

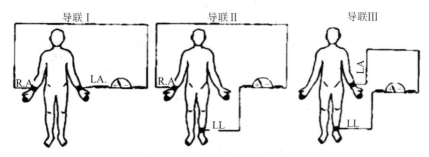

图 8-5　标准导联连线方式

(二)加压单极肢体导联

加压单极肢体导联(图 8-6)由 Coldberger 于 1942 年在 Wilson 单极导联的基础上加以改进后而实现的。

aVR 导联:探查电极置于右上肢,无干电极与左上肢和左下肢组成的无干电极相连接。

aVL 导联:探查电极置于左上肢,无干电极与右上肢和左下肢组成的无干电极相连接。

aVF 导联:探查电极置于左下肢,无干电极与左、右上肢组成的无干电极相连接。

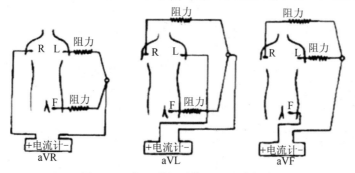

图 8-6　加压单极肢体导联连线方式

(三)胸前导联

胸前导联(图 8-7)由 Wilson 建立,探查电极置于胸壁特定部位,与肢体导联组成的中心端相连接。

V_1 导联:探查电极置于胸骨右缘第四肋间。

V_2 导联:探查电极置于胸骨左缘第四肋间。

V_3 导联:探查电极置于 $V_2 \sim V_4$ 连线中点。

V_4 导联:探查电极置于左锁骨中线第五肋间。

V_5 导联:探查电极置于左腋前线与 V_4 同一水平。

V_6 导联:探查电极置于左腋中线与 V_4、V_5 同一水平。

V_7 导联:左腋后线与 $V_4 \sim V_6$ 同一水平。

V_8 导联:左肩胛线线与 $V_4 \sim V_7$ 同一水平。

V_9 导联:左脊柱旁线与 $V_4 \sim V_8$ 同一水平。

V_3R 导联:V_3 导联对应部位。

V_4R 导联:V_4 导联对应部位。

V_5R 导联:V_5 导联对应部位。

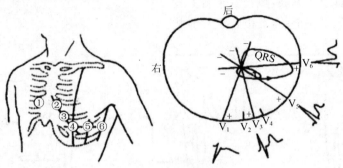

图 8-7 胸前导联连线方式

三、正常心电图

描记心电图时,心电图机必须保证经放大后不失真,走纸速度正确稳定,毫伏标尺无误。描记时尽量避免干扰和基线飘移。根据临床需要和心电图变化,可适当延长心电图描记时间,加作某些特殊导联。另外,心电图机必须由受过培训的专业人员操作,描记时注意定标($1mV=10mm$,半定标 $1mV=5mm$)和校准电压(电压通常是 $1cm=1mV$),记录速度一般选 $25mm/s$。

（一）正常心电图的阅读

1. 心率及心律 静息时窦房结的节律称为窦性心律,通常为 $60 \sim 100$ 次/min。窦性心律最典型的特征为:P 波于 Ⅰ、Ⅱ、aVF 和 $V_2 \sim V_6$ 导联是正向,aVR 导联必须是负向(图 8-8)。

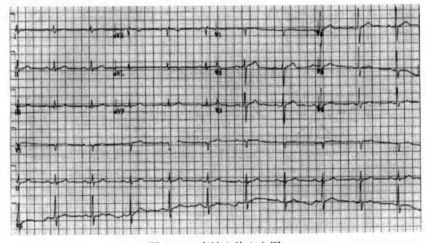

图 8-8 窦性心律心电图

心率 62 次/min,P 波在Ⅱ、Ⅲ、aVF 导联直立,在 aVR 导联倒置,P－R 间期 0.18s。该心电图提示为窦性心律。

测量心率的方法:用 60 除以 R－R 间期(秒)即为心率(次/min)。

临床上,常用如下较简单的方法估算心率:

(1)观察两个连续 R 波之间 5mm 标准心电图纸空格(中格)的数目(当走纸速度为25mm/s 时,5mm 空格等于 0.20s),根据 R－R 间期估算心率(表 8－6)。

表 8－6　根据 R－R 间期估算心率

中格的数目	心率(次/min)
1	300
2	150
3	100
4	75
5	60
6	50
7	43
8	37
9	33

(2)当存在心律失常时,也可采用下列方法估计心率。观察 6s 内 R－R 周期的数目(每 5个 5mm 空格等于 1s),用这个数乘以 10。例如,6s 内 R－R 周期的数目为 6 个,则心率为 6×10＝60 次/min。

2.心电轴　心电轴是指心电平均向量的电轴。前额面上的心电轴可通过Ⅰ、Ⅲ(或 aVF)导联进行测量。计算方法:分别计算Ⅰ、Ⅲ导联 QRS 波群的代数和,然后通过查专用表即得心电轴数据。

世界卫生组织及国际心脏联盟协会推荐平均心电轴的偏移标准为:

0°～－90°为电轴左偏。

0°～＋180°为电轴右偏。

－90°～－180°为电轴不确定。

正常人额面 QRS 平均电轴在＋30°～＋90°,平均 58°,少数正常人左偏或中度左偏,一般不超过－30°。

临床上心电轴的测量主要通过简易的目测方法:即Ⅰ、Ⅲ导联 QRS 波群的主波均向上,提示电轴不偏;Ⅰ导联 QRS 波群的主波向上,Ⅲ导联 QRS 波群的主波向下,提示电轴左偏;Ⅰ导联 QRS 波群的主波向下、Ⅲ导联 QRS 波群的主波向上,提示电轴右偏。

电轴偏离常见影响因素见表 8－7。

表 8－7　电轴偏离常见影响因素

常见影响因素	电轴左偏	电轴右偏
体型	矮胖者	瘦长者
年龄	老年人	婴幼儿
心脏在胸腔内的位置	心脏位置左移	心脏位置右移
心脏左、右心室的重量比	左室肥厚	右室肥厚
电冲动在心室内传导通路	左前分支传导阻滞	左后分支传导阻滞

3.心电图波形组成

(1)P 波:P 波是心房除极波,呈钝圆形,可有轻微切迹。P 波宽度不超过 0.11s,肢体导联振幅不超过 0.25mV,胸前导联直立 P 波不超过 0.15mV。P 波方向在 Ⅰ、Ⅱ、aVF 和 V$_4$～V$_6$ 导联直立,aVR 导联倒置,在 Ⅲ、aVL、V$_1$～V$_3$ 导联可直立、倒置或双向。

P 波的振幅和宽度超过上述范围即为异常,常表示心房肥大。P 波在 aVR 导联直立,Ⅱ、Ⅲ、aVF 导联倒置者称为逆行型 P 波,表示激动自房室交界区向心房逆行传导,常见于房室交界性心律。

临床上应注意观察:肺型 P 波、先心病、二尖瓣 P 波及异位 P 波的识别及临床意义。但在健康体检结论时,仅描述 P 波本身变化,不宜下临床诊断性结论。

(2)P-R 间期:P-R 间期即由 P 波起点到 QRS 波群起点间的时间。一般成人 P-R 间期为 0.12～0.20s。P-R 间期随心率与年龄而变化,年龄越大或心率越慢,其 P-R 间期越长。

P-R 间期延长常表示激动通过房室交界区的时间延长,说明有房室传导障碍,常见于房室传导阻滞等。短 P-R 间期见于预激综合征和不同的心律失常。

在临床上,P-R 间期延长可以为病理性,也可以为生理性,亦可表现为间歇性或动态变化。

(3)QRS 波:QRS 波是心室除极波,在不同导联其形态也不同。

QRS 波振幅:

在肢体导联,aVL 导联 R 波不超过 1.2mV,aVF 导联 R 波不超过 2.0mV,超过此值,可能为左室肥大。aVR 导联 R 波不应超过 0.5mV,超过此值,可能为右室肥大。

在心前导联,V$_1$、V$_2$ 导联呈 rS 型、R/S<1,RV,一般不超过 1.0mV。V$_5$、V$_6$ 导联主波向上,呈 qR、qRS、RS 或 R 型,R 波不超过 2.5mV,R/S>10 在 V$_3$ 导联,R 波同 S 波的振幅大致相等。正常人,自 V$_1$～V$_5$,R 波逐渐增高,S 波逐渐减小。如果六个肢体导联每个 QRS 波群电压(R+S 或 Q+R 的算术和)均小于 0.5mV 或每个心前区导联 QRS 电压的算术和均不超过 0.8mV 称为低电压。

QRS 波群时间:不应超过 0.10s,延长常见于心室肥大或心室内传导阻滞等。

Q 波:除 aVR 导联可呈 QS 或 QR 型外,其他导联 Q 波的振幅不得超过同导联 R 波的 1/4,时间不超过 0.04s,而且无切迹。正常 V$_1$、V$_2$ 导联不应有 Q 波,但可呈 QS 波型。超过正常范围的 Q 波称为异常 Q 波,常见于心肌梗死等。在健康体检结论时,可以描述异常 Q 波。

(4)ST 段和 T 波:ST 段和 T 波是心室复极波。

ST 段:自 QRS 波群的终点(J 点)至 T 波起点的一段水平线称为 ST 段。正常任一导联 ST 向下偏移都不应超过 0.05mV。超过正常范围的 ST 段下移常见于心肌缺血或劳损。正常 ST 段向上偏移,在肢体导联及心前区导联 V$_4$～V$_6$ 不应超过 0.1mV,心前区导联 V$_1$～V$_3$ 不超过 0.3mV,ST 上移超过正常范围多见于急性心肌梗死、急性心包炎、Brugada 综合征、早期复极综合征等。

注意:引起 ST 段变化的原因较多,一般情况下,健康体检报告仅描述而不宜下诊断性结论(如心肌缺血、心肌劳损、心肌肥大、冠心病、心肌梗死、心肌病、心包炎等)。健康体检结论时建议:可描述为具体导联 ST 段压低或具体导联 ST 段抬高。综合判断后,若符合早期复极综合征诊断标准者可以下诊断。

T波:T波钝圆,为前支上升缓慢,后支较短的波形。T波方向常和QRS波群的主波方向一致。在Ⅰ、Ⅱ、$V_4 \sim V_6$导联直立,aVR导联倒置。其他导联可直立、双向或倒置。如果V_1直立,V_3不能倒置。在以R波为主导联中,T波的振幅不应低于同导联R波的1/10,心前区导联的T波可高达$1.2 \sim 1.5mV$。在QRS波群主波向上的导联中,T波低平或倒置,常见于心肌缺血、低血钾等。在儿童,右胸导联看到典型形态的负向T波是正常的(儿童复极)。

在健康体检报告时,T波的一般变化可不做描述和结论性诊断。如果T波异常高尖或宽大可以进行描述,但不宜下诊断性结论。若多导联T波有倒置、低平、T波接近基线可以做描述,但也不做诊断性结论。

(5)Q—T间期:Q—T间期代表了心室除极(QRS波群)和复极(ST段和T波)的总和。Q—T间期同心率有密切关系。心率越快,Q—T间期越短;反之,则越长。为校正心率对Q—T间期的影响,采用QTc来进行校正(QTc=QT/R—R的平方根)。QTc一般不超过0.44s,超过0.44s为延长。

Q—T间期延长可见于:先天性长Q—T间期综合征、心力衰竭、缺血性心脏病、电解质紊乱和应用某些药物。Q—T间期缩短可见于:早期复极、高血钙、洋地黄效应、应用肾上腺素等,并少见于一些与猝死相关的遗传性疾病。

(6)U波:U波振幅很小,在心前导联特别是V_3较清楚,可高达$0.2 \sim 0.3mV$。U波明显增高常见于血钾过低、服用奎尼丁等。U波倒置是可见于冠心病或运动测验时;U波增大时常伴有心室肌应激性增高,易诱发室性心律失常。

(二)心电图的生理变化

1. 婴儿、儿童和青少年　年龄小,心率快,P—R间期短。由于婴儿生理性右室肥厚,常位垂位心,QRS电轴右偏,$V_1 \sim V_3$、V_4导联T波负向或双向,这种特征直到青少年时期还可见到,尤其在女性。部分青少年胸前导联R波电压高,不伴左室扩大。有时吸气时心率明显增快。

2. 老年人　年龄大,心率慢,P—R间期长(正常≤0.22s)。QRS通常左偏(0°~30°),偶尔因为肺气肿电轴严重右偏,V_6导联见S波。可能因为间隔坏死$V_1 \sim V_3$导联出现r波递增不良,这可能影响对不同原因间隔坏死的诊断。复极有一些变化(ST段轻度下移或T波低平)。在胸前中间导联常可见U波。

四、常见异常心电图

(一)房室肥大

1. 右心房扩大　心电图表现如下:

(1)P波高尖:Ⅱ、Ⅲ、aVF导联P波电压≥0.25mV,V_2、V_3导联P波电压≥0.2mV。

(2)P波时间正常或略有延长:右心房扩大的常见病因,多见于肺部疾病,故又称"肺型P波"也见于其他疾病,如紫绀型四联症、房间隔缺损、肺心病等。健康体检结论时,一般仅描述P波的异常变化,不做诊断性结论。

2. 左心房扩大　心电图表现如下:

(1)P波增宽:Ⅰ、Ⅱ、aVR、aVL、V_3、V_5导联中P波宽度>0.11s。

(2)P波形态改变:呈双峰型,峰距大于0.04s。

(3)V_1导联:呈双向P波,先正后负,终末部分明显增宽、增深,即V_1导联中P波终末电势负值($Ptf-V_1<-0.03mm/s$)增大。

(4)电轴右偏:有 V_1 导联 R 波增大、顺钟向转位等右室肥厚图形。右心房扩大的常见病因,多见于风心病、二尖瓣狭窄,故又有"二尖瓣型 P 波"之称。也见于慢性缩窄性心包炎、扩张性心肌病等。健康体检结论时,一般仅描述 P 波的异常形态变化,不做诊断性结论。

3.右心室肥大　心电图表现如下:

(1)QRS 波群电压的改变:右心室肥大的横面向量环偏向右前方,故胸前导联的电压改变最为突出,RV,往往增高 1.0mV 以上,SV_1 较正常减小或根本消失,R/S 在 V_1 导联大于 1,SV_5 较正常深,甚至 V_5 的 R/S<1,$RV_1+SV_5>1.2mV$。右心室肥大时 V_1 导联 QRS 波群基本上向上,有时可呈现 Rs、rsR、qR 等形状。

(2)心电轴右偏:可达+110°,对诊断右心室肥大有较大意义。

(3)V_1 的室壁激动时间:可超过 0.03s,其辅助诊断意义比 V_5 的室壁激动时间延长对诊断意义较大。

(4)ST 段及 T 波改变:V_1、V_2 导联的 ST 下降,TV_1 倒置,有参考价值,在 Ⅱ、Ⅲ、aVF 导联中亦常可见到 ST-T 改变。

常见于先天性心脏病、瓣膜性心脏病和肺源性心脏病等。在健康体检报告中,可描述为心室高电压,不宜下诊断性结论。

4.左心室肥大　心电图表现如下:

(1)QRS 波群电压的改变:特别反映在横面的胸前导联上表现较为恒定,更具有诊断价值,肢体导联则由电轴偏移后的心脏变化亦可表现电压增高。当肢体导联中 RⅠ+SⅢ≥2.5mV,RaVL≥1.2mV,RaVF≥2.0mV,或胸前导联 RV_5≥2.5mV、RV_5+SV_1≥3.5(女)RV_5+SV_1≥4.0(男),往往反映左心室肥大。

(2)心电轴改变:电轴左偏在 0°~-30°,电轴左偏对左心室肥大诊断只有参考价值。

(3)QRS 波群时间延长:左心室肥大时 QRS 时间往往有所延长,可能达到正常范围的最高限度。可延长>0.09s,但不超过 0.11s。

(4)ST 段和 T 波的改变:当左心室肥大时,代表心室肌复极的 ST 向量及 T 环也往往发生变化,QRS 与 T 的角度增大;在临床心电图上的典型表现是,各个 QRS 波群基本向上的心电图导联(如Ⅰ、Ⅱ、V_5 等)中 ST 段下压低达 0.05mV 以上,T 波低平、双向或倒置。

左心室肥大特别常见于高血压、缺血性心脏病、瓣膜性心脏病、心肌病和一些先天性心脏病。在健康体检报告中,可描述为心室高电压,也不宜下诊断性结论。

(二)心肌缺血

冠心病患者发生心肌缺血时,多表现为 ST-T 改变,称为:"缺血型 ST-T 改变"

1.急性心肌缺血型 T-T 改变　急性冠状动脉供血不足,常引起一过性急性心肌缺血型 ST-T 改变。

典型的急性心肌缺血型 ST-T 改变具有以下特征:

(1)ST 段下降的形态呈水平、下斜型或低垂型:下降程度≥0.05mV,持续时间≥1min 以上。原有 ST 段下降者,在原有基础上再下降≥0.10mV。

(2)ST 段变化剧烈:由运动引起的急性心肌缺血,可于停止运动试验后数分钟迅速缓解。由冠状动脉痉挛引起的急性心肌缺血型 ST 段下降,硝酸甘油可有效地改善缺血程度。

(3)缺血型 T 波改变:急性心肌缺血型 T 波改变可发生于缺血型 ST 段改变之前或伴随

着 ST 段改变而变化。T 波由低向高耸方向发展,是急性冠状动脉几乎或完全闭塞引起的最早能证明心肌缺血的证据,是心内膜下心肌缺血的表现。心外膜下心肌缺血,T 波倒置,称"冠状 T 波"。

2.慢性心肌缺血　冠状动脉狭窄程度>75%,尚未建立良好的侧支循环者,即使在安静状态下,心电图上也可能发生缺血型 ST-T 改变。

心电图表现为:

(1)ST 段下降:在缺血区的对应导联上,ST 段呈水平型、下斜型及低垂型下降≥0.05mV。

(2)T 波改变:在缺血区的对应导联上,T 波低平、双向或倒置。

(3)U 波倒置:被认为是前降支病变的证据

对于心肌缺血患者心电图的体检报告应注意如下几点:

1)急性心肌缺血:患者在胸痛发作期间出现相应导联的 ST 段压低,且发作后心电图转为正常,此提示为典型心绞痛。若患者在胸痛发作时心电图表现为相应导联的 ST 段抬高,则可能为变异型心绞痛,若同时有动态 ST 段和 T 波变化,甚至病理性 Q 波形成,则可能为心肌梗死。

2)既往有心绞痛的患者,此次检查期间没有胸痛发作,心电图多表现为正常。既往有心肌梗死病史的患者,此次检查期间没有胸痛发作,心电图可以表现为正常,或表现有 ST 段和 T 波变化,甚至异常 Q 波。

3)对于既往有心绞痛或心肌梗死病史的患者,此次检查时未在缺血发作期,如果部分导联出现 ST 段和 T 波改变,体检报告中也不可以报告为心肌缺血、心肌损伤等结论,应结合临床。

(三)常见心律失常

1.窦性心律失常　窦性心律失常主要包括:窦性心律不齐、窦性停搏、病态窦房结综合征等。体检心电图报告中可以做出各种窦性心律失常的描述性诊断。

(1)窦性停搏:亦称窦性静止。在规律的窦性心律中,有时因迷走神经张力增高或窦房结自身原因,在一段时间内停止发放冲动。心电图上在规则的 P-P 间隔中突然没有 P 波,而且所失去的 P 波之前与之后的 P-P 间隔与正常 P-P 间隔不成倍数关系。窦性静止后常出现逸搏。

(2)病态窦房结综合征(SSS):常见的心电图表现有:

1)明显而持久的窦性心动过缓(心率<50 次/min,且不易用阿托品等药物纠正)。

2)多发的窦性静止或严重的窦房结阻滞。

3)明通的窦性心动过缓而常出现室上性快速心律发作,故亦称为心动过缓-过速综合征。

4)如病变同时波及房室交界区,则窦性静止时,可不出现交界性逸搏,或同时出现房室结区传导障碍,此即称为双结病变。

体检心电图报告中可以做出窦性缓慢型心律失常的描述性诊断,但一般情况下不做出病态窦房结综合征诊断。

2.期前收缩(也称为早搏)

(1)房性期前收缩:房性期前收缩,是指提前出现一个变异的 P'波,QRS 波一般不变形,

P'－R>0.12s,代偿间歇常不完全。部分早搏P波之后无QRS波,且与前面的T波相融合而不易辨认,称为房性早搏未下传,P'－R可以延长,P'波所引起的QRS波有时也会增宽变形,称房性早搏伴室内差异性传导。

(2)室性期前收缩:室性期前收缩是指提早出现一个增宽变形的QRS－T波群,QRS时限常>0.12s,T波方向多与主波相反。有完全性代偿间歇(早搏前后两个窦性P波之间的间隔等于正常P－P间隔的2倍),早搏的QRS波前无P波,窦性P波可巧合于早搏波的任意位置。

(3)(房室)交界性期前收缩:交界性期前收缩之QRS波与窦性者相同或略有变异:交界区的激动也能同时逆行上传达心房,产生一个逆行P'波(Ⅱ、Ⅲ、aVF的P'直立)。P'波可以出现在QRS波之中、之后,也可在其前,但P'－R<0.12s,R－P'<0.20s。不能上传者可以无P'波。交界性期前收缩往往有完全性代偿间歇。

对于期前收缩的诊断,应注意室性期前收缩与房性期前收缩、交界性期前收缩伴室内差异性传导的鉴别。

3.异位性心动过速 异位性心动过速是指异位节律点兴奋性增强或折返激动引起的异位心律(连续3个或更多)。

(1)阵发性室上性心动过速(PSVT):理论上,室上性心动过速应分为房性与交界区性,但因P'波常不易明辨,故将两者统称之为室上性。其心电图表现为:QRS波与窦性者相同(仅当伴有束支传导阻滞或因差异传导时可增宽变形),频率范围为150～240次/min,节律绝对匀齐。

(2)预激综合征(WPW综合征):预激综合征是指心房冲动提前激动心室的一部分或全部,心电图表现为:PR间期缩短,QRS波群起始部分粗钝(称delta波),终末部分正常,ST－T波呈继发性改变,常与主波方向相反。预激综合征常常并发室上性心动过速。

(3)心房扑动:心房扑动心电图特点是:无正常P波,代之连续的大锯齿状F波(扑动波),F波之间无等电位线,波幅大小一致,间隔规则,频率为250～350次/min,大多不能全部下传,而以2:1或1:1下传,故心室律规则。

(4)心房颤动:心房颤动心电图特点是:各导联无正常P波,代之以大小不等形状各异的f波(纤颤波),心房f波的频率为350～600次/min,心室律绝对不规则。QRS波一般不增宽,若是前一个R－R间距偏长而与下一个QRS波相距较近之处,出现一个增宽变形的QRS波,为心房颤动伴有室内差异传导。

(5)阵发性室性心动过速:阵发性室性心动过速的QRS波呈室性波形(增宽>0.12s,并有继发性ST－T改变),心室律基本匀齐,频率为140～200次/min,有时可以见到保持固有节律的窦性P波融合于QRS波的不同部位。遇合适机会可发生心室夺获。

(6)扭转型室性心动过速:扭转型室性心动过速是较为严重的一种室性心律失常发作时呈室性心动过速特征,只是增宽变形的QRS波群围绕基线不断扭转其主波的正负方向。每连续出现3～10个同类的波之后就会发生扭转,翻向对侧。

(7)心室扑动与心室颤动:心室扑动的心电图特点是:无正常QRS－T波群,代之以连续快速而相对规则的大振幅波动,频率达200～250次/min,心脏失去排血功能,心室扑动常不能持久,若不迅速恢复正常,便会转为心室颤动而死亡。心室颤动往往是心脏停搏前的短暂征象,心电图上QRS－T波群完全消失,出现大小不等、极不匀齐的低小波,频率达200～500次/min。

体检结论时,注意对宽QRS型心动过速进行鉴别诊断。体检期间发生心动过速发作时立即转至急诊科进行诊治。

4.传导阻滞

(1)Ⅰ度房室传导阻滞:Ⅰ度房室传导阻滞主要表现为P－R间期延长。在成人若P－R间期>0.21s,则可诊断为Ⅰ度房室传导阻滞。

(2)Ⅱ度房室传导阻滞:部分P波后QRS波脱漏,为Ⅱ度房室传导阻滞。分两种类型:

Ⅰ型表现为P波规律出现,P－R间期逐渐延长,直至一个P波后脱漏一个QRS波群,之后传导阻滞得到一定恢复,P－R间期又趋缩短,之后又逐渐延长,如此周而复始地出现,称为文氏现象。

Ⅱ型表现为P－R间期恒定(正常或延长),部分P波后无QRS波群。

(3)Ⅲ度房室传导阻滞:Ⅲ度房室传导阻滞又称完全性房室传导阻滞,P波与QRS波毫无相关性,各保持自身的节律,房率高于室率,常伴有交界性(多见)或室性逸搏。心房颤动时,如果心室律慢而绝对规则,可诊断为心房颤动合并Ⅲ度房室传导阻滞。

(4)室内传导阻滞

1)右束支阻滞

①完全性右束支传导阻滞:心电图特点为:QRS时限>0.12s,V_1导联呈rsR'或qRS,V_5~V_6导联S波顿挫。aVR及Ⅲ呈qR波,Ⅰ、Ⅱ及aVL多为S波顿挫。QRS向上导联ST下降,T波倒置。

②不完全性右束支传导阻滞:心电图特点为:V_1导联rSr'或rSR',QRS时限<0.12s。

2)左束支阻滞

①完全性左束支传导阻滞:心电图特点:QRS时限>0.12s。V_5、V_6导联无Q波也无S波的宽大有切迹的R波,V,导联呈QS或rS。V_5导联ST段下降,T波倒置。

②不完全性左束支传导阻滞:心电图特点:V_5、V_6导联孤立R波,略有顿挫,QRS时限<0.12s。这种图形也常见于左室扩大。

3)左前分支阻滞:心电图诊断标准:QRS时限<0.11s;QRS电轴左偏$-45°$~$-90°$;QRSI、aVL呈qR型,QⅠ、aVL<0.02s,RaVL>RI,aVR,QRSⅡ、Ⅲ、aVF呈rS型,SⅢ>SⅡ并且RⅡ>RⅢ,V_6见S波,并且SV_6<SaVL。

4)左后分支阻滞:心电图诊断标准:QRS时限<0.11s;QRS电轴右偏$+90°$~$+120°$;QRSⅠ、aVL呈RS或rS,QRSⅠ、Ⅲ、aVF呈qR,QⅠ、Ⅱ、aVF<0.02s,R波降支出现顿挫,V_6导联见S波,SV_6<SaVF。

临床上,Ⅰ度房室传导阻滞、Ⅱ度房室传导阻滞(文氏现象)、右束支传导阻滞等可见于健康人。因此,在体检结论时,可以描述具体的传导阻滞诊断,但不宜做出病因诊断。

(王丽)

第九节　腹部超声检查

一、肝脏超声检查

(一)检查目的

1.肝脏大小、形态、位置等评价肝脏有无弥散性病变或正常变异　肝炎、肝硬化、脂肪肝、酒精肝、瘀血肝等。肝弥漫病变时需观察胆囊、脾脏、有无腹水。

2.肝脏有无占位性病变

(1)肝囊性肿物:肝囊肿、多囊肝、肝包虫病。

(2)肝良性肿瘤:血管瘤、FNH、腺瘤。

(3)肝感染性病变:肝脓肿、炎性肉芽肿、肝结核。

(4)肝恶性肿瘤:原发性肝癌、肝转移癌。

3.肝脏外伤。

4.肝血管疾病　肝动脉瘤、门静脉高压、门脉血栓、栓塞、门静脉海绵样变性、布-加综合征。

(二)仪器设备

建议选用凸阵探头,频率:2～5MHz,成人一般3.5MHZ。

(三)检查前准备

一般无特殊准备,需同时查胆道系统时要禁食水8h。

(四)检查方法

1.体位

(1)仰卧位:嘱患者仰卧,平静呼吸,两手置于头的两侧枕上,使肋间隙宽度增大,便于探查。

(2)左侧卧位或右前斜位:此时肝脏向左下移位,有利于经腹壁观察肝门结构,尤其是观察出入肝门的管道以及右膈顶部和肝肺交界处病变。

(3)半卧位或坐位:适用于肥胖体形、腹部胀气及腹水患者。

2.常用标准切面及测量

(1)剑突下途径

①剑突下纵断面:上腹部正中线左、右两旁做系列纵断面,断面为经腹主动脉长轴纵断面及下腔静脉长轴纵断面。可测量、观察肝左叶及其上下径、前后径。

②剑突下横断面:左肝自上缘至下缘,可进行一系列横断面,其代表性断面为肝最大横断面。

(2)肋缘下途径

①剑突下斜断面:可观察肝左内叶、左外叶、左叶外缘角、左侧门静脉三级分支及左肝管的分支、肝圆韧带斜断面、尾状叶、腹主动脉及下腔静脉横断面等。

②右肋缘下经第一肝门斜断面:于肋下斜断,经第一肝门,声束朝向横膈,又称右肋缘下第一斜断面。

③右肋缘下经第二肝门斜断面。

(3)经右肋间途径

①经门静脉右支断面:观察内容包括右肝、门静脉右支、右肝管等。

②经第一肝门断面:观察内容包括右肝、第一肝门区、门静脉及其右侧分支、肝总管。

(五)正常超声表现

1.肝脏外形、轮廓　肝脏的外形近似楔形,肝左叶纵断面、横断面均似三角形,右叶肋缘下斜断面、右肋间斜断面均似楔形。正常肝轮廓光滑整齐,轮廓线为清晰高强回声带,粗细均匀。

2.肝脏边缘角 左叶下缘角在腹主动脉长轴断面测量、外缘角在肝左叶横断显示门静脉左支的断面中测量,正常均小于45°角。右叶下缘角在肝右肾纵断面中测量,正常应小于75°。

3.肝脏大小 正常肝超声测量值见表8－8。

表8－8 正常肝超声测量参考值

项目		平均值(cm)	范围(cm)
右腋前线	上下径	11.11	8.88~13.34
右锁骨中线	前后径	11.32	9.25~13.12
	上下径	10.67	8.38~12.96
腹主动脉前	前后径	5.77	4.14~7.4
	上下径	6.16	4.02~8.3
右肝	上下斜径	12.15	9.97~14.33

4.肝脏实质 正常实质断面回声由弥漫细小点状回声组成,点状回声分布均匀,灰度中等。肥胖者肝区深部因声能衰减,回声减低。

5.彩色多普勒血流显像(CDFI) 门静脉,探头在上腹部沿门静脉血管行走方向的扫查,门静脉呈入肝血流,右侧肋间扫查右支门静脉呈斜行分支分为右前支及右后支;肝左叶横断门静脉左支呈"工"字形结构,血流为入肝方向。肝内门静脉呈持续性平稳频谱,随呼吸略有波动,流速为15~25cm/s。肝静脉分三支,呈三相波形频谱,主要振幅为基线以下的负向波形。肝动脉呈连续性低阻型动脉血流频谱,肝固有动脉峰值流速57~66cm/s,阻力指数小于0.7。

(六)异常超声表现

1.脂肪肝 由于肝细胞内脂肪微粒堆积所致。常因代谢性、营养过渡性、高血脂性、酒精性、全身化疗后和病毒性肝病引起。脂肪衰减系数低于肝组织,脂肪颗粒对超声的大量散射使总衰减显著增加(图8－9)。

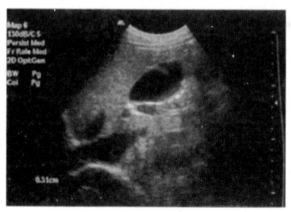

图8－9 脂肪肝

超声表现:

(1)肝脏可增大,前后径显著,包膜光滑,下角圆钝。

(2)实质回声弥漫性增强,后方回声衰减。

(3)肝内管道系统欠清晰。

其他:

(1)部分性脂肪肝,肝内脂肪局限于肝的一叶或数叶,病变处回声增强,余处回声正常,两者间界限清晰。

(2)脂肪肝伴肝硬化,肝实质回声增强,后方衰减,管道系统欠清晰,但实质回声增粗,肝表面不光滑肝外门静脉及脾静脉增宽,脾大可伴有腹水。

2.肝硬化 纤维组织增生至一定程度而造成肝脏的形态学、血流动力学及肝脏代谢功能异常时,即成为肝硬化(图8-10)。

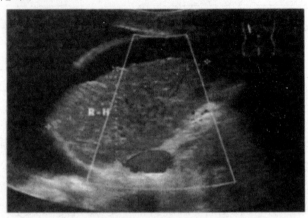

图8-10 肝硬化

超声表现:

(1)外形:轻度时肝硬化无变化;中重度时左右肝叶大小不对称肿大;重度时全肝萎缩伴腹水。

(2)表面:随肝硬化的程度不同其表面呈高低不平,细粒状、锯齿状、结节状改变在肝前腹水时易于观察。

(3)实质:肝实质回声粗糙、不均匀,可呈网状或结节状改变。结节可呈低回声、等回声或高回声,多数边界不清。

(4)肝内管道:肝静脉变化最早,管径变细,行程迂曲或消失。门静脉矢状部常增宽达1.2cm以上,肝外段可扩张,内径>1.3cm。肝动脉比正常人易于发现,是门脉高压后的代偿性改变。

(5)彩色多普勒超声:肝静脉CDFI:间断显示,流道狭窄,可呈双向;门静脉CDFI:清晰显示,有时有双向血流,频谱显示流速减慢。门脉高压时,常出现侧支循环。肝动脉CDFI:肝门部波动性条状彩色血流,肝动脉血流速度可增高。

间接表现:

脾脏的体积增大,长径>13cm,厚>4.0cm 吸气时肋下可见。明显肿大时可至脐水平甚至达盆腔。在脾的脏面,常伴副脾,外形呈半圆形,包膜明显,直径1~1.5cm,回声同脾脏。脾静脉内径增宽>1.0cm,胰腺后方脾静脉或肠系膜上静脉内径扩张>0.8cm 提示门静脉高压。胆囊壁增厚,呈"双边";腹腔积液。

3.肝囊肿 肝内圆形或椭圆形无回声区,一至数个,孤立地存在左、右肝。超声表现:囊肿壁菲薄,边缘整齐光滑,与周围组织境界分明。内部呈无回声,或仅有少量低水平点状回声。部分囊肿内有分隔。后壁和深部组织回声增强,常伴有侧边折射声影(图8-11)。另囊肿有可压缩性:位置表浅、体积较大的肝囊肿,用实时超声扫查易于显示。CDFI:囊肿内无彩色血流信号。

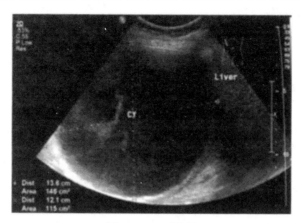

图 8—11 肝囊肿

4.肝血管瘤(图 8—12)

(1)肝毛细血管瘤:可单发或多发,一般较小,1~3cm,位于肝脏表面,边界清晰,回声较高分布均匀,内可见细小无回声形成筛状结构,CDFI:偶可见细小血管通过。

(2)肝海绵状血管瘤:肝脏有局限性增大,轮廓欠规整,与组织间隙界限不清,回声强弱不一,呈条索状或蜂窝状,并有大小不一形态不规则的无回声,内侧壁整齐,有时出现局部强回声伴声影。多位于肋缘下或剑突下,探头加压病变会缩小。

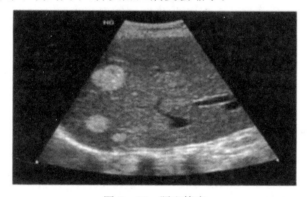

图 8—12 肝血管瘤

5.肝癌(图 8—13)

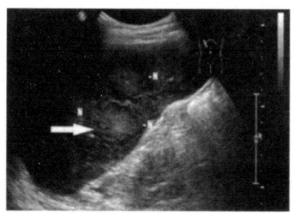

图 8—13 肝癌

(1)原发肝癌:原发性肝癌从组织学类型可分为肝细胞性肝癌、胆管细胞性肝癌和混合型肝癌三类。肝细胞性肝癌多在肝硬化背景上发生,根据大体形态,通常分为微小结型、结节型、巨块型和弥漫型。典型声像图表现:肿瘤周围有"晕征";较小时有"侧方声影";肿块内由极细的带状分隔构成"镶嵌征";较大肿瘤出现质地回声不同的"块中块征";彩超多普勒多显示肿块内及周边血供丰富,频谱多普勒测量为动脉及门脉血流信号,较大肿瘤及较粗大血管多为高速动脉血流。肿瘤大小不同声像图表现如下:

①小结节型:也称小肝癌,是指肝内单个肿瘤结节直径小于 3cm,或癌结节数目不超过 2个,其直径的总和小于或等于 3cm 的肝癌,多数为早期癌。a. 多呈椭圆形或类圆形,早期边界欠规整,欠清晰,逐渐边界清楚,轮廓较光整。b. 多表现为弱回声,也可为强回声、等回声及混合回声。弱回声肿块病理表现为分布均匀的癌组织组成,其间可以有纤维结缔组织,但无明显坏死;强回声的病理基础是肿块内坏死,窦状间隙扩张或发生脂肪变性;混合性回声多为上述部分不规则改变、混合所致。c. 直径 2~3cm 小肝癌周边多可见无回声晕,一般完整细窄达1~3mm。其病理基础与肿瘤周围的纤维假包膜相关,此征在直径<2cm 癌结节多表现不典型。d. 镶嵌征是因癌组织快速生长,同时周围纤维结缔组织增生包围所产生的病理过程所致。e. 多数小肝癌后方回声轻度增强,其原因是肝癌声衰减值较周围肝硬化组织小。f. 侧方声影,其形成与小肝癌的假包膜有关。g. 彩超多普勒可显示血流呈条状或点状,可测出高速动脉血流。

②结节型:a. 肝内一个或多个圆形或类圆形实性占位性病变,直径 3~5cm。b. 边界较清,多有边缘弱回声晕,与肝实质分界清楚,可见侧方声影。c. 肿块多呈弱回声,合并坏死或脂肪变性可呈强回声,肿瘤逐渐增大,回声也随之逐渐增强或不均。d. 肿块内可见"镶嵌征"。

③巨块型:a. 肝内巨大的实性肿块,直径>5cm,或几个结节融合成更大肿块。b. 多数呈圆形、椭圆形或分叶状。c. 边界不规则,周边晕可因肿瘤穿破包膜而显示不完全或不规则。d. 以不均匀强回声多见,肿瘤内可见液化坏死区。

④弥漫型:a. 肝脏变形,边缘呈结节状。b. 肝内正常纹理结构紊乱,肿瘤区回声强弱不一,边界不规则或不清晰,常不易与结节型肝硬化图像鉴别。c.肝内门静脉分支管壁线显示不清及残缺或管腔内实性癌栓填充是其重要特征。d. 彩色多普勒显示肝门部肝动脉明显扩张,门静脉管壁扭曲、不规则、流速缓慢,部分呈充盈缺损如在实性回声内引出动脉血流,对明确诊断门脉癌栓有特异性。

⑤继发声像表现:a. 较大原发病灶周围见散在子结节异常回声灶。b. 肿块附近的血管绕行、抬高、受压和中断。c. 血管内出现癌栓:门静脉癌栓、肝静脉癌栓、下腔静脉癌栓。d. 胆系受压、受侵致使肝内末梢段胆管扩张,胆管内偶见癌栓。

(2)转移性肝癌:原发病灶从肝外转移至肝内的肿瘤称为转移性肝癌(图 8-14),典型声像图表现为:

①常见多发肿瘤,大小相近,单发灶较少见。

②呈圆形或类圆形结节,边界清楚,形态规则,较大肿瘤或多发融合状呈不规则形或分叶状。

③典型征象呈"牛眼征"或"同心圆征",即中心为坏死液化的弱回声或无回声。其外围为非液化坏死的强回声,最外侧为癌组织呈弱回声晕环状。

④转移性肝癌多数边缘有弱回声晕带,此晕带一般较原发肝癌宽,并且外线较清晰,内线

较模糊。

⑤好发于肝周边区域,尤其以肝表面的小病灶易漏诊。

⑥彩色多普勒转移性肝癌多数血供不丰富,可见周围血管环绕,也可有血供丰富的转移性肝癌。

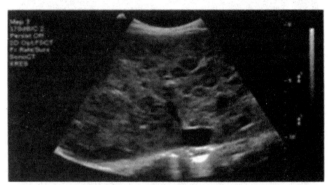

图8-14　肝转移癌

二、胆囊超声检查

(一)检查目的

1.胆囊大小、形态、位置改变。

2.胆结石。

3.胆囊息肉。

4.急性胆囊炎。

5.慢性胆囊炎。

6.胆囊癌。

7.胆总管或肝外胆管梗阻。

(二)仪器设备

采用选用凸阵探头,频率:2~5MHz。

(三)检查前准备

胆道系统检查要禁食水8h。

(四)检查方法

1.体位

(1)仰卧位:嘱患者仰卧,平静呼吸,两手置于头的两侧枕上,使肋间隙宽度增大,便于探查。

(2)必要时采用左侧卧位、右前斜位、半卧位、膝胸位或坐位。

2.常用标准切面及测量

(1)胆囊纵切面:可显示胆囊的底部、体部及颈部。测量大小,胆囊宽径大于4.0cm(横径有意义),纵径为8~9cm,胆囊壁厚度一般小于3mm。

(2)胆总管长轴切面:正常肝外胆管内径≤0.7cm,胆管内径0.8~1.0cm时,可能为老年、术后等生理改变,可能为病理改变,需进一步检查。

(五)正常超声表现

典型的正常胆囊形状如梨,胆囊壁平整光滑,胆囊腔为无声区,后壁回声较强,肝总管和胆总管上段在门静脉之前呈平行分布。

(六)异常超声表现

1.胆囊炎(图8-15) 多发生于有结石的胆囊及胆道感染、胆道蛔虫等疾病。

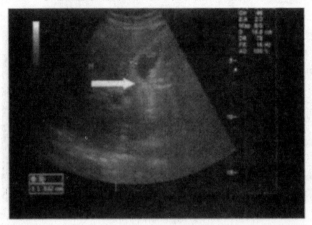

图8-15 胆囊炎

(1)单纯性急性胆囊炎:见于炎性早期,胆囊增大,壁水肿增厚,内胆汁正常。

(2)急性化脓性胆囊炎:胆囊并发感染,胆囊积脓、肿大,囊壁充血增厚,胆囊与周边组织粘连。

(3)坏疽性胆囊炎:因血运障碍而出血感染至组织坏死,胆囊极度肿大可发生坏死、穿孔导致弥漫性或局限性腹膜炎。

(4)胆囊穿孔:继发于胆囊坏疽的基础上。

超声表现:①胆囊肿大,短轴明显,常大于3.5cm,轮廓欠清。声像图无诊断性特征。②胆囊壁弥漫性增厚,呈"双边影"。③胆囊腔内透声差,腔内充填细小弱回声点,或呈"云雾状",不形成沉积带。④多伴胆囊结石或胆囊颈部结石嵌顿。⑤发生穿孔时,可见囊壁局部外膨或回声缺损,胆囊周围可见局限性积液以及包裹的大网膜强回声。⑥超声莫非氏征阳性,即探头重压胆囊区有明显压痛。⑦胆囊壁内动脉血流信号明显减少。

2.胆囊结石 胆石症是最常见的胆系疾病,约占其发病率的60%,在急腹症中,发病率仅次于阑尾炎(图8-16,图8-17)。依结石的主要化学成分,通常可分为胆固醇结石、胆色素结石和混合性结石三类。按结石所在部位分为胆囊结石、肝外胆管结石、肝内胆管结石以及混合结石,超声表现:

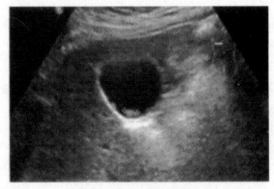

图8-16 胆囊结石

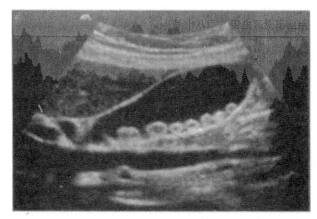

图 8－17　胆囊多发结石

　　(1)典型表现：①胆囊腔内有稳定的强回声团。②后方伴有声影。③改变体位时,结石移动。

　　(2)非典型表现：①胆囊内充满结石：胆囊正常影像消失,胆囊前壁呈弧形强回声带后伴较宽声影。②胆囊颈部结石：在胆囊颈部见结石紧贴囊壁,局部缺少胆汁,图像为胆囊肿大或局部声影。③泥沙样结石：颗粒细小,沉积层较薄,仅可见胆囊后壁粗粮、稍厚、回声增强,声影不明显。④胆囊壁内结石时见囊壁增厚毛糙,内见强回声斑,后伴"彗星尾征"。

　　(3)假阳性表现：①肠祥气体强回声与胆囊部分重叠。②胆囊的折叠或胆囊颈部的正常声影。③超声多重反射或旁瓣声束形成伪像。④胆囊颈部或肝门部的钙化淋巴结。⑤胆囊内的稍厚弱强回声团。⑥把胆囊管结石错认为胆囊结石。

　　3.胆囊息肉　胆囊息肉样变影像包括胆固醇沉着症、局限性腺肌瘤样增生、腺瘤、炎性息肉及结节性腺癌(图 8－18),其中以胆固醇和腺肌瘤样增生多见,超声表现：自囊壁向腔内突起的乳头状或桑葚样强回声结节,小的即表现为 1～2mm 的粟粒状强回声,大者一般不超过 1cm。

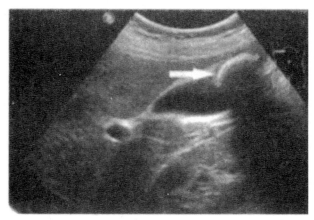

图 8－18　胆囊息肉

　　4.胆囊癌(图 8－19)　多数为腺癌,偶见鳞癌。病理分四型：硬化型癌、胶样癌、鳞状上皮癌和乳头状癌。

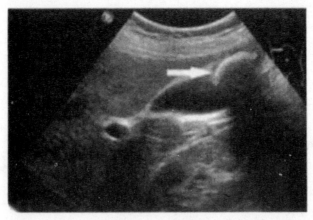

图 8-19 胆囊癌

超声表现：

(1)小结节型：结节自囊壁向腔内突起，表面不规整，基底较宽。好发于胆囊颈。

(2)蕈伞型：肿块呈伞状由壁突向腔内。表面不规整，基底较宽。可单发或多发。

(3)厚壁型：不规则增厚，局限性或弥漫性，以胆囊颈部和体部增厚为著。

(4)混合型：以上几种影像同时并存。

(5)实体性：正常胆囊图像消失，呈实质性肿块。

(6)彩色多普勒血流显像：癌肿内部可见线状或点状彩色血流，表现为血流丰富，并有低阻血流信号显示，胆囊动脉的多普勒频谱显示流速曲线收缩期峰值流速增高，胆囊癌最容易向肝浸润或转移，故同时应仔细检查肝脏。

5.胆囊的几种异常的声像图表现

(1)结石或肿瘤充满胆囊，使其液腔消失。

(2)慢性胆囊炎使得胆囊萎缩或胆囊壁增厚而囊腔变小，甚至消失。

(3)患者已进食，胆囊处于胆汁排空状态。

(4)肝外胆管在胆囊管以上水平完全梗阻，胆囊得不到胆汁充盈。

(5)胆囊内积气，因产气杆菌感染或消化道内瘘所致。

(6)胆囊先天性过小或缺如。

(7)胆囊位置极端异常。

三、胰腺超声检查

(一)检查目的

1.胰腺炎。

2.胰腺囊性良性占位囊肿、囊腺瘤、假性囊肿。

3.胰腺囊性良性占位胰岛素瘤、无功能胰岛细胞瘤。

4.胰腺恶性肿瘤。

(二)仪器设备

采用选用凸阵探头，频率：2~5MHz。

(三)检查前准备

检查前要禁食水 8h。检查前一晚清淡饮食。

（四）检查方法

1. 体位

(1)仰卧位：嘱患者仰卧，平静呼吸，两手置于头的两侧枕上，使肋间隙宽度增大，便于探查。

(2)半卧位或坐位：胃气过多时采用。必要时饮水后扫查。

(3)侧卧位：胰尾显示不清时采用左侧卧位；胰头及胰体显示不清时采用右侧卧位。

2. 常用标准切面及测量

(1)胰头的测量：①胰腺长轴切面，将胰头部显示清楚。②测量部位：在下腔静脉的前方测量，测量一般不包括钩突。③正常参考值（成人）：≤2.5cm。

(2)胰体的测量：①胰腺长轴切面，将胰体部显示清楚。②测量部位：在腹主动脉的前方垂直线进行测量。③正常参考值（成人）：≤2.0cm。

(3)胰尾的测量：①胰腺长轴切面，将胰尾部显示清楚。②测量部位：在腹主动脉的左缘或脊柱左缘进行测量。③正常参考值（成人）：≤2.0cm。

(4)胰管内径：≤0.3cm。

（五）正常超声表现

胰腺大小形态正常，轮廓规整，内部回声均匀，主胰管内径不宽。

（六）异常超声表现

1. 胰腺炎　有水肿型和坏死型两种。前者多见，表现为胰腺水肿、肿胀、炎症渗出。后者少见可出现大部分胰腺实质缺血、坏死。

超声表现：

(1)水肿型胰腺炎：胰腺肿大，呈腊肠样，轮廓清晰；胰腺内部呈低回声；胰腺后方呈气体全反射。

(2)出血坏死型胰腺炎：①胰腺弥漫性肿大，（厚＞5cm)边界不规则，实质回声不均伴液性暗区，主胰管扩张。②合并胰腺内外积液可形成假性囊肿和脓肿。③超声见不规则囊性肿块内透声不佳，并伴有腹水。

2. 胰腺囊肿

(1)胰腺真性囊肿：①先天性囊肿：见于小儿，胰腺内可见多个无回声，多伴有多囊肝、多囊肾。②潴留性囊肿：由胰管梗阻所致，该囊肿较小，单房，可见胰管膨大呈无回声。胰腺常伴有边界不整、回声增强、不均体积增大等炎性变影像。

(2)胰腺假性囊肿：胰腺局部出现无回声，后方回声增强，侧方可见声影，边界清，轮廓规整，可为圆形，也可为分叶状。可单发也可多发，或内有分隔：巨大囊肿可挤压周边组织，使胰腺失去正常形态。

3. 胰腺癌（图8-20)：胰头癌多见，与周围组织界限不清；胰管阻塞后扩张扭曲或狭窄。

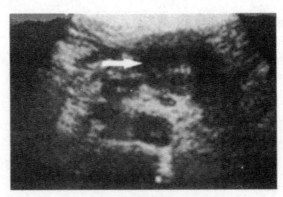

图 8—20　胰腺癌

超声表现：

(1)胰腺多呈局限性肿大。

(2)肿物边界和轮廓不整,癌瘤向周围组织呈蟹足样浸润。

(3)胰腺癌内部呈实性低回声,后方回声衰减。

(4)胰腺癌较大时,中心可有液化,坏死。

(5)胰腺癌压迫周围脏器时,可出现挤压现象。

(6)胰腺癌可挤压血管,胆管或胰管,引起梗阻。

(7)胰腺癌晚期,常有肝转移、淋巴结转移及腹水。

四、脾脏超声检查

(一)检查目的

1.脾大。

2.脾囊肿。

3.脾血管瘤。

4.副脾。

(二)仪器设备

采用选用凸阵探头,频率:2～5MHz。

(三)检查前准备

胆道系统检查要禁食水 8h。

(四)检查方法

1.体位

(1)仰卧位:肋间及肋下观察。

(2)右侧卧位左上肢上举。

2.常用标准切面及测量

(1)肋间斜切面:测量厚度成年<4.0cm。

(2)脾脏肋间斜切面:测量长径<12cm。

(3)脾静脉内径:<0.8cm。

(五)正常超声表现

在左肋间斜切时,脾脏呈半月形,长轴与第 10 肋间平行。脾包膜光滑呈细带状回声;外缘呈弧形。内侧缘内陷处为脾门。也可显示脾静脉、脾动脉呈管状无回声。脾脏实质回声呈均匀低回声,回声致密。CDFI:可见检查脾门处和脾内血管的粗细、走行和分支。脾静脉分支呈蓝色,持续存在,脾静脉内径≤0.8cm;脾动脉呈红色,色泽鲜亮,呈节律性闪现。

(六)异常超声表现

1.弥漫性脾大(图 8-21)　可有多种疾病引起,如疟疾、血吸虫、肝硬化门静脉高压、白血病等。脾大后,功能亢进,对血细胞有吞噬和破坏作用。

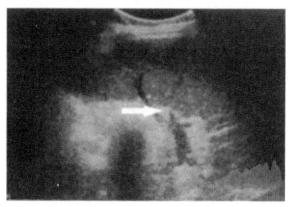

图 8-21　脾大

超声表现:

(1)脾实质回声增粗增强。

(2)轻度时,脾增大不明显,只在仰卧位平静吸气时见到肋缘下的脾下缘。

(3)中度时,脾大,脾门切迹变浅,脾下缘圆钝,各径线增加,右侧卧位吸气时,左肋缘下脾长度大于 4cm,接近或平脐孔。

(4)重度时,脾形态失常,脾门切迹消失。右侧卧位和平卧位时脾下缘超过脐达盆腔。

(5)脾门及脾区内血管增粗,血流信号丰富。

2.脾脏囊肿　由于脾实质内淋巴管扩张引起,内含浆液。

超声表现:

(1)囊肿位于脾包膜下,局部包膜隆起,位于实质区并且囊肿较小时脾脏形态无明显变化。

(2)囊肿呈圆形或椭圆形,内部无回声,单房或多房。

(3)囊壁薄,光滑,透声好,囊内见絮状回声漂浮其内。

(4)囊内无血流信号。脾门及脾区的血流信号基本正常。

3.脾血管瘤　脾内显示强回声,边界清晰,轮廓规则,内回声不均,可见细小无回声区,CDFI:可见穿支血管,当有较大的血窦时也可出现无回声。

4.副脾　指除正常位置的脾脏外,还有一个或多个与脾脏结构相似、功能相同的内皮组织,常见于脾门、脾血管旁等部位。

声像图表现:

(1)多呈近圆形或椭圆形。

(2)包膜光整,与正常脾脏分界清。

(3)内部回声均匀,回声强度与正常脾脏相似。

五、双肾超声检查

(一)检查目的

1.肾囊肿。

2.多囊肾。

3.肾结石。

4.肾积水。

5.肾癌。

(二)仪器设备

采用选用凸阵探头,频率:2~5MHz。

(三)检查前准备

无须特殊准备。

(四)检查方法

1.体位

(1)仰卧位:嘱患者仰卧,平静呼吸,两手置于头的两侧枕上,使肋间隙宽度增大,便于探查。

(2)侧卧位探查效果最佳。

(3)俯卧位经背部探查。

2.常用标准切面及测量

(1)肾脏冠状切面或矢状切面的最长切面,测量肾脏长度(上下径),正常参考值:10~12cm。

(2)肾门部短轴切面,或肾脏冠状切面,测量肾脏宽度(左右径),正常参考值:4~5cm。

(3)肾门部短轴切面,或肾脏矢状切面,测量肾脏厚度(前后径)正常参考值:3~5cm。

(五)正常超声表现

肾脏形态规则,实质回声均质,集合系统清晰,CDFI:肾内血流呈树枝样分布。

(六)异常超声表现

1.肾积水(图8-22) 尿路因结石、肿瘤、炎症或先天畸形等原因发生梗阻,导致肾盂肾盏扩张,肾内压力增加,血流减少,肾实质萎缩。

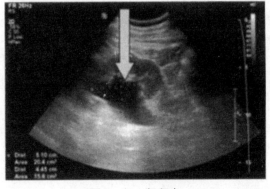

图8-22 肾积水

超声表现:

(1)肾窦强回声部分地或全部被增宽的无回声区所取代,无回声区的边界清楚,具有透声性。

(2)横断面上,无回声区呈椭圆形或圆形,至肾门附近常更宽大、更突出。

(3)冠状面呈椭圆形或烟斗形,其形态与肾盂扩张的 X 线征象相符合。并能显示扩张的肾盂、肾盏以及上段输尿管,肾乳头可以变平。

2.肾囊肿(图 8-23)　种类多,病因不同。囊壁薄,光滑,内透声好。可多发。超声表现:肾实质内有一个或多个无回声,边界清晰整齐,囊壁光滑的圆形或椭圆形,后方伴有回声内收、增强。

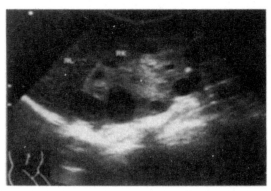

图 8-23　肾囊肿

超声检查特别需要注意囊壁有无增厚及实性隆起、囊内有无分隔等,囊性肾癌需引起重视。

3.肾结石(图 8-24)　结石成分多样,多见草酸钙、磷酸钙、尿酸等。结石造成梗阻时伴发肾积水,临床可见镜下血尿。

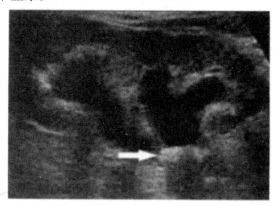

图 8-24　肾结石

超声表现:肾窦区内出现点状或团块状强回声,伴有声影。鹿角状结石呈珊瑚状不规则分支或数个分散的强回声。实时超声缓慢扫查可见这些强回声相互连接在一起。肾结石继发肾积水时,肾盂肾盏扩张。

4.肾肿瘤　超声表现:

(1)肾实质回声异常:多数呈低回声型,少数呈等回声型、回声增多型和囊性变型四型。后者与实性肿瘤内部出血、坏死、液化过程有关。

(2)肾局部隆起和外形异常:病变多呈圆形或椭圆形,有占位性特点。偶尔外向性生长甚至带蒂,被误认为肾外肿物。

（3）肾窦外压性异常，如压迫性移位、变形。肾窦回声无异常不能绝对除外肾内肿物。

（4）肿瘤引起肾组织的弧形压迹"杯口征"；采用肾冠状断面易于显示。

（5）肾外转移征象：肾细胞癌常沿肾静脉转移引起肾静脉、下腔静脉瘤栓和阻塞，二维和彩色超声容易发现；有时可见肾门淋巴结和腹膜后淋巴结肿大导致肾静脉、下腔静脉移位受压。肾癌引起肝内转移较少见。

六、膀胱超声检查

（一）检查目的

1.膀胱肿瘤。

2.膀胱结石。

3.膀胱憩室。

（二）仪器设备

采用选用凸阵探头，频率：2～5MHz。

（三）检查前准备

膀胱适度充盈。

（四）检查方法

1.体位　仰卧位。嘱患者仰卧，平静呼吸。

2.常用标准切面及测量　膀胱径线和容量测量，测量切面与部位：

①膀胱的最大纵断面：测量膀胱长径（上下径 d1）。

②膀胱的最大横断面：测量膀胱径（前后径 d2）。

③测量膀胱宽径（左右径 d3）；按容积公式计算膀胱容量：$V(mL)=0.5dL \times d2 \times d3$；正常值：350～500mL。

（五）正常超声表现

膀胱为无回声，壁光滑，内无回声。

（六）异常超声表现

1.膀胱肿瘤（图 8－25）超声表现　膀胱内可见乳头状、菜花状、强回声向腔内突起，肿瘤基底较宽，肿瘤大小不一，表面不光滑，不随体位移动。

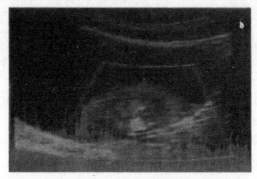

图 8－25　膀胱癌

2.膀胱结石（图 8－26）超声表现　膀胱内可见强回声，后多伴清晰的声影，结石可随重力及体位移动。

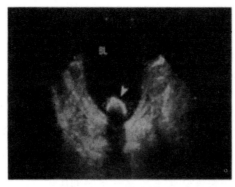

图 8—26　膀胱结石

3.膀胱憩室超声表现　膀胱侧面、后方或某一部位可见类圆形无回声液区。壁薄光滑，似囊肿，常单发。排尿后憩室腔大小随容量多少而改变，可寻找憩室与膀胱之间的憩室口。

（王丽）

第十节　妇科超声检查

一、检查目的

（一）检查目的：

1.观察子宫、卵巢的形态结构。

2.判断有无盆腔肿物以及肿物的来源及性质。

（二）适应证

1.检查子宫、卵巢的形态、大小及位置；监测卵泡发育、排卵。

2.女性生殖器官发育异常。

3.确定宫内避孕器的存在及其位置。

4.子宫疾病肌瘤、肉瘤、内膜癌、内膜异位症。

5.卵巢疾病各种卵巢肿瘤、非赘生性囊肿。

6.炎性疾病盆腔炎、输卵管积液、积脓，盆腔脓肿。

7.盆腔包块鉴别诊断。

二、仪器设备及检查途径

1.经腹　选用凸阵探头，频率：2～5MHz，对消瘦者可选择高频腔内探头或线阵探头直接置于腹壁进行扫查。

2.经阴道　选用凸阵腔内探头，频率：3～9MHz，对消瘦者可选择高频探头或线阵探头直接置于腹壁进行扫查。

3.经直肠　选择直肠探头，频率5～9MHz。

三、检查前准备

1.经腹　受检者取平卧位，检查前饮水 500～800mL，使膀胱充盈，以能够显示宫底为最佳。取平卧位。

2.经阴道　检查前需要排空尿液,取膀胱结石位,检查时清洁探头后先在腔内探头表面涂以耦合剂,外套避孕套,表面涂少许润滑剂慢慢插入阴道。

3.经直肠　检查前需要排空大小便,一般检查前一晚服用泻药,当天晨起空腹采取左侧卧位,左腿伸直、右腿屈曲。检查时清洁探头后先在直肠探头表面涂以耦合剂,外套避孕套,表面涂少许润滑剂慢慢插入直肠内。

四、检查方法

1.经腹部　以充盈的膀胱为声窗,将探头置于下腹部作纵向、横向、和斜向的扫查,并在可疑病灶或感兴趣区域灵活移动探头,改变扫查角度,进行多切面、多角度扫查,以获得最佳图像。

2.经阴道

(1)探头沿子宫长轴和横轴摆动和倾斜,获得子宫纵切面和横切面图像。

(2)探头在阴道内做多角度旋转、倾斜,尽量获得清晰图像。

(3)探头在阴道内做推动式移动,使探头可以靠近敏感区并推开肠管。

(4)子宫或卵巢位置较高者,左手可在腹壁加压配合,使其更加接近探头,以获得满意图像。

3.经直肠　手法大致同于经阴道。

五、常用标准切面及测量方法

标准方面及测量方法如下:

1.在子宫正中矢状面上测量子宫体长径及前后径。

2.在子宫横断面上测量子宫最大横径。

3.测量长径:从子宫底至子宫颈内口的距离,正常值:5~7cm。

测量横径:从子宫角稍下方宫体左右侧壁外缘的距离,正常值:4~5cm。

测量径:子宫前后壁浆膜层之间的距离,正常值:3~4cm。

六、正常超声表现(图 8-27)

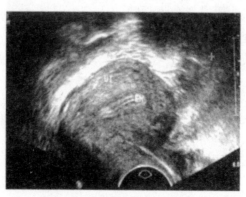

图 8-27　正常子宫超声影像

子宫肌层为密集细小中低回声。子宫前壁比后壁薄 1~2cm。子宫内膜为线状或梭状强回声,内膜厚度因月经周期变化而不同。子宫颈与子宫体可呈一角度,此处为子宫峡部,亦为子宫内口所在。宫颈可显示强的颈管内膜回声,宫颈管前唇薄,后唇厚。

七、常见疾病声像图表现

子宫肌瘤：为一组常见的实性良性肿瘤(图8-28)，根据其生长部位将其分为浆膜下肌瘤、黏膜下肌瘤、肌壁间肌瘤。肌瘤较大时可发生变性，如玻璃变性、囊样变、钙化、红色变性等良性和恶性肉瘤样变。

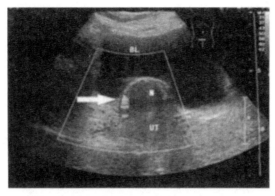

图8-28　子宫肌瘤

(一)子宫肌瘤超声表现

1.浆膜下肌瘤　子宫体积增大，形态失常，子宫肌瘤完或部分全突出子宫以外，若突向阔韧带内，或突向子宫一侧，其基底部与子宫相连，易误诊为卵巢肿瘤。

2.黏膜下肌瘤肌瘤　生长在子宫黏膜层，可部分或完全突向宫腔有时形成长蒂，达宫颈口。

3.肌壁间肌瘤肌瘤　生长在子宫肌层，子宫常均匀增大，肌瘤与子宫肌层界限分明，如肌瘤生长在前壁肌层宫腔线则向后推移，反之则相反。

4.肌瘤变性　当肌瘤较大时，可发生囊性变或玻璃样变，瘤体内部出现小的不规则低回声，显示不均或液化呈液性暗区。

(二)子宫腺肌瘤

子宫均匀性增大，形态饱满，子宫肌层内见肌壁呈弥漫性或局灶性增厚，以后壁增厚多见，回声不均匀，呈子宫见局限性低回声或高回声区，边缘不清、欠规则，子宫边缘区可见小无回声区，根据其发生部位子宫内膜线可发生偏移部分合并有卵巢巧克力囊肿。CDFI：病灶区内血流少，仅可见稀疏的短条状血流。

(三)子宫内膜癌(图8-29)

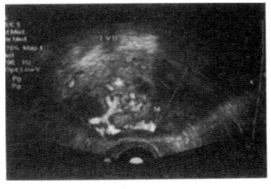

图8-29　子宫内膜癌

子宫内膜癌又称为子宫体癌,多为腺癌;多见于绝经前后的中老年女性。好发部位于:子宫角处。分为:弥漫型、局限型、息肉型,癌肿为:结节状或菜花状,灰黄色,质脆,可坏死、溃疡、出血、感染。

临床表现:为经绝后无痛性阴道流血,或绝经前后月经量增多,或阴道排出脓性分泌物。

超声表现:子宫内膜增厚,多超过 1.0cm(经绝后超过 0.5cm),边缘不整齐、不规则、厚薄不均,也可见不规则形团状回声。子宫内膜血流丰富、杂乱,有时浅层内膜呈繁星点状血流,深层内膜呈网状或团状血流;阻力指数 RI<0.4。

(四)宫内节育胃器超声表现

超声诊断子宫腔内放置节育器是简便有效而又持久的避孕方法,在我国普遍应用。目前常用的节育器是金属制成或含有金属成分的节育环(图8-30),易为 B 超、X 线检查显示。影像学检查的主要目的是确定节育环的位置、大小的形状及判断节育器有无异常,从而保证节育效果。节育器上缘距宫底小于 2cm 属正常;节育器常见嵌顿、下移、脱出、外游,均可超声诊断。

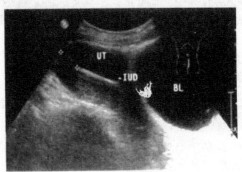

图 8-30 宫内环

(五)卵巢肿瘤

1.卵巢非赘生性囊肿

(1)滤泡囊肿:由于卵巢内的卵泡发育不成熟或成熟后不排卵致使卵泡液积聚在卵巢内而形成,可单发或多发,一般直径 3～5cm,其内为无回声改变,壁薄而光滑,后方回声增强。临床表现常为经期后延,月经期后可自行吸收,卵巢则恢复正常大小。

(2)黄体囊肿:常出现于月经中期排卵后,由黄体血肿液化而形成。亦可发生于早期妊娠,妊娠 2～4 个月后可自行消退。一般直径约 5cm 左右圆形无回声区,壁光滑,后方回声增强。

(3)黄素囊肿:发生于滋养细胞疾病时,由于大量绒毛促性腺激素刺激卵巢而形成。常为双侧性,多房,可达 10～20cm 大小,边界清,内呈多房样改变。主发病变清除后,囊肿即可消退。

(4)多囊卵巢:由于内分泌紊乱导致的雌激素水平降低雄激素水平升高引起的一系列症状,如月经稀发,肥胖,多毛,不孕等症状。其声像图表现为:双侧卵巢增大,卵巢直径常常大于 4cm,包膜表面光滑且增厚,其中有大小不等的闭锁滤泡,呈小囊泡状。卵泡数量增多,常在双侧卵巢内呈现 10 个以上大小相似的卵泡,直径 0.6～0.8cm。

(5)卵巢冠囊肿:位于输卵管及卵巢门的两叶阔韧带之间系单层管壁囊肿,内为清亮液性暗区,中等大小、位于子宫旁或子宫直肠陷窝内,常与单纯卵巢囊肿不易区别;声像图表现:可在一侧附件区探及单房圆形无回声,壁光滑。囊肿较小时可位于子宫旁或后方,较大时多位于子宫上方。并可探及双侧卵巢。

(6)卵巢巧克力囊肿:巧克力囊肿的发病原因主要为子宫内膜异位至卵巢后,随着月经周期性改变而形成的陈旧性血肿。病变可发生在一侧或双侧卵巢,体积可随月经周期的改变而改变,经前缩小经后增大。声像图特点:在一侧附件区探及10cm大小的圆形无回声区,内部可见点状回声,边界清后方回声增强。

2.囊腺瘤和囊腺癌

(1)黏液性囊腺瘤:多见于生育年龄女性,瘤体可较大,囊壁光滑,胶冻样黏液在腔内显示液性暗区基础上显示密集细小点状回声并可见多个纤细的分隔。内壁上有乳头状增生强回声团。CDFI:无明显血流信号。

(2)黏液性囊腺癌:常由黏液性囊腺瘤恶变而来,该肿瘤是全身肿瘤中体积最大的肿瘤,最大者可充满整个盆腹腔。其囊壁增厚,分隔也增厚或粗细不均,壁上乳头状结节穿破囊壁或分隔,呈现外壁结节样突起、不平,常伴腹腔液性暗区。囊壁血流丰富。

(3)浆液性囊腺瘤:常发生于生育年龄女性,病因不详。以双侧卵巢发病为多,肿物呈圆形直径在10～20cm不等,囊壁光滑,囊腔内液性暗区清亮,暗区中多个纤细分隔光带上,可见乳头状的密集点状回声区与分隔的囊壁紧贴。肿物后方回声常有增强现象。彩色多普勒超声显示偶有血流信号。

(4)浆液性囊腺癌:亦可由浆液性囊腺瘤恶变而来,由于肿瘤生长迅速其体积较大,肿瘤壁增厚,其囊壁内外或带状分隔上可呈现乳头样点状及团状中强回声,肿瘤内部回声杂乱,无回声区与中强回声交替显示。瘤壁上血流丰富。肿瘤晚期可出现腹水,超声在盆腹腔内探及液性暗区。

3.卵巢畸胎瘤　卵巢畸胎瘤(图8－31)是一种常见的卵巢良性肿瘤。无特异性临床表现,常在体检中发现。由于肿瘤由三个胚层的组织构成,所以其回声亦较为独特。声像图可有如下表现:

(1)团状回声型:囊壁光滑,包膜清楚、形态规则,呈椭圆形,囊内液性暗区基础上有强回声团、回声斑。CDFI:无明显血流信号。

(2)脂液分层型:囊壁光滑,包膜清楚,囊肿内呈一水平线,线上为均质密集点状回声,线下为液性暗区。整个囊肿内有密集细小光点,其内夹杂有强回声团或纤细光带为头发丝。

(3)类囊型:囊肿壁光滑,囊内液性暗区基础上均匀细小点状回声。

(4)强气体型:整个畸胎瘤为一弧形强光团,其内结构不清晰。极易误认为肠腔气体。探头加压后肿瘤边界浅显清晰。

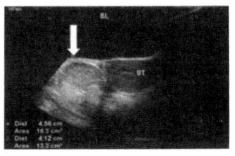

图8－31　卵巢畸胎瘤

4.原发性卵巢恶性肿瘤　肿瘤形态不规则,边缘不清晰,后壁回声不均匀,可部分回声强,当肿瘤液化坏死则出现液性暗区,暗区周边不规则:腹腔内液性暗区明显彩色多普勒检测肿瘤内及边界均可探及丰富的血流,杂乱排列,显示动脉和静脉频谱,其动脉阻力指数 RI<0.4,搏动指数<1.0。

5.转移性卵巢癌(图 8—32)　常由消化道、乳腺等器官的原发肿瘤转移到卵巢而成。常在双侧附件区可见手拳大小的卵巢实质性肿块,肿瘤边界欠清楚其内回声均匀细小可伴有液性暗区。探测时需注意,腹腔其余脏器有无原发病灶及转移灶。

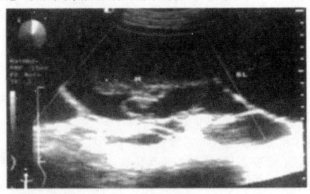

图 8—32　卵巢癌

（吴妍）

参考文献

[1]许文荣,王建中.临床血液学检验[M].北京:人民卫生出版社,2011.

[2]张淑贞,李雪宏,欧丽丽.尿液有形成分分析仪的红细胞研究参数及其信息对血尿来源诊断的应用[J].检验医学与临床,2012(12):1417—1419.

[3]王长奇.临床检验与输血诊疗手册[M].长沙:中南大学出版社,2010.

[4]赵静峰.血液检验在贫血鉴别诊断中的作用[J].齐齐哈尔医学院学报,2013(11):1658—1659.

[5]乔中东.分子生物学[M].北京:军事医学科学出版社,2012.

[6]陈江,逯心敏,胡伟,郭渝.羊水细胞处理方法对ABO血型基因鉴定的影响[J]国际检验医学杂志,2014(04):146—147+151.

[7]段满乐.生物化学检验[M].北京:人民卫生出版社,2010.

[8]王春霞,张轶华.急性脑梗死患者血清同型半胱氨酸、尿酸及血脂水平的变化[J].检验医学,2015(03):303—304.

[9]王晓春.临床分子生物学检验试验指导(第三版)[M].北京:人民卫生出版社,2012.

[10]张国英,夏学红.微生物标本培养前涂片革兰染色镜检的临床意义[J].检验医学,2015(03):258—260.

[11]曾朝芳,余蓉.医学检验仪器学[M].武汉:华中科技大学出版社,2013.

[12]张一超,夏骏,李雄.肝硬化合并肝癌及单纯肝癌患者免疫功能检测结果分析[J].检验医学,2014(11):1128—1131.

[13]苟建军,秦东春,郭小兵.实用临床检验技术[M].郑州:郑州大学出版社,2010.

[14]黄静沁,许闪闪,李智,郑特,翁文浩,王佳谊.白血病诊断综合分析的重要意义[J].检验医学,2014(11):1158—1163.

[15]府伟灵,黄君富.临床分子生物学检验[M].北京:高等教育出版社,2012.

[16]张秀明,兰海丽,卢兰芬.临床微生物检验质量管理与标准操作程序.北京:人民军医出版社,2010.

[17]胡丽华.临床输血学检验(第三版)[M].北京:人民卫生出版社,2012.

[18]费凤英,衣萍,林见敏.血清淀粉样蛋白A与C反应蛋白联合检测的临床应用价值[J].检验医学,2014(10):1031—1033.

[19]徐克前,李艳.生物化学检验[M].武汉:华中科技大学出版社,2014.

[20]徐勇,林小聪,文锦丽,李宁,张宇明,陈文标,喻祥琪,戴勇.急性髓性白血病全基因组miRNA表达谱研究[J].检验医学与临床,2015(03):304—307.

[21]吴丽娟.临床流式细胞学检验技术[M].北京:人民军医出版社,2010.

[22]谢仿云,王莹超.全自动尿沉渣分析仪在尿路感染诊断中的价值[J].检验医学与临床,2015(03):391—392.

[23]吴蠡荪.临床检验报告单解读[M].北京:中国医药科技出版社,2011.

[24]黄国亮.生物医学检测技术与临床检验[M].北京:清华大学出版社,2014.